Rudolf Voigt
Pharmazeutische Technologie

Pharmazeutische Technologie

Für Studium und Beruf

Von Rudolf Voigt, Berlin
Bearbeitet von Alfred Fahr, Marburg

9., völlig überarbeitete Auflage
mit 292 Abbildungen und 104 Tabellen

Deutscher Apotheker Verlag Stuttgart 2000

Anschrift des Verfassers:
PROF. DR. HABIL. RUDOLF VOIGT
Siegfriedstraße 24
13156 Berlin

Anschrift des Bearbeiters:
PROF. DR. ALFRED FAHR
Institut für Pharmazeutische Technologie und Biopharmazie
Philipps-Universität Marburg
Ketzerbach 63
35037 Marburg

1. bis 6. Auflage erschienen 1973 bis 1987 im Verlag Volk und Gesundheit, Berlin und Verlag Chemie/VCH, Weinheim, unter dem Titel „Lehrbuch der pharmazeutischen Technologie".
7. und 8. Auflage erschienen 1993 und 1995 im Ullstein Mosby Verlag, Wiesbaden, unter dem Titel „Pharmazeutische Technologie für Studium und Beruf".

Ein Warenzeichen kann warenrechtlich geschützt sein, auch wenn ein Hinweis auf etwa bestehende Schutzrechte fehlt

Die Deutsche Bibliothek – CIP-Einheitsaufnahme

Voigt, Rudolf:
Pharmazeutische Technologie : für Studium und Beruf ; mit 104 Tabellen / Rudolf Voigt. – 9., vollst. überarb. Aufl. – Stuttgart : Dt. Apotheker-Verl., 2000
   8. Aufl. u.d.T.: Voigt, Rudolf: Pharmazeutische Technologie für Studium und Beruf
   ISBN 3-7692-2649-6

Jede Verwertung des Werkes außerhalb der Grenzen des Urheberrechtsgesetzes ist unzulässig und strafbar. Das gilt insbesondere für Übersetzungen, Nachdrucke, Mikroverfilmungen oder vergleichbare Verfahren sowie für die Speicherung in Datenverarbeitungsanlagen.

© 2000 Deutscher Apotheker Verlag Stuttgart
Birkenwaldstraße 44, 70191 Stuttgart
Printed in Germany
Lektorat: Regina Prinz, Wiesbaden
Redaktion: Dr. Erika Rink, Halle/Saale
Satz: Fotosatz Otto Gutfreund GmbH, Darmstadt
Druck: Röck, Weinsberg
Buchbindung: Fikendscher, Darmstadt
Umschlaggestaltung: Atelier Schäfer, Esslingen

Vorwort des Verfassers

Nach dem Erscheinen der Erstauflage im Jahre 1973 erlebte das „Lehrbuch der pharmazeutischen Technologie" eine weite Verbreitung. Bedingt durch die deutsche Teilung wurde die 1. bis 6. Auflage getrennt, sowohl von einem ostdeutschen als auch in Lizenz von einem westdeutschen Verlag, verlegt. Die parallelen Editionen unterschieden sich lediglich durch den Anhang mit den pharmazeutisch-technologisch relevanten Arzneibuchangaben, die dem jeweiligen Vertriebsraum entsprachen. Nach der Wende brachte der Verlag Ullstein Mosby (jetzt Ullstein Medical) die 7. und 8. Auflage unter dem Titel „Pharmazeutische Technologie für Studium und Beruf" sowie darüber hinaus einen Separatdruck des Anhangs heraus. In mehreren Ländern erschienen weiterhin 3 übersetzte Lizenzauflagen, so daß bisher insgesamt 17 Ausgaben auf den Buchmarkt kamen. Die hohen Absatzzahlen der Gesamtauflage verdeutlichen, daß das Buch für Generationen von Studenten eine Hilfe im Studium war, und es Apotheker in Offizin, Krankenhaus und Industrie zur Weiterbildung und als Nachschlagewerk nutzten.

Nachdem ich unter bewährter Mitarbeit von Herrn Doz. Dr. M. Bornschein ein Vierteljahrhundert an der kontinuierlichen Weiterentwicklung des Buches gearbeitet habe und auch nach meiner Emeritierung die beiden letzten Auflagen herausgab, ist es sinnvoll, die weitere Bearbeitung des Werkes einem jüngeren Hochschullehrer zu übergeben, um die stete Aktualisierung auch für die Zukunft zu sichern. Herr Prof. Dr. A. Fahr hat diese Aufgabe mit der 9. Auflage übernommen. Ich wünsche ihm hierzu allzeit eine glückliche Hand und dem Buch weiterhin Erfolg.

Berlin, im Dezember 1999   RUDOLF VOIGT

Vorwort des Bearbeiters

Die pharmazeutische Technologie umfaßt wie andere interdisziplinäre Wissenschaftsgebiete Basiswissen und Methoden aus zahlreichen naturwissenschaftlichen Gebieten. So ist eine fundierte Ausbildung in Physik, Chemie und Biologie Voraussetzung für dieses Fach. Neben diesen stehen zusätzlich bei der pharmazeutischen Technologie zahlreiche medizinische und verfahrenstechnische Problemstellungen und Methoden an, die zum Verständnis des Zusammenspiels zwischen Arzneistoff, Arzneiform, technischen Geräten und menschlichem Körper ebenfalls berücksichtigt werden müssen. Dies ist insgesamt eine ganze Menge Stoff.

Die neunte Auflage des Lehrbuchs für pharmazeutische Technologie baut deshalb weiterhin auf den tragenden Säulen auf, die das Buch von Rudolf Voigt in dem letzten Vierteljahrhundert so erfolgreich gemacht haben: konsequente Begrenzung des Darzubietenden und Konzentrierung auf das Wesentliche, dies aber verständlich in Wort und Bild. Ich danke Herrn Prof. Rudolf Voigt auch an dieser Stelle für das Vertrauen, das er in mich als den künftigen Bearbeiter seines Werkes setzt.

In der nun zum ersten Mal von mir überarbeiteten Auflage dieses Buches sind alle Kapitel auf neuen Stand gebracht worden; verschiedene Kapitel (wie Statistik, Inhalanda, überzogene Arzneiformen und moderne Arzneiformen) wurden vollständig überarbeitet. So zeigt jetzt z. B. das sechste Kapitel statt einer stark komprimierten Statistikeinführung eher den Nutzen des Einsatzes von Statistik bei der Entwicklung und Prüfung der Arzneiformen auf. Auch der von zahlreichen Lesern geschätzte Anhang, der die Arzneibuchanforderungen an Arzneimittel zusammenstellt, wurde auf die aktuellen Ausgaben der Arzneibücher abgestimmt. Viele neu gezeichnete Abbildungen im gesamten Buch sollen das Verstehen der komplizierten Prozesse erleichtern.

All dies konnte in der kurzen zur Verfügung stehenden Zeit nicht ohne freundliche Hilfe bewerkstelligt werden. Frau Apothekerin Kristina Müller und Herrn Apotheker Christian Welz danke ich für die ständige Begleitung bei der generellen Neufassung des Buches; Herrn Prof. Heinz Sucker (Basel) für die fachkompetente Durchsicht und die zahlreichen Ratschläge bei dem Weg zu dieser Auflage. Dr. Theo Wember (Waltrop) danke ich für das neugeschriebene Statistikkapitel, Frau Apothekerin Dr. Barbara Peruche für zahlreiche Informationen aus den Datenbanken dieser Welt, sowie Herrn Klaus Keim für die Hilfe bei den Zeichnungen. Viele Kollegen halfen mir mit ihrem Wissen bei strittigen Punkten, ich darf hier besonders Prof. Hartke, Prof. Dilg, Prof. Klebe (alle Marburg) und Prof. Machulla (Tübingen) danken.

Frau Dr. Erika Rink und Frau Regina Prinz lektorierten das Manuskript, Frau Sabine Teßmer war beim Sachwortregister eine unermüdliche Wortaufspürerin. Ganz besonderer Dank gilt hier Frau Prinz, die die Materialisation des Buches organisierte. Dem neuen Heimathafen des Buches – dem Deutschen Apotheker Verlag – und hier besonders

Herrn Dr. Eberhard Scholz gilt mein Dank für die freundliche Aufnahme.

Alle, die dieses Buch lesen und Unstimmigkeiten darin feststellen, bitte ich um Nachsicht, aber auch um Nachricht. Ich werde jedes halbe Jahr unter den Einsendern objektiv nachprüfbarer Korrekturvorschläge einen Dreierpack edlen Weines aus meiner Heimat am Bodensee verlosen.

Marburg, im Januar 2000　　　　　　　　　　　　　　　　　　Alfred Fahr

Vorwort zur 1. Auflage (gekürzt)

Unter den Disziplinen der Arzneimittelwissenschaften hat sich die pharmazeutische Technologie in den letzten Jahrzehnten am stärksten entwickelt. Sie ging aus der galenischen Pharmazie (Galenik) hervor, worunter man die überwiegend in der Apotheke vorgenommene Arzneianfertigung nach ärztlichen Rezepten und nach Vorschriften der Arzneibücher verstand. Ureigenstes Anliegen der Pharmazie war von alters her, Arzneistoffe zu geeigneten, gebrauchsfertigen Arzneizubereitungen (Arzneiformen) zu verarbeiten und damit Applikationsformen zu schaffen, die am Patienten zur Anwendung kommen. In immer stärkerem Maße verlagerte sich in neuerer Zeit die Herstellung von Arzneiformen in den halbindustriellen und industriellen Bereich. Damit löste sich das Fach endgültig von der oft noch auf Empirie beruhenden Herstellung von Arzneizubereitungen, deren Palette sich wesentlich durch moderne Arzneiformen erweiterte. Neue Wirkstoffträger und Hilfsstoffe, neu entwickelte Arbeitsverfahren und der hiermit verbundene ständige Fortschritt auf dem Sektor der Apparate-, Maschinen- und Automatentechnik sowie die kontinuierliche Verbesserung der Methoden und Geräte zur Prüfung von Arzneiformen gaben diesem pharmazeutischen Fachgebiet, für das im internationalen Rahmen auch weitere Bezeichnungen, wie Arzneiformentechnologie, Arzneiformung, pharmazeutische Technik, pharmazeutische Verfahrenstechnik u. a. üblich sind, ein neues Profil. Bei der Schaffung optimaler Arzneiformen sind darüber hinaus in jedem Falle auch biopharmazeutische Aspekte in der pharmazeutischen Technologie zu berücksichtigen, da die Wirkungsintensität und -dauer eines Arzneistoffs im wesentlichen Maße durch die Arzneiform, und zwar sowohl durch die eingesetzten Grund- und Hilfsstoffe als auch durch die angewendete Verfahrenstechnik beeinflußbar sind.

Das vorliegende Buch beinhaltet alle Teilgebiete der pharmazeutischen Technologie, wobei es darauf ankam, sie in einem ausgewogenen Verhältnis zur Darstellung zu bringen. Die Stoffülle und Heterogenität des Fachgebiets erforderte eine konsequente Begrenzung des Darzubietenden und eine Konzentrierung auf das Wesentliche. So wurde bewußt auf die Erörterung einiger älterer, nicht mehr zeitgemäßer Arzneizubereitungen verzichtet. Den Umfang der Darstellung der Einzelarzneiformen bestimmten die jeweilige Bedeutung und den Entwicklungstrend. Den theoretischen und den generellen Aspekten der pharmazeutischen Technologie wurden im Vergleich zu den einzelnen Arzneiformen Vorrang eingeräumt. Der Inhalt des Buches veranschaulicht die Vielfältigkeit der pharmazeutisch-technologischen Wissens- und Arbeitsgebiete.

Besondere Akzente liegen auf der wissenschaftlichen Durchdringung der bei der Arzneiformung ablaufenden Vorgänge, wobei physikalische, physikalisch-chemische, chemische und mathematische Gesetzmäßigkeiten Erörterung finden. Grundsätzlich enthalten alle Einzelkapitel einen Abschnitt über Prüfung der betreffenden Arzneiform, die auf physikalischen, biologischen oder chemischen Verfahren beruhen kann.

Das Lehrbuch wendet sich vorrangig an Studierende der Pharmazie an Hochschulen und Universitäten und bildet die Grundlage für die Ausbildung in pharmazeutischer Technologie, es ist allerdings nicht in der Lage, diese zu repräsentieren. Erst durch Vorlesungen, Seminare, Kolloquien, durch ein Praktikum (mit entsprechenden Büchern bzw. Skripten), insbesondere aber durch die schöpferisch-wissenschaftliche Tätigkeit während des Studiengangs und im Rahmen der Diplomarbeit sowie durch eine ausreichende Kenntnis pharmazeutisch-technologischer Einrichtungen in Industrie und im Gesundheitswesen wird eine den modernen Erfordernissen Rechnung tragende pharmazeutisch-technologische Ausbildung gesichert. Einige Grundkenntnisse auf dem Gebiet der Herstellung von Arzneiformen, die in einem Berufspraktikum erworben werden, sind vorausgesetzt. Auch kann, da naturgemäß die pharmazeutisch-technologischen Lehrveranstaltungen vorwiegend im letzten Teil des Studiengangs liegen, auf entsprechende im Pharmaziestudium vermittelte naturwissenschaftliche Grundlagen und auf ein pharmazeutisches Fachwissen aufgebaut werden.

Das Buch gibt aber auch allen Pharmazeuten, gleichgültig, ob sie in Apotheken und anderen Einrichtungen des Gesundheitswesens, in der pharmazeutischen Industrie oder in Lehre und Forschung tätig sind, die Möglichkeit, sich über die beträchtlichen Fortschritte auf dem Gebiet der pharmazeutischen Technologie zu orientieren, und bildet somit zugleich die Grundlage für die Fort- und Weiterbildung von Apothekern. Darüber hinaus richtet sich das Buch an alle in der Arzneimittelforschung, -produktion und -kontrolle tätigen Hochschulkader, z. B. Chemiker, Physikochemiker, Biochemiker, Biologen, Pharmakologen und Toxikologen usw. Schließlich soll es gleichermaßen Medizinern aller Fachrichtungen Anregungen und die Möglichkeit geben, ihr Wissen über Arzneiformen und die hiermit im Zusammenhang stehenden Probleme zu vervollständigen.

Zur Bezeichnung der Arzneimittel werden weitgehend die von der World Health Organization (WHO) empfohlenen, gesetzlich nicht schutzfähigen internationalen Kurzbezeichnungen herangezogen. Gelegentlich sind Arzneimittel (bzw. Grund- und Hilfsstoffe) auch mit ihrer Markenbezeichnung (®) genannt.

Für die tatkräftige Mitarbeit bei der Abfassung dieses Buches und zugleich für Diskussionen und Anregungen danke ich freundlichst Herrn Oberassistent Dr. M. Bornschein. Mein Dank gilt weiterhin meinen Mitarbeitern, die mich unterstützten, insbesondere Herrn Chem.-Ing. H. Döhnert, in dessen Händen die Anfertigung der Abbildungen lag.

Dem Verlag danke ich für das großzügige Eingehen auf meine Wünsche.

Anregungen und kritische Hinweise nehme ich jederzeit dankbar entgegen.

Berlin, 1971 R. Voigt

Inhalt

Vorworte V

Inhalt XI

Abkürzungsverzeichnis XXXI

Allgemeine und technologische Grundlagen und Grundoperationen

1	Technologische Grundoperationen	3
1.1	Zerkleinern	3
1.1.1	Allgemeines	3
1.1.2	Geräte	3
1.2	Sieben	7
1.3	Mischen	8
1.3.1	Allgemeines	8
1.3.2	Flüssigkeitsmischer	9
1.3.3	Mischer für feste Stoffe	10
1.4	Trennen	10
1.4.1	Filtrieren	10
1.4.2	Abpressen	17
1.4.3	Zentrifugieren	18
1.5	Trocknen	19
1.5.1	Allgemeines	19
1.5.2	Luft- und Wärmetrocknung	21
1.5.3	Gefriertrocknung	23
1.5.4	Hochfrequenztrocknung	25
1.5.5	Sprühtrocknung (Zerstäubungstrocknung)	25
1.5.6	Wirbelschichttrocknung	25
1.5.7	Feuchte-(Wassergehalts-)Bestimmung	26
2	Physikalische und physikalisch-chemische Grundlagen der Arzneiformung	29
2.1	Teilchengröße und -oberfläche	29
2.1.1	Allgemeines	29
2.1.2	Korngrößencharakteristik	30
2.1.3	Probenahme	33
2.1.4	Meßmethoden	33
2.2	Löslichkeit, Lösungsgeschwindigkeit, Löslichkeitsverbesserung	40
2.2.1	Löslichkeit	40
2.2.2	Lösungsgeschwindigkeit	42
2.2.3	Löslichkeitsverbesserung	43
2.3	Gefrierpunktserniedrigung	52
2.4	Dichte	53

2.5	Schmelzverhalten von Fetten und fettähnlichen Substanzen	54
2.5.1	Allgemeines	54
2.5.2	Bestimmung des Schmelzbereichs	54
2.5.3	Bestimmung des Tropfpunkts	55
2.5.4	Bestimmung der Erstarrungstemperatur	55
2.6	Grenzflächenphänomene	56
2.6.1	Grenzflächenspannung, Oberflächenspannung	56
2.6.2	Benetzbarkeit	61
2.7	Rheologie	62
2.7.1	Allgemeines	62
2.7.2	Fließverhalten von Newton-Körpern (idealviskosen Körpern)	64
2.7.3	Fließverhalten von Nicht-Newton-Körpern (strukturviskosen Körpern)	64
2.7.4	Meßgeräte und -methoden	67

Arzneiformen

Die Arzneiform

3	**Die Arzneiform als Applikationssystem**	**73**
3.1	Allgemeines	73
3.2	Good Manufacturing Practice (GMP)	75
4	**Die Arzneiform als disperses System**	**79**
4.1	Allgemeines	79
4.2	Molekulardisperse Systeme	80
4.3	Kolloiddisperse Systeme	80
4.3.1	Allgemeines	80
4.3.2	Stabilität und Stabilisierung	81
4.3.3	Eigenschaften kolloider Lösungen	82
4.3.4	Bestimmung der Teilchengröße	83
4.3.5	Einteilung von Kolloiden	83
4.4	Grobdisperse Systeme	85
5	**Grund- und Hilfsstoffe in der Arzneiformung**	**87**
5.1	Allgemeines, Anforderungen	87
5.2	Systematik	88
5.3	Wechselwirkungen zwischen makromolekularen Hilfsstoffen und Arzneistoffen	89
5.3.1	Allgemeines	89
5.3.2	Assoziattypen	90
5.3.3	Zwischenmolekulare Bindungskräfte	91
5.3.4	Verfahren zur Erfassung der Assoziatbildung	92
5.3.5	Auswirkungen der Assoziatbildungen	93
5.4	Wasser	93
5.4.1	Destilliertes Wasser	93
5.4.2	Entionisiertes Wasser	98

6	**Statistische Methoden in der Arzneiforschung**	103
6.1	Überblick	103
6.2	Normalverteilung	103
6.3	Mittelwert und Standardabweichungen aus Stichproben, deren Vertrauensbereiche und Prüfverteilungen	104
6.3.1	Schätzwerte und Vertrauensbereiche	104
6.3.2	Beispiel zu Stichproben und Prüfverteilungen	107
6.3.3	Bioäquivalenzprüfung	108
6.4	Überprüfung der Normalverteilungsannahme und graphische Darstellungen von statistischen Verteilungen	109
6.5	Regressions- und Varianzanalyseverfahren	110
6.5.1	Mittelwertvergleich von 2 Gruppen	110
6.5.2	Einfache Varianzanalyse (Mittelwertvergleich von k > 2 Gruppen)	111
6.5.3	Lineare Regression	111
6.5.4	Mehrfaktorielle Varianz- und Regressionsanalysen	113
6.5.5	Beispiel zur Varianzanalyse und Regression (Parallel-line-assay)	113
6.6	Statistische Versuchsplanung	115
6.6.1	Überblick und Einordnung der Versuchsplanungsmethodik	115
6.6.2	DoE-Beispiel: Modellbildung für Abbauprodukt	116
6.7	Prozeßkontrolle	117
6.7.1	Datenerhebung und Schätzung von Mittelwert und Kurzzeitstreuung	119
6.7.2	Erzeugung der Regelkarten	120
7	**Grundlagen der Biopharmazie (Arzneiform – Arzneimittelwirkung)**	123
7.1	Allgemeines	123
7.2	Pharmazeutische Verfügbarkeit	124
7.2.1	Versuchsanordnungen, Bewertung	124
7.2.2	Ergebnisdarstellung	125
7.3	Bioverfügbarkeit	127
7.3.1	Definition	127
7.3.2	Erfassung der Wirkstoffkonzentration in Körperflüssigkeiten	128
7.3.3	Erfassung pharmakologischer oder therapeutischer Effekte	131
7.4	Bioäquivalenz	131
7.5	Resorption von Arzneistoffen	132
7.5.1	Resorptionsmechanismen	132
7.5.2	Verteilungsbilanz, biologische Halbwertszeit	136
7.5.3	Pharmakokinetische Kompartimentmodelle	138
7.5.4	Diffusionskoeffizient	139
7.6	Liberations- und resorptionsbeeinflussende Faktoren	140
7.6.1	Applikationsform und Applikationsort	140
7.6.2	Physikalisch-chemische Eigenschaften des Arzneistoffs	141
7.6.3	Hilfsstoffe	148
7.6.4	Herstellungstechnologie	150

Feste Arzneiformen

8	**Pulver, Puder**	153
8.1	Allgemeines	153
8.2	Darstellung pulverförmiger Arzneistoffe	154
8.3	Eigenschaften	154
8.3.1	Dimensionseigenschaften	154
8.3.2	Oberflächeneigenschaften	154
8.3.3	Rheologische Eigenschaften	155
8.4	Herstellung pharmazeutischer Pulver und Puder	155
8.5	Pudergrundlagen	156
8.5.1	Anorganische Grundstoffe	156
8.5.2	Organische Grundstoffe	157
8.6	Spezielle Puder	158
8.7	Prüfung	158
8.7.1	Korngröße, Korngrößenverteilung	158
8.7.2	Oberflächengröße, Dichte, Porosität	158
8.7.3	Schüttvolumen/Schüttdichte, Stampfvolumen/Stampfdichte	158
8.7.4	Fließ- und Rieselfähigkeit	159
8.7.5	Haftfestigkeit	160
8.7.6	Aufsaugvermögen	161
8.7.7	Adsorptionskraft	161
9	**Tabletten**	163
9.1	Allgemeines	163
9.2	Direkttablettierung	163
9.2.1	Allgemeines	163
9.2.2	Hilfsstoffe	165
9.3	Granulierung	166
9.3.1	Allgemeines	166
9.3.2	Abbaugranulierung	168
9.3.3	Aufbaugranulierung	172
9.3.4	Bindungsmechanismen	176
9.3.5	Granulatprüfung	177
9.4	Komprimierung	178
9.4.1	Komprimiervorgang	178
9.4.2	Tablettenpressen	178
9.4.3	Physikalische Vorgänge und Meßverfahren	181
9.5	Hilfsstoffe zur Tablettierung	185
9.5.1	Allgemeines	185
9.5.2	Füllmittel	185
9.5.3	Bindemittel	186
9.5.4	Gleitmittel	186
9.5.5	Zerfallsmittel	187
9.5.6	Feuchthaltemittel	189
9.5.7	Adsorptionsmittel	189
9.5.8	Gegensprengmittel	189
9.6	Komplikationen bei der Tablettierung	189
9.6.1	Allgemeines	189

9.6.2	Knallen der Maschine	189
9.6.3	Kleben an den Stempeln	189
9.6.4	Deckeln	190
9.6.5	Ungenügende Festigkeit	190
9.6.6	Ungenügender Zerfall	190
9.6.7	Dosierungsschwankungen	190
9.6.8	Ungenügende Pflege der Tablettierwerkzeuge	190
9.7	Hinweise zu einigen Tablettentypen	191
9.7.1	Peroraltabletten	191
9.7.2	Kautabletten	191
9.7.3	Oraltabletten	191
9.7.4	Parenteraltabletten (Injektionstabletten)	192
9.7.5	Lösungstabletten	192
9.7.6	Brausetabletten	193
9.7.7	Vaginaltabletten	193
9.8	Biopharmazeutische Aspekte	193
9.8.1	Physiologische Verhältnisse im Magen-Darm-Kanal und ihr Einfluß auf die Resorption	193
9.8.2	Zerfalls-, Auflösungs- und Resorptionsprozesse bei Formlingen	195
9.8.3	Erfassung des Auflösungs-, Liberations- und Verteilungsverhaltens von Arzneistoffen	197
9.9	Prüfung	202
9.9.1	Allgemeines	202
9.9.2	Äußere Merkmale	202
9.9.3	Gleichförmigkeit der Masse und des Gehaltes	203
9.9.4	Mechanische Festigkeit	203
9.9.5	Zerfall	206
10	**Überzogene Tabletten**	**209**
10.1	Allgemeines	209
10.2	Gründe für die Herstellung von überzogenen Tabletten	209
10.3	Ausgangsmaterial	210
10.4	Zuckerdragierung	210
10.4.1	Allgemeines	210
10.4.2	Dragierkessel	210
10.4.3	Dragiervorgang	210
10.4.4	Physikalische Vorgänge bei der Dragierung	213
10.4.5	Fehlerhafte Dragees	214
10.4.6	Schnelldragierung	215
10.5	Befilmung von Tabletten	215
10.5.1	Allgemeines	215
10.5.2	Schichtdicke	216
10.5.3	Überzugsmaterialien	216
10.5.4	Weichmacher	224
10.5.5	Farbstoffe und -pigmente	225
10.6	Techniken des Überziehens von Formlingen	229
10.6.1	Kesseldragierung	229
10.6.2	Tauchrohrverfahren, Tauchschwertverfahren	230
10.6.3	Accela-cota®-Verfahren	231

10.6.4	Wirbelschichtverfahren (Luftsuspensionsverfahren)	232
10.7	Prüfung	233

11 Kapseln . . . 235
11.1	Allgemeines	235
11.2	Hartgelatinekapseln	235
11.2.1	Herstellung der Leerkapseln	235
11.2.2	Füllgut	237
11.2.3	Füllen und Verschließen	237
11.3	Weichgelatinekapseln	238
11.3.1	Applikationsformen und Füllgut	238
11.3.2	Herstellung	239
11.4	Überziehen von Kapseln	241
11.5	Prüfung	241
11.6	Mikrokapseln	241
11.6.1	Allgemeines	241
11.6.2	Verfahren zur Mikroverkapselung	242

12 Perorale Depotarzneiformen . . . 245
12.1	Allgemeines	245
12.2	Möglichkeiten der Wirkungsverlängerung	248
12.3	Definitionen	249
12.4	Komplexe mathematische Formulierungen und Modellsysteme	250
12.4.1	Biokinetische Modelle	250
12.4.2	Applikation einer einfachen Dosis	251
12.4.3	Applikation einer Depotdosis	251
12.4.4	Applikation einer idealen peroralen Depotarzneiform (sustained release dosage form)	252
12.4.5	Berechnung von Initial-, Erhaltungs- und Totaldosis	253
12.5	Herstellungsverfahren	253
12.5.1	Umhüllungsverfahren	253
12.5.2	Einbettungsverfahren	254
12.5.3	Überzugsverfahren	254
12.5.4	Gerüstverfahren	255
12.6	Spezielle Formlinge	255
12.6.1	Manteltabletten	255
12.6.2	Mehrschichttabletten	257
12.6.3	Mischgranulattabletten	258
12.6.4	Duplextabletten	258
12.7	Prinzipien der Freisetzungssteuerung	258
12.7.1	Langsame Arzneistoffauflösung	258
12.7.2	Errichtung von Diffusionsbarrieren	259
12.7.3	Weitere Retardformen	262
12.7.4	Wirkstofffreisetzung durch Diffusion aus festen Körpern	263
12.8	Prüfung	265

13 Rectalia . . . 267
13.1	Allgemeines	267
13.2	Forderungen an Suppositorienmassen und Suppositorien	267

13.3	Suppositorienmassen	268
13.3.1	Fette und fettartige Massen	268
13.3.2	Wasserlösliche hochschmelzende Massen (Macrogole)	270
13.3.3	Wasserlösliche elastische Massen (Glycerol-Gelatine)	271
13.4	Formulierung und Herstellung	272
13.4.1	Gießverfahren	272
13.4.2	Preßverfahren	273
13.4.3	Hinweise zur Verarbeitung bestimmter Arzneistoffe	274
13.5	Das Zäpfchen als disperses System	274
13.5.1	Suspensionszäpfchen	274
13.5.2	Lösungszäpfchen	275
13.6	Dosiermethoden	276
13.6.1	Ermittlung des Fassungsvermögens der Gießform	276
13.6.2	Dosierung unter Verwendung von Verdrängungsfaktoren	276
13.6.3	Volumendosiermethoden	277
13.7	Herstellungs- und Verpackungsverfahren	278
13.8	Weitere rektale Arzneiformen	279
13.9	Biopharmazeutische Aspekte	280
13.9.1	Physiologische Verhältnisse im Rektum und ihr Einfluß auf die Bioverfügbarkeit	280
13.9.2	Hinweise zur Verfügbarkeitsbeeinflussung	281
13.9.3	Erfassung der In-vitro-Arzneistoffverfügbarkeit	281
13.10	Prüfung	282
13.10.1	Gleichförmigkeit der Masse bzw. des Gehalts	282
13.10.2	Zerfallszeit	283
13.10.3	Druck- und Bruchfestigkeit	284
14	**Vaginale Arzneiformen**	**287**
14.1	Vaginale Arzneiformen	287
14.2	Arzneistäbchen	288

Halbfeste Arzneiformen

15	**Halbfeste Zubereitungen zur kutanen Anwendung, Unguenta, Salben**	**291**
15.1	Allgemeines	291
15.2	Forderungen an streichfähige Dermatika	292
15.3	Kolloidchemischer Aufbau	292
15.4	Hydrophobe Salben	294
15.4.1	Kohlenwasserstoff-Grundlagen	294
15.4.2	Triglyceridgrundlagen	296
15.5	Hydrophile Salben	298
15.5.1	Macrogolgrundlagen	298
15.6	Wasseraufnehmende Grundlagen	299
15.6.1	Allgemeines	299
15.6.2	Lipophile wasseraufnehmende Grundlagen	300
15.6.3	Hydrophile wasseraufnehmende Grundlagen	302
15.7	Cremes	303
15.7.1	Hydrophobe Cremes	303
15.7.2	Hydrophile Cremes	303

15.7.3	Ambiphile Cremes	303
15.8	Gele	303
15.8.1	Hydrophile Gele	303
15.8.2	Hydrophobe Gele	304
15.8.3	Anorganische Hydrogelbildner	304
15.8.4	Organische Hydrogelbildner	307
15.9	Herstellungstechnologie	314
15.9.1	Allgemeines	314
15.9.2	Wasserfreie Salben	315
15.9.3	Lösungssalben	317
15.9.4	Emulsionssalben	317
15.10	Verpackung, Aufbewahrung, Haltbarkeit	318
15.11	Spezielle Salben	319
15.11.1	Salben zur Behandlung von Hautinfektionen	319
15.11.2	Antiphlogistische Salben	319
15.11.3	Zubereitungen mit Kühleffekt	319
15.11.4	Hautschutzsalben	320
15.11.5	Lichtschutzpräparate	321
15.12	Halbfeste Zubereitungen zur Anwendung am Auge	322
15.12.1	Allgemeines	322
15.12.2	Herstellungstechnologie	323
15.12.3	Verpackung, Aufbewahrung, Haltbarkeit	323
15.13	Pasten	323
15.14	Biopharmazeutische Aspekte	324
15.14.1	Physiologische Verhältnisse der Haut und ihr Einfluß auf die Arzneistoffaufnahme	324
15.14.2	Einsatz topischer Arzneiformen in Abhängigkeit von Hauttyp, Erkrankungsstadium und weitere Faktoren	326
15.14.3	Penetrationsbeschleuniger	327
15.14.4	Erfassung der In-vitro-Arzneistoffverfügbarkeit und Wirkungsbewertung von Dermatika	328
15.15	Prüfung	331
15.15.1	Wasseraufnahmefähigkeit	331
15.15.2	Wassergehalt	331
15.15.3	Konsistenz	332
15.15.4	Spreitung	333
15.15.5	Thermoresistenz	334
15.15.6	Teilchengröße	334
16	**Pflaster**	**335**
16.1	Allgemeines	335
16.2	Grund- und Hilfsstoffe	335
16.2.1	Klebmasse	335
16.2.2	Trägerstoffe	336
16.3	Haltbarkeit	336
16.4	Prüfung	336

Flüssige Arzneiformen

17	**Lösungen**	339
17.1	Arzneiformen	339
17.2	Biopharmazeutische Aspekte	341
18	**Emulsionen**	343
18.1	Allgemeines	343
18.2	Emulsionsphasen, Emulsionstypen	343
18.3	Emulgatoren	344
18.3.1	Definition, Charakteristika amphiphiler Verbindungen, Oberflächenaktivität	344
18.3.2	Emulgatorfilm	346
18.3.3	Flüssig-kristalline Phasen	346
18.3.4	Ausbildung von O/W- und W/O-Emulsionen (*Bancroft-Regel*)	347
18.3.5	Kennzeichnung der Emulgatoren	348
18.4	Emulgatoren für Arzneiformen	351
18.4.1	Einteilung	351
18.4.2	Anionenaktive Emulgatoren	351
18.4.3	Kationenaktive Emulgatoren	353
18.4.4	Nichtionogene Emulgatoren	354
18.4.5	Amphotere Emulgatoren	360
18.4.6	Mischemulgatoren	360
18.4.7	Unlösliche Emulgatoren	361
18.5	Stabilität und Stabilisierung	362
18.5.1	Aufrahmen, Sedimentation, Koaleszenz	362
18.5.2	Stabilisierung durch Quasiemulgatoren	364
18.5.3	Chemische und mikrobielle Stabilität	364
18.6	Herstellungstechnologie	365
18.6.1	Suspensionsmethode („kontinentale Methode")	365
18.6.2	Lösungsmethode („englische Methode")	365
18.6.3	Emulgiergeräte	365
18.7	Prüfung	366
18.7.1	Aufrahmen, Koaleszenz	366
18.7.2	Dispersitätsgrad	367
18.7.3	Emulsionstyp	367
19	**Suspensionen**	369
19.1	Allgemeines	369
19.2	Herstellungstechnologie	370
19.3	Physikalisch-chemische Aspekte	370
19.3.1	Benetzbarkeit der dispersen Phase, Flotation	370
19.3.2	Tenside und Peptisatoren als Dispergiermittel	371
19.3.3	DLVO-Theorie	373
19.3.4	Sedimentbildung	375
19.4	Stabilisierung	376
19.5	Aufschüttelbarkeit des Sediments	377
19.6	Prüfung	378
19.6.1	Sedimentationsanalyse	378
19.6.2	Teilchengrößen-, Dispersitäts- und weitere Prüfungen	378

20	**Injektions- und Infusionszubereitungen**	379
20.1	Allgemeines	379
20.2	Forderungen an Injektions- und Infusionslösungen	379
20.3	Behältnisse und Vorrichtungen für die parenterale Applikation	381
20.3.1	Ampullen	381
20.3.2	Spritzampullen	381
20.3.3	Fläschchen und Flaschen	382
20.4	Herstellungstechnologie (Ampullierung)	382
20.4.1	Reinigen	382
20.4.2	Füllen	383
20.4.3	Verschließen	384
20.5	Herstellung von Lösungen	385
20.5.1	Lösungsmittel	385
20.5.2	Ansatz	389
20.5.3	Isotonische Lösungen	389
20.5.4	Isohydrische Lösungen	394
20.5.5	Stabilisierung	394
20.5.6	Sterilisation	395
20.6	Suspensionen zur Injektion	395
20.7	Parenterale Depotarzneiformen	396
20.7.1	Chemische Methoden	397
20.7.2	Pharmazeutisch-technologische Methoden	397
20.8	Biopharmazeutische Aspekte	398
20.9	Hinweise zu einigen speziellen Infusions- und Injektionslösungen	399
20.9.1	Ringer-Lösung	399
20.9.2	Neutralisierende Lösungen	399
20.9.3	Zuckerlösungen	399
20.10	Lösungen zur Elektrolyttherapie	400
20.10.1	Grundlagen der Elektrolytinfusionstherapie	400
20.10.2	Berechnung der Konzentration von Elektrolytlösungen	401
20.11	Blutzubereitungen	401
20.12	Plasmaersatzmittel	403
20.12.1	Allgemeines	403
20.12.2	Gelatine	403
20.12.3	Dextran	404
20.12.4	Hydroxyethylstärke	405
20.13	Lösungen zur parenteralen Ernährung	405
20.13.1	Allgemeines	405
20.13.2	Kohlenhydrate	405
20.13.3	Ethanol	405
20.13.4	Aminosäuren	405
20.13.5	Fett	406
20.14	Radiopharmaka	406
20.14.1	Allgemeines	406
20.14.2	Herstellung	407
20.14.3	Konservierung	407
20.14.4	Prüfung	408
20.15	Hämodialyselösungen	408

20.16	Immunsera und Impfstoffe	409
20.17	Prüfung	410
20.17.1	Dichtigkeit	410
20.17.2	Ungelöste Verunreinigungen, Schwebstoffe	410
20.17.3	Weitere Prüfungen	411
21	**Augenarzneien**	413
21.1	Allgemeines	413
21.2	Augentropfen	413
21.2.1	Wäßrige Lösungen	413
21.2.2	Ölige Lösungen	416
21.2.3	Suspensionen	417
21.2.4	Behältnisse und Aufbewahrung	417
21.3	Augenbäder	417
21.4	Kontaktlinsenpflegelösungen	418
21.4.1	Kontaktlinsen	418
21.4.2	Reinigung	418
21.5	Biopharmazeutische Aspekte	419
21.6	Prüfung von Augentropfen	420

Gasförmige Arzneiformen

22	**Inhalanda, Aerosole**	423
22.1	Inhalanda	423
22.1.1	Zubereitungen zur Inhalation	423
22.2	Aerosole	423
22.2.1	Allgemeines	423
22.2.2	Aerosolpackung, treibgashaltige Dosieraerosole	425
22.2.3	Phasenaerosole	430
22.2.4	Füllen und Verschließen der Behältnisse	431
22.2.5	Zweikammer-Druckgaspackungen	431
22.2.6	Vernebler	432
22.2.7	Pulverinhalatoren	432
22.2.8	Mikrobiologische Anforderungen	434
22.2.9	Prüfungen und gesetzliche Bestimmungen	435

Durch Drogenextraktion gewonnene Arzneiformen

23	**Wäßrige Auszüge, Tinkturen, Extrakte**	439
23.1	Allgemeines	439
23.2	Die Droge als Ausgangsmaterial für Arzneiformen	439
23.3	Vorbehandlung der Droge	439
23.4	Prinzipien zur Ausschaltung der Enzymaktivität (Drogenstabilisierung)	440
23.4.1	Allgemeines	440
23.4.2	Inaktivierung	440
23.4.3	Irreversible Schädigung	441
23.5	Die Droge als Vielstoffsystem	441
23.6	Hinweise zur Überführung von Pflanzeninhaltsstoffen in Arzneiformen	442

23.6.1	Preßverfahren	442
23.6.2	Extraktionsverfahren	442
23.6.3	Zerkleinerungsgrad der Drogen	442
23.6.4	Angaben zur Löslichkeit und Stabilität pflanzlicher Inhaltsstoffe	443
23.7	Prinzipien der Pflanzenextraktion	444
23.7.1	Extraktionsphasen	444
23.7.2	Mazeration und hiervon abgeleitete Extraktionsverfahren	445
23.7.3	Perkolation und hiervon abgeleitete Extraktionsverfahren	447
23.8	Arzneiformen	450
23.8.1	Wäßrige Drogenauszüge	450
23.8.2	Tinkturen	450
23.8.3	Extrakte	452

Neuzeitliche Arzneiformen und Entwicklungstendenzen

24	**Therapeutische Systeme (TS)**	**459**
24.1	Allgemeines	459
24.2	Perorale Therapeutische Systeme	460
24.3	Transdermale Therapeutische Systeme (TTS)	461
24.3.1	Allgemeines	461
24.3.2	Membransysteme	461
24.3.3	Matrixsysteme	462
24.3.4	Mikroreservoirsysteme	463
24.3.5	Prodrug-Systeme	464
24.4	Oculare Therapeutische Systeme	464
24.5	Intrauterine und intravaginale Therapeutische Systeme	465
24.6	Implantierbare Therapeutische Systeme	465
24.7	Therapeutische Systeme zur Infusionstherapie	466
24.8	Probleme bei der Anwendung von TS und Ausblick	466
25	**Moderne und potentielle Arzneiformen**	**467**
25.1	Allgemeines	467
25.2	Liposomen	468
25.3	Nanosysteme	469
25.3.1	Nanokapseln	469
25.3.2	Nanopartikel	469
25.4	Mikropartikel	470
25.5	Mikroassoziate	471
25.6	Mikroemulsionen	471
25.7	Schleimhaut-Adhäsivformen	472
25.8	Iontophoretische, magnetische und schallkontrollierte Systeme	472
25.9	Gesteuerte Systeme	473
25.9.1	Allgemeines	473
25.9.2	Elektronische Freisetzungssteuerung	473
25.9.3	Inhalanda	473

Generelle Aspekte der Arzneiformung

26	**Stabilität und Stabilisierung**	477
26.1	Allgemeines	477
26.2	Methoden zur Stabilitätsbestimmung	478
26.2.1	Langzeit-Haltbarkeitstest	478
26.2.2	Beschleunigte Haltbarkeitstests	478
26.3	Physikalische Veränderungen	482
26.3.1	Stabilitätsbeeinträchtigende Vorgänge	482
26.3.2	Stabilisierungsmaßnahmen	483
26.4	Chemische Veränderungen	483
26.4.1	Allgemeines	483
26.4.2	Hydrolytische Vorgänge	484
26.4.3	Oxidative Vorgänge	488
26.4.4	Sterische Umlagerungen	499
26.4.5	Weitere Reaktionen	500
26.5	Mikrobielle Veränderungen	501
26.5.1	Allgemeines	501
26.5.2	Konservierungsmittel	501
26.5.3	Prüfung	508
26.6	Allgemeine Stabilisierungsmaßnahmen	509
26.6.1	Vorschrift der Aufbewahrungsbedingungen und Limitierung der Aufbewahrungszeit	509
26.6.2	Pharmazeutisch-technologische Maßnahmen	510
26.6.3	Stabilitätsausgleich durch Mehrgehalt	510
27	**Inkompatibilitäten**	511
27.1	Allgemeines	511
27.2	Physikalische Inkompatibilitäten	512
27.2.1	Viskositäts- und Konsistenzveränderungen	512
27.2.2	Beeinträchtigung bzw. Zerstörung des dispersen Zustands	513
27.2.3	Beeinträchtigung der Löslichkeit	513
27.2.4	Veränderung des Aggregatzustands	514
27.3	Chemische Inkompatibilitäten	515
27.3.1	Bildung schwerlöslicher Verbindungen	515
27.3.2	Weitere Reaktionen	518
27.4	Physikalisch-chemische Inkompatibilitäten	519
27.4.1	Allgemeines	519
27.4.2	Tensidbedingte Wertminderung	519
27.4.3	Wertminderung durch Adsorption an Hydrokolloide	520
27.4.4	Wertminderung durch Sorption an Kunststoffe	521
27.5	Vermeidung bzw. Beheben von Inkompatibilitäten	522
28	**Verpackungsmaterialien und -technologie**	523
28.1	Allgemeines	523
28.2	Glas	523
28.2.1	Allgemeines	523
28.2.2	Prüfung	524
28.3	Thermoplaste, Duroplaste	525
28.3.1	Allgemeines	525

28.3.2	Hilfsstoffe	526
28.3.3	Herstellungstechnologie	527
28.3.4	Kunststofftypen	528
28.3.5	Eigenschaften und pharmazeutische Eignung	534
28.3.6	Einsatz von Kunststoffen als pharmazeutische Packmittel	538
28.4	Elastomere	544
28.4.1	Allgemeines	544
28.4.2	Hilfsstoffe	544
28.4.3	Eigenschaften und pharmazeutische Eignung	545
28.4.4	Elastomertypen	546
28.5	Prüfungen	547
29	**Sterilisation von Arzneiformen**	
	Verfahren zur Verminderung der Keimzahl	549
29.1	Allgemeines	549
29.2	Verfahren	551
29.2.1	Allgemeines	551
29.2.2	Berechnung und Bewertung der Wirksamkeit von Sterilisationsverfahren	552
29.2.3	Validierung und Kontrolle von Sterilisationsverfahren	554
29.2.4	Hitzesterilisation	556
29.2.5	Strahlensterilisation	564
29.2.6	Sterilisation mit mikrobiziden Gasen	565
29.2.7	Entkeimungsfiltration	566
29.3	Aseptisches Arbeiten	568
29.3.1	Allgemeines	568
29.3.2	Räumliche und apparative Voraussetzungen	569
29.3.3	Personalhygiene	571
29.3.4	Laminarstromprinzip	571
29.4	Prüfung auf Sterilität und mikrobielle Verunreinigungen	572
29.4.1	Allgemeines	572
29.4.2	Prüfung auf Sterilität	573
29.4.3	Prüfung auf mikrobielle Verunreinigungen bei nichtsterilen Produkten	574

Anhang

Teil I	**Allgemeine Vorschriften und Methoden**	579
1.1	Allgemeine Vorschriften (Ph. Eur. 1997 1)	579
1.1.1	Konzentrationsangaben (Ph. Eur. 1997 1.2)	579
1.1.2	Temperaturangaben (Ph. Eur. 1997 1.2)	579
1.1.3	Löslichkeit (Ph. Eur. NT 1999)	579
1.1.4	Lagerung	579
1.2	Allgemeine Methoden (Ph. Eur. 1997 2.1 Geräte)	580
1.2.1	Siebe (Ph. Eur. 1997 2.4.1)	580
1.3	Methoden der pharmazeutischen Technologie (Ph. Eur. 1997 2.9)	581
1.3.1	Zerfallszeit von Tabletten und Kapseln (Ph. Eur. 1997 2.9.1)	581

1.3.2	Zerfallszeit von Suppositorien und Vaginalzäpfchen (Ph. Eur. NT 1999 2.9.2)	581
1.3.3	Wirkstofffreisetzung aus festen Arzneiformen (Ph. Eur. 1997 2.9.3)	584
1.3.4	Wirkstofffreisetzung aus transdermalen Pflastern (Ph. Eur. NT 1999 2.9.4)	584
1.3.5	Gleichförmigkeit der Masse einzeldosierter Arzneiformen (Ph. Eur. 1997 2.9.5)	584
1.3.6	Gleichförmigkeit des Gehaltes einzeldosierter Arzneiformen (Ph. Eur. 1997 2.9.6)	584
1.3.7	Friabilität von nichtüberzogenen Tabletten (Ph. Eur. 1997 2.9.7)	585
1.3.8	Bruchfestigkeit von Tabletten (Ph. Eur. 1997 2.9.8)	585
1.3.9	Prüfung der Konsistenz durch Penetrometrie (Ph. Eur. 1997 2.9.9)	585
1.3.10	Ethanolgehalt und Ethanolgehaltstabelle (Ph. Eur. 1997 2.9.10)	585
1.3.11	Prüfung auf Methanol und 2-Propanol (Ph. Eur. 1997 2.9.11)	585
1.3.12	Siebanalyse (Ph. Eur. 1997 2.9.12)	585
1.3.13	Bestimmung der Teilchengröße durch Mikroskopie (Ph. Eur. 1997 2.9.13)	585
1.3.14	Bestimmung der spezifischen Oberfläche durch Luftpermeabilität (Ph. Eur. NT 1999 2.9.14)	585
1.3.15	Schütt- und Stampfvolumen (Ph. Eur. 1997 2.9.15)	586
1.3.16	Fließverhalten (Ph. Eur. 1997 2.9.16)	586
1.3.17	Entnehmbares Volumen (Ph. Eur. 1997 2.9.17)	586
1.3.18	Zubereitungen zur Inhalation – Aerodynamische Beurteilung (Ph. Eur. NT 1999 2.9.18)	586
1.3.19	Partikelkontamination – Nichtsichtbare Partikel (Ph. Eur. 1997 2.9.19)	586
1.3.20	Partikelkontamination – Sichtbare Partikel (Ph. Eur. NT 1999 2.9.20)	586
1.3.21	Partikelkontamination – Mikroskopie (Ph. Eur. 1997 2.9.21)	586
1.3.22	Erweichungszeit von lipophilen Suppositorien (Ph. Eur. NT 1999 2.9.22)	586
1.3.23	Bestimmung der Dichte von Feststoffen mit Hilfe von Pyknometern (Ph. Eur. NT 1999 2.9.23)	586
1.3.24	Bruchfestigkeit von Suppositorien und Vaginalzäpfchen (Ph. Eur. NT 1999 2.9.24)	586
1.4	Methoden der pharmazeutischen Technologie (DAB 1999 2.9.N)	586
1.4.1	Ölfaktor von Vaselin (DAB 1999 2.9.N1)	586
1.5	Methoden der Physik und pysikalischen Chemie (Ph. Eur. 1997 2.2)	586
1.5.1	Relative Dichte (Ph. Eur. 1997 2.2.5)	586
1.5.2	Brechungsindex (Ph. Eur. NT 1999 2.2.6)	586
1.5.3	Optische Drehung (Ph. Eur. NT 1999 2.2.7)	586
1.5.4	Viskosität (Ph. Eur. 1997 2.2.8)	586

1.5.5	Kapillarviskosimeter (Ph. Eur. 1997 2.2.9)	586
1.5.6	Rotationsviskosimeter (Ph. Eur. 1997 2.2.10)	586
1.5.7	Schmelztemperatur Kapillarmethode (Ph. Eur. 1997 2.2.14)	586
1.5.8	Offene Kapillarmethode (Steigschmelzpunkt) (Ph. Eur. 1997 2.2.15)	586
1.5.9	Tropfpunkt (Ph. Eur. 1997 2.2.17)	586
1.5.10	Erstarrungstemperatur (Ph. Eur. 1997 2.2.18)	586
1.5.11	Trocknungsverlust (Ph. Eur. 1997 2.2.32)	586
1.5.12	Karl-Fischer-Methode (Ph. Eur. 1997 2.5.12)	587
1.6	Methoden der Physik und pysikalischen Chemie (DAB 1999)	587
1.6.1	Bestimmung der Erstarrungstemperatur am rotierenden Thermometer (DAB 1999 2.2.N3)	587
1.6.2	Bestimmung des Trockenrückstandes (DAB 1999 2.2.N4)	587
1.7	Methoden der Biologie (Ph. Eur. 1997 2.6)	587
1.7.1	Prüfung auf Sterilität (Ph. Eur. NT 1999 2.6.1)	587
1.7.2	Prüfung auf Pyrogene (Ph. Eur. 1997 2.6.8)	587
1.7.3	Mikrobiologische Prüfung nicht steriler Produkte: Zählung der gesamten, vermehrungsfähigen Keime (Keimzahl) (Ph. Eur. NT 1999 2.6.12)	587
1.7.4	Mikrobiologische Prüfung nicht steriler Produkte: Nachweis spezifizierter Mikroorganismen (Ph. Eur. NT 1999 2.6.13)	587
1.7.5	Prüfung auf Bakterien-Endotoxine (Ph. Eur. NT 1999 2.6.14)	587
1.8	Behältnisse und Material für Behältnisse (Ph. Eur. 1997 3)	588
1.8.1	Material zur Herstellung von Behältnissen (Ph. Eur. 1997 3.1, NT 1999)	588
1.8.2	Behältnisse (Ph. Eur. 1997, NT 1999 3.2)	588
1.9	Allgemeine Texte und Statistik (Ph. Eur. 1997 5)	588
1.9.1	Methoden zur Herstellung steriler Zubereitungen (Ph. Eur. 1997 5.1.1)	588
1.9.2	Bioindikatoren zur Überprüfung der Sterilisationsmethoden (Ph. Eur. 1997 5.1.2)	590
1.9.3	Prüfung auf ausreichende Konservierung (Ph. Eur. NT 1999 5.1.3)	590
1.9.4	Mikrobielle Qualität pharmazeutischer Zubereitungen (Ph. Eur. NT 1999 5.1.4)	590
Teil II	**Grund-, Hilfsstoffe und Lösungsmittel**	**591**
2.1	Grund- und Hilfsstoffe	591
2.2	Lösungsmittel	603
2.2.1	Gereinigtes Wasser, Aqua purificata (Monographie Ph. Eur. 1997)	603
2.2.2	Wasser für Injektionszwecke, Aqua ad iniectabilia (Monographie Ph. Eur. 1997)	603
2.2.3	Ethanol 96 %, Ethanolum 96 per centum (Monographie Ph. Eur. NT 1999)	604

Teil III Monographien über Darreichungsformen 605
3.1   Pulver, Pulveres (Ph. Eur. 1997) 605
3.1.1   Pulver zur Einnahme 605
3.1.2   Brausepulver 605
3.1.3   Pulver zur kutanen Anwendung 605
3.2   Tabletten, Compressi (Ph. Eur. NT 1999) 605
3.2.1   Nichtüberzogene Tabletten 606
3.2.2   Überzogene Tabletten 607
3.2.3   Brausetabletten 607
3.2.4   Tabletten zur Herstellung einer Lösung 607
3.2.5   Tabletten zur Herstellung einer Suspension 607
3.2.6   Magensaftresistente Tabletten 607
3.2.7   Tabletten mit modifizierter Wirkstofffreisetzung 608
3.2.8   Tabletten zur Anwendung in der Mundhöhle 608
3.3   Granulate, Granulata (Ph. Eur. 1997) 608
3.3.1   Brausegranulate 608
3.3.2   Überzogene Granulate 608
3.3.3   Magensaftresistente Granulate 609
3.3.4   Granulate mit modifizierter Wirkstofffreisetzung 609
3.4   Kapseln, Capsulae (Ph. Eur. 1997) 609
3.4.1   Hartkapseln 609
3.4.2   Weichkapseln 610
3.4.3   Magensaftresistente Kapseln 610
3.4.4   Kapseln mit modifizierter Wirkstofffreisetzung 610
3.5   Zubereitungen zur rektalen Anwendung, Rectalia
        (Ph. Eur. NT 1999) 610
3.5.1   Suppositorien 611
3.5.2   Rektalkapseln 611
3.6   Zubereitungen zur vaginalen Anwendung, Vaginalia
        (Ph. Eur. 1997) 611
3.6.1   Gegossene Vaginalzäpfchen 612
3.6.2   Vaginaltabletten 612
3.6.3   Vaginalkapseln 612
3.7   Halbfeste Zubereitungen zur kutanen Anwendung,
        Unguenta (Ph. Eur. 1997) 612
3.7.1   Salben 613
3.7.2   Cremes 613
3.7.3   Gele 614
3.7.4   Pasten 614
3.7.5   Augensalben 614
3.7.6   Monographien des DAB 1999 614
3.8   Lösungen, Solutiones 614
3.8.1   Monographien des DAB 1999 614
3.8.2   Monographien der Ph. Eur. 1997 614
3.9   Sirupe, Sirupi DAB 1999 614
3.10   Hämodialyse- und -filtrationslösungen 618
3.10.1 Hämodialyselösungen, Solutiones ad haemodialysim
        Ph. Eur. 1997 618
3.10.2 Hämofiltrationslösungen, Solutiones ad haemocolaturam
        Ph. Eur. NT 1999 619

3.11	Radioaktive Arzneimittel, Radiopharmaceutica Ph. Eur. 1997	620
3.11.1	Monographien der Ph. Eur. 1997	620
3.12	Tinkturen, Tincturae Ph. Eur. 1997	620
3.13	Extrakte, Extracta	621
3.13.1	Fluidextrakte, Extracta fluida	623
3.13.2	Zähflüssige Extrakte, Dickextrakte, Extracta spissa	623
3.13.3	Trockenextrakte, Extracta sicca	623
3.13.4	Präparate des DAB 1999	624
3.14	Zubereitungen zur Anwendung am Ohr, Auricularia (Ph. Eur. 1997)	624
3.14.1	Ohrentropfen, Ohrensprays	625
3.14.2	Halbfeste Zubereitung zur Anwendung am Ohr	625
3.14.3	Ohrenpuder	625
3.14.4	Ohrenspülungen	626
3.14.5	Medizinisch angewendete Ohrentampons	626
3.15	Zubereitungen zur nasalen Anwendung, Nasalia (Ph. Eur. NT 1999)	626
3.15.1	Nasentropfen, flüssige Nasensprays	626
3.15.2	Nasenpulver	626
3.15.3	Halbfeste Zubereitungen zur nasalen Anwendung	627
3.15.4	Nasenspülungen	627
3.16	Flüssige Zubereitungen zur Einnahme, Liquida peroralia (Ph. Eur. 1997)	627
3.16.1	Pulver und Granulate zur Herstellung von Lösungen und Suspensionen zur Einnahme	627
3.17	Flüssige Zubereitungen zur kutanen Anwendung, Liquida ad usum dermicum (Ph. Eur. 1997)	628
3.17.1	Shampoos	628
3.17.2	Kutan anzuwendende Schäume	628
3.18	Parenteralia (Ph. Eur. 1997)	628
3.18.1	Injektionszubereitungen	629
3.18.2	Infusionszubereitungen, Infundibilia	630
3.18.3	Konzentrate zur Herstellung von Injektionszubereitungen und Infusionszubereitungen	630
3.18.4	Pulver zur Herstellung von Injektionszubereitungen und Infusionszubereitungen	630
3.18.5	Implantate	630
3.19	Zubereitungen zur Anwendung am Auge, Ocularia (Ph. Eur. 1997)	631
3.19.1	Augentropfen, Guttae ophthalmicae	631
3.19.2	Augenbäder	632
3.19.3	Halbfeste Zubereitungen zur Anwendung am Auge	632
3.19.4	Augeninserte	632
3.20	Zubereitungen in Druckbehältnissen, Praeparationes pharmaceuticae in vasis cum pressu (Ph. Eur. 1997)	633
3.21	Zubereitungen zur Inhalation, Inhalanda (Ph. Eur. NT 1999)	633
3.21.1	Flüssige Zubereitungen zur Inhalation	634
3.21.2	Pulver zur Inhalation	635

Homöopathisches Arzneibuch 1. Ausgabe 637
    1.1   Arzneigrundstoffe 637
    1.2   Arzneiträger und Hilfsstoffe 637
    1.3   Zubereitungen und Darreichungsformen 638
    1.4   Herstellung 638

Weiterführende Literatur 649

Nachweis der Abbildungen und Tabellen 653

Sachregister 655

Abkürzungsverzeichnis

AMG	Arzneimittelgesetz
ApBetrO	Apothekenbetriebsordnung
APV	Arbeitsgemeinschaft für Pharmazeutische Verfahrenstechnik
ANM	Amylum non mucilaginosum
AUC	Area under the curve (Blutspiegelkurve)
BV	Bioverfügbarkeit
CAP	Celluloseacetatphthalat
CMC = KMK	kritische Mizellbildungskonzentration
DAB	Deutsches Arzneibuch
DIN	Deutsches Institut für Normung
FCKW	Fluorchlorkohlenwasserstoffe
FDA	Food and Drug Administration, amerikanische Gesundheitsbehörde
FIP	Fédération Internationale Pharmaceutique
GIT	Gastrointestinaltrakt
GMP	Good Manufacturing Practice
GRAS	generally recognized as safe (als unbedenklich geltende Substanzen)
HAB	Homöopathisches Arzneibuch
HEC	Hydroxyethylcellulose
HEMA	PolyHydroxyethylmethacrylat
HEPA	High Efficiency Particulate Air(-Filter)
HES	Hydroxyethylstärke (früher: HAES = Hydroxyaethylstärke)
HFA	Hydrofluoroalkane
HLB	Hydrophilie-Lipophilie-Balance
HOSCH	Hochleistungs-Schwebstoff(-Filter)
HPE	Hochdruckpolyethylen
HPMCP	Hydroxypropylmethylcellulosephthalat (neu: Hypromellosephthalat)
LADME	Liberation, Absorption, Distribution, Metabolismus, Exkretion
LAL	Limulus-Amöbozyten-Lysat(-Test)
MAK	maximale Arbeitsplatzkonzentration
MC	Methylcellulose
MCC	microcristalline Cellulose
MCT	middle chain triglyceride
MEC	minimal effective concentration
MRT	mean residence time

Na-CMC	**Na**trium**c**arboxy**m**ethyl**c**ellulose
NPE	**N**iederdruck**p**oly**e**thylen
NT	**N**ach**t**rag (des Arzneibuchs)
OPC	**o**ne-**p**oint-**c**ut(-Ampulle)
PE	**P**oly**e**thylen
PEG	**P**oly**e**thylen**g**lykol (Macrogol)
PEO	**P**oly**e**thylen**o**xid
PETP	**P**oly**e**thylen**t**ere**p**hthalat
PEX	**P**ressure-**Ex**pansion(-Verfahren)
PharmBetrV	**Pharm**a**betr**iebs**v**erordnung
Ph. Eur.	**Ph**armacopoea **Eur**opaea, Europäisches Arzneibuch
PIC	**P**harmaceutical **I**nspection **C**onvention
PMMA	**P**oly**m**ethyl**m**eth**a**crylat
PTFE	**P**oly**t**etra**f**luor**e**thylen
PVA	**P**oly**v**inyl**a**lkohol
PVC	**P**oly**v**inyl**c**hlorid
PVDC	**P**oly**v**inyl**d**en**c**hlorid
PVP	**P**oly**v**inyl**p**yrrolidon
Quats	quartäre Ammoniumverbindungen
RMS	**r**oot **m**ean **s**quare
RRSB	**R**osin, **R**ammler, **S**perling, **B**ennet(-Verteilung)
SOP	**s**tandard **op**eration **p**rocedure
UAP	**U**ltra**a**mylo**p**ectin®
USP	**U**nited **S**tates **P**harmacopeia
TA	**T**echnische **A**nleitung
TTS	**t**ransdermales **t**herapeutisches **S**ystem
WHO	**W**orld **H**ealth **O**rganisation

Allgemeine und technologische Grundlagen und Grundoperationen

Kapitel 1

Technologische Grundoperationen

1.1 Zerkleinern

1.1.1 Allgemeines

In der pharmazeutischen Technologie kommen eine Reihe von Grundoperationen (unit operations) zur häufigen und wiederholten Anwendung, deren Einsatz sich keineswegs nur auf eine bestimmte Arzneiform beschränkt, sondern die von genereller Bedeutung sind, z. B. das Zerkleinern.

Erst nach entsprechender Zerkleinerung lassen sich Arzneistoffe und Hilfsstoffe zur Arzneiformung verwenden. Das gilt sowohl für chemische Substanzen als auch für Materialien aus dem Pflanzen- und Tierreich. Die Zerkleinerung stellt somit eine der wichtigsten Grundoperationen in der pharmazeutischen Technologie dar. Grundsätzlich ist die Zerteilung und Zerkleinerung mit einer Oberflächenvergrößerung verbunden. Die Teilchengröße oder Korngröße ist mitbestimmend für die Homogenität und für die optimale Wirkung und Reizlosigkeit der Arzneimittel. Drogen müssen zunächst zerkleinert werden, um bei Auszügen eine möglichst quantitative Gewinnung der gewünschten Inhaltsstoffe zu sichern. Eine Teilchenzerkleinerung bewirken Druck-, Schlag-, Reibungs- und Scherkräfte. Zu unterscheiden ist zwischen einer überwiegend angewandten *Trockenzerteilung* und einer *Naßmahlung*. Im letzteren Falle wird das zu zerkleinernde Gut mit einer Flüssigkeit versetzt, in der es unlöslich ist, und einer entsprechenden Behandlung unterzogen. Der Vorteil der Naßmahlung liegt darin, daß kein Staub auftritt, bei geeigneter Flüssigkeit keine Pulveragglomeration stattfindet, und daß z. B. bei pulverförmigen Stoffen, die zu einer Suspension verarbeitet werden sollen, die Zerkleinerung gleich im Dispersionsmittel erfolgen kann.

1.1.2 Geräte

1.1.2.1 Allgemeines

Im Rezepturmaßstab bedient man sich zur Zerteilung – insbesondere von pulverförmigen Substanzen – oft manueller Methoden, z. B. des Mörsers (oder einer Reibschale) und des Pistills. Drogen lassen sich mit Hilfe von Stampfmörsern oder, sofern sie nicht zu hart sind, mit Stampf-, Wiege- oder Rollenmessern zerkleinern. Zur Zerkleinerung von Frischpflanzen oder Kräuterdrogen dienen Kräuterschneidemesser. Im allgemeinen werden jedoch maschinelle Einrichtungen notwendig sein. Hierzu stehen sehr unterschiedliche Maschinen zur Verfügung, von denen einige erörtert werden sollen.

Welche Zerkleinerungsgeräte im Einzelfall zweckmäßigerweise zur Anwendung kommen sollten, hängt ab von der Menge des Materials und von den physikalischen Eigenschaften (Härte, Elastizität, Spaltbarkeit, Klebrigkeit usw.), von der Stückgröße des Ausgangsmaterials und von der gewünschten Teilchengröße des Endprodukts. Wird eine weitestgehende Zerkleinerung verlangt, sollte diese stufenweise erfolgen. Man nimmt zunächst eine Grobzerteilung vor und bedient sich anschließend einer oder mehrerer Zerkleinerungsvorrichtungen, die die Erzielung kleinster Teilchengrößen gestatten.

In der Technik unterscheidet man je nach dem Grad der zu erzielenden Zerkleinerung drei Gruppen von Zerkleinerungsgeräten, und zwar Maschinen zur Grobkornzerkleinerung, zur Mittelkornzerkleinerung und zur Fein-

Tab. 1.1: Leistungsfähigkeit von Zerkleinerungsmaschinen (wegen der Abhängigkeit des Zerkleinerungsgrades von Maschinenfabrikat und von der Art des zu zerkleinernden Gutes sind die Angaben lediglich als Richtwerte aufzufassen)

Zerkleinerungsmaschinen	Aufgabe	Produkt
Fliehkraftmühle	50 mm und mehr	50–5 mm
Walzenmühle		
Nutenscheibenmühle		
Schlagstiftmühle (Desintegrator)	50–5 mm	5–0,1 mm
Schlagnasenmühle		
Schlagkreuzmühle		
Schlagprallmühle		0,1 mm
Luftstrahlmühle		(100 µm)
Kugelmühle	5–2 mm	
Vibratormühle		
Kolloidmühle	0,2 mm	0,001 mm (1 µm) und kleiner

kornzerkleinerung. Eine starre Klassifizierung ist allerdings nicht möglich. Im pharmazeutischen Bereich werden im wesentlichen Mühlen verwendet (Tab. 1.1).

1.1.2.2
Mühlen

Mühlen dienen zur Herstellung von grob-, fein- und feinstkörnigem Gut.

Fliehkraftmühle. An einer rotierenden Vertikalachse aufgehängte Stahlkugeln zerklopfen und zerreiben das Mahlgut unter dem Einfluß der Zentrifugalkraft an der Wand des Gehäuses (Abb. 1.1). Fliehkraftmühlen gehören zu den Ringmühlen, in denen die Mahlbahn ringförmig ausgebildet ist.

Walzenmühle. Die Materialien werden durch zwei oder mehrere gegenläufig rotierende Walzen gepreßt. Die Walzen können glatt (s. 15.9.2) oder auch mit Dornen, Zähnen (Zahnwalzenstuhl) versehen sein.

Nutenscheibenmühle. Bei der Scheibenmühle (Exzelsiormühle) wird das Mahlgut zwischen zwei Scheiben zerkleinert, von denen eine feststeht und die andere sich mit hoher Geschwindigkeit dreht. Beide Scheiben können mit Rippen, Nuten oder Zähnen besetzt sein. Der Scheibenabstand ist je nach gewünschter Korngröße veränderbar (Abb. 1.2).

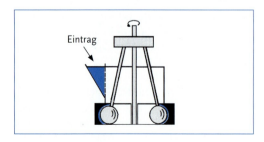

Abb. 1.1: Fliehkraftmühle

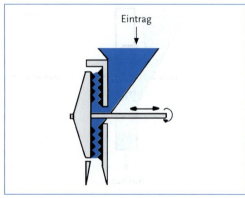

Abb. 1.2: Nutenscheibenmühle (Exzelsiormühle)

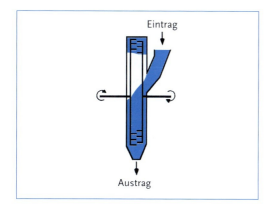

Abb. 1.3: Schlagstiftmühle (Desintegrator)

Schlagstiftmühle. Die Stiftmühle (Desintegrator) besteht aus zwei vertikal angeordneten Metallscheiben, die jeweils eine größere Anzahl konzentrisch angeordneter Schlagstifte tragen. Die Scheiben rotieren mit großer Geschwindigkeit gegenläufig, wodurch das Zerkleinerungsgut durch Zentrifugalkräfte nach außen durch die Stiftreihen geschleudert wird und hierbei eine vielfache Richtungsänderung erfährt (Abb. 1.3). Bei anderen Zerkleinerungsvorrichtungen ähnlicher Art steht eine Scheibe fest, während die zweite mit hoher Geschwindigkeit rotiert (3000 bis 5000 U/min).

Schlagnasenmühle. Diese Schlagmühle (Universalmühle) enthält in einem mit einem auswechselbaren Sieb ringförmig umgebenen Gehäuse schnell rotierende Schlagarme (Abb. 1.4).

Mit den bisher angeführten Mühlentypen wird überwiegend eine Grobkornzerkleinerung erzielt, deshalb werden sie auch als Nachbrecher oder Schroter bezeichnet. Eine Feinmahlung ist hingegen mit den im folgenden dargestellten Maschinen möglich.

Schlagkreuz(messer)mühle. Die Schlagkreuzmühle (z.B. Pirouette, Schlagbecher) enthält rotierende Schlagmesser oder Messerkreuze und kann je nach Ausführung zur Zerkleinerung von Feststoffen, insbesondere zur Nachmahlung oder auch zur Zerkleinerung wasserhaltiger Stoffe (Pflanzenteile) bzw. zum Mischen von Flüssigkeiten (Mixbecher) dienen (Abb. 1.5). Derartige Geräte, heute auch Bestandteil von Universalküchenmaschinen, bewähren sich bei Rezepturarbeiten (s. 15.9.2).

Schlagprallmühle. Das Mahlgut wird von einem horizontal gelagerten mit hoher Geschwindigkeit umlaufenden Rotor erfaßt und gegen Prallplatten geschleudert. Je höher die Rotationsgeschwindigkeit und je spezifisch schwerer die Substanz ist, um so höher ist der Zerkleinerungserfolg (Abb. 1.6).

Luftstrahlmühle. Durch zwei gegeneinander gerichtete Preßluftstrahlen trifft das pulverförmige Mahlgut in der Mahlkammer (Sichtkammer) der Strahlmühle (Jet-Mühle) aufeinander (Abb. 1.7). Die expandierende Luft (~ 0,7 MPa, 7 at) verleiht den Partikeln eine Geschwindigkeit von etwa 300 m/s, mit der sie in die Sicht-

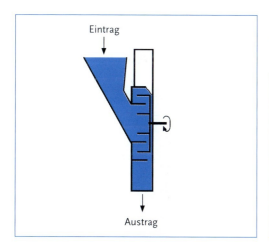

Abb. 1.4: Schlagnasenmühle

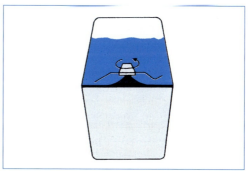

Abb. 1.5: Schlagkreuzmühle (Schlagmessermühle)

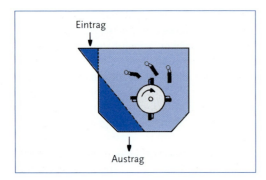

Abb. 1.6: Schlagprallmühle

kammer geführt werden, wo – durch die Zentrifugalkraft bedingt – eine Trennung in Grob- und Feingut erfolgt. Während das Feingut die Mühle durch den zentralen Austrag verläßt und in einen Filtersack gelangt, wird das Grobgut erneut dem Mahlvorgang zugeführt, bis der gewünschte Zerkleinerungsgrad erzielt ist. Für die Zerkleinerung ist überwiegend das Zusammenprallen der Teilchen verantwortlich. Prall- und Reibeffekte an der Gehäusewand sind dagegen von untergeordneter Bedeutung. Es lassen sich Teilchengrößen von 5–6 µm (z.T. auch bis 0,1 µm) erzielen. Durch den aus der Luftexpansion resultierenden Kühleffekt ist eine Zerkleinerung ohne Wärmeentwicklung möglich, so daß man den hohen Energiebedarf in Kauf nimmt, um thermolabile Arzneimittel schonend auf den gewünschten Feinheitsgrad zu bringen.

Kugelmühle. Die Kugelmühle besteht aus einer mit Stahl- oder Steingutkugeln beschickten Trommel gleichen Materials, die von rotierenden Gummiwalzen in rollender Bewegung gehalten wird (Abb. 1.8). Es läßt sich hiermit ein sehr feines Pulver gewinnen. Die Laufzeit muß allerdings – je nach Härte des zu zerkleinernden Materials – Stunden bis Tage betragen. Entscheidend für den Zerkleinerungseffekt ist die einstellbare Geschwindigkeit. Bei langsamer Drehung zerkleinern die Kugeln das Mahlgut lediglich durch ihre Reibung aneinander und an den Trommelwänden. Eine zusätzliche Schlagwirkung tritt bei höherer Geschwindigkeit auf, wenn die Kugeln durch die Zentrifugalkraft bei der Drehung an der Wandung gehalten und ein Stück mitgenommen werden, bis die Schwerkraft überwiegt und sie zurückfallen. Ist allerdings die Umdrehungsgeschwindigkeit so hoch gewählt, daß die Fliehkraft der Kugeln die Schwerkraft überwindet, so werden die Kugeln an die Trommelwandung fest angepreßt und bei der Drehung mitgeführt. Ein Mahleffekt tritt dann nicht mehr auf. Optimale Drehzahlen, bei denen die Kugeln zum freien Fall kommen, liegen vor, wenn

$$n = \frac{32}{\sqrt{d}} \quad (1.1)$$

beträgt [n = Drehzahl/min, d = Durchmesser der Mahltrommel (m)]. Bei den einfachen Kugelmühlen ist die Trommel während des Zerkleinerungsprozesses geschlossen. In gewissen Zeitabständen muß eine Entnahme des Mahlguts, ein Absieben der Anteile mit gewünschter Teilchengröße und ein Neubeschicken der Kugelmühle mit dem noch nicht genügend zerkleinerten Material erfolgen. Bei kontinuierlich

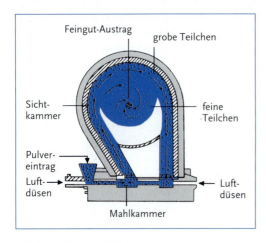

Abb. 1.7: Luftstrahlmühle

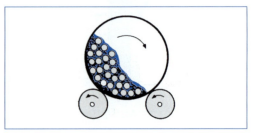

Abb. 1.8: Kugelmühle

arbeitenden Typen sind eine laufende Mahlgutzuführung und Entfernung der gewonnenen feinen Pulveranteile (Sieb) gewährleistet.

Vibratormühle. Das Mahlgefäß, in dem sich das Probengut und eine Mahlkugel befinden, wird durch einen Elektromagneten in vertikale Schwingungen versetzt. Die Zerkleinerung erfolgt durch die Schwingungen der Mahlkugel und die Vibration des Mahlguts. Die Energie der Vertikalschwingungen ist über einem Widerstand stufenlos regelbar. Eine Schaltuhr beendet nach Ablauf der vorgewählten Mahlzeit den Zerkleinerungsprozeß.

Kolloidmühle. Mit Kolloidmühlen sollen Teilchengrößen < 0,1 μm erreicht werden. Das ist in praxi allerdings nicht immer möglich. Grundsätzlich wird das zu zerkleinernde Gut in Wasser angeschlämmt zugeführt. In einem Gehäuse bewegt sich ein konischer Rotor mit hoher Geschwindigkeit (25–125 m/s). Der regelbare Abstand zwischen Rotor und der ihn umgebenden Wand beträgt nur Bruchteile eines Millimeters. Die hohe Zerkleinerungsleistung beruht auf einer Schneidwirkung zwischen den gebildeten Flüssigkeitsfilmen auf der Oberfläche des kreisenden Rotors einerseits und des unbeweglichen Gegenparts andererseits (Abb. 1.9). Andere Kolloidmühlentypen sind mit an einer Achse angeordneten Schlagarmen ausgestattet, die mit hoher Geschwindigkeit rotieren.

1.2 Sieben

Sieben ist ein Klassierverfahren für Körnerkollektive, die in ein oder mehrere Kornklassen getrennt werden sollen. Man unterscheidet zwischen *Siebdurchgang* (Feinkorn) und *Siebrückstand* (Grobkorn). Diejenige Korngröße, die gerade noch das Sieb passiert, wird als *Grenzkorn* bezeichnet. Bei der Handsiebung wird das Gut durch die Maschen des Siebs mit der Hand, meist unter Zuhilfenahme von Kunststoffscheiben oder von Bürsten, hindurchgetrieben. Die Pharmakopöen führen Siebe mit definierten Maschenweiten an. Eine Substanz besitzt den Zerkleinerungsgrad, wenn sie ein Sieb der entsprechenden Maschenweite noch vollständig (d.h. ohne Rückstand) passiert. Es wird somit lediglich eine Maximalbegrenzung der Teilchengröße vorgenommen.

Die mechanische Siebung (Vibrations-, Schüttel- oder Rüttelsiebung) erfolgt mit Maschinen, die meist einen Satz Siebe mit verschiedenen standardisierten Maschenweiten enthalten. Das Siebgut wird über das Sieb bewegt und dabei durch die Maschen befördert und in verschiedene Fraktionen zerlegt. Das erfolgt entweder durch Veränderung der Lage der Siebebene oder durch Bewegung des Siebgutes. Einige Siebmaschinen arbeiten mit Kreis- oder Ellipsenschwingungen in der Siebebene. Bei Typen mit ruhendem Sieb wird das Siebgut mittels Luft- oder auch Wasserstrahls durch die Maschen getrieben.

Der Siebeffekt ist von der Größe und Form der Sieböffnungen und vom Verhältnis der offenen Sieböffnungen zur Gesamtsiebfläche sowie von der Bewegungsart abhängig. Anwesenheit von Feuchtigkeit, ungünstige Kristallformen und elektrische Aufladung der Partikel reduzieren die Siebleistung.

Da bei Verwendung von Metallsieben gelegentlich Unverträglichkeiten mit Arzneistoffen auftreten (Salicylsäure, Reaktion der phenolischen Hydroxylgruppe mit Fe^{3+}-Ionen; Schwefel, Schwarzfärbung durch Kupfersulfid; Ascorbinsäure, oxidative Zersetzung), gewinnen Siebe aus Kunststoffen immer stärker an Bedeutung (Prüfsiebung, s. 2.1.4.1).

Ein weiteres Klassierverfahren ist das Windsichten (s. 2.1.4.6).

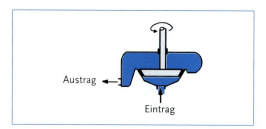

Abb. 1.9: Kolloidmühle

1.3 Mischen

1.3.1 Allgemeines

Mischvorgänge zählen gleichfalls zu den generell in der Arzneiformung notwendigen Prozessen. Sie dienen zur Erzielung einer möglichst gleichmäßigen Verteilung von zwei oder mehreren Stoffen.

Der Oberbegriff *Mischen* umfaßt das *Rühren*, worunter das Vermischen von Flüssigkeiten mit flüssigen, festen oder gasförmigen Substanzen verstanden wird, das *Kneten*, ein Behandeln teigiger oder plastischer Massen und das *Vermengen* als die Vereinigung pulverförmiger oder körniger Materialien.

Der Elementarvorgang beim Mischen besteht darin, daß sich Teilchen einer Stoffart zwischen die Teilchen einer anderen Stoffart (oder mehrerer anderer Stoffarten) schieben. Die erfolgende Verteilung ist völlig zufällig, so daß die Wahrscheinlichkeit für das Vorhandensein an einem bestimmten Ort des Mischers für jedes Einzelpartikel gleich ist. Zeichnet sich kein Ort in der Mischung vor einem anderen aus, so liegt eine *stochastische Homogenität* (randomisierte Mischung, gleichmäßige Zufallsmischung) vor. Der Mischungsgrad ist abhängig von der Mischzeit, doch ist auch durch langes Mischen keine ideale Homogenität erreichbar, da Mischungs- und Entmischungsvorgänge ständig konkurrieren.

Mit starken Entmischungstendenzen muß z. B. bei nadelförmigen Stoffen gerechnet werden, die durch ihre Sperrigkeit Hohlräume bilden, durch die feinpulverige Mischkomponenten hindurchfallen oder bei kubischen Substanzen, die sich in ihrer Partikelgröße wesentlich unterscheiden. Bei etwa gleichgroßen kugelförmigen Komponenten treten dagegen derartige Entmischungen nicht auf.

Für den Mischeffekt ist die Häufigkeit eines Platzwechsels der Teilchen je Zeiteinheit sowie eine dreidimensionale Bewegung ausschlaggebend. Um letzteres zu ermöglichen, sollten die Mischer nur zu < 30% mit Füllgut beschickt werden. Im wesentlichen unterliegt das Mischgut drei Bewegungsarten:

Konvektionsbewegung. Der Platzwechsel benachbarter Partikel wird durch bewegliche Teile innerhalb des unbeweglichen Mischergehäuses realisiert, Beispiel: Ribbonmischer (s. Abb. 1.12). Solche Mischer eignen sich nahezu für alle pulverförmigen Mischgüter.

Diffusionsbewegung. Die Mischung erfolgt durch Bewegung des Mischbehälters über neu gebildete Oberflächen. Derartige Mischeinrichtungen eignen sich für kohäsive Güter. Bei freifließenden pulverförmigen Substanzen können, sofern sie ein breites Kornklassenspektrum aufweisen, verstärkt Entmischungen auftreten. Beispiel: Trommelmischer (hierzu zählen rotierende zylindrische Behältnisse, aber auch Abwandlungen wie Doppelkonusmischer; s. Abb. 1.14).

Scherbewegung. Für diesen Vorgang sind reibende oder rollende Bestandteile der Mischeinrichtung verantwortlich, wobei eine oftmals unerwünschte Teilchenzerkleinerung eintreten kann. Beispiel: Pulvermischdose nach Wolfsiffer (s. 8.4), Kugelmühle (s. Abb. 1.8).

Bei unterschiedlichen Mischertypen kommt den Bewegungsarten keine Gleichrangigkeit zu. Oft dominiert eine Art, bei anderen sind mehrere für den Mischeffekt verantwortlich. Korngröße, -form und -größenverteilung sowie Konzentration und Fließverhalten beeinflussen im besonderen Maße den Mischeffekt. Die Dichte der Teilchen spielt als Einflußgröße lediglich bei erheblichen Dichtedifferenzen eine Rolle. Kräfte, die die Agglomeratbildung begünstigen (Anziehungskräfte, elektrische Ladungen, Feuchte), verringern den Verteilungseffekt. Da solche Oberflächenkräfte mit Verringerung der Teilchengröße anwachsen, ergeben sich beim Mischen besonders feiner Pulver oftmals Probleme.

Der *Mischungsgrad (M)* ist sowohl von der Mischungskonstante *(A)* und der Entmischungskonstante *(B)* als auch von der Mischzeit *(t)* abhängig (Rose-Gleichung):

$$M = 1 - \frac{s^2}{\sigma_A^2}$$

$$M = 1 - \left[\frac{B}{A} + \left(1 - \frac{B}{A}\right) \cdot 0{,}5 \cdot e^{-A \cdot t}\right]^2 \tag{1.2}$$

In die Gleichung gehen der Anfangswert σ_A^2 und die Mischgüte s^2 ein. Letztere kennzeichnet die erzielte Qualität der Mischung und läßt sich durch die Varianz oder Standardabweichung der Gehalte mehrerer in zeitlichen Abständen gezogener und analysierter Proben ausdrücken. Die Mischgüte dient zur Ermittlung der optimalen Mischzeit. Sie ist Voraussetzung für die content uniformity (s. 3.1).

Stark vereinfacht stellt sich die Gleichung dar, wenn es sich um freifließende Güter handelt, die Mischzeit entsprechend hoch gewählt wird und die Entmischungskonstante $B > 0$ ist.

$$M = 1 - \frac{s^2}{\sigma_A^2} = 1 - \frac{B^2}{A^2} < 1 \qquad (1.3)$$

Im Vordergrund stehen Mischungen flüssig/flüssig, flüssig/fest und fest/fest. Im folgenden werden einige der wesentlichen Apparaturen, die zugleich die angewandten Prinzipien widerspiegeln, vorgestellt.

1.3.2
Flüssigkeitsmischer

Hierbei kommt es darauf an, daß die Rührvorrichtungen so angeordnet sind, daß alle Teile der Flüssigkeit erfaßt werden und keine toten Räume entstehen. Ein rascher Flüssigkeitsumlauf wird im wesentlichen durch verschiedenartige Rührstäbe, oft als Propellerrührer gestaltet, erreicht. Zu unterscheiden ist zwischen langsam- und schnellaufenden Mischern. Im allgemeinen lassen sich die Drehzahlen in einem bestimmten Bereich verändern. Gelegentlich dienen auch Pumpeinrichtungen zur Flüssigkeitsdurchmischung. Schematisch dargestellt sind Balkenrührer (Abb. 1.10a), Ankerrührer (Abb. 1.10b), Gatterrührer (Abb. 1.10c) und Blattrührer (Abb. 1.10d). Gelegentlich liegen auch Kombinationen zweier Typen vor. Propellerrührer zählen zu den Schnellrührern. Meist ist der Propeller über eine starre Rührwelle mit einem Elektromotor verbunden. Wichtig ist, daß der Propellerrührer nicht vertikal und zentral in das Mischgefäß eingestellt wird. Diese Stellung führt zur „Trombenbildung" (Flüssigkeitsoberfläche wird trichterförmig zur Mitte eingezogen) und bewirkt vorwiegend eine horizontale Durchmischung. Bei exzentrisch schräger Stellung der Achse (Abb. 1.11) wird dagegen eine gute horizontale und vertikale Durchmischung erreicht, ohne daß eine Trombenbildung auftritt. Radial

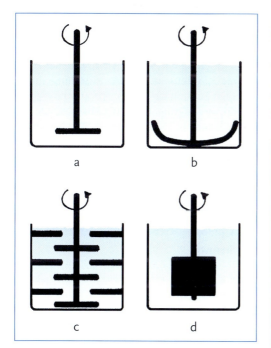

Abb. 1.10: Rührer
a Balkenrührer, b Ankerrührer,
c Gatterrührer, d Blattrührer

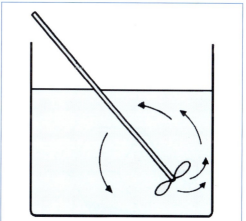

Abb. 1.11: Propellerrührer

wandständig angebrachte Bleche vermögen grundsätzlich als Strömungsbrecher zu fungieren und den Mischvorgang zu optimieren, was allerdings eine höhere Kraft erfordert. Derartige Einbauten sorgen auch bei vertikal zentral eingesetzten Propellerrührern für eine allseitige Durchmischung.

Als Flüssigkeitsmischer eignen sich weiterhin Mixbecher wie sie im Haushalt und in der Gastronomie verwendet werden.

1.3.3
Mischer für feste Stoffe

Geringe Mengen pulverförmiger Bestandteile lassen sich nach den unter 8.4 angegebenen Prinzipien homogen verarbeiten. Ein Mischen fester Stoffe im industriellen Maßstab erfolgt in rotierenden Trommeln, wie sie auch zum Mischen von Zement und Sand im Baugewerbe Verwendung finden. Längsrippen oder auch schraubenförmige Einbauten erhöhen den Mischeffekt. Bei Schaufel- und Tellermischern sorgen Schaufeln und Schaber, die meist gegeneinander arbeiten, für die Durchmischung. Verwendung finden auch Mischschnecken. Weitere Einrichtungen sind Ribbonmischer (Abb. 1.12), Würfelmischer (Abb. 1.13), Doppelkonusmischer (Abb. 1.14) und V-Mischer

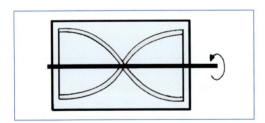

Abb. 1.12: Ribbonmischer

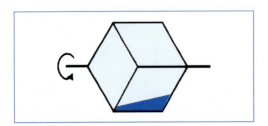

Abb. 1.13: Würfelmischer

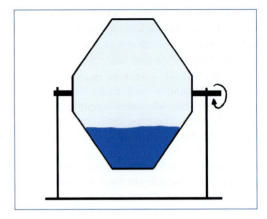

Abb. 1.14: Doppelkonusmischer

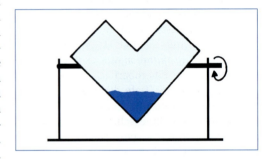

Abb. 1.15: V-Mischer

(Twin-Shell-blender) (Abb. 1.15). Im zuletzt genannten System erfolgt die Mischung durch ständige Teilung des Gutes und anschließende Wiedervereinigung. Günstige Mischeffekte lassen sich auch mit Schleuder- und Wirbelverfahren sowie durch Preßlufteinblasung erzielen.

Auf weitere Misch- und Homogenisiereinrichtungen zur Herstellung spezieller Arzneiformen (z. B. Emulsionen, Salben) wird in den entsprechenden Kapiteln hingewiesen.

1.4
Trennen

1.4.1
Filtrieren

1.4.1.1
Allgemeines

Durch Filtration wird entweder ein Filterrückstand (Feststoff) als Hauptprodukt gewonnen

(Trennfiltration), oder die Flüssigkeit *(Trübe)* wird von unerwünschten Feststoffen befreit *(Klärfiltration)*. Bei pharmazeutisch-technologischen Trennvorgängen handelt es sich im Regelfall um Klärfiltrationen. Erfolgt die Filtration bei normalem Luftdruck, so spricht man von einer *Schwerkraftfiltration*. Die Durchflußleistung (Durchsatz) ist von der Porengröße, von der Größe der filtrierenden Fläche, von der Menge und Größe der abzufiltrierenden Teilchen und von der Viskosität der Flüssigkeit abhängig. Sie läßt sich durch Anwendung von Überdruck *(Druckfiltration)* oder vermindertem Druck *(Unterdruckfiltration)* erhöhen.

Eine *Oberflächenfiltration* liegt vor, wenn die Feststoffe infolge Siebwirkung vom Filtermaterial zurückgehalten werden. Dies ist dann der Fall, wenn die Feststoffpartikel einen größeren Durchmesser aufweisen als die Poren des Filters. Bei der *Tiefenfiltration* werden Feststoffteilchen nicht an der Filteroberfläche zurückgehalten, sondern in der Tiefe der Matrix, d. h. im Innern der gewinkelten oder gewundenen Poren adsorbiert. Eine scharfe Trennung der genannten Filtrationstypen ist nicht möglich, darüber hinaus wird bei ausgesprochenen Kombinationsfiltern der Sieb- und der Adsorptionseffekt vorteilhaft ausgenutzt. Relativ selten besitzen Filtermaterialien exakt zu definierende Poren. Bei Schichtenfiltern beruht die Wirksamkeit mehr oder weniger auf einem Zurückhalten von Partikeln in der Tiefe.

Die Oberflächenfiltration garantiert, daß Teilchen von größerem Durchmesser als die definierte Maschenweite des Filters nicht in das Filtrat gelangen und daß keine Substanzverluste von nennenswerter Größenordnung auftreten. Die Filtermaterialien können allerdings relativ schnell verstopfen. Der Vorteil der Tiefenfiltration ist in dem hohen Filtervolumen und damit in der hohen Schmutzbelastbarkeit des Filters zu sehen. Als Nachteile sind die Gefahr von Substanzverlusten sowie die Abgabe von Filtermaterialien (Fremdionen, Fasern) zu nennen.

Zur Filtration stehen zahlreiche Vorrichtungen, Apparate und Anlagen in verschiedenen Ausführungen und Größenordnungen zur Verfügung. Als Filterschichten eignen sich sehr unterschiedliche Materialien. Nur noch begrenzte Bedeutung besitzen Baumwolle, Leinen, Flanell und Mull, die, über ein Tenakel (Holz- oder Metallrahmen) gespannt, zum Kolieren (Seihen) von Flüssigkeiten dienen. Neuerdings finden hier auch synthetische Gewebe Verwendung. Diese recht grobe Filtriermethodik ist im wesentlichen auf die Filtration von Tinkturen und Sirupe begrenzt.

Zum Filtrieren dienen Filterpapiere, die in verschiedenen Qualitäten und für spezielle Zwecke angeboten werden. Resistenz gegenüber Säuren und Basen besitzen gehärtete (z. B. mit Schwefelsäure behandelte) Papiere. Die Filtriergeräte bestehen aus Glas oder Porzellan, gelegentlich auch aus Metall oder Kunststoff. Um bei großen Trichtern ein durch das Eigengewicht der Flüssigkeit bedingtes Reißen des Filters an der Spitze zu verhindern, müssen *Filtereinsätze* zur Anwendung kommen.

Zur Filtration von Materialien mit höherer Viskosität (z. B. Salben) dienen *Heißwassertrichter*. Hier umkleidet ein beheizbarer mit Wasser beschickter Kupfermantel den Glastrichter, so daß die Filtration in der Wärme erfolgt. In Sonderfällen kann auch eine Kühlung des Filters (oder des Filtriergeräts) notwendig sein. Zur Filtration schnell sedimentierender Stoffe (Suspensionen) ist zur Vermeidung einer frühzeitigen Verstopfung des Filters die Benutzung von Rührwerken erforderlich, die die Feststoffpartikel in der Schwebe halten. Eine Beschleunigung der Filtration ist mittels Unterdruck möglich. Im einfachsten Falle benutzt man hierzu eine Saugflasche, auf die ein Büchner-Trichter (Siebplatte aus Porzellan oder Glas, der das Papierfilter aufliegt) aufgesetzt ist. Dem gleichen Zweck dienen *Nutschen*.

1.4.1.2
Glassinterfilter

Zur Entfernung von Verunreinigungen, vor allem von Schwebstoffen bei parenteralen Lösungen bzw. Augentropfen, sind die üblichen Filterpapiere nicht geeignet, da sie stets Fasern abgeben. Hier empfehlen sich Glassinterfilter *(Glassintertiegel, Fritten* – in gläserne Trichter eingeschmolzene Filterschichten aus gesintertem Glas), die in verschiedenen Filtergrößen und Porenweiten zur Verfügung stehen (Tab. 1.2).

Tab. 1.2: Bezeichnung von Glassintertiegeln (nach Ph. Eur.)

Bezeichnung	Porositätsnummer	Größte Porenweiten (µm)
5f	1,6	< 1,6
5	–	1–2,5
4f	10	4–10
4	16	10–16
3	40	16–40
2	100	40–100
1	160	100–160
0	–	150–200

Sie weisen zahlreiche Vorteile gegenüber Papierfiltern auf. So sind sie gegen saure und alkalische Agenzien beständig, sichern einen schnellen faserfreien Durchlauf und lassen sich leicht durch Heißluft oder durch Autoklavieren sterilisieren sowie leicht reinigen. Je nach Verwendung erfolgt die Reinigung mit heißem Wasser, das durch sie hindurchgesaugt wird (bei großporigen Glasfiltern läßt man das Wasser umgekehrt zur Filtrationsrichtung passieren), oder mit Salzsäure, organischen Lösungsmitteln, gegebenenfalls auch mit Schwefelsäure oder 30 %iger Wasserstoffperoxidlösung. Grundsätzlich ist ein Nachwaschen mit Wasser erforderlich. Von den im Handel befindlichen Typen eignen sich zur Filtration von Injektions- und Infusionslösungen G 3-Fritten, durch die die wäßrigen Lösungen unter mäßigem Unterdruck hindurchgesaugt werden. G 4- und G 5-Fritten benötigen einen stärkeren Unterdruck. In gleicher Weise können Filterglocken und Glasfilterkerzen verwendet werden.

1.4.1.3
Filter auf Cellulosebasis

Zur Filtration größerer Ansätze sind Cellulose-Kieselgur-Filter gut geeignet (Abb. 1.16, Abb. 1.17). Die früher üblichen Cellulose-As-

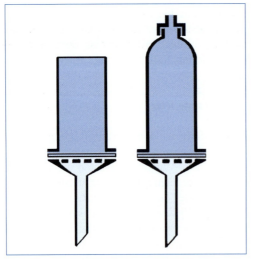

Abb. 1.16: Einschichtfilter

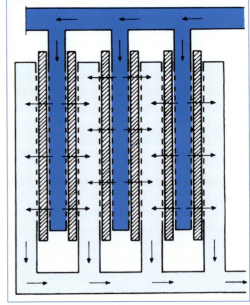

Abb. 1.17: Mehrschichtenfilteranlage

best-Filter werden aus toxikologischen Gründen nicht mehr eingesetzt.

1.4.1.4
Membranfilter

Membranfilter (Sartorius®-, Millipore®-, Synpor®-Filter) besitzen eine gleichförmige schwammartige Struktur, die durch Hohlräume zwischen den Schaumlamellen gebildet wird, und wirken wie ein engmaschiges, vielschichtiges Sieb (Abb. 1.18). Membranfilter werden aus Celluloseacetat, Cellulosenitrat (oder Mischungen derselben) oder regenerierter Cellulose hergestellt (Tab. 1.3). Auch andere Polymere wie Polyvinylchlorid, Polypropylen, Polyamid und Alginate dienen als Membranfilter. Als Stützmaterialien kommen gleichfalls verschiedene Kunststoffe vor. Einige Typen besitzen Weichmacher und Netzmittel. Membranfilter werden mit definierten Porenweiten (von 5 nm bis 10 µm) angeboten und besitzen eine Schichtdicke zwischen 80 und 140 mm. Die Filtration beruht im wesentlichen auf einem Siebeffekt.

Die Filtration muß unter Druck oder mittels Vakuum erfolgen, wobei die Filter in Haltevorrichtungen fixiert sind und auf einer stützenden Unterlage ruhen (Abb. 1.19). Bei Wahl der entsprechenden Porenweiten lassen sich auch kolloide Teilchen zurückhalten. Membranfilter haben sich besonders bei biologischen und bakteriologischen Arbeiten bewährt (s. 29.2.7). Eine Membranfiltration von öligen Lösungen sowie von geschmolzenen Salbengrundlagen

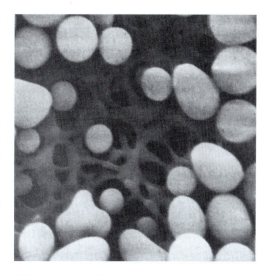

Abb. 1.18: Rasterelektronenmikroskopische Aufnahme der Oberfläche eines Membranfilters mit Filterrückstand (Sartorius-AG, Göttingen)

ist möglich. Auch auf vielen technischen Gebieten werden sie erfolgreich eingesetzt. Hierbei erfolgt eine Stabilisierung durch Karton oder synthetisches Gewebe.

Membranfilter weisen einen Porenanteil von etwa 80% im Verhältnis zu einem Stützanteil von etwa 20% auf. Der hohe Anteil an aktiver Filterfläche wird jedoch bei der Filtration nicht vollständig ausgenutzt, da der Lochanteil der vom Filter belegten Stützsiebplatte in der Regel nur etwa 25–40% beträgt und die glatten Flächen der Platten (meist photoätzte Siebplatten aus rostfreiem Edelstahl) die Poren der aufliegenden Filterschicht abdecken. Somit re-

Tab. 1.3: Membranfilter (Sartorius®-Filter aus Cellulosenitrat)

Bezeichnung	Porenweite (µm)	Anwendung
SM11302	3,0	Entfernung von Partikeln aus Arzneilösungen, Vorfiltration
SM11303	1,2	Abtrennung von Zellpartikeln
SM11304	0,8	Klärfiltration von biologischen Flüssigkeiten
SM11305	0,65	Abtrennung feinteiliger Niederschläge
SM11306	0,45	Reinigung von Lösungen für Zählgeräte
SM11307	0,2	Entkeimungsfiltration
SM11358	0,1	Herstellung ultrareiner Flüssigkeiten, z. B. für Streulichtmessungen

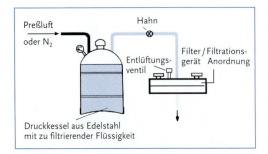

Abb. 1.19: Druckfiltration unter Verwendung eines Membranfilters

duziert sich der nutzbare Porenanteil auf etwa 20–32% der effektiven Filteroberfläche und in ähnlicher Weise auch die Durchflußleistung und die Kapazität des Filters gegenüber Feststoffen. Gewebeunterlagen verringern die Auflagefläche der Membranfilter beträchtlich und vergrößern somit den Durchsatz.

Nuclepore®-Filter stellen eine neuere Entwicklung auf dem Membranfiltergebiet dar. Dünne Polycarbonatfolien werden einem Ionenbeschuß mit sehr hohem elektronischen Energieverlust (z. B. α-Strahlen) ausgesetzt. Diese Ionen erzeugen entlang ihrer Spur ein verändertes Material, das durch chemische Ätzverfahren entfernt werden kann. Bei zu dichter Bestrahlung könnte es zur Ausbildung von Mehrfachporen kommen, die sonst die erzielbare exzellente Größenkonstanz beeinträchtigen könnte. Deshalb liegt der Porenanteil mit etwa 10% bei diesen Filtern wesentlich tiefer. Es bilden sich gleichdimensionierte, zylindrische Kanäle, die die Membran regelmäßig durchsetzen (Abb. 1.20). Da die Ionenbestrahlung nicht senkrecht zur Folie, sondern unter einem bestimmten Neigungswinkel vorgenommen wird, wobei ein gewisser Abstand zwischen den Ionenstrahlen gesichert sein muß, läßt sich die Ausbildung von Doppelporen weitgehend verhindern. Die Porenzahl je Flächeneinheit ist von der Ionenstrahldichte, die Porenweite von der Intensität der Ätzung abhängig. Nuclepore®-Membranfilter sind als Oberflächenfilter (Siebfilter) anzusprechen. Im Vergleich zu anderen Membranfiltern liegt der Porenanteil mit etwa 10% sehr niedrig.

Prüfung von Filtern und Filtrationssystemen s. 29.2.7.4.

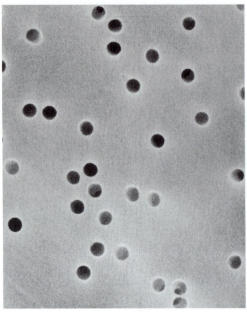

Abb. 1.20: Rasterelektronenmikroskopische Aufnahme der Oberfläche eines Nuclepore®-Filters (Corning Costar, Bodenheim)

1.4.1.5
Filterpressen

Filterpressen bestehen aus zahlreichen parallel geschalteten Filterschichten, die mit starker mechanischer Kraft zu einer dicht verschlossenen Einheit zusammengefügt werden. Die einzelnen Filterelemente bestehen aus festen Gewebematerialien.

Kunstfasergewebe, die zur Filtrationstechnik geeignet sind, weisen einen normierten Siebcharakter auf, zeigen eine große Durchlaufleistung und hohe Retentionseigenschaften für feste Partikel. Zu den gebräuchlichsten Filtergeweben zählen Kunstfasern aus Polyestern und Polyamiden, die auf Grund ihrer physikalisch-chemischen Eigenschaften, wie Temperaturbeständigkeit, Bruchfestigkeit, Säure- und Alkalibeständigkeit und effektiver Filterfläche eine besondere Eignung aufweisen. Weiterhin finden Polyacrylsäure, Polyethylen, Polypropylen, Polytetrafluorethylen, Polyvinylchlorid, Acetatseide u. a. sowohl als synthetische Filtergewebe in der Technik als auch als Stützmaterialien für Membranfilter umfangreiche Verwendung.

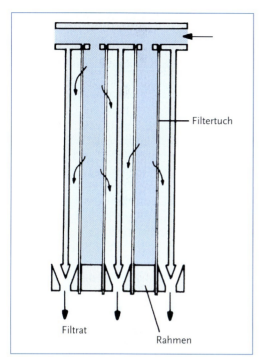

Abb. 1.21: Rahmenfilterpresse

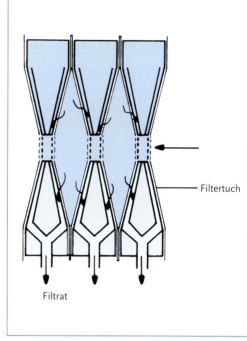

Abb. 1.22: Kammerfilterpresse

Durch mehrere Kanäle wird die zu filtrierende Flüssigkeit durch die Filterschichten gepreßt. Filterpressen dienen zur Filtration von Extraktflüssigkeiten und zur Herstellung keimfreier Infusionslösungen. Ihr einfacher konstruktiver Aufbau und ihr Funktionsprinzip ermöglichen eine vielseitige Anwendung. Bei geringem Raumbedarf lassen sich verhältnismäßig große Filterflächen unterbringen.

Man unterscheidet zwischen *Rahmenfilterpressen*, bei denen die Filterkammern durch Rahmen gebildet werden (Abb. 1.21), zwischen die Filterplatten eingesetzt sind, und *Kammerfilterpressen*, bei denen die erhabenen Ränder der aneinander liegenden Filterplatten die Filterkammern begrenzen, die über Durchtrittsöffnungen für die Trübe miteinander verbunden sind (Abb. 1.22). Der zuletzt genannte Typ ist besonders geeignet, wenn der Filterrückstand zum Verstopfen neigt, was ein häufiges Öffnen der Presse erfordert. Bei modernsten Filterpressen in der Großindustrie erfolgt der Betrieb vollautomatisch. Von einem zentralen Schaltpult werden folgende Operationen gesteuert: Schließen der Filterpresse, Füllen der Filterpresse, Waschen des Filterkuchens, Ausblasen des Filterkuchens mit Druckluft, Öffnen der Presse, Entleeren mittels pneumatischer Verfahrvorrichtung, Zufuhr von Druckluft zum Betrieb des mechanischen Plattentransports, ferner die Funktion der Schieber oder Ventile der Trübe- und Filtratleitung und die Abtropfzeit nach beendeter Filtration.

1.4.1.6
Trommelfilter

Trommelfilter sind die ältesten kontinuierlich arbeitenden Drehfilter. Sie werden als Zellenfilter oder zellenlose Filter hergestellt. Die rotierende Trommel, die je nach Bauart ganz oder abschnittsweise unter Vakuum steht, ist mit einem dichten Filtertuch überzogen. Sie taucht mit ihrem unteren Teil in einen Filtertrog ein, in dem sich das Unfiltrat befindet. Der an der Trommel haftende Filterkuchen wird mit Preßluft entfernt oder abgepreßt oder kontinuierlich durch Schaber beseitigt.

1.4.1.7
Kesseldruckfilter

Gemeinsam ist derartigen Typen, daß sich Filtereinbauten in einem druckfesten Filterkessel befinden. Die Arbeitsweise ist von Bauart zu Bauart sehr verschieden. Als Beispiel sei der in Abbildung 1.23 dargestellte Kesseldruckfilter erläutert. Er besteht aus einem druckfesten und heizbaren (bei Bedarf auch kühlbaren) Filterbehälter sowie einem kompakten verspannbaren Plattensatz, der aus zerlegbaren Filterelementen aufgebaut ist. Die geschlossene Bauart erlaubt ein sicheres Arbeiten auch bei toxischen und feuergefährlichen Flüssigkeiten. Es können auch überhitzte Flüssigkeiten oder Flüssigkeiten mit hohem Dampfdruck filtriert werden. Der Behälterdruck ist regelbar. In der pharmazeutischen Industrie finden Kesseldruckfilter bevorzugten Einsatz.

1.4.1.8
Kerzenfilter

Zur Entkeimungsfiltration finden Berkefeld-Kerzenfilter seit langem pharmazeutische Anwendung. Es sind Hohlzylinder aus gebrannter Kieselgur, deren eines Ende verschlossen ist, während das andere Ende einen Ausflußstutzen trägt. Sie werden im einfachsten Fall auf eine Saugflasche aufgesetzt (Abb. 1.24) oder in Geräte meist zu mehreren eingesetzt. Die zu filtrierende Flüssigkeit passiert das Filtermedium mittels Vakuum. Die Kieselgurzylinder, die mit unterschiedlicher Porenweite (bis zu 0,75 µm) im Handel sind, lassen Bakterien nicht hindurch, wobei sowohl der Sieb- als auch ein Adsorptionseffekt den Erfolg bedingen dürften, da Bakterien selbst von Filtern zurückgehalten werden, deren Poren größer sind als sie selbst. Kerzenfilter sind in gespanntem Wasserdampf (nicht aber durch Hitzesterilisation) sterilisierbar. Eine Sterilisation entfällt bei Berkefeld-Aktivkerzen, die eingelagertes Silber enthalten. Durch oligodynamischen Effekt gelten sie als autosteril und verhindern ein Durchwachsen von Keimen.

In der chemischen Industrie und in verwandten Industriezweigen werden häufig ganze Kerzenpakete in einem Druckkessel un-

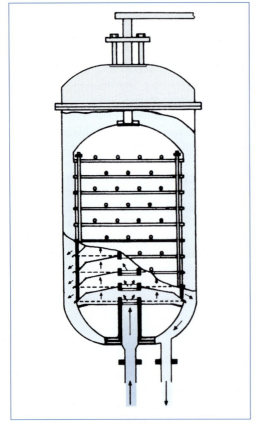

Abb. 1.23: Kesseldruckfilter

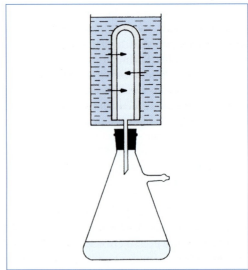

Abb. 1.24: Kerzenfilter

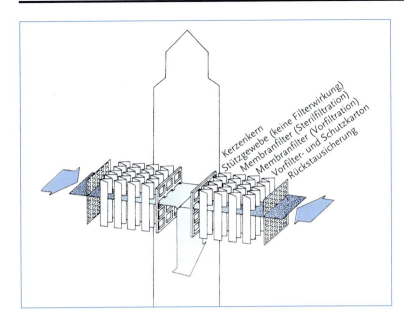

Abb. 1.25: Membranfilterkerze (Sartorius AG, Göttingen)

tergebracht. Kerzenfilter können aus sehr verschiedenem Material hergestellt sein. Voraussetzung ist, daß sie die erforderliche chemische Resistenz gegenüber dem zu filtrierenden Gut aufweisen. Die Reinigung der Filter erfolgt durch Rückspülung.

Neuentwicklungen lösen immer mehr die beschriebenen Kerzenfilter ab. In Filterpatronen wird durch Faltung oder spiralige Anordnung des Filtermaterials auf Basis von Membranschichten oder von Gewebe unter Mithilfe eines geeigneten Stützmaterials eine große filtrierende Oberfläche erreicht. Beispiele für Filterpatronen sind Sartobran®-, Rigimesh®-Filter, Nuclepore®, Pall®-Adsorp-Filterkerzen, Millitube®, PSS®-Filterkerzen. Die Probleme der Sterilisierbarkeit scheinen bei modernen Filterkerzen weitgehend gelöst zu sein (Abb. 1.25).

1.4.2 Abpressen

Zur groben Trennung der Phasen von Fest/Flüssig-Systemen dient auch die Methode des Abpressens. Im pharmazeutisch-technologischen Bereich findet dieser Arbeitsvorgang insbesondere bei der Herstellung von Drogenauszügen (Tinkturen, Extrakte) Anwendung, wobei es darauf ankommt, die eingesetzte Lösung möglichst quantitativ von der sie oft hartnäckig festhaltenden Droge abzutrennen. Vor der Verwendung von Preßeinrichtungen gewinnt man den Hauptteil der Auszugsflüssigkeit durch vorsichtiges Abgießen (Dekantieren) vom Drogengut, das dann, in dichtem Gewebe eingeschlagen, in den durchlöcherten Preßmantel einer *Tinkturenpresse* (Spindelpresse) (Abb. 1.26) übergeführt wird. Durch Drehen einer Gewindespindel wird eine daran befindliche Platte auf das Drogengut gepreßt. Nach gleichem Prinzip, jedoch mit höherer Kraftübertragung, arbeitet die wesentlich größere, in ein Fundament eingelassene *Differentialpresse*. Noch intensiver arbeiten *hydraulische Pressen* (Abb. 1.27), die vor allem in der Industrie, aber auch in kleineren Ausführungen in Laboratorien, Anwendung finden. Nach bekanntem hydraulischem Gesetz wird der auf einen schmalen Zylinder ausgeübte Druck (manuell oder durch Pumpsysteme) über eine Flüssigkeit (meistens flüssiges Paraffin) auf einen Zylinder mit wesentlich breiterer Grundfläche übertragen, wodurch der Kolben mit hohem Gesamtpreßdruck aufwärts gedrückt wird. Die durch Abpressen gewonnene Flüssigkeit ist im allgemeinen durch Filtration von kleineren Partikeln zu befreien.

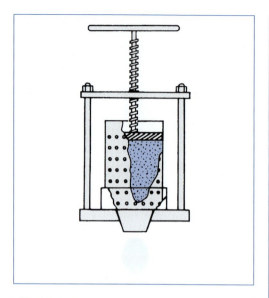

Abb. 1.26: Tinkturenpresse

Beim *Willmes*-Presser, einer auch in der pharmazeutischen Industrie angewandten Preßvorrichtung, befindet sich in einer drehbar gelagerten Siebtrommel ein Preßbalg aus Gummi. Das durch Klappen in die Siebtrommel eingebrachte Preßgut füllt den Raum zwischen Trommelwand und Preßbalg. Beim Aufblasen des Balgs mittels Preßluft (0,7 MPa, 7 at) wird das Füllgut an die Wand der sich drehenden Siebtrommel angepreßt und nimmt hier nach Erreichen des maximalen Preßdrucks eine re-

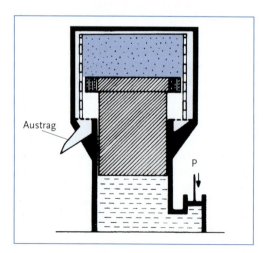

Abb. 1.27: Hydraulische Presse

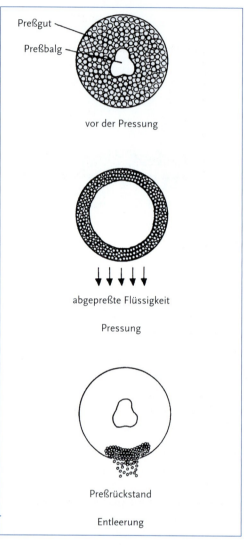

Abb. 1.28: *Willmes*-Presser (Willmes Anlagenbau GmbH, Lampertheim)

lativ dünne Schicht ein. Die abzupressende Flüssigkeit fließt durch die Siebtrommel in eine Bodenwanne ab. Der Preßrückstand läßt sich nach Aufhebung des Preßdrucks und der dadurch erfolgenden Schrumpfung des Balgs entnehmen (Abb. 1.28).

1.4.3 Zentrifugieren

Zur Trennung einer festen von einer flüssigen Phase oder von zwei flüssigen Phasen be-

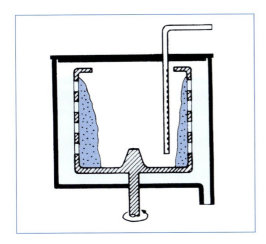

Abb. 1.29: Siebzentrifuge

die Rotation schlagen sich die Feststoffe auf dem Filter nieder, das von der Flüssigkeit passiert wird. Zur Klärung von Flüssigkeiten eignen sich weiterhin *Separatoren*. Je nach Bautyp werden sie zur Flüssigkeitstrennung, zur Entwässerung von Ölen, zur Entschleimung oder zum Befreien von Flüssigkeiten von Feststoffen eingesetzt (Abb. 1.30).

1.5 Trocknen

1.5.1 Allgemeines

währen sich Zentrifugen. Einfachste Geräte werden manuell betätigt (1500 U/min). Alle neueren Typen besitzen durch einen Kraftantrieb höhere Umdrehungszahlen und sichern damit bessere Trenneffekte. Eine Sonderbauart besitzen *Ultrazentrifugen* mit Drehzahlen bis zu 10^6 U/min. Für pharmazeutisch-technologische Arbeiten sind die genannten Arten der Vollmantelzentrifugen von geringerer Bedeutung. In der Industrie spielt die *Siebzentrifuge* (Filterzentrifuge) eine Rolle (Abb. 1.29). Sie besteht aus einer um eine Achse rotierenden Siebtrommel, die an der Innenseite mit einem an einem Drahtnetz befestigten Filtertuch ausgekleidet ist. Die zu filtrierende Flüssigkeit wird in das Innere der Trommel geleitet. Durch

Wenn durch Abpressen, Zentrifugieren und ähnliche Maßnahmen eine mechanische Entfernung von Flüssigkeit nicht mehr möglich ist, werden Trocknungsprozesse notwendig. Erfolgt die Trocknung bei geringem Dampfdruck und niedrigen Temperaturen, so liegt eine *Verdunstungstrocknung* vor, entsprechen die Temperaturen und Dampfdrücke dagegen nahezu dem Siedepunkt der verdampfenden Flüssigkeit, dann spricht man von einer *Verdampfungstrocknung*. Die Zufuhr und Übertragung der Wärme kann durch Konvektion *(Konvektionstrocknung),* Strahlung *(Strahlungstrocknung)* oder Leitung *(Kontakttrocknung)* erfolgen.

Für jede Wärmeausbreitung gilt der Grundsatz, daß die natürliche Bewegungsrichtung der Wärmeenergie von der höheren zur niederen Temperatur verläuft. Bei der *Konvektion* wird die Wärme von einem strömenden Medium (Flüssigkeit oder Gas) mitgenommen. Die *Wärmestrahlung,* die den leeren oder gasenthaltenden Raum durchdringt, beruht auf elektromagnetischen Wellen im Bereich von 800 nm bis 500 µm (Infrarotstrahlen). *Wärmeleitung* liegt vor, wenn sich die Wärme innerhalb eines festen Körpers fortpflanzt.

Trocknen ist der Entzug von Flüssigkeiten. Als Trockenmittel fungiert Luft, die bis zur Sättigung Wasser aufnehmen kann. Das Ausmaß hängt von der relativen Luftfeuchtigkeit ab. Es kommt darauf an, die aufgenommene Flüssigkeit entweder an ein Trockenmittel zu binden oder dafür Sorge zu tragen, daß die mit Wasserdampf beladene Luft abgeleitet wird. Letzteres kann durch ausreichende Luftzirkulation er-

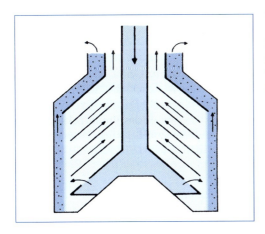

Abb. 1.30: Separator

zielt werden. Da mit Zunahme der Temperatur das Wasseraufnahmevermögen der Luft und die Verdampfungsgeschwindigkeit beträchtlich ansteigen, wird bei Trocknungsvorgängen meist Wärme zugeführt. Diese dient auch zur Kompensation der Verdunstungskälte.

Trockengut in dünner Schicht ausgebreitet hat eine größere Oberfläche. Die Trockengeschwindigkeit ist dann erhöht, weil die Diffusionsstrecke des Dampfes verkürzt ist und der Dampf somit schneller von der warmen Luft aufgenommen und abgeführt wird. Im allgemeinen wird eine restlose Trocknung nicht möglich sein, da sich ein Gleichgewicht zwischen der Feuchtigkeit der zu trocknenden Substanz und der Luft einstellt. Gute Luftzirkulation und Steuerung der Wärmezufuhr lassen jedoch einen hohen Trocknungsgrad erreichen.

Die unterschiedliche Art der Bindung des Wassers an Feststoffe ist für den Trocknungsverlauf entscheidend. Als Maß für die Bindung gilt die *Bindungswärme*. Diese entspricht dem Energiebetrag, der zur Aufhebung der Bindung erforderlich ist. Trocknungsprozesse erfordern eine ausreichende Sorptionswärme, die sich aus den Wärmebeträgen für die Bindung des Wassers und für die Verdampfung zusammensetzt.

Die zunehmende Festigkeit der Wasserbindung wird durch folgende Begriffe charakterisiert (Abb. 1.31):

Haftwasser. Es befindet sich an der Oberfläche sowie in größeren Hohlräumen im Inneren von Feststoffen. Es ist ungebunden und somit frei beweglich.

Kapillarwasser. Auch in Makrokapillaren mit einem Radius > 0,1 µm liegt Haftwasser vor. Die Wasserfüllung dieser Grobkapillaren erfolgt lediglich bei Wasserdampfsättigung oder bei Benetzung mit Wasser. Der Dampfdruck der Kapillarflüssigkeit ist gleich dem Sättigungsdruck. Bei Mikrokapillaren mit einem Radius < 0,1 µm hängt der Dampfdruck vom Krümmungsradius der Oberfläche ab, so daß über wassergefüllten Mikrokapillaren eine Dampfdruckerniedrigung vorliegt. Bei Wasseraufnahme aus der Luft werden bei niedrigeren relativen Feuchtigkeiten zunächst die engsten und mit ansteigender Feuchtigkeit entsprechend der Zunahme der Radien die weiteren Kapillaren nacheinander aufgefüllt. Bei Trocknungsvorgängen erfolgt die Eliminierung des Wassers in umgekehrter Reihenfolge, wobei Kapillarkräfte (Adhäsionskräfte) mitwirken.

Quellungswasser. Hydrophile, organische Makromoleküle (z. B. Cellulosederivate, Gelatine) vermögen Wasser oberflächlich anzulagern sowie durch Absorption zwischen den Polymerketten aufzunehmen und zu quellen. Die Stärke der Bindung ist gering. Eine begrenzte Quellung führt zur Gelbildung, eine unbegrenzte zur Ausbildung kolloidaler Lösungen.

Adsorbiertes Wasser. An Oberflächen von Feststoffen sind Adhäsionskräfte wirksam, die Wassermoleküle festhalten. Die Beladung von Oberflächen beginnt mit der Ausbildung einer Monomolekularschicht, die recht stark gebunden ist. An diese können sich weitere Wassermolekülschichten mit entsprechend geringer Bindung anlagern. Die auftretenden Bindungskräfte sind substanzspezifisch. Die Anlagerung kann durch Wasserdipole an Ionen von Salzen oder über Wasserstoffbrücken zu geeigneten funktionellen Gruppen (z. B. Hydroxyl-, Carboxyl-, Aminogruppen) erfolgen. Die vollständige Entfernung des Wassers erfordert intensive Trocknungsmaßnahmen.

Hydratwasser. Von kristallisierbaren Stoffen kann Wasser unter Bildung von Hydraten auf-

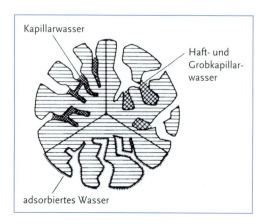

Abb. 1.31: Bindungsarten des Wassers

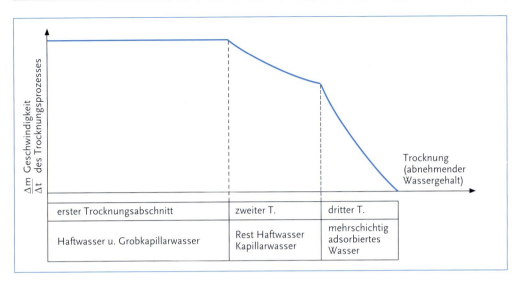

Abb. 1.32: Trocknungsdiagramm

genommen werden, wobei die Wassermoleküle Strukturelemente des Kristallgitters darstellen. Infolge der starken Bindung ist eine Entfernung des Wassers erst bei hohen Temperaturen unter Zerstörung des Kristalls möglich.

Wenn sich die Bindungen auch überlagern, so ergeben Trocknungsdiagramme, in denen die Abhängigkeit der Gutfeuchte von der Trocknungsgeschwindigkeit dargestellt wird, häufig Knickpunkte im Kurvenverlauf, durch die sich die einzelnen Trocknungsabschnitte eindeutig abgrenzen lassen (Abb. 1.32).

Welches Trocknungsverfahren gewählt wird, hängt vom Zustand des zu trocknenden Materials (dickflüssig, pastenartig, körnig, großstückig), von der Menge und von den physikalisch-chemischen Eigenschaften ab. Die zu trocknenden pharmazeutischen Produkte sind im allgemeinen dickflüssig oder fest.

Trocknungsoperationen führen vor allem zu einer besseren Haltbarkeit der Substanz, da im trockenen Zustand chemische Zersetzungsreaktionen und mikrobiologische Vorgänge nur mit geringer Geschwindigkeit ablaufen. Das gilt sowohl für chemische Stoffe als auch für pflanzliche und tierische Produkte. Wasserentzug stellt somit eine besonders wirksame Stabilisierungsmethode dar. Bei Wärmeanwendung sollte eine möglichst kurzfristige Trocknung angestrebt werden, da mit einer Temperaturerhöhung die Reaktionsgeschwindigkeit chemischer Vorgänge zumeist ansteigt.

Trocknungsoperationen spielen in der pharmazeutischen Technologie eine dominierende Rolle, z. B. bei der Herstellung von Granulaten, Dragees, Trockenampullen und Trockenextrakten.

1.5.2
Luft- und Wärmetrocknung

1.5.2.1
Sonnen- und Schattentrocknung

Als einfachstes Trocknungsverfahren bietet sich die Lufttrocknung an. Für pharmazeutische Zwecke wird man allerdings das Trockengut selten der direkten Sonneneinwirkung aussetzen. Dagegen spielt die Schattentrocknung, bei der das Gut flach ausgebreitet auf Horden, Regalen oder in Kästen liegt, eine wesentliche Rolle, z. B. bei der Trocknung von Arzneipflanzen.

1.5.2.2
Infrarottrocknung

Als vorteilhaft hat sich auf pharmazeutischem Gebiet die Infrarot-(Ultrarot-)Trocknung erwiesen, die in der Großtechnik bereits seit langem erfolgreich zur Anwendung kommt. Die Infrarotstrahlen (λ > 800 nm), die vom menschlichen Auge nicht wahrgenommen werden, äußern sich vorwiegend durch ihre Wärmewirkung. Beim Trocknen von wäßrigem Gut mit derartigen Wärmestrahlen ist der Idealzustand dann gegeben, wenn genügend Energie bis nahe an die Unterlage durchdringt, so daß die Absorption der Infrarotstrahlen in der gesamten zu trocknenden Schicht erfolgt.

1.5.2.3
Trocknen mit Trockenmitteln

Zur Trocknung kleiner Quantitäten dienen Exsikkatoren, die Trocknungsmittel enthalten. Bewährt hat sich Kieselgel, insbesondere Blaugel, ein mit Cobaltsalz imprägniertes Kieselgel, das bei Sättigung mit Feuchtigkeit die Farbe von blau nach rosaviolett ändert. Das Blaugel wird beim Erhitzen durch Verdampfen des Wassers regeneriert. Häufig angewendete Adsorptionsmittel sind weiterhin Calciumoxid, Calciumchlorid, Natriumsulfat, Phosphor(V)-oxid und konzentrierte Schwefelsäure. Das zu trocknende Gut lagert hierbei in möglichst dünner Schicht auf entsprechenden Einsätzen des Exsikkators.

1.5.2.4
Schrank-, Vakuum-, Mikrowellentrocknung

Zur Trocknung bei erhöhten Temperaturen dienen elektrisch beheizte Trockenschränke (Abb. 1.33). Im allgemeinen besitzen sie einen automatischen Temperaturregler. Die Warmluft wird über das im Innenraum auf Horden lagernde Trocknungsgut geleitet. Da die Luftzirkulation relativ langsam erfolgt und eine gleichmäßige Wärme innerhalb der Schränke nicht immer gewährleistet ist, sind moderne Trockenschränke mit Ventilatoren, Luftumwälzern und ähnlichen Einrichtungen versehen, die eine gleichförmige Temperatur innerhalb des Schrankes und eine ausreichende Strömungsgeschwindigkeit sicherstellen. Temperaturempfindliche Stoffe vertragen oftmals die anzuwendende Wärme nicht, auch können leicht oxidierbare Verbindungen beeinträchtigt

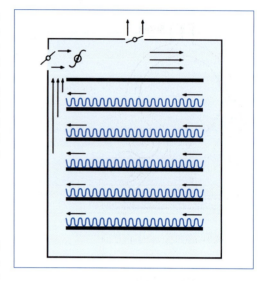

Abb. 1.33: Trockenschrank

werden. In solchen Fällen empfehlen sich Vakuumtrockenschränke. Beim Mikrowellen-Vakuum-Trockner regen die Mikrowellen hauptsächlich die Wassermoleküle zum Schwingen an. Die dabei entstehende Wärme läßt das Wasser verdampfen. Unterstützt wird der Verdampfungsprozeß durch das anliegende Vakuum, welches den Siedepunkt des Wassers gegenüber dem Siedepunkt bei Normaldruck erniedrigt. Das verdampfte Wasser wird abgepumpt und aus der Vakuumkammer entfernt, so daß das Vakuum erhalten bleibt.

1.5.2.5
Kanal-, Trommel- und Walzentrocknung

In der Großindustrie erfolgt die Trocknung häufig im kontinuierlichen Betrieb. Das ist z. B. bei Kanaltrocknern der Fall. Das ausgebreitete Naßgut passiert hier, mechanisch fortbewegt (Transportband), einen Kanal, der durch Dampf, Heißwasser oder Heißluft beheizt ist. Ventilatoren sorgen für eine Luftumwälzung. Das Trockengut wird am anderen Kanalende entnommen. Auch Trockentrommeln und solche Einrichtungen, bei denen das Trocknungsmaterial durch Rührer oder andere Einbauten bewegt wird, z. B. Schnecken-, Schaufel- und Muldentrockner, sind vorteilhaft. Sie werden

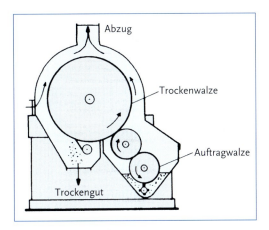

Abb. 1.34: Feinschichtwalzentrockner

gleichfalls beheizt und gestatten einen kontinuierlichen Materialdurchfluß. Walzentrockner (Abb. 1.34) bewähren sich zum Entfernen der Flüssigkeit aus viskosem Material. Sie eignen sich besonders zur Trockenextraktherstellung. Aus einem Vorratsbehältnis wird die Lösung mit Hilfe einer Auftragswalze in dünner Schicht auf eine von innen beheizte Metallwalze aufgebracht. Im Gegensatz zu den weiter oben aufgeführten Verfahren der Konvektionstrocknung, erfolgt hier eine Kontakttrocknung. Der Trockenprozeß dauert bei entsprechend aufgeheizter Walzenoberfläche nur einige Sekunden, denn bereits nach einer knappen Umdrehung wird das getrocknete Material mit Schabern von der Walze abgenommen. Substanzen, die selbst dieser kurzfristigen Erhitzung nicht standhalten, lassen sich auf Vakuumwalzentrocknern entwässern.

1.5.3
Gefriertrocknung

1.5.3.1
Allgemeines

Die Gefriertrocknung (Lyophilisation, freeze-drying) stellt ein besonders schonendes Verfahren zum Trocknen von thermolabilen und hydrolyseempfindlichen Wirkstoffen dar. Sie wird angewendet zum Trocknen von Antibiotika, Vitaminen, Hormonen, Blutplasma, Seren, Impfstoffen, Enzymen und Pflanzenteilen.

Das Prinzip der Gefriertrocknung beruht darauf, daß selbst gefrorenes Wasser noch einen Dampfdruck besitzt und daher durch Sublimation entfernt werden kann. Abbildung 1.35 zeigt das Phasendiagramm des Wassers. Im Tripelpunkt (0,0099 °C, 0,61 kPa) liegen fester, flüssiger und gasförmiger Zustand nebeneinander vor. Liegt sowohl der Druck unterhalb 0,61 kPa als auch die Temperatur unterhalb 0,0099 °C, so erfolgt der Phasenübergang direkt vom festen in den gasförmigen Zustand, d. h. das Eis sublimiert.

Bei den Materialien in der pharmazeutischen Technologie, die gefriergetrocknet werden sollen, sind die Bedingungen weit komplexer. Neben dem gelösten Arzneistoff liegen meist noch Hilfsstoffe vor, so daß im Zustandsdiagramm weitere Phasen möglich sind. Abbildung 1.36 zeigt z. B. das Zustandsdiagramm für eine wäßrige Natriumchloridlösung. Es sind fünf Zustände in Abhängigkeit von Temperatur und Konzentration des Salzes beim Normaldruck möglich. Die eutektische Temperatur ist die minimale Temperatur eines Gemisches, bei dem fester und flüssiger Zustand gleichzeitig vorliegen (bei NaCl/Wasser = −21,3 °C). Um das in der Natriumchloridlösung vorhandene Wasser stets als Eis zur Sublimation vorliegen zu haben, muß die Temperatur also unter −21,3 °C gehalten werden. Bei den in der Pharmazie üblichen Produkten liegt die eutektische Temperatur meistens zwischen −20 und −30 °C.

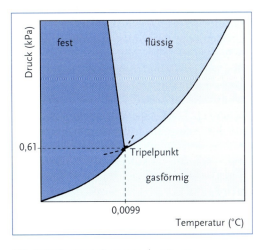

Abb. 1.35: Zustandsdiagramm des Wassers

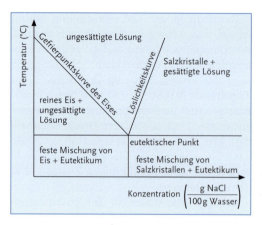

Abb. 1.36: Zustandsdiagramm einer wäßrigen Natriumchloridlösung

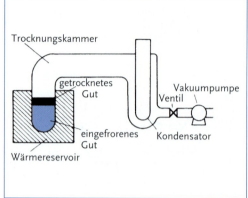

Abb. 1.37: Gefriertrocknung (Prinzip)

1.5.3.2 Durchführung

Die Gefriertrocknung (Abb. 1.37) kann in 3 Phasen unterteilt werden:
- Einfrieren
- Primärtrocknung
- Sekundärtrocknung

Das *Einfrieren* erfolgt unter Normaldruck. Es ist darauf zu achten, daß das Gut unter die eutektische Temperatur des Gemisches abgekühlt wird. Das vollständige Durchfrieren einer Probe läßt sich durch Messen der Leitfähigkeit feststellen. Bei einer komplett eingefrorenen Probe, die keine flüssigen Anteile mehr enthält, sinkt die Leitfähigkeit stark ab. Durch Rotation der Gefäße während des Einfrierens wird die Oberfläche des Gutes vergrößert, so daß das Wasser schneller sublimieren kann.

Bei der *Primärtrocknung* wird das gefrorene Wasser durch Sublimation entzogen. Das gasförmige Wasser scheidet sich an einem Kondensator ab. Die Temperatur des Kondensators muß demzufolge niedriger als die Temperatur des Eises sein. Durch Zufuhr von Wärme wird einem weiteren Abkühlen der Probe durch Verlust von Sublimationswärme entgegengewirkt. Es darf nur soviel Wärme zugeführt werden, daß die Temperatur im Vakuum unter der eutektischen Temperatur des Gemisches bleibt, damit es nicht zum Sintern der Probe kommt. Die Füllhöhe der Gläser sollte niedriger als 12 mm sein, um einen ausreichenden Transport des verdampfenden Wassers aus den tieferen Schichten des Gutes zu gewährleisten.

Die *Sekundärtrocknung* dient dem Entfernen weiteren Wassers, welches an dem Produkt haftet. Sie wird bei einer höheren Temperatur (z. B. 20 °C), die von dem Produkt toleriert wird, im Vakuum durchgeführt.

Eine aseptische Herstellung muß gewährleistet sein, da die Produkte meistens nach Auflösen parenteral verabreicht werden. Eine Schlußsterilisation ist üblicherweise nicht möglich. Die Beschickung einer Gefriertrocknungsanlage sollte von einem Sterilraum aus möglich sein. Die notwendigen Aggregate (Vakuumpumpen, Kompressoren usw.) befinden sich auf der unsterilen Seite der Anlage (Abb. 1.38). Ein automatisches Verschließen der Gefäße erfolgt innerhalb der Beschickungskammer, um die Adsorption von Feuchtigkeit im getrockneten Gut bei der Entnahme zu verhindern.

Die Restfeuchte der Produkte ist sehr gering (< 1%). Die Produkte haben eine feine, hochporöse Struktur, die ein schnelles Auflösen ermöglicht, da Flüssigkeit sehr gut eindringen kann.

Hilfsstoffe mit zahlreichen Hydroxylgruppen im Molekül (Mannit, Sorbit) können Wasserstoffbrücken ausbilden und erleichtern somit das Auflösen des Lyophilisats. Des weiteren erfolgt mit diesen Zuckeralkoholen das Isotonisieren der fertig applizierbaren Lösung.

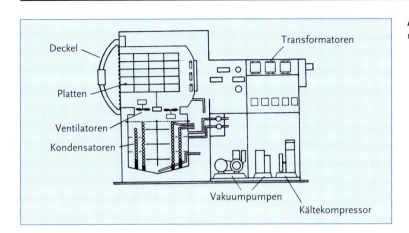

Abb. 1.38: Gefriertrocknungsanlage

1.5.4 Hochfrequenztrocknung

In speziellen Fällen können zu trocknende Arzneimittel in das Wechselfeld eines elektrischen Kondensators gebracht werden, das im Trockengut elektrische Verschiebungsströme erzeugt und es gleichmäßig erwärmt. Die Wärmezufuhr läßt sich durch die Hochfrequenzspannung am Generator oder durch den Luftspalt zwischen Gut und Elektroden regeln.

1.5.5 Sprühtrocknung (Zerstäubungstrocknung)

Die Sprühtrocknung ermöglicht eine besonders kurzfristige Trocknung. Durch Versprühen von flüssigen bis pastenartigen Lösungen und Naßgütern zu feinen Tröpfchen im Heißluftstrom trocknet das Gut in Bruchteilen einer Sekunde zu einem feinen Pulver. Das Versprühen erfolgt mechanisch mit rotierenden Sprühscheiben (4000 bis 50 000 U/min) oder hydrodynamisch mit Düsen durch Flüssigkeitsdruck oder Druckluft. Die Sprüheinrichtung befindet sich im oberen Teil eines Sprühturms, das anfallende Trockengut wird laufend am Turmboden – oft durch besondere Räumeinrichtungen – entnommen (s. 9.3.3.5). Meist bilden sich Hohlkugeln (20–200 µm) aus, die einen Trockenschaumcharakter besitzen und eine schnelle Löslichkeit erbringen.

Für empfindliche Stoffe, wie Hormone, Enzyme, Vitamine, Glykoside u. a., ist die Sprühtrocknung die Methode der Wahl.

Bei polymorphen Arzneistoffen lassen sich mittels Sprühtrocknung gezielt metastabile Modifikationen in hoher Reinheit gewinnen (s. 7.6.2.3). Des weiteren erzeugt man mit dem Verfahren Hilfsstoffe mit günstigen Fließeigenschaften, die zur Direkttablettierung eingesetzt werden können (sprühgetrocknete Lactose, s. 9.2.2.5). Auch dient die Sprühtrocknung als Verfahren zur Mikroverkapselung von ätherischen Ölen und oxidationsempfindlichen Verbindungen, z. B. Vitaminen.

1.5.6 Wirbelschichttrocknung

Bei der Wirbelschichttrocknung wird feuchtes körniges Gut (Korngröße 0,01 bis 10 mm), das sich auf einer porösen Unterlage (Siebböden) am unteren Ende eines Schachtes befindet, von einem kräftigen Warmluftstrom durchströmt. Dabei wird das Haufwerk bei genügender Strömungsgeschwindigkeit angehoben, aufgelockert und ständig durchmischt. Es entsteht eine Wirbelschicht, deren Ausdehnung und Bewegung um so größer sind, je höher die Strömungsgeschwindigkeit liegt. Der aus dem feuchten Gut austretende Dampf wird mit dem Abluftstrom fortgeführt. Der hohe Luftdurchsatz bedingt eine sehr rasche Trocknung. Nach diesem Prinzip arbeitet der Glatt-Trockner WST. Der Trockner stellt gleichzeitig ein Basisgerät dar, das durch den Einsatz von Modulen zum Granulator (Typ WSG) oder Wirbelschichter (Typ WSC) (s. 9.3.3.4 und 10.6.4) aufgerüstet werden kann.

1.5.7 Feuchte-(Wassergehalts-)Bestimmung

Feuchtigkeitsbestimmungen sind erforderlich zur Charakterisierung von pulverförmigen Substanzen (Fließfähigkeit, Agglomerierbarkeit, Mischbarkeit), von Tabletten und Dragees in allen Phasen der Herstellung (Granulierung, Komprimierung, Überziehen von Komprimaten, Zerfall, Härte, Lagerfähigkeit) sowie in vielen anderen Bereichen der Arzneiformung.

Die Erfassung der *relativen Feuchte* der Luft, worunter das Verhältnis der vorliegenden Feuchtekonzentration zur Sättigungskonzentration (%) bei gegebener Temperatur verstanden wird, ist mit folgenden Methoden möglich (Hygrometrie).

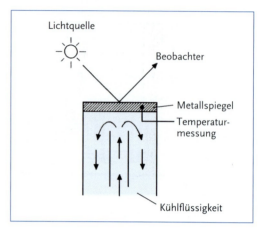

Abb. 1.39: Taupunktmeßgerät

Haarhygrometer. Hiermit ist der Meßbereich von 0–100% relativer Feuchte erfaßbar. Als Meßfühler dient entfettetes Menschenhaar oder synthetische Polymere, dessen Länge sich in Abhängigkeit vom Feuchtegehalt ändert. Der Vorteil derartiger Geräte liegt im geringen Preis. Als Nachteile sind die Fehlerbreite der Meßergebnisse (mindestens 3% relativer Feuchte), die Wartung und Regenerierung sowie die lange Einstellzeit zu nennen.

Taupunkt-Meßgerät. Beim Abkühlen von ungesättigter Luft wird bei einer bestimmten Temperatur der gesättigte Zustand erreicht. Beim Unterschreiten der Temperatur um Bruchteile von 1 K kommt es zum Abscheiden vom Wasserdampf in Form feinster Tautröpfchen an einer kühlen Fläche. Diese Taupunkttemperatur *(Taupunkt)* entspricht auf Grund der Dampfdruckkurve des Wassers einem absoluten Wassergehaltswert der gemessenen Luft. Zur Bestimmung bedient man sich eines blankpolierten Metallspiegelchens, dessen Temperatur mittels Thermoelementmessung laufend genau erfaßt werden kann. Die Rückseite des Spiegels wird mit einer Kühlflüssigkeit langsam abgekühlt bis der erste Taubeschlag auf der Spiegelfläche visuell sichtbar wird (Abb. 1.39).

Psychrometer. Es besteht aus zwei Thermometern, wobei das Quecksilbergefäß des einen Thermometers mit einem Baumwollstrümpfchen, das stets mit destilliertem Wasser feucht gehalten wird, umhüllt ist. Die Luft wird mit einer bestimmten Strömungsgeschwindigkeit (etwa 3 ms^{-1}) an beiden Thermometern vorbeigeführt (Abb. 1.40). Bedingt durch den Entzug von Verdunstungswärme treten am Feuchtthermometer tiefere Temperaturgrade (Sättigungstemperatur) auf als am nicht umhüllten. Die Temperaturdifferenz $\Delta\vartheta$ als Maß für die Luftfeuchtigkeit ist um so größer, je trockner die Luft ist.

Lithiumchlorid-Hygrometer. Zwei Drahtelektroden, an denen Wechselspannung anliegt,

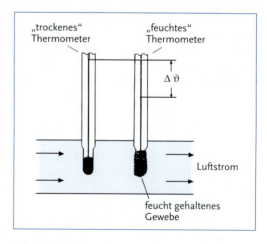

Abb. 1.40: Psychrometer

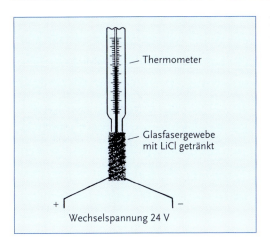

Abb. 1.41: Lithiumchlorid-Hygrometer

lungstemperatur als auch der Lufttemperatur die relative Feuchte. Dieses Meßverfahren findet z. B. bei der Automation des Dragierprozesses Anwendung (s. 10.6.1).

Zur Bestimmung des *Wassergehalts in Feststoffen* dienen folgende Methoden (die Begriffe Feuchte bzw. Feuchtigkeit finden für Gase und feste Materialien Anwendung, angestrebt wird jedoch für Feststoffe der Begriff Wassergehalt):

Leitfähigkeitsmeßverfahren. Sie beruhen auf einer Zunahme der elektrischen Leitfähigkeit bei steigendem Wassergehalt. Die Leitfähigkeit ergibt sich durch Lösen elektrolytischer Substanzen im Feststoff (die Eigenleitfähigkeit des aufgenommenen Wassers ist von untergeordneter Bedeutung).

umschlingen ein mit gesättigter Lithiumchloridlösung getränktes Glasfasergewebe, das das Quecksilbergefäß eines Thermometers umhüllt (Abb. 1.41). Durch den fließenden Strom erfolgt eine Erhitzung der Lösung, wobei das Lösungsmittel verdampft. Mit dem Eintrocknen der Lithiumchloridlösung steigt der Widerstand an, der Stromfluß nimmt ab und die Temperatur fällt. Das hygroskopische Lithiumchlorid nimmt nun Feuchtigkeit aus der Luft auf und der Vorgang beginnt von neuem. Auf diese Weise spielt sich eine Temperatur (Umwandlungstemperatur) ein, bei der ein Gleichgewicht zwischen dem Dampfdruck der Lithiumchloridlösung und dem des Wasserdampfes der umgebenden Luft entsteht. Da zwischen Umwandlungstemperatur und Taupunkttemperatur eine lineare Beziehung besteht, wird die letztgenannte Kenngröße zumeist zur Auswertung herangezogen oder bei Berücksichtigung sowohl der Umwand-

Trocknungswägeverfahren. Sie basieren auf Differenzwägungen, wobei im einfachsten Fall das Trocknungsgut (Pulver, Tabletten, Granulat) vor und nach der Trocknung (z. B. im Trockenschrank) gewogen wird und sich der Wassergehalt (%) als Differenz ergibt. Moderne Verfahrensweisen arbeiten mit einer Infrarot-Prozentwaage oder einem Wassergehalts-Absolutbestimmer. Bei dem zuletzt genannten Gerät wird die gewogene Substanz ausgetrocknet und erneut gewogen. Es können z. B. 10 Probeschalen auf einem Drehteller gleichzeitig getrocknet und mit einer magnetisch gedämpften Präzisionswaage zurückgewogen werden. Solche Geräte sind voll transistorisiert, arbeiten mit automatischer Temperaturregelung, vorgetrockneter Luft, geregelter Luftmenge und automatischem Probeschalenvorschub (s. 1.5.1, auch Trocknungsverlust 15.15.2 u. 23.8.3.2.5).

Weitere Verfahren zur Bestimmung des Wassergehalts s. 15.15.2.

Kapitel 2

Physikalische und physikalisch-chemische Grundlagen der Arzneiformung

2.1 Teilchengröße und -oberfläche

2.1.1 Allgemeines

Die Teilchengröße bzw. die Oberfläche von Arzneistoffen ist entscheidend für eine ganze Reihe von Eigenschaften. Das gilt sowohl für Stoffe, die im pulverförmigen Zustand (Pulver, Puder) vorliegen, als auch für solche, die zu anderen Arzneiformen weiterverarbeitet werden (Tabletten, Granulate, Salben, Zäpfchen, Emulsionen). Genannt seien als Beispiele Adsorptionsvermögen, Wärmeleitfähigkeit, Flüssigkeitsaufnahme, Haftkraft an fremden Feststoffoberflächen und Rieselfähigkeit.

Neben pharmazeutisch-technologisch interessanten Problemen fanden in den letzten Jahren verstärkt auch biopharmazeutische Aspekte des Einflusses der Teilchengröße von Arzneistoffen Beachtung (z. B. Beeinflussung der Lösungsgeschwindigkeit schwerlöslicher Arzneistoffe durch die Teilchengröße und die damit verbundenen Auswirkungen auf die Arzneistofffreigabe und Resorption).

Das durch pharmazeutische Teilchengrößenanalyse zu bestimmende Korngrößenspektrum reicht praktisch vom kolloiden Bereich bis hin zu Teilchen von einigen Millimetern Größe. Diese Breite bedingt, daß es kein im gesamten angeführten Bereich anwendbares Verfahren gibt. Von den über 150 bekannten Methoden zur Teilchengrößenbestimmung sind

Methode	Teilchendurchmesser (µm)	Oberfläche (m^2/g)*
Siebanalyse	≥40	
Mikroskopische Methoden		
a) Lichtmikroskop	0,5–250	
b) Elektronenmikroskop	0,001–10	
Teilchengrößenmessung mit Lichtstrahlen		
a) Streulichtverfahren	0,05–30	
b) turbidimetrische Verfahren	0,05–50	
Sedimentationsmethoden		
a) Pipettenanalyse	0,5–300	
b) Sedimentationswaage	0,5–300	
c) Photosedimentometer	≥2	
d) Sedimentation im Fliehkraftfeld	0,005–5	
Impulsverfahren	0,3–80	
Sichtung		
a) Schwerkraftsichtung	10–100	
b) Fliehkraftsichtung	2–15	
Oberflächenmeßmethoden		
a) Permeabilitätsmethode		0,1–100
b) Gasadsorptionsmethode		0,002–10
* Oberfläche von 1 g pulverförmigem Material		

Tab. 2.1: Anwendungsgrenzen der Methoden zur Teilchengrößen- und Oberflächenbestimmung

in Tabelle 2.1 die für pharmazeutische Belange bedeutenden Verfahren aufgeführt.

Von Fall zu Fall ist die optimale Methode auszuwählen. Bestimmende Faktoren sind dabei neben den physikalisch-chemischen Eigenschaften des zu untersuchenden Stoffes auch die geforderte Genauigkeit und vor allem die Schnelligkeit der Methode (entscheidend für die pharmazeutische Industrie; Einflußnahme auf die laufende Produktion) und damit verbunden die Eignung zur Serienanalyse.

2.1.2
Korngrößencharakteristik

Zur Charakterisierung der Feinheit eines Arzneistoffs kann man entweder einen einzigen mittleren Wert oder eine Verteilung benutzen. Andere in der Literatur oft gebrauchte Bezeichnungen für Feinheit sind die „Dispersitätsgröße", der „Feinheitskennwert", die „Korngröße" und die „Teilchengröße". Bedingt durch die unterschiedlichen physikalischen oder physikalisch-chemischen Prinzipien, auf denen die einzelnen Meßmethoden beruhen, wird ein und dieselbe Probe bei verschiedenen Verfahren nie völlig gleiche Ergebnisse der Teilchengrößenanalyse liefern.

2.1.2.1
Mittelwertbildung

2.1.2.1.1
Spezifische Oberfläche

Ein oft verwendeter Mittelwert ist die *spezifische Oberfläche (O)*, die auf die Masse *(m)* oder das Volumen *(V)* bezogen sein kann. Bei Kenntnis der Dichte *(ϱ)* ist es möglich, beide Oberflächen ineinander umzurechnen.

$$O_v = \varrho \cdot O_m \qquad (2.1)$$

2.1.2.1.2
Statistischer Durchmesser

Die statistischen Durchmesser finden besonders in der mikroskopischen Teilchengrößenanalyse Anwendung. Der statistische Durchmesser nach Feret (d_{Fer}) ist definiert als Abstand zweier Tangenten an die Teilchenprojektionsfläche senkrecht zur Meßrichtung. Unter dem statistischen Durchmesser nach Martin (d_M) versteht man die Länge der Strecke, die – parallel zur Meßrichtung – die Projektion des Teilchens in zwei gleiche Hälften teilt. Aus Abbildung 2.1 ist ersichtlich, daß jeder der definierten Durchmesser demselben Teilchen unterschiedliche Werte als kennzeichnende Länge zuordnet.

2.1.2.1.3
Äquivalentdurchmesser

Die verschiedenen Arten der verwendeten Meßgrößen bedingen unterschiedliche Äquivalentdurchmesser. So wird z. B. aus der gemessenen Teilchenprojektionsfläche der Äquivalentdurchmesser des projektionsflächengleichen Kreises bestimmt. Bei der Bestimmung der Teilchenmasse oder des Teilchenvolumens wird dagegen der Äquivalentdurchmesser der volumengleichen Kugel berechnet.

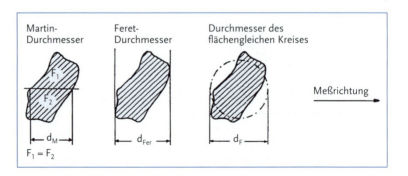

Abb. 2.1: Charakterisierung des Teilchendurchmessers

2.1.2.2
Verteilungscharakteristik

Graphische Darstellung. Im allgemeinen reicht ein mittlerer Wert der Feinheit zur Beschreibung eines Teilchenkollektivs nicht aus, und man muß feststellen, mit welcher Häufigkeit bestimmte Größen eines Feinheitswerts in der Probe vorkommen. Tabellen bilden die einfachste Art der Darstellung von Korngrößenverteilungen. Da diese jedoch wenig übersichtlich und anschaulich sind, werden die Meßwerte meist graphisch dargestellt, indem auf der Abszisse die unabhängige Variable (Korngröße, Feinheitswert) und auf der Ordinate die abhängige Variable (Mengenanteil) aufgetragen werden.

Histogramm. Das Histogramm ist die einfachste graphische Darstellung. Auf der Abszisse wird die Kornklassenbreite der einzelnen Fraktionen aufgetragen und auf der Ordinate die zu jeder Kornklasse gehörende Teilchenanzahl [(%) oder (Masse-%)] (Abb. 2.2).

Dichteverteilungskurve. Verbindet man die Mitte der oberen Kante der Rechtecke miteinander, erhält man die sog. Dichteverteilungskurve, die direkt die Prozentzahl der Teilchen einer bestimmten Teilchengröße angibt (Abb. 2.2).

Summenverteilungskurve. Wird auf der Abszisse die Korngröße aufgetragen, auf der Ordinate aber die durch Aufsummieren der prozentualen Teilchenanzahl der einzelnen

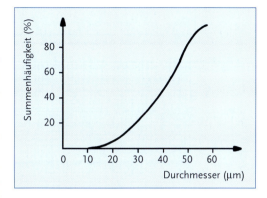

Abb. 2.3: Summenverteilungskurve

Kornklassen oder der einzelnen Mengenanteile resultierenden Werte, so erhält man die Summenverteilungskurve (Abb. 2.3).

Eine Linearisierung und damit eine einfache eindeutige Charakterisierung der Korngrößenverteilung durch zwei Kenngrößen ist durch Darstellung der Ergebnisse im *Wahrscheinlichkeitsnetz* oder *logarithmischen Wahrscheinlichkeitsnetz* bei einigen pharmazeutischen Pulvern möglich.

Es gibt keine Gesetzmäßigkeit für die Korngrößenverteilung, daher sind nur Näherungen möglich. Für zerkleinerte Substanzen wird die beste Approximation durch Darstellung im doppelt logarithmischen Körnungsnetz nach **R**osin, **R**ammler, **S**perling und **B**ennet (RRSB-Verteilung), in dem die Abszisse logarithmisch und die Ordinate doppelt logarithmisch aufgetragen ist, erzielt (Abb. 2.4).

Als Maß für die Häufigkeit dient der durch Siebanalyse oder Klassierung ermittelte prozentuale Durchgang D bzw. der prozentuale Rückstand R, d.h. der prozentuale Mengenanteil der Probe, der feiner bzw. gröber als eine bestimmte Korngröße (Korngrößenklasse) ist.

Die mathematische Funktion läßt sich durch folgende Gleichung beschreiben:

$$1 - D = R = 100 \cdot e^{-\left(\frac{d}{d'}\right)^n} \quad (2.2)$$

D = Durchgang (%)
R = Rückstand (%)
d = Korndurchmesser [µm]
d' = Korngrößenparameter [µm]
n = Gleichmäßigkeitszahl

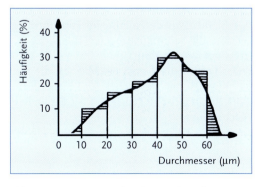

Abb. 2.2: Histogramm und Dichteverteilungskurve

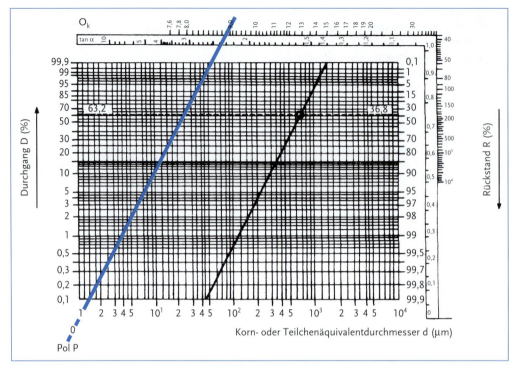

Abb. 2.4: RRSB-Körnungsnetz

Durch Darstellung mittels RRSB-Netzes, in welchem der Rückstand bzw. Durchgang doppelt logarithmisch und die Korngröße logarithmisch aufgetragen werden, wird eine Gerade erhalten, falls das Kornkollektiv einer RRSB-Verteilung folgt. Wie jede Gerade wird auch diese durch einen Punkt und die Steigung charakterisiert. Der Lageparameter dieser Geraden ist der Korngrößenparameter d'. d' ist derjenige Teilchendurchmesser, bei dem der Rückstand 36,8% bzw. der Durchgang 63,2% beträgt:

$$(d = d': R = 100 \cdot e^{-\left(\frac{d'}{d'}\right)^n} = 100 \cdot e^{-(1)^n}$$

$$= 100 \cdot e^{-1} = \frac{100}{e} = 36,8\%) \tag{2.3}$$

Die Steigung der Geraden kann bei dem Netzpapier des Beusch-Verlages mit Hilfe des Randmaßstabes des RRSB-Netzes direkt abgelesen werden. Dazu wird die erhaltene Gerade so parallel verschoben, daß sie durch den Pol P läuft. Der Schnittpunkt der Verlängerung der parallelverschobenen Geraden mit dem Randmaßstab liefert die Gleichmäßigkeitszahl n. n ist ein Maß für die Breite der Verteilung. Je größer n ist, desto breiter ist das Kornkollektiv verteilt. Der Vorteil dieser Darstellung besteht darin, daß auch eine breite Korngrößenverteilung eine Gerade ergeben kann.

Zusätzlich ist bei diesem Netzpapier als Schnittpunkt der zum Pol P verschobenen Geraden mit einer Hilfsskala (äußerer Randmaßstab) die dimensionslose Oberflächenkennzahl O_k erhältlich, mit deren Hilfe für kugelförmige Teilchen die volumenbezogene Oberfläche O_V errechnet werden kann.

Der Formfaktor f stellt ein Maß für die von der Kugelgestalt abweichende Teilchenform (f = 1 für sphärische Teilchen, f > 1 für andere Teilchen) dar.

Beispiel

RRSB-Verteilung (Abb. 2.4)
Für die Rückstandssumme R = 36,8 % läßt sich ein Korndurchmesser von 7 µm ablesen. Dieser Wert ist der Korngrößenparameter d'.
Parallelverschiebung der RRSB-Geraden durch den Pol P und Extrapolation auf den Randmaßstab liefert die Gleichmäßigkeitszahl n = 2,4. Die Oberflächenkennzahl O_k wird ebenfalls mit Hilfe der durch den Pol parallelverschobenen Geraden abgelesen und hat einen Wert von O_k = 8,8. Für sphärische Partikel ergibt sich dann eine volumenbezogene Oberfläche von

$$O_v = \frac{O_k}{d} \cdot f = \frac{8,8}{7\,\mu m} \cdot 1 = 1,26\,\mu m^{-1} \quad (2.4)$$

2.1.3 Probenahme

Zu Beginn jeder Teilchengrößenanalyse muß aus der meist großen Gutmenge (als Grundgesamtheit bezeichnet) eine repräsentative Probe entnommen werden. Dabei ist ein Entmischen des Ausgangsmaterials zu vermeiden, da aus einer entmischten Probe entweder bevorzugt Fein- oder Grobgut entnommen wird. Für die Probenteilung bei Ausgangsmengen von 10–1000 g haben sich sog. Drehtellerprobenteiler bewährt. Bei sehr großen Grundgesamtheiten müssen mehrere Proben gezogen werden, wobei die Orte der Probenahme nach Stichprobenplänen ausgewählt werden sollen.

2.1.4 Meßmethoden

2.1.4.1 Siebanalyse

Eine der einfachsten, aber relativ langwierigsten Methoden der Teilchengrößenbestimmung ist die Siebanalyse. Hierfür entscheidend sind die geometrischen Abmessungen der Partikel. Die Probe wird durch einen Satz nach steigender Maschenweite übereinander angeordneter Prüfsiebe gesiebt. Das Siebgut

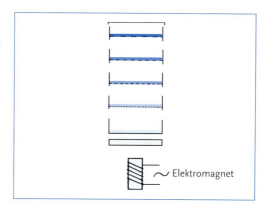

Abb. 2.5: Vibrationssieb

wird auf das oberste Sieb mit der größten Maschenweite gebracht. Teilchen, deren Größe geringer ist als die lichte Maschenweite des betreffenden Siebes, fallen hindurch. Sie bilden das Feingut (Durchgang). Die Teilchen, die auf dem Sieb zurückbleiben, bilden das Grobgut. Nach einer bestimmten Siebzeit (bei 40–150 g Einwaage nach etwa 9 min) stellt man durch Wägung fest, welcher Prozentsatz der eingewogenen Menge auf den einzelnen Siebböden zurückgehalten wurde. Die Befunde dienen zur Aufstellung einer Dichteverteilungskurve. Gewöhnlich wird die Prüfsiebung abgebrochen, wenn sich der Rückstand nur noch um 0,1%/min ändert. Der Siebsatz wird im allgemeinen durch einen Elektromagneten in Schwingungen versetzt (Vibrationssieb) (Abb. 2.5). Im Luftstrahlsieb (Abb. 2.6) werden die verstopften Maschen durch die aus einer rotierenden Schlitzdüse austretende Luft freigeblasen, wobei die Luft auf dem Rückweg durch das Sieb das Feingut mitführt. Siebhilfen wie Gummikugeln oder -würfel und grobe, ab-

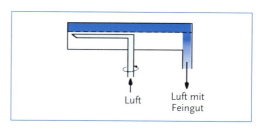

Abb. 2.6: Luftstrahlsieb

riebfeste Feststofffraktionen sollen Agglomeratbildung verhindern und den Durchgang von schwer siebbarem Gut fördern.

Liegt die Teilchengröße unter 30 µm, so führt, bedingt durch die starken Haftkräfte der Teilchen untereinander, nur noch die Naßsiebung zum Ziel. Dazu wird die Probe in Flüssigkeit suspendiert, dann wird diese Suspension durch ein Sieb gegeben. Durch Einsetzen verschiedener Siebe läßt sich nach der oben beschriebenen Methode nach Trocknen eine Teilchengrößenanalyse durchführen.

2.1.4.2
Mikroskopische Methoden

2.1.4.2.1
Lichtmikroskop

Bedingt durch ihre Einfachheit haben die mikroskopischen Verfahren eine weite Verbreitung erfahren, zumal sie es gestatten, neben der Größe der einzelnen Teilchen auch noch ihre Gestalt und eventuelle Agglomeratbildung zu beurteilen. Mit Hilfe eines geeichten Okularmikrometers erfolgen je Teilchengrößenanalyse Messungen von 500–1000 Teilchen. Die maximal nützliche Vergrößerung, d.h. die Vergrößerung, die der Auflösungsfähigkeit des menschlichen Auges (etwa 0,1 mm) entspricht, ist etwa 550fach. Durch geeignete Hilfsmittel, wie z.B. spezielle Okulareinsätze, werden das Größenklassieren und Zählen erleichtert.

Weitere Möglichkeiten ergeben sich mit der *Mikrofotografie*. Oft wird auch das *Projektionsmikroskop* benutzt. Beide Verfahren bieten Vorteile hinsichtlich des Zeitbedarfs und der Ablesegenauigkeit. Ein besonderer Typ des Projektionsmikroskops ist das *Lanameter*. Bei einer fixierten Vergrößerung (500fach) wird das mikroskopische Bild auf eine Mattscheibe, die mit einer Meßskala versehen ist, projiziert (1 mm ≙ 2 µm). Besonderes Augenmerk ist auf die Herstellung des mikroskopischen Präparats zu richten. Die Teilchen müssen getrennt voneinander auf dem Objektträger liegen, sich gut vom Untergrund abheben, und ihre Berandung muß scharf sein. Beim Auftragen von Suspensionen ist auf eine repräsentative Probenahme zu achten, da beim Auseinanderlaufen des Suspensionstropfens auf dem Objektträger die kleinen Teilchen stärker nach außen an den Deckglasrand getragen werden.

Um den Nachteil des relativ hohen Zeitaufwands der mikroskopischen Verfahren auszugleichen, wurden verschiedene Verfahren zur automatischen Teilchengrößenanalyse ausgearbeitet. So wird das mikroskopische Bild – bzw. eine Fotografie davon – entweder punktförmig Zeile um Zeile abgetastet („Flyingspot"-Prinzip) oder ein durch einen Schlitz tretender Lichtstrahl tastet das Bild ab („scanning-slit"). Mittels einer Photozelle erfolgt die Erfassung der dabei auftretenden Änderung der Lichtintensität und ein Umsatz in einen Impuls. Häufig findet bei diesem Verfahren das „Diskriminatorprinzip" Anwendung. Durch Abtasten des mikroskopischen Bildes oder der Fotografie kommt bei jedem Abtasten immer nur eine Teilchengrößenklasse, die eine bestimmte Größe, einen „Schwellenwert", überschreitet, zur Messung. Auf diese Weise ist es möglich, die Summenverteilungskurve zu erhalten.

Nur geringen Zeitaufwand erfordert eine halbautomatische Auswertung eines mikroskopischen oder rasterelektronischen Bildes mit einem Computer. Mit einem Spezialstift werden die Partikelgrenzen umfahren. Jedes so erfaßte Partikel wird auf einem Bildschirm abgebildet, wodurch Doppelerfassungen ausgeschlossen werden. Durch geeignete Computerprogramme lassen sich maximale Länge sowie Fläche der Partikel und auf diese Weise der Durchmesser des flächengleichen Kreises bestimmen.

Auch vollautomatische Bildanalysen sind möglich. Das mikroskopische Bild wird hierbei durch eine Fernsehkamera abgerastert und die Form jedes Partikels digital erfaßt, so daß auf Grund der ermittelten Partikelkoordinaten die Korngröße berechnet wird.

2.1.4.2.2
Elektronenmikroskop

Die Grenzen der Anwendungsbereiche des Elektronenmikroskops liegen etwa zwischen

0,001 und 10 µm. Für Teilchengrößenanalysen wird ein fotografisches Bild angefertigt, das je nach Teilchengröße noch nachvergrößert werden kann.

2.1.4.3
Streulichtverfahren

Beim Streulichtverfahren (light scattering) wird die Tatsache ausgenutzt, daß die Intensität des am einzelnen Teilchen gestreuten Lichtes nicht nur von den optischen Eigenschaften der Teilchen und der Umgebung, sondern auch von der geometrischen Größe der Teilchen abhängt.

2.1.4.3.1
Lichtstreumessung

Bei der eigentlichen Lichtstreumessung wird ein einfarbiger kohärenter Lichtstrahl (Laserlicht) auf ein Volumen der zu messenden Teilchen gelenkt (Abb. 2.7). Diese können entweder in Flüssigkeit oder gassuspendiert vorliegen. Im Falle der Messung in Gas wird Gas in das Volumen geblasen, um die Teilchen in der Schwebe zu halten. Die von den Teilchen gebeugten Lichtstrahlen interferieren und werden von einem Detektor, der aus mehreren Photodiodenringen besteht, die in verschiedenen Winkeln zur Probe angeordnet sind, aufgefangen und analysiert. Je kleiner die zu messenden Teilchen sind, in um so größerem Winkel werden die Interferenzmuster beobachtet. Die Berechnung der Teilchengröße geschieht im Prinzip mittels der Beugungsgesetze am Spalt.

Dieses Verfahren eignet sich besonders für Teilchengrößen im µm-Bereich.

2.1.4.3.2
Dynamische Lichtstreuung

Bei der dynamischen Lichtstreuung wird ebenfalls die Streuung der Teilchen in kolloidalen Dispersionen gemessen, meist unter einem Winkel von 90° zum einfallenden Laserstrahl. Mit der am Detektor angeschlossenen Auswerteelektronik werden aber in diesem Falle nur die Intensitätsschwankungen des Streulichtes zeitlich registriert. Diese Intensitätsschwankungen werden z. B. durch das Ein- und Ausdiffundieren streuender Teilchen aus dem Laserlichtkegel in der Probe verursacht. Nach Stokes-Einstein

$$D = \frac{k \cdot T}{6 \cdot \pi \cdot \eta \cdot r} \quad (2.5)$$

ist der Diffusionskoeffizient und damit die Diffusionsgeschwindigkeiten von der Größe der Teilchen abhängig. Somit sind die zeitlichen Schwankungen des Lichtstreusignals ebenfalls von der Teilchengröße abhängig. Je kleiner die Teilchen, um so schneller sind die Streulichtschwankungen. Mit geeigneten Auswertealgorithmen kann bei Kenntnis weiterer notwendiger experimenteller Parameter (wie Viskosität und Temperatur des Mediums) eine Abschätzung der Teilchengröße erhalten werden. Dieses Verfahren eignet sich für Teilchengrößen vom unteren Nanometerbereich bis zu etwa 1 µm.

2.1.4.4
Sedimentationsmethoden

2.1.4.4.1
Allgemeines

Bei den Sedimentationsmethoden wird die Sinkgeschwindigkeit der Teilchen in Abhängigkeit von ihrer Größe, Dichte und Form entweder im Schwerefeld *(Pipettenanalyse, Sedimentationswaage, Photosedimentometer)* oder im Zentrifugalfeld *(Ultrazentrifuge)* bestimmt. Grundlage für diese Methoden ist bei genügender Verdünnung das Stokes-Gesetz:

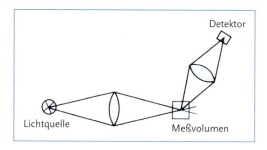

Abb. 2.7: Streulichtverfahren

$$d = \sqrt{\frac{18\eta}{(\varrho - \varrho_0)\,g}} \cdot \sqrt{\frac{h}{t}} \qquad (2.6)$$

- d Teilchendurchmesser,
- η Viskosität,
- g Erdbeschleunigung,
- ϱ Dichte der Teilchen,
- ϱ_0 Dichte des Dispersionsmittels,
- h Fallhöhe der Teilchen,
- t Fallzeit der Teilchen.

Dieses Gesetz gilt für feste, glatte, kugelförmige Teilchen, die gegenüber den Molekülen des Dispersionsmittels wesentlich größer sind. Weiterhin dürfen sich die Teilchen beim Fall gegenseitig nicht behindern, und die Bewegung des Dispersionsmittels in der Umgebung des Teilchens muß laminar sein (Volumenkonzentration der Suspension < 0,2 Vol. %). Die Suspensionsflüssigkeit darf den suspendierten Feststoff nicht lösen, ihn chemisch nicht verändern und nicht zum Quellen der Teilchen führen. Weiterhin muß die Dichte der Flüssigkeit geringer sein als die der Teilchen, und sie muß eine geeignete Zähigkeit besitzen, damit die Analyse nicht zu lange dauert, andererseits dürfen die größten Teilchen nicht zu schnell zu Boden sinken. Um die Agglomeratbildung der Teilchen zu verhindern, werden der Suspensionsflüssigkeit Dispergiermittel (z. B. $Na_4P_2O_7$) zugesetzt.

2.1.4.4.2
Andreasen-Pipette

Eine der am weitesten verbreiteten Methoden, die oft als Vergleichsmethode herangezogen wird und die als genaueste Sedimentationsanalyse gilt, ist die Pipettenanalyse. Die apparativen Voraussetzungen sind einfach. Die Pipette nach *Andreasen* (Abb. 2.8) besteht aus einem graduierten Meßzylinder, in den eine mit einem Zweiwegehahn versehene Spezialpipette hineinragt. Nachdem der Meßzylinder mit Suspension gefüllt ist, wird dieser austemperiert. Danach erfolgt eine erneute Homogenisierung. Die Pipette wird erschütterungsfrei aufgestellt, und es werden sofort 10 ml Suspension (Nullprobe m_0) abgesaugt. Die entnommene Suspension spült man nun in ein austariertes Schälchen. Es werden zu den vor-

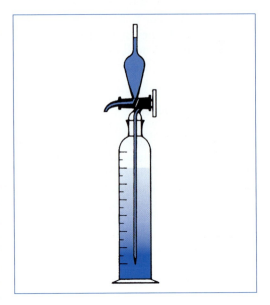

Abb. 2.8: *Andreasen*-Pipette

her berechneten Zeiten weitere Proben (mit konstantem Volumen) entnommen, die Suspensionsflüssigkeit wird abgedampft und der Trockenrückstand *(m)* gravimetrisch ermittelt. Der gesuchte Durchgang in Prozent *(D)* ergibt sich aus folgender Gleichung:

$$D = \frac{m}{m_0} \cdot 100 \qquad (2.7)$$

und kann als Funktion des Teilchendurchmessers graphisch dargestellt werden.

2.1.4.4.3
Sedimentationswaage

Diese Methode beruht auf der Bestimmung der Feststoffmenge, die sich auf einer Waagschale absetzt, welche sich am unteren Ende des Sedimentationszylinders befindet (Abb. 2.9). Vorteilhaft ist, daß die Aufzeichnung der Meßkurve mittels eines gekoppelten Schreibers automatisch erfolgen kann und so keine Wartung und Kontrolle während der Analyse notwendig ist.

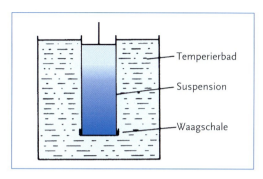

Abb. 2.9: Sedimentationswaage

2.1.4.4.4
Photosedimentometer

Im Photosedimentometer fällt das Licht von einer stabilisierten Lichtquelle durch ein Linsen- und Blendensystem auf eine temperierte Küvette, in der sich die Teilchensuspension befindet. Die suspendierten Teilchen schwächen gemäß dem Lambert-Beer-Gesetz die Intensität des durchtretenden Lichtstrahls. Die Intensität wird von einer Photozelle gemessen. Durch graphische Auswertung unter Berücksichtigung des von der Art des Geräts und der Teilchengröße abhängigen Extinktionskoeffizienten erhält man den gesuchten Durchgang. Wesentliche Vorteile des Photosedimentometers sind die geringe Ausgangskonzentration der Suspension (verminderte Neigung zur Agglomeration), die Verkürzung der reinen Versuchszeit auf etwa 1 h und die Tatsache, daß die Sedimentation durch die Messung nicht gestört wird.

2.1.4.4.5
Dichtebestimmung mit Aräometern

Eine der einfachsten Methoden zur Bestimmung der Teilchengrößenverteilung ist die Messung der Dichte mittels eines Aräometers oder verschieden geformter Tauchkörper. Dabei wird die Abhängigkeit der Suspensionsdichte von der Sedimentationszeit zur Berechnung der Verteilungskurve genutzt, wobei die Berechnung wie bei der Pipettenanalyse nach Andreasen vorgenommen wird. Anstelle der Masse wird allerdings die Konzentration eingesetzt. Die Methode ist relativ ungenau und eignet sich mit Einschränkungen für Serienanalysen.

2.1.4.4.6
Sedimentation im Fliehkraftfeld

Bei Teilchengrößen unter 0,5 µm treten bei der Sedimentation im Schwerefeld experimentell nicht mehr zu überwindende Hindernisse auf, so daß man zur Sedimentation die Erdbeschleunigung durch die Zentrifugalbeschleunigung ersetzen muß. Diese Art der Teilchengrößenanalyse ist mit großem experimentellem Aufwand verbunden. Bei Verwendung der Ultrazentrifuge nach Sharples kann man die Verteilungskurve direkt bestimmen.

2.1.4.5
Impulsverfahren

Ein Verfahren zur Analyse von Mikrokörnungen entwickelte Coulter *(Coulter counter)*. Ein Gerät, das nach diesem Verfahren arbeitet, ist das *Granulometer TuR ZG 2* (Abb. 2.10). Die zu messenden Teilchen werden in einer Elektrolytlösung suspendiert (für die Elektrolytlösung gelten die gleichen Voraussetzungen wie für die Sedimentationsflüssigkeit bei der Pipettenmethode). Durch ein Pumpsystem werden volumendefinierte Probenmengen durch eine Mikrobohrung gesaugt. Beim Durchgang der

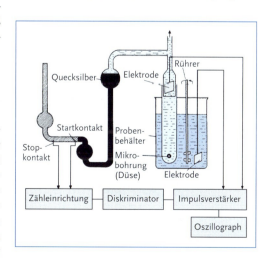

Abb. 2.10: Impulsverfahren

Teilchen durch das in der Düse bestehende elektrische Feld hoher Stärke ändert sich der elektrische Widerstand der Düse kurzzeitig infolge der eintretenden Querschnittsänderung. Die Änderung des Widerstands ist dem Teilchenvolumen proportional. Nach geeigneter Verstärkung wird der entstandene Spannungsimpuls durch einen Analysator bewertet, auf einem Bildschirm sichtbar gemacht und durch dekadisch anzeigende Zählröhren registriert. Durch einen Diskriminator werden je nach Einstellung alle Teilchen, die einen unteren Schwellenwert übersteigen, gezählt. Durch stufenweises Verstellen dieses Schwellenwerts und jeweils erneute Messung und Registrierung der Teilchenanzahl erfaßt man nach anfänglicher Aufnahme des gesamten Teilchengrößenspektrums einen immer schmaler werdenden Bereich der Verteilung, so daß man die Summenverteilungskurve erhält. Der Vorteil der Methode liegt in der Schnelligkeit der Analyse und der geringen Probenmenge, die zu einer Bestimmung gebraucht wird.

2.1.4.6
Sichtung

Bei der *Windsichtung* wird das Probengut ähnlich wie beim Sieben in Grob- und Feingut getrennt. Beim *Schwerkraftsichter* (Abb. 2.11) wird das Probengut, das sich auf einem Filter befindet, zur Desagglomerierung in Vibration versetzt. Der von unten eintretende Luftstrom nimmt je nach Geschwindigkeit verschieden feine Anteile der Probe mit. Das Grobgut bleibt auf dem Filter zurück. Im oberen Teil des Sichters wird der Luftstrom durch Vergrößerung des Querschnitts des Strömungskanals langsamer, und das Feingut setzt sich in einem Auffangring oder am Filter ab. Andere Geräte sind z. B. der Schwerkraftsichter nach Gonell und der Bahco-Spiralwindsichter.

Beim *Fliehkraftsichter* wird anstelle der Schwerkraft die Fliehkraft ausgenutzt. Ein Vorteil der Sichtung ist, daß das Probengut trocken bleibt. Allerdings muß für jeden Punkt der Verteilungskurve eine Sichtung durchgeführt werden, so daß die Analyse sehr zeitaufwendig ist.

2.1.4.7
Oberflächenmeßmethoden

2.1.4.7.1
Permeabilitätsbestimmung

Grundlage dieser Methode ist die Reibung von Gasen an der Oberfläche beim Durchströmen der Probe. Die Carman-Kozeny-Gleichung bildet die mathematische Formulierung des Verfahrens:

$$O_V^2 \sim \frac{(p_1 - p_2) \cdot \varepsilon^3}{\bar{v} \cdot l \cdot \eta (1 - \varepsilon)^2} \qquad (2.8)$$

O_V Oberfläche (bezogen auf Volumen),
p_1, p_2 hydrostatischer Druck vor bzw. hinter der durchströmten Probe,
ε Porosität (Porenvolumen/Gesamtvolumen der Probe),
$\bar{v}$ mittlere Geschwindigkeit im Strömungskanal,
l Länge der Probe,
η dynamische Zähigkeit des strömenden Mittels.

Beim *Blaine-Gerät* (Abb. 2.12) wird die zu einer Tablette festgelegter Porosität gepreßte Probe auf einen Schenkel eines offenen U-Rohr-Quecksilbermanometers gesetzt. Nachdem der Hahn geöffnet ist, saugt man das Quecksilber in den Schenkel unter der Probe nach oben und schließt den Hahn wieder. Das absinkende Quecksilber saugt nun Luft durch die Probe. Das ist abhängig vom Widerstand, den die

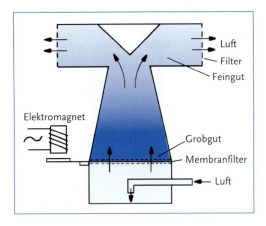

Abb. 2.11: Schwerkraftsichter

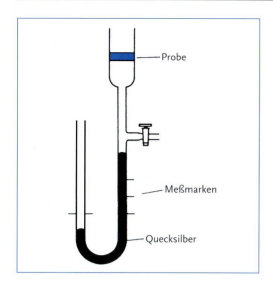

Abb. 2.12: *Blaine*-Gerät

Probe der durchströmenden Luft entgegensetzt. Aus der Zeit, die der Quecksilbermeniskus zum Passieren zweier angebrachter Meßmarken benötigt, schließt man auf die Oberfläche der Probe.

2.1.4.7.2
Photometrische Bestimmung

Hierbei mißt man die Transmission T, die sich aus dem Quotienten der Intensität des austretenden Lichtstrahls, der bei der Feststoffsuspension (Konzentration c_V) gemessen wurde, und der Intensität des Lichtstrahls nach Durchgang durch feststofffreie Flüssigkeit ergibt.

$$O_V = -\frac{4 \ln T}{c_V \cdot L} \tag{2.9}$$

L Lichtweg in der Suspension,
O_V volumenbezogene Oberfläche.

Bei genauer Einstellung der Konzentration liefert diese Methode gut reproduzierbare Ergebnisse.

2.1.4.7.3
Lichtreflexionsbestimmung

Bei dieser Methode fällt ein Lichtstrahl auf die glattgestrichene Oberfläche des Pulvers, das sich in einer Mulde befindet. Das von der Pulverfläche (O_{m1}) reflektierte Licht wird von einer ringförmigen Photozelle gemessen, und der erzeugte Strom wird an einem Galvanometer angezeigt (J_1). Nach der Messung der Probe füllt man die Mulde mit einem Vergleichspulver bekannter spezifischer Oberfläche (O_{m2}) und mißt erneut den durch Reflexion entstandenen Photostrom (J_2). Schließlich mischt man beide Pulver im Massenverhältnis $\frac{m_1}{m_2}$ und nach abermaliger Messung des Photostromes ($J_{1,2}$) wird die unbekannte Oberfläche nach

$$O_{m1} = O_{m2} \frac{m_2}{m_1} \frac{J_{1,2} - J_2}{J_1 - J_{1,2}} \tag{2.10}$$

berechnet.

2.1.4.7.4
Gasadsorptionsstimmung

Für diese Meßmethoden nutzt man die reversible van-der-Waals-Adsorption (Physisorption) aus. Ein auf der Probenoberfläche adsorbiertes Gasmolekül benötigt eine bestimmte Fläche (bei Stickstoff z. B. $16{,}2 \cdot 10^{-16}$ m^2). Setzt man voraus, daß die gesamte Oberfläche der Probe und die Oberfläche der den Gasmolekülen zugänglichen Poren mit einer monomolekularen Schicht des Gases bedeckt ist, so kann man die Oberfläche berechnen. Die adsorbierte Gasmenge wird volumetrisch, gravimetrisch, durch Trägergas- oder Radioaktivitätsverfahren gemessen. In der Praxis bildet sich aber niemals eine streng monomolekulare Adsorbatschicht aus. **B**runauer, **E**mmet und **T**eller leiteten aber eine für die Praxis brauchbare Beziehung zwischen dem Gasdruck und der an der Oberfläche adsorbierten Gasmenge ab. Sie ist als *BET-Gleichung* bekannt:

$$\frac{p}{V(p_0 - p)} = \frac{1}{V_m \cdot k} + \frac{k-1}{V_m \cdot k} \cdot \frac{p}{p_0} \tag{2.11}$$

p Meßdruck,
V Meßvolumen,
k Konstante,
p_0 Sättigungsdampfdruck des Gases bei der Meßtemperatur,
V_m das zur Ausbildung einer Monoschicht benötigte Gasvolumen.

Adsorptionsisothermen veranschaulichen die Beziehung zwischen Menge an physikalisch gebundenem Gas und dem Gleichgewichtsdruck bei konstanter Temperatur. Abbildung 2.13 zeigt eine Isotherme der Stickstoffadsorption an einem porösen Feststoff mit einem für derartige Körper typischen Kurvenverlauf. Man geht hierbei von der Annahme aus, daß sich bei niedrigem Druck zunächst eine monomolekulare Schicht ausbildet, die beim Wendepunkt der Kurve die Oberfläche vollständig bedeckt. Nur diese Schicht wird von den Adsorptionskräften der Oberfläche gebunden, während die nächste und alle weiteren nachfolgenden Schichten (Multischichten), die sich bei höheren Drücken anlagern und den weiten Kurvenverlauf bedingen, der Kondensationswärme des Gases entsprechen.

Durch eine bevorzugt angewendete graphische Darstellung [p/V ($p_0 - p$) gegen p/p_0] der Meßergebnisse bei verschiedenen Relativdrücken erhält man für den Bereich der monomolekularen Adsorption die sog. BET-Gerade. Aus der Steigung und dem Ordinatenabschnitt läßt sich V_m und hieraus die Oberfläche der Probe berechnen.

Bei den beschriebenen Oberflächenmeßmethoden sind in Abhängigkeit von der Methode unterschiedliche Ergebnisse zu erwarten. So werden bei der Permeabilitätsmethode z. B. Poren bei Preßlingen überhaupt nicht berücksichtigt, obwohl sie einen großen Anteil an der Pulveroberfläche haben können.

2.2 Löslichkeit, Lösungsgeschwindigkeit, Löslichkeitsverbesserung

2.2.1 Löslichkeit

2.2.1.1 Allgemeines

Unter Löslichkeit versteht man die Konzentration des gelösten Stoffes in einer gesättigten Lösung bei einer bestimmten Temperatur.

Als Lösungen werden homogene Mischungen verschiedener Stoffe bezeichnet. Es ist zu unterscheiden zwischen Lösungen von Gasen, Flüssigkeiten und Feststoffen in Flüssigkeiten. Daneben existieren Lösungen im festen Zustand (z. B. Glas, Mischkristallbildungen).

Da für die Herstellung von Arzneiformen und auch für das Verständnis der biopharmazeutischen Problematik insbesondere Lösungssysteme fester Stoffe in Flüssigkeiten von dominierender Bedeutung sind, wird im folgenden vor allem hierauf eingegangen.

Zubereitungen, in denen Feststoffe in Flüssigkeiten gelöst sind, sind molekulardisperse Systeme (s. 4.2). Sie werden als echte Lösungen bezeichnet.

2.2.1.2 Konzentrationsangaben

Zur Charakterisierung des Konzentrationsverhältnisses von gelöstem Stoff (Substanz) und Lösungsmittel (Flüssigkeit) sind die folgenden Gehaltsangaben gebräuchlich:
- Masseprozente (Masse% bzw. %) Gramm Substanz in 100 g Lösung
- Volumenprozente (Vol.%) Milliliter Substanz in 100 ml Lösung
- Molarität (mol · l^{-1}) 1 mol Substanz in 1000 ml Lösung
- Molalität (mol · kg^{-1}) 1 mol Substanz in 1000 g Lösungsmittel.

Für Spezialfälle sind durchaus auch andere Angaben, wie z. B. Internationale Einheiten (I. E.) für Seren und Antibiotikalösungen oder mÄq/l bei Elektrolytinfusionslösungen, üblich.

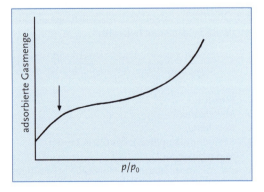

Abb. 2.13: Adsorptionsisotherme

Wieviel eines Stoffes eine Flüssigkeit maximal aufzunehmen vermag, ist von der chemischen Natur beider Komponenten abhängig. Als Faustregel gilt, daß sich Ähnliches in Ähnlichem löst (Similia similibus solvuntur), d.h. Substanzen mit polaren Gruppierungen sind in polaren Flüssigkeiten, apolare Substanzen in apolaren Medien bevorzugt löslich.

2.2.1.3
Elementarvorgänge

Während des Lösungsvorgangs muß bei Nichtelektrolyten das Molekülgitter bzw. bei Elektrolyten das Ionengitter unter Energieverbrauch gelockert und schließlich soweit zerstört werden, daß die Gitterbausteine im Idealfall isoliert voneinander im Lösungsmedium vorliegen. Das wird nur dann der Fall sein, wenn der zugeführte Energiebetrag die Gitterenergie (Schmelzenergie) übersteigt. In den meisten Fällen ist jedoch dieses *ideale Lösungsverhalten* nicht dominant. Vielmehr kommt es bei *realen Lösungen* zu einer intermolekularen Wechselwirkung zwischen den Molekülen des gelösten Stoffes und denen des Lösungsmittels (Solvatation), so daß als bestimmender Parameter für die Löslichkeit der strukturelle Aufbau, insbesondere die Ladungsverteilung (Dipolmoment), fungiert. Ihre praktische Bestätigung finden diese Überlegungen in der Tatsache, daß Nichtelektrolyte, die zur Ausbildung von Wasserstoffbrückenbindungen befähigt sind, sich in Wasser lösen, während sie in apolaren Lösungsmitteln (z.B. Petrolether) praktisch unlöslich sind.

Wasser als wichtigstes Lösungsmittel in der Arzneiformung weist besondere Eigenschaften auf. Bekanntlich weichen die Realdaten des Wassers wie Dichte, Verdampfungswärme, Oberflächenspannung, Wärmeleitfähigkeit u.a., insbesondere die Lösungseigenschaften von den aus der Homologenreihe errechneten Daten ab. Von Bedeutung für diese Anomalien des Wassers sind – wie bei allen Wasserstoffbrücken bildenden Flüssigkeiten – die stark gerichteten zwischenmolekularen Kräfte. Diese Ausnahmestellung ist durch das Wassermolekül bedingt. Es ist das einzige Molekül, das von einem einatomigen Zentrum aus nach allen vier Ecken eines Tetraeders über die beiden H-Atome und die beiden einsamen Elektronenpaare Wasserstoffbrücken ausbilden kann (Abb. 2.14). Im exakt symmetrischen Aufbau des Gitters von Eis sind die Wassermoleküle so angeordnet, daß jedes O-Atom tetraedrisch von vier H-Atomen umgeben ist. Beim Schmelzen bricht das Eisgitter zusammen, doch ist mittels Röntgenbeugung nachzuweisen, daß ein erheblicher Anteil der Wasserstoffbrücken erhalten bleibt. Der Anteil der freien, nicht gebundenen OH-Gruppen liegt lediglich zwischen etwa 10% bei 0°C und 21% bei 100°C. Bei allen Strukturtheorien des flüssigen Wassers geht man davon aus, daß Molekülverbände kleine Nahordnungsbereiche mit einem tetraedrisch strukturierten, räumlichen Netzwerk bilden *(Clustermodell)*, aus denen Einzelmoleküle ständig abgespalten und an anderer Stelle wieder angelagert werden. Bedingt durch das hohe Energieniveau der als Orientierungsfehlstellen anzusprechenden freien OH-Gruppen ergeben sich rasch über die geordneten Bereiche hinweg neue Bindungsstrukturen, was zu einem ständigen Ortswechsel der Moleküle führt. Mit Hilfe des Cluster-Strukturmodells sind einige (aber keinesfalls alle) Anomalien des Wassers zu erklären.

Eine Anzahl von Verbindungen (Elektrolyte, auch Nichtelektrolyte) kann Einfluß auf die Wasserstruktur nehmen. So wie bei Temperaturerhöhung der Anteil der Wasserstoffbrückenbindungen des Wassers abnimmt, existieren zahlreiche Salze, die beim Lösen die Wasserstoffbrückenbindungen reduzieren und den Ordnungszustand des Wassers verringern.

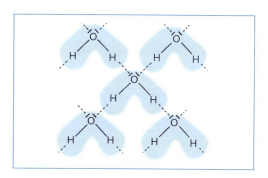

Abb. 2.14: Struktur des Wassers

Mit dem Anwachsen der Wasserstoffbrückenfehlstellen wird das Wasser „hydrophiler", wodurch sich seine Lösungseigenschaften für polare Stoffe verbessern *(Einsalzeffekt)*. Derartige Ionen werden als *Strukturbrecher* bezeichnet.

Andererseits führen einige Substanzen zur Erhöhung des Anteils an Wasserstoffbrückenbindungen, also zu einem analog beim Abkühlen von reinem Wasser auftretenden Effekt, wodurch das Wasser „hydrophober" wird und sich die Lösungseigenschaften verringern *(Aussalzeffekt)*. Derartige Verbindungen werden als *Strukturbildner* bezeichnet.

Der Lösungsvorgang ist verbunden mit dem Auftreten von *Lösungswärme*, die sich als Differenzbetrag der Gitter- und Solvationsenergie ergibt. Je nach Größe der beiden Parameter kann der Auflösungsprozeß *exotherm* (Erwärmung der Lösung) oder *endotherm* (Abkühlung der Lösung) verlaufen.

Die Löslichkeit, d.h. die maximale Konzentration eines festen Stoffes in der Lösung *(Sättigungskonzentration)* ist somit meist eine temperaturabhängige Größe. Wie aus Abbildung 2.15 zu ersehen ist, kann es bei Temperaturerhöhungen zu einem Anstieg (KNO_3), zu einer Erniedrigung [$Ca(CH_3COO)_2$], oder zu einer nur geringfügigen Veränderung (NaCl) der Löslichkeit kommen. Lösungsanomalien (Knickpunktkurven) sind für Salze charakteristisch, die in verschiedenen Hydratformen vorkommen (z. B. Na_2SO_4).

Nach der von Ostwald gefundenen Beziehung

$$\frac{R \cdot T}{M} \cdot \ln \frac{S_1}{S_2} = \frac{4\,\delta}{\varrho} \left(\frac{1}{d_2} - \frac{1}{d_1} \right) \quad (2.12)$$

M Molekülmasse,
R universelle Gaskonstante,
T absolute Temperatur,
ϱ Dichte,
δ Oberflächenspannung,
S_1, S_2 Löslichkeit der Partikel mit dem Durchmesser d_1 bzw. d_2.

ist die Löslichkeit auch von der Teilchengröße abhängig. Kleine Teilchen haben eine höhere Löslichkeit als große. Allerdings ist diese Abhängigkeit nur gering ausgeprägt und gilt zudem nur für äußerst feine Pulver. Um eine praktisch bedeutsame Löslichkeitsverbesserung zu erreichen, müßten Pulver kolloidaler Dispersität verwendet werden, deren Herstellung und Manipulierbarkeit schwierig ist.

Die Lösung weist gegenüber dem reinen Lösungsmittel charakteristische Eigenschaftsänderungen auf. Als wichtigste seien osmotisches Verhalten (Gefrierpunktserniedrigung, Siedepunktserhöhung), Dichte, Brechungsindex und Leitfähigkeit genannt.

2.2.2 Lösungsgeschwindigkeit

Die Lösungsgeschwindigkeit macht Aussagen über den zeitlichen Verlauf des Lösungsvorgangs. Die grundlegenden Gesetzmäßigkeiten wurden bereits im Jahr 1897 von Noyes und Whitney erkannt und mathematisch formuliert.

$$\frac{dc}{dt} = k\,(c_s - c_t) \quad (2.13)$$

$\frac{dc}{dt}$ Lösungsgeschwindigkeit (Änderung der Konzentration je Zeiteinheit),
c_s Löslichkeit (Sättigungskonzentration des Stoffes im Lösungsmittel),
c_t Stoffkonzentration der Lösung zur Zeit t,
k Konstante, die den Diffusionskoeffizienten, das Volumen der gesättigten Lösung und die Dicke der Diffusionsschicht berücksichtigt.

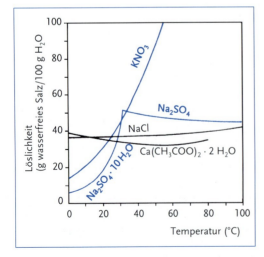

Abb. 2.15: Abhängigkeit der Löslichkeit von der Temperatur

Die Gleichung sagt aus, daß bei gleichbleibender Oberfläche und konstanter Temperatur die Lösungsgeschwindigkeit vom Konzentrationsgradienten zwischen Sättigungskonzentration und der Konzentration zum Zeitpunkt *t* abhängig ist.

Beim Lösevorgang einer festen Substanz bildet sich um diese eine dünne Schicht ihrer gesättigten Lösung, aus der eine Diffusion in die übrigen Teile der umgebenden Lösung erfolgt. Unter Berücksichtigung dieser Diffusionsverzögerung für den Lösungsvorgang lassen sich durch Einsatz des 1. Diffusionsgesetzes nach Fick in die Gleichung in der von Nernst, Brunner und Boguski abgeleiteten Beziehung die Möglichkeiten, die die Lösungsgeschwindigkeit verbessern, konkreter ableiten:

$$\frac{dc}{dt} = \frac{D \cdot F}{h \cdot V}(c_s - c_t) \quad (2.14)$$

$\frac{dc}{dt}$ Lösungsgeschwindigkeit,
D Diffusionskoeffizient des Arzneistoffs im betreffenden Lösungsmittel (Diffusionsschicht),
F Teilchenoberfläche des ungelösten Arzneistoffs,
h Dicke der Diffusionsschicht um ein Arzneistoffteilchen,
V Volumen der Lösung,
c_S Sättigungskonzentration (Löslichkeit),
c_t Konzentration des Arzneistoffs zur Zeit *t*.

Die Lösungsgeschwindigkeit ist demnach direkt proportional zur Oberfläche des Feststoffs, seinem Diffusionskoeffizienten und dem Konzentrationsgefälle zur Zeit *t* und umgekehrt proportional zur Dicke der Diffusionsschicht.

Für schwerlösliche Stoffe nimmt der Konzentrationsgradient $(c_S - c_t)$ einen so geringen Zahlenwert an, daß praktisch die Oberfläche der Partikel zur maßgeblichen Einflußgröße wird. Die Lösungsgeschwindigkeit läßt sich daher durch extreme Oberflächenvergrößerung (z. B. Mikronisierung) wesentlich erhöhen.

Da die geometrischen Verhältnisse der Versuchsapparatur und die Strömungsverhältnisse in der Lösung zur Erzielung auswertbarer Ergebnisse festgelegt sein müssen, ergeben sich bei der Anwendung der Gleichung Probleme. Die von Hixson und Crowell abgeleitete Beziehung, in der die Lösungsgeschwindigkeit als Funktion von Oberfläche, Konvektion und Konzentrationsgefälle betrachtet wird, erweist sich als praktischer *(Kubikwurzelgesetz)*. Da zu Beginn des Lösungsvorgangs die Konzentration des gelösten Stoffes sehr viel kleiner ist als seine Sättigungskonzentration (sink-Bedingungen), vereinfacht sich die Gleichung zu

$$\left(\frac{m}{m_0}\right)^{1/3} = 1 - \frac{t}{T} \quad (2.15)$$

m Feststoffmasse zur Zeit *t*,
m_0 Feststoffmasse zur Zeit *t* = 0 (Versuchsbeginn),
T Gesamtlösezeit.

Die Lösungsgeschwindigkeit von Arzneistoffen ist insofern von grundsätzlicher Bedeutung für die Arzneiformung, als sie bei vielen Arzneistoffen den geschwindigkeitsbestimmenden Schritt des Resorptionsprozesses darstellt. Dies ist der Fall, wenn die Lösungsgeschwindigkeit eines Stoffes geringer ist als seine Resorptionsgeschwindigkeit.

Die dargelegten mathematischen Beziehungen der Lösungsgeschwindigkeit veranschaulichen zwar die Grundprinzipien des Vorgangs, ihre Anwendbarkeit setzt jedoch streng standardisierte Bedingungen voraus, die bei Arzneistoffen (unterschiedliche Partikelgrößen und -formen) oder bei Arzneiformen nicht vorliegen. Den Gegebenheiten der Praxis tragen daher Auflösungstests (dissolution test) stärker Rechnung (s. 9.8.3.1).

2.2.3
Löslichkeitsverbesserung

2.2.3.1
Allgemeines

Zur Erzielung optimaler therapeutischer Wirkungen ist oftmals die Löslichkeit der Arzneistoffe in ausreichender Konzentration wichtigste Voraussetzung. Zahlreiche Arzneistoffe besitzen aber nur eine geringe Wasserlöslichkeit oder sind praktisch unlöslich. Sie lösen sich zwar meist leicht in organischen Flüssigkeiten, doch scheiden diese wegen mangelnder Indifferenz bei der Arzneiformung weitgehend aus. So bleibt Wasser das Lösungsmittel der Wahl. Bekanntlich laufen auch biochemische Reaktionen bevorzugt im wäßrigen Milieu ab.

Um entsprechende Löslichkeitsverhältnisse zu erzielen, ist durch pharmazeutisch-technologische Maßnahmen eine Einflußnahme vor allem auf zwei Parameter möglich, und zwar auf c_S (Sättigungskonzentration) und auf F (Oberfläche des ungelösten Arzneistoffs) (s. 2.2.2).

Eine Erhöhung der Sättigungskonzentration (Verbesserung der Löslichkeit) ist durch Maßnahmen am Arzneistoffmolekül (Salzbildung, Einführung hydrophiler Gruppen), durch Wahl geeigneter polymorpher oder pseudopolymorpher Modifikationen (s. 7.6.2.3) oder mit lösungsverbessernden Hilfsstoffen (Komplexbildner, hydrotrope Stoffe, Tenside) zu erreichen. Eine Vergrößerung der Oberfläche des Arzneistoffs (Erhöhung der Lösungsgeschwindigkeit) läßt sich durch mechanische Zerkleinerung (z. B. Mikronisierung) oder unter Einsatz von Hilfsstoffen und Prozessen, die neben anderen Effekten im wesentlichen zu einer Verringerung der Teilchengröße führen (Sprühtrocknungs-, Sprüh- oder Schmelzeinbettungsprodukte, feste Dispersionen), realisieren.

Oft finden sog. *Lösungsvermittler* Anwendung. Das sind Hilfsstoffe, mit denen die Löslichkeit von Arzneistoffen deutlich verbessert werden kann. Sie müssen pharmakologisch unbedenklich sein und dürfen gegenüber den Arzneimitteln keine Inkompatibilitäten aufweisen. Eine besondere Form der Lösungsvermittlung erfolgt mit Tensiden als Mizellbildner. Sie wird als *Solubilisierung*, die angewandten Tenside werden als *Solubilisatoren* bezeichnet. Besonders bei der Herstellung von Injektionslösungen ist man oft auf Zusatz von lösungsvermittelnden Stoffen angewiesen, um genügend hochkonzentrierte Arzneistofflösungen zu erhalten.

In den folgenden Kapiteln werden die verschiedenen Prinzipien zur Lösungsverbesserung vorgestellt.

2.2.3.2
Verfahrenstechnische Maßnahmen

2.2.3.2.1
Zerkleinerung

Durch Zerkleinerungsmaßnahmen, die zwangsläufig zu einer Oberflächenvergrößerung führen, kann wesentlich zu einer Verbesserung der Löslichkeitsverhältnisse beigetragen werden. Das gilt vor allem für schwerlösliche Stoffe, wo eine Mikronisierung notwendig werden kann. Die Beziehung zwischen Teilchenoberfläche und Löslichkeit ist wie oben angegeben (2.14) mathematisch formulierbar. Nach einer Faustregel ist zur Erhöhung der Löslichkeit eines schwerlöslichen Arzneistoffs um 10% eine Teilchenverkleinerung um das 6,5fache erforderlich. Daraus folgt, daß die Löslichkeit solcher Arzneimittel lediglich im kolloiden Bereich zu verbessern ist. Hingegen ist der Einfluß auf die Lösungsgeschwindigkeit beträchtlich. Da bei mikronisierten Pulvern mit einer starken Agglomerationstendenz zu rechnen ist und bei einer Zerkleinerung auch ein enger Teilchengrößenbereich nur schwer erzielbar ist, eröffneten in den letzten Jahrzehnten entwickelte Verfahrenstechniken neue Möglichkeiten.

2.2.3.2.2
Sprühtrocknung

Bei der Sprühtrocknung (s. 1.5.5) von flüssigen Lösungen bilden sich meist Hohlkugeln (20–200 µm) aus, die einen Trockenschaumcharakter besitzen und, bedingt durch die damit erzielte Oberflächenvergrößerung, eine schnelle Löslichkeit erbringen. Es wurde erkannt, daß in Wasser schwerlösliche Wirkstoffe, die normalerweise kristallin vorliegen, mittels Sprühtrocknung vollständig oder teilweise in den amorphen Zustand überführt werden, wodurch sich eine Erhöhung der Lösungsgeschwindigkeit und in bestimmten Fällen auch der Löslichkeit ergibt. Hierdurch verbessern sich die Voraussetzungen für eine schnelle Resorption (s. 7.6.2.2). Anzumerken sei, daß auch mittels Gefriertrocknung (s. 1.5.3) erhaltene Produkte durch eine hochporöse Struktur eine Steigerung der Lösungsgeschwindigkeit aufweisen.

2.2.3.2.3
Sprüheinbettung

Eine weitere Möglichkeit der Erhöhung der Lösungsgeschwindigkeit sehr schwerlöslicher Arzneistoffe ergibt sich durch ihr gemeinsames Versprühen mit hydrophilen Polymeren (Methylcellulose, Natriumcarboxymethylcellulose, Polyethylenglykole [Macrogole], Polyvinylpyrrolidon). Werden beispielsweise Griseofulvin und Polyvinylpyrrolidon aus einer gemeinsamen Lösung versprüht, so besitzen die Sprühprodukte eine um das Zehnfache verbesserte Lösungsgeschwindigkeit im Vergleich zur mikronisierten Reinsubstanz. Die Zunahme der Lösungsgeschwindigkeit steht dabei im direkten Verhältnis zu dem in den Sprühprodukten röntgenamorph vorliegenden Wirkstoffanteil.

Derartige Systeme, in denen eine feinstdisperse Verteilung einer festen Substanz in einem inerten gleichfalls festen Trägerstoff vorliegt, werden als *feste Dispersionen* bezeichnet. Die verbesserten Löslichkeitsverhältnisse beruhen auf der feinstkristallinen Dispersion, gelegentlich auch auf Wechselbeziehungen zwischen Wirkstoff und polymerem Träger, vor allem aber auf einer unterschiedlich ausgeprägten Umwandlung kristalliner Arzneistoffe in die amorphe Form. Wesentliche Aussagen hierzu liefern Röntgenbeugungs- und Differentialthermoanalysen.

2.2.3.2.4
Schmelzeinbettung, Coevaporate

Auch durch Zusammenschmelzen eines Arzneistoffs mit einem Trägerstoff (z. B. Polyethylenglykol 6000 oder Harnstoff) und anschließendem Erstarren der Schmelze (Schmelzeinbettung) oder durch Lösen eines Arzneistoffs und des Trägers in einem organischen Lösungsmittel und anschließendem Abdampfen des Lösungsmittels (Coevaporate) erhält man nach dem Mahlen der Produkte, in denen der Arzneistoff in einer leicht löslichen festen Hilfsstoffmatrix feinst verteilt als feste Dispersion vorliegt, eine wesentliche Verbesserung der Lösungseigenschaften (Tabelle 2.2).

2.2.3.2.5
Aufziehen auf feste Träger

Mit dieser Verfahrenstechnik ließ sich gleichfalls bei einer Reihe von schwerlöslichen Arzneistoffen (z. B. Digitoxin, Benzocain) eine beträchtliche Steigerung der Auflösungsgeschwindigkeit erzielen.

Als Träger bewährte sich kolloidale Kieselsäure. Offensichtlich wird der an der Oberfläche gebundene Arzneistoff wegen der bevorzugten Bindung von Wassermolekülen an den Adsorptionsstellen des Trägers rasch desorbiert, so daß sich zunächst lokal eine übersättigte Lösung bildet, aus der dann der Arzneistoff in die umgebende sehr verdünnte Lösung diffundiert. Das Aufziehen des Arzneistoffs auf das Trägermaterial kann durch Sprühtechniken, z. B. im Wirbelbett, erfolgen, oder aber der Träger wird in der Arzneistofflösung suspendiert. Im letzten Fall erfolgt die anschließende Abtrennung des Trägers durch Dekantieren, Filtrieren oder Zentrifugieren, oder man dunstet das Lösungsmittel ab, wobei sich der gelöste Arzneistoff an der Oberfläche des Trägers

Arzneistoff	Träger Lösungsmethode (Coevaporat)	Schmelzverfahren (Schmelzeinbettung)
Acetylsalicylsäure	Polyvinylpyrrolidon K 30 Kollidon 25®, Kollidon VA 64®	Harnstoff
Griseofulvin	Polyvinylpyrrolidon Polyplasdone XL®	Bernsteinsäure Polyethylenglykol 6000 Polyoxyethylen(40)-stearat
Papaverin	Polyvinylpyrrolidon	Polyethylenglykol 6000
Sulfathiazol	Polyvinylpyrrolidon	Harnstoff

Tab. 2.2: Beispiele für feste Dispersionen

abscheidet. In einigen Fällen bewirkt diese Technik eine Umwandlung des ursprünglich kristallinen Arzneistoffs in ein amorphes Produkt, was zu einer zusätzlichen Steigerung der Lösungsgeschwindigkeit führt.

Inwieweit bei der anschließenden Verarbeitung derartiger Produkte zur Arzneiform bzw. bei der Lagerung der amorphe Zustand erhalten bleibt, steht im Mittelpunkt derzeitiger Forschungen.

2.2.3.3
Bildung wasserlöslicher Salze

Diese altbewährte Methode findet bei Arzneistoffbasen, wie Alkaloiden (z. B. Pilocarpinhydrochlorid, Morphinhydrochlorid) und Säuren (z. B. Natriumbenzoat), umfangreiche Anwendung. Das Ausmaß der Erhöhung der Löslichkeit wird an einigen Beispielen, die in Tabelle 2.3 angeführt sind, deutlich.

2.2.3.4
Einführung polarer Gruppen in die Moleküle

Zum Hydrophilisieren können polare Gruppen in die Moleküle eingeführt werden. Das erfolgt durch Carboxylierung, Sulfurierung, Sulfonierung, Aminierung, Amidierung, Methansulfonierung, Hydroxyalkylierung, Polyoxyethylierung usw. Die Möglichkeiten dieser Lösungsverbesserung sind allerdings nur in beschränktem Maße anwendbar, da nicht selten durch die Strukturveränderungen die wertvollen pharmakologischen Eigenschaften gemindert, aufgehoben oder verändert werden können (z. B. durch Änderung des Verteilungskoeffizienten). Auch eine negative Beeinflussung der Stabilität ist möglich, die im Extremfall die Verwendbarkeit des Arzneistoffs in Frage stellt.

2.2.3.5
Komplexbildung

Diese Methode macht sich die Bildung molekularer Komplexe zunutze. Unter diesen Komplexen sind Verbindungen zu verstehen, die u. a. durch Wasserstoffbrücken oder Dipol-Dipol-Kräfte, auch durch hydrophobe Wechselwirkungen zwischen verschiedenen Arzneistoffen sowie zwischen Arzneistoffen und ausgewählten Hilfsstoffen zustande kommen. Die Komplexbildung ist oft mit einer Veränderung wichtiger Eigenschaften des Arzneistoffs, wie Stabilität, Resorbierbarkeit und Verträglichkeit, verbunden, so daß in jedem Falle eine entsprechende sorgfältige Überprüfung notwendig ist. Ein typisches Beispiel für die die Wasserlöslichkeit verbessernde Komplexierung ist die Bildung von Coffein-Benzocain-Komplexen. Als weitere Beispiele seien Theophyllin-Natriumsalicylat und Coffein-Natriumbenzoat genannt. Diese Arzneistoffkomplexe werden seit langer Zeit pharmazeutisch verwendet. Es ist erkannt worden, daß zahlreiche Arzneistoffe mit makromolekularen Hilfsstoffen, insbesondere mit Cellulosederivaten, Polyvinylpyrrolidon, Polyethylenglykolen u. a., Wechselwirkungen eingehen, die im Falle von schwerlöslichen Arzneistoffen zu einer beträchtlichen Steigerung der Lösungsgeschwindigkeit führen.

Gleiche Effekte erbringen Einschlußkomplexe (s. 5.3.2.1) mit Cyclodextrinen. Cyclodex-

Tab. 2.3: Beispiele für durch Salzbildung erzielbare Erhöhung der Löslichkeit

Arzneistoff	Löslichkeit im Wasser		
	Säuren- oder Basenform	Salz	Verbesserung
Phenobarbital	1:5000	Na^+	1:1,5
Phenoxymethyl-Penicillin	1:1700	Ca^{2+} K^+	1:120 1:1,5
Papaverin	1:50000	Cl^-	1:40
Procain	1:770	Cl^-	1:1
Acetylsalicylsäure	1:300	Ca^{2+}	1:4

trine sind zyklische Oligosaccharide, die aus 6, 7 bzw. 8 hohlzylinderförmig verbundenen Glucoseeinheiten aufgebaut sind, demgemäß unterschiedliche Ringgrößen und Löslichkeiten besitzen und als α-, β- und γ-Cyclodextrine bezeichnet werden.

Da der ringförmige Hohlraum dieser Verbindungen nur ein begrenztes Volumen aufweist (für den Hohlraumdurchmesser wurden Werte von 0,45–0,9 nm ermittelt), können nur Arzneistoffe mit entsprechender Struktur und Molekülgröße eingeschlossen werden. In den meisten Fällen liegt ein 1:1 Wirt-Gast-Verhältnis vor. Durch Derivatbildung (Alkylierung, Hydroxyalkylierung) lassen sich die Löslichkeitseigenschaften weiterhin verbessern (z. B. Dimethyl-β-cyclodextrin). Eine wesentliche Erhöhung der Löslichkeit und Lösungsgeschwindigkeit wird durch Komplexierung mit Cyclodextrinen bei zahlreichen schwerlöslichen Arzneistoffen erzielt, u.a. bei Herzglykosiden, Benzodiazepinen, fettlöslichen Vitaminen, Prostaglandinen. Darüber hinaus kann der Wirkstoffeinschluß zugleich zu einer Stabilitätsverbesserung bei hydrolyse-, oxidations-, licht- und temperaturempfindlichen Arzneistoffen führen. Flüssige Arzneistoffe wie ätherische Öle werden durch die Komplexbildung in den festen Aggregatzustand überführt. Die getrockneten Einschlußverbindungen lassen sich zu Tabletten, Kapseln und Suspensionen weiterverarbeiten. Derartige Komplex- bzw. Assoziatbildungen, die heute vielfach zur Lösungsverbesserung Anwendung finden, können in anderen Fällen jedoch auch eine Lösungsverzögerung herbeiführen. Die Gesamtproblematik der Arzneistoff-Hilfsstoff-Wechselwirkungen wird in einem weiteren Kapitel behandelt (s. 5.3).

2.2.3.6
Zugabe hydrotroper Verbindungen

Stoffe mit ausgeprägten hydrophilen polaren Molekülgruppen vermögen die Wasserlöslichkeit von Substanzen zu erhöhen. Für pharmazeutische Zwecke werden bevorzugt stark hydroxyl-, carboxylhaltige Substanzen, wie ein- und mehrwertige Alkohole, Ester und Ether eingesetzt. Der als *Hydrotropie* bezeichnete Effekt ist im wesentlichen auf das Wirksamwerden von Wasserstoffbrückenbindungen, teilweise auf Komplexbildung und auf die Herabsetzung der Oberflächenspannung zurückzuführen. Seit langem ist darüber hinaus

Lösungsvermittler	Anwendungsbeispiel
einwertige Alkohole (Ethanol, Isopropanol, Benzylalkohol)	Digitalisglykoside
mehrwertige Alkohole (1,2-Propylenglykol, 1,3-Butylenglykol, Hexanglykol, Glycerol)	Pentobarbital Alkaloidsalze Sulfonamide
Ester (Glykolmonoacetat, -diacetat, -propionat, -dipropionat, Propylenglykolpropionat)	
Ether (Diethylenglykolmonoethylether, Diethylglykolether, Glykolether, Polyethylenglykole, Polyethylenglykolether des Tetrahydrofurfurylalkohols)	Chloramphenicol Barbital Sulfanilamid Antibiotika
Salze organischer Säuren (Natriumbenzoat, -salicylat, -acetat)	Coffein Theophyllin
mehrbasische, aliphatische Hydroxysäuren und deren Salze, aromatische Carbonsäuren (Wein-, Citronen-, Benzoe-, 4-Aminobenzoe-, Phthalsäure, Hydroxybenzoesäuren)	

Tab. 2.4: Lösungsvermittler und Anwendungsbeispiele

bekannt, daß Wasserstoffbrücken ausbildende Verbindungen, die zwischen Wassermolekülen bestehenden Wasserstoffbrücken durch entsprechende Bindungen ersetzen, so daß auch über die Struktur des Wassers (Strukturbrecher s. 2.2.1) Einfluß auf die Löslichkeit genommen wird.

Tabelle 2.4 gibt eine Übersicht über gebräuchliche Lösungsvermittler und Beispiele für ihre Anwendung.

Die diskutierten Wirkungsmechanismen für Lösungsvermittler verdeutlichen, daß fließende Übergänge existieren und die aus didaktischen Gründen vorgenommene Gliederung nicht als starres Schema anzusprechen ist.

2.2.3.7
Umkristallisieren aus tensidhaltiger Lösung

Bei ausgeprägt hydrophoben Arzneistoffen (z. B. Propyphenazon) führt eine Teilchenzerkleinerung nicht zu einer Erhöhung, sondern zu einer Verschlechterung der Löslichkeitsverhältnisse. Dies hat seine Ursache darin, daß sich mit der erfolgenden Oberflächenvergrößerung zugleich die nichtbenetzbare Grenzfläche erhöht, wodurch ein Inlösunggehen stark verzögert wird. Bei derartigen Arzneistoffen läßt sich die Lösungsgeschwindigkeit steigern, wenn man sie aus tensidhaltiger Lösung (z. B. 0,5 % Tween®) umkristallisiert.

Spuren von Tensid, die hierbei an der Partikeloberfläche angelagert werden, erleichtern offensichtlich die Benetzung und damit den Lösungsprozeß.

2.2.3.8
Solubilisierung

2.2.3.8.1
Theorie und experimentelle Angaben über Mizellen

Unter Solubilisierung ist eine Löslichkeitsverbesserung durch oberflächenaktive Verbindungen zu verstehen, die in der Lage sind, schlecht wasserlösliche oder wasserunlösliche Arzneistoffe in klare, höchstens opaleszierende wäßrige Lösungen zu überführen, ohne daß hierbei die chemische Struktur der Arzneimittel eine Veränderung erfährt.

In der pharmazeutischen Technologie dienen neben ionogenen vor allem nicht ionogene Tenside (s. 18.4.4) als Solubilisatoren, die sich gegenüber rein chemischen Einflüssen als weitgehend indifferent erweisen (Tween®, Cremophor®).

Nach McBain und Hutchinson ist die Solubilisation eine besondere Art der Löslichkeitsvermittlung für in einem gegebenen Medium unlösliche bzw. schwerlösliche Substanzen. Diese Lösungsvermittlung ist an die notwendige Existenz eines kolloiden Systems (Assoziationskolloide, s. 4.3.5.2) gebunden, dessen Teilchen den sonst unlöslichen Stoff inkorporieren oder an ihrer Oberfläche adsorbieren. Die Solubilisationsfähigkeit der Tenside beruht auf der Ausbildung von Molekülaggregaten, der *Mizellen* (mica – micella = Krümchen, Teilchen). Mizellen entstehen in der Lösung oberflächenaktiver Substanzen oberhalb einer bestimmten Konzentration, der *kritischen Mizellbildungskonzentration* (CMC, KMK), die für die einzelnen Tenside unterschiedlich ist (Abb. 2.16). Hydrophobe Wechselwirkungen zwischen den Kohlenwasserstoffregionen der Tenside haben an der Bildung der Mizellen und an deren Stabilität Anteil.

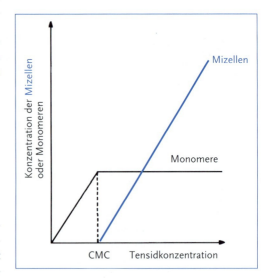

Abb. 2.16: Mizellbildung in Abhängigkeit von der Tensidkonzentration

Für nichtionogene Tenside kann das Gleichgewicht zwischen Monomeren und Mizellen nach dem Massenwirkungsgesetz ausgedrückt werden.

$$n(\text{Monomere}) \leftrightarrows \text{Mizelle}$$
$$K = c_{\text{mic}}/c_{\text{mon}}^n \qquad (2.16)$$

Mit der CMC verbunden ist eine sprunghafte Änderung der physikalisch erfaßbaren Eigenschaften der wäßrigen Lösung (Leitfähigkeit, osmotischer Druck, Gefrierpunktserniedrigung, Oberflächenspannung, Viskosität, Brechungsindex u.a.), die zur Bestimmung der CMC ausgenutzt werden.

Die erste Mizellhypothese stammt von McBain, der verschiedene Formen der Mizelle in Abhängigkeit von der Konzentration postulierte. Danach hat die Mizelle wenig oberhalb der CMC kugelförmige Struktur, bei weiterer Konzentrationssteigerung erfolgt ein Übergang in zylindrische oder ellipsoidale und schließlich in laminare Strukturen. Nach Hertley sollen Mizellen Kugelgestalt aufweisen. Diese Ansicht wird auch von anderen Autoren geteilt, die bei Mizellberechnungen die Kugelform zugrunde legen. Aus röntgenographischen Messungen wurde andererseits auf eine geschichtete band- oder stäbchenförmige Anordnung geschlossen. Abbildung 2.17 gibt stark schematisiert Modellvorstellungen wieder. Auch mit elektronenoptischen Methoden ist es bisher nicht gelungen, einwandfreie Aussagen über den molekularen Bau zu erhalten. In jedem Fall sind die Mizellsysteme thermodynamisch stabil. Form und Größe der Mizellen hängen weitgehend von den Versuchsbedingungen ab.

Die Mizellen können aus relativ wenigen Tensidmolekülen bestehen, aber auch aus Hunderten von Monomeren aufgebaut sein. In Abhängigkeit von der Konzentration des Tensids, von der Temperatur, vom Lösungsmittel und vom Elektrolytgehalt liegen Einzelmoleküle der Tenside vor oder Assoziate einiger weniger Monomere oder aber Mizellen. Letztere besitzen kolloide Größe, wobei Mizellkolloide immer polydispers sind. McBain postulierte die Existenz sphärischer Mizellen bereits unterhalb der CMC, die bis zu 10 Monomeren enthalten können. Nachgewiesen wurde für Natriumlaurylsulfat in sehr verdünnter Lösung eine Dimerisation weit unterhalb der CMC.

Die Mizellbildung verläuft unter Entropiezunahme, d.h. spontan und ist dadurch gekenn-

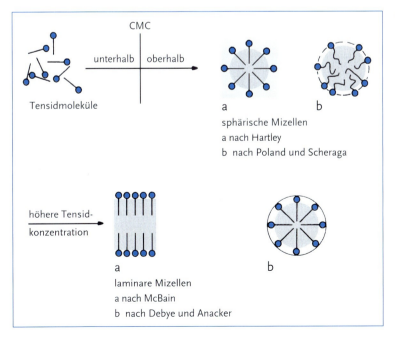

Abb. 2.17: Mizellformen

zeichnet, daß das System einen Gleichgewichtszustand erlangt. Die Ursache der Entropiezunahme ist nicht sicher geklärt. Entweder liefert die Konfigurationsänderung der hydrophoben Reste, die im Einzelmolekül geknäuelt vorliegen, in der Mizelle aber gestreckten Bau besitzen, einen wesentlichen Beitrag dazu oder aber die Tensidmoleküle in den Mizellen binden keine Wassermoleküle wie im Wasser („hydrophober Effekt"). Diese Wasserbindung an hydrophobe Flächen erzeugt geordnetere Wasserstrukturen, die beim Einbau der Tenside in die Mizellen wieder ungeordnet werden und somit eine Zunahme der Entropie bewirken. Nach theoretischen Vorstellungen befinden sich die Moleküle der solubilisierten Verbindung einheitlich ausgerichtet in der Mizelle, wobei in Abhängigkeit von der chemischen Struktur des Stoffes die Verbindung an der Oberfläche, im Innern oder zwischen den Palisaden der Mizellen lokalisiert und damit „gelöst" ist (Abb. 2.18). Mizellen können große Mengen an anderen geeigneten Molekülen aufnehmen. Handelt es sich dabei um andere Tenside, spricht man von Mischmizellen; werden lipophile Wirkstoffe eingelagert, ist der Ausdruck „gequollene Mizellen" oder „Cosolubilisat" dafür üblich (s. auch 25.6 über Mikroemulsionen).

Neuere experimentelle Befunde scheinen diese Auffassungen weitgehend zu bestätigen. Mit UV- und NMR-spektroskopischen Untersuchungen wurde bewiesen, daß z. B. die solubilisierte Benzoesäure an der Verbindungsstelle zwischen Kohlenwasserstoffkette und Polyoxyethylenrest der Cetomacrogol®-Mizelle lokalisiert ist. UV-spektroskopische Methoden ergaben, daß sich Benzaldehyd in der Polyoxyethylenregion und p-Methylbenzaldehyd zwischen dieser und der Kohlenwasserstoffgruppe der Tensidmoleküle in den Mizellen befindet. Hydrophobe Arzneistoffe, wie Salicylsäurephenylester, werden im Kohlenwasserstoffkern von Mizellen eingelagert.

Bei der Solubilisation kann eine „Übersättigung" der Mizellen auftreten. Innerhalb einer gewissen Zeit wird die überschüssige Menge der solubilisierten Verbindung wieder kristallin ausgeschieden, wobei sich ein Gleichgewichtszustand einstellt. Eine Übersättigung der Mizellen mit unlöslichen Stoffen kann auch dazu führen, daß letztere zu sichtbaren Aggregaten zusammentreten. Hier kommt es zur Trübung der Lösung und schließlich zur Ausbildung einer Emulsion oder Suspension. Nicht zuletzt sind also Art und Menge des Tensids entscheidend, ob es zur Solubilisierung, zur Suspensions- oder zur Emulsionsbildung kommt.

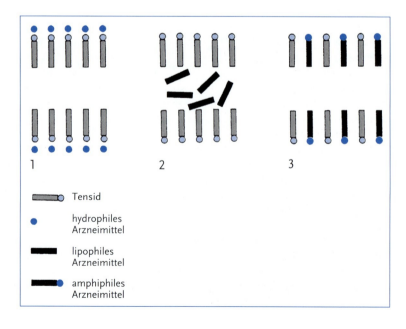

Abb. 2.18: Lokalisation von Wirkstoffen in den Mizellen

Polyole (Glycerol, Sorbitol) wie auch Saccharose verbessern die Solubilisationsfähigkeit nichtionogener Lösungsvermittler. Der Effekt nimmt mit der Anzahl der Hydroxylgruppen zu und läßt sich durch eine direkte Beeinflussung der Mizellbildung erklären, indem die Alkohole über Wasserstoffbrückenbindungen in die Palisadenschicht der Mizelle eingebaut werden und verfestigend wirken. Dieser Effekt wird als *Cosolubilisierung* und die dafür geeigneten Stoffe werden als *Cosolubilisatoren* bezeichnet. Durchaus ähnliche Beobachtungen werden auch bei der Solubilisierung mit anderen Stoffen gemacht.

Das Auftreten von Mizellen ist nicht an wäßrige Systeme gebunden. Durch Einsatz entsprechender Tenside treten Mizellen auch in organischen Lösungsmitteln bzw. in Lipoidflüssigkeiten auf („inverse Mizellen"). Hier befinden sich die hydrophilen Gruppen des Tensids mit Wasser im Inneren der Mizelle, die Löslichkeit vermitteln die dem Lösungsmittel zugewandten hydrophoben Reste. Der für wäßrige Systeme charakteristische Effekt der Grenzflächenaktivität von Tensiden, die Erniedrigung der Oberflächenspannung, ist in organischen Lösungsmitteln nicht zu beobachten.

Das Mizellgewicht läßt sich aus der Sedimentationsanalyse mittels Ultrazentrifuge bestimmen. Derartige Untersuchungen ermöglichen auch die Ermittlung der Mizellform und -größe. Für polyoxyethyliertes Rizinusöl (Solubisator) ergab sich beispielsweise eine Mizellgröße von 10 nm, für Polyethylenglykol-1000-cetylether (Cetomacrogol®) von 4,18 nm, jedoch können Mizellen in Abhängigkeit von ihrem Gehalt an Monomeren wesentlich größer sein. Zwischen arzneistofffreien und arzneistoffhaltigen Mizellen ergaben sich Differenzen der Mizellradien. Die heute gebräuchlichste Methode zur Bestimmung der Mizellform und -größe stellt die dynamische Lichtstreuung (s. 2.1.4.3.2) dar. Methoden zum Nachweis von Mizellen beruhen darauf, daß mit einsetzender Mizellbildung eine Änderung des Absorptionsspektrums zugesetzter Stoffe (Iod, Farbstoffe wie Benzopurpurin-4-B, Eosin, Rhodamin B, Methylenblau) eintritt. Ob eine einfache Komplexierung oder eine Bildung höhermolekularer Aggregate (Mizellen) erfolgt, ist auch aus dem Verhältnis Arzneistoff zu Tensid abzuleiten. Das Solubilisationsvermögen oberflächenaktiver Stoffe läßt sich mit Hilfe der *Wassertitration* (Bestimmung des Trübungspunktes) erfassen und durch Bestimmung des kritischen Mischungsverhältnisses (KMV) ermitteln. Unter KMV ist jenes Mengenverhältnis Gastmolekül/Tensid zu verstehen, das sich mit Wasser praktisch in jedem Verhältnis zu einer noch klaren Lösung verdünnen läßt.

2.2.3.8.2
Anwendung in der Arzneiformung

Arzneimittel

Aus der Fülle der Anwendungsmöglichkeiten von nichtionogenen Tensiden als Solubisatoren seien folgende Beispiele genannt. Häufig werden lipoidlösliche Vitamine (Vitamin A, D und E) und Hormone (insbesondere Steroidhormone) in wäßrige Solubilisate für die perorale und parenterale Applikation überführt, die höhere Blutspiegelwerte erzielen als gleichkonzentrierte ölige Lösungen. Von ätherischen Ölen (oder deren Inhaltsstoffen, wie Menthol, Campher, Terpinhydrat und Anethol) lassen sich auf diesem Wege klare wäßrige Lösungen herstellen. Mittels Solubilisation sind aromatische Wässer bis zu Konzentrationen von 20% erzielbar. Auch bei der Extraktion von ätherischen Ölen und anderen Naturstoffen aus Drogen sind durch Tensidzusätze z.T. beachtliche Ausbeutesteigerungen möglich. Gelegentlich ist eine Zugabe von Tensiden zur Beseitigung rezepturmäßiger Schwierigkeiten (Trübungen, Ausflockungen) empfohlen worden. Unter den nichtionogenen Tensiden sind es vor allem Tween 20® und Tween 80® (neben Saccharoseestern u.a.), die zur Solubilisierung der genannten und zahlreicher weiterer Arzneistoffe (Chloramphenicol, Theophyllin, Benzocain, Barbitursäurederivate, Sulfonamide, Salicylsäure) herangezogen werden. Bei der Lösungsvermittlung in lipophilen Lösungsmitteln kommen meist Span®- aber auch Tween®-Substanzen zur Anwendung. Die zur Solubilisierung erforderlichen Tensidkonzentrationen differieren zwischen 0,2 und 10%.

Stabilität

Bei längerer Aufbewahrung von Solubilisaten besteht die Möglichkeit, daß sich der solubilisierte Arzneistoff aus der Lösung ausscheidet. Untersuchungen ergaben, daß die Solubilisierfähigkeit im Temperaturbereich von 5–35 °C kaum beeinflußt wird und die Abscheidung vielmehr auf eine Übersättigung der Mizellen zurückzuführen ist. Der Tensidzusatz kann sich auch nachteilig auf das Arzneimittel auswirken, was sich u. a. in einer Beeinflussung der Oxidationsanfälligkeit von solubilisierten Substanzen zeigt. So stellten mehrere Autoren eine Erhöhung der Oxidationsrate von Linolen- und Ascorbinsäure in tensidhaltiger Lösung fest. Zu berücksichtigen ist weiterhin, daß, wie Untersuchungen mit der Warburg-Apparatur an UV-bestrahlten Tensiden ergaben, Tween® und Brij® der Autoxidation unterliegen. Während sich eine Anzahl Substanzen in der Mizelle als besonders oxidationsanfällig erwies, nimmt die Hydrolysegeschwindigkeit oberhalb der CMC für Ester (z. B. Benzocain, Homatropin, Salicylsäurephenylester, Acetylcholin, Acetylsalicylsäure) ab. In einigen Fällen verlängert sich die Hydrolysehalbwertszeit sogar beträchtlich, wobei die Schutzwirkung des Tensids proportional der Tensidkonzentration war. Generelle Aussagen, ob oder wie die Stabilität eines Arzneistoffs durch die Anwesenheit von Tensiden beeinflußt wird, sind z. Z. noch nicht möglich. Es muß angenommen werden, daß die Art des Einbaus des Stoffes in die Mizelle von wesentlichem Einfluß auf Zersetzungsprozesse ist.

Toxizität und Wirkungsbeeinflussung

Grundsätzlich muß bei Verwendung von Solubilisatoren beachtet werden, daß Tenside selbst Eigenwirkungen besitzen, so daß toxische Reaktionen von vornherein nicht in jedem Fall auszuschließen sind. Unter Umständen kann es zu akuten, aber auch zu chronischen Schäden kommen. Für die perorale Anwendung ist darüber hinaus zu berücksichtigen, daß Tenside wegen ihres unangenehmen Geschmacks nicht in jedem Fall und oft nur unter Anwendung von Geschmackskorrigenzien eingesetzt werden können. Besonders bei Verwendung von Solubilisatoren bei der Herstellung von Injektions- und Infusionslösungen müssen eingehende pharmakologische, toxikologische und klinische Prüfungen erfolgen. Es ist bekannt, daß oberflächenaktive Verbindungen hämolytisch wirken. Des weiteren besteht die Gefahr, daß Tenside in höherer Konzentration bei der Hitzesterilisation ausfallen.

Generell ist auch zu berücksichtigen, daß durch Solubilisatoren die Wirkung von Arzneistoffen verstärkt, andererseits aber auch abgeschwächt werden kann. Eine Wirkungsverringerung wurde z. B. bei Anästhetika und Antibiotika beobachtet. Anionenaktive Mizellbildner führen mit stickstoffhaltigen Arzneistoffen zu schwerlöslichen Komplexen und Salzen und bedingen hierdurch Einbußen des therapeutischen Effekts. Bisher lassen sich hierzu noch keine allgemeingültigen verbindlichen Aussagen machen.

Wäßrige Tensidlösungen unterliegen nicht nur mikrobiologischen Zersetzungen; es zeigt sich auch, daß zugesetzte Konservierungsmittel in Gegenwart von Tensiden nicht ihre volle Hemmwirkung entfalten. Über tensidbedingte Inaktivierung von Konservierungsmitteln wird unter 27.4.2 berichtet.

2.3
Gefrierpunktserniedrigung

Die Gefrierpunktserniedrigung Δt ist eine dem osmotischen Druck proportionale Größe, die experimentell gut zugänglich ist und daher bevorzugt, neben der seltener verwendeten Bestimmung der Siedepunktserhöhung, zur Charakterisierung der osmotischen Eigenschaften von Systemen herangezogen wird. Mittels der Gefrierpunktserniedrigung ist es möglich, Molekülmassen fester Substanzen zu bestimmen. Die Gefrierpunktserniedrigung als Tonizitätsmaß ist zudem von großer Bedeutung für Arzneiformen, wie Injektions-, Infusionslösungen und wäßrige Augentropfen. Das Prinzip der Methode beruht darauf, daß der Erstarrungspunkt einer Reinsubstanz (Flüssigkeit) durch Auflösen einer Fremdsubstanz herabgesetzt wird. Der Faktor, um den 1 mol gelöste Teilchen auf 1000 g Lösungsmittel den Gefrierpunkt gegenüber dem des reinen Lösungsmittels zu senken vermag, ist eine für die Flüssigkeit spezifische Größe und wird *Kryoskopiekonstante K* genannt. Sie beträgt für Wasser 1,86 K · kg · mol^{-1}. Die Gefrierpunktserniedrigung Δt ist daher bei Kenntnis der Kryoskopiekonstante des verwendeten Lösungsmittels und der Molekülmasse der Verbindung sowie deren Konzentration rechnerisch zugänglich:

$$\Delta t = K \cdot n \qquad (2.17)$$

n Anzahl der gelösten Teilchen,
K Kryoskopiekonstante.

Da die Teilchenzahl n sich errechnet zu

$$n = \frac{m \cdot 1000}{M \cdot L} \qquad (2.18)$$

nimmt die Gleichung folgenden Ausdruck an:

$$\Delta t = \frac{K \cdot m \cdot 1000}{M \cdot L} \qquad (2.19)$$

L Masse des Lösungsmittels,
m Masse des gelösten Stoffes,
M Molekülmasse des gelösten Stoffes.

Diese Beziehung gilt nur für ideale, d.h. stark verdünnte Lösungen. Bei Lösungen von höheren Konzentrationen, wie sie praktisch von Bedeutung sind, treten, bedingt durch zwischenmolekulare Beeinflussungen wie Assoziationen und nicht vollständige Dissoziation, erhebliche Abweichungen vom errechneten Wert auf, so daß eine experimentelle Bestimmung der Gefrierpunktserniedrigung erforderlich ist, die exaktere Ergebnisse liefert.

Zur Bestimmung findet die Beckmann-Apparatur (Abb. 2.19) Verwendung, bestehend aus Temperiergefäß, Luftmantel, Gefriergefäß, Rührer und Spezialthermometer (*Beckmann-Thermometer*). Das Beckmann-Thermometer erlaubt, Temperaturdifferenzen mit hoher Genauigkeit (Einteilung 0,01 K) abzulesen.

Vor der eigentlichen Bestimmung der Gefrierpunktserniedrigung der Lösung muß der Erstarrungspunkt des reinen Lösungsmittels ermittelt werden. Die Differenz zwischen dem Erstarrungspunkt des Lösungsmittels und dem der Substanzlösung ist die Gefrierpunktserniedrigung.

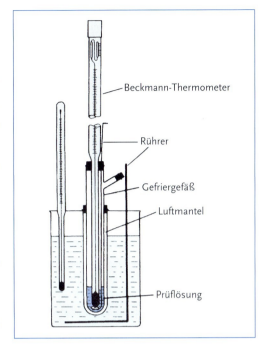

Abb. 2.19: Apparatur zur Bestimmung der Gefrierpunktserniedrigung nach *Beckmann*

Die Bestimmung der Gefrierpunktserniedrigung nach Beckmann ist recht einfach, allerdings zeitaufwendig. Für Routinebestimmungen bewähren sich elektronische Osmometer, die eine rasche Bestimmung selbst bei geringen Flüssigkeitsmengen zulassen.

2.4 Dichte

Die Dichte ϱ ist eine temperaturabhängige Stoffkonstante für homogene feste, flüssige und gasförmige Körper. Sie ist definiert als Verhältnis der Masse (m) eines Stoffes zu seinem Volumen (V).

$$\varrho = \frac{m}{V} \quad \left[\frac{\text{kg}}{\text{m}^3}\right] \qquad (2.20)$$

Die *relative Dichte* ist das Verhältnis zwischen der Dichte des zu prüfenden Systems und der Dichte eines Bezugssystems unter Bedingungen, die für beide Systeme angegeben sein müssen. Sie ist dimensionslos.

Bei der Bestimmung der relativen Dichte von

Flüssigkeiten und Festkörpern wird meist auf die Dichte des Wassers bei 4 °C bezogen.

Die Dichte ist ein wichtiges Stoffcharakteristikum, das zur Identitäts- und Reinheitsprüfung von Arznei- und Hilfsstoffen, insbesondere von Flüssigkeiten und Substanzen wachsartiger Beschaffenheit herangezogen wird.

Die Dichtebestimmung erfolgt mit Pyknometern, Aräometern, hydrostatischen Waagen (Mohr-Westphal-Waage) und manometrischen Verfahren.

Für inhomogene Festkörper und Pulver, die Poren und Hohlräume besitzen, ist die Dichte nicht mehr eindeutig definiert, vielmehr muß zwischen wahrer und scheinbarer Dichte unterschieden werden. Unter *wahrer Dichte* ist der Quotient aus Masse und Volumen eines Festkörpers ohne Poren und Hohlräume zu verstehen, während die *scheinbare Dichte* das durch Poren bedingte größere Volumen mit berücksichtigt. Die scheinbare Dichte ist somit numerisch stets kleiner als die wahre Dichte.

Die Bestimmung der wahren Dichte körniger und pulverförmiger Stoffe, wozu die Substanzen in möglichst fein gepulverter Form vorliegen sollen, erfolgt mit Flüssigkeitspyknometern oder manometrischen Methoden (Fekrumeter, Notari-Volumeter, Beckmann-Vergleichspyknometer). Bei letzteren Methoden wird das wahre Probenvolumen mittels Gasen (Luft, Helium), die befähigt sind, in feine Poren einzudringen ohne selbst sorbiert zu werden, bestimmt. Zur Ermittlung der scheinbaren Dichte wird meist Quecksilber als Pyknometerflüssigkeit eingesetzt, da es auf Grund seiner hohen Oberflächenspannung nicht in die Poren einzudringen vermag.

Zum Schütt- und Rüttelvolumen bzw. Schütt- und Rüttelgewicht s. 8.7.3.

2.5
Schmelzverhalten von Fetten und fettähnlichen Substanzen

2.5.1
Allgemeines

Zur Charakterisierung von Fetten und verwandten Stoffklassen, wie Wachsen, höheren aliphatischen Alkoholen, Paraffinen usw., ist die Erfassung nur einer Kennzahl nicht ausreichend. Während bei chemisch einheitlichen Stoffen der Schmelzbereich aussagekräftig ist und eine Stoffkonstante darstellt, ist bei Fetten und analogen Produkten, bedingt durch ihre meist nicht einheitliche Zusammensetzung, die Bestimmung eines Temperaturpunktes für eine umfassende und aussagekräftige Charakterisierung ungenügend. Vielmehr bedarf es der Erfassung mehrerer Schmelzcharakteristika, um eine möglichst definitive Beurteilung des Temperatur-Konsistenz-Verhaltens zu gewährleisten. Diese Zahlenwerte geben Hinweise auf Identität und Reinheit der Substanzen.

Umfassende Informationen über das Schmelz- und Erstarrungsverhalten und zur Erfassung von Polymorphieerscheinungen sind mittels *Differentialthermoanalyse* (DTA) und *Differential scanning calorimetrie* (DSC) erhältlich. Beide Methoden werden zudem zur Charakterisierung von festen Dispersionen eingesetzt.

2.5.2
Bestimmung des Schmelzbereichs

Zur Bestimmung des Schmelzbereichs von Fetten und fettähnlichen Stoffen werden üblicherweise drei Temperaturpunkte erfaßt.

Der *Steigschmelzpunkt* gibt diejenige Temperatur an, bei der die Probe, die sich im unteren Teil eines beiderseits offenen, in Wasser eintauchenden Kapillarröhrchens genormter Dimensionen befindet, in die Höhe steigt. Bei der Bestimmung wird derjenige Schmelzzustand erfaßt, bei dem die oberflächlich geschmolzene Fettsäule infolge der Adhäsionskraftschwächung durch den hydrostatischen Druck eine Aufwärtsbewegung erfährt.

Als *Fließschmelzpunkt* ist diejenige Temperatur definiert, bei der sich eine Fettsäule in einem an beiden Enden offenen, U-förmig gebogenen Kapillarröhrchen bestimmter Dimension (lichte Weite etwa 1,4–1,5 mm, Schenkellänge 60 bzw. 80 mm) deutlich sichtbar abwärts bewegt. Als Maßzahl gilt also diejenige Temperatur, bei der die Adhäsionskräfte zwischen Probe und Glaskapillare soweit erniedrigt sind, daß unter dem Einfluß der Schwerkraft ein Fließvorgang ausgelöst wird.

Als *Klarschmelzpunkt* bezeichnet man diejenige Temperatur, bei der die hellbeleuchtete, gegen einen dunklen Hintergrund betrachtete Fettsäule keine Trübung mehr erkennen läßt. Die Bestimmung wird analog der des Fließschmelzpunktes in einer U-förmig gebogenen Kapillare vorgenommen.

2.5.3 Bestimmung des Tropfpunktes

Der *Tropfpunkt* gibt diejenige Temperatur an, bei der der erste Tropfen der Fettsubstanz unter seinem Eigengewicht abtropft.

Zur Bestimmung dient der Tropfpunktapparat nach *Ubbelohde*, an dessen Thermometer mit genormtem Quecksilbergefäß sich ein Metallnippel befindet, der die zu prüfende Fettsubstanz enthält (Abb. 2.20). Mit dieser Apparatur kann als weitere Kenngröße der *Fließpunkt* ermittelt werden, der als diejenige Temperatur definiert ist, bei der sich am unteren Ende des Nippels ein Tropfen ausbildet. Er ist nicht identisch mit dem Fließschmelzpunkt und dem rheologischen Fließpunkt bzw. der Fließgrenze.

Die Erfassung des Tropfpunktes ist insbesondere dann von Vorteil, wenn die Bestimmung des Schmelzbereichs und des Erstarrungspunktes keine reproduzierbaren Werte liefert. Die Genauigkeit der Methode wird mit ± 2 K angegeben.

2.5.4 Bestimmung der Erstarrungstemperatur

Zur Bestimmung werden zwei Methoden herangezogen. Je nach verwendeter Methodik ist die Erstarrungstemperatur, auch Erstarrungspunkt genannt, unterschiedlich definiert.

Methode I. Als *Erstarrungstemperatur* gilt die beim Abkühlen der Schmelze als Maximum eines vorübergehenden Temperaturanstiegs beobachtete Temperatur.

Das Verfahren basiert auf der Erscheinung, daß Schmelzen bis unter ihren Erstarrungspunkt abgekühlt werden können, ohne daß eine Erstarrung eintritt. Erst nach Erreichung einer bestimmten Unterkühlungstemperatur wird durch mechanische Bewegung oder durch Animpfen eine Verfestigung (Kristallisation) provoziert. Die freiwerdende Kristallisationswärme bewirkt einen Temperaturanstieg (Abb. 2.21). Zur Bestimmung sind verschiedene Apparaturen in Gebrauch, deren prinzipieller Aufbau jedoch identisch ist. Sie bestehen aus einem zylinderförmigen Glasgefäß zur Aufnahme der Probe, einer Rühreinrichtung und einem feingraduierten Thermometer. Die Apparatur befindet sich in einem Temperaturbad, das eine geeignete Kühlflüssigkeit enthält (Abb. 2.22). Auch die zur Erfassung der Gefrier-

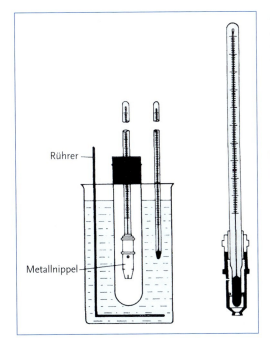

Abb. 2.20: Tropfpunktapparatur nach *Ubbelohde*

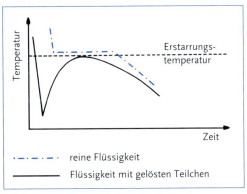

Abb. 2.21: Erstarrungskurven von Flüssigkeiten

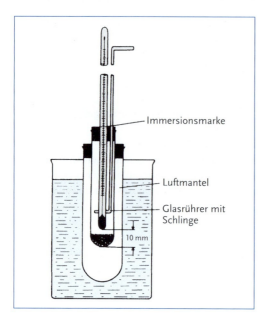

Abb. 2.22: Apparat zur Bestimmung der Erstarrungstemperatur

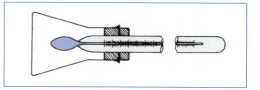

Abb. 2.23: Rotierendes Thermometer

punktserniedrigung gebräuchliche Beckmann-Apparat, die anstelle des Beckmann-Thermometers mit einem normalen Thermometer ausgerüstet wird, findet hierfür Verwendung.

Mit der Methode werden nur dann reproduzierbare Werte erhalten, wenn die Probe ein hohes Erstarrungsvermögen, wie es z. B. Phenol, Essigsäure, Menthol usw. aufweisen, besitzt. Bei langsam erstarrenden Stoffen, zu denen auch Fette und fettähnliche Körper gehören, liefert die folgende Methode II genauere Werte.

Methode II. Die Bestimmung der Erstarrungstemperatur erfolgt am rotierenden Thermometer. Die Erstarrungstemperatur ist diejenige Temperatur, bei der ein geschmolzener Substanztropfen unter den angegebenen Bedingungen zu fließen aufhört. Zur Bestimmung verwendet man Stabthermometer verschiedener Meßbereiche und einer Einteilung von 0,5 K, die ein genormtes olivenförmiges Quecksilbergefäß besitzen (Abb. 2.23).

Das Thermometer, das an seinem Quecksilbergefäß einen Tropfen klar geschmolzene Probe enthält, wird in waagerechter Lage mit genormter Geschwindigkeit um seine Längsachse gedreht. Wenn der Tropfen zu haften beginnt, d. h. wenn er die Rotationsbewegung mit ausführt, liest man die Temperatur ab. Die Methode zeichnet sich durch Einfachheit, Schnelligkeit und Reproduzierbarkeit (Streubereich maximal ± 2 K) aus.

2.6 Grenzflächenphänomene

Grenzflächenphänomene treten in der Arzneiformung vielfältig auf. Sie sind bei festen und flüssigen Grenzschichten zu berücksichtigen, so bei Lösungsprozessen, insbesondere bei der Solubilisierung (s. 2.2.3.8), bei der Bildung und der Stabilität von Emulsionen (s. 18.3, 18.5, 18.6) und Suspensionen (s. 19.3) und bei anderen auf Adsorptionsvorgängen beruhenden Effekten [z. B. der Bestimmung der spezifischen Oberfläche pulverförmiger Stoffe mittels Gasadsorption (s. 2.1.4.7.4)].

Eine besondere Rolle nehmen in diesem Zusammenhang Verbindungen mit ausgesprochener Oberflächenaktivität, die Tenside (s. 18.3, 18.4), ein.

Die spezifische Problematik wird in den entsprechenden Kapiteln behandelt. Im folgenden kommen lediglich die Grundlagen der Grenzflächenspannung, der Benetzbarkeit und die jeweiligen Meßverfahren zur Darstellung.

2.6.1 Grenzflächenspannung, Oberflächenspannung

2.6.1.1 Allgemeines

Unter *Grenzfläche* ist die Fläche zu verstehen, die zwei Stoffe oder zwei Phasen eines Systems voneinander trennt. Grenzflächen bestehen zwischen folgenden Phasenarten: flüssig/gasförmig, flüssig/flüssig, fest/gasförmig, fest/flüssig, fest/fest. Beim Übergang von einer Phase zur anderen können z.T. recht verwickelte Grenzflächenphänomene auftreten. Zu ihnen zählen Grenzflächenspannung, Adsorption, Kapillarität, Diffusion u.a. Die Grenzflächenspannung beruht darauf, daß die intermolekularen Wechselwirkungen an der Grenzfläche zweier Phasen anders sind als in der reinen Phase. Von besonderer Bedeutung ist die Grenzflächenspannung am Übergang flüssig/gasförmig, z. B. Wasser/Luft. In diesem Fall (und beim Übergang fest/gasförmig) wird die Grenzflächenspannung als *Oberflächenspannung* bezeichnet.

Die Oberflächenspannung σ ist als die Arbeit definiert, die aufgewendet werden muß, um die Oberfläche einer Flüssigkeit um 1 cm² zu vergrößern. Die Oberflächenspannung hat ihre Ursache in der Anziehung der Flüssigkeitsmoleküle. Da innerhalb der Flüssigkeit die Moleküle von allen Seiten gleichermaßen beeinflußt werden, kompensieren sich hier die Anziehungskräfte. Anders liegen die Verhältnisse an der Oberfläche. Hier können die Kräfte nicht kompensiert werden, da die auf die Moleküle aus der Gasphase (Luft) einwirkenden Kräfte zu gering sind. Es resultiert eine senkrecht zur Flüssigkeitsoberfläche nach innen gerichtete Kraft. Durch diesen Zug zum Innern der Flüssigkeit wird die Oberflächenspannung erzeugt (Abb. 2.24). Die Moleküle an der Grenzfläche werden diesem Zug nachgeben, bis die Grenzfläche die kleinste Oberfläche erreicht hat, d.h. Kugelgestalt angenommen hat. Das ist allerdings nur soweit möglich, als nicht Gravitations- oder andere äußere Kräfte störend einwirken. Bringt man einen Tropfen Wasser auf eine nicht benetzbare Unterlage, so wird er sich auf dieser ausbreiten, da die Schwerkraft stärker ist als die Oberflächenspannung. Ist der Tropfen jedoch so klein, daß die Oberflächenspannung überwiegt, dann nimmt die Flüssigkeitsmenge Kugelform an. Sie besitzt damit die kleinste Oberfläche.

Zur Vergrößerung der Oberfläche einer Flüssigkeit und damit zur Überwindung der nach innen gerichteten Kraft muß Arbeit aufgewendet werden. Sie wird als *Oberflächenarbeit* oder als *freie Oberflächenenergie* bezeichnet und ist gleich dem Produkt aus Oberflächenspannung σ und Oberflächenvergrößerung. Ihre Dimension ist $N \cdot m^{-1}$. Für die Ober-(Grenz-)flächenspannung σ gilt somit

$$\sigma = \frac{\text{Arbeitsaufwand}}{\text{Grenzflächenzunahme}} \left[\frac{J}{cm^2}\right] \quad (2.21)$$

Die Oberflächenspannung beträgt für Wasser bei 20°C 72,8 · 10⁻³ N · m⁻¹ (72,8 dyn · cm⁻¹), für Quecksilber 471 · 10⁻³ N · m⁻¹ (471 dyn · cm⁻¹). Das bedeutet beispielsweise, daß bei der Oberflächenspannung des Wassers von 72,8 · 10⁻³ N · m⁻¹ 72,8 · 10⁻⁷ J (72,8 erg) aufzuwenden sind, um die Oberfläche um 1 cm² zu vergrößern. Ganz analoge Verhältnisse liegen an der Grenzfläche flüssig/flüssig vor.

Schüttelt man zwei nicht miteinander mischbare Flüssigkeiten, z.B. Wasser und Öl, so wird das Öl in viele kleine Tröpfchen unterschiedlicher Durchmesser im Wasser verteilt. Schon nach kurzer Zeit tritt aber eine Entmischung auf, d.h., die Tröpfchen sind bestrebt, den Ausgangszustand zu erreichen, sie vereinigen sich, und das Öl sammelt sich auf dem Wasser an. Das System erweist sich als instabil. Infolge der hohen Grenzflächenspannung zwischen Öl und Wasser wird die Ölphase stets das Bestreben haben, ihre Oberfläche und damit ihre Grenzflächenenergie auf ein Minimum herabzusetzen, so daß es zur Entmischung kommt. Um einen durch Schütteln erreichten Dispersitätszustand zu fixieren und damit eine stabile Emulsion zu erzielen, müssen Emulgatoren verwendet werden, die die Grenzflächenspannung herabsetzen.

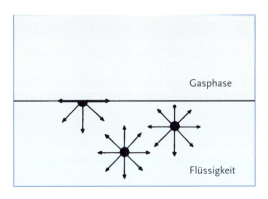

Abb. 2.24: Ausbildung der Oberflächenspannung

Tab. 2.5: Vergrößerung der Gesamtoberfläche, der spezifischen Oberfläche und der Grenzflächenenergie bei dreidimensionaler Zerteilung eines Würfels

Kantenlänge des Würfels	Gesamtoberfläche [cm^2]	spezifische Oberfläche	Grenzflächenenergie je Volumeneinheit des Wassers bei 0 °C [J]
1 cm	6	6	$462 \cdot 10^{-7}$
0,1 cm = 1 mm	60	$6 \cdot 10$	$462 \cdot 10^{-6}$
0,01 cm = 0,1 mm = 100 µm	600	$6 \cdot 10^2$	$462 \cdot 10^{-5}$
0,001 cm = 10 µm	6000	$6 \cdot 10^3$	$462 \cdot 10^{-4}$
0,0001 cm = 1 µm	60000	$6 \cdot 10^4$	$462 \cdot 10^{-3}$
0,00001 cm = 100 nm	600000	$6 \cdot 10^5$	$462 \cdot 10^{-2}$

Die *spezifische Grenzfläche* ergibt sich aus dem Verhältnis der Grenzfläche eines zerteilten Stoffes zu seinem Volumen. Da bei der Zerteilung eines Stoffes das Volumen gleich bleibt, die Grenzfläche sich aber enorm vergrößern kann, folgt, daß mit einer Vergrößerung der Grenzfläche die Grenzflächenerscheinungen immer stärker in den Vordergrund treten. Tabelle 2.5 veranschaulicht, wie stark die Zahlenwerte für die Gesamtoberfläche und die spezifische Oberfläche ansteigen, wenn aus einem würfelförmigen Körper mit einem Volumen von 1 cm^3 durch dreidimensionale Zerteilung Würfel immer kleiner werdender Kantenlänge hergestellt werden. Des weiteren sind die Energiemengen angeführt, die erforderlich sind, um die Oberfläche von 1 cm^2 Wasser auf den jeweiligen Zerteilungsgrad zu bringen.

Mit der Erhöhung der Grenzfläche einer Emulsion steigt die *Grenzflächenenergie*. Die gebildeten kleinen Emulsionskügelchen sind nun allerdings bestrebt, ihre Grenzflächenenergie zu verringern. Berühren sich zwei Kügelchen, so werden sie sich vereinigen. Damit verringern sich die Grenzfläche und die Grenzflächenenergie, während das Volumen unverändert bleibt. Trifft nunmehr das gebildete größere Kügelchen auf ein weiteres Kügelchen, so wird es wieder unter weiterer Herabsetzung der Grenzflächenenergie zur Vereinigung kommen. Dieser Vorgang wiederholt sich so lange, bis sich schließlich die zunächst sehr energiereiche Emulsion völlig entmischt hat, d.h., bis beide Phasen getrennt vorliegen. Grenzfläche und Grenzflächenenergie haben somit ihr Minimum erreicht. Während ein Zu-

sammenfließen der kleinsten Kügelchen, bedingt durch die große Grenzflächenenergie, schnell erfolgt, verlangsamt sich der Entmischungsvorgang infolge der Abnahme der Grenzflächenenergie mit Zunahme der Größe der dispergierten Kugeln.

2.6.1.2
Messung

Zur Messung der Oberflächenspannung σ lassen sich die nachfolgend angeführten Methoden verwenden.

2.6.1.2.1
Tensiometermethode

Sie stellt die derzeit genaueste und bevorzugt eingesetzte Methode dar. Es wird die Kraft gemessen, die auf einen von der Flüssigkeit benetzten Meßkörper durch die Grenz- bzw. Oberflächenspannung ausgeübt wird.

Das klassische Gerät ist das Interfacial-Tensiometer nach Lecomte du Noüy, bei dem durch Messung des Verdrillungswinkels eines Torsionsdrahts die Kraft bestimmt wird, die notwendig ist, um einen Platin-Iridium-Ring definierter Dimensionen aus der Grenz- bzw. Oberfläche zu ziehen (Abb. 2.25). Die Meßwerte sind direkt an einer Skalenscheibe als mN · m^{-1} ablesbar. Moderne Geräte (Tensiometer der Fa. Lauda, Digitaltensiometer der Fa. Krüss) gewährleisten eine automatische Messung und Registrierung der Grenz- und Oberflächenspannung von Flüssigkeiten unter thermostatisierten Bedingungen mit einer Präzision bis zu

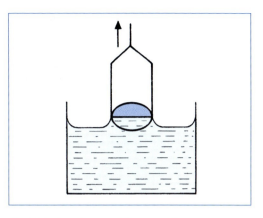

Abb. 2.25: Ring-Meßeinrichtung zum Tensiometer

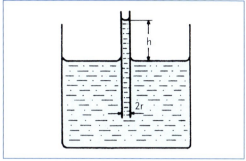

Abb. 2.27: Kapillarsteigmethode

± 0,1 mN · m^{-1}. Als Meßkörper dienen wahlweise ein Ring, ein Bügel oder eine speziell angerauhte Platinplatte nach Wilhelmy (Abb. 2.26). Durch automatische Stopp- bzw. Umkehreinrichtungen läßt sich ein Lamellenabriß, der zur Zerstörung des Grenzflächengleichgewichts und damit zu unexakten Meßdaten bei tensidhaltigen Lösungen führen würde, vermeiden. Zudem ermöglichen derartige Geräte die Bestimmung des Benetzungswinkels (< 90 °C) bei bekannter Oberflächenspannung der Flüssigkeit, wenn anstelle des Meßkörpers die Feststoffprobe (in Plattenform) eingesetzt wird.

Der Kontaktwinkel errechnet sich zu

$$\cos \vartheta = \frac{K}{\sigma \cdot L_b} \qquad (2.22)$$

σ Oberflächenspannung der Benetzungsflüssigkeit,
K gemessene Kraft,
ϑ Kontaktwinkel,
L_b Benetzungslänge (Plattenumfang).

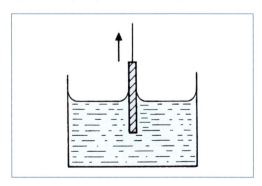

Abb. 2.26: Platte-Meßeinrichtung zum Tensiometer

2.6.1.2.2
Kapillarsteigmethode

In einer Kapillare steigt eine Flüssigkeit je nach der Größe ihrer Oberflächenspannung verschieden hoch (Abb. 2.27). Bei benetzenden Flüssigkeiten, z. B. Wasser, sind die Anziehungskräfte zwischen dem Glas und den Wassermolekülen größer als zwischen den Wassermolekülen untereinander. Bei bekannter Dichte der Flüssigkeit und bekanntem Kapillardurchmesser ist aus der Steighöhe die Oberflächenspannung errechenbar.

$$\sigma = \frac{r \cdot h \cdot \varrho \cdot g}{2} \qquad (2.23)$$

r Kapillarradius,
h Steighöhe,
ϱ Dichte der Flüssigkeit,
g Erdbeschleunigung.

2.6.1.2.3
Stalagmometermethode

Das Stalagmometer nach *Traube* (Abb. 2.28) besteht aus einer Glaskapillare, die am Fußteil eine horizontale plangeschliffene Verbreiterung besitzt. Es kann sowohl für Messungen der Oberflächenspannung als auch der Grenzflächenspannung eingesetzt werden. Da die Tropfenzahl einer Flüssigkeit von der Oberflächenspannung abhängt, läßt sich aus der Tropfenzahl einer bestimmten Menge Flüssigkeit oder aus dem Gewicht einer Anzahl Tropfen deren Oberflächenspannung ermitteln.

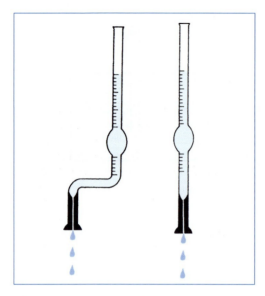

Abb. 2.28: Stalagmometer nach *Traube*

Beim Abreißen des Tropfens hält das Tropfengewicht der Kraft die Waage, die den Molekülverband zusammenhält. Die Kraft ist ein Maß für die Oberflächenspannung. Je größere Tropfen sich bilden, d. h., je kleiner die Tropfenzahl ist, desto größer ist die Oberflächenspannung. Tropfenzahl und Oberflächenspannung verhalten sich demnach umgekehrt proportional. Aus der Tropfenzahl der Flüssigkeit und der Tropfenzahl des Wassers läßt sich die Oberflächenspannung wie folgt berechnen:

$$\sigma = \frac{z_w \cdot \varrho \cdot \sigma_w}{z} \quad (2.24)$$

z Tropfenzahl der Meßflüssigkeit,
z_w Tropfenzahl des Wassers ($\varrho = 1,0$),
ϱ Dichte der Flüssigkeit,
σ_w Oberflächenspannung des Wassers.

Aus der Tropfenmasse der Flüssigkeit erfolgt die Berechnung der Oberflächenspannung in folgender Weise

$$\sigma = \frac{m \cdot g}{2r \cdot \pi} \quad (2.25)$$

m Masse,
g Erdbeschleunigung,
r Radius der Abtropfstelle.

Zur Ermittlung der Grenzflächenspannung zwischen zwei nicht mischbaren Flüssigkeiten wird das Stalagmometer in die Flüssigkeit mit der geringeren Dichte eingetaucht, während die Flüssigkeit mit der größeren Dichte in das Gerät einzufüllen ist. Man läßt aus dem Stalagmometer ein bestimmtes Volumen Flüssigkeit ausfließen und zählt die Tropfenzahl. Das Volumen eines Tropfens ist zu errechnen aus

$$\frac{\text{Volumen}}{\text{Tropfenzahl}} \quad (2.26)$$

Zur Berechnung von σ dient dann die Formel:

$$\sigma = \frac{V(\varrho_1 - \varrho_1)\,g}{2\pi \cdot r \cdot f} \quad (2.27)$$

ϱ_1, ϱ_2 Dichten der beiden Flüssigkeiten,
g Erdbeschleunigung,
r Radius des Stalagmometerausflusses,
f Korrekturfaktor (ist aus Tabellen zu entnehmen),
V Volumen von 1 Tropfen (ergibt sich aus dem Volumen der ausfließenden Flüssigkeit, dividiert durch die Tropfenzahl).

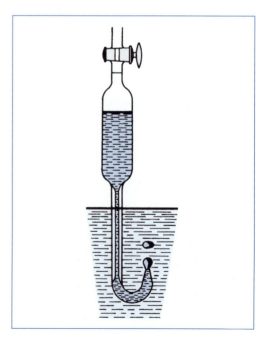

Abb. 2.29: Pipette nach *Donnan*

2.6.1.2.4
Pipette nach Donnan

Auch sie ermöglicht die Messung der Grenzflächenspannung zwischen zwei nicht mischbaren Flüssigkeiten. Eingefüllt wird die Flüssigkeit mit der geringeren Dichte (Öl), deren Tropfen vom Pipettenausfluß ballonartig in der Flüssigkeit mit der größeren Dichte (Wasser) aufsteigen. Je geringer die Grenzflächenspannung ist, desto größer ist die Tropfenzahl (Abb. 2.29).

2.6.1.2.5
Blasendruckmethode

Ein weiteres in verschiedenen Varianten als Blasendruckmethode bezeichnetes Verfahren beruht darauf, daß eine Luftblase aus einer Kapillare in eine Flüssigkeit gedrückt oder gesaugt wird (Abb. 2.30). Ihr Krümmungsdruck und der durch die Eintauchtiefe bestimmte hydrostatische Druck (p_1) stehen im Gleichgewicht mit dem aufgewendeten mechanischen Gegendruck (p). Die Blasendruckmethode kann auch zur Messung der Grenzflächenspannung zwischen zwei Flüssigkeiten herangezogen werden. Dabei werden Tropfen einer Fremdflüssigkeit anstatt der Luftblasen in die Meßflüssigkeit eingedrückt.

$$\sigma = \frac{r}{2}(p - p_1) \qquad (2.28)$$

r Radius der Kapillare,
p Druck,
p_1 hydrostatischer Druck.

2.6.2
Benetzbarkeit

2.6.2.1
Allgemeines

Die Benetzbarkeit ist eine physikochemische Eigenschaft fester Körper. Sie ist definiert als das Vermögen einer Flüssigkeit, sich auf der Oberfläche eines Festkörpers auszubreiten. In der Arzneiformung bildet die Benetzbarkeit einen wichtigen Parameter, z. B. bei Lösungsvorgängen, beim Tablettenzerfall, bei der Liberation und Resorption sowie bei der Dispergierung und Agglomeration. Auch bei halbfesten Körpern wie Salben kann das Ausmaß der Benetzung für biopharmazeutische Fragestellungen bedeutsam sein.

Das Maß der Benetzbarkeit ist der *Randwinkel* (Benetzungswinkel, Kontaktwinkel) ϑ. Der Grad der Benetzbarkeit hängt von den Grenzflächenspannungen Festkörper/Flüssigkeit ($\sigma_{f/fl}$), Festkörper/Luft ($\sigma_{f/g}$) sowie Flüssigkeit/Luft ($\sigma_{fl/g}$) ab (Abb. 2.31). Am Tropfen herrscht zwischen den Grenzflächenspannungen der festen, flüssigen und gasförmigen Phase ein Gleichgewicht, für das die Young-Gleichung gilt:

$$(\sigma_{f/g}) = \sigma_{f/fl} + \sigma_{fl/g} \cdot \cos \vartheta \qquad (2.29)$$

Der Cosinus des Randwinkels ϑ beschreibt die Wechselwirkungen zwischen den drei Grenzflächenspannungen. Die Einstellung des Gleichgewichts ist eine Zeitreaktion, darüber hinaus ist die Benetzbarkeit temperaturabhängig. Die Grenzflächenspannung $\sigma_{f/g}$ ist experimentell nicht bestimmbar. Die Differenz zwi-

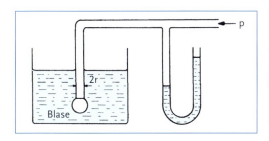

Abb. 2.30: Blasendruckmethode

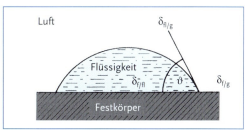

Abb. 2.31: Grenzflächenspannung eines Tropfens auf einem Festkörper

schen Grenzflächenspannung $\sigma_{f/g}$ und $\sigma_{f/fl}$ wird als *Haftspannung* bezeichnet.

Eine andere Möglichkeit zur Untersuchung des Benetzungsverhaltens ist die Bestimmung der *Benetzungswärme*. Benetzbare Körper zeigen eine Wärmetönung, die bei hinreichend großer Oberfläche kalorimetrisch zu ermitteln ist.

Da die Größe des Randwinkels keine Auskunft über die Anziehungskräfte zwischen Flüssigkeit und dem Feststoff gibt, kann als Maß für die Benetzbarkeit auch die Adhäsionsbzw. Kohäsionsarbeit dienen.

Für die Adhäsionsarbeit $W_{f/fl}$ gilt:

$$W_{f/fl} = \sigma_{f/g} + \sigma_{fl/g} - \sigma_{f/fl} \qquad (2.30)$$

Die Kohäsionsarbeit W_{fl} ergibt sich aus der folgenden Beziehung:

$$W_{fl} = 2\sigma_{fl/g} \qquad (2.31)$$

Die Flüssigkeit breitet sich auf dem Festkörper aus, wenn die Adhäsionsarbeit größer als die Kohäsionsarbeit ist.

2.6.2.2
Messung

Die *Tropfenmethode*, die in verschiedenen Varianten ausgeführt werden kann, ist die bekannteste. Eine definierte Flüssigkeitsmenge wird auf die Feststofffläche aufgesetzt. Durch mikroskopische Betrachtung, durch Projektion des vergrößerten Abbilds des Tropfens auf einer Leinwand, durch Fotografie oder auch durch Reflexion von Lichtstrahlen am Rand des Tropfens lassen sich Randwinkelmessungen vornehmen. Am Kontaktpunkt Flüssigkeit/Feststoff wird eine Tangente angelegt und der Winkel gemessen (s. Abb. 2.31).

Bei der *Methode der geneigten Platte* wird eine Platte, die aus dem zu prüfenden Material besteht oder mit diesem überzogen ist (z. B. Objektträger mit Salbe bestrichen), teilweise in die bei konstanter Temperatur gehaltene Flüssigkeit (z. B. Wasser) gebracht und ihre Stellung gegenüber der Flüssigkeitsoberfläche so verändert, daß diese ungekrümmt bis zur Berührungslinie mit der Platte verläuft. Der Neigungswinkel der Platte entspricht dem Randwinkel. Die in Abbildung 2.32 dargestellte

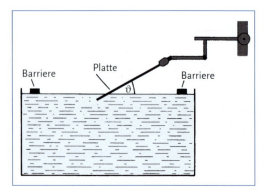

Abb. 2.32: Methode der geneigten Platte

Halterung ermöglicht durch sukzessive Drehung die Ermittlung des vorschreitenden und des rückschreitenden Randwinkels. Der vorschreitende Randwinkel wird durch Eintauchen eines Teiles der Platte bestimmt, der noch nicht mit der Flüssigkeit in Berührung kam, während der rückschreitende Randwinkel an dem gerade aus der Flüssigkeit herausgehobenen Teil der Oberfläche bestimmt wird. Ein zusätzlich angebrachter Winkelmesser ermöglicht die unmittelbare Ablesung des Neigungswinkels. Da Verunreinigungen der Flüssigkeitsoberfläche einen Einfluß auf die Größe des Randwinkels ausüben (besonders bei Flüssigkeiten mit hoher Oberflächenspannung, wie Wasser, die leicht verunreinigt sind), werden diese mit Hilfe von Barrieren durch Wegschieben beseitigt.

2.7
Rheologie

2.7.1
Allgemeines

Die Rheologie ist die Lehre von den Fließeigenschaften von Stoffen und Stoffsystemen. Sie umfaßt nicht nur die Gesetzmäßigkeiten des Fließens von Flüssigkeiten, sondern auch solcher Systeme, deren Viskosität weitgehend von der inneren Struktur abhängig ist.

Die *Viskosität, Zähigkeit* oder *innere Reibung* η ist eine wichtige Größe zur Beschreibung der Fließeigenschaften von Stoffen. Sie ist als diejenige Kraft definiert, die notwendig ist, um

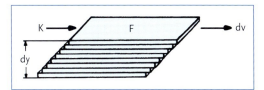

Abb. 2.33: Kartenblattmodell zur Erläuterung rheologischer Vorgänge

den inneren Reibungswiderstand zu überwinden. Zum besseren Verständnis seien die Verhältnisse an einem Stapel Kartenblätter, der die parallel liegenden Schichten einer Flüssigkeit modellartig darstellt, verdeutlicht (Abb. 2.33). Wirkt auf die oberste Karte mit der Fläche F eine Kraft K ein, so wird sich die Karte mit einer bestimmten Geschwindigkeit v in Richtung der Krafteinwirkung verschieben. Die darunter liegenden Kartenblätter (Abstand dy) werden gleichfalls eine Bewegung (dv) erfahren, die sich jedoch – bedingt durch den Reibungswiderstand – mit abnehmender Geschwindigkeit bewegen.

Diese erstmals von Newton erkannten und mathematisch fixierten Gesetzmäßigkeiten führten zur Aufstellung der Gleichung:

$$K = \eta \frac{dv}{dy} \cdot F$$

$$\frac{K}{F} = \eta \frac{dv}{dy}$$

(2.32)

Der Quotient K/F wird als *Schubspannung* oder *Scherkraft* τ (N · m^{-2}, alte Einheit: dyn · cm^{-2}) bezeichnet, der Differentialquotient dv/dy als *Schergefälle* oder *Deformationsgeschwindigkeit* D (s^{-1}). Die obige Gleichung vereinfacht sich somit zu:

$$\tau = \eta \cdot D$$

(2.33)

$$\eta = \frac{\tau}{D}$$

Die Verhältniszahl aus Schubspannung τ und Deformationsgeschwindigkeit D stellt die *dynamische* bzw. *absolute Viskosität* η oder exakter den *dynamischen Viskositätskoeffizienten* dar, dessen Maßeinheit Pa · s (P = Poise, cP = Centipoise, 1 cP = 10^{-3} Pa · s) ist.

Die *kinematische Viskosität* v ist definiert als Quotient aus dynamischer Viskosität und Dichte.

$$v = \frac{\eta}{\varrho}$$

(2.34)

Die Einheit der kinematischen Viskosität ist m^2 · s^{-1} (St = Stokes, cSt = Centistokes, 1 cSt = 10^{-6} m^2 · s^{-1}).

Stellt man nun die Schubspannung τ (Abszisse) gegen die Deformationsgeschwindigkeit D (Ordinate) in einem Koordinatensystem graphisch dar, so erhält man ein *Rheogramm* [$D = f(\tau)$], auch Fließkurve genannt. Die Neigung (cot α) der Kurve ist mit der dynamischen Viskosität identisch. Des weiteren ist eine Charakterisierung des rheologischen Verhaltens durch graphische Darstellung der Funktion $\eta = f(\tau)$ (s. z. B. Abb. 2.34) möglich, die jedoch weniger häufig genutzt wird.

Systeme, deren Fließkurven Geraden darstellen, die durch den Nullpunkt verlaufen, d. h. bei denen die Deformationsgeschwindigkeit lineare Proportionalität zur Schubspannung aufweist, werden als *idealviskose* oder *Newton-Körper* bezeichnet. Systeme, deren Fließkurven einen andersartigen Verlauf aufweisen, d. h. bei denen also die Viskosität eine von dem Schubspannungs-Deformationsgeschwindigkeits-Quotienten abhängige Größe ist, werden als *strukturviskose* oder *Nicht-Newton-Körper* bezeichnet. Der Viskositätswert strukturviskoser Systeme, die sog. *Quasiviskosität* oder *scheinbare Viskosität* (η_Q, η^*), stellt somit eine Funktion der Schubspannung bzw. des Schergefälles dar. Mit steigender Schubspannung nimmt im allgemeinen die Quasiviskosität ab, in seltenen Fällen aber auch zu. Dieser Viskositätswert ist nur dann aussage-

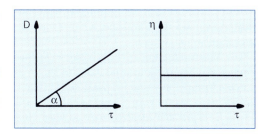

Abb. 2.34: Fließverhalten von *Newton*-Körpern

Tab. 2.6: Viskositäten verschiedener Materialien

Material	Viskosität in mPa · s bei 20 °C
Wasser	1,007
Chloroform	0,5563
Ethanol	1,19
Glycerin	1,49
Quecksilber	1,5
Traubensaft	2–5
Blut	4–15 (bei 37 °C!)
Kaffeesahne	10
Olivenöl	≈ 100
Honig	≈ 1000

kräftig, wenn die Schubspannung oder das Schergefälle mit angegeben wird. Erfolgt die Messung mit klassischen Viskosimetern, z. B. mit einem Kugelfallviskosimeter nach Höppler, das eine Schubspannung nicht abzulesen erlaubt, so müssen die genauen Meßbedingungen (Gerätetyp, Kugelkonstante, Meßmodus) dem Meßergebnis beigegeben werden. Zur Orientierung sind in Tabelle 2.6 die Viskositäten verschiedenster Materialien angegeben.

2.7.2
Fließverhalten von Newton-Körpern (idealviskosen Körpern)

Da idealviskose Körper einen konstanten Viskositätskoeffizienten besitzen, der vom absoluten Betrag der angelegten Schubspannung bzw. vom herrschenden Schergefälle unabhängig ist (Abb. 2.34), bedarf es zur Charakterisierung der Fließeigenschaften nicht unbedingt der Aufnahme eines Rheogramms, sondern es genügt, die Viskositätsmessung unter bestimmten genormten Bedingungen durchzuführen, wie das mit den klassischen Kugelfall- und Kapillarviskosimetern realisierbar ist.

Die Viskosität stellt für idealviskose Körper eine echte Materialkonstante dar, die lediglich von der Temperatur und im praktisch vernachlässigbaren Maße vom Druck abhängig ist. Typische Vertreter idealviskoser Körper sind Wasser, organische Lösungsmittel, flüssige Kohlenwasserstoffe (z. B. dickflüssiges und dünnflüssiges Paraffin), Glycerol, dickflüssiges und dünnflüssiges Wachs wie auch fette Öle. Aber auch Systeme, die bei Raumtemperatur strukturviskos sind, wie Fette und Vaselin, besitzen im Schmelzzustand idealviskoses Fließverhalten.

Zudem ist das rheologische Verhalten von Mehrstoffsystemen auch abhängig von der Konzentration des Stoffes. Während z. B. reines Polyethylenglycolsorbitanoleat (Tween 80®) idealviskos ist, zeigen Tween 80®-Wasser-Mischungen strukturviskoses Fließverhalten.

2.7.3
Fließverhalten von Nicht-Newton-Körpern (strukturviskosen Körpern)

Während das Fließverhalten von idealviskosen Systemen unabhängig von der einwirkenden Schubspannung ist, zeigen Nicht-Newton-Körper eine mehr oder minder ausgeprägte nichtlineare Abhängigkeit von den Parametern D und τ. Nach der Art dieser Abhängigkeit, die im Verlauf der Fließkurve zum Ausdruck kommt, werden folgende idealisierte Fließtypen unterschieden.

2.7.3.1
Pseudoplastische Körper

Das für diese Körper typische Rheogramm zeigt Abbildung 2.35. Bereits beim Anlegen geringer Schubspannungswerte, also bereits unter dem Einfluß der Schwerkraft, findet ein Fließen statt (Ursprung der Kurve im Nullpunkt). Beim Einwirken höherer Scherkräfte geht das anfänglich verzögerte Fließen (konvexer Kurventeil) in ideales bzw. fast ideales Fließverhalten (gerader Abschnitt der Kurve) über. Die Viskosität sinkt mit steigender Scherbeanspruchung, das System wird flüssiger (Scherverdünnung). Typische Vertreter dieser Gruppe sind Sole makromolekularer Fadenmoleküle (z. B. flüssige Zubereitungen von Cellulosederivaten und Pflanzenschleimen) und niedrig konzentrierte Suspensionen. Das Fließverhalten ist so zu erklären, daß die anfänglich relativ ungeordneten Moleküle oder Strukturelemente durch die einwirkende Kraft τ in einen Zustand höherer Ordnung überge-

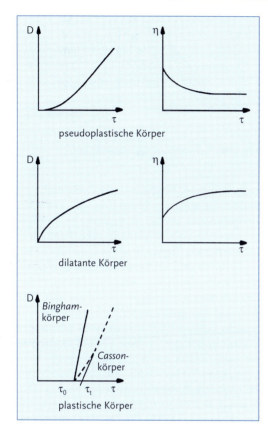

Abb. 2.35: Fließverhalten von Nicht-*Newton*-Körpern

hen, der durch eine Ausrichtung der fadenförmigen Bausteine in der Strömungsrichtung charakterisiert ist. Durch diesen Ausrichtungseffekt verringert sich der innere Widerstand, d.h., die Viskosität nimmt ab. Ist der Orientierungsprozeß abgeschlossen, bleibt die Viskosität konstant. Pseudoplastisches Fließverhalten kann bei höherer Temperatur oder beim Vorliegen anderer Stoffkonzentrationen in idealviskoses Verhalten umschlagen.

2.7.3.2
Dilatante Körper

Dilatante Körper sind dadurch charakterisiert, daß die Viskosität mit steigendem Geschwindigkeitsgradienten zunimmt (s. Abb. 2.35). Man spricht daher auch von *Scherverdickung*. Sie kann als Gegenstück zum pseudoplastischen Fließverhalten angesehen werden. Die eher seltene Erscheinung der Dilatanz zeigen Suspensionen mit hohem Feststoffanteil (z. B. Pasten).

Der Fließmechanismus dilatanter Systeme findet seine Erklärung im folgenden: Während im Ruhezustand die Feststoffteilchen von einer Solvathülle umgeben sind, kommt es durch die Schereinwirkung zu einer Minderung bzw. einem Verlust der gleitenden Flüssigkeitshülle und damit zu einer verstärkt auftretenden Partikelreibung, die ein Ansteigen der Viskosität zur Folge hat.

2.7.3.3
Plastische Körper

Plastische Körper sind durch die Existenz einer Fließgrenze gekennzeichnet (s. Abb. 2.35). Um einen Fließvorgang auszulösen, muß eine bestimmte Mindestschubspannung auf das System einwirken, die den Fließbeginn erzwingt. Unterhalb der *praktischen Fließgrenze* τ_0 verhalten sich diese Körper wie elastische Systeme (reversible Verformbarkeit). Oberhalb der Fließgrenze können plastische Körper unterschiedliches Verhalten zeigen. Erfolgt das Fließen idealviskos (völlig gerader Kurvenverlauf), so liegt ein *Bingham-* oder *idealplastischer Körper* vor. Zeigt die Probe hingegen strukturviskoses Fließverhalten (konvexer Verlauf) nach Überschreiten der Fließgrenze, so handelt es sich um einen *Casson-* oder *nichtidealplastischen* Körper.

Echte *Bingham*-Körper (z.B. Zementschlamm) sind recht selten anzutreffen und spielen in der Pharmazie kaum eine Rolle. Hingegen gehören zur anderen Gruppe der plastischen Körper Salbengele, Cremes und die meisten Pasten. Auch diese zeigen nach anfänglichem strukturviskosem Verhalten bei weiterer Schubspannungserhöhung meist ein idealviskoses Fließen. Extrapoliert man den geraden Kurvenverlauf auf die Abszisse (τ), so wird der theoretische Fließpunkt τ_t, auch als dynamischer Fließpunkt bezeichnet, erhalten, der wie die praktische Fließgrenze τ_0, zur Charakterisierung plastischer Systeme herangezogen wird. Die praktische oder statische Fließgrenze ist mit Rotationsviskosimetern meßtechnisch nur mit ungenügender Genauigkeit zugänglich. Zu ihrer Bestimmung sind statische Meßmethoden wie z.B. Viskowaagen (s. 15.15.3) geeignet.

2.7.3.4 Thixotrope Körper

Unter rheologischer Thixotropie ist die isotherme, durch mechanische Kräfte (Scherkräfte) bedingte *reversible* Erniedrigung der Viskosität zu verstehen. Wird z.B. eine Salbenprobe während einer bestimmten Zeit *(Scherzeit)* mechanisch beansprucht, so kommt es zu einem Viskositätsabfall, der bei konstanter Scherbeanspruchung nach einer gewissen Zeit seinen Endwert erreicht. Wird nun das gescherte System der Ruhe überlassen, so stellt sich nach einiger Zeit *(Regenerationszeit)* die Ausgangsviskosität wieder ein, bzw. sie kann sogar höhere Werte erreichen.

Thixotropes Fließverhalten ist an die Existenz einer inneren Gerüststruktur gebunden. Durch anhaltende Scherung wird der strukturelle Bau bis zu einem gewissen Grad gestört, und die Viskosität sinkt ab. Während der Ruhephase findet ein reversibler Gerüstaufbau statt, der im Ansteigen der Viskosität zum Ausdruck kommt. Je nach der Gerüstbeschaffenheit und der Art der Bindungskräfte ist die Scherverdünnung mehr oder weniger tiefgreifend und kann in einigen Fällen (z.B. Bentonitgele) zur vollständigen Zerstörung der inneren Struktur (Verflüssigung) führen, die jedoch reversibel ist und eine Gel-Sol-Gel-Umwandlung darstellt. Hingegen sind auch irreversible Scherverdünnungen, die *Rheodestruktionen* bekannt (z.B. Joghurt).

Meßtechnische Erfassung der Thixotropie. Da die Regenerationszeiten gescherter Systeme sehr lang sein können, verwendet man zur meßtechnischen Erfassung des thixotropen Verhaltens meist das sog. Hysteresisverfahren (Abb. 2.36). Hierzu wird die Meßprobe in das Meßsystem des Rotationsviskosimeters eingebracht und vor der eigentlichen Messung für eine genügend lange Zeit zur vollständigen Regeneration der Ruhe überlassen. In exakt gleichmäßigen Zeitabständen wird sodann, beginnend mit der kleinsten Drehgeschwindigkeit, die Fließkurve (Aufwärtskurve, upcurve)

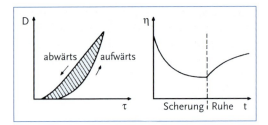

Abb. 2.36: Fließverhalten thixotroper Körper

aufgenommen, bis die höchste Drehgeschwindigkeit, die apparativ bedingt ist, erreicht wird. Anschließend ist durch stufenweise Drehgeschwindigkeitsverminderung eine Fließkurve (Abwärtskurve, downcurve) aufzunehmen. Bedingt durch den erfolgten Gerüstabbau fallen die τ-Werte der Abwärtskurve bei gleicher Deformationsgeschwindigkeit niedriger aus, d.h. Auf- und Abwärtskurve sind nicht identisch.

Mehr oder minder ausgeprägtes thixotropes Verhalten besitzen Salben, sowohl Hydrogele als auch solche auf Kohlenwasserstoff- bzw. Lipoidbasis. Aber auch Suspensionen und Emulsionen können Thixotropie zeigen. Das Ausmaß der Thixotropie ist temperaturabhängig. Während z.B. Vaselin bei 20°C einen ausgeprägten Thixotropieeffekt besitzt, geht dieser bei Erwärmen auf 50°C (Schmelze) vollständig verloren, und es kommt zu einem idealviskosen Fließen.

2.7.3.5 Rheopexe Körper

Bei der nur selten anzutreffenden Rheopexie (Abb. 2.37) findet – im Gegensatz zur Thixotropie – eine isotherme, reversible Viskositätserhöhung durch mechanische Beanspruchung

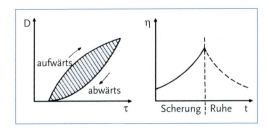

Abb. 2.37: Fließverhalten rheopexer Körper

statt. Nach entsprechender Regenerationszeit wird auch hier die Viskosität, wie sie bei Versuchsbeginn vorlag, erreicht. Ein rheopexes Fließverhalten zeigen bestimmte Zubereitungen der Polyethylenglykole mit plastischer Beschaffenheit.

2.7.4
Meßgeräte und -methoden

Eine exakte und reproduzierbare Messung der Viskosität setzt ein laminares Strömen der Flüssigkeit voraus, da bei Turbulenz, die beim Überschreiten der kritischen Reynold-Zahl eintritt, unüberschaubare, mathematisch nicht formulierbare Einflußgrößen wirksam werden. Die Bedingung des laminaren Fließens erfüllen verschieden konstruierte Kapillar- und Fallkörperviskosimeter.

2.7.4.1
Kapillarviskosimeter

Es wird die Auslaufzeit der Flüssigkeit aus einer genormten Kapillare bestimmt. Die auftretende laminare Strömung gehorcht dem Hagen-Poiseuille-Gesetz.

$$\frac{V}{t} = \frac{p \cdot \pi \cdot r^4}{8 \cdot \eta \cdot l}$$

$$\eta = \frac{p \cdot \pi \cdot r^4 \cdot t}{8 \cdot l \cdot V} \quad (2.35)$$

$$\eta = \varrho \cdot g \frac{\pi \cdot h \cdot r^4}{8 \cdot l \cdot V} \cdot t$$

V Flüssigkeitsvolumen in ml, das in der Zeit t durch die Kapillare strömt,
t Zeit,
l Länge der Strömungsstrecke in cm,
r Radius der Kapillare in cm,
p mittlerer hydrostatischer Druck (p = h · ϱ · g) in dyn/cm² (= 0,1 · N/m²; 1 N/m² = 1 Pa),
h mittlere Niveaudifferenz in cm,
ϱ Dichte der Flüssigkeit in g/ml,
g Erdbeschleunigung.

Die Einheit der Viskosität η ist demnach

$$\frac{g}{cm \cdot s} \quad (2.36)$$

(oder auch Poise abgek. P) = 10^{-1} N · s/m² = 10^{-1} Pa · s. Die letzte Einheit ist heute Norm, aber auch die anderen finden sich noch häufig.
Der Ausdruck

$$\frac{g \cdot \pi \cdot h \cdot r^4}{8 \cdot l \cdot V} \quad (2.37)$$

stellt die vom Hersteller angegebene Gerätekonstante k dar. Die Gleichung vereinfacht sich somit zu

$$\eta = \varrho \cdot k \cdot t$$
$$\frac{\eta}{\varrho} = k \cdot t = v \quad (2.38)$$

Mit Kapillarviskosimetern ist somit die Bestimmung der kinematischen Viskosität v durch Messung der Ausflußzeit ohne Berücksichtigung weiterer Meßgrößen möglich. Gebräuchliche Kapillarviskosimeter sind: *Ubbelohde*-Viskosimeter mit hängendem Kugelniveau (Abb. 2.38), Ostwald- bzw. Ostwald-Fenske-Viskosimeter und zur Messung der Viskosität geringer Flüssigkeitsvolumina das Druckkapillarviskosimeter nach Hess.

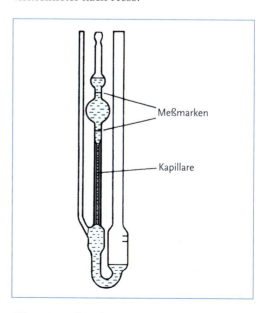

Abb. 2.38: Kapillarviskosimeter nach *Ubbelohde*

2.7.4.2
Fallkörperviskosimeter

Als Meßgröße dient die Fallzeit einer Kugel in der Flüssigkeit. Für den Fallvorgang in einem unendlich weiten Rohr gilt das Stokes-Kugelfallgesetz:

$$w = 6 \cdot \pi \cdot r \cdot \eta \cdot v \qquad (2.39)$$

w Widerstand, den die Flüssigkeit dem Kugelfall entgegensetzt,
v Kugelfallgeschwindigkeit.

Die Kraft K, die zur Bewegung der Kugel aufgebracht werden muß, errechnet sich zu

$$K = \frac{4}{3} \pi \cdot r^3 \, (\varrho_K - \varrho_{Fl}) \, g \qquad (2.40)$$

ϱ_K Dichte der Kugel,
ϱ_{Fl} Dichte der Flüssigkeit,
r Kugelradius,
g Erdbeschleunigung.

Im Beharrungszustand stehen w und K im Gleichgewicht:

$$6 \cdot \pi \cdot r \cdot \eta \cdot v = \frac{4}{3} \cdot \pi \cdot r^3 \, (\varrho_K - \varrho_{Fl}) \, g$$

$$\eta = \frac{2r^2 \, (\varrho_K - \varrho_{Fl}) \, g}{9 v} \qquad (2.41)$$

Da $v = l \cdot t^{-1}$ [l = Fallstrecke (cm), t = Fallzeit (s)] ist, vereinfacht sich die Gleichung zu

$$\eta = \frac{2r^2 \cdot g}{9 l} (\varrho_K - \varrho_{Fl}) \cdot t \qquad (2.42)$$

Der Ausdruck $\frac{2r^2 \cdot g}{9 l}$ bildet die Kugelkonstante k, die vom Hersteller angegeben wird. In diese Konstante gehen weiterhin schwer überschaubare Korrekturen, wie z. B. beim Höppler-Viskosimeter die durch Schrägstellung des Fallrohres bedingte Abweichung vom Stokes-Gesetz ein. Unter Berücksichtigung der Kugelkonstante vereinfacht sich die Viskositätsberechnung zu

$$\eta = k \, (\varrho_K - \varrho_{Fl}) \, t \qquad (2.43)$$

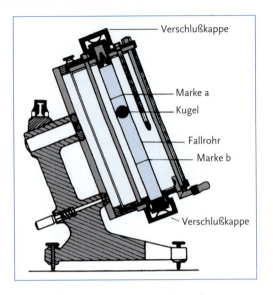

Abb. 2.39: Kugelfallviskosimeter nach *Höppler*

Kugelfallviskosimeter erlauben die Bestimmung der dynamischen Viskosität η. Sie setzen die Kenntnis der Dichte der zu messenden Flüssigkeit ϱ_{Fl} voraus. Die Dichte der Kugel ϱ_K wird vom Hersteller angegeben. Das bekannteste Gerät dieser Konstruktion ist das Kugelfallviskosimeter nach *Höppler* (Abb. 2.39). Des weiteren sind wesentlich einfacher konstruierte Viskosimeter für Routinemessungen einsetzbar.

2.7.4.3
Rotationsviskosimeter

Auf einem völlig anderen Meßprinzip beruhen Rotationsviskosimeter. Bei Rotationsviskosimetern befindet sich die Meßprobe in dem Ringspalt zweier konzentrisch angeordneter Zylinder, von denen sich der eine Zylinder dreht. Bedingt durch die innere Zähigkeit entsteht beispielsweise am Innenzylinder ein Drehmoment, dessen Größe mittels des Verdrillungswinkels einer Torsionsfeder gemessen wird (Abb. 2.40). Die an einer Skala als Zeigerausschlag ablesbare Auslenkung ist proportional dem Drehmoment und damit der Schubspannung τ. Der Antrieb des Viskosimeters erfolgt durch einen Synchronmotor. Die Drehzahl, die dem Schergefälle D proportional ist,

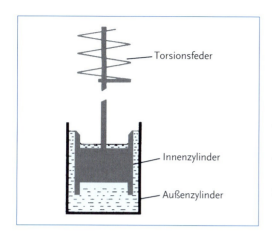

Abb. 2.40: Rotationsviskosimeter (Zylindermeßeinrichtung)

wird mit einem Getriebe eingestellt. Bei den nach dem *Searl*-Prinzip konstruierten Apparaten rotiert der innere Zylinder. Bekannte Geräte dieser Art sind unter anderem Rotovisko, Rheomat 15, Rheotest und das Broockfield-Synchroelektric-Viskosimeter. Nach dem *Couette*-Prinzip, bei dem der äußere Zylinder rotiert, arbeiten u. a. das Ferranti-Helmes- und AGFA-Rotationsviskosimeter.

Zur Bestimmung der rheologischen Größen von hochviskosen Systemen wird vorteilhaft die Platte-Kegel-Maßeinrichtung eingesetzt, die ein Zubehörteil üblicher Rotationsviskosimeter darstellt (Abb. 2.41). Sie besteht aus einer temperierbaren, horizontal angeordneten

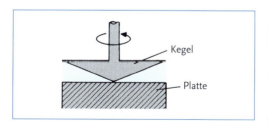

Abb. 2.41: Rotationsviskosimeter (Platte-Kegel-Meßeinrichtung)

Platte und einem stumpfen Kegel von fast 180° Öffnungswinkel. Während des Meßvorgangs drückt die mit einer Feder ausgerüstete Platte gegen die Spitze des rotierenden Kegels und sichert so die gleichmäßige Verteilung des Meßguts in dem ringförmigen Keilspalt zwischen Platte und Kegel. Die Vorteile dieser Methode bestehen in dem sehr geringen Substanzbedarf (0,1–0,2 ml) und dem minimalen Arbeitsaufwand für das Einfüllen und Reinigen.

Die dynamische Viskosität η errechnet sich zu

$$\eta = \frac{\tau}{D} = \frac{k_1 \cdot \alpha}{k_2 \cdot n} \qquad (2.44)$$

α Anzeige des Meßgeräts in Skalenteilen,
n Drehzahl,
k_1 Gerätekonstante (abhängig von der konstruktiven Ausbildung des Meßspalts und von den Getriebegrößen),
k_2 Geräte- bzw. Zylinderkonstante (abhängig von den Abmessungen des Zylindersystems und der Torsionseinrichtung).

Die meßtechnische Erfassung von Fließkurven mit Rotationsviskosimetern und die Beurteilung der Ergebnisse setzen einige Erfahrungen voraus. Bei einem Vergleich von Ergebnissen, die mit verschiedenen Geräten erhalten wurden, ist unbedingt das jeweilige Konstruktionsprinzip zu berücksichtigen. Darüber hinaus ist die „Vorgeschichte" der Meßprobe von entscheidender Bedeutung. Hierunter sind der Bereitungsmodus (Warm- oder Kaltherstellung, maschinelle Bearbeitung bzw. Homogenisierung), die Aufbewahrungsbedingungen (Temperatur, Zeit, Behältnisse) und die Art und Weise des Einfüllens der Probe in das Meßsystem zu verstehen. Als weitere Störeinflüsse müssen gegebenenfalls Gleiteffekte im Meßsystem berücksichtigt werden. Diese treten vor allem bei Emulsions- und Suspensionszubereitungen auf. Durch Verwendung von Meßzylindern mit profilierter Oberfläche können sie zurückgedrängt werden.

Arzneiformen

	Seite
Die Arzneiform	71
3. Die Arzneiform als Applikationssystem	73
4. Die Arzneiform als disperses System	79
5. Grund- und Hilfsstoffe in der Arzneiformung	87
6. Statistische Methoden in der Arzneiforschung	103
7. Grundlagen der Biopharmazie (Arzneiform – Arzneimittelwirkung)	123

Feste Arzneiformen 151

Halbfeste Arzneiformen 289

Flüssige Arzneiformen 337

Gasförmige Arzneiformen 421

Durch Drogenextraktion gewonnene
Arzneiformen 437

Neuzeitliche Arzneiformen
und Entwicklungstendenzen 457

Generelle Aspekte der Arzneiformung 475

Kapitel 3

Die Arzneiform als Applikationssystem

3.1 Allgemeines

Um Pharmaka dem Körper zuführen zu können, ist es notwendig, sie in eine Form zu bringen, die den physiologischen Gegebenheiten des Applikationsorts und den physikalisch-chemischen Eigenschaften des Arzneistoffs gerecht wird. Nur in seltenen Fällen ist eine Verabfolgung ohne jegliche Formung, d.h. als abgewogene Einzeldosis (z.B. einzeldosierte Pulver, die nur den Arzneistoff enthalten), möglich. In der Mehrzahl der Fälle müssen der Arzneistoff bzw. die Arzneistoffe unter Verwendung mehr oder weniger indifferenter Substanzen durch geeignete pharmazeutische Verfahrenstechniken in Arzneizubereitungen (Arzneiformen, Darreichungsformen) überführt werden, die auch den ästhetischen Ansprüchen Rechnung tragen. Eine Arzneiform setzt sich somit zusammen aus:

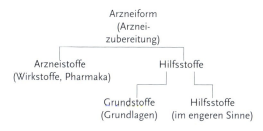

Innerhalb der Gesetzgebung der einzelnen Länder wird der Terminus Arzneimittel unterschiedlich interpretiert. Oft schließt die Definition sowohl Wirkstoffe als auch Zubereitungen ein. In diesem Buch wird der Begriff Arzneimittel nur in seinem engeren Sinne gleichberechtigt neben Arzneistoff, Wirkstoff bzw. Pharmakon verwendet.

Erst durch Überführung von Arzneistoffen in geeignete Arzneiformen wird eine bestimmte Applikationsart möglich. Eine perorale Verabreichung des Arzneistoffs ist als Tablette, überzogene Tablette oder Kapsel, aber auch in flüssiger Form als Lösung, Suspension oder Emulsion vorteilhaft. Zur Behandlung der Haut kommen Salben, Pasten oder Lösungen, Lotionen, Linimente zur Anwendung (topische Arzneiformen). Für die rektale Therapie bieten sich Zäpfchen oder Rektalkapseln an. Injektionen oder Infusionen ermöglichen wiederum ein Einbringen von Arzneistoffen in die Blutbahn. Aerosole eignen sich zur Behandlung des Bronchial- und Lungenepithels. Diese wenigen Beispiele zeigen die Vielfalt der Möglichkeiten, Arzneistoffe über Arzneiformen am oder im menschlichen oder tierischen Organismus zur Anwendung zu bringen. Welche Applikationsart und welcher Applikationsort im Einzelfall gewählt wird, hängt vom Ort und der Art der Erkrankung, aber auch vom gewünschten Wirkungseffekt ab.

Die Arzneiform hat keinesfalls nur Vehikelfunktion. Die erforderlichen Grund- und Hilfsstoffe, wie auch die Herstellungstechnologie, sind in hohem Maße in der Lage, auf die Arzneimittelwirkung Einfluß zu nehmen. Wirkungseintritt, -dauer und -intensität sind über die Arzneiform zu steuern. Die Arzneiform besitzt somit einen erheblichen Anteil an der Arzneimittelwirkung. Die Arzneiform stellt ein komplexes System dar, dessen Komponenten Arzneistoff(e), Grund- und Hilfsstoffe nicht isoliert betrachtet werden können, sondern nur im Zusammenhang mit den zahlreichen möglichen Wechselbeziehungen der Einzelbestandteile untereinander und der Technologie, die auf diese vielfältig einwirkt (Abb. 3.1).

Die Arzneiform muß weiterhin eine exakte Dosierung gewährleisten und damit sichern, daß der Patient nicht durch Abweichungen derselben – sei es nach oben oder nach unten –

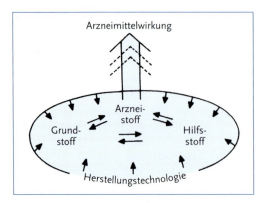

Abb. 3.1: Die Arzneiform als System

Tab. 3.1: Grenzpartikelgröße in Abhängigkeit von der Arzneistoffdosis (Tablettenmasse 100 mg)

Arzneistoffdosis in der Tablette (mg)	Grenzpartikelgröße (μm)
0,1	25
1,0	54
5,0	95
10,0	125

Schädigungen erleidet. Das bedeutet, daß bei einzeldosierten Arzneiformen z. B. jede Tablette die gleiche Wirkstoffdosis enthält. Massedifferenzen bei Tabletten (Masseabweichung) führen zwangsläufig zur Fehldosierung. Selbst bei Tabletten mit übereinstimmender Masse (Massekonstanz) kann der Wirkstoffgehalt schwanken, nämlich dann, wenn keine homogene Wirkstoffverteilung im Tablettiergut vorliegt. Die Qualität einer Mischung läßt sich als *Mischgüte* (s. 1.3.1) kennzeichnen. Die Mischgüte ist abhängig von der Mischzeit, Korngröße, -form, -größenverteilung, vom Fließverhalten und Feuchtigkeitsgehalt, von der Dichte und Konzentration der Mischkomponenten. Notwendige Voraussetzung für die Dosiergenauigkeit ist darüber hinaus aus Gründen der statistischen Verteilung eine genügend große Anzahl von Partikeln des Wirkstoffes je Tablette. Nur unter dieser Bedingung wird die unvermeidliche Streuung der Partikelzahl je einzeldosierte Arzneiform keine unzulässigen Abweichungen im Gesamtgehalt ergeben. In diesem Zusammenhang ist neben der Partikelzahl auch die Partikelgröße bedeutsam. Die für die Dosiergenauigkeit (s_{rel} = 1%) zu tolerierende Partikelgröße ist dosisabhängig und wird als *Grenzpartikelgröße* bezeichnet. Für einen Arzneistoff mit einer durchschnittlichen Dichte von 1,25 g/ml werden folgende Werte bei einer Gesamttablettenmasse von 100 mg angegeben (Tab. 3.1).

Die Forderung nach Gleichförmigkeit des Gehaltes (content uniformity) betrifft einzeldosierte Arzneiformen (Kapseln, Tabletten, Suppositorien, Vaginalkugeln, Pulver und Granulate). Entsprechende Bestimmungen der Arzneibücher (USP, Ph. Eur.) gelten für alle Zubereitungen, die weniger als 2 mg bzw. 2% Wirkstoff, bezogen auf die Gesamtmasse der einzeldosierten Darreichungsform, enthalten. Als Grenzwerte sind ± 15% Abweichung vom deklarierten Durchschnittsgehalt zulässig. In Abhängigkeit von der Darreichungsform dürfen von der festgelegten Zahl, z. B. 30, untersuchter Einheiten 1 bis 3 davon innerhalb einer erweiterten Gehaltsgrenze von bis zu ± 25% des Durchschnittsgehalts liegen.

Eine weitere Aufgabe der Arzneiform besteht darin, eine ausreichende Stabilität der inkorporierten Wirkstoffe zu sichern. Andererseits müssen bei der Arzneiform selbst stabilitätsbeeinflussende physikalische und chemische Vorgänge weitgehend ausgeschaltet werden. Oftmals lassen sich bereits durch Auswahl einer geeigneten Verpackung Stabilitätseinbußen verringern oder verhindern.

Schließlich sollen Arzneiformen ein ansprechendes Äußeres besitzen. Die meisten Arzneibücher lassen daher zur Schönung der Produkte oder zur Kennzeichnung (Verhinderung von Verwechslungen), insbesondere für (überzogene) Tabletten, Kapseln und Suppositorien, die Anwendung von Farbstoffen zu [wasserlösliche, fettlösliche und unlösliche Farbstoffe (Pigmente) (s. 10.5.5)]. Das Färben von Arzneiformen ist nicht unproblematisch. Da unter bestimmten Bedingungen Farbstoffe kanzerogen oder auch embryotoxisch oder teratogen wirken können, dürfen nur zugelassene Farbstoffe eingesetzt werden. Bedauerlicherweise existieren keine international übereinstimmenden gesetzlichen Vorschriften. Bedingt durch die physikalisch-chemischen Eigenschaften der Farbstoffe sind unerwünschte Veränderungen im Arzneistoffsystem bis hin zu Wechselwirkungen bzw. Inkompatibilitäten mit Arznei- und Hilfsstoffen nicht unbedingt auszuschließen. Im übrigen beinhaltet die Haltbarkeit von Arzneiformen auch die Stabilität der Farbe (Kontrolle mit Hilfe von Farblexika oder durch Farbmeßgeräte). Besonders bei Peroral-Arzneiformen wird weiterhin gelegentlich erforderlich sein, einen schlechten Geschmack oder Geruch durch entsprechende Hilfsstoffe zu überdecken.

Die Entwicklung einer Arzneiform ist ein komplizierter Prozeß, der stark vereinfacht durch folgende Phasen gekennzeichnet ist. In der Präformulierung, die früher weitgehend in einem auf Empirie bestehenden „Probieren" bestand, setzt man heute die statistische Versuchsplanung (z. B. factorial design und central composite design) als rationelles Verfahren ein (s. 6.6). Auf der Grundlage der Ergebnisse erfolgt die Formulierung und damit die Erprobung der Technologie unter Laborbedingungen. Nach Maßstabsvergrößerung (Überprüfung in der Pilotanlage) kommt es schließlich zur Übergabe des Verfahrens an die Produktionsabteilung der pharmazeutischen Industrie. Bei allen Entwicklungsarbeiten ist die technische Realisierbarkeit und damit im Zusammenhang stehend die Wirtschaftlichkeit des Verfahrens, die sich in den Herstellungskosten niederschlägt, entscheidend.

3.2
Good Manufacturing Practice (GMP)

Bedingt durch die mikrobielle Kontamination der Stoffe, die in Arzneiformen verarbeitet wurden, traten in früheren Zeiten häufig Infektionserkrankungen und Unverträglichkeitsreaktionen auf. Dies gab Anlaß zur Einführung strengerer Maßstäbe zur Qualitätssicherung von Arzneistoffen, Hilfsstoffen und Arzneiformen. Die fortan geforderte *Arzneimittelsicherheit* umfaßte nicht nur die Forderung nach Keimarmut bzw. -freiheit, sondern verlangte den gesicherten Nachweis der Wirksamkeit, Unbedenklichkeit und pharmazeutischen Qualität des Arzneistoffs und dessen Zubereitungen für die Laufzeit des Arzneimittels.

Unter diesen Aspekten erstellte die Weltgesundheitsorganisation (WHO) 1968 ein Dokument *Draft Requirements for Good Manufacturing Practice in the Manufacture and Quality Control of Drugs and Pharmaceutical Specialities* als Instrument zur Durchsetzung von Qualitätskriterien, dessen Anwendung allen Mitgliedsstaaten empfohlen wurde und einen einheitlichen Standard der Arzneimittelherstellung und -qualitätsprüfung gewährleisten sollte. Aufbauend auf diesen ersten Grundregeln folgten 1992 revidierte und ergänzende Leitlinien für die *Good Manufacturing Practice* (Gute Herstellungspraxis für Arzneimittel), die international unter der Kurzbezeichnung **GMP** bekannt sind.

In Ergänzung zu den ursprünglichen *WHO-GMP-Richtlinien* legten 1970 die für die Überwachung zuständigen vorwiegend europäischen Behörden ihrerseits ein bis heute mehrfach aktualisiertes Übereinkommen zur gegenseitigen Anerkennung von Inspektionen pharmazeutischer Betriebe vor (*PIC-Pharmaceutical Inspection Convention*). In diesem werden zusätzlich die Grundregeln und Richtlinien der GMP-gerechten Herstellung pharmazeutischer Produkte konkretisiert (*PIC-GMP-Regeln*). Insbesondere zur Herstellung von sterilen Produkten, zum Umgang mit Ausgangsstoffen und für das Verpacken von pharmazeutischen Produkten werden in diesem Werk Festlegungen getroffen.

Anfang der neunziger Jahre erstellte die EG eigene GMP-Regeln (*EG-GMP-Regeln*), die inhaltlich von denen der PIC im wesentlichen übernommen wurden. Das heutige EU-GMP-Regelwerk besteht aus zwei Teilen, der rechtsverbindlichen *Richtlinie* (*Grundsätze* und *Leitlinien*) sowie dem nicht rechtsverbindlichen, aber dringend empfohlenen *Leitfaden*. Das aktuelle, revidierte und erweiterte *WHO-GMP*-Regelwerk umfaßt alle im *PIC-GMP*-Leitfaden enthaltenen Prinzipien, Standards und Verfahren. Die Anforderungen des *WHO-GMP-Leitfadens* gehen über den Inhalt des PIC-Leitfadens hinaus; beispielsweise sind die Anforderungen bezüglich der In-Prozeß-Kontrolle im WHO-Leitfaden wesentlich präziser. Dies bedeutet, daß somit eine WHO-konforme Qualitätssicherung zwar in der Regel den PIC-Anforderungen entspricht; im umgekehrten Fall dürften allerdings PIC-konforme Qualitätssicherungssysteme nicht zwangsläufig in vollem Umfang den WHO-Leitlinien entsprechen. Dies gilt auch für den EU-GMP-Leitfaden, da dieses GMP-Regelwerk bis auf geringfügige Unterschiede bezüglich Ausbildungsanforderungen mit dem PIC-GMP-Leitfaden identisch ist.

Die GMP-Regeln besaßen zunächst keine Rechtsverbindlichkeit im Rahmen der nationalen Gesetzgebung, sondern waren als dringende Empfehlung zur Erzielung des angestrebten Qualitätszieles und zur Erfüllung grundlegender Qualitätsanforderungen zu verstehen. Durch das Arzneimittelgesetz, das 1978 in Kraft trat, war aber eine Ermächtigungsgrundlage zum Erlaß einer Betriebsverordnung (§ 54 AMG) für pharmazeutische Unternehmen, nämlich die Pharmabetriebsverordnung (PharmBetrV), geschaffen worden. Für Apotheken und Krankenhausapotheken ist auf der Grundlage des Apothekengesetzes (ApoG) die Apothekenbetriebsordnung (ApBetrO) erlassen worden. Diese ermöglichten es nun, die WHO- und PIC-Empfehlungen in die entsprechenden nationalen Verordnungen aufzunehmen. Die EU (oder übergeordnet WHO)-GMP-Richtlinie ist durch Einarbeitung in die PharmBetrV und die ApBetrO in nationales Recht zu transformieren und damit vom anerkannten Hinweis auf den aktuellen Stand der Technik in den Status der verbindlichen Norm bei der Herstellung von Arzneimitteln umzuwandeln.

Das GMP-Regelwerk ist jetzt [zusammen mit GLP (Good Laboratory Practice) und GCP (Good Clinical Practice)] integraler Bestandteil eines komplexen Qualitätssicherungssystems und fordert eine dem aktuellen Stand der Wissenschaft und Technik angepaßte umfassende Überwachung und Sicherung der Qualität in jeder Phase des Herstellungsganges. Die Einhaltung der GMP-Richtlinien ist eine Vorbedingung zur Zulassung des Produktes.

Auch die Anforderungen des 1994 etablierten Qualitätsmanagementsystems nach DIN-EN-ISO 9001-9004-1 werden durch die umfangreichen arzneimittelrechtlichen Bestimmungen sowie das aktualisierte GMP-Regelwerk in vollem Umfang abgedeckt.

Die wesentlichen Forderungen des WHO-GMP-Leitfadens (erweiterte Form) sind:
- äußerste Sorgfalt bei allen Produktionsschritten durch ein gut ausgebildetes, qualitäts- und verantwortungsbewußtes *Personal*; insbesondere für Personal in Schlüsselpositionen werden Mindestanforderungen bezüglich der Ausbildung festgelegt.
- Vorhandensein von geeigneten *Räumlichkeiten*, die eine getrennte Herstellung, Bearbeitung, Verpackung, Etikettierung und Prüfung der Arzneimittel erlauben.
- Vermeidung von Verwechslungen durch *räumliche Trennung* verschiedener Produktions- und Verpackungsvorgänge sowie eindeutige *Kennzeichnung* des Inhalts aller in den verschiedenen Produktionsstufen benutzten Behältnisse und Maschinen.
- Vermeidung von Verunreinigungen durch einwandfreie *Produktionshygiene*, die durch regelmäßige Reinigung der Arbeitsräume und -geräte sowie durch regelmäßige Gesundheitskontrollen des Personals zu sichern ist.
- Produktionshygienische Maßnahmen sind vor allem zur Erfüllung der Forderung nach *mikrobieller Reinheit* bei Arzneiformen, die nicht einer Sterilisation unterworfen werden, entscheidend. Die Verarbeitung von hochwirksamen Arzneistoffen muß in getrennten Bereichen, die ein ausreichendes Abluftsystem besitzen, erfolgen, um eine wechselseitige Verunreinigung (cross contamination) zu vermeiden.
- Gewährleistung einer hohen Qualität aller verwendeten *Materialien*, die bei der Herstellung der Arzneiform zum Einsatz kommen; die Leitlinien wurden um zusätzliche Abschnitte über Reagenzien und Kulturmedien, Referenzstandards und Abfallmaterialien erweitert.
- Es wird die Überwachung und Transparenz des Gesamtprozesses in seinen Einzelschritten mittels präziser Beschreibung der Einzelverfahren in Form von *Qualifizierung* (dokumentiertes Testen auf Grund eines vorabgefaßten Testplanes und nach etablierten Akzeptanz-Kriterien), Arbeiten nach *SOP* (**s**tandard **o**peration **p**rocedures:

„definierte Arbeitsanweisung für einen Arbeitsgang, dessen Ablauf eindeutig dokumentiert ist; die Anweisung muß genauestens befolgt werden, um eine Vergleichbarkeit der Resultate sicherzustellen") sowie die *Dokumentation* aller Herstellungsvorgänge und Kontrollen gefordert. Darüber hinaus werden die Richtlinien um neue Abschnitte bezüglich Spezifikation und Analysenmethoden erweitert; es wird eine Verfahrensbeschreibung für die Vergabe von Batch-Nummern gefordert.

- Weitere Empfehlungen betreffen das *Qualitätskontrollsystem*, die Bearbeitung und Dokumentation von *Beschwerden* sowie Berichte über *unerwünschte Wirkungen*.
- In-Prozeß-Kontrolle: Es soll Qualität produziert werden und reproduzierbar sein! Die Kontrollen sollen (als Hilfsmittel) die GMP-gerechte Produktion der Arzneiform bestätigen; dies umfaßt die Kontrolle der Ausgangs- und Endprodukte einschließlich der Verpackungsmaterialien, die Kontrolle aller wichtigen Parameter während des Herstellungsprozesses, die Erfassung jedes einzelnen Produktionsschrittes, der sich auf die Qualität des Endproduktes auswirken kann, sowie Kontrollen der Stabilität der Arzneiform und der Chargen-Protokolle. Diese Kontrollen ermöglichen eine Verbesserung der Qualitätssicherung sowie eine ständige Steuerung/Korrektur/Optimierung der laufenden Produktionsprozesse (z. B. Kontrolle des Tablettengewichtes, der Zerfallszeit, der Homogenität der Mischungen, des Füllvolumens von Ampullen).
- Leitlinien für die Herstellung *steriler pharmazeutischer Produkte*, z. B. wird die Sterilfiltration als Sterilisationsverfahren betrachtet.
- Die *Validierung* umfaßt die systematische Überprüfung der wesentlichen Arbeitsschritte und Einrichtungen in Entwicklung und Produktion einschließlich der Kontrolle von pharmazeutischen Produkten mit dem Ziel sicherzustellen, daß die hergestellten Produkte bei Einhaltung der festgelegten Produktions- und Kontrollverfahren zuverlässig und reproduzierbar in der gewünschten Qualität hergestellt werden können (Definition FIP). Es geht um eine systematische und vollständig protokollierte Überprüfung aller Faktoren, die einen Einfluß auf die Qualität des Präparates haben können.
- Die Anforderungen zur *Selbstinspektion* und zum *Audit* werden um Aspekte bzgl. des Umfangs von Selbstinspektionen, die daraufhin folgenden (follow up) Maßnahmen sowie der Lieferantenkontrolle (audit) erweitert.

Kapitel 4

Die Arzneiform als disperses System

4.1 Allgemeines

Zunächst ist zwischen Einstoff- und Mehrstoffsystemen zu unterscheiden, wobei jede definierte chemische Verbindung als Einstoffsystem aufzufassen ist, die in den Aggregatzuständen fest, flüssig und gasförmig auftreten kann.

Arzneiformen bestehen ganz allgemein aus mehreren Komponenten. Es sind Mehrstoffsysteme. Aus mindestens zwei Phasen bestehende Stoffsysteme werden als *disperse Systeme* bezeichnet, wobei die eine Phase (*disperse Phase, Dispersum*) in der anderen Phase (*Dispersionsmittel, Dispergens*) fein verteilt ist. Sowohl die disperse Phase als auch das Dispersionsmittel können fest, flüssig oder gasförmig sein, es gibt auch Übergänge. Disperse Systeme lassen sich durch den *Dispersitätsgrad* charakterisieren. Der Dispersitätsgrad läßt sich durch die volumenbezogene Oberfläche der dispersen Phase charakterisieren.

Sind die dispergierten Teilchen von einheitlicher Form (z. B. Kügelchen), so spricht man von *monoformen Teilchen*, bei unterschiedlicher Gestalt von *polyformen Teilchen*. Systeme mit monoformen Partikeln gleicher Größe werden als *monodisperse* (*isodisperse*), ungleicher Größe als *hetero-* oder *polydisperse Systeme* bezeichnet (Abb. 4.1). Man unterscheidet nach der Teilchengröße *grobdisperse*, *kolloiddisperse* und *molekulardisperse* Systeme (Tab. 4.1).

Dieses Einteilungsprinzip ist nur grobschematisch, da keine sprunghaften Veränderungen der Eigenschaften von einem System zum anderen auftreten. Die Einteilung basiert auf

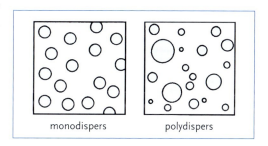

Abb. 4.1: Disperse Systeme

Tab. 4.1: Einteilung disperser Systeme

	grobdisperse Systeme	kolloiddisperse Systeme	molekulardisperse Systeme
Zahl der Bausteine in den einzelnen Teilchen	> 10^9	10^3–10^9	< 10^3
Teilchengröße	1 µm	1 µm–1 nm	1 nm
Betrachtungsmöglichkeiten der Teilchen	mit dem Auge oder mikroskopisch sichtbar	nur im Elektronenmikroskop sichtbar	unsichtbar
Trennungsmöglichkeit zwischen Dispersionsmittel und dispersem Bestandteil	filtrierbar mit gewöhnlichen Filterpapieren	filtrierbar mit Pergament, tierischer Membran u. a.	nicht filtrierbar
Beispiele	Sandaufschwemmung, Schüttelmixtur	Eiweißlösungen, Schleime, Metallhydroxidlösungen	Natriumchloridlösung (echte Lösungen), Gas- und Flüssigkeitsgemische

einem Schema von Staudinger, der die Zahl der Bausteine der Klassifizierung zugrunde legte, da sich eine Einteilung nach der Teilchengröße streng genommen lediglich auf kugelförmige Partikel bezieht. Auf die Eigenschaften disperser Systeme übt auch die Teilchenform einen wesentlichen Einfluß aus.

Sind die dispergierten Partikel im Dispersionsmittel verteilt, ohne daß sie sich berühren, bildet also nur das Dispersionsmittel eine zusammenhängende Phase, so liegt ein *inkohärentes System* vor. Als Beispiel hierfür seien Emulsionen oder Suspensionen genannt. In *kohärenten Systemen* berühren sich die dispergierten Teilchen gegenseitig und bilden eine räumliche Gerüststruktur, so daß sich beide Phasen des Systems durchdringen (Abb. 4.2). Derartige Verhältnisse liegen bei Gelen vor (Salbengrundlagen, Bentonitgel, s. 15.3).

Einteilungen der vielfältigen dispersen Systeme nach den Aggregatzuständen der Phasen, wie sie von W. Ostwald gegeben wurden, sind didaktisch von Vorteil. Die in Tabelle 4.2 aufgeführten dispersen Systeme mit Beispielen aus der pharmazeutischen Technologie sind nach dem gleichen Einteilungsprinzip zusammengestellt. Hierbei darf nicht außer acht gelassen werden, daß zwischen den einzelnen Systemen gleitende Übergänge existieren, da eine scharfe Abgrenzung der Aggregatzustände infolge der Schwierigkeit einer exakten Definition der jeweiligen Konsistenz der Phasen und des dispersen Systems nicht gegeben ist.

Der Dispergiervorgang läßt sich zumeist in zwei Teilabschnitte unterteilen, in einen *Zerteilungsvorgang* und einen *Verteilungsvorgang*. Ein Feststoff wird z. B. zunächst zu einem Pulver zerteilt, anschließend erfolgt dann die Verteilung in einem Dispersionsmittel.

4.2
Molekulardisperse Systeme

Bei molekulardispersen Systemen ist die dispergierte Substanz im Lösungsmittel echt gelöst. Die Mischungen sind einheitlich und homogen. Grenzflächen existieren im Inneren des Systems nicht. Die gegenseitige Verteilung

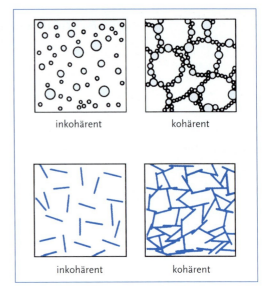

Abb. 4.2: Beispiele für inkohärente und kohärente disperse Systeme

der Komponenten in der Lösung ist molekulardispers, wenn die Teilchengröße der Komponenten in der Lösung bei $10^{-7}-10^{-8}$ cm liegt. Die Komponente, die in überwiegender Menge vorhanden ist, wird als *Lösungsmittel* bezeichnet, in dem die andere Komponente (echt) gelöst ist. Das Verhältnis zwischen der Menge des gelösten Stoffes und der Menge des Lösungsmittels wird als *Konzentration* ausgedrückt. Als *Mischungen* werden solche Lösungen bezeichnet, bei denen beide Komponenten in etwa gleich großen Mengen vorhanden sind und unter gleichen äußeren Bedingungen von Temperatur und Druck in reinem Zustand denselben Aggregatzustand wie die Lösung besitzen. Als *Lösungen* werden im allgemeinen nur flüssige und feste Mischphasen bezeichnet.

4.3
Kolloiddisperse Systeme

4.3.1
Allgemeines

Kolloiddisperse Systeme nehmen eine Zwischenstellung zwischen den molekulardispersen und den grobdispersen Systemen ein. Un-

Tab. 4.2: Arzneiformen als disperse Systeme (Beispiele)

dispergierte Phase	Dispersionsmittel	Aggregatzustand des Systems	Bezeichnung	Beispiele	
				kolloiddispers	grobdispers
fest	fest	fest	„feste Suspensionen"		Suspensionszäpfchen
flüssig	fest	fest	„feste (erstarrte) Emulsionen"		Emulsionszäpfchen
gasförmig	fest	fest		Gelatinefolie	Xerogelzäpfchen
fest	flüssig	flüssig	Suspensionen	Gellösungen, Schleim (z. B. Arabisch-Gummi-Schleim)	Schüttelmixturen, Schüttelpinselungen, Lotionen
fest	flüssig	halbflüssig	Suspensionen mit hohem Feststoffanteil		Zinkoxidpaste
fest	flüssig	halbflüssig	plastische und elastische Massen, Salbengrundlagen, Gallerten	Hydrogele, Hydrogelsalben, (Betonitgel, Hydroxyethylcellulosegel) Hydrogelzäpfchen/Kugeln (Glycerol-Gelatine)	Vaselin, Salbengrundlagen auf Triglycerid- und Polyethylenglykolbasis
flüssig	flüssig	flüssig	Emulsionen	Seifencresol	Lebertranemulsion Kalkliniment
flüssig	flüssig	halbflüssig	hochkonzentrierte Emulsionen		Mayonnaisen
gasförmig	flüssig	flüssig	Schäume		Schaumbäder
fest	gasförmig	gasförmig	Rauch, Staub, Aerosole		Inhalation fester Teilchen
flüssig	gasförmig	gasförmig	Nebel, Nebelaerosole		Inhalation flüssiger Teilchen (z. B. ätherischer Öle)

ter *Kolloiden* sind Moleküle oder Aggregate zu verstehen, die sich aus etwa $10^3 - 10^9$ Atomen zusammensetzen, wobei der Teilchendurchmesser etwa 1 µm bis 1 nm beträgt und die Partikel in einem Dispersionsmittel verteilt sind. Die Grenzen des kolloiden Bereichs, die willkürlich gezogen werden, liegen damit zwischen 1 µm und 1 nm. Im Gegensatz zu den molekulardispersen Systemen ist ein kolloiddisperses System nicht allein durch die Zustandsgrößen Druck, Temperatur und Konzentration beschrieben. Auch Größe, Gestalt und Struktur der Teilchen bestimmen dessen Eigenschaften. Die Größe der kolloiden Partikel und die Inhomogenität der Verteilung bewirken die Ausbildung von Grenzflächen (im Gegensatz zu molekulardispersen Systemen) und bedingen eine Reihe von Grenzflächenphänomenen (Adsorption, Grenzflächenspannung u.a.). Kolloide Teilchen, die sowohl anorganischer als auch organischer Natur sein können, besitzen keinesfalls übereinstimmende Form oder gleichartigen Aufbau. Kolloiddisperse Systeme lassen sich klassifizieren in Dispersionskolloide, Assoziationskolloide und Molekülkolloide.

4.3.2 Stabilität und Stabilisierung

Oberflächenatome weisen eine größere freie Energie als Atome im Inneren der Phase auf. Da das Verhältnis Oberflächenatome zu Atomen im Inneren der Phase mit abnehmender Teilchengröße wächst, besitzen Dispersionskolloide einen großen Überschuß an freier

Energie und haben das Bestreben, sich unter Abnahme derselben zu größeren Aggregaten zusammenzuschließen. Der Vorgang des Zusammentritts zu größeren Aggregaten wird als *Koagulation*, eine weiterführende Vereinigung, die schließlich zur Ausbildung einer kompakten zusammenhängenden Phase führt, als *Koaleszenz* bezeichnet. Zur Verhinderung des Koagulationsprozesses dienen Stabilisierungsmaßnahmen:

- Alle Dispersionskolloide tragen eine elektrische Ladung, die auf Eigendissoziation oder auf Adsorption von Ionen zurückzuführen ist. Die gleichsinnige Oberflächenladung der kolloiden Teilchen ist so zu wählen, daß sie größer ist als die van-der-Waals-Anziehungskräfte. Die Teilchen dürfen sich auch auf Grund ihrer kinetischen Energie nicht so nahe kommen, daß Koagulation stattfinden kann.
- Besitzen die kolloiden Teilchen durch Anlagerung von Molekülen des Dispersionsmittels eine starke Solvatschicht (*Solvatation*, Anlagerung von Wassermolekülen = *Hydratation*), so verringert sich gleichfalls die freie Energie. Kolloide mit starker Solvathülle werden als *lyophile Kolloide*, schwach oder nicht solvatisierte als *lyophobe Kolloide* bezeichnet. Entscheidend für diese Klassifizierung ist die Affinität der kolloiden Partikel zum Dispersionsmittel. Beispielsweise ist Stärke auf Grund der hydrophilen Gruppen im Molekül gegenüber Wasser lyophil. Silberpartikel erweisen sich infolge fehlender Affinität zu Wasser dagegen als lyophob.

Koagulation tritt bei allen lyophoben Solen auf, wenn lyotrope Elektrolyte hinzugefügt werden. Für die koagulierende Wirkung von Elektrolyten gilt die *Hofmeister-Ionenreihe*. Bei der Flockung von Hühnereiweiß aus saurer Lösung erhält man folgende Ionenreihe:

In alkalischer Lösung ist diese Reihenfolge umgekehrt.

- Da lyophobe Kolloide keine oder doch nur eine ungenügende Solvathülle besitzen, sind sie im wesentlichen nur durch ihre elektrische Ladung gegen Koagulation geschützt. Bereits kleine Elektrolytmengen – wie sie auch vom Glas abgegeben werden – können zur Entladung und damit zur Koagulation führen. Zusätze an lyophilen Makromolekülen fungieren als *Schutzkolloide* (Gelatine, lösliche Harze, Eiweißstoffe und deren Abbauprodukte), indem sie die lyophoben Partikel umhüllen und Lösungsmittel durch Solvatation binden, so daß selbst bei Entladung die Solvatschicht Koagulationsvorgänge verhindert. Die Schutzwirkung von Eiweißstoffen nutzt man z.B. zur Stabilisierung kolloider Silberlösungen aus.

4.3.3
Eigenschaften kolloider Lösungen

Die Kolloidstruktur gelöster Stoffe läßt sich mittels *Dialyse* nachweisen. Molekulargelöste Stoffe diffundieren leicht durch halbdurchlässige (semipermeable) Membranen (Pergamentpapier, Celluloseacetat, -nitrat, tierische Haut, Schweineblase). Kolloidal gelöste Stoffe können nur bis zur Ausschlußgrenze der Membran durch diese hindurchwandern. Die Ausschlußgrenze der Membranen wird in Dalton (Da) angegeben. Das Dialyseverfahren läßt sich somit zum Abscheiden niedermolekularer Stoffe aus Lösungen kolloider Stoffe bzw. zur Reinigung von Kolloiden anwenden. Im elektrischen Feld wandern kolloide Teilchen wie Ionen (*Elektrophorese*). Kolloidale Systeme, deren Teilchengröße kleiner als die Wellenlänge des Lichtes ist, zeigen den *Tyndall-Effekt*. Wird die Probe seitlich mit einer Lichtquelle beleuchtet, so ist ein blaues Streulicht, das gleichmäßig in

Anionen:
$$SO_4^{2-} > CH_3CO_2^- > Cl^- > Br^- > NO_3^- > ClO_2^- > I^- > SCN^-, \quad (4.1)$$
Kationen:
$$Mg^{2+} > Ca^{2+} > Sr^{2+} > Ba^{2+} > Li^+ > Na^+ > K^+ > Rb^+ > Cs^+. \quad (4.2)$$

alle Richtungen abgestrahlt wird, visuell wahrnehmbar. Insbesondere kolloidale Lösung von Proteinen zeigen diesen Effekt.

Elektrolyte führen zur Entladung von Kolloidteilchen, indem sie entgegengesetzt geladene Ionen (Gegenionen) adsorbieren (Neutralisationskoagulation). Auch durch Zugabe anderer Lösungsmittel kann durch Zerstörung von Solvatschichten Koagulation eintreten. Am *isoelektrischen Punkt* besitzt das Teilchen keine Ladung mehr, so daß Koagulation auftritt.

Von besonderer Bedeutung sind auch die rheologischen Eigenschaften kolloider Systeme, die von Konzentration, Temperatur, Teilchengröße, Teilchenform, von den Wechselwirkungskräften zwischen den kolloiddispersen Teilchen und von der Art des Dispersionsmittels abhängen. Verdünnte kolloide Lösungen werden als *Sole* (inkohärent) bezeichnet. Strenggenommen liegt allerdings keine Lösung, sondern vielmehr eine Suspension kolloider Teilchen vor. Werden die Kräfte zwischen den Partikeln bei zunehmender Konzentration so stark, daß eine Vernetzung eintritt, so können sich aus Solen über Zwischenstufen, die durch steigende Viskositätswerte charakterisiert sind, *Gele* (kohärent) bilden.

4.3.4
Bestimmung der Teilchengröße

Da Dispersionskolloide meist polydispers sind, werden diese durch mittlere Teilchengröße und Breite der Verteilung charakterisiert. Die Bestimmung erfolgt neben der Bestimmung der osmotischen Aktivität durch Bestimmung der Diffusionskonstanten (s. 2.1.4.3.2) sowie durch Auswertung elektronenmikroskopischer Aufnahmen. Die unter 4.3.5.1 gemachten Angaben treffen in ihren wesentlichen Punkten auch für die Assoziationskolloide (s. 4.3.5.2) und Molekülkolloide (s. 4.3.5.3) zu.

4.3.5
Einteilung von Kolloiden

4.3.5.1
Dispersionskolloide (Phasenkolloide)

4.3.5.1.1
Allgemeines

Hierzu zählen alle kolloiddispersen Systeme, die durch Dispergieren einer kompakten Phase gewonnen werden. In Abhängigkeit vom Aggregatzustand der dispergierten Phase und des Dispersionsmittels ergeben sich kolloide Systeme, wie sie als Beispiele in Tabelle 4.2 aufgeführt sind.

4.3.5.1.2
Herstellungsverfahren

Dispersionskolloide lassen sich wie folgt herstellen:
- durch *Dispersionsmethoden,* wobei ein kompakter Stoff durch Einwirkung äußerer Kräfte zerteilt wird (z. B. durch Kolloidmühlen, Ultraschall). Flüssigkeiten werden durch Schlagen, Rühren, Schütteln, Versprühen oder durch Ultraschall kolloiddispers zerteilt;
- durch *Kondensationsmethoden,* wobei man von molekulardispersen Lösungen ausgeht. Durch Abkühlen oder Zugabe eines Lösungsmittels, in dem der dispergierte Stoff unlöslich ist, wird eine übersättigte Lösung hergestellt oder durch chemische Reaktion ein schwerlösliches Produkt erzeugt (z. B. Metallsole von Kupfer, Silber, Gold), das jedoch nicht gefällt wird, sondern kolloidal in Lösung bleibt. Im letzteren Fall liegen Elektrolyte als Verunreinigungen vor. Eine Trennung von kolloid- und molekulardispersen Teilchen ist durch Dialyse oder Ultrafiltration möglich. Kondensationsmethoden haben zum Ziel, ein Aggregieren der Teilchen zu kolloider Größe zu erreichen. Es ist allerdings zu sichern, daß die Aggregierung bei der gewünschten Größenordnung stehenbleibt und nicht zu grobdispersen Systemen führt;

- durch kombinierte *Dispersions-Kondensations-Methoden,* wobei durch Erzeugung eines Lichtbogens zwischen zwei Elektroden in einer Flüssigkeit durch Verdampfung des Metalls zunächst eine Wolke dispergierten Metalls entsteht. Anschließend erfolgt eine Kondensation zu Teilchen von kolloider Größe. Auf diesem Wege werden ebenfalls Sole von Gold, Silber und Platin hergestellt.
- Schließlich sei auf die Methode der *Peptisation* hingewiesen. Hierbei werden kolloide Teilchen, die lediglich durch schwache van-der-Waals-Kräfte zusammengehalten werden, durch Zugabe von Elektrolytlösungen in eine kolloide Lösung (Sole) überführt. Der Vorgang läßt sich wie folgt erklären. Aggregierte Kolloidteilchen adsorbieren bevorzugt eine Ionensorte. Dadurch erhalten sie eine gleichsinnige Aufladung, die zu elektrostatischer Abstoßung zwischen den Teilchen führt. Ein Übergang in den Solzustand findet statt, wenn die Abstoßungskräfte größer werden als die Anziehungskräfte, die zur Aggregierung führten.

4.3.5.2
Assoziationskolloide (Mizellkolloide)

Assoziationskolloide können von Tensiden gebildet werden. Tenside sind oberflächenaktive Substanzen. Werden Tenside in geringer Konzentration gelöst, so entstehen molekulardisperse Lösungen. Nach Überschreiten der kritischen Mizellbildungskonzentration (CMC) bilden sich zunächst als Assoziationskolloide bezeichnete kugelförmige Aggregate (Mizellen) (s. Abb. 2.17).

Der vielseitige Einsatz grenzflächenaktiver Verbindungen in der Arzneiformung – auch als *Solubilisatoren* – bedingt eine ausführliche Erörterung dieser Substanzen. Auf Assoziationskolloide wird besonders in den Abschnitten 2.2.3.8.1 und 18 eingegangen.

Obgleich lyophobe anorganische Kolloide, wie Hydroxide des Eisens, Silbers, Golds sowie Schwefel, gleichfalls Mizellbildner sind, deren Mizellen sich durch hohe Beständigkeit auszeichnen, zählen sie nicht zu den Assoziationskolloiden. Sie sind von geringer pharmazeutischer Bedeutung. Unter dem Begriff Assoziationskolloide werden ausschließlich organische Verbindungen zusammengefaßt.

4.3.5.3
Molekülkolloide

Bei den Dispersions- und Assoziationsmolekülen werden die Bausteine der Kolloide durch Nebenvalenzkräfte gebunden. Molekülkolloide bestehen aus Molekülen, die bereits die Größe von Kolloiden aufweisen. Die Bindung erfolgt also durch die molekülbildenden Hauptvalenzkräfte. In der Lösung können allerdings die einzelnen Makromoleküle durch Nebenvalenzkräfte noch zu größeren Partikeln *(makromolekularen Assoziationen)* zusammentreten. Im allgemeinen liegen in makromolekularen Lösungen Teilchen unterschiedlicher Größe vor. Beispiele für Molekülkolloide sind Proteine, Cellulosederivate und Polymere (Polystyrole, Polyethylene, Polyvinylverbindungen). Diese werden in großem Umfang bei der Arzneiformung eingesetzt. Man unterscheidet zwischen *Sphärokolloiden* (z. B. Hämoglobin), die kugelförmig sind, den blättchenförmigen *Laminarkolloiden* (z. B. Bentonit) und den *Linearkolloiden* (fadenförmige Makromoleküle), die zu den wichtigsten pharmazeutischen Hilfsstoffen zählen. Bei Linearkolloiden läßt sich die mittlere Größe der Makromoleküle durch Viskositätsmessungen erfassen. Typische Vertreter sind als Naturstoffe Agar und Gelatine, als halbsynthetische Produkte die Celluloseether. Fadenförmige Makromoleküle finden als Schleimstoffe Verwendung, und zwar sowohl therapeutisch als Laxans, Katheterschleime, Einhüllungsmittel usw., als auch als galenische Hilfsstoffe zur Stabilisierung von Suspensionen und Emulsionen, als Granulierungsmittel, Dragierflüssigkeit, zur Bereitung von Hydrogelsalben u. a.

Zwischen makromolekularen Hilfsstoffen und Arzneistoffen bestehen oftmals Wechselbeziehungen, die zu Resorptionsbeeinflussungen und Unverträglichkeiten führen können. In gesonderten Kapiteln wird dieser Problemkreis erörtert (s. 5.3).

4.4 Grobdisperse Systeme

Wie Tabelle 4.2 ausweist, stellen viele Arzneiformen grobdisperse Systeme dar. Gelegentlich wird der grobdisperse Größenbereich nach der Dimension der dispergierten Teilchen noch weiter in *makroskopisch dispers* (mit Partikeln > 0,1 mm) und *mikroskopisch dispers* untergliedert. Suspensionen und Emulsionen sind *einfachdisperse Systeme*, sofern sie nur aus einer dispergierten Substanz bestehen (z. B. Fett in Wasser dispergiert). Sehr häufig liegen aber kompliziertere Systeme vor. Salbengrundlagen können selbst bereits disperse Systeme sein. Beispielsweise besteht Vaselin aus zwei Phasen. In eine Phase aus festen Paraffinen sind flüssige Paraffine eingelagert (s. 15.4.1.1). Vaselin ist somit einfachdispers. Wird Zinkoxid in Vaselin eingearbeitet, entsteht bereits ein *zweifachdisperses System*. Noch komplizierter stellen sich die Verhältnisse bei Emulsionen dar. Durch Hinzufügen eines unlöslichen Arzneistoffs bildet sich ein zweifachdisperses System, nämlich ein Emulsionssystem Öl in Wasser und ein Suspensionssystem Arzneistoff in Wasser. Wenn damit gerechnet werden kann, daß der Arzneistoff nicht nur in der Wasserphase der Emulsion, sondern auch in den Öltröpfchen in suspendierter Form vorliegt, existiert ein dreifachdisperses System. Besteht die Fettphase der Emulsion nicht aus flüssigem Paraffin oder einem fetten Öl, sondern wie im Falle von Emulsionssalben aus Vaselin, so können vier- und fünffachdisperse Systeme entstehen. Derartige *mehrfachdisperse Systeme* sind in der pharmazeutischen Technologie keinesfalls Ausnahmefälle.

Hauptsächlich dieser Komplexität ist es zuzuschreiben, daß erst in neuerer Zeit physikalische und physikalisch-chemische Gesetzmäßigkeiten und Betrachtungsweisen, die ja strenge Gültigkeit nur für einfache Systeme haben, für eine Klärung pharmazeutisch-technologischer Probleme genutzt werden.

Eine Klassifizierung der Vielzahl der Arzneiformen ist schwierig, aus didaktischen Gründen aber zweckmäßig. In diesem Buch wurde versucht, eine Einteilung in feste, halbfeste, flüssige, gasförmige und aus Drogen gewonnene Arzneiformen vorzunehmen. Der Zuordnung der einzelnen Arzneiformen nach dem gewählten Prinzip kommt allerdings kein ausschließlicher Rang zu.

Kapitel 5

Grund- und Hilfsstoffe in der Arzneiformung

5.1 Allgemeines, Anforderungen

Hilfsstoffe sind definiert als Substanzen, die es ermöglichen, Arzneistoffe oder Stoffe von besonderen Eigenschaften in eine entsprechende Zubereitungsform zu bringen und die des weiteren geeignet sind, die Eigenschaften einer Arzneiform zu verbessern, und zwar im Hinblick auf
- Wirkung der Arzneistoffe,
- Wirkungsregulierung, z. B. bei Depotarzneiformen,
- äußere Beschaffenheit (Aussehen, Geschmack, Geruch),
- Haltbarkeit,
- Möglichkeit der Entwicklung neuartiger Zubereitungsarten (z. B. Depotpräparate).

Eine exakte Abgrenzung der Hilfsstoffe von den Arzneistoffen ist nicht immer leicht. Viele Substanzen, wie z. B. Tragant, hochdisperses Siliciumdioxid, Bentonit, Kaolin, Aluminiumstearat und arabisches Gummi, sind eindeutig Hilfsstoffe. Es gibt aber durchaus eine Reihe von Substanzen, denen Doppelcharakter zukommt, die somit gleichzeitig Arzneistoff- und Hilfsstofffunktionen erfüllen (Tab. 5.1). Sie sind also nur als Hilfsstoffe anzusehen, wenn sie keine therapeutische Wirkung ausüben. Insbesondere der Tablettenfüllstoff Lactose kann in so großen Mengen eingenommen werden, daß eine laxierende Wirkung eintritt.

Als *Grundstoffe* oder *Grundlagen* sind solche Hilfsstoffe zu verstehen, die der Arzneiform unter Beachtung der geeigneten Herstellungstechnologie ihre charakteristischen Eigenschaften verleihen, hierzu gehören z. B. Vaselin (plastische Masse) = Salbengrundlage, Hartfett (bei Körpertemperatur schmelzend) = Zäpfchenmasse.

Substanzen, die als Hilfsstoffe Verwendung finden, müssen folgenden Forderungen genügen:
- therapeutische Indifferenz, einschließlich Atoxizität. Den Hilfsstoffen selbst darf in den verwendeten Konzentrationen keine unmittelbare Arzneimittelwirkung eigen sein. Die Forderung nach umfassender pharmakologischer Indifferenz ist nicht in jedem Fall zu erfüllen. Wenn sie auch anstrebbar bleibt, so muß doch dahingehend eingeschränkt werden, daß das Fehlen eines pharmakologischen Effekts bei der beabsichtigten Applikationsart gewährleistet ist. Durch eine derartige arzneiformspezifische Differenzierung kann dieses Kriterium bei vielen als Hilfsstoffe genutzten Substanzen erfüllt werden. So sind flüssiges Paraffin und Rizinusöl geschätzte Lösungs- bzw. Suspensionsmedien für äußerlich anzuwendende Arzneiformen. Als Hilfsstoffe für innerlich zu verabreichende Zubereitungen sind sie auf Grund ihrer laxierenden Wirkung nur bedingt geeignet.

Substanz	Arzneistofffunktion	Hilfsstofffunktion
α-Tocopherol	Vitamin	Antioxidans
Glucose	Therapie des diabetogenen Komas	Isotonisierungsmittel
Lactose	Laxans	Füllmittel

Tab. 5.1: Arzneistoff-Hilfsstoff-Funktionen einiger Substanzen

- physiologische Unbedenklichkeit bzw. Verträglichkeit. Hilfsstoffe müssen solche chemischen, physikalischen und physikalisch-chemischen Eigenschaften aufweisen, die den physiologischen Verhältnissen am Applikationsort gerecht werden und die keine Reizungen oder Allergien hervorrufen.
- Viele Naturstoffe, die als Hilfsstoffe verwendet werden, sind mikrobiell verunreinigt. Die Arzneibücher schreiben daher Grenzwerte für die Anwesenheit von Bakterien und Pilzen vor. Des weiteren wird auf die Abwesenheit diverser pathogener Keime geprüft (s. 29.4.2). An die Hilfsstoffe für die Herstellung von Parenteralia und Ophthalmika sind natürlich besondere Anforderungen zu stellen.
- chemische, physikalische und physikalisch-chemische Verträglichkeit. Unerwünschte Wechselwirkungen zwischen Arzneistoffen, Hilfsstoffen sowie Behältnis- und Verschlußmaterialien müssen durch die Wahl von geeigneten Hilfsstoffen vermieden werden (s. 27).
- physikalische, chemische und mikrobielle Stabilität. Hilfsstoffe müssen eine ausreichende Haltbarkeit besitzen. Diese Forderung beinhaltet einmal, daß Hilfsstoffe lagerfähig sein müssen, und zum anderen, daß durch ihre Anwesenheit die wesentlichen Eigenschaften der Arzneiform nicht in unzulässigem Ausmaß während des Aufbewahrungszeitraumes verändert werden.
- Von den Arzneibüchern wird zusätzlich gefordert, daß die in offizinellen Präparaten enthaltenen Hilfsstoffe die vorgeschriebene Gehalts- bzw. Wertbestimmung nicht stören.
- Hilfsstoffe dürfen das Liberations- und Resorptionsverhalten nicht unerwünscht beeinflussen.

Neben diesen allgemeinen Forderungen müssen aber auch arzneiformspezifische, oft sogar arzneipräparatspezifische Aspekte berücksichtigt werden. Ein Hilfsstoff, der für eine bestimmte Arzneiform als optimal gilt, kann für eine andere durchaus ungeeignet sein. Die gemachten Ausführungen können daher nur die allgemeingültigen Forderungen fixieren, deren Beachtung einem unsachgemäßen Einsatz von Substanzen als Hilfsstoffe vorbeugt.

Hilfsstoffe müssen standardisierbar sein, d. h. daß die Substanzen von konstanter Zusammensetzung sind und stets die gleiche Beschaffenheit aufweisen. Die Vielzahl der heute auf dem Markt befindlichen Hilfsstoffe (mehr als 6000) erschwert aber eine Standardisierung und sinnvolle Anwendung. Liegen keine Monographietexte vor, ist der Hersteller bei der Zulassung gezwungen, eine validierte Spezifikation vorzulegen.

5.2 Systematik

Als Hilfsstoffe finden Substanzen unterschiedlicher Herkunft und chemischer Zusammensetzung, wie auch Substanzgemische (Hilfsstoffmischungen), Verwendung. Die Substanzen selbst können chemisch einheitlich sein oder Stoffgemische darstellen.

Den pharmazeutisch-technologischen Forderungen entsprechend empfiehlt sich eine Systematisierung, die den Verwendungszweck als Ordnungsprinzip benutzt. Danach ergibt sich eine Einteilung in folgende Hilfsstoffgruppen:
- Antioxidanzien, Synergisten,
- Konservierungsmittel,
- Geschmackskorrigenzien,
- Färbemittel,
- Lösungsmittel, Lösungsvermittler,
- Tenside (Emulgatoren, Solubilisatoren, Benetzer, Entschäumer),
- Viskositäts- und Konsistenzbeeinflusser, Gelbildner,
- Resorptionsbeschleuniger,
- Adsorptionsmittel,
- Feuchthaltemittel,
- Bindemittel,
- Gleitmittel (z. B. Fließregulierungsmittel),
- Zerfalls- und Lösungsbeeinflusser,
- Füllmittel (Streckmittel),
- Peptisatoren,
- Filmbildner usw.

Diese Aufstellung erhebt keinen Anspruch auf Vollständigkeit. Viele Stoffe erfüllen nicht nur eine Funktion, sie sind daher mehreren der angeführten Hilfsstoffgruppen zuzuordnen. So finden z. B. Stärkearten als Füllmittel bei der Tabletten- und Pulverherstellung Verwendung. Sie sind aber zugleich Fließregulierungsmittel, Adsorptionsmittel, Hydrogelbildner und Viskositätserhöher.

Eine eingehende Abhandlung der für bestimmte Arzneiformen wichtigen Hilfsstoffe erfolgt in den betreffenden Abschnitten. Die folgenden Kapitel behandeln daher lediglich Wechselwirkungen zwischen makromolekularen Hilfsstoffen und Arzneistoffen sowie das Wasser als universellen Grundstoff in der Arzneiformung.

5.3
Wechselwirkungen zwischen makromolekularen Hilfsstoffen und Arzneistoffen

5.3.1
Allgemeines

In der Arzneiformung spielen vor allem organische Makromoleküle eine dominierende Rolle. Unter makromolekularen Stoffen sind großdimensionierte Moleküle mit $10^3 - 10^9$ Atomen zu verstehen, die durch Hauptvalenzen aneinander gebunden sind. Die Definition des Makromoleküls wird in der Pharmazie etwas weiter gefaßt und schließt auf Grund vergleichbaren Verhaltens Polymere ein, deren Molekülgröße zuweilen unter der erwähnten Grenze liegt. Die verwendeten Verbindungen können natürlichen, synthetischen oder halbsynthetischen Ursprungs sein. Entsprechend ihren Assoziationstendenzen erscheint eine Einteilung der häufig verwendeten Hilfsstoffe nach ihrem Ionencharakter als sinnvoll (Tab. 5.2).

Um das Verhalten von Makromolekülen in Arzneizubereitungen beurteilen zu können, ist die Kenntnis ihrer Eigenschaften Voraussetzung. Entsprechend ihrem Hauptverwendungszweck interessiert vor allem das Verhalten im wäßrigen Medium. Die technologisch eingesetzten makromolekularen Verbindungen zeigen einen überwiegend hydrophilen Charakter, der durch polare oder ionische Gruppen bedingt ist. Bei nichtionischen Makromolekülen nimmt man an, daß der Lösungsvorgang über Wasserstoffbrücken oder Oxoniumstrukturen erfolgt. Voraussetzung für den Lösungsvorgang ist die Hydratation des makromolekularen Stoffes, die zeitabhängig und zumeist unter Volumenvergrößerung (Quellung der Hydrokolloide) verläuft. Der Lösungsvorgang wird weiterhin beeinflußt von der Temperatur, vom pH-Wert und vom Elektrolytzusatz und unterliegt den bekannten thermodynamischen Gesetzmäßigkeiten.

Bei Assoziatbildungen zwischen makromolekularen Hilfsstoffen und Arzneistoffen handelt es sich überwiegend um organoleptisch nicht wahrnehmbare Inkompatibilitäten (s. 27.4). Sie weisen jedoch in mancher Hin-

Tab. 5.2: Einteilung organischer makromolekularer pharmazeutischer Hilfsstoffe

Typ	Beispiele
ionische Hilfsstoffe	Carmellose-Natrium Natriumcarboxymethylamylopectin Tragant Arabisches Gummi Polyacrylsäure und ihre Salze Alginsäure und ihre Salze
nichtionische Hilfsstoffe	Methyl- bzw. Ethylcellulose Polyvinylpyrrolidon Polyvinylalkohol Polyethylenglykole (Macrogole) Polyethylenglykolester Polyethylenglykolether Polysorbitane (Tween® u.a.) Stärke Dextran
amphotere Hilfsstoffe	Gelatine

sicht ein vom freien Arzneistoff abweichendes Verhalten auf, beispielsweise auf Löslichkeit, Lösungsgeschwindigkeit und Verteilungsverhalten. Besonderes Interesse gehört aber dem biopharmazeutischen Verhalten des Arzneistoff-Hilfsstoff-Komplexes, da die Assoziierung tiefgreifende Veränderungen der Liberations- und Resorptionsverhältnisse gegenüber dem freien Arzneistoff zur Folge haben kann (s. 7.6.3).

Die Wechselwirkungen zwischen Pharmakon und Makromolekül führen überwiegend zu kompliziert zusammengesetzten Verbindungen. Die Bezeichnungen Komplex und Assoziat sind für Arzneistoff-Hilfsstoff-Wechselbeziehungen gleichberechtigt zu gebrauchen.

Bei anionischen makromolekularen Hilfsstoffen ist fast immer mit Wechselwirkungen zu rechnen, sofern kationische Komponenten vorliegen. Für die Reaktion ist nicht nur die Ladung bestimmend, es besteht auch eine starke Abhängigkeit von der chemischen Zusammensetzung der beteiligten Stoffe. Letzteres trifft auch für nichtionische makromolekulare Hilfsstoffe zu, die meist polare und apolare Gruppen besitzen und in der Lage sind, viele Stoffe zu binden.

In den meisten Fällen werden Substanzen, die Wasserstoffbrücken und hydrophobe Bindungen einzugehen vermögen, am stärksten „adsorbiert", wobei die Stärke der Bindung aus der Anzahl der bindungsfähigen Gruppen resultiert. Auch bei amphoteren makromolekularen Hilfsstoffen ist – analog zu den Eiweißen – mit Komplexierungen zu rechnen.

Das Ausmaß der Komplexierung hängt nicht nur von den Reaktionspartnern, sondern maßgeblich von den Versuchsparametern, wie Konzentration, pH-Wert, Elektrolytkonzentration, Temperatur usw., ab. Unter bestimmten Bedingungen erstellte Ergebnisse lassen sich daher nur bedingt verallgemeinern.

5.3.2
Assoziattypen

Als mögliche Assoziattypen sind Einschlußverbindungen, Mizellassoziate und Molekülkomplexe anzuführen.

5.3.2.1
Einschlußverbindungen

Als Voraussetzung für Einschlußverbindungen muß das Makromolekül als Wirtsmolekül größere Hohlräume aufweisen, in die das Wirkstoffmolekül als Gastmolekül eingeschlossen werden kann. Dabei legt die Größe des Hohlraums die einschließbare Menge des Wirkstoffs fest. Andererseits bestimmt die Struktur des Gastmoleküls, ob ein Einschluß überhaupt möglich ist. Einschlußverbindungen entstehen primär durch mechanische Kräfte, können aber durch Nebenvalenzbindungen verstärkt werden. Im Prinzip gibt es drei Typen von Einschlußverbindungen: Gittereinschlußverbindungen, Moleküleinschlußverbindungen, Inklusionsverbindungen.

Gittereinschlußverbindungen. Obwohl dieser Typ kaum bei makromolekularen Stoffen existiert, sei er auf Grund seiner Bedeutung für die Pharmazie hier näher erörtert. Bei Gittereinschlußverbindungen wird das Gastmolekül in die Hohlräume des Kristallgitters des Wirtsmoleküls aufgenommen. Hierbei handelt es sich um Einschlußverbindungen in fester Form. Nach der Form des Hohlraums ist zwischen *Kanal-* und *Käfigverbindungen* (*Klathrate*) zu unterteilen. Meist erfolgt die Herstellung durch Auskristallisation der einschließenden Wirtsverbindung aus einer Lösung der einzuschließenden Gastsubstanz. Entsprechend der Form der Hohlräume des Wirtsmoleküls werden im wesentlichen nur langgestreckte, unverzweigte oder verzweigte, jedoch nicht sperrige Moleküle eingeschlossen. Eingehend untersucht wurde der kanalartige Harnstoffeinschluß. Hierbei ordnen sich die Moleküle des normal tetragonal kristallisierenden Harnstoffs bei Berührung mit additionsfähigen n-Paraffinen und deren Derivaten, z. B. n-Fettalkoholen, n-Fettsäuren, Estern, Ethern, Aldehyden, Aminen, Halogeniden, zu einem hexagonalen Gitter um. Dieses spezifische Additionsvermögen nutzt man zur Trennung von Erdölfraktionen sowie zur Razematspaltung aus. Einschlußverbindungen der Desoxycholsäure mit verschiedenen Stoffen werden als Choleinsäuren bezeichnet. Sie eignen sich zur

Herstellung magensaftresistenter Arzneiformen. Choleinsäuren können gebildet werden, z. B. mit gesättigten und ungesättigten Fettsäuren, Benzoylsäure, Campher, Salol, Cholesterol, Carvon, Vitamin K_1, D_2, D_3, Phenanthren, Anthron. In der pharmazeutischen Technologie dienen derartige Einschlußverbindungen mit Harnstoff und Desoxycholsäure überwiegend zur Herstellung fester Arzneiformen und stabiler oxidationsgeschützter Addukte.

Moleküleinschlußverbindungen. Hierunter versteht man einen Einschluß des Gastmoleküls in Hohlräume des einzelnen Wirtsmoleküls (typische Erscheinung bei Cyclodextrinen) bzw. in Hohlräume, die durch Molekülanlagerungen der Wirtsmoleküle untereinander entstanden sind.

Inklusionsverbindungen. Für die Bildung dieses Typs ist die Quellung relativ schwerlöslicher Makromoleküle Voraussetzung. In die verhältnismäßig engen Hohlräume des gequollenen Stoffes werden andere Stoffe eingeschlossen. Hierbei spielen zusätzlich oft Nebenvalenzkräfte eine Rolle. Genau definierbare Produkte sind deshalb schwer faßbar.

5.3.2.2
Mizellassoziate

In vielen Fällen weisen makromolekulare Hilfsstoffe die Fähigkeit zur Mizellbildung auf. Über diese Assoziierung amphiphiler Verbindungen ist bereits unter 2.2.3.8 berichtet worden. Abgesehen von Tensiden ließen sich derartige Assoziierungsvorgänge auch bei bestimmten Arzneistoffgruppen nachweisen. So zeigen z. B. verschiedene Lokalanästhetika, Phenothiazinderivate und Antibiotika eine deutliche Mizellbildungstendenz. Derzeit sind etwa 200 Arzneistoffe bekannt, die die Fähigkeit zur Selbstassoziation besitzen. Mizellen können andere Stoffe aufnehmen (s. 2.2.3.8.2).

5.3.2.3
Molekülkomplexe

Unter Molekülkomplexen werden zwischenmolekulare Assoziate höherer Ordnung verstanden, die in Lösung eine hinreichende Beständigkeit aufweisen bzw. nur teilweise in ihre Bestandteile zerfallen. Dieser häufig auftretende Assoziationstyp entsteht, wenn sich Wirkstoffmoleküle an einzelne Hilfsstoffmoleküle bzw. deren bindungsfähige Atome oder Atomgruppen anlagern.

Als Bindungskräfte für Arzneistoff-Hilfsstoff-Assoziate können die verschiedenen Typen von Valenzkräften einzeln oder nebeneinander fungieren. Die Gesamtwirkung der intermolekularen Assoziationskräfte ist als Resultante von mehreren gleichzeitig wirkenden Kräften zu betrachten. Dabei hängt es vom Charakter der betreffenden Moleküle ab, welcher der einzelnen Kräfte das Hauptgewicht in der Gesamtwirkung zuzuschreiben ist. Die Einflüsse von Temperatur, pH-Wert, Lösungsmittel und Elektrolytzusatz wirken sich je nach Komplexbildungstyp unterschiedlich aus.

5.3.3
Zwischenmolekulare Bindungskräfte

1. Coulomb-Kräfte (Ion-Ion)
2. Ionen-Dipol-Kräfte (Ion-Dipol)
3. Ionen-Induktionskräfte (Ion-induzierter Dipol)
4. Richtkräfte (Dipol-Dipol)
5. Induktionskräfte (Dipol-induzierter Dipol)
6. Dispersionskräfte (momentaner Dipol-induzierter Dipol)
7. Wasserstoffbrücken
8. π-Elektronenbrücken
9. hydrophobe „Bindungen"

Die *ionischen Bindungen* (1.–3.) treten bei Elektrolyten auf und spielen bei Metallkomplexen sowie bei Komplexbildung mit ionischen Makromolekülen eine große Rolle. Als maßgebliche Molekülkonstanten für diese Kräfte sind Ionenladung, Ionenradius und Dielektrizitätskonstante zu nennen. Für die Wechselwirkung zwischen Ionen und Dipolen ist außerdem das Dipolmoment zu berücksichtigen, bei induziertem Dipol die Polarisierbarkeit.

Die Anziehung zwischen permanenten Dipolen mit dem Dipolmoment µ ist um so größer, je stärker die beiden Dipole zueinander orientiert sind. Diese *Richtkräfte* nehmen mit steigendem Dipolmoment zu und können ebenso wie die *Induktionskräfte* bei allen polaren Substanzen auftreten. Bei letzteren induziert ein permanenter Dipol in einem Nachbarmolekül durch Anziehung oder Abstoßung ungleicher bzw. gleicher Ladungen eine Ladungsverschiebung und damit einen Dipol. Somit hängen die Induktionskräfte einerseits vom Dipolmoment als auch andererseits von der Polarisierbarkeit ab. Die *Dispersionskräfte* (London-Kräfte) beruhen darauf, daß Atome und dipollose Moleküle infolge der Schwingung der Elektronenhülle einen fluktuierenden Dipol darstellen, der benachbarte Moleküle polarisiert und damit eine Wechselwirkung hervorruft. Dispersions-, Richt- und Induktionskräfte – früher als van-der-Waals-Kräfte zusammengefaßt – sind eine häufige Erscheinung bei nichtionischen makromolekularen Hilfsstoffen. Diese Moleküle besitzen meistens freie Elektronenpaare an N- oder O-Atomen oder negative Teilladungen.

Während die Bindungen zwischen Ionen und Dipolen sowie zwischen Dipolen untereinander keine scharf abgegrenzten Molekülaggregate ergeben, entstehen durch *Wasserstoffbrücken* sich gegenseitig absättigende, nur in einer Richtung wirksame zwischenmolekulare Bindungen. Assoziierungen durch Wasserstoffbrücken treten bei Molekülen der Gruppen –OH, –COOH, =NH und –NH$_2$ auf. Sie stellen eine Art Orientierung zwischen zwei Dipolen dar und sind somit den Richtkräften vergleichbar. π-Elektronenbrücken sind oft bei der Bindung aromatischer Arzneistoffe von Bedeutung.

Die hydrophoben „Bindungen", richtiger als *hydrophobe Wechselwirkungen* zu bezeichnen, entsprechen prinzipiell den Dispersionskräften, kommen aber lediglich für wäßrige Lösungen in Betracht. Sie sind auf eine Mobilisierung strukturgeordneter Wassermoleküle, d.h. auf eine Abnahme des Ordnungsgrads im Lösungsmittel Wasser, zurückzuführen. Für die Wirkstoff-Hilfsstoff-Assoziate sind sie von außergewöhnlicher Bedeutung, besonders wenn beide Partner sowohl hydrophile als auch hydrophobe Teile enthalten. Der Bindungsvorgang erfolgt in ähnlicher Weise wie bei der Mizellbildung, mit dem Unterschied, daß sich hier die hydrophoben Teile verschiedener Moleküle aneinander lagern.

5.3.4 Verfahren zur Erfassung der Assoziatbildung

Zur Untersuchung der Komplexbildung können zahlreiche physikalische, physikalisch-chemische sowie biologische Methoden herangezogen werden. Vielfach ist es nur möglich, eine Assoziierung an sich nachzuweisen. Quantitative Aussagen oder gar Angaben über die wirksamen zwischenmolekularen Kräfte erfordern kompliziertere Maßnahmen. Aus biopharmazeutischer Sicht spielen vor allem die Wirkstofffreigabe und damit die Stabilität des gebildeten Komplexes einerseits und die Resorptionsverhältnisse andererseits eine dominierende Rolle. Methodisch gesehen lassen die Verfahren entweder eine Bestimmung des freien Wirkstoffs zu, oder sie erfassen Veränderungen des niedermolekularen Arzneistoffs oder des Makromoleküls.

Um Angaben über das Ausmaß der Wechselbeziehungen zwischen makromolekularen Stoffen und Wirkstoffen zu erhalten, arbeitet man überwiegend nach der Methode der *Gleichgewichtsdialyse*, deren Prinzip darin besteht, daß Makromolekül- und Wirkstofflösung bei gleichem Lösungsmittel durch eine semipermeable Membran getrennt vorliegen. Voraussetzung für die Dialyse ist, daß nur Wirkstoffmoleküle durch die Membran diffundieren können, während die Makromoleküle zurückgehalten werden. Im Gleichgewichtszustand muß die Aktivität des freien Wirkstoffs auf beiden Seiten der Membran gleich groß sein. Enthält die Lösung mit dem makromolekularen Anteil eine höhere Wirkstoffkonzentration, so ist diese durch die Bindung des Wirkstoffs an das Makromolekül bedingt. Die ermittelte Bindungskonstante macht eine Aussage über das Ausmaß der Bindung. Häufig zur Anwendung gelangen weiter die *Löslichkeitsbestimmungen, Distributionsmethoden*, die *Ultrazentrifugation* und *Ultrafiltration* sowie die *Gelfiltration*. Zur Messung der freien Konzentration des Arzneimittels sind u.a. die *Konduktometrie* und die *Polarographie* anwendbar. Auf ionischen Bindungen beruhende Assoziierungen lassen sich mittels *Elektrophorese* studieren, was häufig in der Eiweißchemie angewendet wird. Sehr oft führen die Wechselwirkungen zu Veränderungen der Elektronen-, Vibrations- und Rotationsenergieniveaus der Komponenten, worüber *UV-, IR-* und *Fluoreszenzspektren* Auskunft geben. Der *Zirkulardichroismus* erbringt Aussagen über die Natur der Bindung und die Bindungskräfte. *EPR-* und *NMR-Messungen* werden ebenfalls zur Untersuchung verschiedener Assoziattypen herangezogen. Weitere Methoden, wie *Röntgendiffraktion* und *Lichtstreuung*, dienen hauptsächlich zur Feststellung von Strukturänderungen der Bindungspartner bei einer Komplexbildung. Um Detailfragen abzuklären, die sich aus den veränderten Eigenschaften des Komplexes gegenüber den freien Reaktionspartnern ergeben, bedient man sich u.a. der *Rheologie*. Vielfach können die Wechselwirkungen erst durch pharmakologische, klinische und biologische Untersuchungen festgestellt werden. Das bedeutet aber, daß nicht nur der Arzneistoff allein, sondern jede seiner Zubereitungen in vivo untersucht werden sollte.

5.3.5
Auswirkungen der Assoziatbildungen

Die Auswirkungen können positiv und negativ sein und sind unter verschiedenen Aspekten zu betrachten.

In *chemischer Hinsicht* beeinflussen sie die Stabilität der Wirkstoffe. So erfolgen in Mizellen Oxidationen und gewisse Kettenreaktionen meist schneller, da der Abstand zwischen den Molekülen klein und die Exposition gegenüber katalytischen Einflüssen groß ist. Die Abbaugeschwindigkeit ist dabei von der Konzentration des Tensids abhängig. Demgegenüber ist der Wirkstoff in der Mizelle gegen eine Hydrolyse geschützt, so daß die Hydrolysegeschwindigkeit vermindert ist (s. 2.2.3.8.2).

Physikalisch-chemische Veränderungen betreffen vor allem die Löslichkeit der Reaktionspartner. Man kann davon ausgehen, daß eine Assoziierung bei schwer löslichen Arzneistoffen häufig zu einer Verbesserung der Löslichkeitsverhältnisse führt, während sie bei leichtlöslichen Arzneistoffen eine Beeinflussung im gegenteiligen Sinne bewirkt. Als weitere Auswirkungen von Assoziierungen treten mannigfaltige Strukturveränderungen des Hilfsstoffs auf. Einerseits kann z.B. eine Ausweitung des makromolekularen Knäuels infolge abstoßender Kräfte zwischen den adsorbierten ionisierten Wirkstoffmolekülen auftreten, andererseits wird eine Verengung des Knäuels infolge intramolekularer Brückenbildung zwischen Pharmakon und Makromolekül oder infolge Entladung beobachtet.

Mikrobiologische Gesichtspunkte sind bei der Verarbeitung makromolekularer Hilfsstoffe generell zu berücksichtigen. Da die Makromoleküle mehr oder weniger bakteriellen Zersetzungen unterliegen können, müssen überwiegend Konservierungsmittel eingesetzt werden. Hierüber liegen zahlreiche Untersuchungen vor. Tabelle 5.3 weist Befunde vergleichender Untersuchungen zu Assoziatbildungen zwischen makromolekularen Hilfsstoffen und Konservierungsmitteln aus, wobei die konservierende Wirkung partiell oder gänzlich verlorengehen kann. Die Tendenz zur Assoziatbildung ist unterschiedlich. So vermindert z.B. Tragant die antimikrobielle Wirkung von Chlorbutanol, Hydroxybenzoat und Benzalkoniumchlorid, während die Auswirkung auf Phenol, Thiomersal und Phenylquecksilber(II)-acetat nicht signifikant ist.

Biopharmazeutische Gesichtspunkte betreffen die Beeinflussung der Resorption durch Assoziatbildungen (s. 7.6.3).

5.4
Wasser

5.4.1
Destilliertes Wasser

5.4.1.1
Allgemeines

An Wasser für pharmazeutische Zwecke müssen besonders hohe Anforderungen in bezug auf seine physikalisch-chemischen, biologischen und physiologischen Eigenschaften gestellt werden. Das in der Natur vorkommende Wasser enthält Salze, Mikroorganismen, Gase und Verunreinigungen, z.B. Staubteilchen, deren weitestgehende Entfernung notwendig ist.

Tab. 5.3: Bindungsvermögen einiger ausgewählter Hilfsstoffe

Substanz	PVP	MC	PEG	PS	CM-Na	Dextrin
Phenol	+	+	+	+	–	
Benzoesäure	+	+	+	+	–	
p-Hydroxybenzoesäure	+	+	+	+	–	+
p-Hydroxybenzoesäureester	+	+	(+)	+	0	(+)
Sorbinsäure	–	–	(+)	+	–	(+)
Procainhydrochlorid	(+)	–	–	0	0	–
Benzylalkohol	0	0	–	+	–	–
Chlorobutanol	+	0	–	+	–	–
Benzalkoniumchlorid	0	0	0	+	–	–
Cetylpyridiniumchlorid	+	+	0	+	–	–

PVP   Polyvinylpyrrolidon
MC   Methylcellulose
PEG   Polyethylenglycol
PS   Polysorbate (z. B. Tween®)
CM-Na Carmellose-Na

(+) schwache Bindung
\+ Bindung
0 keine Bindung
– nicht untersucht

Die Anwesenheit von Calcium- und Magnesiumsalzen bedingt die Härte des Wassers. Hier ist zu unterscheiden zwischen der *temporären Härte*, hervorgerufen durch die Hydrogencarbonate des Calciums und Magnesiums, und der *permanenten Härte*, für die vor allem Chloride, Nitrate und Sulfate verantwortlich sind. Die Härte des Wassers wird in *Härtegraden* ausgedrückt.

Ein *deutscher Härtegrad* (1°dH) entspricht dem Gehalt von 10 mg CaO/l bzw. 7,19 mg MgO/l Wasser. Die Bestimmung des Härtegrads erfolgt mit Seifenlösungen. Wenn alle vorliegenden Calcium- und Magnesiumionen gebunden und ausgefallen sind, tritt eine Schaumbildung auf, die das Ende der Reaktion anzeigt. Eine neuere Bestimmung erfolgt mit Ethylendiamintetraacetat unter Verwendung geeigneter Indikatoren. Obgleich die Angabe °dH noch häufig angewendet wird, gilt heute als allein zulässige Maßeinheit das Millimol des betreffenden Stoffes pro Liter (mmol/l). Dividiert man die Härtegrade durch 5,6, so erhält man die mmol/l.

Die Beseitigung der Härte des Wassers ist in mehrfacher Hinsicht wünschenswert. Beim Erhitzen von hartem Wasser scheiden sich unlösliche Salze an den Gefäßwandungen ab und bilden den Kesselstein. Dieser besteht aus den abgeschiedenen Carbonaten, die durch CO_2-Freisetzung aus den entsprechenden besser löslichen Hydrogencarbonaten entstehen. Beim Verdampfen wird im Wasser die Salzkonzentration angereichert, so daß auch Chloride, Silicate und Sulfate sowie Hydroxide abgeschieden werden. Für die braunrote Farbe des Kesselsteins sind Eisenionen verantwortlich. Kesselsteinbildungen an den Wandungen von Destillierkolben bzw. Destillierblasen führen nicht nur zu einer Verringerung der Wärmeübertragung und damit zu einem stärkeren Energieverbrauch, sondern sind oft Ursache von Unfällen, da der durch lokale Überhitzung (Siedeverzug) auftretende hohe Druck die Gefäße zersprengen kann.

Die Gewinnung von reinem Wasser durch Destillation erfordert die Anwendung hoher Wärmeenergie. Allein zur Erwärmung von 1 l Wasser von 20°C auf 100°C werden 335,2 kJ (80 kcal), zu dessen Verdampfung weitere 2262 kJ (540 kcal) benötigt. Die angewendete Wärmeenergie wird beim Kondensieren des Wasserdampfes frei und geht in das Kühlwasser über und ist damit dem System verloren.

Als Rohwasser für pharmazeutische Aufbereitungen muß Trinkwasser eingesetzt werden, d. h. ein Trinkwasser, das den gesetzlichen Normen, z. B. in bezug auf Keimgehalt und mögliche Verunreinigungen mit Nitritionen,

Ammoniumionen und organischen Substanzen, entspricht.

Zur Bereitung von pharmazeutisch verwendbarem Wasser dienen vor allem zwei Verfahren:
- Destillation,
- Entionisierung (Demineralisierung, „Entsalzung").

Besondere Vorschriften gelten für Wasser, das für Injektions- und Infusionszwecke Verwendung finden soll (s. 20.5.1.1.2).

5.4.1.2
Destillation

5.4.1.2.1
Geräte

Destillationsapparate sind aus unterschiedlichem Material, die Ph. Eur. läßt die Materialien Neutralglas, Quarz oder ein geeignetes Metall zu. Lediglich alkaliarme Glassorten sollten hierbei Verwendung finden. Die Teile der Apparatur (Verdampfer, Kühler, Auffanggefäße) müssen ausschließlich durch Glasschliffe verbunden sein (Gummi-, Kunststoff- oder Korkstopfen sowie Schläuche können leicht Bestandteile abgeben oder Mikroorganismen enthalten). Zweckmäßig sind solche Geräte, bei denen sich die Heizquelle (elektrische Heizspirale, Dampfschlange) innerhalb des Destilliergefäßes befindet. Eine bestimmte Konstruktion für die Destillationsapparatur ist in der Ph. Eur. nicht vorgeschrieben, doch muß sie so beschaffen sein, daß ein Überspritzen oder Überkriechen von Flüssigkeit aus dem Destillationskolben in die Vorlage verhindert wird. Durch Verwendung von Füllkörpern (z.B. Raschig-Ringe) und anderen Einbauten (Schikanen) läßt sich ein Mitreißen von Flüssigkeitströpfchen durch den Dampfstrom unterbinden. Da ein Überkriechen von Flüssigkeitsteilchen möglich ist, wenn der Kühler mit der Wand des Destillierkolbens zusammenhängt, sind solche Geräte empfehlenswert, bei denen der Kühler frei in den Dampfraum hineinragt. Zur Gewinnung eines Wassers mit besonders hohem Reinheitsgrad wird die Destillation aus Quarzgeräten empfohlen.

Bei Destillationsapparaten aus Metall, die besonders in Großbetrieben Verwendung finden und die oft aus Kupfer bestehen, da dieses Metall sich durch gute Wärmeleitfähigkeit auszeichnet, ist darauf zu achten, daß das Wasser keinen direkten Kontakt mit dem Kupfer hat. Nur mit sorgfältig verzinnten Geräten ist man in der Lage, ein Wasser herzustellen, das den pharmazeutischen Kriterien standhält. Günstiger werden Apparate beurteilt, die aus hochwertigen rostfreien Stahlsorten bestehen. Grundsätzlich muß vermieden werden, daß Metallspuren in das Destillat gelangen. Schwermetallionen, besonders Kupferionen, in destilliertem Wasser können die Zersetzung empfindlicher Arzneimittel katalysieren.

Der Destillationsapparat muß von Zeit zu Zeit vor allem zur Entfernung von Calciumcarbonat und von bakteriellen Verunreinigungen usw. mit Säuren (Salzsäure, 5–10%ig) gründlich gereinigt werden. Kesselsteinbildung läßt sich durch Verwendung von entionisiertem Wasser oder durch Wasserenthärtungsmittel weitgehend verhindern.

Zur Beheizung von Destillationsapparaten dient heute Elektrizität als Energiequelle. Um Energieverluste so gering wie möglich zu halten, befindet sich die Heizquelle im Innern des Verdampfungsgefäßes. Es werden Destillationsanlagen aus Glas der hydrolytischen Klasse 1 in den Handel gebracht, die z.B. 1,5 l Wasser/h (Kleindestillationsapparatur) oder 8 l Wasser/h liefern (Abb. 5.1). Für zentrale Krankenhausapotheken und für die Industrie werden ausschließlich Apparate des Abschnitts 5.4.1.2.3 verwendet.

5.4.1.2.2
Durchführung

Die Ph. Eur. läßt, um ein hochwertiges Destillat zu erhalten, das erste Destillat nach Inbetriebnahme der Apparatur (z.B. die während der ersten 5 min übergehenden Anteile) verwerfen. Vor der Destillation, besonders bei längerer Standzeit der Apparatur, sollte der Kühler 15 min ausgedämpft werden (Durchleiten von Dampf ohne Kühlung). Besondere Aufmerksamkeit muß dem Auffangen des Destillats gewidmet werden. Um das destillierte Wasser vor

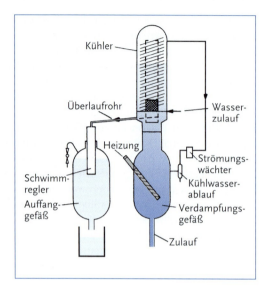

Abb. 5.1: Wasserdestillationsanlage

dem Einfall von Mikroorganismen oder Staub zu schützen, soll das Kühlerende ein kleines Stück in das sorgfältig gereinigte und mit einer Glocke oder Überfallkappe abgedeckte Auffanggefäß hineinragen. Das Destillat ist weiterhin möglichst vor dem Zutritt von Kohlendioxid aus der Luft geschützt aufzufangen, da sich beim Abkühlen beträchtliche Mengen an Kohlendioxid lösen können.

Durch doppelte oder sogar dreifache Destillation kann Wasser einen besonders hohen Reinheitsgrad aufweisen. Es läßt sich jedoch mit einer sorgfältig durchgeführten einfachen Destillation bei Verwendung einer einwandfreien Apparatur ein durchaus gleichwertiges Wasser erzielen, so daß der mit einer Mehrfachdestillation verbundene Aufwand nicht gerechtfertigt erscheint.

5.4.1.2.3
Weiterentwicklungen bei Destillationsanlagen

Alle Entwicklungen moderner Apparaturen sind durch das Bestreben gekennzeichnet, möglichst wirtschaftlich die Energie auszunutzen und die enorme Kühlwassermenge (das Verhältnis Destillat zu Kühlwasser beträgt im allgemeinen 1:10 bis 1:20) zu reduzieren. Man leitet daher Frischwasser zunächst als Kühlwasser durch den Kühlmantel. Hier nimmt es Wärmeenergie auf, indem es den Wasserdampf kondensiert. Vorgewärmt gelangt ein Teil über einen Niveauregler in das Destillationsgefäß und zwar im gleichen Maße wie hier Wasser in Dampf umgewandelt wird. Ein Teil wird – bedingt durch den hohen Kühlwasserbedarf – in den Abfluß abgeleitet.

Bei *Thermokompressionsanlagen* wird das Speisewasser vorgewärmt und danach dem Verdampfer zugeführt und etwa bei 105 °C verdampft. Der Dampf gelangt über spezielle Gitter aus Edelstahl, die zur Abscheidung von Tropfen und Partikeln dienen, zum Gehäusedom, wo er durch einen Kompressor angesaugt und verdichtet wird. Der Dampf, der durch die Kompression eine Überhitzung auf etwa 115 °C erfährt, kondensiert gegen zugeführtes Speisewasser. Die bei der Kondensation freigesetzte Energie reicht zur Verdampfung des Speisewassers aus. Eine Zusatzheizung (Dampf oder Strom) dient lediglich zum Ausgleich von Wärmeverlusten und zum Anfahren der Anlage. Etwa 15 % des zugeführten Speisewassers werden ständig als Salzkonzentrat vom Boden des Verdampfers abgelassen (Abb. 5.2). Der Energieverbrauch ist gering.

Durch besondere Vorrichtungen zur Partikelabscheidung werden Destillationsanlagen weiterhin perfektioniert. So werden beim *Barnstead-Thermodrive-System* (Abb. 5.3) die beim Verdampfen des im Kondensator vorgewärmten Speisewassers mitgerissenen Wassertröpfchen des Dampf-Wasser-Gemisches in einem Zyklon durch hohe Zentrifugalkräfte abgeschieden, so daß nur der reine, trockene

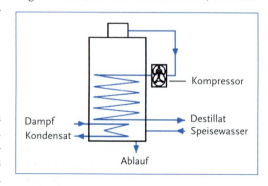

Abb. 5.2: Thermokompressionsanlage

Wasserdampf, der nochmals über Labyrinth-Prallbleche geleitet wird, in den Kondensator gelangt. Die beschriebenen Anlagen haben einen Leistungsbereich zwischen 20 und 5000 l/h und liefern ein pyrogenfreies Destillat.

Mehrstufen-Druckkolonnen bestehen aus drei oder mehr (maximal 8) Verdampfungskolonnen. Die erste Kolonne wird mit externem Heizdampf beheizt. Das Speisewasser wird im Gegenstrom durch die gesamte Anlage geführt und heizt sich dabei von Stufe zu Stufe auf, bis es in der ersten Kolonne schon fast die Verdampfungstemperatur erreicht hat. Der Reinstdampf der ersten Kolonne dient als Heizdampf für die zweite, der Reinstdampf der zweiten als Heizdampf für die dritte Kolonne usw. Der Dampf der letzten Kolonne wird durch zwei Kühler zu Destillat kondensiert. Ein Kühler wird mit Kühlwasser gespeist, während der zweite Kühler das Speisewasser vorwärmt. Das Destillat tritt mit einer Temperatur von 90 °C aus, so daß für die in der Regel gewünschte Lagerung des heißen Destillats keine zusätzliche Energie nötig ist. Der geräuschlose und praktisch wartungsfreie Betrieb ist ein weiterer Vorteil. Finn-Aqua-Anlagen (Santasolo-Sohlberg Corp., Helsinki) mit 1–6 Druckkolonnen liefern 100–26000 l Reinstwasser/h. Sie sind mit einer Zentrifugalreinigung ausgerüstet. Die Qualität des Wassers wird laufend überwacht und registriert. Das sterile und pyrogenfreie Wasser entspricht allen Arzneibuchanforderungen.

Das Bestreben, energiegünstig eine hohe Wasserqualität zu erzielen, wird auch beim *Zyclodest*®-Verfahren sichtbar, das durch zwei getrennte Kreisläufe gekennzeichnet ist, wobei das Wärmekompressionssystem (Sekundärkreislauf) mit dem Destillatkreislauf in keinem Kontakt steht. Im Destillatkreislauf wird das in einem Wärmeaustauscher vorgewärmte Speisewasser durch ablaufendes Destillat in einer Heizstufe (Überdruck, 135 °C) verdampft, der Dampf im Zyklon gereinigt und in einem Kondensator als Destillat abgeschieden. Die hierbei frei werdende Wärme dient zur Überführung des Wassers im Sekundärkreislauf in Dampf, der verdichtet in einer Heizstufe gegen verdampfendes Speisewasser kondensiert. Über ein Ventil wird das Kondensat wieder dem Kreislauf zugeführt. Kühlwasser wird nicht benötigt.

Einen Vergleich des Energie- und Kühlwasserbedarfs für die verschiedenen Destillierverfahren gibt Tabelle 5.4.

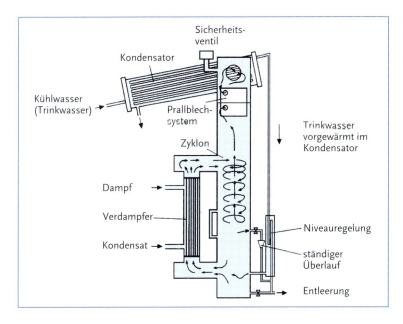

Abb. 5.3: *Barnstead-Thermodrive-System (Barnstead/Thermolyne, Hildesheim)*

Tab. 5.4: Verfahren zur Gewinnung von entionisiertem Wasser

	Elektrizität bzw. Dampf (kW)	Dampf (kg)	Kühlwasser (l)	Destillattemp. (°C)
klassische Destillation	65	110	1000	30
Mehrstufen-Druckkolonnen-Verfahren (4 Kolonnen)	18	37	84	90
Thermokompressionsverfahren	3,7 + 1,6 (für Kompressor) bei Verdoppelung der Energie	3,4	–	30
Zyclodest®-Verfahren	3,0 11,0		– –	kalt 70

5.4.2 Entionisiertes Wasser

5.4.2.1 Austauschmaterialien

Die Beobachtung, daß Ackerböden die Fähigkeit besitzen, Alkali- und Erdalkaliionen auszutauschen, führte zur Einführung natürlich vorkommender Zeolithe und synthetischer Permutite ($Na_2O \cdot Al_2O_3 \cdot 6\,SiO_2 \cdot 6\,H_2O$) zur Entmineralisierung des Wassers. Diese Stoffe binden Ca^{2+}-, Fe^{2+}- und Al^{3+}-Ionen und geben dafür nur lose gebundene Na^+-Ionen an das Wasser ab (Kationenaustausch). Durch Behandlung mit NaCl-Lösung läßt sich eine Regenerierung durchführen, wobei die gebundenen Metallionen wieder gegen Na^+-Ionen ausgetauscht werden, so daß die Silicatkomplexe erneut einsatzfähig werden. Auf diesem Wege ist allerdings nur eine partielle Entionisierung des Wassers möglich.

Einen wesentlichen Fortschritt stellte die Entdeckung synthetischer Austauscher auf Kunstharzbasis dar, die sich durch hohe Austauschgeschwindigkeit, hohe Kapazität und hohe chemische und mechanische Resistenz auszeichnen und mit denen nun auch eine Eliminierung von Anionen möglich wurde. Diese Austauscher werden durch Polykondensation oder Polymerisation, ausgehend von Phenol, Styrol oder Methacrylsäure, gewonnen und sind in der Lage, einen Teil der in ihnen an austauschaktive Gruppen gebundenen Ionen gegen andere Ionen reversibel auszutauschen. Je nachdem, ob die Ionen an saure oder basische Gruppen in den Austauschern gebunden sind, unterscheidet man zwischen Kationen- und Anionenaustauschern. Die Harze weisen grundsätzlich ein räumlich vernetztes und daher unlösliches, quellfähiges Grundgerüst auf, das aus Kohlenwasserstoffketten besteht und in das austauschaktive Gruppen eingebaut sind.

Bei den *Kationenaustauschern* (KA) wirken als Träger der sauren Eigenschaften vor allem die Sulfonsäure- ($-SO_3H$) und die Carboxylgruppe ($-COOH$). Die Ph. Eur. führt unter Reagenzien Kationenaustauscher auf: Kationenaustauscher *R* und Kationenaustauscher, stark sauer *R*, enthalten Sulfonsäuregruppen, die an ein Polystyrolgerüst fixiert sind, das mit 8% Divinylbenzol quervernetzt ist. Kationenaustauscher, schwach sauer *R*, ist ein schwach saures Polymethacrylharz mit Carboxylgruppen. Alle Kationenaustauscher liegen in protonierter Form vor.

Ausgangsstoffe für Polykondensatharze sind vorwiegend einfach substituierte Phenole (Phenolsulfonsäure, Phenolcarbonsäure) und Aldehyde (Formaldehyd) oder Ketone. Durch Polymerisation gewinnt man Polystyrolharze. Hierbei dient Divinylbenzol als Vernetzer.

Bei den *Anionenaustauschern* (AA) wirken als Träger der basischen Eigenschaften vor allem primäre, sekundäre und tertiäre (aber auch quartäre) Aminogruppen. Früher erfolgte die Herstellung durch Polykondensation von aromatischen Aminen mit Formaldehyd, heute werden überwiegend Harze auf Polymerisationsbasis eingesetzt. Auch bei den Anionenaustauschern gewinnt man die Harze in neuerer

Zeit in verstärktem Maße auf Polymerisationsbasis. So geht man z. B. von vernetzten polymerisierten Styrolen aus, in die man stickstoffhaltige Substituenten in den aromatischen Kern einführt. Die Ph. Eur. führt unter Reagenzien folgende Anionenaustauscher auf: Anionenaustauscher R, enthält quartäre Ammoniumgruppen in der Chloridform, die an ein mit 2% Divinylbenzol vernetztes Polystyrolgerüst fixiert sind. Anionenaustauscher, stark basisch R, enthält quartäre Ammoniumgruppen in der Hydroxidform, die an ein mit 8% Divinylbenzol vernetztes Polystyrolgerüst fixiert sind. Unter den Markenbezeichnungen Lewatit®, Permutit®, Dowex®, Amberlite® u.a. sind zahlreiche Ionenaustauschertypen im Handel.

Beispiel für den Ionenaustausch. Eine Natriumchloridlösung wird wie folgt entionisiert:
KA: $R-SO_3H + NaCl \rightarrow R-SO_3Na + HCl$
AA: $R-OH + NaCl \rightarrow R-Cl + NaOH$
KA Kationenaustauscher
AA Anionenaustauscher
R Austauschergerüst

Die Herstellung von entionisiertem Wasser (demineralisiertem) Wasser kann nach folgenden Verfahren erfolgen (Abb. 5.4).

5.4.2.2.1
Konventionelle Entionisierung

Das Wasser durchläuft zunächst eine KA-Säule, wobei ein Austausch der H^+-Ionen des Harzes gegen die Kationen des Wassers erfolgt und sich die H^+-Ionen mit den Anionen zu Säuren verbinden. Die die Säule verlassende saure Lösung wird über eine AA-Säule geleitet, die nunmehr Anionen aufnimmt und OH^--Ionen abgibt (Getrenntbettverfahren).

5.4.2.2.2
Umgekehrt geschaltete Entionisierung

Das Wasser wird zunächst durch eine AA-Säule geschickt, wobei der Austausch der OH^--Ionen des Harzes gegen Anionen des Wassers erfolgt und sich die OH^--Ionen mit den Kationen des

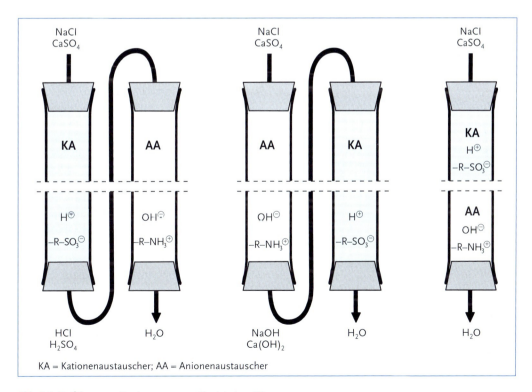

Abb. 5.4: Verfahren zur Gewinnung von entionisiertem Wasser

Wassers verbinden. Die alkalisch reagierende Lösung, die die Säule verläßt, wird anschließend über eine KA-Säule geleitet, die Kationen aufnimmt und H^+-Ionen abgibt (Getrenntbettverfahren).

5.4.2.2.3
Mischbettentionisierung

Diese erfolgt in einer Säule, in der KA- und AA-Austauscherharze innig gemischt nebeneinander vorliegen. Das nach diesem Verfahren gewonnene entionisierte Wasser ist praktisch neutral und von besonderer Reinheit, so daß diese Methodik sich immer stärker durchsetzt. Als besonders günstige Variante gilt, wenn in einer Anlage Getrenntbettsäulen und eine Mischbettsäule vereinigt vorliegen.

5.4.2.3
Aktivitätsprüfung des Austauschers

Die Kapazität von Austauscheranlagen wird durch die Menge der Ionen (mval) gekennzeichnet, die je Gramm Harz gebunden werden können. Oft ist die Austauschkapazität in *Härtelitern* angegeben, wobei die Härte des verwendeten Wassers zugrunde gelegt wird.

$$V \cdot °dH = \text{Härteliter} \quad (5.1)$$

V   Menge des zu erhaltenden Wassers (l) bis der Austauscher regeneriert werden muß,
°dH Deutscher Härtegrad (1 °dH = 10 mg CaO/l), Angabe der Härte des zu behandelnden Trinkwassers,
1 Härteliter = 1 l Wasser mit 1 °dH.

Durchfließt ständig neues elektrolythaltiges Wasser Austauschersäulen, so werden allmählich alle austauschfähigen Ionen des Austauschers durch Ionen des Wassers ersetzt, wobei sich die Kapazität des Austauschers langsam erschöpft. Es erfolgt dann ein „Salzdurchbruch" (Auftreten von Anionen und/oder Kationen im ablaufenden Wasser), der durch chemische Prüfung (z. B. Chloridnachweis), besser jedoch durch Leitfähigkeitsmessungen erkannt werden kann. Entsprechende Meßgeräte gehören zur Ausrüstung aller handelsüblichen Entionisierungsanlagen.

Chemisch reines Wasser setzt einem Stromdurchgang einen großen Widerstand entgegen und leitet kaum. Bereits sehr geringe Mengen an Salzen oder Kohlensäure erhöhen die elektrische Leitfähigkeit, so daß diese ein wichtiges Kriterium zur Beurteilung von reinem Wasser und für die Funktionstüchtigkeit von Entionisierungsanlagen darstellt. Mit hintereinandergeschalteten Säulen (Getrenntbettanlage) erhält man ein Wasser mit einer Leitfähigkeit von weniger als 10 µS/cm (Mikrosiemens/cm), das entspricht etwa einem durch Destillation gewonnenen Wasser. Nach wechselweisem Durchlaufen von mehreren hintereinandergeschalteten Säulen ist Wasser mit einer Leitfähigkeit von etwa 1 µS/cm zu erhalten. Mischbettanlagen liefern Wasser mit einer Leitfähigkeit von etwa 0,05–1 µS/cm.

5.4.2.4
Regenerierung

Kationenaustauscher werden in der Regel mit Salzsäure (3–5%ig), Anionenaustauscher mit Alkalilauge (4%ig) regeneriert. Bei der Regenerierung von Mischbettsäulen (Abb. 5.5) ist zunächst eine Trennung der beiden Harztypen erforderlich. Das geschieht in der Weise, daß zunächst die Harze durch Wasser aufgewirbelt werden, wobei sie auf Grund ihrer unterschiedlichen Dichten mit unterschiedlicher Geschwindigkeit sedimentieren und sich schließlich in zwei scharf voneinander getrennten Schichten übereinander absetzen (AA oben, KA unten). Die gesamte Füllung wird nun zunächst mit Regenerierlauge behandelt, wobei der Anionenaustauscher in die OH^--Form, der Kationenaustauscher mehr oder weniger vollständig in die Na^+-Form übergeführt wird. Die Lauge wird anschließend ausgespült.

Die Regeneration des Kationenaustauschers der Säule mit Säure muß unter Umgehung des AA geschehen, um eine Inaktivierung zu verhindern. Dies kann durch ein trichterförmig erweitertes Rohr erfolgen, das durch die AA-Schicht hindurch bis auf die KA-Schicht reicht. Nach Überführung des KA in die H^+-Form wird die Säure ausgewaschen. Ein kräftiger von

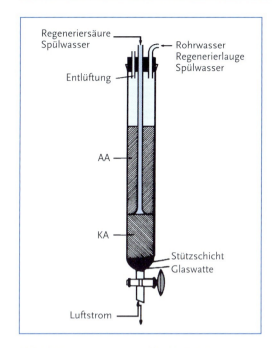

Abb. 5.5: Regenerierung einer Mischbettsäule

unten eingeführter Luftstrom sorgt schließlich für eine intensive Durchmischung beider Austauschharze, die nun wieder einsatzbereit sind.

Bei Patronenapparaten (Christ-Ministil) sind die Harze in austauschbaren Plastikbehältern enthalten. Die Regenerierung erfolgt hier durch eine zentrale Stelle.

5.4.2.5
Apparaturen

Die Leistungsfähigkeit von Ionenaustauscheranlagen ist sehr unterschiedlich, wie folgende Beispiele zeigen. Ein Kleinfilterionenaustauscher liefert 50 l/h, ein größerer etwa 400 l/h. Anlagen, in denen KA-, AA- und Mischbettsäulen als Kolonne geschaltet sind, arbeiten mit einem Ausstoß von 50 l/h. Sie haben bei Zuführung von Wasser mit 1°dH eine Kapazität von etwa 5000 l. Eine im Handel befindliche Ionenaustauscheranlage, die vier hintereinander geschaltete Säulen enthält, vermag 350 l/h bei einer Kapazität von etwa 85000 l (zugeführtes Wasser mit 1°dH) zu erzeugen. Die Anlagen zeigen durch akustische oder optische Signale an, wenn die Kapazität erschöpft ist und schalten automatisch ab.

5.4.2.6
Beurteilung von entionisiertem Wasser

Lange Zeit gelang es mit Austauscherharzen nicht, eine Wasserqualität zu erreichen, die der des destillierten Wassers entspricht. Einerseits vermochten die Harze nicht, im Leitungswasser vorhandene organische Stoffe zurückzuhalten, andererseits gaben sie selbst, insbesondere Anionenaustauscher, häufig organische Stoffe ab, die dem Wasser einen fischartigen Geruch verliehen (Amine) und den Geschmack beeinträchtigten. Auch zeigte entionisiertes Wasser zunächst einen höheren Verdampfungsrückstand als destilliertes Wasser.

Bei Verwendung einwandfreier Harze und bei fachgerecht durchgeführter Entionisierung sind solche Vorbehalte heute nicht mehr gegeben. Die Ph. Eur. läßt zum Herstellen von gereinigtem Wasser und Wasser zum Verdünnen konzentrierter Hämodialyselösungen neben der Destillation die Demineralisierung über Austauscherharze zu.

Neben hoher Reinheit ist als Vorteil für demineralisiertes Wasser anzuführen, daß die Herstellung wesentlich wirtschaftlicher ist als die des destillierten Wassers. Die Kosteneinsparungen können bis zu 80% betragen, da die Säulen nach Regenerierung wieder einsatzbereit sind. Eine Enthärtung des Wassers, die vor der Destillation wegen Vermeidung von Kesselsteinbildung vorteilhaft ist, entfällt bei der Vollentsalzung über Austauschersäulen.

Bei hohen Durchflußgeschwindigkeiten und unter Verwendung einwandfreier Harze kann durch Entmineralisierung zumindest keimarmes und auch pyrogenarmes Wasser gewonnen werden. Durch zusätzliche Maßnahmen in neueren Geräten wie UV-Licht-Oxidation von Keimen und Pyrogenen sowie spezieller Filter kann die Keimzahl und der Pyrogengehalt weiter vermindert werden. Die offensichtlich vorhandene geringe Adsorptionswirkung der Austauscher auf Mikroorganismen ist allerdings bald erschöpft, da die Keimzahl besonders bei geringem Verbrauch des Austauschvorgangs langsam zunimmt.

Auf Grund des möglichen Keimgehalts lassen die Pharmakopöen demineralisiertes Wasser zur Herstellung von Injektions- und Infusionslösungen und von Suspensionen zur Injektion nicht zu.

5.4.2.7
Umkehrosmose

Das zur Meerwasserentsalzung bewährte Verfahren der Umkehrosmose (reverse Osmose, Gegenosmose) ist auch für den pharmazeutischen Bereich von Bedeutung.

Während bei der Osmose das außenseitige Lösungsmittel durch eine semipermeable Membran in die Lösung diffundiert, fließt bei der umgekehrten Osmose durch Druck auf die Lösung das Lösungsmittel in entgegengesetzte Richtung (Abb. 5.6). Durch molekulare Wechselwirkung zwischen den gelösten niedermolekularen Stoffen (Salze, Säuren) und der Membranoberfläche besitzt die Membran eine selektive Durchlässigkeit. Es gelingt auch, mikrobielle Verunreinigungen hierbei zu entfernen. Der Entsalzungsgrad wird mit bis zu 98%, bei Mehrstufenanlagen mit bis zu 99,9% angegeben. Der Entkeimungseffekt beträgt >99%. Die für Stundenleistungen von 20–2000 l/h ausgelegten Anlagen arbeiten mit Drücken von 1400–2800 kPa (14–18 bar).

Zur Umkehrosmose wird das Rohwasser mittels Ionenaustauscher vorbehandelt und kommt dann in die aus Polyamid-Polysulfon bestehenden Module der Anlage, in denen sich die Membranprozesse abspielen. Die Module

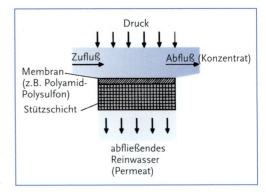

Abb. 5.6: Umkehrosmose

können wie folgt aufgebaut sein: *Hohlfasermodule* bestehen aus tausenden, haarfeiner, gebündelter Fasern, mit denen Röhren beschickt werden. Das vorgereinigte Wasser durchdringt diese Membranen und wird durch den inneren Hohlraum der Faser als Reinstwasser abgeführt. *Spiralmodule* stellen Filterkörper dar, die spiralförmig um einen Kern gewickelt sind. Sie bestehen aus zwei durch eine spezielle Siebschicht getrennte Membranen, die an den Rändern verklebt sind und dadurch Taschen bilden. Von außen fließt durch diese das Wasser nach innen. Zur Reinigung der Module ist eine regelmäßige Spülung und Desinfektion erforderlich. Umkehrosmose-Anlagen sind vergleichsweise preisgünstig, doch ist der Kontrollaufwand sehr hoch, um Reinstwasser zu garantieren, das für Injektionen (USP XXIII) verwendet werden kann.

Kapitel 6

Statistische Methoden in der Arzneiforschung

6.1 Überblick

Statistische Methoden haben verstärkt Eingang auch in die pharmazeutische Forschung und Praxis gefunden und sind beispielsweise in dem Zulassungsverfahren für neue Wirkstoffe und Produkte fest verankert. Sie sind überall dort unverzichtbar, wo Produkteigenschaften einer nicht vernachlässigbaren Streuung bzw. Unsicherheit unterliegen. Sie stellen ein wichtiges Hilfsmittel dar, um umfangreiches Datenmaterial mit Hilfe weniger Kennwerte zu beschreiben (z.B. *Mittelwert, Standardabweichung, Korrelation*) sowie die Zuverlässigkeit dieser Kenngrößen zu ermitteln *(Vertrauensbereiche)*. Sie sind dann unentbehrlich, wenn eine Entscheidung ansteht, ob sich Beobachtungs- bzw. Versuchsergebnisse lediglich zufällig oder statistisch gesichert *(signifikant)* unterscheiden. Statistische Methoden werden auch zunehmend zur Modellbildung über Zusammenhänge zwischen einstellbaren Parametern und gewünschten Produkteigenschaften herangezogen *(Regressionsverfahren)*. Die dazu notwendigen Versuche oder Ansätze können mit statistischer Versuchsplanung *(DoE = **D**esign **of** **E**xperiments)* mit einem gegenüber herkömmlichen Vorgehensweisen sehr geringen Aufwand festgelegt werden. Auch bei der Überwachung von Produktionsprozessen und bei der Qualitätskontrolle der Fertigprodukte sind statistische Methoden geeignet (z.B. *Regelkarten*).

Der Einsatz statistischer Methoden war bis zur Einführung von vor Ort verfügbarer Rechnertechnik häufig sehr mühsam und zeitintensiv. Inzwischen werden aber viele Daten automatisch erfaßt bzw. können schnell am Rechner eingegeben und damit dokumentiert werden. Die auf den gleichen Rechnern verfügbare leicht zu bedienende Software (etwa herkömmliche Tabellenkalkulationsprogramme oder spezialisierte Statistik-Software) hat den Einsatz statistischer Verfahren revolutioniert. Viele Standardprobleme werden von diesen Systemen ohne Formelkenntnisse des Benutzers automatisch gelöst, und es können inzwischen Probleme angegangen werden, die ohne Rechner nicht handhabbar wären. Anliegen dieses kurzen Kapitels ist die Vermittlung eines Einblicks in die grundlegenden Annahmen und Verfahren der Statistik. Detaillierte und weitergehende Informationen findet man z.B. in den Lehrbüchern von Hartung, Elpelt, Klösener sowie von Scheffler.

6.2 Normalverteilung

Wesensmerkmal statistischer Auswertung ist die Annahme von Unsicherheiten bei der Ermittlung von Meßergebnissen. Diese Unsicherheiten können sowohl durch die Messung an sich verursacht sein als auch durch nicht vollständig reproduzierbare Bedingungen der Messung (Umweltbedingungen, Probanden, etc.). Es ist Allgemeingut, daß selbst beim größten Bemühen um Reproduzierbarkeit ein Rest von Unwägbarkeit zurückbleibt: man glaubt das Gleiche zu tun, mißt aber unterschiedliche Ergebnisse.

Das am häufigsten benutzte Modell für statistische Unsicherheiten ist die Gauß-Normalverteilung, deren Wahrscheinlichkeitsdichte die bekannte Glockenform hat, die in Abbildung 6.1 dargestellt ist. Die Normalverteilungsdichte gehorcht der Funktionsvorschrift

$$p(x) = \frac{1}{\sqrt{2\pi}\sigma} \cdot e^{-\frac{(x-\mu)^2}{2\cdot\sigma^2}} \quad (6.1)$$

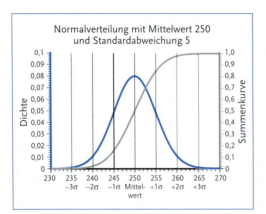

Abb. 6.1: Normalverteilungsdichte und Summenkurve

Sie hängt demnach von 2 Parametern ab, nämlich dem theoretischen Mittelwert μ und der theoretischen Standardabweichung σ. In Abbildung 6.1 sind μ = 250 und σ = 5 gewählt. Im allgemeinen sind beide unbekannt und müssen aus entsprechenden Stichproben geschätzt werden, was auch im folgenden behandelt werden wird. Der Mittelwert charakterisiert den Schwerpunkt der Verteilung auf der x-Achse, während die Standardabweichung ein Maß für die Breite der Verteilung darstellt. Kleine Standardabweichungen sind mit einer schmalen, aber hohen Verteilung verbunden, während große Standardabweichungen zu einer sehr breiten, aber flachen Verteilung führen. Die theoretische Normalverteilung sagt für den Bereich einer Standardabweichung um den Mittelwert herum μ ± 1 · σ 68,2% der Werte, für das Intervall μ ± 2 · σ 95,5% und für μ ± 3 · σ 99,73% aller Werte voraus. In einem Bereich von 6 σ um den Mittelwert herum ist also fast die ganze Wahrscheinlichkeitsmasse konzentriert. Diese Wahrscheinlichkeiten können aus der Summenkurve F (grau in Abbildung 6.1, Skala auf der rechten Achse) abgelesen werden. Sie gibt die kumulierte Wahrscheinlichkeitsmasse auf der linken Achse des betrachteten Wertes an. Die angegebenen 68,2% für den Bereich (μ ± 1 · σ) ergeben sich aus der Differenz F (μ + 1·σ) – F (μ – 1·σ).

Die Normalverteilung bezieht ihre zentrale Rolle aus einem einfachen Ableitungsgesetz *(zentraler Grenzwertsatz)*, das auch als *Summationsprinzip* bezeichnet werden kann: Kommt die Streuung einer Meßgröße durch die Summe vieler kleiner Streuungsursachen zustande, so führt dies zur Normalverteilung. Einfache Beispiele für dieses Wirkprinzip sind das bekannte Galton-Brett oder die Augensumme mehrerer Würfel. Die Praxis zeigt, daß dieses Prinzip offensichtlich bei vielen Problemen wirksam ist.

6.3
Mittelwert und Standardabweichungen aus Stichproben, deren Vertrauensbereiche und Prüfverteilungen

6.3.1
Schätzwerte und Vertrauensbereiche

Der Mittelwert μ und die Standardabweichung σ der theoretischen Normalverteilung sind für die betrachtete Grundgesamtheit in der Regel unbekannt. Beide müssen aus Stichproben geschätzt werden, die Stichprobenwerte werden üblicherweise mit $x_1, x_2, \ldots, x_n$ bezeichnet, die natürliche Zahl n ist dabei der Stichprobenumfang. Der Begriff der Stichprobenziehung hat sich eingebürgert und wird daher hier auch durchgehalten. Er kann auch mit „Ermittlung einer Datenreihe" identifiziert werden.

Für μ ergibt sich der *empirische Mittelwert*

$$\bar{x} = \frac{1}{n} \sum_{i=1}^{n} x_i \tag{6.2}$$

oder auch Schwerpunkt der Daten, bei dem die Summe aller Werte durch deren Anzahl geteilt wird, als Schätzer.

Für σ wird die *empirische Standardabweichung*

$$s = \sqrt{\frac{1}{n-1} \sum_{i=1}^{n} (x_i - \bar{x})^2} \tag{6.3}$$

herangezogen, die als mittlere Abweichung vom Mittelwert oder Schwerpunkt der Mittelwertabweichungen interpretiert werden kann.

Häufig wird die Standardabweichung in Beziehung zum Mittelwert gesetzt, indem man sie in Prozent des Mittelwertes angibt. Dieser sogenannte *Variationskoeffizient* ist definiert durch:

$$S_{rel} = \frac{s \cdot 100}{\bar{x}} \tag{6.4}$$

Bei $\bar{x}$ und s handelt es sich um einen Schluß von der Stichprobe (Teilgesamtheit) auf die Grundgesamtheit. Sie sind daher nur Schätzungen oder Annäherungen an die der Grundgesamtheit wirklich zugrundeliegenden Parameter μ und σ. Die Schätzungen werden um so genauer, je größer der Stichprobenumfang n ist. Daß es sich tatsächlich nur um Schätzer handelt, macht man sich am besten an folgendem Gedankenexperiment klar: Man stelle sich vor, daß man nicht nur eine Stichprobe ziehen könnte, sondern mehrere. Dabei wird angenommen, daß sich die Grundgesamtheit nicht unterscheidet, daß die Stichproben also unter gleichen Bedingungen gezogen werden können. Man ermittelt aus jeder Stichprobe sowohl den Mittelwert als auch die Standardabweichung. Es entspricht der allgemeinen Erfahrung, daß weder die Mittelwerte noch die Standardabweichungen der Stichproben exakt übereinstimmen werden. Dieser Tatsache, daß man bei empirischen Mittelwerten und Standardabweichungen mit Unsicherheiten rechnen muß, wird in der Statistik dadurch Rechnung getragen, daß man Vertrauensbereiche für $\bar{x}$ und s angibt. Letztlich ist dies der Preis dafür, daß man von einer Teilgesamtheit (Stichprobe, Meßreihe) auf die Gesamtheit (Grundgesamtheit) schließen will.

Für die Vertrauensintervalle werden zwei Prüfverteilungen, die als t-Verteilung und χ^2-Verteilung bezeichnet werden, benötigt. Ein Vertrauensintervall für den Mittelwert einer Stichprobe vom Umfang n zum Vertrauensniveau $1-\alpha$ ist gegeben durch:

$$\text{Konf}(\bar{x}, 1-\alpha) = [\bar{x} - \frac{s}{\sqrt{n}} \cdot t_{n-1,1-\alpha/2} \; \bar{x} + \frac{s}{\sqrt{n}} \cdot t_{n-1,1-\alpha/2}] \tag{6.5}$$

Dabei ist $t_{n-1,1-\alpha/2}$ das $1-\alpha/2$ Quantil der t-Verteilung mit n–1 Freiheitsgraden. Für $\alpha = 0{,}05$ ist dieser Faktor ab etwa 10 Freiheitsgraden ungefähr 2 und nähert sich für sehr großes n dem Wert der Normalverteilung von 1,96. Der genaue Wert kann aus Tabelle 6.1 entnommen werden. Sieht man von diesem Faktor ab, so wird das Vertrauensintervall für den Mittelwert mit $\sqrt{n}$ kleiner, d.h. für die Halbierung des Vertrauensintervalls wird ein viermal größerer Stichprobenumfang benötigt. Diese Gesetzmäßigkeit gilt für viele Tatbestände in der Statistik. Nur bei kleinen Stichproben gewinnt man zusätzlich noch durch das Absinken des t-Faktors. Der Tatsache, daß sich der t-Faktor ab etwa 30 kaum noch verändert, berechtigt dazu, von einer großen Stichprobe zu sprechen.

Für die Standardabweichung s wird die χ^2-Verteilung zur Berechnung des Vertrauensintervalls benötigt. Das Vertrauensintervall bei einem Stichprobenumfang n und einem Vertrauensniveau $1-\alpha$ ist gegeben durch:

$$\text{Konf}(s, 1-\alpha) = \left[s \cdot \sqrt{\frac{n-1}{\chi^2_{n-1,1-\alpha/2}}} \; ; s \cdot \sqrt{\frac{n-1}{\chi^2_{n-1,\alpha/2}}} \right] \tag{6.6}$$

Dabei ist

$$\chi^2_{n-1,\alpha} \tag{6.7}$$

das α-Quantil der χ^2-Verteilung mit n–1 Freiheitsgraden. Die konkreten Werte für

$$\sqrt{\frac{n-1}{\chi^2_{n-1,\alpha/2}}} \tag{6.8}$$

können aus Tabelle 6.1 entnommen werden. Es wird deutlich, daß diese Werte mit wachsendem Stichprobenumfang gegen 1 streben. Dies spiegelt die Tatsache wider, daß bei einem sehr großen Stichprobenumfang die Unsicherheit des Schätzers s für σ immer weiter abnimmt und schlußendlich vernachlässigbar ist.

Als dritte Prüfverteilung wird nun noch die *F-Verteilung* eingeführt. Sie wird zunächst in Situationen benötigt, in der neben der bisher betrachteten ersten Meßreihe $x_1, x_2, \ldots, x_n$ noch eine zweite Meßreihe $y_1, y_2, \ldots, y_m$ vorhanden ist, und ein Vergleich der beiden aus diesen Stichproben resultierenden Standardabweichungen s_x und s_y durchgeführt werden soll. Für den *Streuungsquotienten*

$$Q = \frac{s_x}{s_y} \tag{6.9}$$

kann ein Vertrauensintervall entsprechend der folgenden Formel ausgerechnet werden:

Tab. 6.1: Modifizierte Quantile der Prüfverteilungen t, χ^2 und F für ausgewählte Freiheitsgrade und Wahrscheinlichkeiten

Freiheits-grade DF	t-Quantil 0,95	t-Quantil 0,975	t-Quantil 0,995	χ^2-Quantil 0,9[1]	χ^2-Quantil 0,95[1]	χ^2-Quantil 0,99[1]	F-Quantil 0,95[2]	F-Quantil 0,975[2]	F-Quantil 0,995[2]
1	6,314	12,706	127,321	1,645	1,960	2,576	12,706	25,452	127,328
2	2,920	4,303	14,089	1,517	1,731	2,146	4,359	6,245	14,107
3	2,53	3,182	7,453	1,444	1,614	1,945	3,046	3,929	6,890
4	2,132	2,776	5,598	1,395	1,540	1,822	2,527	3,099	4,812
5	2,015	2,571	4,773	1,359	1,488	1,737	2,247	2,673	3,865
6	1,943	2,447	4,317	1,332	1,449	1,674	2,070	2,412	3,328
7	1,895	2,365	4,029	1,310	1,418	1,625	1,946	2,235	2,981
8	1,860	2,306	3,833	1,292	1,392	1,585	1,854	2,106	2,738
9	1,833	2,262	3,690	1,277	1,371	1,552	1,783	2,006	2,558
10	1,812	2,228	3,581	1,264	1,353	1,523	1,726	1,928	2,418
15	1,753	2,131	3,286	1,219	1,291	1,428	1,550	1,692	2,017
20	1,725	2,086	3,153	1,192	1,253	1,371	1,457	1,570	1,821
25	1,708	2,060	3,078	1,173	1,227	1,331	1,398	1,493	1,702
30	1,697	2,042	3,030	1,158	1,208	1,302	1,357	1,440	1,621
35	1,690	2,030	2,996	1,147	1,193	1,280	1,326	1,400	1,561
40	1,684	2,021	2,971	1,138	1,181	1,262	1,301	1,369	1,515
45	1,679	2,014	2,952	1,130	1,171	1,247	1,281	1,344	1,478
50	1,676	2,009	2,937	1,124	1,162	1,234	1,265	1,324	1,448
60	1,671	2,000	2,915	1,114	1,148	1,214	1,239	1,291	1,401
80	1,664	1,990	2,887	1,099	1,128	1,185	1,203	1,247	1,338
100	1,660	1,984	2,871	1,089	1,115	1,165	1,180	1,218	1,296
150	1,655	1,976	2,849	1,073	1,094	1,135	1,144	1,174	1,235
200	1,653	1,972	2,838	1,063	1,082	1,117	1,124	1,149	1,201
500	1,648	1,965	2,820	1,040	1,052	1,074	1,076	1,092	1,122
1000	1,646	1,962	2,813	1,028	1,037	1,052	1,053	1,064	1,085

[1]) Hier sind nicht die Quantile der χ^2-Verteilung eingetragen, sondern $\sqrt{\dfrac{n-1}{\chi^2_{n-1,\alpha}}}$
für α = 0,1, 0,05 und 0,01. Diese Werte werden für die oben beschriebenen Vertrauensintervalle benötigt. Die gegenüber der t- und der F-Verteilung doppelt so großen α-Werte sind in der meist einseitigen Betrachtung bei Anwendung der χ^2-Verteilung begründet.

[2]) Hier sind nicht die Quantile der F-Verteilung sondern $\sqrt{F_{FG,FG,1-\alpha}}$ zu finden. Auf die Quantile der F-Verteilung mit unterschiedlicher Anzahl Freiheitsgraden in Zähler und Nenner wird aus Platzgründen verzichtet. Es wird jedoch angemerkt, daß diese Quantile wesentlich von dem geringeren Freiheitsgrad bestimmt werden.

$$Konf\,(Q, 1-\alpha) = [Q \cdot \sqrt{F_{n-1, m-1, \alpha/2}}; Q \cdot \sqrt{F_{n-1, m-1, 1-\alpha/2}}] \quad (6.10)$$

Wird der Wert eins von diesem Intervall überdeckt, so sind keine signifikanten Streuungsunterschiede zu erkennen. Im gegenteiligen Fall würde man dagegen schließen, daß s_x und s_y offensichtlich unterschiedlich sind.

In diesem Abschnitt ist jetzt mehrfach der Begriff *Freiheitsgrad* gefallen. Darunter versteht man die Anzahl Beobachtungen in der oder den Stichproben, die zur Schätzung der Streuung herangezogen werden können. Dabei wird die Anzahl der beobachteten Werte im obigen Fall um eins vermindert, da aus der Stichprobe der Mittelwert geschätzt werden muß. Man verliert dadurch einen Freiheitsgrad. In den weiteren Abschnitten wird sich zeigen, daß der Unterschied zwischen der Anzahl der Beobachtungen und den Freiheitsgraden gerade immer die Anzahl Parameter ist, die im Modell zu schätzen sind. Bei der linearen Regression sind dies ebenso wie beim Mittelwertvergleich von zwei Gruppen 2, bei der einfachen Varianzanalyse ist die Differenz gleich der Anzahl der Gruppen (s. 6.5).

Als Ausblick sei hier noch bemerkt, daß die drei Prüfverteilungen t, χ^2 und F nicht nur für die hier betrachteten Fragestellungen herangezogen werden, sondern neben der Normalverteilung eine ganz zentrale Rolle in der Statistik spielen. Die t-Verteilung wird auch für den Vertrauensbereich anderer Kennwerte herangezogen. Beispiele dafür sind der Mittelwertunterschied zweier Gruppen oder Koeffizienten bei linearer und multipler Regression (s. 6.5.3). Die χ^2-Verteilung erlaubt die Überprüfung der Normalverteilung und die Berechnung der Eingriffsgrenzen von Streuungsregelkarten (s. 6.7). Die F-Verteilung wird benutzt, um die Streuung innerhalb von Gruppen mit derjenigen zwischen Gruppen zu vergleichen (Varianzanalyse, s. 6.5.2).

6.3.2
Beispiel zu Stichproben und Prüfverteilungen

Übung

In Tabelle 6.2 finden sich die Messungen von Tablettenmassen in mg von jeweils 6·4 = 24 Tabletten, die zufällig aus der Testproduktion von 2 Maschinen ausgewählt und gewogen wurden. Folgende Fragestellungen sollten mit dem Datensatz geklärt werden:
1. Sind die beiden Maschinen richtig auf den Sollwert von 250 mg kalibriert?
2. Liegt die Standardabweichung sicher unterhalb eines vorher festgesetzten Wertes von 5 mg?
3. Zeigen die beiden Maschinen eine vergleichbare Streuung?

In Tabelle 6.3 findet man die entsprechend der Formeln 6.1 bis 6.5 berechneten Mittelwerte und Standardabweichungen sowie Vertrauensintervalle. Die untere Grenze des 95 %-Vertrauensbereichs ist mit Konf 2,5 %, die obere Grenze mit Konf 97,5 % bezeichnet. Dies macht deutlich, daß 2,5 % Wahrscheinlichkeit links von diesem Intervall liegt, und am rechten Ende eine Wahrscheinlichkeit von 97,5 % erreicht ist, auf der rechten Seite dementsprechend ebenfalls 2,5 % liegen.

Aus den Mittelwerten, Standardabweichungen sowie den Streuungsquotienten und den Vertrauensbereichen in Tabelle 6.3 können die Fragestellungen 1 bis 3 beantwortet werden:

Tab. 6.2: Daten zum Beispiel 6.3.2 (Tablettenmassen in mg)

	250,2	245,4	248,5	254,1	252,2	255,6
Maschine 1	251,1	251,4	255,4	250,3	256,9	247,6
	243,2	251,7	250,8	246,2	250,1	254,9
	249,8	256,4	251,6	248,4	251,1	254,7
	250,5	249,8	248,8	251,0	245,1	249,2
Maschine 2	241,0	250,9	249,5	249,9	246,5	247,8
	246,8	247,5	251,6	243,8	245,0	249,9
	245,6	248,5	247,5	246,1	250,7	243,7

Tab. 6.3: Vertrauensbereiche für Mittelwerte und Standardabweichungen der Daten aus Tab. 6.2

	Mittelwert	Konf 2,5 %	Konf 97,5 %	Standard-abweichung	Konf 2,5 %	Konf 97,5 %
Maschine 1	251,15	249,66	252,64	3,54	2,75	4,55
Maschine 2	247,78	246,62	248,94	2,75	2,14	3,86
		Streuungsquotient:		1,29	0,85	1,96

1. Bei Maschine 1 ist keine Abweichung vom Sollwert von 250 mg zu erkennen. Bei Maschine 2 liegt jedoch der gesamte Vertrauensbereich unterhalb von 250 mg, so daß man von einer erkennbaren oder signifikanten Abweichung bei einer Sicherheit von 95 % sprechen kann. Auch bei Maschine 1 ist nicht bewiesen, daß der Mittelwert tatsächlich gleich dem Sollwert ist. Bei dem aktuellen Stichprobenumfang und der vorgefundenen Streuung ist jedoch keine signifikante Abweichung sichtbar.
2. Beide Standardabweichungen liegen auch mit ihrem Vertrauensbereich unterhalb der geforderten Schranke von 5 mg.
3. Der gefundene Unterschied zwischen den Standardabweichungen der beiden Maschinen (Streuungsquotient = 1,29) kann nicht als erkennbarer Unterschied betrachtet werden: Sein Vertrauensbereich erstreckt sich von 0,85 bis 1,96 und überdeckt damit die Eins. Auch hier kann keinesfalls behauptet werden, daß die beiden Streuungen gleich sind. Beim aktuell gewählten Stichprobenumfang kann der beobachtete Streuungsunterschied jedoch ebensogut rein zufällig aufgetreten sein.

Generell geben die in Tabelle 6.1 zu findenden kritischen Werte einen Hinweis darauf, wie groß Vertrauensbereiche für den Mittelwert, die Standardabweichung und den Streuungsquotienten in Abhängigkeit vom Stichprobenumfang bei vorausgesetzter Normalverteilung sind. Man kann diese als grobe Orientierung nutzen, um den Stichprobenumfang für eine geplante Untersuchung festzulegen. Es gibt einen eigenen Zweig der Statistik, der sich ausschließlich mit Stichprobenumfangsplanung beschäftigt. Eine genauere Darstellung sprengt aber den Rahmen dieser Ausführungen.

6.3.3 Bioäquivalenzprüfung

Unter diesem Begriff wird der Nachweis verstanden, daß sich Gruppen von Arzneimitteln, die eigentlich gleich sein sollten, in ihrer Wirkung mit ausreichend großer Wahrscheinlichkeit (hier wird 90% anstatt der sonst üblichen 95% gewählt) innerhalb vorher festgelegter Grenzen bewegen. Als Gruppen sind z. B. verschiedene Chargen oder Darreichungsformen denkbar. Als Grenzen werden häufig 80% als untere und 120% als obere Grenze, bezogen auf einen Sollwert, herangezogen. Als Zielgrößen sind verschiedene Wirksamkeitskenngrößen denkbar.

Die Methodik basiert auf den in Abschnitt 6.3.1 hergeleiteten Vertrauensintervallen. Für den Nachweis der Bioäquivalenz reicht es nämlich aus, daß der Vertrauensbereich vollständig innerhalb der genannten Grenzen (80–120%) liegt. Die Vertrauensintervalle beziehen sich auf den Mittelwert und werden entsprechend der Formel 6.5 auf Basis der t-Verteilung berechnet.

Abbildung 6.2 zeigt verschiedene Ergebnisse von Bioäquivalenzuntersuchungen. Im Fall A kann man von nachgewiesener Bioäquivalenz sprechen, da der Mittelwert samt Vertrauensintervall vollständig in dem Intervall 80 bis 120% enthalten ist. In den restlichen Fällen ist dieser Nachweis fehlgeschlagen, im Fall E ist Bioäquivalenz sogar widerlegt, da das Vertrauensintervall vollkommen außerhalb des Normintervalls liegt. In den Fällen B und C, weniger bei D,

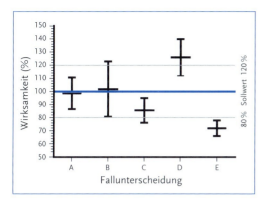

Abb. 6.2: Beispiele für die Ergebnisse von Bioäquivalenzuntersuchungen

besteht allerdings noch die Chance eines Nachweises. Durch eine Erhöhung des Stichprobenumfangs wird sich die Breite des Vertrauensintervalls gemäß Formel 6.5 verringern. Durch eine Vergrößerung der Stichprobe ist also eventuell noch ein Bioäquivalenznachweis denkbar.

6.4 Überprüfung der Normalverteilungsannahme und graphische Darstellungen von statistischen Verteilungen

Die im Abschnitt 6.3 hergeleiteten und berechneten Vertrauensintervalle sind streng genommen nur unter der Annahme gültig, daß die Einzelwerte einer Normalverteilung folgen. Daher muß diese Grundannahme überprüft werden. Dies wird häufig anhand graphischer Darstellungen getan. Zur Darstellung einer statistischen Verteilung aus einer Stichprobe ist ein sogenanntes *Histogramm* geeignet. Abbildung 6.3 zeigt ein Histogramm für die Tablettenmasse von Maschine 1 aus Beispiel 6.3.2. Auf der y-Achse sind dabei die Häufigkeiten der Werte in den auf der x-Achse dargestellten Klassen aufgetragen. Zusätzlich ist noch die Dichtekurve der theoretischen Normalverteilung mit entsprechendem Mittelwert und Standardabweichung eingezeichnet.

Als Alternative kann man die Häufigkeiten in den Klassen auch kumuliert darstellen, wie dies in Abbildung 6.4 mit den gleichen Daten zu finden ist. Diese Form wird *Summenkurve* genannt.

Beide Darstellungen haben den Nachteil, daß sie von der willkürlich gewählten Klassenbreite und dem Anfangspunkt für die erste Klasse abhängen. Außerdem ist die theoretische Normalverteilungskurve ohne entsprechende Software nur mit großer Mühe in die Graphik zu bekommen. Diese Nachteile werden von den sogenannten Wahrscheinlichkeitsnetzdarstellungen kompensiert. Abbildung 6.5 zeigt eine solche Darstellung für die Daten aus Beispiel 6.3.2. Die Werte für die beiden Maschinen sind getrennt dargestellt. Wie man sieht, lassen sich bei dieser Darstellungsart mehrere Gruppen relativ problemlos in einer Graphik unterbringen, was ein weiterer Vorteil ist.

Auf der waagerechten Achse sind die gewogenen Tablettenmassen aufgetragen. Die senkrechte Achse entzieht sich in der in Abbildung

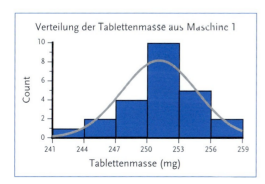

Abb. 6.3: Histogramm der Daten von Maschine 1 aus Beispiel 6.3.2

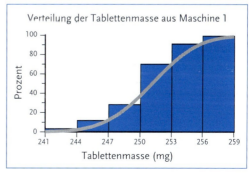

Abb. 6.4: Summenkurve der Daten von Maschine 1 aus Beispiel 6.3.2

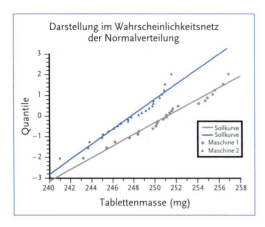

Abb. 6.5: Wahrscheinlichkeitnetzdarstellung der Daten zum Beispiel 6.3.2

6.5 gewählten Form zunächst einer direkten Interpretation. Auf dem üblichen Wahrscheinlichkeitspapier ist eine Skala von 0,001% bis 99,99% zu finden. Aufgetragen werden dort also wie bei der Summenkurve (Abb. 6.4) die kumulierten Anteile. Die Skala ist dann so transformiert, daß sich bei zugrundeliegender Normalverteilung eine Gerade ergibt. Diese „Sollgeraden" sind in Abbildung 6.5 mit eingezeichnet.

6.5 Regressions- und Varianzanalyseverfahren

Unter diesen beiden Begriffen werden Verfahren verstanden, bei denen Zusammenhänge zwischen Ziel- und Einflußgrößen unter Berücksichtigung von statistischem Rauschen untersucht werden. Regressionsverfahren beschreiben dabei Situationen, bei denen die Einflußgrößen quantitativer Natur sind, d.h. auf Skalen gemessen werden können. Dagegen spricht man von Varianzanalyse, wenn der oder die Faktoren qualitativ sind, d.h. Gruppenunterschiede beschreiben. Im übrigen ist die Unterscheidung künstlich, da die zugrundeliegenden mathematisch-statistischen Verfahren identisch sind. Die hier zu beschreibenden Verfahren sind darüber hinaus auch die Auswertungsmethoden für statistische Versuchsplanung im Kapitel 6.6.

Der Leser sollte sich durch die in diesem Abschnitt komplexer werdenden Formeln nicht abschrecken lassen. Die hier vorgestellten Methoden werden durch die heute sehr verbreiteten Tabellenkalkulationsprogramme abgedeckt.

6.5.1 Mittelwertvergleich von 2 Gruppen

Im Beispiel 6.3.2 sind Tablettenmassen von jeweils 24 Tabletten aus 2 Maschinen wiedergegeben. Mit Hilfe der weiter oben eingeführten t-Verteilung läßt sich nun untersuchen, ob die Mittelwerte der beiden Gruppen (hier 2 Maschinen) unterschiedlich sind oder nicht. Anders ausgedrückt kann man ein Vertrauensintervall für die Differenz der Mittelwerte ausrechnen. Wird die Null von diesem Intervall überdeckt, so sind keine Unterschiede festzustellen, im gegenteiligen Fall kann man behaupten, daß die aufgetretenen Mittelwertunterschiede signifikant sind. Für die Mittelwertdifferenz d_{12} ist mit den folgenden Bezeichnungen

$$d_{12} = \bar{x}_1 - \bar{x}_2$$

$$s_{d12} = \sqrt{\frac{s_1^2 \cdot (n_1 - 1) + s_2^2 \cdot (n_2 - 1)}{n_1 + n_2 - 2}}$$

(6.11)

ein Vertrauensintervall zum Vertrauensniveau $1-\alpha$ gegeben durch

$$\mathrm{Konf}(d_{12}, 1-\alpha) = d_{12} \pm s_{d12} \cdot \sqrt{\frac{n_1 + n_2}{n_1 \cdot n_2}} \cdot t_{n_1+n_2-2, 1-\alpha/2}$$

(6.12)

Für die Daten aus Beispiel 6.3.2 ergibt sich dementsprechend:
Konf(d_{12}, 0,95)
= [3,37−3,17∗0,29∗2,01 ; 3,37+3,17∗0,29∗2,01]
= [3,37−1,84 ; 3,37 + 1,84]
= [1,53 ; 5,21]

Der Mittelwert von Maschine 1 ist damit signifikant höher als der von Maschine 2, da der 95%-Vertrauensbereich die 0 nicht überdeckt.

Eine Alternative zu der hier vorgestellten Vorgehensweise ist, die in Tabelle 6.3 für die beiden Maschinen angegebenen Vertrauensintervalle der Mittelwerte miteinander zu vergleichen. Daraus hätte sich ebenfalls ein signifikanter Unterschied ergeben, da diese sich nicht überschneiden. Das in diesem Abschnitt vorgeschlagene Verfahren ist jedoch unter der Annahme, daß die Streuung in beiden Gruppen gleich ist, vorzuziehen. Es ist ein trennschärferes Verfahren, da es auf einer größeren Anzahl von Freiheitsgraden ($n_1 + n_2 − 2$) und einer gemeinsamen Schätzung der Streuung (s_{d12} in Formel 6.11) beruht.

6.5.2
Einfache Varianzanalyse
(Mittelwertvergleich von k > 2 Gruppen)

Will man die Mittelwerte von mehr als 2 Gruppen miteinander vergleichen, so kommt man zur einfachen Varianzanalyse. Wenn man im Beispiel 6.3.2 mehr als 2 Maschinen berücksichtigt hätte, wäre die hier zu beschreibende Methode angemessen. Der Name Varianzanalyse resultiert daraus, daß die Gesamtstreuung der Meßwerte in zwei Komponenten aufgeteilt wird: Die Streuung zwischen den Gruppen und die Streuung innerhalb der Gruppen. Zur formalen Beschreibung werden folgende Definitionen benötigt:

x_{ij} sei die j-te Beobachtung in der i-ten Gruppe, $i = 1,..,k$; $j = 1,...,n_i$. Die Verteilung der Einzelwerte habe eine Normalverteilung mit Mittelwert μ_i und Standardabweichung σ.

$$\bar{x} = \frac{1}{n}\sum_{i=1}^{k}\sum_{j=1}^{n_i} x_{ij}$$

$$\text{mit } n = \sum_{i=1}^{n} n_i \quad \bar{x}_i = \frac{1}{n_i}\sum_{j=1}^{n_i} x_{ij}$$
(6.13)

$$ss_g^2 = \sum_{i=1}^{k}\sum_{j=1}^{n_i}(x_{ij}-\bar{x}_{..})^2$$
$$= \sum_{i=1}^{k}\sum_{j=1}^{n_i}(x_{ij}-\bar{x}_{i.})^2 + \sum_{i=1}^{k} n_i \cdot (\bar{x}_i - \bar{x}_{..})^2 =$$
$$= ss_{innerhalb}^2 + ss_{zwischen}^2$$
(6.14)

Die Gesamtstreuung ss_g^2 wird also in die beiden Komponenten ss_i^2 (innerhalb der Gruppen) und ss_z^2 (zwischen den Gruppen) aufgeteilt. Dabei sollte man sich nicht daran stören, daß der Vorfaktor $1/(n-1)$ bei ss_g^2 weggelassen worden ist. Unter der Annahme, daß alle μ_i gleich sind, d.h. $\mu_1 = \mu_2 = ... = \mu_k = \mu$, folgt die folgende Größe:

$$F = \frac{ss_{zwischen}^2/(k-1)}{ss_{innerhalb}^2/(n-k)}$$
(6.15)

einer F-Verteilung mit $k-1$ und $n-k$ Freiheitsgraden. Wenn die berechneten Mittelwerte $\bar{x}_i$ also nicht systematisch, sondern nur rein zufällig auf Grund der angenommenen Reststreuung, schwanken, so kann man für F ein Vertrauensintervall ausrechnen:

$$Konf(F, 1-\alpha) = [F_{k-1,n-k,\alpha/2}; F_{k-1,n-k,1-\alpha/2}]$$
(6.16)

Fällt der tatsächlich gemäß Formel 6.15 berechnete F-Wert aus diesem Vertrauensbereich heraus, so schließt man daraus, daß die Annahme gleicher Mittelwerte $\mu_1 = \mu_2 = ... = \mu_k = \mu$ den tatsächlichen Messungen mit ausreichender Sicherheit widerspricht und folgert, daß nicht alle Mittelwerte gleich sind.

Auf ein Beispiel zur einfachen Varianzanalyse wird hier verzichtet. Die hier dargestellte Methode läßt sich aber auch auf zwei Gruppen anwenden und ist in diesem Fall mit dem in Abschnitt 6.5.1 hergeleiteten Zweistichprobenvergleich mathematisch äquivalent.

6.5.3
Lineare Regression

Unter diesem Begriff wird der Fall verstanden, bei dem die Einflußgröße auf einer Skala gemessen werden kann, und zumindest zwei Niveaus mit insgesamt mindestens drei Beobachtungen vorhanden sind. Als Funktion wird zunächst eine Geradengleichung

$y = a \cdot x + b$ (y: Zielgröße, x: Einflußgröße) angenommen. Die Koeffizienten a und b (Steigung und y-Achsenabschnitt) müssen aus den vorhandenen Daten für x und y geschätzt werden, da wieder davon ausgegangen wird, daß der Zusammenhang durch ein statistisches Rauschen der y-Werte, denen eine Normalverteilung unterstellt wird, überlagert ist. Die x-Werte hingegen müssen exakt bekannt sein. Die Schätzmethode ist das Verfahren der kleinsten Quadrate, bei dem die Gerade so gelegt wird, daß die Punktewolke der vorhandenen Daten möglichst gut getroffen wird.

Die Schätzwerte für die Koeffizienten a und b (Steigung und y-Achsenabschnitt) werden wie folgt berechnet:

$$\widehat{a} = \frac{\sum_{i=1}^{n} x_i y_i - n \cdot \overline{x} \cdot \overline{y}}{(n-1) \cdot s_x^2} = \frac{\sum_{i=1}^{n}(x_i - \overline{x}) \cdot (y_i - \overline{y})/(n-1)}{s_x^2} \quad \widehat{b} = \overline{y} - \widehat{a} \cdot \overline{x} \tag{6.17}$$

Dabei ist $\overline{x}$ der Mittelwert der x-Werte, $\overline{y}$ der Mittelwert der y-Werte und s_x die Standardabweichung der x-Werte. In Analogie zur Betrachtung des Mittelwertes einer Stichprobe reicht aber die Angabe dieser Schätzwerte nicht aus. Es müssen zusätzlich auch Vertrauensbereiche für die beiden Schätzer angegeben werden. Diese sind gegeben durch:

$$Konf(\widehat{a}, 1-\alpha) = \widehat{a} \pm \sqrt{\frac{1}{n} + \frac{\overline{x}^2}{(n-1) \cdot s_x^2}} \cdot s_r \cdot t_{n-2, 1-\alpha/2}$$

$$Konf(\widehat{b}, 1-\alpha) = \widehat{b} \pm \sqrt{\frac{s_r^2}{(n-1) \cdot s_x^2}} \cdot t_{n-2, 1-\alpha/2}$$

$$\text{mit} \quad s_r^2 = \frac{1}{n-2} \sum_{i=1}^{n} (y_i - \widehat{a} \cdot x_i - \widehat{b})^2 \quad \text{und} \quad \overline{x} = \frac{1}{n} \sum_{i=1}^{n} x_i \tag{6.18}$$

Die Größe s_r wird auch Standardabweichung der Regression oder Prognosegenauigkeit genannt (englisch: RMS-Error = root mean square error). s_r ist als mittlere Abweichung zwischen den durch die Gerade prognostizierten Werten und den tatsächlich gemessenen Werten zu interpretieren. Als zweites Qualitätsmaß der Regression wird häufig das Bestimmtheitsmaß

$$R^2 = \left(\frac{\sum_{i=1}^{n}(x_i - \bar{x}) \cdot (y_i - \bar{y})/(n-1)}{s_x \cdot s_y}\right)^2 \quad (6.19)$$

herangezogen. Es ist ein Maß für den durch die Regression erklärten Anteil an der Ausgangsstreuung der Zielgröße. Nur wenn R^2 in der Nähe von 1 liegt, kann man von einem akzeptablen Modell sprechen. Ein Beispiel zur linearen Regression findet sich in Abschnitt 6.5.5.

6.5.4 Mehrfaktorielle Varianz- und Regressionsanalysen

Die bisher betrachteten Modelle, bei denen der Effekt einer Einflußgröße auf eine Zielgröße betrachtet wurde, beschreiben viele Probleme nur unzureichend, da häufig mehrere Einflußgrößen für ein angemessenes Modell notwendig sind. Eine monokausale Sichtweise beschränkt die Erkenntnisgewinnung vor allem bei Problemen, bei denen Wechselwirkungen zwischen verschiedenen Einflußgrößen auftreten. Mehrfaktorielle Varianz- und Regressionsanalysen erlauben dagegen eine gleichzeitige Modellierung mehrerer Einflußgrößen für eine Zielgröße. Bei solchen Modellen werden die folgenden Modellteile berücksichtigt:

- Haupteffekte
  - bei stetigen Einflußgrößen sind dies Steigungen (s. 6.5.3)
  - bei gruppierten Einflußgrößen sind dies Mittelwertunterschiede der Gruppen (s. 6.5.1 und 6.5.2)
- Wechselwirkungen
  - Dies sind Kombinationseffekte von zwei Einflußgrößen, bei der sich die Wirkungen der beiden Faktoren gegenseitig verstärken oder abschwächen
  - Wechselwirkungen höherer Ordnung (z. B. zwischen 3 Einflußgrößen) werden nur selten in Betracht gezogen
- Quadratische Effekte
  - Bei stetigen Faktoren wird der lineare Ansatz der Haupteffekte häufig ebenfalls in Frage gestellt
  - Als einfachste Verallgemeinerung werden dann zusätzlich quadratische Ansätze hinzugefügt

Die Berechnungsvorschriften zur Schätzung der Haupteffekte, der Wechselwirkungen und der quadratischen Effekte sowie zur Berechnung ihrer Vertrauensbereiche gehen weit über den Rahmen dieser Darstellung hinaus, dazu ist eine abstrakte Darstellung mit Hilfe von Matrixalgebra notwendig. Die Berechnungen können jedoch mit entsprechender Software durchgeführt werden. Im nächsten Abschnitt 6.5.5 ist ein durchgerechnetes Beispiel mit zwei Faktoren (zweiter Teil des Beispiels) zu finden. Diese Methoden sind auch Auswertungsgrundlage für statistische Versuchsplanung, die im Abschnitt 6.6 zu finden ist.

6.5.5 Beispiel zur Varianzanalyse und Regression (Parallel-line-assay)

Übung

Tabelle 6.4 zeigt Daten (als Teilmenge) aus einem Parallel-line-assay. Die gemessene Zielgröße ist die optische Dichte, die in den letzten drei Zeilen der Tabelle zu finden ist. Zeile 2 zeigt die stetige Einflußgröße „Verdünnung" (logarithmiert), während

Tab. 6.4: Parallel-line-assay-Daten

Typ	Standard	Standard	Standard	Probe	Probe	Probe
Log(Verdünnung)	2,520	2,250	1,980	2,520	2,250	1,980
Opt. Dichte Wdhlg. 1	0,134	0,237	0,387	0,085	0,233	0,361
Opt. Dichte Wdhlg. 2	0,148	0,250	0,380	0,055		0,375
Opt. Dichte Wdhlg. 3	0,156	0,278	0,409	0,107	0,224	0,394

Zeile 1 noch zusätzlich zwischen zwei Gruppen unterscheidet, die mit „Standard" und „Probe" bezeichnet sind. Die hier gewählte Darstellungsform der Tabelle ist in ihrer Kompaktheit begründet, Auswertungssoftware verlangt in der Regel eine Tabelle, in der in jeweils getrennten Spalten die Zielgröße bzw. die Einflußgrößen zu finden sind. Ein Wert ist ausgefallen, der entsprechende Platz ist leer gelassen.

In Abbildung 6.6 sind die Daten für beide Proben samt einer jeweiligen linearen Regression dargestellt. Die formalen Ergebnisse der in 6.5.3 hergeleiteten linearen Regression für die Standardprobe ist in Tabelle 6.5 zusammengefaßt: Es werden 97,9 % der Streuung durch die lineare Regression erklärt. Die mittlere Abweichung zwischen den Messungen und der Geraden beträgt 0,0168 (in den Einheiten der optischen Dichtemessung, d. h. in senkrechter Richtung). Die geschätzte Steigung von −0,4556 ist mit einem 95 %-Vertrauensbereich belegt, der immerhin von −0,5156 bis −0,3955 reicht; d. h. nicht einmal die erste signifikante Ziffer ist mit 95 % aus den 9 Messungen gesichert. Andererseits liegt das Vertrauensintervall weit von Null entfernt, so daß eine negative Steigung eindeutig gesichert ist.

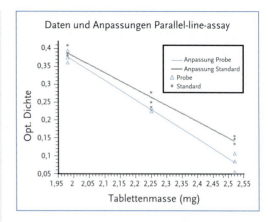

Abb. 6.6: Darstellung der Daten aus Beispiel 6.5.5

Bei einem Parallel-line-assay ist, wie der Name es bereits andeutet, die Parallelität der Geraden für die beiden Gruppen eine entscheidende Forderung. Sie wird als notwendige Bedingung dafür angesehen, daß die Wirkstoffe in Probe und Standard identisch sind. Um dies zu überprüfen, wird ein Modell aufgestellt, bei dem sowohl die Verdünnung als auch die Gruppierung Standard/Probe als Faktoren auftauchen. Es wird ein Modell mit Haupteffekten für die Verdünnung und die Gruppierung, sowie einer Wechselwirkung zwischen den beiden Faktoren angesetzt. Eine signifikante Wechselwirkung ist dabei gleichzusetzen mit einer unterschiedlichen Steigung (also mangelnder Parallelität) in den zwei Gruppen. Tabelle 6.6 zeigt die Ergebnisse dieser Analyse:

Die Spaltenstruktur von Tabelle 6.6 ist analog zu der von Tabelle 6.5 zu verstehen. Das umfangreichere Modell findet in den zusätzlichen Zeilen seinen Niederschlag. Zur Erklärung die folgenden Anmerkungen:
1. Der gemeinsame y-Achsenabschnitt findet sich in Zeile 1.
2. Der Haupteffekt des Probentyps ist eine vertikale Verschiebung. Die Gruppe „Probe" liegt dabei oberhalb der Gruppe Standard (vgl. Zeilen 3 und 4). Dies mag der Graphik (Abb. 6.6) auf den ersten Blick widersprechen. Man muß aber berücksichtigen, daß die Geraden als nicht parallel angenommen werden und sich daher außerhalb des

Tab. 6.5: Ergebnisse der linearen Regression aus Beispiel 6.5.5 für die Standardprobe

Koeffizient	Schätzwert	s(Koeffizient)	Konfidenzgrenze (2,5 %)	Konfidenzgrenze (97,5 %)
$\hat{b}$	1,2893	0,0574	1,1535	1,4251
$\hat{a}$	−0,4556	0,0254	−0,5156	−0,3955
$R^2 = 0{,}979$		$s_r = 0{,}0168$		

Tab. 6.6: Ergebnisse des zweifaktoriellen Modells mit Verdünnung und Probentyp

Zeile	Koeffizient	Schätzwert	s(Koeffizient)	Konfidenzgrenze (2,5 %)	Konfidenzgrenze (97,5 %)
1	Konstante	1,3725	0,0420	1,2817	1,4633
2	Probentyp	1 df			
3	Probe	0,0832	0,0420	−0,0077	0,1740
4	Standard	−0,0832	0,0420	−0,1740	0,0077
5	Log(Verdünnung)	−0,5003	0,0186	−0,5405	−0,4602
6	Log(Verdünnung) · Probentyp	1 df			
7	Probe	−0,0448	0,0186	−0,0849	−0,0046
8	Standard	0,0448	0,0186	0,0046	0,0849
	R^2 = 0,982		s_r = 0,0173		

dargestellten Bereichs schneiden werden. Außerdem ist der Unterschied nicht signifikant, da der Vertrauensbereich die 0 überdeckt.

3. Die gemeinsame Steigung (bzgl. Log(Verdünnung)) findet sich in Zeile 5, es wird ein Wert von −0,5003 geschätzt. Der 95 %-Vertrauensbereich erstreckt sich von −0,54 bis −0,46. Der gegenüber der einfachen Regression (vgl. Tab. 6.5) deutlich eingeengte Vertrauensbereich beruht auf der größeren Anzahl Beobachtungen.
4. Die Wechselwirkung ist in den Zeilen 7 und 8 zu finden. Die Steigung in der Gruppe „Probe" verändert sich gegenüber dem gemeinsamen Wert von −0,5003 um −0,0448 und beträgt damit −0,5451 während sie in der Gruppe „Standard" −0,4555 beträgt. Da die 95 %-Vertrauensbereiche in den Zeilen 7 und 8 die Null nicht überdecken, kann man von einer signifikanten Wechselwirkung oder anders ausgedrückt von einer signifikanten Nichtparallelität sprechen.
5. Ein quadratischer Effekt für den Faktor Log(Verdünnung) wurde hier nicht berücksichtigt. Wie Abbildung 6.6 nahelegt, ergab eine versuchsweise Berücksichtigung dieses Effektes, daß er zu keinem besseren Modell führt. Man spricht in solchen Fällen auch von mangelnder Signifikanz, was zu einer Eliminierung aus dem Modell führt (schrittweise Regression).
6. Genau wie bei der einfachen Regression kann man auch ein Bestimmtheitsmaß und eine Standardabweichung der Regression ausrechnen; beide Werte finden sich in der Fußzeile der Tabelle.

6.6 Statistische Versuchsplanung

6.6.1 Überblick und Einordnung der Versuchsplanungsmethodik

Statistische Versuchsplanung (auch DoE = Design of Experiments) stellt eine effiziente Methode zur Erfassung und reproduzierbaren Bewertung des Effekts von Einflußgrößen auf Zielgrößen, etwa die Qualitätseigenschaft von pharmazeutischen Produkten, dar. Die Bewertung erfolgt dabei mit mehrfaktoriellen Regressionsmodellen (s. 6.5.4). Diese stellen einen Bewertungsformalismus dar, über dessen Ergebnisse kein Streit möglich ist. Im Gegensatz zu klassischer Versuchsmethodik, bei der die möglichen Einflußgrößen nacheinander untersucht werden („one factor at a time"), werden bei der DoE-Vorgehensweise mehrere Faktoren in einem Versuchsplan in systematischer Weise parallel variiert. Die Ausgewogenheit der Versuchspläne stellt dabei sicher, daß sich die Einflüsse der verschiedenen Faktoren tatsächlich auch trennen lassen. Als zusätzlicher Vorteil gegenüber der klassischen Methode lassen sich auch Wechselwirkungen zwischen Faktoren identifizieren. Außerdem bringt eine angemessene Anwendung von DoE-Methoden eine erhebliche Reduzierung beim Versuchsaufwand und fördert beim Experimentator eine systematische Vorgehensweise. Der Einsatz von Versuchsplanungsmethoden ersetzt jedoch nicht die Aufgabe des Experimentators, die richtigen Faktoren mit den richtigen Einstellbereichen („Versuchsraum") auszusuchen.

Eine auch nur annähernd vollständige Beschreibung der in der Literatur zu findenden Versuchsplanungstypen sprengt den Rahmen dieser Darstellung. Siehe dazu das zitierte Lehrbuch von Scheffler. Statt dessen wird die DoE-Methode im folgenden Abschnitt anhand eines Beispiels erläutert. Ansonsten wird sehr empfohlen, bei der Anwendung von Versuchsplanungsmethoden von der inzwischen vielfältig vorhandenen Versuchsplanungssoftware Gebrauch zu machen.

6.6.2
DoE-Beispiel: Modellbildung für Abbauprodukt

Übung

Tabelle 6.7 zeigt das Ergebnis einer Systemanalyse, mit der die Faktoren für die Untersuchung der Konzentration eines Abbauproduktes festgelegt wurden. Da die Untersuchung von grundsätzlicher Bedeutung war, sollte ein Modell mit Haupteffekten, Wechselwirkungen und quadratischen Effekten angesetzt werden, um den Einfluß der fünf genannten Faktoren quantitativ möglichst genau zu ermitteln. Zwei Besonderheiten sind noch zu erwähnen:
- Beim Faktor Zeit wurde ein exponentieller Zusammenhang erwartet, daher wurde dieser Faktor auf einer logarithmischen Skala untersucht.
- Beim Faktor x_3 handelte es sich eigentlich um einen qualitativen Faktor mit den Niveaus A und B. Da beide aber auch in Mischung eingesetzt werden können, hat man sich entschlossen, diesen Faktor Anteil Hilfsstofftyp A zu nennen. Der Anteil von B ist dementsprechend Hilfsstofftyp B = 100 % − Hilfsstofftyp A. 100 % sind dabei mit der aktuell gewählten Hilfstoffmenge zu identifizieren.

Als Versuchsplan wurde ein sogenannter zentral-zusammengesetzter Versuchsplan (central-composite design = CC-design) ausgewählt, der in Tabelle 6.8 zu finden ist. Dieser Plan erlaubt die Schätzung von Haupteffekten, Wechselwirkungen und quadratischen Effekten. Auf der linken Seite ist dabei die abstrakte Form mit den Niveaus −, 0 und + dargestellt, wie sie in Lehrbüchern über Versuchsplanung zu finden ist, während auf der rechten Seite der konkrete Versuchsplan für das aktuelle Problem gezeigt wird.

In der letzten Spalte von Tabelle 6.8 findet sich die gemessene Zielgröße. Mit diesen Daten wurde ein Regressionsmodell gerechnet, dessen Ergebnisse in Tabelle 6.9 zu finden sind. Dazu die folgenden Anmerkungen:

Tab. 6.7: Systemanalyse zur Modellbildung für Abbauprodukt

Faktor	Einheit	unteres Niveau	mittleres Niveau	oberes Niveau
x_1: log(Zeit)	log(Tage)	1	2	3
x_2: Hilfsstoffmenge	%	30	40	50
x_3: Anteil Hilfsstofftyp A	%	0	50	100
x_3': Anteil Hilfsstofftyp B	%	0	50	100
x_4: Wirkstoffkonzentration	%	2	2,5	3
x_5: Lagertemperatur	°C	0	20	40

- Zum Verständnis der Spalten vergleiche Tabelle 6.6.
- Das Bestimmtheitsmaß (R^2 in Zeile 10) ist mit 98,6 % sehr gut.
- Von den insgesamt 21 möglichen Koeffizienten des Ausgangsmodells (1 Konstante, 5 Haupteffekte, 5 quadratische Effekte, $5 \cdot 4/2 = 10$ Wechselwirkungen) sind nur neun im Modell verblieben. Insbesondere ist die Einflußgröße Hilfsstoffmenge vollständig aus dem Modell verschwunden, hatte also keinerlei erkennbare Wirkung auf die Konzentration des Abbauproduktes. Die Eliminierung erfolgte mit schrittweiser Regression. Es sind zwei Wechselwirkungen (Zeilen 8 und 9) und zwei quadratische Effekte (Zeilen 6 und 7) im Modell verblieben.

Es zeigt sich, daß Wechselwirkungen zwischen der Lagertemperatur und der Zeit sowie zwischen dem Anteil Hilfsstoff A und der Wirkstoffkonzentration auftreten. Solche Wechselwirkungen lassen sich graphisch am besten als Höhenschichtdiagramme darstellen, die in Abbildung 6.7 zu finden sind. Auf der x- und y-Achse sind dabei die beiden Faktoren dargestellt. Ähnlich wie bei einer topographischen Karte zeigen die Kurven den in der jeweiligen Beschriftung zu findenden Wert der Zielgrößen („Höhenlinien"). Besonders auffällig ist die Wechselwirkung zwischen der Wirkstoffkonzentration und dem Anteil Hilfsstoff A. Bei kleiner Wirkstoffkonzentration (= 2) spielt dieser fast kein Rolle, während bei hoher Konzentration (= 3) ein hoher Anteil von Hilfsstoff A die Bildung des Abbauproduktes erheblich verringert. Der Kombinationseffekt (Verstärkung) zwischen Log(Zeit) und Lagertemperatur war dagegen erwartet worden und fiel überraschend moderat aus.

6.7 Prozeßkontrolle

Auch bei der laufenden Produktion eines pharmazeutischen Produktes bilden statistische Methoden ein Hilfsmittel, mit dem die einwandfreie Qualität kontrolliert und geregelt werden kann. Die dazu geeigneten Methoden sind sogenannte *Regelkarten*, die auch in anderen Industriezweigen intensiv eingesetzt werden. Das Führen von Regelkarten erfordert die folgenden Arbeitsschritte:

1. Regelmäßiges Ziehen einer kleinen Stichprobe aus der laufenden Produktion
2. Ermittlung des jeweiligen Mittelwerts und der Standardabweichung dieser Werte
3. Eintragen von Mittelwert und Standardabweichung in entsprechende Regelkarten
4. Berechnung von Warn- und Eingriffsgrenzen für die Regelkarten bei ausreichendem homogenen Datenmaterial
5. Korrektive Maßnahmen am Prozeß, wenn die Eingriffsgrenzen bei der aktuellen Stichprobe verletzt sind

Der letzte Punkt schließt den statistischen Regelkreis und führt damit zur Einhaltung der festgelegten Abweichungen, was Mittelwertverschiebungen und Veränderungen der Streu-

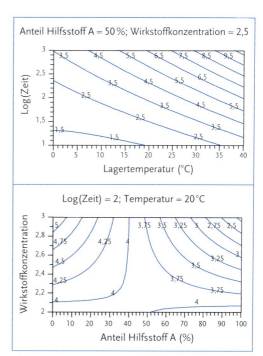

Abb. 6.7: Höhenschichtdiagramme zur Darstellung von Wechselwirkungen

Tab. 6.8: Versuchsplan und Versuchsergebnisse Modell Abbauprodukt

x_1	x_2	x_3	x_4	x_5	y	Log (Zeit)	Hilfs-stoffmenge	Anteil Hilfsstoff A	Wirkstoffkonzentration	Lagertemperatur	Abbauprodukt
−	−	−	−	+	1	30	0	2	40	3,342
−	−	−	+	−	1	30	0	3	0	2,248
−	−	+	−	−	1	30	100	2	0	2,112
−	−	+	+	+	1	30	100	3	40	1,105
−	+	−	−	−	1	50	0	2	0	1,08
−	+	−	+	+	1	50	0	3	40	4,538
−	+	+	−	+	1	50	100	2	40	2,845
−	+	+	+	−	1	50	100	3	0	0,044
+	−	−	−	−	3	30	0	2	0	3,25
+	−	−	+	+	3	30	0	3	40	12,285
+	−	+	−	+	3	30	100	2	40	11,198
+	−	+	+	−	3	30	100	3	0	1,847
+	+	−	−	+	3	50	0	2	40	11,226
+	+	−	+	−	3	50	0	3	0	5,082
+	+	+	−	−	3	50	100	2	0	4,004
+	+	+	+	+	3	50	100	3	40	9,128
−	0	0	0	0	1	40	50	2,5	20	1,498
+	0	0	0	0	3	40	50	2,5	20	6,666
0	−	0	0	0	2	30	50	2,5	20	2,616
0	+	0	0	0	2	50	50	2,5	20	3,977
0	0	−	0	0	2	40	0	2,5	20	4,734
0	0	+	0	0	2	40	100	2,5	20	2,976
0	0	0	−	0	2	40	50	2	20	3,834
0	0	0	+	0	2	40	50	3	20	3,92
0	0	0	0	−	2	40	50	2,5	0	2,083
0	0	0	0	+	2	40	50	2,5	40	6,549
0	0	0	0	0	2	40	50	2,5	20	4,547
0	0	0	0	0	2	40	50	2,5	20	4,726
0	0	0	0	0	2	40	50	2,5	20	4,941
0	0	0	0	0	2	40	50	2,5	20	5,85

Tab. 6.9: Ergebnisse der Versuchsplanauswertung

Zeile	Koeffizient	Schätzwert	s (Koeffizient)	Konfidenzgrenze (2,5 %)	Konfidenzgrenze (97,5 %)
1	Konstante	−1,259302	1,075876	−3,496708	0,978104
2	Log(Zeit)	−0,473270	0,928136	−2,403435	1,456895
3	Anteil Hilfsstoff A	0,069160	0,010819	0,046661	0,091660
4	Wirkstoffkonzentration	1,362163	0,292237	0,754423	1,969902
5	Lagertemperatur	−0,095768	0,025753	−0,149323	−0,042212
6	(Log(Zeit))^2	0,391268	0,229141	−0,085255	0,867792
7	Lagertemperatur^2	0,001563	0,000573	0,000371	0,002754
8	Lagertemperatur · Log(Zeit)	0,072836	0,005316	0,061781	0,083891
9	Anteil Hilfsstoff A · Wirkstoffkonzentration	−0,033231	0,004253	−0,042075	−0,024387
10	$R^2 = 0{,}986$			$s_r = 0{,}425$	

ung angeht. Ziel ist es, die Stabilität des Prozesses bezüglich Mittelwert und Streuung der betrachteten Qualitätskenngröße regelmäßig zu überprüfen und bei auffälligen Abweichungen korrektive Maßnahmen zu ergreifen.

6.7.1
Datenerhebung und Schätzung von Mittelwert und Kurzzeitstreuung

Tabelle 6.10 zeigt Mittelwerte und Standardabweichung der Tablettenmassen von jeweils n = 6 Tabletten, die im Stundenrhythmus an drei aufeinander folgenden Tagen zu Beginn der Produktion erhoben worden sind. Auf die Einzelwerte wird hier aus Platzgründen verzichtet. Die Berechnung von Mittelwerten und Standardabweichungen kann, wie dies in diesem Beispiel auch geschehen ist, mit Hilfe von Tabellenkalkulationsprogrammen problemlos und automatisch erfolgen.

Die Werte in den letzten beiden Zeilen von Tabelle 6.10 lehnen sich an die Bezeichnungsweisen aus Abschnitt 6.5.2 (einfache Varianzanalyse, Formeln 6.13 und 6.14) an. Auch dort waren Daten in Gruppen, die hier durch die jeweils 6 Messungen pro Zeitpunkt repräsentiert sind, untersucht worden. Hier ist $\bar{x}_{..}$ der Gesamtmittelwert aller Messungen pro Tag und

$$ms_{innerhalb} = ss_{innerhalb} / \sqrt{k \cdot (p-1)} \qquad (6.20)$$

(k = Anzahl Meßzeitpunkte, p = Anzahl Tabletten)

ein Schätzwert für die „kurzzeitige" Standardabweichung des Prozesses. In dem hier vorliegenden Beispiel ist k = 16 und p = 6 (bei Betrachtung eines Tages). Es kann nicht die einfache Standardabweichung aller k · p Meßwerte genommen werden, da darin noch Streuungen, z. B. auf Grund von Trends im Laufe der Zeit, enthalten sein könnten, die ja gerade erkannt werden sollen. In der Ausdrucksweise von 6.5.2 würde dies zu einem erhöhten Wert von $ss_{zwischen}$ führen, der über die rein zufallsbedingten Unterschiede zwischen den Mittelwerten zu den verschiedenen Zeitpunkten hinausgeht. Da hier Daten von jeweils drei Tagen zur Verfügung stehen, können hier noch zusätzlich die jeweils drei Schätzwerte für Mittelwert und Kurzzeitstreuung zusammengefaßt werden:

$$\begin{aligned}\bar{x}_{...} &= (\bar{x}_{..Tag\,1} + \bar{x}_{..Tag\,2} + \bar{x}_{..Tag\,3})/3 \\ &= (250{,}20\ \text{mg} + 250{,}42\ \text{mg} + 249{,}76\ \text{mg})/3 \\ &= 250{,}13\ \text{mg}\end{aligned}$$

$$\begin{aligned}ms_{innerhalb} &= \sqrt{(ms^2_{innerhalb\,Tag\,1} + ms^2_{innerhalb\,Tag\,2} + ms^2_{innerhalb\,Tag\,3})/3} \\ &= \sqrt{(2{,}53^2 + 2{,}89^2 + 2{,}97^2)/3} = 2{,}80\end{aligned}$$

(6.21)

Tab. 6.10: Mittelwerte und Standardabweichungen

Tag 1			Tag 2			Tag 3		
Zeit	$\bar{x}$	s	Zeit	$\bar{x}$	s	Zeit	$\bar{x}$	s
07:00	249,21	1,53	07:00	251,4	2,14	07:00	248,82	3,39
08:00	247,96	3,18	08:00	250,42	1,74	08:00	248,33	2,71
09:00	251,86	3,77	09:00	248,88	2,11	09:00	251,06	1,83
10:00	250,68	2,44	10:00	249,39	2,28	10:00	248,65	5,25
11:00	250,36	2,50	11:00	251,43	3,44	11:00	249,28	3,34
12:00	250,87	1,57	12:00	251,33	4,04	12:00	250,03	3,00
13:00	250,81	2,29	13:00	248,11	3,67	13:00	251,2	3,54
14:00	249,49	2,61	14:00	251,28	2,15	14:00	248,9	2,01
15:00	250,71	2,75	15:00	250,12	3,21	15:00	250,27	3,52
16:00	250,91	3,39	16:00	252,35	3,10	16:00	248,89	3,13
17:00	249,31	2,77	17:00	252,04	1,25	17:00	249,37	2,00
18:00	250,57	2,23	18:00	249,09	3,06	18:00	250,58	2,08
19:00	248,67	2,90	19:00	248,41	3,45	19:00	251,51	3,31
20:00	250,2	1,14	20:00	249,46	2,46	20:00	249,26	1,57
21:00	251,43	1,14	21:00	251,23	3,41	21:00	249,75	1,55
22:00	250,21	2,61	22:00	251,74	3,15	22:00	250,21	2,96
$\bar{x}..$: 250,20			$\bar{x}..$: 250,42			$\bar{x}..$: 249,76		
$ms_{innerhalb}$		2,53	$ms_{innerhalb}$		2,89	$ms_{innerhalb}$		2,97

Es muß betont werden, daß dies eine Besonderheit des hier vorliegenden Beispiels ist. Üblicherweise wird man $\bar{x}..$ und $ms_{innerhalb}$ aus einer ausreichend großen Anzahl von kleinen Stichproben schätzen. Man hätte dies auch hier tun können, indem man die drei Tage einfach ignoriert und alle 48 Stichproben mit je 6 Meßwerten zusammengefaßt hätte.

Da die genannten Schätzwerte auf immerhin 48 Stichproben jeweils vom Umfang 6 beruhen, kann man davon ausgehen, daß sie ausreichend genau mit den tatsächlichen Parametern der Grundgesamtheit übereinstimmen. Ein Vertrauensintervall für den hier ausgerechneten Mittelwert von 250,13 mg könnte mit Hilfe von Formel 6.5 auf der Basis von immerhin 16 · 6 · 3 = 288 Einzelwerten berechnet werden, wenn man annimmt, daß sich die Einzelmittelwerte zu den verschiedenen Zeitpunkten nicht systematisch, sondern nur zufällig unterscheiden.

6.7.2
Erzeugung der Regelkarten

In Abbildung 6.8 ist eine Mittelwert-Regelkarte für die Daten aus Tabelle 6.10 zu finden. Neben dem Gesamtmittel von 250,13 mg sind noch eine untere (UG) und eine obere (OG) *Eingriffsgrenze* eingezeichnet. Für den Mittelwert werden diese wie folgt berechnet:

$$UG = \bar{x}.. - \frac{ms_{innerhalb}}{\sqrt{p}} \cdot 3 \qquad OG = \bar{x}.. + \frac{ms_{innerhalb}}{\sqrt{p}} \cdot 3$$
(6.22)

(p = Anzahl Einheit pro Stichprobe)

Man beachte die Ähnlichkeit zum Vertrauensintervall des Mittelwertes. Lediglich der t-Faktor in Formel 6.5 ist durch einen Wert von 3 ersetzt. Dieser beruht auf der in Abschnitt 6.2 erwähnten Eigenschaft der Normalverteilung, daß innerhalb von ± 3 Standardabweichungen um den Mittelwert herum 99,73 % aller Werte liegen sollten. Man darf hier den t-Faktor durch denjenigen der Normalverteilung ersetzen, weil die Standardabweichung ja nicht auf Basis

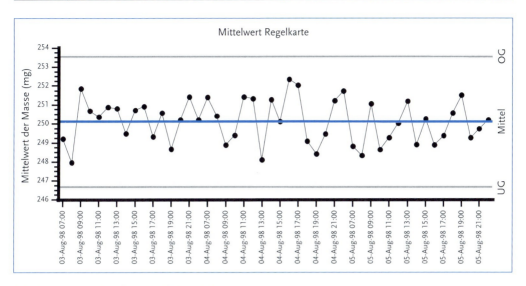

Abb. 6.8: Mittelwert-Regelkarte für die Beispieldaten

der p (hier 6) Werte einer Stichprobe, sondern auf der Basis einer großen Anzahl von Stichproben geschätzt worden ist. Das Intervall [UG;OG] ist also ein 99,73% Vertrauensintervall für den Mittelwert. Bleibt der Prozeß also stationär bezüglich Mittelwert und Standardabweichung, so sollte nur sehr selten ein Mittelwert außerhalb dieser Grenzen fallen. Fällt ein Mittelwert trotzdem aus den Grenzen heraus – man spricht dann von *Regelverletzungen* – so ist dies ein starkes Indiz für Veränderungen im Prozeß, die erkannt und abgestellt werden müssen. Neben den Eingriffsgrenzen werden in die Regelkarten auch häufig noch sogenannte *Warngrenzen* eingetragen. In Formel 6.22 wird dabei der Faktor 3 durch einen Faktor 2 ersetzt. Diese Grenzen entsprechen einem 95,5%-Vertrauensintervall für den Mittelwert. In Abbildung 6.8 ist auf die Warngrenzen verzichtet worden.

Für die Standardabweichung ergeben sich untere und obere Grenzen entsprechend folgender Vorschrift:

Diese Formeln sind identisch mit dem Vertrauensintervall für die Standardabweichung. Für α („Irrtumswahrscheinlichkeit") sollte man in Analogie zum Mittelwert 0,0027 (= 1−0,9973) einsetzen. Aus Platzgründen wird hier auf eine Darstellung der Streuungsregelkarte verzichtet.

Zur Führung der Regelkarten wird die Benutzung von Tabellenkalkulationsprogrammen empfohlen. Damit umgeht man die Notwendigkeit zur Berechnung von Mittelwerten und Standardabweichungen per Hand und kann auch die Berechnung der Grenzen automatisieren. Außerdem kann man die erhobenen Werte auf diese Art ebenso wie Maßnahmen bei Regelverletzungen leicht dokumentieren. Wenn entsprechende Rechnertechnik nicht zur Verfügung steht, so kann man statt der Regelkarte für die Standardabweichung zu einer Regelkarte für die Streubreite der Werte übergehen, die eine Berechnung der Standardabweichung überflüssig macht.

$$UG = ms_{innerhalb} \cdot \sqrt{\frac{p-1}{\chi^2_{p-1;\, 1-\alpha/2}}}$$

$$OG = ms_{innerhalb} \cdot \sqrt{\frac{p-1}{\chi^2_{p-1;\, \alpha/2}}}$$

(6.23)

Kapitel 7

Grundlagen der Biopharmazie
(Arzneiform – Arzneimittelwirkung)

7.1 Allgemeines

Von grundlegender Bedeutung für die pharmazeutische Technologie ist die Beeinflussung der Arzneimittelwirkung durch die Arzneiform. Im allgemeinen wird ein Arzneistoff nicht als solcher dem Patienten appliziert, vielmehr erfolgt zunächst eine galenische Verarbeitung zu einer Arzneizubereitung, erst diese kommt zum therapeutischen Einsatz. In den letzten Jahrzehnten hat sich die Erkenntnis durchgesetzt, daß für den therapeutischen Effekt nicht allein der Wirkstoff und dessen Dosis maßgebend ist, sondern daß die Arzneiformulierung hierbei einen entscheidenden Einfluß ausübt. Verantwortlich für eine derartige Wirkungsbeeinflussung sind physikalisch-chemische Faktoren, die sich durch den Arzneistoff, durch die Art und Menge der verarbeiteten Grund- und Hilfsstoffe sowie die angewandte Verfahrenstechnik ergeben. Äußerlich und im Arzneistoffgehalt völlig übereinstimmende Präparate können somit hinsichtlich ihres therapeutischen Wertes höchst bedeutsame Unterschiede aufweisen.

Da der therapeutische Erfolg im hohen Maße von der Arzneiformulierung abhängt, stehen Probleme der Beeinflussung der Arzneimittelwirkung durch die Arzneiform heute im Mittelpunkt. Sie bilden den Kern der Biopharmazie. Die Definitionen für Biopharmazie und Pharmakokinetik sind in den verschiedenen Ländern nicht einheitlich. Im folgenden seien einige Interpretationen von hervorragenden Fachvertretern zu diesem Themenkreis gegeben.

Biopharmazie

Die Bezeichnung „biopharmaceutics", etwa „Biogalenik", wurde 1961 in den USA geprägt und als Biopharmazie ins Deutsche übersetzt. Die Biopharmazie befaßt sich mit den Beziehungen zwischen den physikalisch-chemischen Eigenschaften eines Pharmakons und seinen Arzneiformen einerseits und den biologischen Wirkungen andererseits, die dieses Pharmakon in Form der verschiedenen Arzneizubereitungen auszuüben vermag.

Es handelt sich im wesentlichen um die optimale oder gewünschte „Zurverfügungstellung" von Arzneistoffen aus der Arzneiform, also um den Einfluß der Arzneiform (bzw. der Arzneiformulierung) auf die biologische Aktivität der Arzneistoffe.

J.G. Wagner sieht für die Biopharmazie das Studium der biologischen Effekte folgender fünf pharmazeutischer Faktoren als charakteristisch an:
- einfache chemische Modifikation des Arzneistoffs,
- Änderung des physikalischen Zustands (amorph, kristallin, solvatisiert, nicht solvatisiert),
- An- oder Abwesenheit von Hilfsstoffen,
- Art der Arzneizubereitung,
- Art der pharmazeutischen Prozesse, die den Herstellungsgang beeinflussen.

Die Aufgaben der Biopharmazie werden zum Teil umfassender gesehen. Neben der Freisetzung des Arzneistoffs aus der Arzneiform und der Resorption beinhaltet sie dann auch das Schicksal des Arzneistoffs im Organismus (Distribution, Metabolisierung, Exkretion) und die Abhängigkeiten von anatomischen, physiologischen und pathologischen Faktoren.

Pharmakokinetik

F.H. Dost versteht unter dem von ihm geprägten Begriff Pharmakokinetik die Lehre von der quantitativen Auseinandersetzung zwischen Organismus und einverleibtem Pharmakon.

Hauptinhalt der Pharmakokinetik ist es, die Vorgänge der Resorption, Verteilung, Metabolisierung und Exkretion quantitativ zu erfassen. Empfindliche Meßmethoden sind hierbei zur Bestimmung der Konzentrationsänderung des Arzneistoffs oder seiner Metabolite in Abhängigkeit von der Zeit vor allem im Blut (Plasma) oder im Harn erforderlich.

7.2
Pharmazeutische Verfügbarkeit

7.2.1
Versuchsanordnungen, Bewertung

Die durch In-vitro-Prüfung ermittelte Freisetzungscharakteristik eines Arzneistoffs aus der Arzneiform wird als „Pharmazeutische Verfügbarkeit" (In-vitro-Verfügbarkeit, content availability) bezeichnet. Sie wird definiert als der Prozentsatz der in einer Arzneiform enthaltenen Arzneistoffdosis, der freigesetzt wird, und die Geschwindigkeit, mit der dieser Prozeß abläuft.

Oftmals sind die hierbei verwendeten Geräte (s. 9.8.3) so gestaltet, daß über die Auflösung des Arzneistoffs und seine Freisetzung (Lösungsmodelle) hinaus durch Einbeziehung des sich hieran anschließenden Verteilungsprozesses auch Aussagen über die Resorptionsverhältnisse möglich sind (Resorptionsmodelle). Derartige Versuchseinrichtungen ermöglichen die Erfassung von Gesetzmäßigkeiten, wobei es weniger darauf ankommt, eine genaue Imitation des natürlichen Vorgangs sicherzustellen, als vielmehr dessen Grundprinzipien durch genormte Bedingungen zugänglich zu machen. In-vitro-Versuche führen zu gut reproduzierbaren Werten mit Fehlerbreiten zwischen 5 und 10%.

Als Prüfflüssigkeiten für In-vitro-Tests finden Verwendung: künstliche Gastrointestinalsäfte (diese können Zusätze von Enzymen, viskositätserhöhenden Stoffen oder Netzmittel enthalten), Pufferlösungen (z.B. Phosphatpuffer), einfache Lösungen (z.B. von NaCl, NaOH, Na_2CO_3) und Wasser. Entscheidende Bedeutung für die Liberation haben Zusammensetzung und die Menge des Prüfmediums, die Art und die Intensität der Bewegung und die Temperatur sowie bei Anwesenheit einer Membran deren Eigenschaften.

Zahlreiche Membranen natürlichen und künstlichen Ursprungs sind als Ersatz für die menschliche Zellmembran in derartigen Versuchseinrichtungen überprüft worden (Tab.7.1). Membranen mit lipophilem Charakter kommen den natürlichen Verhältnissen am nächsten und sind daher Bestandteil von Resorptionsmodellen (s. 9.8.3.2).

Da die genannten Einflußgrößen bei In-vitro-Modellen nicht übereinstimmen, ist ein

Tab. 7.1: Beispiele für Membranmaterialien

Membranen natürlichen Ursprungs	Membranen, insbesondere synthetischen Ursprungs
Schafsblase	Gelatine
Blinddarm des Lammes	Lecithin-Collodium
Schleimhaut der Schweinsblase	Celluloseacetat
Schweinehaut	Cellulosetriacetat
Zwerchfell des Rindes	Cellulosenitrat
Kaninchenhaut	Celluloseacetylbutyrat
Eihäute	regenerierte Cellulose (Cellophan®, Zellglas)
Dünndarm	Polyamid Polyvinylchlorid Polypropylen Polyethylenterephthalat Dimethylsiloxan-Polymere lipoidbeschichtete Membranen

Vergleich von mit verschiedenen Versuchseinrichtungen gewonnenen Befunden nicht ohne weiteres möglich.

Die Aussagekraft von In-vitro-Ergebnissen ist oftmals überschätzt worden. Wenn auch in einer Anzahl von Fällen eine recht gute Übereinstimmung mit In-vivo-Befunden existierte, muß vor einer Verallgemeinerung gewarnt werden. Dennoch geben solche Methoden dem pharmazeutischen Technologen wichtige Hinweise. Von ungeeigneten Vehikeln oder Arzneiformen „eingemauerte" Wirkstoffe erbringen nur ungenügende Liberationswerte, und sie werden damit sicherlich auch vom Organismus nur verzögert resorbiert. Liberationsversuche vermitteln damit wertvolle Angaben über strukturelle Eigenheiten der Grund- und Hilfsstoffe und die hiermit im Zusammenhang stehenden Fähigkeiten, die Wirkstoffe freizusetzen. In-vitro-Prüfungen gestatten, Versuchspräparate mit unterschiedlichem Verlauf der Liberation vergleichend zu beurteilen und ermöglichen eine Klassifizierung.

Angestrebt werden In-vitro-Methoden, deren Ergebnisse in Korrelation zu In-vivo-Resultaten stehen. Zu dem Problem der In-vitro/In-vivo-Korrelation liegt ein umfangreiches Ergebnismaterial vor. In jüngster Zeit wird eine solche Korrelation sehr kritisch, sogar als unrealistisch, beurteilt. Verständlicherweise sind die komplexen Vorgänge im menschlichen Organismus nur recht unzureichend simulierbar, das gilt auch für sehr aufwendige Versuchseinrichtungen. Auf die Darlegung von Korrelationsmethoden wird im Lehrbuch bewußt verzichtet. Einzelheiten zu diesem heute kontrovers diskutierten Themenkomplex können Biopharmazie-Büchern entnommen werden (s. „Weiterführende Literatur" am Ende des Buches).

Die Bedeutung von In-vitro-Untersuchungen wird durch die obigen Aussagen nicht tangiert. Sie besteht im wesentlichen in folgendem:

- Liberationsuntersuchungen sind bei der Entwicklung neuer und zur Optimierung bestehender Arzneimittel unabdingbar. Erst wenn durch pharmazeutisch-technologische Maßnahmen eine gewünschte, ausreichend hohe pharmazeutische Verfügbarkeit erzielt bzw. eine Anpassung an gewünschte Erfordernisse (Depotpräparate) erreicht wurde, ist die Voraussetzung für die Durchführung aufwendiger Bioverfügbarkeitsuntersuchungen gegeben, an die sich umfangreiche klinische Überprüfungen anschließen.
- Liberationsuntersuchungen sichern die Gleichförmigkeit innerhalb einer Charge (Chargenhomogenität) wie auch von Charge zu Charge (Chargenkonformität) und damit die Konstanz der Wirkstofffreisetzung während der laufenden Produktion bzw. bei diskontinuierlicher Produktion. Bestätigen weiterhin Bioverfügbarkeitsüberprüfungen, daß eine Arzneiform mit bestimmter Freigabecharakteristik eine optimale Wirkung aufweist, dann dienen In-vitro-Prüfungen der Produktionskontrolle zur Sicherung der Wirkungskonformität.
- Liberationsuntersuchungen können zur Klärung von Haltbarkeitsproblemen herangezogen werden. Wenn bei Arzneiformen in Abhängigkeit von der Lagerzeit immer geringere Liberationswerte erbracht werden, so zeugt das von mangelnder Stabilität. Diese kann den Arzneistoff selbst betreffen oder in alterungsbedingten Veränderungen der Grundlage oder durch Wechselbeziehungen zwischen Arzneistoff und Hilfs- oder Verpackungsstoffen begründet sein.

Für Arzneiformen mit übereinstimmender pharmazeutischer Verfügbarkeit wurde der Begriff „pharmazeutische Äquivalenz" geprägt. Diese wird wie folgt definiert: Gleichwertigkeit zweier Präparate, die die gleiche Liberation des gleichen therapeutisch aktiven Wirkstoffs aus der gleichen Dosierungsform zeigen und die auf der Grundlage der besten verfügbaren Technologie entwickelt wurden.

7.2.2
Ergebnisdarstellung

Trägt man in ein Koordinatensystem die in zeitlichen Intervallen gemessene liberierte Arzneistoffmenge kumulativ auf (gelöste Masse des Arzneistoffs in Prozent ($m[\%]$) gegen die Zeit t) und verbindet man die Meßpunkte, so erhält

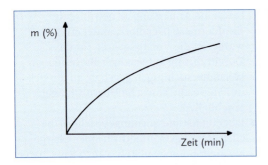

Abb. 7.1: Auflösungs- bzw. Liberationsprofil

man eine Kurve, die auch als Auflösungs- bzw. Liberationsprofil bezeichnet wird (Abb. 7.1).

Derartige graphische Darstellungen sind durchaus von hoher Aussagekraft, sie eignen sich jedoch weniger für einen quantitativen Vergleich. Aus diesem Grunde ist man bestrebt, den Freisetzungsverlauf durch wenige Kenngrößen, die die Geschwindigkeit und das Ausmaß der Liberation beinhalten, zu charakterisieren *(Kurvenparametrisierung)*. Man unterscheidet hierbei Mengen- bzw. Prozentparameter (Wirkstoffanteil, der nach Ablauf einer bestimmten Zeit gelöst ist) und Zeitparameter (Zeit, die vergeht bis zur Lösung eines bestimmten Wirkstoffanteils, maximale Lösungsgeschwindigkeit, Zeitpunkt der maximalen Lösungsgeschwindigkeit) und bezeichnet diese als *empirische, modellunabhängige Parameter*. Zur exakten Beschreibung des Kurvenverlaufs sind verständlicherweise mehrere Parameter erforderlich. Gilt es lediglich zu überprüfen, ob ein Präparat den Qualitätsansprüchen einer Gütevorschrift bzw. den Prüfbedingungen eines Arzneibuchs entspricht, genügt oftmals eine einzige Gehaltsbestimmung, um zu ermitteln, ob in einer vorgegebenen Zeit ein festgelegter Prozentsatz der in der Arzneiform enthaltenen Gesamtarzneistoffmenge in Lösung gegangen ist. Die USP XXIII unterwirft die Tabletten- und Kapselpräparate einem Auflösungstest. Die einzelnen Monographien enthalten Angaben, ob die Blattrührer- oder Drehkörbchenmethode anzuwenden ist, und präparatespezifische Forderungen über den Prozentsatz der liberierten Arzneistoffmenge zu einem festgelegten Zeitpunkt. Häufig und als angestrebte einheitliche Forderung werden

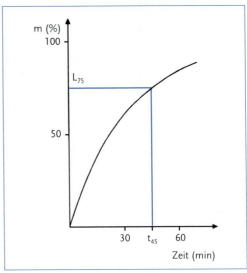

Abb. 7.2: Auflösungskurve mit Löslichkeitskenndaten

75% Freisetzung in 45 min in Wasser als Prüfflüssigkeit genannt (Abb. 7.2).

Eine weitere Möglichkeit zur Charakterisierung der Auflösung ist die *mittlere Auflösungszeit* t_{diss}. Sie stellt eine statistische Größe dar und beinhaltet das arithmetische Mittel der Verweildauer für die Arzneistoffmoleküle in der Darreichungsform (Abb. 7.3). Sie errechnet sich zu

$$t_{diss} = \frac{ABC}{y} \quad (7.1)$$

ABC Area between the curves
y insgesamt gelöste Arzneistoffmenge

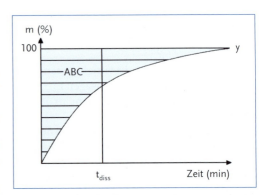

Abb. 7.3: Mittlere Auflösungszeit

Neben den angeführten empirischen modellunabhängigen Parametern können aus Auflösungs- bzw. Liberationskurven, allerdings nur für den Fall, daß die Liberation einheitlichen kinetischen Gesetzmäßigkeiten unterliegt, *funktionsgebundene, modellabhängige Parameter* erhalten werden. Hierunter sind Konstanten der Zeitgesetze zu verstehen (Geschwindigkeitskonstante für Kinetik 0. oder 1. Ordnung, Quadrat- oder Kubikwurzelgesetz).

Recht häufig ist man an einer *Linearisierung der Kurve* interessiert. Eine derartige Transformation erreicht man meist bereits durch Eintragung der Meßpunkte in ein System von natürlichem oder dekadischem Logarithmus des Lösungsgrades gegen die Zeit (Abb. 7.4). Weist die Gerade einen Knickpunkt auf, so liegt ein biphasischer Liberationsverlauf vor (Abb. 7.4). Im dargestellten Fall ist aus den unterschiedlichen Neigungen der Geraden zu entnehmen, daß in der 1. Phase der Arzneistoff schneller freigesetzt wird (z. B. durch eine Initialdosis) als in der 2. Phase des Prozesses.

Neben weiteren Möglichkeiten der Linearisierung ist der *Sigma-minus-plot* gebräuchlich. Hier wird von der Gesamtmasse (= Sigma, Summe) des Arzneistoffs (m_0) die in Abhängigkeit von der Zeit in Lösung gegangene Masse (M) abgezogen und die erhaltene ungelöste Menge (m_0-m) im halblogarithmischen Netz gegen die Zeit aufgetragen. Es resultiert eine abfallende Gerade, deren Neigung der Auflösungskonstante entspricht (Abb. 7.5).

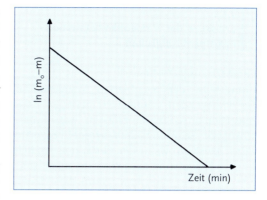

Abb. 7.5: Sigma-minus-plot

7.3 Bioverfügbarkeit

7.3.1 Definition

Das zentrale Anliegen der Biopharmazie ist die pharmazeutisch-technologische Einflußnahme auf die Bioverfügbarkeit (bioavailability). Diese wird wie folgt definiert:

Die Bioverfügbarkeit eines Arzneimittels ist die Geschwindigkeit und das Ausmaß, mit denen der Wirkstoff aus der Zubereitung absorbiert wird oder am Wirkort vorliegt.

Die Bioverfügbarkeit gibt somit an, welcher Anteil des Arzneistoffs (%) aus der verabreichten Arzneiform vom Organismus resorbiert wird und stellt den von der Arzneiform bedingten Wirkungsgrad eines Arzneimittels dar.

Durch die Bioverfügbarkeit wird vor allem die nach der Applikation in den Blutkreislauf gelangte Pharmakonmenge charakterisiert, doch findet der Begriff definitionsgemäß auch für nicht zur Resorption kommende Arzneistoffe Anwendung, z. B. beim Übertritt eines Arzneistoffs aus einer kutan applizierten Arzneiform in das Hautgewebe.

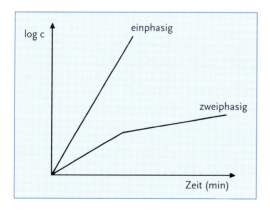

Abb. 7.4: Linearisierung von Auflösungs- bzw. Liberationskurven

7.3.2 Erfassung der Wirkstoffkonzentration in Körperflüssigkeiten

Voraussetzung für Bioverfügbarkeits-Untersuchungen ist, den resorbierten Arzneistoff in der vorliegenden, häufig sehr geringen Konzentration analytisch zu erfassen, was oftmals erhebliche Schwierigkeiten bereitet. Es wäre wünschenswert, wenn der durch den Arzneistoff im Organismus ausgelöste therapeutische Effekt meßbar wäre, bzw. wenn die Arzneistoffkonzentration am Wirkort, z. B. am Rezeptor, erfaßt werden könnte. Da dies im allgemeinen nicht möglich ist, bestimmt man bei der Bioverfügbarkeit den resorbierten Arzneistoff vorwiegend im Blutplasma (von Erythrozyten, Leukozyten und Thrombozyten befreiten Anteil des Blutes einschließlich des Fibrinogens) oder im Serum (fibrinogenfreies Plasma). Obwohl zur Bewertung der Bioverfügbarkeit nicht die pharmakodynamische Wirkung, sondern die Arzneistoffmenge oder -konzentration dient, wird international davon ausgegangen, daß die so gewonnenen Blutspiegel zugleich mit den Wirkstoffmengen am Wirkort korrelieren und somit ein Kriterium für den therapeutischen Effekt darstellen.

Zu berücksichtigen ist jedoch, daß zwischen Arzneistoffkonzentration im Blut oder Plasma und klinischer Wirkung nicht in jedem Fall eine eindeutige Beziehung existiert. Die pharmakodynamische Aktivität kann durchaus noch lange anhalten, selbst dann, wenn die Wirksubstanz bereits nicht mehr im Blut nachweisbar ist (z. B. bei Betablockern). Von Kortikoiden ist bekannt, daß die Wirkung erst nach Erreichen des Blutspiegelmaximums einsetzt. Zu bedenken ist weiterhin, daß an gesunden Versuchspersonen ermittelte Ergebnisse nicht ohne weiteres auf die Verhältnisse beim Patienten zu übertragen sind.

Die Darlegungen verdeutlichen, daß die Bioverfügbarkeit lediglich im In-vivo-Versuch zu ermitteln ist. Derartige Versuche lassen sich sowohl am Tier als auch am Menschen durchführen. Versuche am Tier sind bei der Entwicklung neuer Arzneimittel, z. B. zur Ermittlung der optimalen Zusammensetzung von Arzneiformen und zur Festlegung von Verfahrensparametern, unerläßlich. Die erzielten Ergebnisse lassen sich jedoch wohl kaum auf die Verhältnisse beim Menschen übertragen, deshalb werden – wenn nicht ausdrücklich auf Tierversuche hingewiesen wird – unter Bioverfügbarkeit Untersuchungen am Menschen verstanden.

Man geht so vor, daß man den Wirkungsgrad der Resorption eines Testpräparats (z. B. Suppositorium) mit einem Standardpräparat vergleicht. Ist das Standardpräparat eine i. v.-Injektion, deren Verfügbarkeit gleich 100% zu setzen ist, so spricht man von *absoluter Bioverfügbarkeit*.

Andererseits vergleicht man häufig zwei unterschiedliche Arzneiformen mit gleichem Wirkstoff, übereinstimmender Wirkstoffdosierung und bei identischem Applikationsweg untereinander, wobei die eine das Standardpräparat darstellt. Bei einem neueinzuführenden Suspensionspräparat wird man z. B. den Vergleich mit einem therapeutisch bewährten Tablettenpräparat durchführen. Ein Vergleich zwischen zwei beliebigen Arzneiformen (ausgenommen i.v.-Injektion) ergibt die *relative Verfügbarkeit*.

Die Erfassung der absoluten Bioverfügbarkeit setzt voraus, daß kein „First-pass"-Effekt vorliegt, worunter die Metabolisierung des Wirkstoffs bei der ersten Leberpassage nach peroraler oder rektaler Applikation zu verstehen ist. Bei Arzneistoffen, die einen „First-pass"-Effekt aufweisen, liegt selbst bei vollständiger Resorption eine schlechte Verfügbarkeit vor, da nur geringe Mengen des unveränderten Arzneistoffs im Kreislauf erscheinen.

Zur Prüfung der Bioverfügbarkeit werden im allgemeinen Blutspiegelkurven verwendet. Verglichen werden die Flächen unter den Blut(Plasma)konzentrations-Zeit-Kurven (AUC = area under curve). Die Fläche unter der Kurve ist gleich dem Dosisanteil, der die systemische Zirkulation erreicht, dividiert durch das Verteilungsvolumen und die Eliminationsgeschwindigkeitskonstante (Metabolismus und Ausscheidung). Da bei Test- und Standardpräparat gleiche Dosen verwendet werden, bleiben Verteilungsvolumen und Eliminationsgeschwindigkeitskonstante konstant, so daß sich die

Bioverfügbarkeit (BV) (in %) nach folgender Gleichung ergibt:

$$BV\ (\%) = \frac{AUC_{(x)}}{AUC_{(s)}} \cdot 100 \qquad (7.2)$$

$AUC_{(x)}$ Fläche unter der Plasmakonzentrations-Zeit-Kurve nach Verabfolgung der Testarzneiform,
$AUC_{(s)}$ Fläche unter der Plasmakonzentrations-Zeit-Kurve nach Verabfolgung der Standardarzneiform.

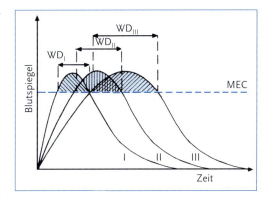

Abb. 7.7: Blutspiegelkurven (Unterschiede in Wirkungsdauer)

Die Ermittlung der Fläche unter der Kurve kann rechnerisch, planimetrisch oder gravimetrisch erfolgen. Voraussetzung für die Auswertung ist, daß geschlossene Kurven vorliegen, d.h. daß Blutspiegelwerte bis zur Elimination des Arzneistoffs aus dem Blut bestimmt werden. Nach 8–10 h wird im allgemeinen die Arzneistoffkonzentration im Blut bis auf Null abgesunken sein. Zur Festlegung des exakten Verlaufs der Blutspiegelkurve sind mindestens 15 Meßpunkte notwendig.

Die Fläche unter der Blutspiegelkurve allein ist jedoch nicht genügend aussagekräftig; bedeutsam sind gleichermaßen die Gipfelhöhe der Kurve und die Zeit, die zur Erreichung des Kurvengipfels benötigt wird (Steilheit der Kurve). Die Abbildungen 7.6 bis 7.8 sollen dies veranschaulichen. Die Flächen unter den Kurven I bis III in Abbildung 7.6 sind gleich, doch überschreiten lediglich die Kurven I und II die minimale effektive Konzentration (MEC) und liegen damit im therapeutisch wirksamen Bereich, wobei sie unterschiedliche Wirkungsintensitäten (WI) anzeigen, während die Kurve III diesen Bereich nicht erreicht.

In Abbildung 7.7 sind die Flächen unter den Kurven I bis III ungleich. Alle drei Kurven erreichen die gleiche Gipfelhöhe, so daß übereinstimmende Wirkungsintensität vorliegt, doch bestehen erhebliche Unterschiede in der Wirkungsdauer (WD) des Arzneistoffs.

In Abbildung 7.8 wiederum liegt annähernd Flächengleichheit bei allen drei Kurven vor, die darüber hinaus therapeutisch wirksame Konzentrationen ausweisen. Wesentliche Unterschiede ergeben sich hier im Wirkungseintritt (WE).

Zur Charakterisierung der Bioverfügbarkeit werden folgende Parameter herangezogen:

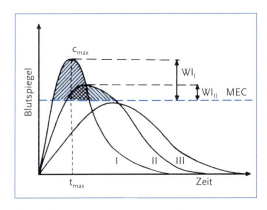

Abb. 7.6: Blutspiegelkurven (Unterschiede in Wirkungsintensität)

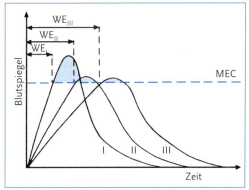

Abb. 7.8: Blutspiegelkurven (Unterschiede in Wirkungseintritt)

- die Fläche unter der Blutspiegelkurve (AUC),
- die Höhe des Blutspiegelmaximums C_{max} (Abb. 7.6),
- die Zeit bis zum Erreichen des Blutspiegelmaximums t_{max} (Abb. 7.6).

Bioverfügbarkeitsüberprüfungen sind für alle Arzneiformen mit systemischer Wirkung, und zwar sowohl bei neuen Arzneistoffen als auch bei neuen Formulierungen mit bekannten Arzneistoffen, angezeigt. Sie werden empfohlen bei
- Arzneistoffen mit geringer Löslichkeit (< 0,3 %) oder geringer Lösungsgeschwindigkeit,
- Arzneistoffen mit steiler Dosis-Wirkung-Kurve und/oder geringer therapeutischer Breite,
- Vorliegen von Arzneistoff-Hilfsstoff- oder Arzneistoff-Arzneistoff-Wechselwirkungen, die die Löslichkeit verändern,
- Arzneistoffen mit hohem „First-pass"-Effekt,
- Arzneiformen mit modifizierter Arzneimittelfreisetzung (alle Depot- und magensaftresistenten Arzneiformen, Therapeutische Systeme).

In der Regel sind Bioverfügbarkeitsuntersuchungen weiterhin unerläßlich bei Arzneimitteln für bestimmte Indikationsgebiete, z. B. Koronartherapeutika, Antikoagulantien, Zytostatika, Antidiabetika, Immunsuppressiva, Virustatika.

Bei geringen Änderungen der Rezeptur (z. B. Stärkegehalt < 3 % der Gesamtformulierung, s. auch Pharmaceutical Research, Band 10, S. 1800, 1993) gibt es keine absolute Forderung für eine Bioverfügbarkeitsstudie. Ob hierfür eine Notwendigkeit besteht, ist im Einzelfall kritisch zu entscheiden. Derartige Untersuchungen werden als nicht erforderlich angesehen, wenn z. B. zu einem durch Bioverfügbarkeitsuntersuchung in der Wirkung abgesicherten Präparat ein weiteres mit gleichem Wirkstoff und identischer Hilfsstoffzusammensetzung aber höherer Dosierung hergestellt wird und beide Präparate eine entsprechend übereinstimmende In-vitro-Liberation erbringen.

Bioverfügbarkeitsstudien von Arzneiformen werden weiterhin nicht gefordert, z. B. bei
- ausschließlich i.v.-Applikation,
- wäßrigen Lösungen ohne Hilfsstoffzusatz bei peroraler, s.c.- oder i.m.-Applikation,
- peroraler, rektaler, vaginaler Applikation, sofern der Arzneistoff nicht resorbiert wird oder bei topischer Applikation, wenn keine starke systemische Wirkung erfolgt,
- nicht retardierten festen und halbfesten Peroralia, wenn Bioverfügbarkeitsprobleme nicht zu erwarten sind, d.h. wenn der verarbeitete Arzneistoff nicht als Problemstoff anzusprechen ist.

Als Problemarzneistoffe werden Arzneistoffe bezeichnet, bei denen es erfahrungsgemäß Schwierigkeiten bereitet, eine ausreichende Bioverfügbarkeit sicherzustellen, und deren Anwesenheit grundsätzlich eine Prüfung auf Bioverfügbarkeit notwendig macht. Hierbei handelt es sich vor allem um Arzneistoffe mit geringer Löslichkeit und Lösungsgeschwindigkeit, aber auch Stoffe mit steiler Dosis-Wirkung-Kurve bzw. mit geringer therapeutischer Breite fallen unter diesen Begriff. Ihre Zahl ist im Laufe der Jahre beträchtlich angewachsen (derzeit > 200) mit weiter ansteigender Tendenz. Tabelle 7.2 führt einige wenige Beispiele auf.

Tab. 7.2: Beispiele für Problemarzneistoffe

Aminophyllin	Nitrofurantoin
Ampicillin	Prednisolon, Methylprednisolon
Chinidin	Reserpin
Chloramphenicol	Spironolacton
Digoxin	Tetracyclin, Oxy-, Chlortetracyclin
Indometacin	Theophyllin
Meprobamat	Tolbutamid

Gelegentlich werden zur Erfassung der Bioverfügbarkeit auch Harnausscheidungskurven herangezogen. Die Sammlung des Harnes muß hierzu so lange erfolgen, bis der Arzneistoff vollständig aus dem Organismus ausgeschieden ist.

Bei der Ermittlung der Bioverfügbarkeit ist grundsätzlich zu berücksichtigen, daß zahlreiche physiologische und pathologische Faktoren, wie Alter, Geschlecht, Körpergewicht, Ernährungszustand, Nahrungsaufnahme, Schwangerschaft, genetische Faktoren, Darm- und Nierenfunktion, Erkrankung, Umwelteinflüsse u.a., hierauf maßgeblichen Einfluß nehmen. Um diese individuellen Einflüsse weitgehend zu eliminieren und damit zu gesicherten Aussagen zu gelangen, sind die Blut- und Harnspiegelwerte von mindestens 6, üblicherweise 12 Personen der Auswertung zugrunde zu legen. Die Versuchspersonen (Alter 18–40 Jahre) sollen gesund sein, im Gewicht nicht mehr als 10% vom Idealgewicht abweichen und dürfen mindestens 1 Woche vor Versuchsbeginn keine Arzneimittel eingenommen haben. Der zeitliche Abstand zwischen der Applikation von Referenz- und Prüfpräparat beträgt gleichfalls z.B. eine Woche. Etwa 5–6 Halbwertszeiten gelten als Mindestabstand, um eine Beeinflussung durch die vorangegangene Applikation auszuschließen. Individuelle Schwankungen werden durch Anwendung der Cross-over-Technik eliminiert, d.h. jede Versuchsperson erhält nacheinander sowohl das Standard- als auch das Testpräparat.

Sind aus ethischen Gründen Untersuchungen der Bioverfügbarkeit an gesunden Probanden nicht vertretbar, z.B. bei Zytostatika oder Opiaten, erfolgen die Überprüfungen an Kranken, die mit diesen Arzneimitteln therapiert werden.

7.3.3
Erfassung pharmakologischer oder therapeutischer Effekte

Die Bestimmung der Bioverfügbarkeit durch Messung der Wirkstoffkonzentration im Blut oder Harn stellt heute die wichtigste Methode zur Bewertung von Arzneipräparaten dar. Nur gelegentlich werden andere pharmakologische oder therapeutische Parameter zur Bioverfügbarkeitsbeurteilung herangezogen. Dies erfolgt vor allem dann, wenn aus analytischen Gründen eine Wirkstofferfassung in Körperflüssigkeiten nicht erfolgen kann. Derartige Verfahren zeichnen sich dadurch aus, daß die Geschwindigkeit und das Ausmaß der Resorption des Wirkstoffs in der Biophase, also am Ort der Wirkung, erfaßt wird. Falls überhaupt geeignete Meßmethoden zur Bestimmung der therapeutischen und pharmakologischen Effekte zur Verfügung stehen, so sind diese meist mit einer großen Fehlerbreite belastet. Eine statistische Sicherung der so erhobenen Daten ist in diesem Fall nur über eine große Anzahl von Probanden zu gewährleisten. Die Anwendung derartiger pharmakologischer Methoden am Patienten scheitert meist gleichfalls daran, daß ein ausreichend großes Krankengut mit einheitlichen pathologischen Befunden nicht zur Verfügung steht. Bisher wurden zur Beurteilung der Bioverfügbarkeit mitunter folgende pharmakologische bzw. diagnostische Parameter herangezogen: Blutdruck, Blutzuckerkonzentration, Pupillengröße, Augeninnendruck, Körpertemperatur sowie Befunde aus EKG- oder EEG-Messungen.

7.4
Bioäquivalenz

Generika (Analogarzneimittel) sind Präparate, die von unterschiedlichen pharmazeutischen Unternehmen mit chemisch identischen Wirkstoffen in gleicher Dosierung für eine weitgehend übereinstimmende Anwendung angeboten werden. Derartige Präparate können als *pharmazeutisch äquivalent* bezeichnet werden. Hierbei ergibt sich die Frage, ob sie auch eine *therapeutische Äquivalenz* besitzen. Hierunter ist die Gleichwertigkeit zweier Präparate mit gleichen Wirkstoffen zu verstehen, die die gleiche Wirksamkeit und/oder Toxizität ergeben, wenn sie gleichen Versuchspersonen in gleicher Dosierung appliziert werden.

Da eine therapeutische Äquivalenz meßtechnisch nicht oder nur sehr schwierig zugänglich ist, bedient man sich der Erfassung der *Bioäquivalenz,* die wie folgt definiert wird: Gleichwertigkeit zweier Präparate mit gleichem Wirkstoff, die die gleiche Bioverfügbarkeit ergeben, wenn sie gleichen Versuchspersonen in gleicher Dosierung appliziert werden.

Die große Bedeutung, die Bioäquivalenzuntersuchungen heute zukommt, wird durch die hohe Anzahl international vertriebener Generika verständlich. In Deutschland werden z. B. 338 Arzneistoffe gleichzeitig von mehreren pharmazeutischen Unternehmen zu Fertigarzneimitteln verarbeitet und unter unterschiedlichen Markennamen angeboten.

Die Entscheidung, ob Bioäquivalenz zwischen Fertigarzneimitteln vorliegt, erfolgt über die Ermittlung der relativen Bioverfügbarkeit. Nach einer Definition der Arbeitsgemeinschaft für pharmazeutische Verfahrenstechnik (APV) besteht Bioäquivalenz zwischen zwei Arzneizubereitungen, wenn unter gleichen experimentellen Bedingungen (einschließlich der gleichen Applikationsweise von Test und Referenz) Geschwindigkeit und Ausmaß der Absorption (Bioverfügbarkeit) nur innerhalb tolerierbarer Abweichungen differieren, dabei wird eine festgelegten Regeln folgende Versuchsplanung und statistische Auswertung vorausgesetzt. Die statistische Bearbeitung, die zur Entscheidung über Annahme oder Ablehnung der Bioäquivalenz führt, stellt derzeit das Kardinalproblem dar. Bisher existiert noch keine Methodik die statistisch so abgesichert ist, daß Fehlinterpretationen völlig auszuschließen sind.

Trotz dieser Einschränkung wird die sog. 75%/125%-Regel, die von der Food and Drug Administration (USA) empfohlen wird, zur orientierenden Bearbeitung der Bioäquivalenz als günstig erachtet. Danach sollen bei einem Testpräparat 75% der Probanden eine relative Bioverfügbarkeit zwischen 75% und 125% im Vergleich zum Referenzpräparat aufweisen. Man verabreicht z. B. an 12 Versuchspersonen zunächst jedem Probanden das Referenzpräparat und ermittelt die AUC-Werte des Arzneimittels. Jeder so gewonnene Wert wird gleich 100% gesetzt. Der dann nach Verabfolgung des Testpräparats bei jedem Probanden erhaltene AUC-Wert wird auf den des Referenzpräparats (= 100%) bezogen und soll im Bereich zwischen 75% und 125% liegen.

Beispiel

Beispiel: Bei 8 (von 12) Probanden wird für das Testpräparat ein Prozentsatz zwischen 124,6% und 76,3% ermittelt (entspricht der 75%/125%-Regel), bei den weiteren 4 Probanden ergibt sich ein Prozentsatz von 70,8, 68,8, 73,2 und 144,7% für das Testpräparat. Das bedeutet, daß 4 Werte für das Testpräparat (= 33,3%) außerhalb der vorgesehenen Grenzen liegen. Eine Zuerkennung der Bioäquivalenz ist für das Testpräparat nicht gegeben, da mehr als 25% der AUC-Werte außerhalb des vorgeschriebenen Bereichs liegen.

Ein weiteres, eher auf statistischen Grundlagen basierendes Verfahren zur Bioäquivalenz-Entscheidung ist in 6.3.3 beschrieben. Als Wirksamkeitskenngröße wird auch hier meistens die AUC herangezogen. Neben den AUC-Werten können in bestimmten Fällen für eine Bioäquivalenz-Bewertung auch c_{max} und t_{max} herangezogen werden. Hier genügt der Vergleich der Mittelwerte.

7.5
Resorption von Arzneistoffen

7.5.1
Resorptionsmechanismen

Zur Erarbeitung optimal wirksamer Arzneiformulierungen sind klare Vorstellungen von der Resorption notwendig. Die Resorption setzt sich aus einer Reihe von Einzelvorgängen zusammen, die nicht getrennt hintereinander ablaufen, sondern sich überlagern. Sie darf nicht als statisches, sondern muß als dynamisches System aufgefaßt werden.

Unter *Resorption (Absorption)* ist die Aufnahme eines Stoffes von der Körperoberfläche oder aus örtlich begrenzten Stellen des Körperinneren in die Lymph- oder Blutbahn zu verstehen. Die Diffusion als freiwillige Bewegung einer gelösten Substanz auf Grund eines bestehenden Konzentrationsgefälles innerhalb einer festen oder flüssigen Lösungsmittelphase bildet hierbei den Hauptvorgang. Voraussetzung für die Resorption sind die *Liberation* (Wirkstofffreisetzung), worunter die Auflösung und

Herauslösung des Wirkstoffs aus der Arzneiform bzw. ihren Desintegrationsprodukten zu verstehen ist, und die *Diffusion* des gelösten Arzneistoffs an den Resorptionsort. Hieran schließen sich folgende Vorgänge an:
- *Penetration*, das Eindringen und die Anreicherung eines Stoffes *in* Membranen, Lipoidfilmen oder Organen, und die
- *Permeation*, die Bewegung eines Stoffes *durch* eine Membran, die im allgemeinen die Stoffbewegung behindert, in Resorptionsorgane.

Nach Aufnahme des Arzneistoffs in das Gefäßsystem (Kreislauf) erfolgt eine *Distribution* (Verteilung) im Transportmedium (Blut), wobei sich der Arzneistoff auf Grund des Konzentrationsgefälles vom Blut zum Gewebe weiterhin auf den Gesamtorganismus verteilt. Den zusammengefaßten Resorptions- und Verteilungsvorgang des Arzneistoffs im Organismus nennt man *Invasion*.

Schließlich übt der Arzneistoff seine typische Wirkung aus, indem es zu einer Reaktion zwischen ihm und einem Rezeptor kommt, wozu eine Mindestkonzentration *(minimale kurative Dosis)* erforderlich ist. Da diese Arzneistoffmenge die Wirkung einleitet, bezeichnet man sie als *Initialdosis*. Die Wirkungsdauer hängt davon ab, wie lange diese wirksame Konzentration, der sog. *therapeutische Blutspiegel*, aufrechterhalten bleibt.

Die erörterten Vorgänge werden allerdings bereits durch Phasen überlagert, wie *Biotransformation* (Metabolisierung) und *Inaktivierung*, wobei verschiedene Varianten der Inaktivierung zu berücksichtigen sind. So kann es zur Abwanderung des Pharmakons in das Gewebe kommen, weiterhin ist eine Blockierung des Arzneistoffs durch Depotbildung, Serumbindung, Sorption und Speicherung möglich, schließlich kann eine Inaktivierung durch Biotransformation mittels komplexer Enzymsysteme erfolgen. Der Gesamtprozeß endet mit der *Exkretion* des Arzneistoffs oder seiner Metabolite aus dem Körper. Sie läuft über die Harnwege oder über den Intestinaltrakt ab. Flüchtige Stoffe werden über die Lunge eliminiert. Die Abnahme der Konzentration durch Biotransformation und Elimination erfolgt – wie auch die Resorptionsvorgänge – nach reaktionskinetischen Gesetzmäßigkeiten.

Entgegen früherer Auffassung ist nicht die Wirkstoffdosis allein für den therapeutischen Effekt ausschlaggebend. Entscheidenden Anteil besitzen Einflußfaktoren, die beginnend mit der **L**iberation des Arzneistoffs aus der Arzneiform über die **A**bsorption (Resorption) bis hin zur Verteilung (**D**istribution), **M**etabolisierung und **E**xkretion (man bezeichnet die Gesamtheit der Schritte als **LADME**) wirksam werden und zusammen mit der Dosis den therapeutischen Effekt, der auf einer Arzneistoff-Rezeptor-Bindung in der Biophase beruht, bestimmen.

Die *Liberation* stellt für den gesamten Resorptionsprozeß einen besonders wichtigen Parameter dar. Vom Freisetzungsvermögen hängt ab, ob schnell oder langsam hohe Blutspiegelwerte erhalten werden oder ob nur ungenügende Werte resultieren. Die Liberation ist für alle Arzneiformen gleichermaßen bedeutsam mit Ausnahme der i.v.-Applikation, wo der Arzneistoff direkt in die Blutbahn gelangt. Das Ausmaß der Freisetzung wird vor allem von der Löslichkeit und der Lösungsgeschwindigkeit des Arzneistoffs bestimmt. Liegt ein (resorbierbarer) Arzneistoff in Lösung vor, so ergeben sich für die Resorption meist keine Probleme. Bei leicht wasserlöslichen Arzneistoffen liegen daher für die Herauslösung aus einer Arzneiform von vornherein günstige Bedingungen für hohe Liberationsraten vor. Viele Arzneistoffe besitzen jedoch nur eine geringe Wasserlöslichkeit. Man kann davon ausgehen, daß bei allen Arzneistoffen mit einer Löslichkeit < 0,3 % die Lösungsgeschwindigkeit langsamer ist als die Resorptionsgeschwindigkeit. Damit wird die Liberation zum geschwindigkeitslimitierenden und -kontrollierenden Faktor für den gesamten Resorptionsprozeß.

Die Bedeutung der Liberation liegt vor allem darin, daß durch pharmazeutisch-technologische Maßnahmen bei der Arzneiformulierung, d.h. durch Einsatz des Arzneistoffs in einer bestimmten Form (Teilchengröße, kristallin, amorph, Salz oder Base usw.), durch Anwendung geeigneter Grund- und Hilfsstoffe und durch die Herstellungstechnologie auf die Liberationsgeschwindigkeit Einfluß genommen wird. Bei schwerlöslichen Arzneistoffen (Problemarzneistoffen, s. Tab. 7.2) kommt es häufig darauf an, höhere Liberationsgeschwindigkeiten zu erzielen, um die Bioverfügbarkeit zu verbessern. Andererseits kann durch derartige Maßnahmen erreicht werden, daß möglichst schnell eine Initialdosis freigesetzt wird und anschließend liberierte Erhaltungsdosen weitgehend konstante Blutspiegel über längere Zeiträume sichern. Das erstrebenswerte Ideal jeglicher Arzneiformulierung ist eine steuerbare Resorption hinsichtlich Wirkungseintritt, -intensität und -dauer.

Eine Arzneimittelwirkung setzt stets voraus, daß die Pharmaka Körperzellen passieren. Diese Zellen sind keinesfalls vom Blut umspült, sondern vielmehr von einer wäßrigen Gewebsflüssigkeit umgeben. Die Wasserlöslichkeit der Pharmaka stellt somit eine wesentliche Vorbedingung für die Resorption und die Wirkung dar. Da aber andererseits die Pharmaka in Zellschichten, die prinzipiell Lipoidnatur besitzen, eindringen oder sie durchdringen müssen, ist auch eine Lipoidlöslichkeit erforderlich. Es handelt sich bei der Arzneistoffresorption in der Regel um einfache Verteilungsvorgänge an Membranen mit vorwiegend lipoiden Eigenschaften (Abb. 7.9), für die physikalisch-chemische Gesetzmäßigkeiten, wie z. B. die Abhängigkeit von der Lipoidlöslichkeit basischer und saurer Verbindungen und von der Wasserstoffionenkonzentration, bestimmend sind. Wir können erwarten, daß die Verteilung, soweit sie über strömende Me-

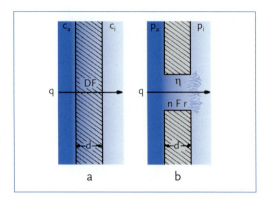

Abb. 7.10: Diffusion und Konvektion als Möglichkeit des Stofftransports durch Membranen; **a** Diffusion, **b** Konvektion

dien (Blut) erfolgt, schnell verläuft, daß dagegen die Diffusion bzw. Permeation durch Membranen und Grenzschichten, da diese der Durchdringung einen Widerstand entgegensetzen, einen langsamen Prozeß darstellt. Da im letzten Fall das Pharmakon über mehrere – oder eine Vielzahl – hintereinandergeschaltete Volumina, die durch beschränkt durchlässige Membranen getrennt sind, zum Wirkungsort gelangt, werden die Konzentrationsabläufe von Volumen zu Volumen wesentlich flacher und darüber hinaus zeitlich verzögert.

Der Molekültransport durch die Membranen selbst basiert im wesentlichen auf zwei Möglichkeiten, der *Diffusion* und der *Konvektion*.

Die Diffusion läßt sich wie folgt erläutern (Abb. 7.10a): Der Transport der gelösten Moleküle erfolgt ohne sichtbare Verschiebung des Lösungsmittels. Die „treibende" Kraft ist die Differenz zwischen der Konzentration der Arzneistoffmoleküle an der Außenseite (c_a) und derjenigen an der Innenseite (c_i) der Membran (passive Diffusion). Wenn der Transport durch eine porenlose Membran vor sich geht, ist der Transportstrom q dem Verteilungsquotienten f der Molekülart zwischen dem Membranmaterial und dem Lösungsmittel proportional. Außerdem ist das Ausmaß des Transports proportional der Membranfläche F und umgekehrt proportional der Membrandicke d. Die Diffusionskonstante D charakterisiert die spezielle Diffusibilität der Molekülart im Membranmaterial. Hier können also nur solche

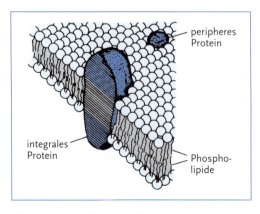

Abb. 7.9: Struktureller Aufbau biologischer Membranen

Moleküle permeieren, die in der Grundsubstanz der Membran löslich sind. Nur lipoidlösliche, nichtionisierte Moleküle sind zur Diffusion durch Lipoidmembranen befähigt, während ionisierte Moleküle die Membranen nicht wesentlich durchdringen können.

Für den diffusiven Transport läßt sich folgende mathematische Gleichung aufstellen (modifiziertes Gesetz nach Fick):

$$q = D \frac{F}{d} f (c_a - c_i) \qquad (7.3)$$

Bei der Konvektion erfolgt der Transport der gelösten Moleküle unter Verschiebung des Lösungsmittels (Abb. 7.10b). Ausmaß und Richtung des Transports werden durch die hydrostatische Druckdifferenz zwischen der Außenseite (p_a) und der Innenseite (p_i) der Membran bestimmt. Erfolgt der Transport durch laminare Strömung durch gleich große, kreisrunde, nicht allzu enge Poren (wie vereinfacht angenommen werden soll), dann ist q der Porenzahl n und der 4. Potenz des Radius r der Poren proportional und umgekehrt proportional der Porenlänge; diese entspricht der Membrandicke d. Die Viskositätskonstante η charakterisiert den spezifischen Widerstand der Lösung gegen konvektive Verschiebung. Für den konvektiven Transport gilt folgende Gleichung (modifiziertes Hagen-Poiseuille-Gesetz):

$$q = \frac{1}{\eta} \cdot \frac{n \cdot \pi \, r^4}{8 \cdot d} (p_a - p_i) \qquad (7.4)$$

Alle Lipoidmembranen des Körpers besitzen Poren, deren Größe und Anzahl in den verschiedenen Membranen allerdings unterschiedlich ist. Grundsätzlich sind aber nur kleine hydrophile Moleküle zur Penetration befähigt. Zu berücksichtigen ist auch, daß die Poren elektrische Ladungen aufweisen können, die die Bewegung von Kationen und Anionen beeinflussen.

Bei Membranen, deren Transportcharakteristika nicht durch die Gesetze der Diffusion oder Konvektion erklärbar sind, erfolgt die Permeation durch besondere Mechanismen, z. B. durch einen erleichterten, carriervermittelten Transport. Nach der *Trägerhypothese* (Carrier-Hypothese) wird angenommen, daß sich in der Membran ein zelleigener Stoff befindet, an den sich an der Außenseite das zu transportierende stereospezifische Molekül festheftet. Dieser Komplex diffundiert dann zur Innenseite der Membran, wo das transportierte Molekül freigegeben wird. Der Träger diffundiert zur Außenseite zurück, und der Vorgang kann sich wiederholen. Für die generelle Resorption von Arzneistoffen ist dieser Transportweg ohne wesentliche Bedeutung. Es werden aber Arzneistoffe entwickelt, die von diesen Transportsystemen über die Membranbarriere gebracht werden sollen.

Im Hinblick auf die Permeation lassen sich vier funktionelle Membrantypen unterscheiden (Abb. 7.11).

- *Typ 1:* Die Membran besteht aus einem für Moleküle undurchlässigen Material; durch die wassergefüllten Poren kann sowohl Diffusion als auch Konvektion stattfinden.
- *Typ 2:* Die Membran besteht aus einer geschlossenen Schicht ohne Poren. Hier kann nur Diffusion stattfinden. Voraussetzung für die Permeation ist die Löslichkeit der Moleküle in der Membransubstanz.
- *Typ 3:* Das Material der Membran entspricht dem Typ 2. Die Membran besitzt jedoch Poren. Stoffe können somit durch die Membransubstanz und durch die Poren permeieren.
- *Typ 4:* Membran mit Carrier-Transport.

Weitere Resorptionsmechanismen sind bekannt und auch für eine Reihe von Arzneistoffen nachgewiesen. In quantitativer Hinsicht

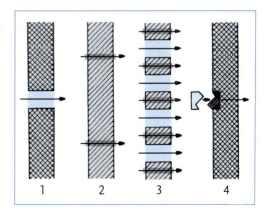

Abb. 7.11: Membrantypen

sind diese Formen der Resorption allerdings von untergeordneter Bedeutung. Beim *aktiven Transport* erfolgt der Durchtritt durch die Membran energieverbrauchend gegen das Konzentrationsgefälle. Für Aminosäuren und einige Zucker ist diese Resorptionsart nachgewiesen. Bei der *Pinozytose* werden Flüssigkeitströpfchen, bei der *Phagozytose* Feststoffpartikel von der Membran in einer Ausbuchtung aufgenommen, während bei der *Persorption* ultrafeine Teilchen intrazellulär (zwischen den Epithelzellen hindurch) die Membran passieren. Diskutiert wird auch die Resorption von dissoziierten Verbindungen durch *Ionenpaardiffusion*.

7.5.2
Verteilungsbilanz, biologische Halbwertszeit

Um für den jeweiligen Arzneistoff die geeignete Applikationsart zu ermitteln und entsprechende Arzneizubereitungen formulieren zu können, überprüft man am Menschen die Resorption bei verschiedenen Applikationsarten durch Erfassung der Blutspiegelwerte in zeitlichen Intervallen. Der Arzneistoff wird hierbei möglichst ohne galenische Hilfsstoffe zugeführt (also lediglich in Wasser gelöst oder suspendiert oder in einer Lipoidgrundlage verarbeitet oder in Gelatinekapseln eingefüllt). Durch Resorption und Verteilung des zugeführten Pharmakons auf die verschiedenen Volumina von Blut, Gewebsflüssigkeit und Organen entsteht eine Konzentration, deren Höhe in der Biophase (Wirkort) für die Geschwindigkeit und das Zustandekommen der pharmakologischen Wirkung bestimmend ist. Mit Hilfe empfindlicher analytischer Methoden ist es möglich, aus dem initialen Wirkstoffgehalt der Arzneiform die Konzentration im Depot der Arzneiform, im Blutplasma und Gewebe nach verschiedenen Intervallen zu erfassen. Hieraus kann der Gehalt an resorbierten, biotransformierten und eliminierten Stoffen ermittelt und eine quantitative Verteilungsbilanz über das Schicksal des Pharmakons im Organismus aufgestellt werden. Abbildung 7.12 gibt den Verlauf der Blutspiegelwerte und der Gewebekonzentration eines Arzneistoffs als Folge intestinaler Resorption, der Verteilung im Kör-

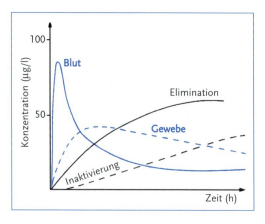

Abb. 7.12: Verteilungsbilanz eines Pharmakons

per, der Inaktivierung und der Ausscheidung wieder. Im vorliegenden Fall tritt bereits sehr schnell nach Verabfolgung des Pharmakons der maximale Blutspiegelwert auf, der alsdann exponentiell abnimmt. Die Maximalkonzentration im Gewebe tritt später als im Blut auf. Inaktivierung und Ausscheidung bedingen eine ständige Abnahme der Wirkstoffkonzentration im Blut und Gewebe. Der absteigende Ast der Blutspiegelkurve in Abbildung 7.12 folgt unter linearen Bedingungen dem Geschwindigkeitsgesetz einer Reaktion 1. Ordnung (s. 26.2.2.1).

$$k = \frac{2{,}303}{t} \lg \frac{c_0}{c} \qquad (7.5)$$

k Ausscheidungskonstante (h^{-1}),
c Wirkstoffkonzentration zur Zeit t,
c_0 Wirkstoffkonzentration zur Zeit $t = 0$

Zur graphischen Auswertung erfolgt eine Umstellung der Gleichung

$$\lg c = -\frac{k}{2{,}303} t + \lg c_0 \qquad (7.6)$$

Die Auswertung erfolgt nach Eintragung der experimentell ermittelten Blutspiegelwerte in ein Koordinatensystem (Ordinate: c (µg/ml) oder (%) logarithmisch, Abszisse: t (h) linar). Es resultiert eine Gerade (Abb. 7.13), aus deren Anstieg ($-k/2{,}303$) die Eliminationskonstante erhalten wird. Der Schnittpunkt mit der Ordinate ergibt die Wirkstoffkonzentration zur Zeit $t = 0$. Die Halbwertszeit $t_{1/2}$ errechnet sich zu

$$t_{1/2} = \frac{0{,}693}{k} \tag{7.7}$$

Die Halbwertszeit läßt sich auch direkt aus der graphischen Darstellung ermitteln ($t_2 - t_1 = t_{1/2}$).

In dem gegebenen Beispiel ist t_1 ($c_1 = 50\%$) = 3,05 h und t_2 (c_2 25%) = 5,85 h, d.h. $t_{1/2} = 2{,}80$ h.

Durch Einsetzen des Zahlenwertes für $t_{1/2}$ in die umgeformte Gleichung kann die Konstante für die Ausscheidungsgeschwindigkeit rechnerisch ermittelt werden,

$$k = \frac{0{,}693}{2{,}8\ \text{h}} = 0{,}247\ \text{h}^{-1}, \tag{7.8}$$

d.h. von der betrachteten Substanz verschwinden pro Stunde 24,7% der zu Beginn der Stunde vorhandenen Wirkstoffkonzentration aus dem Blut. Die Mehrzahl der untersuchten Wirkstoffe weist ein vergleichbares Verhalten auf, d.h. die Elimination erfolgt in der Regel als Reaktion 1. Ordnung. In gleichen Zeiteinheiten werden jeweils gleiche Mengen des noch im Blut vorhandenen Stoffes ausgeschieden. Unter *biologischer Halbwertszeit* (Eliminationshalbwertszeit) ist demnach die Zeit zu verstehen, in der die Hälfte der Wirkstoffmenge in biologisch aktiver Form vorliegt, während die andere Hälfte bereits inaktiviert (biotransformiert und eliminiert) ist. Sie bildet einen Aspekt für die Wahl der Arzneiformen. Die biologische Halbwertszeit ist eine statistische Größe. Sie ist individuell verschieden und kann auch bei derselben Versuchsperson variieren. Grundsätzlich sind bei der Interpretation dieses pharmakokinetischen Parameters Einflußgrößen, wie Dosishöhe, Harn-pH, Alter des Patienten, gleichzeitige Verabreichung anderer Arzneimittel, Proteinbindung und Art der Erkrankung zu berücksichtigen. Die Gerade der Abbildung 7.13 schneidet die Abszisse in einem bestimmten Punkt, je kleiner der Schnittwinkel ist, d.h. je flacher die Gerade verläuft, um so länger dauert die Wirkung des Arzneimittels an. Ist die Halbwertszeit lang, so genügen geringe Erhaltungsdosen, um die einmal erzielte therapeutische Konzentration aufrechtzuerhalten. Ist sie dagegen gering, so sind höhere Mengen erforderlich. Die biologischen Halbwertszeiten ($t_{1/2}$) der Arzneimittel sind sehr unterschiedlich (Tab. 7.3).

Zu unterscheiden ist zwischen der wahren biologischen Halbwertszeit, die sich auf Grund von Wertbestimmungen der Arzneistoffkonzentration oder -aktivität im Organismus ergibt, und der scheinbaren biologischen Halbwertszeit, die sich auf Ausscheidungsvorgänge des Arzneistoffs (z. B. Harn) bezieht.

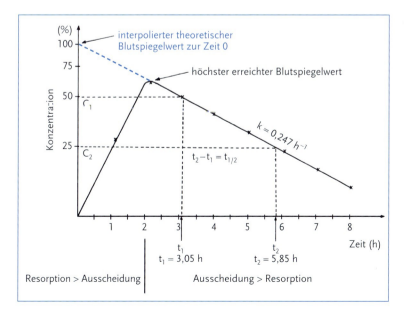

Abb. 7.13: Blutspiegelkurve (halblogarithmische Darstellung)

Tab. 7.3: Biologische Halbwertszeiten einiger Arzneistoffe beim Menschen

Arzneistoff	$t_{1/2}$
Tubocurarin	13 min
Penicillin	28 min
Hexamethonium	1,5 h
p-Aminosalicylsäure	1,9 h
Aminophenazon	3,0 h
Glutethimid	10 h
Phenazon	11 h
Thiopental	16 h
Sulfamerazin	26 h
Pentobarbital	42 h
Barbital	4,8 d
Vitamin D	40 d

7.5.3 Pharmakokinetische Kompartimentmodelle

Zur pharmakokinetischen Ableitung von Befunden aus Blut- und Harnwerten über den Verlauf der Resorption, der Verteilung, der Metabolisierung und der Exkretion nach Applikation von Arzneimitteln bedient man sich sog. Kompartimentmodelle, mit denen die Vorgänge im menschlichen Organismus veranschaulicht und beschrieben werden können. Man unterscheidet zwischen Ein-, Zwei- und Mehrkompartimentmodellen.

Beim *Einkompartimentmodell* geht man von der Annahme aus, daß das Arzneimittel sehr schnell und homogen in den Körperflüssigkeiten und -geweben verteilt wird. Ein beliebiges Volumen Blut enthält hierbei eine Arzneistoffmenge, die der Menge in irgendeiner anderen Körperflüssigkeit zu jeder Zeit proportional ist. Der Arzneistoff liegt also kurz nach der Applikation nur im Blut oder gleichmäßig verteilt zwischen dem Blutsystem und den Körpergeweben und anderen Körperflüssigkeiten vor, so daß die im Harn ausgeschiedenen Mengen jederzeit proportional den im Körper resorbierten Mengen sind. In einem solchen Fall ist der Körper als eine einzige Reaktionskammer oder als ein Kompartiment aufzufassen.

Es ergibt sich folgende Beziehung:

Arzneistoff am Applikationsort $\xrightarrow{\mathrm{d}A/\mathrm{d}t}$ [V, C] $\xrightarrow{k}$ ausgeschiedener Arzneistoff

(7.9)

V Volumen,
C Arzneistoffkonzentration im Kompartiment,
k Eliminationsgeschwindigkeitskonstante,
$\dfrac{\mathrm{d}A}{\mathrm{d}t}$ Absorptionsgeschwindigkeit zur Zeit t.

Da die Elimination von Arzneistoffen oder ihrer Metabolite aus dem menschlichen Körper in den meisten Fällen nach einer Reaktion 1. Ordnung erfolgt, ergibt sich in einem Wirkstoffgehalt-Zeit-Diagramm eine exponentiell abfallende Kurve (s. Abb. 7.12) bzw. bei Auftragung des Logarithmus der jeweiligen Arzneistoffmenge im Blutkompartiment gegen die Zeit eine Gerade (s. Abb. 7.13), deren Anstieg den Wert für k repräsentiert. Sehr oft resultieren andere k-Werte, z. B. wenn man den Blutspiegel in Abhängigkeit von der Zeit nach i.v.-Gabe einer Dosis eines Arzneistoffs verfolgt. Hier fällt die Blutspiegelkurve zunächst für kurze Zeit stark ab, um dann in eine flachere Gerade, deren Anstieg wiederum ein Maß für die Eliminationsgeschwindigkeit ist, überzugehen. Der Grund hierfür ist eine Verteilung in schnell zugängliche Gewebsflüssigkeitsräume, aus denen dann der Arzneistoff allmählich wieder in das zentrale Kompartiment zurückkehrt. Die Verhältnisse lassen sich durch ein *Zweikompartimentmodell* darstellen.

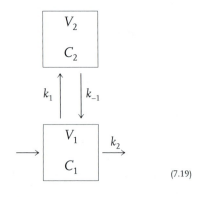

(7.19)

V_1 Volumen des zentralen Kompartiments (Blut),
C_1 Arzneistoffkonzentration im zentralen Kompartiment,

V_2 Volumen des peripheren Kompartiments (Gewebeflüssigkeit),
C_2 Arzneistoffkonzentration im peripheren Kompartiment,
k_1 Geschwindigkeitskonstante für den in das periphere Kompartiment eintretenden Arzneistoff,
k_2 Eliminationsgeschwindigkeitskonstante,
k_{-1} Geschwindigkeitskonstante für das Zurückkehren des Arzneistoffs in das zentrale Kompartiment.

Bei mehreren Gewebsflüssigkeitsräumen mit unterschiedlichen Reaktionsgeschwindigkeiten in die Räume hinein und aus den Räumen heraus müssen entsprechend viele Kompartimente bei der Modellierung berücksichtigt werden. Modelle dieser Komplexität (Mehrkompartimentmodelle) lassen sich meistens nur mit Blutspiegeldaten nach i.v.-Gabe bestimmen. Das Kompartiment mit der geringsten Arzneistoffausflußrate, die dann auch oft die terminale Halbwertszeit bestimmt, wird als tiefes Kompartiment bezeichnet.

7.5.4 Diffusionskoeffizient

Da die Wirkstofffreisetzung im wesentlichen auf Diffusionsvorgängen basiert, gibt das 1. Diffusionsgesetz nach Fick die Grundlage für die verschiedenartigen Diffusionsbedingungen. Die Diffusionsgeschwindigkeit oder die Menge Substanz, die eine gegebene Querschnittsfläche in einer sehr kurzen Zeitspanne passiert, ist proportional der Querschnittsfläche und dem momentanen Konzentrationsgradienten:

$$dQ = - D \cdot F \left(\frac{dc}{dx}\right)_t dt \quad (7.11)$$

dQ Menge Substanz,
F Querschnittsfläche,
D Diffusionskoeffizient,
$\left(\frac{dc}{dx}\right)_t$ Konzentrationsgefälle zur Zeit t.

Das negative Vorzeichen zeigt, daß die Diffusion in Richtung des Konzentrationsgefälles verläuft. Der Diffusionskoeffizient gibt die Stoffmenge an, die in der Zeiteinheit beim Konzentrationsgefälle 1 durch den Einheitsquerschnitt diffundiert. Seine Dimension ist $cm^2 \cdot s^{-1}$. Der Diffusionskoeffizient einer Substanz ist von der absoluten Temperatur, von der Viskosität des Lösungsmittels und der Molekülgröße abhängig, wie aus der Gleichung hervorgeht:

$$D = \frac{R \cdot T}{6 \cdot \pi \cdot \eta \cdot r \cdot N} \quad (7.12)$$

R Gaskonstante,
T absolute Temperatur,
η Viskosität des Lösungsmittels,
r Radius des gelösten Teilchens,
N Loschmidt-Konstante.

Der Diffusionskoeffizient von Elektrolyten in wäßriger Lösung nimmt im allgemeinen mit zunehmender Verdünnung zu. Verzögert wird die Diffusion durch andere gelöste Substanzen. Sind allerdings beide gelöste Substanzen starke Elektrolyte, kann eine Beschleunigung der Diffusion eintreten.

Da die direkte experimentelle Bestimmung des Diffusionskoeffizienten (Überschichten zweier Flüssigkeiten) mit Schwierigkeiten verbunden ist, erfolgt die Erfassung meist unter Verwendung einer Membran. Hierzu werden Zweikammersysteme mit Membran herangezogen, z. B. ein Zweikolbensystem mit einer Membran (Porengröße 1,2 µm, Dicke 0,051 mm) (Abb. 7.14).

Diffusionskoeffizienten lassen sich mit der beschriebenen Apparatur innerhalb von 2 h bestimmen. Kolben 1 ist mit Wasser, Kolben 2 mit Arzneistofflösung vollgefüllt. Zunächst

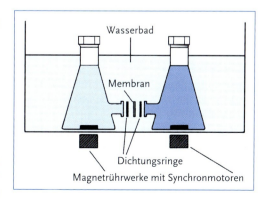

Abb. 7.14: Apparatur zur Bestimmung des Diffusionskoeffizienten (nach *Goldberg* und *Higuchi*)

wird zur „Eichung" die Zellenkonstante mit einer Substanz mit bekanntem Diffusionskoeffizienten ermittelt.

Zur Berechnung des Diffusionskoeffizienten gilt die umgestellte Formel:

$$L = \frac{G}{D\,(c_2 - c_1)} \qquad (7.13)$$

L   Zellenkonstante,
D   Diffusionskoeffizient,
G   Transportrate von Kolben 2 zu Kolben 1,
c_1, c_2 Konzentrationen.

Strenggenommen handelt es sich hierbei um den Dialysekoeffizienten. Da die Membran mit entsprechender Porengröße eine ungehinderte Diffusion zuläßt, ist in diesem Fall auch die Bezeichnung Diffusionskoeffizient gerechtfertigt. Derartige Versuchsanordnungen eignen sich gleichermaßen zur Bestimmung der Diffusion von Arzneistoffen in wäßrigen Systemen mit Schleimstoffen, Tensiden usw. sowie in Lipoidsystemen. Gepufferte Arzneistofflösungen und Diffusionsmedien lassen ein Studium bei verschiedenen pH-Werten zu.

7.6
Liberations- und resorptionsbeeinflussende Faktoren

7.6.1
Applikationsform und Applikationsort

Welche Arzneiform und damit verbunden welcher Applikationsort bzw. welche Applikationsart gewählt werden, hängt im wesentlichen von der Indikation, von der Resorbierbarkeit, Toxizität und Stabilität der Arzneistoffe ab. Oft wird eine schlagartig einsetzende, lang anhaltende und möglichst gleichbleibende Wirkung gewünscht. In dieser Hinsicht muß als ideale Arzneiform die *intravenöse Dauerinfusion* gelten, die allerdings nur stationär anwendbar ist. Nach Gabe einer Initialdosis läßt sich durch Tropfinfusion dem Organismus kontinuierlich eine solche Arzneimittelmenge zuführen, wie im gleichen Zeitraum durch Elimination entzogen wird. Der Blut- und Gewebespiegel ist so konstant einstellbar. Die *intravenöse Injektion* führt zu einer raschen Verteilung des Wirkstoffs im gesamten Organismus, es resultiert ein schneller Wirkungseintritt und eine hohe Wirkungsintensität, sofern der Arzneistoff in Lösung gegeben wird (keine Liberation, optimale Zurverfügungstellung des wirksamen Prinzips). Die Wirkungsdauer hängt somit im wesentlichen von der speziellen Eliminationsgeschwindigkeit des entsprechenden Pharmakons ab und ist meist nur kurz. Die *subkutane* und die *intramuskuläre Injektion* führen zu einem allmählichen Wirkungseintritt, da der Arzneistoff erst aus dem injizierten Depot zur Resorption kommen muß. Die Wirkungsintensität ist nicht so ausgeprägt, dafür bleiben die Blutspiegelwerte länger erhalten. Das gilt im besonderen Maße für intramuskulär verabfolgte Arzneizubereitungen.

Bei *rektalen Arzneiformen* hängt die Resorption vom Vehikel ab (wäßriges Mikroklistier, wasserlösliche oder schmelzbare Grundmassen bei Suppositorien) sowie von der Löslichkeit der Arzneistoffe selbst. Eine rasche Resorption kann bei Suspendierung eines gut wasserlöslichen Wirkstoffs in einer geeigneten lipophilen Grundmasse erwartet werden.

Auch bei *perkutanen Arzneiformen* ist die Wirkung der Arzneistoffe unterschiedlich und abhängig vom Pharmakon und vom Vehikel. Arzneistoffe in Lösungen, Waschungen, Pudern und in einigen Salbengrundlagen wirken nur auf die oberen Hautschichten ein, während andere Salbentypen eine Diffusion des Arzneistoffs durch die Haut ermöglichen.

Bei *peroralen Arzneiformen* ist im allgemeinen ein flacherer Verlauf der Blut- und Gewebespiegelkurven im Vergleich zu parenteralen Arzneiformen zu erwarten. Die Resorptionsverhältnisse lassen sich hier nicht generalisieren. Sie werden vom Arzneistoff, von der Arzneiform (Tabletten, Lösungen, Suspensionen usw.) und von den physiologischen Verhältnissen des Magen-Darm-Traktes beeinflußt. Von pharmazeutisch-technologischer Seite ist die Resorption hier in besonders vielfältiger Weise variierbar.

Mit *Inhalationsarzneiformen* ist ein schneller Wirkungseintritt und eine hohe Wirkungsintensität, jedoch meist nur eine kurze Wirkungsdauer zu erreichen.

7.6.2
Physikalisch-chemische Eigenschaften des Arzneistoffs

7.6.2.1
Löslichkeit, Lösungsgeschwindigkeit

Das Liberations- und Resorptionsverhalten eines Arzneistoffs wird insbesondere von seiner Löslichkeit und der Lösungsgeschwindigkeit geprägt. Bei leicht wasserlöslichen Arzneistoffen wird eine hinreichend schnelle Auflösung eine rasche Resorption bewirken. Bei geringerer Löslichkeit kommt der Zeit eine besondere Bedeutung zu. So kann beim Durchwandern des Arzneistoffs durch die Resorptionszone des Magen-Darm-Trakts die nur begrenzt zur Verfügung stehende Zeit zur gänzlichen Lösung und vollständigen Resorption des Arzneimittels nicht ausreichen. Bei schwerlöslichen Arzneistoffen sind grundsätzlich die Voraussetzungen für die Liberation und Resorption ungünstig einzuschätzen. Im Kapitel 2.2.3 sind die Prinzipien aufgeführt, die zu einer Löslichkeitsverbesserung führen. Der Partikelgröße kommt hierbei eine zentrale Bedeutung zu, da mit ihrer Verringerung und damit erfolgender Vergrößerung der spez. Oberfläche eine Erhöhung der Lösungsgeschwindigkeit und in Abhängigkeit davon der Resorption erreichbar ist. Wesentlich ist auch die Berücksichtigung der Korngrößenverteilung. Bei weitgehender Übereinstimmung der Teilchengröße ergibt sich eine höhere Lösungsgeschwindigkeit als bei Vorliegen von gröberen und feineren Partikeln nebeneinander (selbst wenn die spez. Oberfläche in beiden Fällen übereinstimmt). Da Wirkungseintritt, -intensität und -dauer in hohem Maße dispersionsabhängig sind, ist für schwerlösliche Arzneimittel eine Mikronisierung im allgemeinen erforderlich, um eine optimale Resorption und Ausnutzung des Pharmakons zu gewährleisten.

Eine möglichst kleine Teilchengröße ist darüber hinaus entscheidend für die reizlose Verträglichkeit (Augentropfen, Salben) und für die Dosiergenauigkeit (Tabletten, Zäpfchen). Sie spielt auch eine maßgebliche Rolle für die Homogenität und Stabilität von Arzneiformen (Pulver, Suspensionen).

Im folgenden soll an einigen Beispielen der Einfluß der Partikelgröße auf die Resorption erörtert werden. Besonders augenfällig ließ sich die Abhängigkeit der Resorption von der Teilchengröße an Griseofulvin demonstrieren. Dieses Antimykotikum ist fast unlöslich. Es konnte gezeigt werden, daß 125 mg mikronisiertes Griseofulvin die gleiche antimykotische Wirkung besitzen wie 250 mg eines groben Pulvers und daß zwischen dem Logarithmus der spezifischen Oberfläche und der Resorption des Griseofulvins eine lineare Beziehung besteht (Abb. 7.15). Diese Befunde haben dazu geführt, daß nach Verarbeitung von mikronisiertem Griseofulvin in Arzneiformen die Dosis herabgesetzt werden konnte, wodurch eine beträchtliche Verringerung der Behandlungskosten erfolgte. Ähnliche, z.T. noch stärker ausgeprägte Unterschiede, ergaben sich auch bei anderen schwerlöslichen Arzneimitteln (z.B. antidiabetischen Sulfonylharnstoffen), wenn sie in mikronisierter oder mikrokristalliner Form zur Anwendung kamen. Bei kleinerer Partikelgröße waren nicht nur die Blutspiegelwerte prozentual höher, sondern die

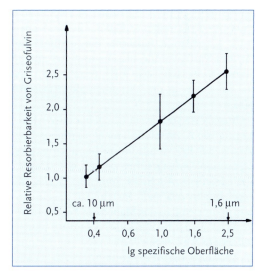

Abb. 7.15: Abhängigkeit der Resorbierbarkeit von Griseofulvin von der spezifischen Oberfläche. Die relative Resorbierbarkeit von Griseofulvin wird auf die Fläche unter der Blutspiegelkurve (mit Standardfehlern) bezogen. Die Resorbierbarkeit 1 entspricht lg spezifische Oberfläche = 0,36.

Maximalwerte stellten sich auch eher ein. Außerdem war eine gleichmäßige Resorption feststellbar. Zu beachten ist jedoch, daß mit mikronisierten Arzneisubstanzen schnell zu erhaltende hohe Plasmaspiegel rasch wieder abfallen. Mittelfeine oder grob gepulverte Arzneistoffe benötigen zwar längere Zeit, um resorbiert zu werden, sie ergeben auch geringere Plasmaspiegel, sie werden dafür aber auch langsamer wieder ausgeschieden, z.B. Nitrofurantoin. Wesentlich ist weiterhin, daß auch die Toxizität des Arzneimittels von der Teilchengröße abhängt. Mikronisierte Arzneisubstanzen besitzen eine niedrigere letale Dosis als grobdisperse. Bei Arzneimitteln mit geringer Toleranzbreite ist daher der Partikelgröße besondere Beachtung zu schenken.

Nicht wenige Behandlungsmißerfolge mit Arzneipräparaten sind eindeutig darauf zurückzuführen, daß keine ausreichende Zerkleinerung des Arzneistoffs gegeben war. Grundsätzlich wird nicht in jedem Fall durch Verminderung der Teilchengröße eine Wirkungssteigerung zu erreichen sein, doch kann zumindest mit einem schnelleren Wirkungseintritt gerechnet werden. Von einer gewissen Korngröße an aufwärts zeigen grobdisperse Arzneimittel keine signifikanten Unterschiede mehr im Resorptionsverhalten. Es sind aber auch Arzneistoffe bekannt, die unabhängig von der Partikelgröße im Organismus aufgenommen werden, wie z.B. Tetracyclin, das erst im Darm in großem Ausmaß absorbiert wird.

Oftmals ist auch eine weitgehende Zerkleinerung von Arzneistoffen nicht angezeigt. Das ist z.B. der Fall, wenn bewußt eine langsame Resorption herbeigeführt werden soll (Depotarzneiformen). Auch bei Penicillin G, das infolge seiner relativen Instabilität gegenüber dem sauren Milieu des Magens in Form gröberer Kristalle dem Angriff der Salzsäure besser widersteht und somit langsamer zur Lösung kommt, oder bei Arzneimitteln, die sich zwar im Magensaft lösen, aber doch erst im Darm resorbiert werden, ist eine besondere Zerkleinerung nicht erwünscht oder nicht erforderlich. Entscheidend ist nicht nur, daß vor der Verarbeitung von Arzneistoffen zu Arzneiformen eine Zerkleinerung auf das gewünschte Maß erfolgt, sondern daß die erzielte Teilchengröße auch bei der Verarbeitung erhalten bleibt und sich in der Arzneiform über längere Zeiträume nicht verändert.

7.6.2.2
Kristallinität und amorpher Zustand

Kristallform und Kristallgröße haben eine generelle Bedeutung in der Arzneiformung. Sie beeinflussen die physikalischen Eigenschaften eines Pulvers maßgeblich, was sich auf technologische Prozesse sowie auf die Qualität der Zubereitung auswirken kann. In Abhängigkeit von Kristallgestalt und -dimension verändern sich Rieselfähigkeit, Schüttgewicht und andere Charakteristika von Pulvern. Das bedeutet, daß Preßverhalten, Zerfall von Formlingen, Fließfähigkeit und Sedimentationsgeschwindigkeit bei Suspensionen bereits von dieser Seite her variierbar sind.

Bestimmte Kristallstrukturen lassen sich durch Wahl entsprechender Bedingungen beim Auskristallisieren erzielen. Von vielen Arzneistoffen sind unterschiedliche Kristallformen und -größen im Handel. Da diese oftmals eine unterschiedliche Lösungsgeschwindigkeit aufweisen, die vom Verhältnis zwischen Volumen und Oberfläche abhängt, läßt sich auf diese Weise auch auf die Resorption Einfluß nehmen. Je regelmäßiger die Kristallform ist, um so reproduzierbarer dürfte die Wirkung sein. Angestrebt werden Kristallformen mit stumpfen Kanten, die der sphärischen Form nahekommen. Leider gelingt es nur selten, die Kristallisation, Ausfällung oder Mahlung so zu steuern, daß solche Formen entstehen. Häufig ist es möglich, durch Kombination von großen und kleinen Kristallen oder durch Mischen unterschiedlicher Kristallformen einer Substanz eine Wirkungsverlängerung zu erzielen.

Während Kristalle ein Kristallgitter aus geometrisch angeordneten Bausteinen (Atomen, Ionen, Molekülen) besitzen, dessen Zusammenhalt beim Inlösunggehen erst überwunden werden muß, weisen amorphe Stoffe keine derartig definierte Struktur auf. Aus diesem Grunde sind amorphe Formen einer Substanz in der Regel schneller löslich und besser resorbierbar als die entsprechenden kristallinen Formen. Allerdings besitzen amorphe Stoffe häufig das Bestreben, in den energieärmeren kristallinen Zustand überzugehen. In solchen Fällen trägt man dafür Sorge, daß der amorphe Zustand auch in der Arzneiform erhalten bleibt, was bei Suspensionen meist durch Zusatz von Schleimstoffen gelingt. Auch durch eine mittels Zerstäubungstrocknung gewonnene Sprüheinbettung des Wirkstoffs in makromolekulare Stoffe läßt sich der amorphe Zustand stabilisieren.

Die Wirkungsdifferenzen zwischen kristallinen und amorphen Wirkstoffen können sehr ausgeprägt sein. Novobiocin, ein Antibiotikum, ist überhaupt nur amorph biologisch aktiv. Zink-Insulin fällt in Abhängigkeit von den Herstellungsbedingungen in kristalliner oder amorpher Form an. Während es amorph – bedingt durch die hohe Lösungsgeschwindigkeit – rasch resorbiert wird, erfolgt bei Applikation der kristallinen Form ein verzögerter Wirkungseintritt, doch hält die Wirkdauer länger an. Präparate mit 70% kristallinem und 30% amorphem Zink-Insulin-Anteil gewährleisten einen schnellen Wirkungseintritt und eine mittlere Wirkdauer.

7.6.2.3
Polymorphie

Abgesehen von den bereits makroskopisch oder mikroskopisch erkennbaren Kristalltypen treten bei chemischen Verbindungen polymorphe Formen auf. Sie sind durch einen unterschiedlichen Ordnungszustand der Atome bzw. Moleküle zueinander charakterisiert. Die innere Struktur der Kristalle ist völlig unabhängig von der Kristallform. Polymorphe Formen lassen sich vor allem durch IR-Spektrum, Röntgenbeugungsspektrum, Schmelzbereich, Dichte, Stabilität, Löslichkeit und Lösungsgeschwindigkeit unterscheiden. Als bestes Verfahren zur Erkennung von polymorphen Substanzen hat sich die Differentialthermoanalyse erwiesen.

Polymorphie liegt vor, wenn eine Substanz, je nach den Zustandsbedingungen (Druck, Temperatur), in verschiedenen Kristallmodifikationen bestehen kann. Bei der Polymorphie unterscheidet man zwischen *enantiotropen Paaren*, bei denen eine gegenseitige Umwandelbarkeit der beiden Modifikationen (*Enantiotropie*) besteht, und *monotropen Paaren*, bei denen die Umwandlung nur in einer Richtung, nämlich von der instabilen zu einer stabilen Modifikation erfolgen kann (*Monotropie*). Der letztgenannte Fall ist wesentlich häufiger. Unter den gegebenen Bedingungen von Druck und Temperatur ist nur eine der möglichen Modifikationen beständig, nämlich diejenige, die die geringere freie Energie besitzt. Als Maß für die freie Energie kann der Dampfdruck der Kristalle herangezogen werden. Danach ist die Form stabil, die unter den gegebenen Bedingungen den niedrigeren Dampfdruck aufweist. Nur beim Umwandlungspunkt können beide Modifikationen nebeneinander existieren, da sie den gleichen Dampfdruck besitzen. Wenn die Halbwertszeiten der Umwandlung instabiler Formen > 1 d sind, liegen metastabile Formen vor.

Abbildung 7.16a gibt den schematischen Verlauf der Dampfdruckkurven bei einem Paar enantiotroper Modifikationen wieder. Bei Abkühlung der Schmelze entsteht bei der Schmelztemperatur T_1 die Modifikation I und aus dieser bei der Umwandlungstemperatur T_3 die Modifikation II. Wenn die Schmelze jedoch auf eine unterhalb T_1 liegende Temperatur unterkühlt worden ist, ist sie instabil gegenüber den festen Modifikationen, sie befindet sich in einem metastabilen Zustand, und es genügt eine Erschütterung oder ein Kristallisationskeim, um spontan eine unter den gegebenen Bedingungen stabilere Zustandsform zu bilden. Auch die Modifikation I ist unterhalb der Temperatur T_3 instabil gegenüber der Modifikation II.

Abbildung 7.16b zeigt den schematischen Verlauf der Dampfdruckkurven bei einem Paar monotroper Modifikationen. Die Modifikation I ist hier im gesamten Temperaturbereich instabil und nur durch Unterkühlung der Schmelze bis zur Temperatur T_1 erhältlich. Sie geht mehr oder weniger schnell in die beständigere Modifikation II über. Eine Umwandlung in der umgekehrten Richtung ist hier nicht möglich, denn beim Erwärmen von II bildet sich bei der Umwandlungstemperatur T_3 nicht

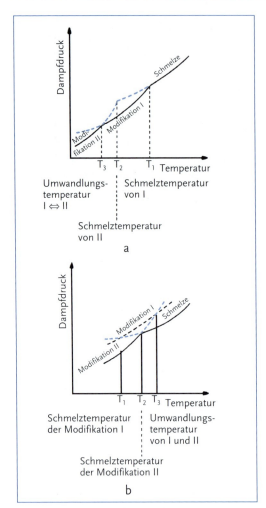

Abb. 7.16: Modifikationen. Schematischer Verlauf der Dampfdruckkurve; **a** bei einem Paar enantiotroper Modifikationen, **b** bei einem Paar monotroper Modifikationen

die energiereichere Modifikation I, sondern es tritt bei T_2 ein Schmelzen ein.

Man vermutet, daß etwa $1/3$ aller organischen Verbindungen polymorph ist. Auf dem Arzneistoffgebiet sind insbesondere Barbitursäurederivate, Sulfonamide, Hormone und Herzglykoside auf Polymorphie untersucht worden. 30–50 % der überprüften Verbindungen erwiesen sich als polymorph. Als Beispiel sei Methylprednisolon angeführt, das in zwei enantiotropen Formen vorkommt, die sich im Schmelzpunkt (Differenz über 25 K) und in der Löslichkeit unterscheiden. Die Form mit dem höheren Schmelzpunkt ist besser löslich (in Wasser von 25 °C 0,16 mg/l) und besser resorbierbar als die andere Modifikation (0,075 mg/l). Manche Arzneistoffe besitzen drei oder fünf Kristallmodifikationen. Eine einwandfreie Trennung der Modifikationen ist außerordentlich schwierig. Pressen, Mahlen und andere pharmazeutische Operationen können bereits zur Umwandlung der einen in die andere polymorphe Form führen. In manchen Fällen läßt sich bei Arzneistoffen eine bestimmte Modifikation durch genaue Festlegung der Kristallisationsbedingungen erhalten. Durch Einsatz der Sprühtrocknung sind bei Sulfonamiden und Barbituraten gezielt metastabile Formen zu gewinnen. Selbst wenn keine reinen Modifikationen anfallen, resultiert eine Erhöhung der Lösungsgeschwindigkeit.

Stärkste Auswirkungen der Polymorphie zeigen Chloramphenicolpalmitat-Suspensionen. Chloramphenicol bildet mehrere polymorphe Formen, von denen nur eine durch Darmesterasen mit ausreichender Geschwindigkeit spaltbar ist, um ausreichende Mengen des wirksamen Chloramphenicols zur Resorption zur Verfügung zu stellen. Die allmähliche Umwandlung der ursprünglich vorliegenden metastabilen Modifikation in die stabile Form bedingt die völlige Wirkungslosigkeit von Präparaten. Durch Zusatz bestimmter makromolekularer Hilfsstoffe läßt sich die Umwandlung verhindern. Als Ursache für die unterschiedliche Bioverfügbarkeit werden neben der unterschiedlichen Lösungsgeschwindigkeit auch Unterschiede in der Reaktivität diskutiert. Möglicherweise besitzt die wirksame Modifikation des Chloramphenicolpalmitats eine günstige stereochemische Anordnung, die die enzymatische Esterspaltung im Organismus als Voraussetzung für die Resorption des Chloramphenicols erleichtert.

7.6.2.4
Pseudopolymorphie

Unter Pseudopolymorphie ist die Eigenschaft einer Substanz zu verstehen, sowohl lösungsmittelhaltige als auch lösungsmittelfreie Kristalle zu bilden. Nach Art des Lösungsmittels, das mit der Verbindung komplexiert, unterscheidet man Hydrate (Wasser) und Solvate (Ethanol, Aceton, Chloroform usw.). Viele Arzneistoffe (Steroide, Antibiotika, Barbiturate, Sulfonamide, Phenylbutazon u.a.) zeigen Pseudopolymorphie und deutliche Unterschiede in der Lösungs- und Resorptionsgeschwindigkeit. Im allgemeinen weisen die lösungsmittelfreien Arzneistoffe wesentlich höhere Lösungsgeschwindigkeiten als die entsprechenden Hydrate auf. Beispiele hierfür sind Prednisolon, Chinin, Coffein, Theophyllin, Barbiturate. Ampicillin als wasserfreie Substanz löst sich in Wasser von 37 °C zu 10 mg/ml, das Trihydrat zu 8 mg/ml. An Hand von Serumspiegelwerten bei Menschen konnte gezeigt werden, daß die wasserfreie Verbindung eine günstigere Verfügbarkeit erbringt als das Trihydrat. Zu beachten ist, daß sich bei Verarbeitung von wasserfreien Arzneistoffen bei der Lagerung von Arzneiformen oder nach Applikation von Präparaten eine Hydratform bilden kann, was bei schwerwasserlöslichen Arzneistoffen zu einer weiteren Einschränkung der Resorptionsaussichten führt.

Bei solvathaltigen Kristallen ergeben sich oft umgekehrte Verhältnisse. Sie besitzen höhere Lösungsgeschwindigkeiten als solvatfreie. Dies wurde bei Hydrocortisonestern (Ethanol), Succinylsulfathiazol (n-Pentanol) und einigen weiteren Arzneistoffen nachgewiesen. Derartige Unterschiede in der Resorption können auch bereits durch die Art des Kristallösungsmittels bedingt sein.

7.6.2.5
Ionisationsgrad und pK_s-Wert

Das Ausmaß der Permeabilität eines Wirkstoffs durch die Lipoidbarriere hängt vom Wirkstoffanteil, der in nichtionisierter Form vorhanden ist, d.h. vom Ionisationsgrad ab. Der überwiegende Teil der Arzneistoffe hat Säure- oder Basencharakter. Diese Verbindungen können in Abhängigkeit vom pH-Wert in ionisierter oder nichtionisierter Form vorliegen.

Der Ionisationsgrad α läßt sich unter Einbeziehung der Azidätskonstante K_S bzw. des pK_S-Wertes, der analog zum pH-Wert als negativer dekadischer Logarithmus der Aziditätskonstante definiert ist, wie folgt berechnen:

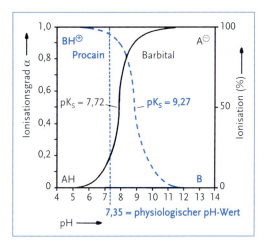

Abb. 7.17: Beziehung zwischen pH-Wert und Ionisationsgrad von Procain (Base) und Barbital (Säure)

für Säuren:

$$\alpha_S = \frac{K_S}{K_S + [H^+]} = \frac{1}{1 + 10^{pK_S - pH}} \quad (7.14)$$

für Basen:

$$\alpha_B = \frac{[H^+]}{[H^+] + K_S} = \frac{1}{1 + 10^{pH - pK_S}} \quad (7.15)$$

Bei der graphischen Darstellung (Abb. 7.17) werden Sigmoidkurven erhalten, die die Abhängigkeit der Ionisationsverhältnisse vom pH-Wert verdeutlichen. Bei schwachen Säuren nimmt mit steigendem pH-Wert der Ionisationsgrad zu, während er sich im Falle schwacher Basen verringert. Ist der pK_S-Wert gleich dem pH-Wert, so liegt die Substanz zu 50% ionisiert vor. Im pK_S-nahen pH-Bereich zieht bereits eine geringfügige Veränderung der Wasserstoffionenkonzentration eine gravierende Verschiebung von α nach sich.

Der pH-Wert des Resorptionsmilieus nimmt somit entscheidenden Einfluß auf die Resorbierbarkeit von Arzneistoffen, da die undissoziierte Form anderen Aufnahmebedingungen unterliegt als die dissoziierte Form. Auch kann die biologische Wirkung differieren. Die Wasserstoffionenkonzentration wirkt sich darüber

Tab. 7.4: Resorbierbarkeit saurer und basischer Arzneistoffe

Charakter des Arzneistoffs	Resorption im Magen	Resorption im Darm
sehr stark sauer	schlecht	schlecht
stark sauer, pK_S Wert 0–3	gut	gering
schwach sauer, pK_s Wert > 3	gut	weniger gut
basisch, pK_s Wert < 8	nur gering	gut
stark basisch, pK_s Wert > 8	schlecht	schlecht

hinaus auf die Löslichkeit, auf den Verteilungskoeffizienten der Arzneistoffe sowie auf die Membranpotentiale und auf die Grenzflächenaktivität aus.

Mit der Konzentrationszunahme der dissoziierten Form steigt die Wasserlöslichkeit, mit der der nichtdissoziierten Form in der Regel die Lipoidlöslichkeit und damit die Resorptionsrate (Abb. 7.18). Das bedeutet, daß eine schwache Säure mit niedrigem pK_S-Wert im Magen besser resorbiert wird, da die Dissoziation stark zurückgedrängt ist und die Verbindung zum größten Teil in nichtionisierter Form vorliegt. Im alkalischen Milieu des Darmes gelangen demgegenüber schwache Basen besser zur Resorption. Zusammenfassend lassen sich – unter der Annahme, daß der Lipoid-Wasser-Verteilungskoeffizient der undissoziierten Form relativ groß ist – die in Tabelle 7.4 angeführten Regeln aufstellen, deren allgemeine Gültigkeit jedoch noch nicht gesichert erscheint.

Außer für die Resorption ist der Ionisationsgrad bedeutsam für die Stabilität und Kompatibilität von Arzneimitteln und Hilfsstoffen (s. 26.4, 27.3) sowie für die Aktivität von Konservierungsmitteln und Antioxidanzien (s. 26.5.2.2, 26.4.3.3.5).

7.6.2.6
Verteilungskoeffizient

Die Resorptionsrate organischer Arzneistoffe hängt in hohem Maße vom Grad der Lipophilie der Verbindung ab. Je lipophiler eine Verbindung ist, um so mehr ist sie befähigt, die

Tab. 7.5: Resorption von Arzneistoffen im Rattendarm im Vergleich zum Verteilungskoeffizienten k für Heptan bzw. Chloroform/Wasser

Arzneistoff	Absorption %	^{k}Heptan	^{k}Chloroform
Thiopental	67	3,30	> 100
p-Toluidin	56	3,26	97,5
Benzoesäure	54	0,19	2,9
p-Hydroxypropiophenon	61	0,12	5,1
Salicylsäure	60	0,12	2,9
Acetylsalicylsäure	21	0,03	2,0
Theophyllin	30	0,02	0,3
Barbital	25	< 0,002	0,7
Theobromin	22	< 0,002	0,4
Sulfanilamid	24	< 0,002	0,03
p-Hydroxybenzoesäure	23	< 0,002	0,01
Barbitursäure	5	< 0,002	0,008
Sulfaguanidin	< 2	< 0,002	< 0,002
Mannitol	< 2	< 0,002	< 0,002

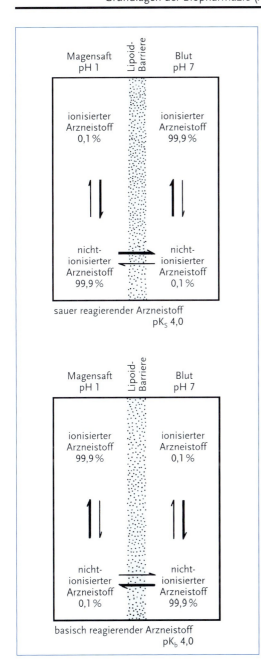

Abb. 7.18: Abhängigkeit der Resorption vom Ionisationsgrad des Arzneistoffs

lipophilen Membranen des Organismus zu durchdringen. Für Penetrations- und Resorptionsvorgänge von Arzneistoffen ist daher der *Lipoid-Wasser-Verteilungskoeffizient* von wesentlicher Bedeutung. Er gibt Auskunft über das Verteilungsgleichgewicht einer Verbindung in zwei nicht miteinander mischbaren, im Gleichgewicht befindlichen Flüssigkeiten. Nach dem Nernst-Verteilungssatz gilt bei konstantem Druck und konstanter Temperatur die Beziehung

$$\frac{c_1}{c_2} = k \qquad (7.16)$$

c_1 Konzentration des Stoffes in Phase 1 (lipophile Phase),
c_2 Konzentration des Stoffes in demselben Volumen der Phase 2 (hydrophile Phase),
k Verteilungskoeffizient (Konstante).

Hiernach ist das Konzentrationsverhältnis oder exakter das Aktivitätsverhältnis eines Stoffes in den beiden Phasen unabhängig von der absoluten Stoffkonzentration in den beiden Phasen. Die Konzentrationsunabhängigkeit ist nicht gegeben, wenn der verteilte Stoff in einer der Phasen in einer anderen Molekülart (z. B. dimer) auftritt. Der Verteilungskoeffizient dient zur Kennzeichnung eines Arzneistoffs und läßt eine Voraussage über dessen Resorptionsverhalten zu. Untersuchungen haben bewiesen, daß mit Zunahme des Verteilungskoeffizienten die Resorption ansteigt (Tab. 7.5). Arzneistoffe mit sehr kleinem Verteilungskoeffizienten werden im Magen überhaupt nicht resorbiert. Damit wird bestätigt, daß die Magenwand den Charakter einer Lipoidmembran besitzt, durch die die Arzneistoffe passiv, entsprechend ihrer Lipoidlöslichkeit hindurchgehen. Durchaus ähnliche Verhältnisse sind im Darm und Rektum anzutreffen. Die äußeren Partien der Haut fungieren gleichfalls als Lipoidmembran.

Auch für das Verteilungsverhalten von Arznei- und Hilfsstoffen in Mehrphasensystemen (z. B. Salben, Emulsionen) ist der Verteilungskoeffizient von Interesse und stellt oft einen wichtigen Parameter für die Wirksamkeit der Substanzen dar.

Das Verteilungsverhalten der ionisierbaren Arzneistoffe ist von der Wasserstoffionenkonzentration abhängig, da die nichtdissoziierte Verbindung eine höhere Lipophilie aufweist. Im Unterschied zum *wahren Verteilungskoeffizienten*, der auf die nichtionogene molekulare

Form des Stoffes bezogen ist, wird in der Praxis meist der *scheinbare Verteilungskoeffizient* bestimmt, der das Konzentrationsverhältnis des Arzneistoffs darstellt, unabhängig davon, in welcher Form das Arzneimittel in den beiden Phasen vorliegt.

Bestimmungsmethode

Als lipophile Phase dienen meist apolare organische Lösungsmittel, wie Hexan, Benzin, Benzol, Toluol, Ether, fette Öle u.a., als hydrophile Phase Wasser bzw. Pufferlösungen von bestimmtem pH-Wert. Zur Bestimmung werden gleiche Volumina der wäßrigen und der lipophilen Phase, von denen die eine den Arzneistoff enthält, bei konstanter Temperatur (meist 20 bzw. 37°C) bis zur experimentell ermittelten Gleichgewichtseinstellung (meist mehrere Stunden) geschüttelt, und danach wird die Arzneistoffkonzentration in der wäßrigen Phase ermittelt.

Der Lipoid-Wasser-Verteilungskoeffizient k errechnet sich zu

$$k = \frac{V_2(c_2^0 - c_2^t)}{V_1 \cdot c_2^t} \quad (7.17)$$

V_1 Volumen der lipophilen Phase,
V_2 Volumen der wäßrigen Phase,
c_2^0 Arzneistoffkonzentration in der wäßrigen Phase vor Versuchsbeginn,
c_2^t Arzneistoffkonzentration in der wäßrigen Phase bei Versuchsende.

Der Verteilungskoeffizient nimmt je nach verwendeter organischer und wäßriger Phase unterschiedliche Zahlenwerte an.

7.6.3
Hilfsstoffe

Jeder zur Herstellung von Arzneiformen verwendete Hilfsstoff kann in dieser und jener Weise auf den Eintritt, die Intensität und die Dauer der Wirkung Einfluß nehmen. Generelle Aussagen lassen sich kaum treffen, da die Kombinationsmöglichkeiten der Arzneistoffe und der zur Arzneiformung benötigten Hilfsstoffe unüberschaubar sind. 1968 schockierte ein spektakulärer Vorfall die Fachwelt, der die Beziehung Hilfsstoff zur Arzneimittelwirkung in besonders drastischer Weise vor Augen führte. In einer Klinik in Australien zeigten zahlreiche Patienten, die mit Phenytoin-Kapseln behandelt wurden, plötzlich toxische Symptome. Als Ursache für dieses Phänomen wurde schließlich erkannt, daß bei dem verabfolgten Präparat ein Füllstoff gegen einen anderen gleichfalls als völlig inert eingeschätzten ausgetauscht worden war, nämlich das bisher verwendete Calciumsulfat gegen Lactose. Letztgenannter Hilfsstoff steigerte die Bioverfügbarkeit des Präparats derart, daß Vergiftungserscheinungen auftraten.

Zur Verstärkung der Resorption von Arzneistoffen bieten sich im Hinblick auf den Einsatz von Hilfsstoffen unterschiedliche Möglichkeiten an. So wird z.B. ein schneller Zerfall von peroralen Arzneiformen im allgemeinen die Resorption begünstigen. Ein optimaler Zerfall läßt sich u.a. durch Zusatz von Zerfallsmitteln oder Hydrophilisierungsmitteln oder auch andererseits durch Verringerung des Bindemittelanteils oder des Preßdrucks erreichen (s. 9.8.2). Bei anderen Arzneiformen werden häufig Puffersubstanzen, Sorbitol oder Glucosamin als Resorptionsbeschleuniger eingesetzt. Bei Externa verwendet man 1,2-Propylenglykol oder Hyaluronidase.

Des weiteren sei auf typische Resorptionsverzögerer hingewiesen. Auch hier ist die Palette der Hilfsstoffe groß. Makromolekulare Hilfsstoffe, insbesondere quellfähige Substanzen, führen in wäßrigen Medien infolge Viskositätserhöhung zu einer mehr oder minder ausgeprägten Resorptionsverringerung. Gleiche Effekte üben auch fette Öle aus, deren Viskositäten darüber hinaus durch weitere Hilfsstoffe, z.B. Aluminiummonostearat, noch erhöht werden können.

Assoziat(Komplex)bildungen als Resultat von Wechselwirkungen zwischen Hilfsstoff und Arzneistoff (s.5.3) können das Resorptionsgeschehen durch sehr unterschiedliche Mechanismen beeinflussen. Hierbei dürften als Faktoren eine Rolle spielen: die Änderung der Molekülgrößen, der Löslichkeit des Wirkstoffs, des Verteilungskoeffizienten, der Viskosität, der Mobilisierung des Arzneistoffs (Lokalisation in der Mizelle, Typ der Einschlußverbindung) und die Beeinflussung der Membranpermeabilität durch Hilfsstoffe.

Immer stärker treten Tenside in der Arzneiformung in den Vordergrund, da sie, in geeigneter Konzentration verarbeitet, die Resorbierbarkeit von Arzneistoffen beschleunigen. Ein derartiger Einfluß grenzflächenaktiver Verbindungen ist bereits seit langem bekannt, so z. B. für Saponine. Definierte Angaben, wie ein Tensidzusatz eine raschere oder auch intensivere Resorption bewirkt, lassen sich z. Z. noch nicht machen. Die erzielten Resorptionsbeschleunigungen können unterschiedliche Ursachen haben. Durch bessere Benetzung der Partikeloberfläche kann eine bessere Auflösbarkeit gegeben sein und hiervon eine bessere Resorbierbarkeit abhängen. Auch die Verbesserung der Löslichkeit des Wirkstoffs durch Solubilisierung mag für den Effekt verantwortlich sein. Bekannt ist ferner, daß die Resorption von Fetten und fettähnlichen Substanzen durch Tenside infolge besserer Benetzung und Emulgierung erleichtert wird. Schließlich wird angenommen, daß die Tenside die Durchlässigkeit von Gewebsmembranen erhöhen. Andererseits hat sich gezeigt, daß, in Abhängigkeit vom Typ und der Menge, Tenside auch in der Lage sind, die Resorption zu verzögern. Hierüber sind trotz intensiver Forschungsbemühungen noch keine exakten Angaben vorhanden. Auch an einen Einschluß des Arzneistoffs in großdimensionierte Mizellen ist zu denken, die keine Membrandurchlässigkeit mehr bzw. nur eine protrahierte Arzneistofffreigabe gestatten.

Manche Tenside besitzen eine Eigenwirkung, andere sind, zumindest in höherer Konzentration, physiologisch nicht unbedenklich. Bei der Entwicklung tensidhaltiger Arzneiformen muß daher eine pharmakologische Prüfung auf Unbedenklichkeit auf jeden Fall erbracht werden.

Nicht nur bei makromolekularen, auch bei anorganischen Hilfsstoffen können Wechselwirkungen auftreten. Adsorbenzien, wie Bolus alba, Kaolin usw., führen durch adsorptive Bindungen von Wirkstoffen zur verzögerten Liberation und Resorption. Das ist zumeist unerwünscht, doch setzt man die genannten Hilfsstoffe immer dann ein, wenn ein Depoteffekt angestrebt wird.

Wie sich bei Arzneimittelkombinationen die Pharmaka gegenseitig beeinflussen können, indem eine Wirkungsförderung oder -abschwächung resultiert, so besteht auch zwischen Hilfsstoffen selbst die Möglichkeit vielseitiger Wechselbeziehungen untereinander. Manche Hilfsstoffe sind gegenseitig inkompatibel.

In vielen Fällen wird der Arzneistoffkomplex wegen seiner andersartigen physikalisch-chemischen Eigenschaften gegenüber dem freien Arzneistoff bzw. wegen seiner Größe nicht befähigt sein, Membranen zu durchdringen, so daß der Arzneistoff erst nach Spaltung des Komplexes im Organismus (enzymatisch oder durch pH-Änderung) wirksam werden kann. Bekannt sind jedoch auch Komplexierungen zwischen Wirk- und Hilfsstoff, deren Bindungen so fest sind, daß auch im Organismus eine Spaltung nur sehr langsam oder gar nicht möglich ist. Das bedingt eine stark verzögerte Wirkung, die bei Depotpräparaten erwünscht sein kann, oder ein Ausbleiben jeglicher Wirkung. In anderen Fällen vermag der Komplex z. B. die Magenwand besser zu passieren als der Arzneistoff selbst. Eine stärkere Arzneimittelwirkung wird auch hier erst dann zu erwarten sein, wenn der Arzneistoff im Körper schnell und quantitativ freigesetzt wird.

Wie Abbildung 7.19 zeigt, diffundiert im Fall A der freie Wirkstoff so lange durch die Membran, bis er auf beiden Seiten die gleiche Konzentration erreicht. Bei Fall B wird die äußere Arzneistofflösung fortlaufend durch unbeladene Flüssigkeit ersetzt (in vitro: Ersatz durch Wasser; in vivo: Blutkreislauf und Bindung, Metabolisierung und Elimination), so daß in Abhängigkeit von der Geschwindigkeit der Spaltung des Komplexes allmählich der gesamte Wirkstoff freigesetzt werden kann (entspricht weitgehend den Verhältnissen im menschlichen Körper). An dieser Stelle sei erwähnt, daß Arzneistoffe auch mit körpereigenen Substanzen – und hier besonders mit den makromolekularen Proteinen – assoziieren können. So sind für den Transport der Arzneistoffe in den Körperflüssigkeiten und für ihre Fixierung an den Rezeptoren der Zelle Phänomene der Bindung von großer Bedeutung.

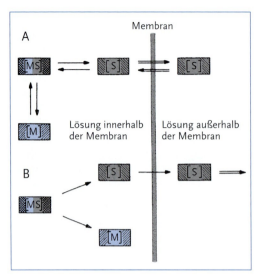

Abb. 7.19: Spaltung eines Komplexes und Diffusion des freien Wirkstoffs durch die Membran (in vitro und in vivo); **A** Gleichgewichtsbedingungen, **B** Ungleichgewichtsbedingungen, **S** freier Wirkstoff, **M** Makromolekül, **MS** Komplex

7.6.4 Herstellungstechnologie

Alle Phasen des Herstellungsprozesses können von Einfluß auf die Bioverfügbarkeit sein. Nicht selten hat bereits die Reihenfolge der zum Endprodukt führenden Teilschritte Bedeutung. Im Labormaßstab erzeugte oder unter Pilotbedingungen hergestellte Arzneiformen dürften nur gelegentlich die gleichen biopharmazeutischen Parameter aufweisen wie die in der Produktion anfallenden Produkte. Die jeweils eingesetzten Geräte und Maschinen sind in der Lage, die Bioverfügbarkeit zu verändern. Spielen bereits Tablettenform und -durchmesser, Granulatform und -größe sowie Art der Granulierung eine Rolle, so ist die Art der eingesetzten Tablettenmaschine (Exzenter- oder Rundläuferpresse, Geschwindigkeit des Tablettenausstoßes, Preßkraft usw.) von ausschlaggebender Bedeutung für die Qualitätskennzahlen der Formlinge (Festigkeit, Zerfall, Lösungsgeschwindigkeit).

Bei Emulsionen hängt die Dispersität davon ab, ob diese manuell bereitet sind oder ob Mixgeräte, Homogenisiereinrichtungen, Hochleistungskolloidmühlen oder Ultraschall zur Anwendung kommen.

Die Dispersität und die davon abhängige Liberation und Resorption ist ein zentrales Herstellungsproblem bei vielen Arzneiformen. Es besteht die Gefahr, daß sich bei technologischen Vorgängen die zunächst vorliegende Partikelgröße und -verteilung des Arzneistoffs ändert und daraus Wirkungseinbußen resultieren. Hiermit ist z. B. bei der Tablettenherstellung zu rechnen, wenn eine Feuchtgranulierung vorgenommen wird (s. 9.3.2.1) oder wenn beim Verpressen relativ hohe Temperaturen auftreten (Schnelläufer), die zu Sinterungsvorgängen führen. Auch bei Suspensionen können hohe Rührgeschwindigkeiten oder Temperaturerhöhungen die Partikelgröße verändern.

Bei der Zäpfchenbereitung mittels Preßverfahren dürfte eine Konstanz der Dispersität weitgehend gesichert sein, im Gegensatz zum allgemein üblichen Gießverfahren, bei welchem durch Erwärmen Arzneistoffe in der Fettmasse gelöst werden und z. T. auch in Lösung bleiben können, meist aber beim Erkalten unter beachtlicher Größenzunahme auskristallisieren.

Analoge Verhältnisse ergeben sich bei der Salbenbereitung, wo sowohl bei Suspensions- als auch Lösungssalben die Freisetzungsraten stark von der Herstellungsmethode abhängen. Es ergeben sich beachtliche Unterschiede zwischen Salben, bei denen der Arzneistoff in die geschmolzene Grundlage eingearbeitet wird und solchen, bei denen die Inkorporierung durch manuelles oder maschinelles Rühren erfolgt. Die Freisetzungsrate wächst beträchtlich mit zunehmendem mechanischen Streß und der damit verbundenen Zerstörung des Gelgerüsts. Um herstellungstechnologische Wirkungsunterschiede von Präparaten weitgehend auszuschließen, ist eine konsequente Validierung (s. 3.2) ein wirksames Instrument zur Qualitätssicherung von Arzneiformen.

Die für die einzelnen Arzneiformen spezifischen biopharmazeutischen Aspekte sind in gesonderten Kapiteln zusammengefaßt: Tabletten (s. 9.8), perorale Depotarzneiformen (s. 12), Rectalia (s. 13.9), Unguenta (s. 15.14), Lösungen (s. 17.2), Injektions- und Infusionszubereitungen (s. 20.8), Augenarzneien (s. 21.5), Therapeutische Systeme (s. 24).

Arzneiformen

	Seite
Die Arzneiform	71
Feste Arzneiformen	151
8. Pulver, Puder	153
9. Tabletten	163
10. Überzogene Tabletten	209
11. Kapseln	235
12. Perorale Depotarzneiformen	245
13. Rectalia	267
14. Vaginale Arzneiformen	287
Halbfeste Arzneiformen	289
Flüssige Arzneiformen	337
Gasförmige Arzneiformen	421
Durch Drogenextraktion gewonnene Arzneiformen	437
Neuzeitliche Arzneiformen und Entwicklungstendenzen	457
Generelle Aspekte der Arzneiformung	475

Pulver, Puder

8.1 Allgemeines

Pulver, *Pulveres*, sind Arzneistoffe oder Arzneizubereitungen zum inneren oder äußeren Gebrauch, deren Bestandteile gepulvert sind und die ungemischt oder gemischt, mit oder ohne Zusatz indifferenter Hilfsstoffe, abgeteilt oder nicht abgeteilt, vorliegen.

Als perorale Arzneiform besitzen Pulver nur noch geringe Bedeutung. Zu den Pulvern zählen auch die Puder. Sie sind zum äußeren Gebrauch bestimmt. Eine wesentlich größere Rolle spielen Pulver heute als *Bulk-Substanzen* (engl.: im engeren Sinne Schüttgut, im pharmazeutischen Bereich Bezeichnung für nicht konfektionierte Arznei- und Hilfsstoffe) des Arzneimittelhandels und als galenische Ausgangsmaterialien für die Arzneiformenherstellung, z. B. von Granulaten, (überzogenen) Tabletten, Suspensionen. Pulverinhalatoren zur Therapie asthmatischer Erkrankungen stellen besondere Anforderungen an das Zwischenprodukt, um den Wirkstoff optimal an den Wirkort gelangen zu lassen.

Pulver sind lufttrockene Haufwerke aus festen Teilchen. Die einzelnen Teilchen differieren in Form, Größe und Masse und berühren sich im Pulverbett gegenseitig. Das einzelne Partikel wird als kleinste Einheit eines Pulvers definiert. Ihre Form hängt vom Herstellungs- oder Zerkleinerungsverfahren ab. Das Pulverteilchen, dessen willkürlich festgelegte Maximalgröße 1 mm nicht überschreiten soll, ist eine räumliche Stoffeinheit von festem Aggregatzustand. Seine Bauelemente (Moleküle, Zellen, disperses Material verschiedener chemischer Zusammensetzung) werden durch Kohäsion zusammengehalten. Bei den Teilchen kann es sich um einzelne Kristalle, um eine amorphe Substanz oder um ein Aggregat von Partikeln handeln, die durch Mischvorgänge nicht ohne weiteres trennbar sind. Solche *Aggregate* sind sekundär aus Einzelpartikeln entstanden durch Vorgänge, wie Sintern oder Kristallwachstum. Sie unterscheiden sich von *Agglomeraten*, bei denen es sich gleichfalls um mehrere oder viele zusammenhaftende Partikel handelt, deren Bindungskräfte jedoch sekundär oder mechanischer Art sind (Adhäsion, elektrostatische Kräfte, Reibung). Im Gegensatz zu den Aggregaten lassen sich Agglomerate leichter wieder zerstören, z. B. durch Sieben, Benetzen, Schütteln oder leichtes Zerreiben. Haufwerke, bei denen bereits makroskopisch Einzelkristalle deutlich wahrnehmbar sind, zählen an sich nicht mehr zu den Pulvern, doch zeigen auch „kristalline", „grießige" und „kiesige" Güter meist soviel ähnliche physikalisch-chemische Eigenschaften zu den feindispersen Pulvern, daß eine scharfe Abgrenzung von der Sache her nicht opportun ist.

Durch intensives Verreiben von Arzneistoffen mit indifferenten Hilfsstoffen (in einer Porzellanreibschale oder mit besonderen Verreibungsmaschinen, sog. Mörsermühlen) erhält man *Verreibungen (Triturationes)*, in denen der Arzneistoff in Abhängigkeit von der Verarbeitungsdauer eine hohe Dispersität erlangt. Lactoseverreibungen stellen eine homöopathische Arzneiform dar. Verreibungen von ätherischem Öl mit Saccharose werden als *Ölzucker* bezeichnet. Als nicht abgeteilte Pulver finden sie als Geschmackskorrigens und als mildwirkendes Adjuvans, z. B. in Magenpulvern, Verwendung. Da bei längerer Aufbewahrung das ätherische Öl verdunsten würde, sind sie frisch herzustellen.

Gemische von Salzen für therapeutische Zwecke in Pulver-, Kristall- oder Granulatform werden als *Salia* (Sing.: *Sal*) bezeichnet (z. B. künstliche Quellsalze).

8.2
Darstellung pulverförmiger Arzneistoffe

Die Herstellung von Pulvern ist auf unterschiedlichem Wege möglich. In den meisten Fällen erfolgt sie durch Zerkleinerung unter Zuhilfenahme maschineller Einrichtungen. Hierbei wird das oftmals bereits durch Grobmahlung vorbereitete Gut einer Fein- oder Feinstmahlung unterworfen, wobei in der pharmazeutischen Technologie verschiedenartige Maschinen eingesetzt werden. Entsprechend der Menge, den Eigenschaften und dem angestrebten Feinheitsgrad der Substanz sind es vor allem Kugel-, Hammer-, Stift- und Schlagmühlen (s. 1.1.2).

Zur Herstellung von *Mikropulvern,* worunter mikronisierte Pulver mit einer mittleren Teilchengröße unter 10 μm zu verstehen sind, bewähren sich Luftstrahlmühlen, sog. Mikronizer (s. 1.1.2.2). Die Teilchenzerkleinerung geht unter erheblicher Oberflächenvergrößerung vonstatten (Beispiel: Cyproteronacetat, Oberfläche des nichtmikronisierten Wirkstoffs 1000 cm^2/g gegenüber dem mikronisierten mit 26 000 cm^2/g). Die bei Zerkleinerungsprozessen auftretende Wärme soll grundsätzlich möglichst niedrig gehalten werden. Zu beachten ist weiterhin, daß von den eingesetzten Apparaturen keine Metallspuren (Abrieb) in das Pulvergut gelangen. Neben diesen Verfahren der Trockenmahlung spielt in der pharmazeutischen Technologie die Naßmahlung eine Rolle.

In der pharmazeutischen Technologie haben sich Verfahren durchgesetzt, bei denen durch Zerstäubung (s. 1.5.5) pulverförmige Arzneistoffe gewonnen werden. In mehrfacher Weise läßt sich hierbei verfahrenstechnisch Einfluß auf Größe und Gestalt der Partikel nehmen. Auch durch Gefriertrocknung (s. 1.5.3) sind feindisperse Pulver zu erhalten. Das Verfahren findet besonders bei thermolabilen Arzneimitteln Anwendung.

Viele Arzneistoffe sind auch durch Kristallisation zugänglich. Durch Lenkung des Kristallisationsprozesses entstehen Partikel gewünschter Form und Größe.

Eine Anzahl pulverförmiger Arzneistoffe (Salicylsäure, Benzoesäure u.a.) werden in sehr kleinen Korngrößen durch Sublimation erhalten. Ferner ist die Gewinnung feindisperser Pulver auch durch Fällung mit einem Nichtlösungsmittel möglich.

8.3
Eigenschaften

Pulver und Puder sind durch ihre speziellen Eigenschaften charakterisierbar. In der Pulvertechnologie erfolgt die Beurteilung nach Dimensionseigenschaften, Oberflächeneigenschaften und rheologischen Eigenschaften. Des weiteren sind vor allem unter biopharmazeutischen Gesichtspunkten Löslichkeit und Lösungsgeschwindigkeit, Kristallinität oder amorpher Zustand sowie Polymorphie von grundsätzlicher Bedeutung (s. 7.6.2).

8.3.1
Dimensionseigenschaften

Die Definition von Form und Größe der Pulverpartikel geschieht in unterschiedlicher Weise und hängt im wesentlichen von der Bestimmungsmethode ab. Da die Teilchen keine regelmäßige Gestalt (z. B. Kugel- oder Würfelform) aufweisen, sondern in verschiedenen Richtungen verschiedene Durchmesser besitzen, ist eine absolute Bestimmung der Korngröße oder des Teilchenvolumens nicht möglich. Die Auswertung der Durchmesser erfolgt durch Mikroskopie (s. 2.1.4.2), Siebanalyse (s. 2.1.4.1), Sedimentationsanalyse (s. 2.1.4.4) und elektronische Teilchenzählung (s. 2.1.4.5).

8.3.2
Oberflächeneigenschaften

Auf Grund ihres Kraftfelds vermögen die Oberflächen von Feststoffpartikeln Moleküle von Gasen und Dämpfen zu adsorbieren. Die Bindung kann auf physikalischem (van-der-Waals-Adsorption) oder chemischem Wege (Chemisorption) erfolgen. Das Ausmaß der Sorption hängt von der Beschaffenheit der Oberfläche und von der Größe und Form der Partikel ab. Sind die Teilchen porös, d.h. existieren Poren, Risse, Kanäle, so vergrößert sich die adsorbierende Fläche und damit die Bindungskapazität.

Adsorptionsisothermen geben die Beziehungen zwischen der physikalisch adsorbierten Gasmenge und dem Gleichgewichtsdruck bei konstanter Temperatur wieder.

Durch Adsorption von Wasserdampf an Pulver bilden sich bei vielen festen Arzneistoffen wäßrige Zwischenschichten aus, die die Stabilität (Hydrolyse), das Reaktionsvermögen und die Löslichkeit stark beeinflussen können.

8.3.3
Rheologische Eigenschaften

Das Fließverhalten von Pulvern, das mit dem von Nicht-Newton-Flüssigkeiten (s. 2.7.3) durchaus vergleichbar ist, wird durch die Partikelform und -größe, durch die Kohäsionskräfte zwischen den Partikeln und durch die Ausbildung von Oberflächenfilmen (z. B. Wasser) und andere Faktoren beeinflußt. Die Haftfestigkeit oder Bindekraft von Pulvern beruht auf den van-der-Waals-Kräften zwischen den Feststoffoberflächen, auf den elektrostatischen Ladungsverhältnissen oder auf Kräften zwischen den adsorbierenden Schichten. Das Fließverhalten von Pudern und Granulaten läßt sich durch Zusatz von Gleitmitteln verbessern, die die Partikelreibung herabsetzen.

Eine Granulation, d.h. eine künstliche Vergrößerung der Partikel, führt im allgemeinen zu einer Erhöhung der Fließ- oder Rieselfähigkeit.

8.4
Herstellung pharmazeutischer Pulver und Puder

Einfache Pulver (ungemischte Pulver, Pulveres simplices) bestehen nur aus einer Substanz. Sie weisen einen entsprechenden Feinheitsgrad (mindestens mittelgrob gepulvert) auf. Bei der Herstellung *zusammengesetzter Pulver* (gemischte Pulver, Pulveres mixti), die, wie aus der Bezeichnung hervorgeht, aus mehreren Substanzen bestehen und in Form *nicht abgeteilter Pulver* (Schachtelpulver) oder aber als *abgeteilte Pulver* einzeldosiert zur Abgabe gelangen, können Schwierigkeiten auftreten. Zum Mischen finden die unter 1.3 angeführten Apparate Anwendung. Handelt es sich nur um geringe Quantitäten, eignen sich auch Pulverreibschale und Pistill und die Pulvermischdose nach Wolsiffer – eine Leichtmetalldose mit meist drei Stahl- oder Glaskugeln, die per Hand in Rotation versetzt werden. Es muß sichergestellt sein, daß durch den Mischvorgang alle Bestandteile gleichmäßig verteilt im gemischten Pulver vorliegen. Der erzielte Mischungsgrad ist eine Funktion der Zeit. Er hängt von den zu mischenden Komponenten, vom Verfahren und von der Leistungsfähigkeit des Mischgeräts ab (s. 1.3.1).

Beim Ausstreichen einer Probe auf einer glatten Unterlage dürfen mit bloßem Auge keine Zusammenballungen oder sonstigen Unterschiede sichtbar sein. Liegen Pulverbestandteile in unterschiedlichen Korngrößen vor oder bestehen zwischen ihnen erhebliche Dichteunterschiede, ist die Forderung nicht immer leicht erfüllbar. Weitere Erschwernisse beim Mischvorgang treten auf, wenn Pulveranteile Wasserdampf adsorbieren, ebenfalls bei Neigung zur Agglomeration. Trockenextrakte ziehen gleichfalls leicht Feuchtigkeit an und neigen zum „Klumpigwerden". Um das auszuschließen, empfiehlt sich ein intensives Verreiben mit Lactose oder hochdispersem Siliciumdioxid. Auch ätherische Öle werden Pulvern als Lactoseverreibung zugesetzt. Grundsätzlich sollten Pulvermischungen nur mit gut getrockneten Substanzen vorgenommen werden. Um ein Feuchtwerden von Pulvermischungen, die anorganische Salze enthalten, zu vermeiden, sollten kristallwasserfreie Verbindungen eingesetzt werden. Hygroskopische, stark riechende oder flüchtige Substanzen sind in Wachspapierkapseln oder in anderen dichten Verpackungsmaterialien abzufüllen.

Zur Erzielung einer hohen Dosiergenauigkeit müssen Einzelpulver gut abwägbar, d.h. nicht zu klein, sein. Die Masse eines abgeteilten Pulvers sollte daher 0,2–0,5 g betragen. Als Füllmittel ist gegebenenfalls Lactose zu verwenden. Ein früher in der Praxis geübtes Verfahren der Abteilung, das Auswerfen der Pulver nach Augenmaß, ist nicht vertretbar, da sich zu hohe Masseabweichungen ergeben. Die Pulverschere (Dispensierschere) zum Abteilen von Pulvern sollte – wenn überhaupt – nur bei

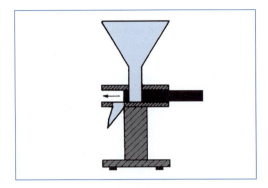

Abb. 8.1: Pulverdispensiergerät

Arzneistoffen mit großer Dosierbreite zur Anwendung kommen. Da hier eine Dosierung nach dem Volumen – nicht aber nach der Masse – erfolgt, sind in Abhängigkeit von den Pulvereigenschaften (Fließverhalten, Packungsdichte usw.) unzulässige Masseabweichungen nicht auszuschließen, sofern nicht zusätzliche Massekontrollen erfolgen. Das gleiche trifft für Pulverdispensiergeräte (Abb. 8.1) zu. Auch Pulververpackungsmaschinen dosieren nach Volumen (Abb. 8.2). Eine hohe Dosiergenauigkeit erzielt man hier durch Normierung der Pulvereigenschaften, durch Fließmittelzusätze oder durch Granulieren.

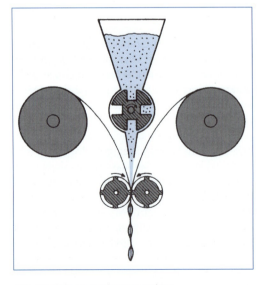

Abb. 8.2: Pulververpackungsmaschine

8.5 Pudergrundlagen

Von Pudern wird gefordert, daß die Feststoffe eine Teilchengröße von < 100 μm aufweisen, um Reizungen auszuschließen. Im allgemeinen sollten die Teilchen allerdings so klein wie möglich sein. Puder müssen sich durch völlige Reizlosigkeit, gute Haftfestigkeit und Streufähigkeit sowie chemische Indifferenz und Unzersetzlichkeit auszeichnen und in der Lage sein, Flüssigkeit (Wasser oder Öl) zu adsorbieren. Weiterhin ist Sterilisierbarkeit erwünscht. Als Pudergrundlagen steht eine Palette unterschiedlicher Stoffe zur Verfügung, die zur Erzielung der gewünschten Eigenschaften oft in Kombination zur Anwendung kommen. Sie lassen sich in organische und anorganische Grundlagen unterteilen. Wegen ihrer unbegrenzten Haltbarkeit besitzen die anorganischen Grundlagen eine dominierende Bedeutung.

8.5.1 Anorganische Grundstoffe

Talkum. Es ist ein natürliches Magnesiumhydroxidpolysilicat, das sich fettig anfühlt. Talkum ist chemisch indifferent, in Wasser und Säuren nahezu unlöslich. Als häufiger Hauptbestandteil von Pudern zeigt es gute Fließfähigkeit und Haftfestigkeit. Talkumzusätze vermögen die Gleitfähigkeit anderer Grundlagen zu verbessern. Die hervorragende Gleit- und Schmierwirkung beruht auf der Schichtgitterstruktur des Talkums (Abb. 8.3). Die zwischen den Magnesiumsilicatschichten nur schwachen van-der-Waals-Kräfte ermöglichen eine leichte Verschiebung gegeneinander. Das Aufsaugvermögen für Wasser ist gering. Öl wird in bemerkenswertem Ausmaß aufgenommen. Die Adsorptionsfähigkeit läßt sich durch Zusätze anderer Grundlagen (Kieselgur, hochdisperses Siliciumdioxid) wesentlich verbessern. Da gelegentlich nach Anwendung von Talkum zur Wundbehandlung (auch nach Verwendung als Streupulver für Gummihandschuhe in der Chirurgie und Gynäkologie) über Granulombildungen (Talkumgranulome) berichtet worden ist, erscheint ein universeller Einsatz von

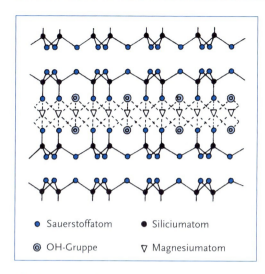

Abb. 8.3: Kristallaufbau des Talkums

Talkum als nicht mehr angeraten. Talkum darf keine Asbestfasern enthalten.

Da Talkum erfahrungsgemäß meist stark mikrobiell verunreinigt vorliegt, ist vor der Anwendung in der Arzneiformung eine Heißluftsterilisation erforderlich.

Zinkoxid. Es ist ein nichtkristallines Pulver, das sowohl Wasser als auch Öl aufsaugt. Seine Fließeigenschaften sind befriedigend, ein Haftvermögen ist praktisch nicht vorhanden. Es wirkt als mildes Desinfiziens und schwaches Adstringens und neutralisiert auf Grund seiner schwach alkalischen Reaktion übelriechende organische Säuren. Eine wäßrige Aufschwemmung reagiert schwach alkalisch (pH = 7,4).

Weißer Ton (Bolus alba). Er ist ein natürliches wasserhaltiges Aluminiumsilicat, das sich durch Unlöslichkeit in Wasser, Säuren und Laugen und chemische Indifferenz sowie durch gutes Haftvermögen auszeichnet. Das Wasseraufnahmevermögen ist hoch, das Saugvermögen für Öl befriedigend.

Titandioxid. Es besitzt eine ausgezeichnete Deckkraft. Fließeigenschaften und Haftvermögen sind befriedigend. Es ist chemisch indifferent. Wäßrige Aufschwemmungen reagieren neutral.

Magnesiumoxid. Es besitzt ein gutes Haft- und Wasseraufnahmevermögen. Die Fließeigenschaften sind sehr schlecht.

Magnesiumcarbonat. Es besitzt ein recht gutes Haft- und ein sehr gutes Wasseraufnahmevermögen. Die Fließeigenschaften sind sehr schlecht.

Kieselerde (Kieselgur). Sie besitzt ein hohes Saugvermögen für Wasser und Öl, jedoch sehr schlechte Fließeigenschaften und eine geringe Haftfestigkeit.

Hochdisperses Siliciumdioxid (Aerosil®, Cab-O-Sil® und das hydrophobisierte Aerosil® R 972). Es besitzt sehr gute Haft-, Fließ- und Streueigenschaften und große Aufnahmefähigkeit für Wasser und Öl. Zusätze (0,5–3%) zu anderen Pudergrundlagen verbessern die Haft- und Fließeigenschaften derselben beträchtlich. Wasser und lipophile Flüssigkeiten werden in beachtlichem Ausmaß adsorbiert, ohne daß die Streufähigkeit verlorengeht.

8.5.2
Organische Grundstoffe

Stearate. Als Pudergrundlagen werden vorwiegend Aluminium-, Magnesium- und Zinkstearate verwendet. Sie fühlen sich fettig an und besitzen eine Kühlwirkung auf der Haut. Hervorzuheben ist ihr gutes Haftvermögen. Sie dienen als Zusatz für andere Grundlagen (3–5%), um deren Haftfestigkeit zu verbessern. Eine Saugkraft für Wasser und Öl besteht praktisch nicht.

Stärke. Verwendung finden Kartoffel-, Weizen-, Mais- und Reisstärke. Sie besitzen eine hervorragende Haftfestigkeit, sehr gute Fließeigenschaften und ein gutes Aufnahmevermögen für Wasser und Öl. Im feuchten Zustand bildet Stärke einen guten Bakteriennährboden. Hierdurch ist eine Begrenzung der Anwendung gegeben. Durch Veretherung und Vernetzung der Stärke entstehen Produkte, die nicht mehr quellen oder bei Hitzeeinwirkung verkleistern. Derartige modifizierte Stärken sind sterilisierbar und resorbierbar. Sie haben trotz berichteter Granulombildung Eingang in einige Arzneibücher gefunden (Biosorb®).

Ähnliche Eigenschaften weist Amylum non mucilaginosum *(ANM-Puder)* – durch Umsetzung von Stärke mit Tetramethylacetylendiharnstoff gewonnen – auf. Es wird im Organismus enzymatisch abgebaut und resorbiert und gilt als nahezu keimfrei, da es Spuren von Formaldehyd freisetzt. Neuerdings sind allerdings Vorbehalte bekannt geworden. Als unbedenklich gelten phosphorylierte Stärkederivate.

Lactose. Sie besitzt keine ausgeprägten Fließeigenschaften, das Haftvermögen ist gering. Lactose wird gelegentlich als Grundlage für Puder verwendet, die nach parenteraler Applikation den Wirkstoff systemisch verfügbar werden lassen (resorbierbare Puder).

8.6
Spezielle Puder

Kühlpuder. Sie entziehen der Haut Wärme und erzeugen hierdurch ein Kältegefühl. Diesen Effekt erbringen vor allem Stärkesorten, wofür ihr Wassergehalt verantwortlich ist. Auch Stearate üben eine Kühlwirkung aus.

Fettpuder. Sie finden bei fettarmer Haut Anwendung oder werden verordnet, wenn infolge dermatologischer Maßnahmen (Hautbehandlung mit fettlösenden Zubereitungen, evtl. auch bei langfristiger Puderbehandlung) einer Entfettung der Haut entgegengewirkt werden soll. Fettpuder enthalten 2–10% eines Lipoidstoffs (fettes Öl, Wollwachs usw.), der der Grundlage, sei es in einem Fettlösungsmittel gelöst oder nach Erwärmen durch Verreiben, zugemischt wird. Viele in der Kosmetik zur Anwendung kommenden Puder sowie zahlreiche Wund- und Kinderpuder enthalten Fettzusätze (überfettete Puder).

Adstringierende Puder. Entsprechende Arzneistoffe, wie Tannin, andere Gerbstoffe und Bismutsalze, werden mit Pudergrundlagen vermischt. Bevorzugt finden Talkum, Stärke und Bolus alba als Arzneiträger Anwendung.

Juckreiz- und schmerzstillende Puder. Pudergrundlagen mit 1–2%igen Mentholzusätzen erzeugen auf der Haut ein Kältegefühl und lindern Juckreiz. Bei starkem Juckreiz sowie bei Schmerzen kommen Lokalanästhetika zur Anwendung. In immer stärkerem Maße nutzt man Kortikoide bei juckreiz- oder schmerzerzeugenden Entzündungsvorgängen.

Desinfizierende Puder. Als Arzneistoffe kommen Thymol, Salicylsäure, Bismutverbindungen und zahlreiche weitere Arzneistoffe zur Anwendung.

Antibiotikapuder. Sie werden insbesondere zur Behandlung infizierter Wunden und in der Chirurgie verwendet. Da Antibiotika in Pudern mitunter nur für eine recht begrenzte Zeit therapeutische Aktivität aufweisen, ist dem Haltbarkeitsproblem besondere Beachtung zu schenken.

8.7
Prüfung

Die hier erörterten Verfahren (siehe auch Anhang) zur Charakterisierung von Pulvern sind im wesentlichen auch für Granulate einsetzbar.

8.7.1
Korngröße, Korngrößenverteilung

Hierzu siehe 2.1.2, 2.1.2.2 und 2.1.4.

8.7.2
Oberflächengröße, Dichte, Porosität

Hierzu siehe 2.1.4.7, 2.4 und 9.4.3.

8.7.3
Schüttvolumen/Schüttdichte, Stampfvolumen/Stampfdichte

Das Volumen und der Aufbau des Pulverbetts werden von der Partikelgröße und -form bestimmt. Nadel- und stäbchenförmige Partikel ergeben meist eine lockere Packung, da sie sich nur mit ihren Kanten und Spitzen berühren und die Zwischenräume lufterfüllt sind. Auch eine gleichsinnige elektrische Auflading führt zu einer derartigen Anordnung (beruhend auf gegenseitiger Abstoßung). Kugel- und plättchenförmige Partikel bedingen dagegen eine dichtere Packung.

Pulverförmige Substanzen lassen sich durch die Schütt- bzw. Stampfdichten (oder -volumina) kennzeichnen: Hierzu werden 100 g Pulver in einen Meßzylinder vorsichtig eingeschüttet, die Oberfläche wird glattgestrichen. Das abgelesene spezifische Volumen [ml/g] stellt das Schüttvolumen dar. Die Schüttmasse wird entsprechend in g/ml ausgedrückt.

Die Bestimmung *Rüttelvolumen* bzw. *-dichte* ist nicht DIN-konform und stellt keine Arzneibuchmethode dar.

Das *Stampfvolumen* wird mittels definierter Stampfungen durch ein Stampfvolumeter (Abb. 8.4) bestimmt. Als Stampfvolumen bezeichnet man dasjenige Volumen, das die Masseeinheit eines pulverförmigen Produkts bei dichtester Packung ohne Formveränderung der Teilchen ausfüllt. Es wird in g/ml ausgedrückt. Beim Stampfvolumeter hebt die Nockenwelle bei jeder Umdrehung einmal den Führungsstempel mit Meßzylinderhalter an, darauf fällt der angehobene Führungsstempel auf den Amboß. Die Anzahl der Stampfungen wird durch ein Zählwerk registriert. Die Probe wird 1250mal gestampft und das Volumen der gestampften Probe an der Skala des geeichten Meßzylinders abgelesen.

Nach weiteren 1250 Stampfungen darf das Volumen gegenüber der ersten Bestimmung nicht mehr als 2 ml kleiner sein. Ist dies nicht der Fall, ist die Stampfung zu wiederholen, bis das Volumen nicht mehr als 2% kleiner wird. Die *Stampfdichte* stellt den reziproken Wert des Stampfvolumens dar.

> **Beispiel**
>
> 100 g Pulver nehmen ein Volumen von 80 ml ein. Das Schüttvolumen beträgt dann 0,80 ml/g. Die Schüttdichte ist der reziproke Wert: 1,25 g/ml.
> Durch Stampfungen mit dem Stampfvolumeter kann das Pulverbett weiter auf 43 ml komprimiert werden. Die Stampfdichte beträgt somit 100 g/ 43 ml = 2,325 g/ml, während das Stampfvolumen 0,43 ml/g erreicht.

8.7.4 Fließ- und Rieselfähigkeit

Zur Bestimmung des Fließverhaltens dient der *Fließneigungswinkel* (Böschungs-, Schütt-, Gleitwinkel), der sich ergibt, wenn eine frei aus einem Trichter ausfließende Pulversubstanz auf einer Unterlage einen Kegel bildet, dessen Neigungswinkel gemessen wird (Abb. 8.5). Je

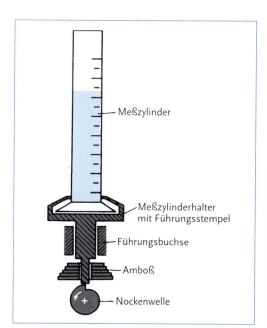

Abb. 8.4: Stampfvolumeter

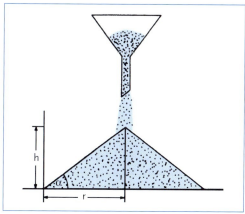

Abb. 8.5: Bestimmung des Fließneigungswinkels

flacher der Kegel, d.h. je kleiner der Neigungswinkel, um so besser sind die Fließeigenschaften des Pulvers. Der Schüttwinkel α ergibt sich aus

$$\tan \alpha = \frac{h}{r} \qquad (8.1)$$

h Höhe des Pulverkegels [mm],
r Radius der Grundfläche des Kegels [mm].

Die interpartikuläre Reibung des Haufwerks, die die Form des Fließkegels bedingt und Hinweise auf die Kohäsionsverhältnisse gibt, läßt sich durch Gleit- bzw. Fließregulierungsmittel (hochdisperses Siliciumdioxid, Talkum) verringern. Höhere Fließwerte ergeben sich auch durch Trocknung des Pulvers oder durch Entfernung von Partikeln <10 µm (Ausschaltung des negativen Einflusses der Adhäsionskräfte und der elektrischen Auflagung). Pulver mit glatten, kugeligen Anteilen haben einen kleinen Schüttwinkel.

Neuerdings werden Geräte angeboten, mit denen der Fließneigungswinkel elektronisch gemessen wird.

Eine weitere Bestimmungsmethode zur Erfassung des Fließverhaltens berücksichtigt die *Fließgeschwindigkeit*. Es existieren zwei Meßprinzipien:
- gemessen wird die Zeit, die eine vorgegebene Substanzmenge zum Ausfließen aus einer Trichteröffnung benötigt;
- gemessen wird die Substanzmenge, die in einer vorgegebenen Zeit ausfließt.

Automatisch arbeitende, selbstregistrierende Meßgeräte erleichtern auch hier die Verfahrensdurchführung.

Die genannten Bestimmungsmethoden dienen auch zur Charakterisierung von zu verpressendem Gut (Pulver, Granulate), das eine ausreichende Fließfähigkeit besitzen muß, sowie zur Bewertung von Tablettierhilfsstoffen gleichermaßen.

Zur Bestimmung des *Fließ- oder Gleitfaktors* werden jeweils 150 g staubfreies Granulat einmal ohne Fließregulierungsmittel und zum anderen mit Fließregulierungsmittel in ein Gefäß gebracht, das einen englumigen Ausfluß besitzt. Hierzu eignet sich z.B. ein Trichter. Man öffnet den Ausfluß für 10 s und wägt die ausgeflossene Granulatmenge. Der Fließfaktor läßt sich nach folgender Formel berechnen:

$$f = \frac{m \text{ (Granulat + Gleitmittel)}}{m \text{ (Granulat)}} \qquad (8.2)$$

Ein Faktor über 1 weist auf eine Verbesserung der Fließeigenschaften des mit dem Gleitmittel versetzten Granulats gegenüber dem Granulat ohne Gleitmittel hin.

Für Puder ist die Streufähigkeit wesentlich. Durch maschinelle Ausstreuung einer bestimmten Pudermenge aus einer Streudose ergibt sich aus dem Verhältnis Pudermasse zu Streuzeit der *Streuwert*.

8.7.5
Haftfestigkeit

Die einfachste Einrichtung zur Bestimmung der Haftfestigkeit von Pudern besteht aus einem mit einem blanken Metallblech (oder Glas, Glanzpapier) belegten Holzbrett, das schräg montiert und auf der Gegenseite mit einer von Hand zu betätigenden Klopfvorrichtung versehen ist. Die Metallfläche wird mit einer bekannten Menge des Prüfguts gleichmäßig bestreut. Nach zehnmaliger Betätigung der Klopfvorrichtung wird der haftende Pulveranteil mit einem Haarpinsel quantitativ gesammelt und ausgewogen.

Derartige Konventionsmethoden sind mit hohen Fehlergrenzen behaftet. Zudem haben die verwendeten Materialien der Unterlage gegenüber der menschlichen Haut ein völlig abweichendes Verhalten.

Aussagekräftigere Werte ergeben sich, wenn man das Haftvermögen von Pudern direkt auf der lebenden menschlichen Haut prüft. Hierbei wird mit einem Photometer die Absorption relativ zu Bariumsulfat bestimmt. Als Vergleich dient eine mit Methylenblau eingefärbte Hautstelle, auf die eine gewogene Menge Puder aufgetragen wird. Nach leichtem Klopfen wird der „Klopfhaltewert" und nach gründlichem Abblasen der gepuderten Hautstelle mit einem Gummigebläse der „Blashaftwert" ermittelt. Eine andere Möglichkeit der Haftfestigkeitsmessung an der menschlichen Haut besteht darin, daß die von 100 cm^2 Hautfläche abgepinselte Pudermenge durch Wägung bestimmt wird.

Prüfverfahren an der menschlichen Haut sind recht aufwendig. Die Suche nach genormten, eindeutig definierten (künstlichen) Oberflächen mit reproduzierbaren Eigenschaften und einem der menschlichen Haut im Haftvermögen ähnlichen Verhalten führte zum Einsatz von angerauhtem Ziegenleder. Noch günstiger wird ein wildlederartiger Kunststoff (Yak) bewertet. Nach maschineller Schüttlung (Fläche mit aufgetragener Pudermenge nach unten) wird der nicht haftengebliebene Puderanteil gewogen.

8.7.6
Aufsaugvermögen

Zur Charakterisierung der Saugkraft von Pudern (Aufnahme wäßriger Wundsekrete oder lipophiler flüssiger Arzneistoffe) dient die *Enslin-Apparatur* (Abb. 8.6).

Sie besteht aus einer Glasfilternutsche G 3 (Durchmesser 2 cm), die durch einen etwa 20 cm langen Schlauch mit einer in 0,02 ml graduierten Pipette verbunden und so an einem Stativ befestigt ist, daß die Pipette genau horizontal und deren innere obere Wandseite in gleicher Höhe mit der Glasfritte liegt. Vor Bestimmung des Aufsaugvermögens wird die Apparatur mit entsprechender Prüfflüssigkeit (Wasser, Öl) gefüllt und wie beschrieben montiert. Die Feineinstellung auf die äußerste Marke der Pipette erfolgt durch Verschieben oder Drehen des Schlauches nach dem Trocknen des oberen Teils der Glasfritte mit Filterpapier oder Watte.

1 g der zu untersuchenden Pudergrundlage wird auf der Fritte gleichmäßig verteilt und an-

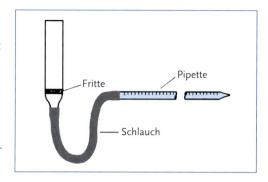

Abb. 8.6: *Enslin*-Apparatur

schließend ein Quetschhahn, der auf einem kurzen auf die Pipettenspitze aufgesetzten Schlauchstück angebracht ist, geöffnet. Der Versuch ist beendet, wenn der Flüssigkeitsmeniskus in der Meßpipette nicht mehr wandert. Das Aufsaugvermögen [Enslin-Zahl (W)] ist definiert als diejenige Menge Flüssigkeit (Wasser) [(g) oder (ml)], die maximal von 1 g Substanz nach längstens 15 min aufgenommen wird, z. B. bedeutet

$$W = \frac{4}{1,3}, \tag{8.3}$$

daß 1 g Zinkoxid bereits nach 4 min die maximale Menge von 1,3 g Wasser aufgesaugt hat. In gleicher Weise kann auch für Öl die Enslin-Zahl (O) ermittelt werden.

8.7.7
Adsorptionskraft

Sie wird durch Schütteln der Pudergrundlage mit einer Methylenblaulösung ermittelt. Innerhalb einer bestimmten Zeit muß die Methylenblaulösung entfärbt sein.

Tabletten

9.1 Allgemeines

Unter den Arzneiformen besitzen die Tabletten (Compressi) und die sich hiervon ableitenden Typen heute zweifelsfrei die größte Bedeutung. Altehrwürdige Arzneiformen zur peroralen Einnahme, wie Pillen, Kügelchen, Boli und Pastillen, können als Vorläufer angesehen werden. Die stürmische Entwicklung, die die Arzneiform Tablette nahm, beginnt mit der Erfindung der Tablettenpresse durch den Engländer W. Brockedon im Jahre 1843. Zunächst vergingen allerdings noch Jahrzehnte, bis weitere Patenterteilungen für Tablettenpressen erfolgten (USA: J. A. McFerran 1874, J. P. Remington 1875, J. Dunton 1876). Bemerkenswert ist weiterhin, daß bereits um die Jahrhundertwende Maschinen entwickelt wurden, die eine Ummantelung von Tabletten gestatteten.

Man darf annehmen, daß heute mindestens 40% aller Arzneimittel in Form von Tabletten verarbeitet werden. Die Arzneiform Tablette erweist sich insofern als vorteilhaft, als sie maschinell in Massen und somit billig herstellbar ist. Tabletten sind genau dosierbar, gut zu verpacken, zu transportieren und zu lagern (gute Haltbarkeit der Arzneistoffe in der Arzneiform). Sie lassen sich leicht einnehmen.

Der Name Tablette (Tabuletta, Tablatta) leitet sich von „tabuletta" = Brettchen, Täfelchen ab. Einige Arzneibücher, darunter die Ph. Eur., bezeichnen die Tabletten treffender als Compressi (comprimere = zusammenpressen), auch als Komprimate, und weisen damit auf das Herstellungsverfahren hin.

Tabletten sind einzeldosierte feste Arzneiformen. Sie werden aus trockenen Pulvern, Kristallen oder Granulaten, meist unter Zusatz von Hilfsstoffen, in entsprechenden Maschinen unter Anwendung eines hohen Druckes gepreßt. Tabletten können Zylinder-, Würfel-, Stäbchen- und Diskusform besitzen, aber auch ei- oder kugelförmig sein. Durchgesetzt hat sich insbesondere die runde, mehr oder weniger stark bikonvex gewölbte Form bzw. die Diskusform. Der Tablettendurchmesser beträgt im allgemeinen 5–17 mm, das Tablettengewicht 0,1–1 g.

Die Gestalt der Tablette beeinflußt die Transport- und Lagerfestigkeit wesentlich. So werden bei einer biplanen, scheibenförmigen Tablette sehr leicht die Kanten abgestoßen. Tabletten mit facettiertem Rand erweisen sich daher als günstiger. Bikonvexe Tabletten berühren sich bei der Verpackung in einem Tablettenröhrchen nur an ihrem dicksten und unempfindlichsten Teil und sind so hinsichtlich Beschädigung weniger gefährdet als z. B. biplane Typen (Abb. 9.1). Auch der Zerfall der Tablette kann durch die Größe und durch die Form in gewissem Ausmaß beeinflußt werden.

Tabelle 9.1 gibt einen Überblick über die wesentlichsten Tablettenarten und ihre Anwendung.

9.2 Direkttablettierung

9.2.1 Allgemeines

Unter Direkttablettierung (Direktkomprimierung) ist das Verpressen von pulverförmigen Arzneistoffen oder Arzneistoff-Hilfsstoff-Mischungen ohne Vorbehandlung zu verstehen.

Da sich die Direkttablettierung durch einen geringen Arbeitsaufwand auszeichnet und somit ökonomischer erscheint als die Verpressung von Granulaten, wird dieser Methode

Abb. 9.1: Wichtige Tablettenformen und Bezeichnungen
h Steghöhe
c Dicke
d Durchmesser
r Radius
f Facettenrand
t Facettentiefe
α Facettenwinkel
r_w Wölbungsradius
h_w Wölbungshöhe

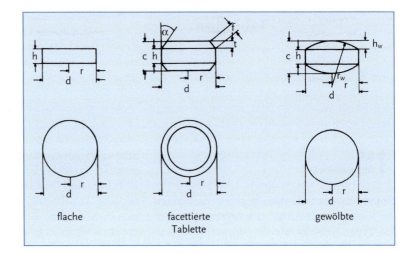

großes Interesse zugemessen. Leider sind meist teurere direkttablettierbare Hilfsstoffe nötig. Besonders vorteilhaft wird eine Direkttablettierung auch bei feuchtigkeits- und wärmeempfindlichen Arzneistoffen eingeschätzt, deren Stabilität durch Granulierungsoperationen gefährdet ist. Nur wenige Arzneistoffe eignen sich ohne weitere Vorbehandlung und ohne Zusatz von Hilfsstoffen zur Direktkomprimierung. Gelingt eine Verpressung zu Formlingen, so sind hierfür die durch die Komprimierung ausgebildeten Kohäsionskräfte zwischen

Tab. 9.1: Tablettenarten und ihre Anwendung

Gruppe	Resorption, lokale Wirkung	Tablettenart
Peroraltabletten	Magen-Darm-Trakt	Tabletten (allgemein) Kautabletten Mehrschichttabletten Manteltabletten Depottabletten Brausetabletten Ionenaustauschertabletten Gerüsttabletten Filmtabletten
	Protahierte Wirkung	Depottabletten Ionenaustauschertabletten Mehrschichttabletten Manteltabletten Magensaftresistente Tabletten Gerüsttabletten
Oraltabletten	Mundhöhle und Rachenraum Unter der Zunge In der Backentasche	Lutschtabletten Sublingualtabletten Bukkaltabletten
Parenteraltabletten	Gefäße Muskel, Unterhautgewebe	Injektionstabletten Implantatationstabletten
Extern anzuwendende Tabletten	Körperoberflächen, Körperhöhlen	Lösungstabletten Augentabletten Vaginaltabletten Urethraltabletten Dentalkegel

den Pulverpartikeln verantwortlich. Je nach Arzneistoff und dessen kristalliner Struktur wird der aufzuwendende Druck, der zu Preßlingen mit entsprechenden Festigkeitscharakteristika führt, unterschiedlich sein. Grobe kristalline Substanzen lassen sich leichter komprimieren als sehr feine Pulver. Bei letzteren verhindern außerdem Lufteinschlüsse das Zustandekommen einer ausreichenden Tablettenfestigkeit. Ohne weiteres lassen sich mit allen Tablettenmaschinen nur wenige Substanzen verpressen, wie Ammoniumchlorid, -iodid, Kaliumchlorid und -chlorat, Natriumchlorid und -citrat, Zinksulfat, des weiteren Pflanzenpulver und Trockenextrakte.

Einer Direkttablettierung stehen die geringen Bindungskräfte zwischen den Partikeln, die zu Tabletten mit ungenügenden Festigkeitseigenschaften führen, sowie die schlechten Fließeigenschaften der Haufwerke entgegen. Günstige Voraussetzungen für die Direkttablettierung ergeben sich daher durch Änderung der Korneigenschaften (Korngröße, -form, Korngrößenverteilung), durch Zusatz von Hilfsstoffen (Bindemittel, Fließregulierungsmittel, Formentrennmittel) und durch maschinelle Einrichtungen (hoher Preßdruck, Vorrichtungen, die die Matrizenfüllung erleichtern, z. B. Rührflügel). Durch Änderung der Kornstruktur auf physikalischem Wege gelingt es oftmals, die Voraussetzungen für eine Verpressung ohne Granulierung zu schaffen. Eine Korngröße zwischen 0,5 und 1 mm wird als optimal angesehen. Wesentlichen Einfluß auf den Komprimierungsvorgang hat gleichfalls die Kristallform. Kubische Kristalle erweisen sich als besonders vorteilhaft. Es ist verständlich, daß sich abgerundete Kristalle wegen ihrer guten Fließeigenschaften (Rollreibung > Gleitreibung) relativ leicht und unter geringem Zusatz an Gleitmitteln verformen lassen. Derartige Kristalltypen entstehen bei der Sprüh- oder Zerstäubungstrocknung. Schmelzen können andererseits durch Sprüherstarrung in Kornstrukturen mit hoher Rieselfähigkeit überführt werden. Voraussetzung für ein Gelingen der direkten Tablettierung ist, daß die Substanzen trocken sind, d.h. nur eine geringe Restfeuchte aufweisen. Dies geschieht durch Trocknung bei 30 °C, im Labormaßstab durch Aufbewahrung in Kalktrockenkästen. Optimal ist die Verarbeitung in klimatisierten Räumen mit niedriger relativer Luftfeuchtigkeit (< 20%).

Verschiedene Weiterentwicklungen an Tablettenmaschinen sowie spezielle Komprimiereinrichtungen schaffen zwar in steigendem Maße die Voraussetzung für eine Direktpressung (s. 9.4.2.3), angesichts der zunehmenden Qualitätsforderungen an Tabletten sollten die bisher erzielten Ergebnisse der Herstellung von Tabletten ohne vorhergehende Granulation jedoch nicht überbewertet werden.

9.2.2
Hilfsstoffe

9.2.2.1
Allgemeines

Hilfsstoffe sollen die Fließeigenschaften erhöhen und durch ihr plastisches Verhalten eine Pulververpressung ermöglichen und zu widerstandsfähigen Preßlingen führen (Trockenbindemittel).

9.2.2.2
Stärke

Seit längerem ist bekannt, daß bei einer Anzahl von Stoffen eine Verpressung nach Zusatz von 10–20% Stärke wegen der plastischen Verformbarkeit möglich ist. Hier sind zu nennen: Acetylsalicylsäure, Phenazon, Chininsalze, Natriumsalicylat, Phenobarbital-Natrium, Sulfathiazol, Phenylsalicylat u. a. Verwendet wird hauptsächlich Maisstärke, gelegentlich auch Kartoffel- oder Weizenstärke. Der Stärkezusatz fungiert als Fließregulierungsmittel sowie als Binde- und Zerfallsmittel. Auch modifizierte Stärken sowie Stärkehydrolysate (Emdex®) finden bei der Direktverpressung Anwendung.

9.2.2.3
Cellulose

Im Cellulosemolekül sind etwa 500–10000 D-Glucoseeinheiten 1,4-β-glykosidisch in linearer Anordnung zu einem Fadenmolekül verknüpft. In der pflanzlichen Zellwand sind Cellulosemoleküle zu Mikrofibrillen vereinigt, wobei etwa 200–300 Cellulosemoleküle eine Mikrofibrille bilden. Kristalline Bereiche in diesen Mikrofibrillen werden durch Wasserstoffbrücken stabilisiert.

Für die Direkttablettierung werden mikrokristalline Cellulose und Cellulosepulver eingesetzt.

Mikrokristalline Cellulose (MCC, Avicel®) ist ein Depolymerisationsprodukt der Cellulose, das aus α-Cellulose gewonnen wird. α-Cellulose ist Cellulose mit mehr als 2000 Glucosebausteinen im Molekül. Sie ist der in halbkonzentrierter Natronlauge nichtlösliche Anteil der Rohcellulose. Durch saure Hydrolyse werden die nichtkristallinen Ketten hydrolysiert, wobei die kristallinen Bereiche weniger angegriffen werden. Dadurch nimmt der Polymerisationsgrad ab und die Kristallinität zu. Die Moleküle bestehen aus ca. 200–300 Glucoseeinheiten. MCC ist physiologisch unbedenklich. Sie wird als wasserunlösliche Substanz im Organismus weder gelöst noch abgebaut. Sie ist sehr rein herstellbar, chemisch indifferent und ein schlechter Nährboden für Mikroorganismen.

Die günstigen Eigenschaften führten zu einer vielseitigen Anwendung in der Arzneiformung. Bei der Tablettierung, insbesondere bei der Direktverpressung, gilt MCC als hervorragendes Bindemittel, weil es leicht plastisch verformbar ist und damit zu bruch- und abriebfesten Tabletten führt. Im Vergleich zu anderen Hilfsstoffen kann bei der Verpressung mit geringem Pressdruck gearbeitet werden. Sie bewährt sich zugleich als Trägerstoff für flüssige, halbfeste und hygroskopische Stoffe, als Füllmittel (relativ hohes Schüttgewicht verringert Masseabweichungen), ihr Quellvermögen bedingt kurze Zerfallszeiten. Die Fließfähigkeit ist durch Wasserstoffbrückenbildung behindert, läßt sich jedoch durch Aerosol®-Zusatz (0,5–1%) erheblich verbessern.

Cellulosepulver (Synonym: *mikrofeine Cellulose*), wird durch Vermahlen von α-Cellulose gewonnen (Elcema®, Rehocel®).

9.2.2.4
Hochdisperses Siliciumdioxid

Hochdisperses Siliciumdioxid (Aerosil®) besitzt eine hohe spezifische Oberfläche und hat sich als besonders vorteilhaftes Fließregulierungsmittel ausgewiesen. Es setzt die gegenseitige Partikelhaftung und somit die interpartikuläre Reibung stark herab. Aerosil® bindet über Silanolgruppen Feuchtigkeit (es kann 40% seiner Masse an Wasser aufnehmen) und behält dennoch als Pulver seine Fließfähigkeit.

9.2.2.5
Milchzucker (Lactose)

Milchzucker stellt ein Disaccharid aus Glucose und Galactose dar und wird durch Kristallisieren, Zentrifugieren und Trocknen oder durch Sprühtrocknung aus Molke (vorwiegend Labmolke mit 5% Lactose) gewonnen. In Abhängigkeit von der Konfiguration im Glucoseanteil unterscheidet man zwischen α- und β-Lactose. Bei der in der pharmazeutischen Technologie verwendeten Lactose handelt es sich im allgemeinen um α-Lactosemonohydrat. Für die Direktkompression eignet sich durch Sprühtrocknung gewonnene Lactose, die Tabletten mit großer Festigkeit ergibt. Gleiche Eigenschaften sind mit walzengetrocknetem Material zu erhalten.

Als weitere Trockenbindemittel werden auch Polyethylenglykole (Molekülmasse 4000 bis 6000), Polyvinylpyrrolidon sowie Dicalciumphosphat ($CaHPO_4 \cdot 2H_2O$) (Emcompress®) verwendet.

9.3
Granulierung

9.3.1
Allgemeines

Im allgemeinen wird es notwendig sein, vor der Tablettierung die Arzneistoffe und notwendigen Hilfsstoffe zu granulieren (lat. granula = Korn), d.h. die Pulverteilchen in Granulatkörner zu überführen. Hierdurch wird eine Körnung erreicht, die Pulverpartikel erhalten eine Haftfähigkeit, außerdem wird die Fließfähigkeit verbessert. Durch die Fließfähigkeit wird wiederum eine kontinuierliche, gleichmäßige Füllung der Matrize erzielt. Die Gleichförmigkeit des Granulats bedingt somit die Gleichförmigkeit der Tabletten. Hieraus resultieren eine konstante Tablettenmasse und eine hohe Dosiergenauigkeit. Münzel und Akay definieren das Granulatkorn als ein „zusammengekittetes" asymmetrisches Aggregat aus Pulverpartikeln (ganzen Kristallen, Kristallbruchstücken, Drogenpartikeln). Es weist keine harmonische geometrische Form auf. Vielmehr wird die Gestalt einer Kugel, eines Stäbchens, eines Zylinders usw. nur andeutungsweise eingehalten. Die Oberfläche ist in der Regel uneben und gezackt aufgerauht, das Granulatkorn oft mehr oder weniger porös.

Bei der Granulierung verkleinert sich die gesamte Oberfläche aller Pulverteilchen, was eine Verminderung der Adhäsionskraft zur Folge hat. Beim Pressen erfolgt dann eine Erhöhung der Haftfestigkeit der einzelnen Teilchen durch ein „Ineinanderkeilen" der gezackten Oberflächen der Granulatkörner. Durch eine derartige Verzahnung erhält der Preßling seine Festigkeit. Beim Tablettiervorgang entstehen durch Druck Formkörper mit definierter Festigkeits- und Zerfallscharakteristik, wenn im Tablettiergut ausreichend starke Bindekräfte wirksam werden (s. 9.3.4).

Die an ein Granulat zu stellenden Anforderungen lassen sich wie folgt zusammenfassen: Das Granulat soll
- in Form und Farbe möglichst gleichmäßig sein,
- eine möglichst enge Kornverteilung besitzen und nicht mehr als 10% pulverförmige Bestandteile enthalten,
- eine gute Gleitfähigkeit besitzen,
- eine ausreichende mechanische Festigkeit aufweisen,
- nicht zu trocken sein (3–5% Restfeuchtigkeit),
- in Wasser gut zerfallen.

Granulate sind nicht nur Zwischenprodukte bei der Tablettierung, sondern bilden auch eine selbständige Arzneiform. In steigendem Maße überführt man Pulvermischungen in Granulatform, um eine bessere Einnahme und eine exaktere Dosierbarkeit zu erreichen. Durch Zugabe von Geschmackskorrigenzien oder durch Befilmen kann darüber hinaus die Applikation noch weiter erleichtert werden. Granulate als selbständige Arzneiform weisen im allgemeinen ein etwas gröberes Korn auf als Granulate, die zur Tablettenpressung verwendet werden. Sie sind mechanisch widerstandsfähiger. Man erreicht das gröbere Korn durch stärkeres Befeuchten und Verkleben des Pulvers. Die Herstellung erfolgt in vier Phasen: Aggregieren der Pulvermischung unter Zugabe einer Granulierflüssigkeit, Zerteilen der Masse, Trocknen des Granulats und Absieben der Feinanteile und gleichzeitig Zurüstung des Granulats, d.h. Auflockern der vom Trocknungsprozeß oft noch zusammenklebenden Granulatkörner durch vorsichtiges Bewegen auf dem Sieb.

Granulate, die Instanteigenschaften (s. 23.8.3.2.2) aufweisen und sich daher schnell auflösen, eignen sich zur Sofortbereitung von Lösungen. Die sog. „Trockensäfte" werden vom Patienten durch Auffüllen mit Wasser hergestellt.

Granulatkörner können, mit Lacklösungen überzogen, Magensaftresistenz erhalten oder nach entsprechender Behandlung Depotpräparate sein.

Es ist zwischen Aufbau- und Abbaugranulaten zu unterscheiden. Die herkömmliche Art der Granulierung führt zu *Abbaugranulaten*. Diese lassen sich in Feucht- und Trockengranulate untergliedern. Nach Aggregation des Pulvers mittels Flüssigkeit oder Preßdruck entstehen durch Zerlegung der Masse die Granulatkörner. Bei *Aufbaugranulaten* bilden sich aus Pulverpartikeln nach Zugabe von Granulierflüssigkeit durch Anlagerung von Nachbarpartikeln oder durch Partikelaufbau direkt Granulatkörner aus. Die Bildung von Aufbaugranulaten kann nach kontinuierlichen und diskontinuierlichen Verfahren erfolgen. Feuchtgranulate unterscheiden sich nach der Art der Bindung oder nach Art der Herstellung (Tab. 9.2).

Tab. 9.2: Einteilung der Granulate

Aufbaugranulate		Abbaugranulate	
kontinuierliche Verfahren	diskontinuierliche Verfahren	Feuchtgranulierung	Trockengranulierung
Granuliertrommel Kesselgranulierung Fließbett Sprühtrocknung Sprüherstarrung	Wirbelschichter Chargenmischer	*Prinzip der Bindung* Krustengranulate Klebstoffgranulate Sintergranulate *Prinzip der Herstellung* Preßgranulate Lochscheibengranulate Schüttelgranulate	Brikettierung

9.3.2 Abbaugranulierung

9.3.2.1 Feuchtgranulierung

9.3.2.1.1 Bindungsprinzipien

Bei der Feuchtgranulierung (Naßgranulierung) befeuchtet man das zu verpressende Gut mit einer geeigneten Flüssigkeit derart, daß das Pulver zusammenbackt und sich erdfeucht anfühlt. Die Granulierungsflüssigkeit wird somit nach Bedarf zugesetzt. Sie wird anschließend wieder entfernt. Nach den angewendeten Granulierungsmitteln ist zu unterscheiden zwischen Krustengranulaten und Klebstoffgranulaten.

Krustengranulate

Als Granulierflüssigkeiten werden eingesetzt: Wasser, Ethanol-Wasser-Mischungen, aber auch Isopropanol oder Methanol. Letztere können gleichfalls ohne Bedenken verwendet werden, da die Granulierflüssigkeit beim Trocknen verdunstet. Voraussetzung für die Herstellung eines Krustengranulats ist, daß sich ein Teil des zu granulierenden Stoffes in der Flüssigkeit löst. Hierdurch bildet sich oberflächlich eine konzentrierte Lösung, die eine gewisse Klebkraft besitzt und zur Bindung der Pulverpartikel beiträgt, so daß nach Entfernung der Granulierflüssigkeit (Lufttrocknung bei 30–40 °C, z.B. mit Hilfe von Infrarotstrahlern, Mikrowellen oder eines Trockenschranks) eine feste Kruste entsteht. Grundsätzlich sollen zur Verpressung nur trockene Granulate kommen. Allerdings liefern zu trockene und somit spröde Granulate sehr leicht „deckelnde" Tabletten. Von ganz besonderer Bedeutung ist der Grad der Löslichkeit des zu granulierenden Pulvers in den angewendeten Granulierflüssigkeiten. Lactose kann ohne weiteres mit Wasser granuliert werden, da seine Löslichkeit hierin nur gering ist. Bei anderen Zuckern mit guter Wasserlöslichkeit, z.B. Saccharose, eignen sich dagegen Ethanol-Wasser-Mischungen.

Bei organischen Lösungsmitteln müssen aber die Dämpfe wiedergewonnen werden (Luftreinhalteverordnung „TA Luft").

Klebstoffgranulate

Zur Herstellung von Klebstoffgranulaten werden wäßrige Lösungen von Stoffen mit klebenden oder kleisternden Eigenschaften verwendet. Diese lassen sich einteilen in: Stärken, Polyvinylpyrrolidon (PVP), Gelatine und Celluloseether. Die Stärkekleister (Mais-, Weizen-, Kartoffelstärke, prägelatinierte Stärken) werden als 10–25%ige wäßrige Schleime eingesetzt, PVP (Kollidon®) in 1–5%iger Lösung und Gelatine als 2–20%ige Lösung. Die größte Bedeutung besitzen die Celluloseether: Hydroxypropylcellulose, Methylcellulose, Hydroxypropylmethylcellulose, Natriumcarboxymethylcellulose und Ethylcellulose (s. 10.5.3.1.1). Diese werden als 1–6%ige wäßrige Lösungen eingesetzt. Lediglich Ethylcellulose wird als ethanolische Lösung angesetzt, da es in Wasser nicht löslich ist.

9.3.2.1.2
Herstellungsprinzipien

Nach Aggregation des Pulvers durch Befeuchten mit Nichtlösungsmittel oder Klebstofflösung wird die Masse derart zerlegt (Desaggregierung), daß Granulatkörner entstehen. Diese Granulatbildung kann auf unterschiedlichem Wege erfolgen. Man unterscheidet Preßgranulate, Schüttelgranulate und Lochscheibengranulate. Allen Verfahren gemeinsam ist, daß die feuchte Masse maschinell oder manuell durch Siebe oder Lochscheiben getrieben wird.

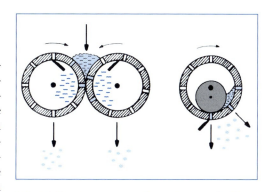

Abb. 9.3: Maschinentypen zur Herstellung von Preßgranulaten

Preßgranulate

Zur Gewinnung von Preßgranulaten wird die feuchte Masse durch ein Sieb gedrückt. Man benutzt zum manuellen Durchpressen des Gutes ein Kartenblatt oder Holzscheiben, die eine Lederschlaufe zur besseren Handhabung besitzen, auch Bürsten haben sich bewährt. Bei modernen Granuliermaschinen drückt ein Rührer die granulierfähige Masse durch das Sieb bzw. die Matrize, wobei Formlinge mit definiertem Querschnitt entstehen (Abb. 9.2). Meist müssen die Formlinge hinter der Matrize mit einem Abstreifer (oder Messer) auf die gewünschte Länge abgeschnitten werden (Abb. 9.3). Für die Kleinproduktion eignet sich der Erweka-Feuchtgranulierer (Abb. 9.4). Die Maschenweite richtet sich grundsätzlich nach der Feuchtigkeit des Tablettierguts. Feuchtere Massen benötigen Siebe mit größerer Maschenweite. Preßgranulate sind gekennzeichnet durch längliche, stabförmige Körper.

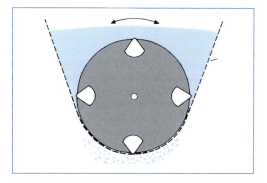

Abb. 9.4: Feuchtgranulierer (Erweka GmbH, Heusenstamm)

Schüttelgranulate

Schüttelgranulate gewinnt man nach Passage der feuchten Masse durch Schüttelsiebe. Sie sind selbst bei Benutzung eines Siebes gleicher Größe wie bei der Herstellung von Preßgranulaten feinkörniger. Schüttelgranulatkörner zeichnen sich durch eine kugelige oder ellipsoide Form aus, besitzen eine größere Gleitfähigkeit als Preßgranulate und sichern daher eine höhere Dosiergenauigkeit.

Lochscheibengranulate

Lochscheibengranulate stehen in der Gleitfähigkeit den Schüttelgranulaten nur wenig

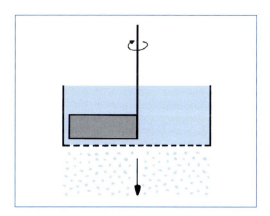

Abb. 9.2: Einrichtung zur Herstellung von Preßgranulaten

nach. Das granulierfähige Gut wird durch eine Lochscheibe getrieben. Haushaltsgeräte mit rotierenden Lochscheiben oder der Fleischwolf eignen sich für die Kleinfabrikation. Günstiger sind speziell für die Lochscheibengranulierung entwickelte einfache Geräte.

In der Industrie finden Lochscheibenwalzen Anwendung (Abb. 9.5). Lochscheibengranulatkörner ähneln in ihrer Stäbchenform dem Preßgranulat, doch ist die Oberfläche nicht in gleichem Maße uneben. Die unterschiedlichen Granulattypen sind in Abbildung 9.6 dargestellt.

9.3.2.1.3
Trocknung der Granulate

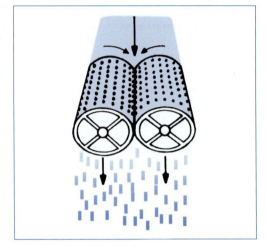

Abb. 9.5: Lochscheibengranulierer

Die Granulate werden in dünner Schicht ausgebreitet und bei 40°C nicht übersteigenden Temperaturen getrocknet. Das kann an der Luft geschehen, wobei auch Infrarotstrahler, Mikrowellen oder Ventilatoren erfolgreich verwendet werden, in Trocken- oder Vakuumtrockenschränken oder in sog. Wirbelschichttrocknern (das Granulat wird hierbei durch einen starken, warmen Luftstrom in der Schwebe gehalten und gleichzeitig getrocknet). Auf Grund unterschiedlichen Trocknungsverhaltens lassen sich hydrophile und aerophile Substanzen unterscheiden. *Hydrophile Arznei- und Hilfsstoffe* (Natriumchlorid, Ascorbinsäure, Codeinphosphat, Stärke u.a.) sind in Wasser löslich oder quellbar. Sie sind in der Lage, Wasser absorptiv oder adsorptiv – in Abhängigkeit von der relativen Luftfeuchtigkeit – zu fixieren und zeichnen sich oftmals durch eine ausgesprochene Hygroskopizität aus. Selbst nach ordnungsgemäß durchgeführter Trocknung verbleibt eine gewisse Menge Feuchtigkeit im Granulat. Zur erfolgreichen Tablettierung ist diese aber durchaus notwendig; „totgetrocknete" Granulate verlieren nämlich ihr Bindevermögen.

Aerophile Substanzen (Talkum, Sulfonamide u.a.) sind dagegen nicht oder nur schlecht in Wasser löslich. Ihre ausgeprägten lipophilen Eigenschaften verhindern eine adsorptive Wasserbindung fast vollständig, ermöglichen dagegen eine Luftbindung. Derartige Granulate verlieren beim Trocknungsprozeß das Wasser nahezu vollständig, was aber keinesfalls erwünscht ist, da zu trockene Granulate zu „deckelnden" Tabletten führen. Die Trocknungsgeschwindigkeit hängt weiterhin von der Porosität ab. Eine vollständige Austrocknung

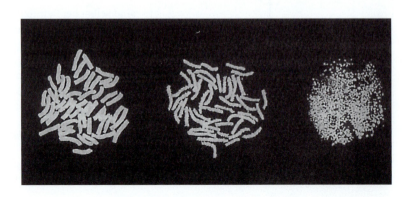

Abb. 9.6: Granulatform: a Lochscheibengranulat, b Preßgranulat, c Schüttelgranulat

des Granulats läßt sich durch Zugabe von hydrophilen Substanzen verhindern. Glycerol kann der Granulierflüssigkeit als Feuchthaltemittel zugesetzt werden. Dieses bindet Wasser und verhindert somit zu hohen Wasserverlust bei der Trocknung des Granulates.

9.3.2.2
Trockengranulierung

Die Trockengranulierung (Kompaktierung) findet in der Industrie weite Verwendung. Vorteile der trockenen Kompaktierung gegenüber der Feuchtgranulierung sind:
- geringerer Zeitaufwand,
- geringere Feuchtigkeitsbelastung hydrolyseempfindlicher Substanzen,
- keine Lösungsmittelrückgewinnung notwendig.

Gerade die Rückgewinnung von organischen Lösungsmitteln (Ethanol, Isopropanol) ist sehr kostenaufwendig, so daß die Umstellung von Klebstoffgranulierung auf Trockengranulierung wirtschaftlich notwendig sein kann. Um diese Investitionen zu vermeiden, ist – neben der Direktverpressung – eine Trockengranulierung für neue Formulierungen erstrebenswert. Dabei ist aber zu beachten, daß thermolabile Arzneistoffe durch lokale Erwärmung beim Kompaktiervorgang belastet werden können.

Das Produkt wird dem Walzenkompaktor über einen Trichter zugeführt. Eine Schnecke im Trichter kann den Produktfluß unterstützen. Das Gut wird zwischen den Formwalzen kompaktiert und anschließend direkt in einem 2. Arbeitsschritt wieder zu Granulatkörnern, z. B. durch gegenläufig rotierende Stachelwalzen oder einen Feingranulator (Abb. 9.7), vereinzelt.

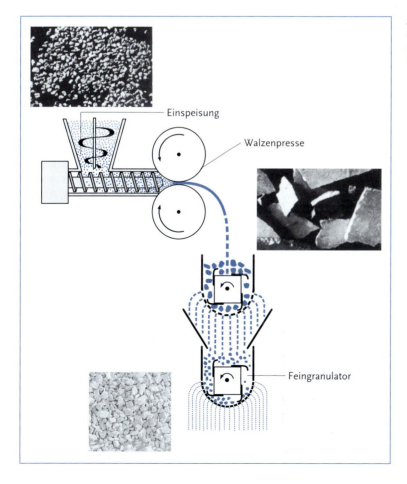

Abb. 9.7: Trockengranulieren durch Kompaktieren (Alexanderwerk AG, Remscheid)

9.3.2.3
Thermoplastgranulierung

Hierbei werden Arzneistoffe im Schmelzverfahren mit Thermoplasten derart verarbeitet, daß die Wirkstoffe im Kunststoffmaterial eingebettet sind. Nach Aufgabe der Mischung von körnigem Kunststoffmaterial und Arzneistoff in den Einfülltrichter gelangt diese kontinuierlich in eine Strangpresse oder einen Schneckenextruder, wobei sie durch die in einem Zylinder befindliche Schnecke in Richtung Spritzkopf fortbewegt wird. Zylinder und Schnecke besitzen meist elektrisch betriebene Heizvorrichtungen, die so eingestellt sind, daß die höchste Temperatur im Spritzkopf herrscht. Der Thermoplast ist somit am Schneckenende völlig durchgeschmolzen und wird in den Spritzkopf gepreßt und von hier ausgespritzt. Beim sofortigen Erstarren der Masse entsteht ein Strang, der durch ein unmittelbar am Düsenkopf befindliches Messer zerkleinert wird, oder die Zerkleinerung erfolgt getrennt durch Mahl- oder Schneidvorrichtungen. Thermoplastgranulate dienen vorwiegend zur Herstellung von Depotformlingen.

9.3.3
Aufbaugranulierung

Bei der Aufbaugranulierung erfolgt ein Partikelaufbau oder eine Partikelanlagerung. Dabei entsteht ein mehr oder weniger gleichmäßig rundes Korn, dessen Größe von der Kornfeinheit des Feststoffs, von der Größe der Tröpfchen und der Menge der meist eingesprühten Granulierflüssigkeit abhängt. Partikelaufbau liegt vor, wenn sich durch Besprühen mit feststoffhaltiger Flüssigkeit und anschließender Verdunstung Granulierstoffe auf der Partikeloberfläche anreichern und so allmählich ein größeres Korn aufbauen. Volumen bzw. Masse der Granula nehmen hierbei zu, während die Anzahl der zu granulierenden Partikel im Haufwerk keine Änderung erfährt. Bei der Partikelanlagerung werden dagegen die Partikel mit einem Feuchtigkeitsfilm überzogen, wobei sich durch Druck und Scherkräfte während des Granulierprozesses die Flüssigkeitshüllen nähern und vereinigen und auf diese Weise eine Bildung von Agglomeraten erfolgt, die weitere Partikel anlagern. Partikelanlagerung führt somit gleichfalls zu einer Vermehrung des Volumens bzw. der Masse der Granula, in diesem Falle jedoch durch Vereinigung von Einzelkörnern. Aufbaugranulate lassen sich durch unterschiedliche Techniken gewinnen, wobei Granulierung durch Sprühtrocknung oder Sprüherstarrung wegen vergleichbarer Prozesse mit einbezogen werden können.

9.3.3.1
Granulierung in der Granuliertrommel

Die Granuliertrommel ist das klassische Gerät für die Aufbaugranulierung. Das trockene Granuliergut wird an einem Trommelende zugegeben. Es bewegt sich in axialer Richtung durch die geneigte, rotierende Trommel, wobei die Masse sich am Trommelumfang abwälzt. Von oben wird gleichzeitig Flüssigkeit in die Trommel gesprüht (Abb. 9.8). Die sich bildenden Granulate besitzen Kugelform. Da keine gleichmäßige Korngröße anfällt, ist eine Klassierung notwendig. Diese läßt sich auch dadurch erreichen, daß das Trommelende als Sieb ausgebildet ist. Anschließend wird im Vakuum getrocknet.

9.3.3.2
Kesselgranulierung

In einem rotierenden mit Arzneistoffen und Hilfsstoffen beschickten Dragierkessel (Neigungswinkel etwa 60°), der mit Prallblechen ausgestattet ist, wird die Masse zunächst trocken durchgemischt. Durch anschließendes Einsprühen einer Bindemittellösung wird ein

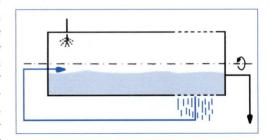

Abb. 9.8: Granuliertrommel

kugelförmiges, feuchtes Granulat gebildet, das nach Trocknung durch Zufuhr von Warmluft oder durch Wärmeleitung und Aufgabe eines Tablettierpuders preßfertig anfällt. Mit diesem Verfahren sind beträchtliche Arbeitszeiteinsparungen erzielbar.

9.3.3.3 Pelletierung

Pellets weisen sehr gute Fließeigenschaften auf. Sie können im *Dragierkessel, Wirbelschichter* oder in speziellen *Pelletiereinrichtungen* hergestellt werden. Pharmazeutisch verwendete Pellets haben üblicherweise Durchmesser von 0,1–2 mm. Sie werden dann entweder zu Tabletten verpreßt oder in Kapseln abgefüllt. Des weiteren können Pellets auch in der Wirbelschicht mit Lacklösungen überzogen werden, um die Wirkstofffreisetzung zu modifizieren. Es ist auch möglich, verschieden modifizierte Pelletchargen in Kapseln abzufüllen und somit einem „initial burst" eine langandauernde Wirkstofffreisetzung folgen zu lassen.

Dragierkessel. Im Dragierkessel werden Pellets chargenweise hergestellt. Die Trocknung kann durch langsamen Luftdurchsatz erfolgen, damit die Pellets nicht aus dem Dragierkessel herausgeblasen werden, was wiederum lange Trocknungszeiten verursacht. Das Klassieren der heterogenen Pelletpopulation erfolgt durch Sieben.

Wirbelschicht. Das Pelletieren in der Wirbelschicht (s. 9.3.3.4) ist ebenfalls ein aufbauendes Pelletierverfahren. Das Pulver wird mit Lösung oder Suspension besprüht. Die Zuluftmenge ist so einzustellen, daß das Pulver weder verklumpt noch daß die Pellets durch zu häufige und heftige Kollisionen wieder zerstört werden. Die Folge ist ein hoher Pulveranteil in der Charge.

Es wird sowohl der *Wurster-Einsatz* als auch der *Rotorgranulator* (s. 10.6.4) verwendet. Das Verfahren wird durch Messung der Temperatur und Feuchtigkeit von Zu- und Abluft sowie Erfassung des Luftdurchsatzes optimiert. Die Temperatur hat sich als wichtigste Steuergröße für den Befeuchtungsprozeß erwiesen. Die Pellets können im Wirbelschichter anschließend zur Modifizierung der Wirkstofffreigabe befilmt werden.

Sphäronisation. Die Herstellung von Pellets erfolgt in zwei Schritten. Vor der Sphäronisation wird das Pulvergut in zylindrische Granulatstränge überführt. Das kann durch Extrusion oder Walzengranulatoren erfolgen.

Bei der *Extrusion* wird das Gut durch ein Lochsieb gepreßt (Abb. 9.9) und erhält strangförmige Massen von großer Dichte. Optimale Feuchtigkeit der Pulvermasse ist ein sehr wichtiges Kriterium zur Herstellung von ausrundbaren Pellets. Die Extrusion kann axial oder radial erfolgen. Durch Beheizen bzw. Kühlen der Schnecke des Extruders wird das Gut tempe-

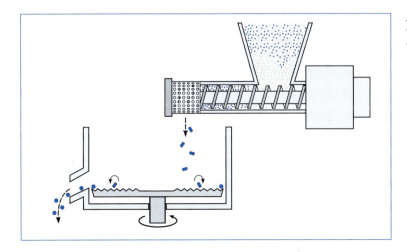

Abb. 9.9: Pelletiereinrichtung aus Schneckenextruder und Spheronizer®

riert, so daß auch Fette im geschmolzenen Zustand extrudiert werden können. Die Qualität der Pellets (Korngrößenverteilung) nach der Sphäronisation ist zunächst von den Eigenschaften des Extrudats abhängig.

Bei *Walzengranulatoren* wird ein Granulat von höherer Porosität erhalten. Dieses führt dann zu unregelmäßigeren Brüchen des Granulatstranges mit der Folge einer breiteren Korngrößenverteilung nach der Sphäronisation. *Zahnwalzengranulatoren* liefern Granulate mit ähnlichen Eigenschaften wie die Extrusionsgranulate.

Die *Sphäronisation* ist die Ausrundung der Granulatstränge zu Pellets. Ein Spheronizer® besteht aus einer schnell rotierenden Bodenplatte, die eine geriffelte Oberflächenstruktur aufweist. Die Pellets laufen in Spiralbewegungen in dem Spheronizer® und werden auf der rotierenden Bodenplatte und der statischen Wand des Gerätes bis zur gewünschten Pelletgröße ausgerundet. Zu lange Ausrundungszeiten sind zu vermeiden, weil dann die Pellets wieder in einzelne Granulatkörner zerfallen können (Abb. 9.9).

9.3.3.4
Wirbelschichtgranulierung

Besondere Bedeutung haben in zunehmendem Maße Verfahren erlangt, bei denen die Prozesse des Mischens, des Befeuchtens und des Trocknens in einem Arbeitsgang vereint sind. Beim Wirbelschichtverfahren (Wirbelbett-, Fließbett-Verfahren), werden die Partikel durch einen aufwärts gerichteten Luftstrom in der Schwebe gehalten und mit einer Granulierlösung oder -suspension besprüht und damit überzogen (s. 10.6.4). Das Lösungsmittel verdampft im Warmluftstrom. Die Arbeitsweise der hierfür entwickelten Systeme ist meist diskontinuierlich, doch existieren auch Apparate für den kontinuierlichen Betrieb. Bei einer weiteren Granulierungsvariante gelangt eine fließfähige Masse in das Fließbett eines Wirbelschichtgranulators, wo sie durch einen von unten zugeführten Luftstrom bis zu einer Grenzkorngröße in der Schwebe gehalten wird. Durch die vielfältigen Berührungen der Teilchen ballen sie sich zu lockeren Agglomeraten zusammen, die sich bei weiterem Zusammenstoßen verdichten, abrunden und weiteres Korn anlagern, bis alle Einzelpartikel gebunden sind. Ist der Aufbau der Granulatkörner bis zu einer bestimmten Größe erfolgt, fallen sie nach unten. Die Fließbettgranulierung liefert kugelförmige Granulatkörner.

Die Fließeigenschaften des Granulats sind häufig so gut, daß es direkt zur Tablettierung eingesetzt werden kann. Anderseits gilt die zu geringe Verdichtung des Materials als Nachteil des Verfahrens. Besonders leistungsfähige Anlagen liefern in 45 min 100 kg preßfertiges Granulat.

9.3.3.5
Sprühtrocknungsgranulierung

Durch Zufuhr von Heißluft wird bei der Sprühtrocknung (Zerstäubungstrocknung) eine Lösung oder im allgemeinen eine Suspension in ein rieselfähiges Trockenprodukt umgewandelt (s. 1.5.5). Die Flüssigkeit wird mittels Düsen oder rotierender Zerstäubungsscheiben in einen Heißluftstrom gesprüht (Abb. 9.10). Die Trocknung erfolgt sehr schnell und schonend, da der Trocknungsluft trotz Zufuhr von Heißluft durch Verdampfung des Lösungsmittels Wärme entzogen wird. Füllmittel, Bindemittel, Zerfallsmittel und Gleitmittel können suspendiert oder gelöst auf diesem Wege in ein kugelförmiges Granulat übergeführt und anschließend nach Zufügung des Arzneistoffs komprimiert werden.

9.3.3.6
Sprüherstarrungsgranulierung

Die Sprüherstarrung (Sprühverperlung) kann im gleichen Gerät (s. 9.3.3.5) erfolgen, mit dem Unterschied, daß eine versprühte Schmelze durch Einblasen von Kaltluft zum Erstarren gebracht wird. Das Verfahren dient zur Einbettung pulverförmiger Arzneistoffe in Fette und Wachse. Die erhaltenen Granulate bilden bei der Herstellung von Arzneiformen mit verzögerter Wirkung die Depotdosis.

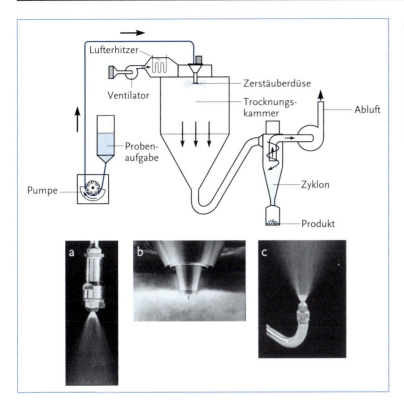

Abb. 9.10: Sprühtrocknungsanlage (Niro A/S, Soeborg, Dänemark): Schematischer Aufbau und Zerstäuberdüsen: **a** Gleichstromprinzip mit Zweistoffdüse, **b** Zentrifugalzerstäuber, **c** Springbrunnenbetrieb mit Zweistoffdüse

9.3.3.7
Mischgranulierung

Das Prinzip der Aufbaugranulierung mit Mischern beruht darauf, daß das zu granulierende Gut in einer mischenden Bewegung gehalten wird und die Flüssigkeitszugabe mit den Misch- und den meist hiermit verbundenen Knetvorgängen in optimaler Relation steht. Die Zahl der Konstruktionstypen ist beträchtlich. Genannt seien als Beispiele rotierende Doppelkegel- und V-Mischer, die zur Vermeidung einer Verklumpung mit schaufelförmigen Einsätzen versehen sind, und der *Chargenmischer* (Abb. 9.11), bei dem Abstreifer ein Ansetzen des zu granulierenden Gutes an den Wänden verhindern. Entsprechend der Bezeichnung Mischgranulierer erfolgt in den Geräten das Mischen und die Granulatbildung. Die Trocknung des Granulats muß getrennt vorgenommen werden, doch vergrößert sich die Zahl der Mischer, in denen Mischen, Granulieren und Trocknen in einem Arbeitsgang erfolgen. Vakuum-Rotationsmischtrockner gestatten eine besonders schonende Granulatherstellung.

Die jüngsten apparatetechnischen Entwicklungen werden an den folgenden Beispielen verdeutlicht.

Mit dem *Diosna-Pharmamischer* kann durch eine in das Gut hineinreichende Meßsonde der Fließwiderstand der bewegten Masse, der Auskunft über die Granulateigenschaften (Korngröße, Dichte) gibt, erfaßt und in elektri-

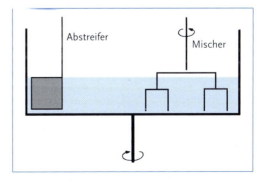

Abb. 9.11: Chargenmischer für Granulierung

sche Signale umgewandelt werden. Hiermit ist ein Verfolgen der Granulatbildung und die Bestimmung des Endpunkts möglich. Die mittels Schreiber aufgezeichneten Werte können als Grundlage für weitere Chargen herangezogen werden. Das Gerät arbeitet mit dem Zerhackerteil mit großen Geschwindigkeiten von 1500–3000 U/min. Durch eine besondere Form des langsam rotierenden Rührflügels fällt ein fließfähiges, verdichtetes Granulat an.

Der *Topogranulator* besteht im wesentlichen aus einem heizbaren, zylindrischen, kippbaren Kessel für Chargengrößen von 500–600 kg. Der den ganzen Kessel ausfüllende Mischarm kann in beiden Richtungen mit kontinuierlich verstellbarer Geschwindigkeit arbeiten. Ein angelegtes Vakuum sorgt für das Ansaugen des Pulvers, für eine optimale Verteilung der Granulierflüssigkeit sowie für die Trocknung. Über eine integrierte Siebmaschine wird das Granulat entleert. Das hermetisch abgeschlossene System verhindert Umweltprobleme durch Staub (einschließlich toxischer Substanzen, z.B. Hormone) oder Lösungsmittel (Abscheidung durch Kondensator). Der Energiebedarf ist gering, da die erzeugte Wärme nahezu vollständig zur Trocknung verwendet wird.

9.3.4
Bindungsmechanismen

Agglomerate wie Granulate verdanken ihre Festigkeit unterschiedlichen Bindungsmechanismen (Tab. 9.3).

Festkörperbrücken. Bei pharmazeutischen Granulaten haben Sinterbrücken, chemische Reaktionen und teilweises Schmelzen keine allzu hohe Bedeutung. Bei *Sinterbrücken* kommt es zu einer Molekulardiffusion von Teilchen zu Teilchen. Die Diffusion ist von der Temperatur und vom Druck abhängig. Ansteigende Temperatur und hoher Druck begünstigen die Bindung. Ein Bindungsmechanismus durch *chemische Reaktion,* bedingt durch die Feuchtigkeit, ist im allgemeinen unerwünscht. Ein *teilweises Schmelzen* kann bei Substanzen mit niedrigem Schmelzbereich durch die durch den Preßdruck erfolgenden Temperaturerhöhungen auftreten. Durch die Reibungswärme bilden sich an den Kontaktpunkten Flüssigkeitsbrücken aus, die bei Abkühlung schnell erhärten. Bei der Feuchtgranulierung kommt die Bindung im wesentlichen durch *erhärtende Bindemittel* (Klebstoffgranulat), aber

Tab. 9.3: Bindungsmechanismen bei der Agglomeration

I. Festkörperbrücken
   1. Sinterbrücken
   2. chemische Reaktion
   3. teilweises Schmelzen
   4. erhärtende Bindemittel
   5a) Kristallisation gelöster Substanzen
   5b) Ablagerung kolloid suspendierter Teilchen

II. Adhäsions- und Kohäsionskräfte in nicht frei beweglichen Bindemitteln
   1. hochviskose Binder
   2. Adsorptionsschichten (unter etwa 3–5 nm Dicke)

III. Grenzflächenkräfte und Kapillardruck an frei beweglichen Flüssigkeitsoberflächen
   1. Flüssigkeitsbrücken
   2. Kapillarkräfte an der Oberfläche flüssigkeitserfüllter Aggregate

IV. Anziehungskräfte zwischen Feststoffteilchen
   1. Molekularkräfte: van-der-Waals-Kräfte,
      freie chemische Bindungen (Valenzkräfte)
   2. elektrostatische Kräfte
   3. magnetische Kräfte

V. formschlüssige Bindungen

auch durch *auskristallisierende Verbindungen* (Krustengranulat) oder durch *Ablagerung suspendierter Teilchen* an den Berührungspunkten im Kornverband zustande. Die Festigkeit der Brücken hängt von vielen Faktoren ab, z. B. von der Kristallisationsgeschwindigkeit und der Kristallstruktur. Aus biopharmazeutischen Gründen ist ein Kristallwachstum beim Agglomerisierungsprozeß nicht erwünscht, bei Verwendung von flüssigen Bindemitteln, in denen der Arzneistoff löslich ist, jedoch nicht immer zu verhindern. Durch schnelle Trocknung (hohe Temperatur) ergeben sich zwar feinere Kristallstrukturen, die eine hohe Granulatfestigkeit bewirken, sie behindern jedoch meist einen schnellen Zerfall des Granulats.

Adhäsions- und Kohäsionskräfte in nicht frei beweglichen Bindemitteln. *Hochviskose Bindemittel* wirken sowohl durch Adhäsionskräfte an der Grenzfläche fest/flüssig als auch durch Kohäsionskräfte im Bindemittel. Zur Herstellung pharmazeutischer Granulate haben sie keine wesentliche Bedeutung. Bindemittel, wie Stärke, verbessern die Bindung und dank ihrer Sprengwirkung zugleich den Zerfall. Dünne *Adsorptionsschichten* bilden sich durch Aufnahme von Feuchtigkeit aus der Luft. Sie sind nicht frei beweglich, vermögen aber den Abstand von Koordinationspunkten zu verringern und sich zu berühren und zu durchdringen. Es wird angenommen, daß bei Schichten, die dünner als 3 nm sind, Molekularkräfte in voller Höhe von Teilchen zu Teilchen übertragen werden, wodurch Verformungen an Kontaktpunkten möglich sind und eine stärkere Bindung zustande kommt.

Grenzflächenkräfte und Kapillardruck an frei beweglichen Flüssigkeitsoberflächen. Dieser Bindungsmechanismus ist bei der Agglomeration von Feststoffen dominierend. Bei Zugabe geringer Mengen Granulierflüssigkeit bilden sich zunächst punktuelle Flüssigkeitsbrücken zwischen den Granulatkörnern aus. Mit weiterer Zugabe von Granulierflüssigkeit wird der Raum zwischen den Partikeln vollständig mit Granulierflüssigkeit ausgefüllt. Es entsteht ein kapillarer Unterdruck im Innern,

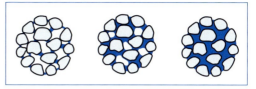

Abb. 9.12: Bindung in Granulaten

der die Pulverpartikel zusammenhält. Durch die Kapillarkräfte im Innern des Agglomerats werden dessen Bestandteile zusammengehalten. Es bilden sich konkave Menisken an der Porenwand aus (Abb. 9.12).

Anziehungskräfte zwischen Feststoffteilchen. *Van-der-Waals-, elektrostatische* und *magnetische Kräfte* sind als typische Nahkräfte nur bei starker Annäherung der Haftpartner wirksam, können dann allerdings groß sein. *Freie chemische Bindungen* treten an neugebildeten Feststoffoberflächen auf (z. B. bei Kornzertrümmerung). Sie werden allerdings schnell durch chemische Reaktionen abgesättigt. Diese Bindungsart hat für die Pulveragglomeration untergeordnete Bedeutung.

Formschlüssige Bindungen. Auch formschlüssige Bindungen sind für Pulvermaterialien nicht typisch. Hierunter sind Bindungen zu verstehen, die bei faserigen und sperrigen Teilchen durch Druck und Scherkräfte erfolgen, wobei es zu einem Verflechten, Verschlingen oder Verhaken zwischen den Teilchen kommt. Die Festigkeit dieser Bindungsart ist vom Material abhängig.

9.3.5 Granulatprüfung

Die Eigenschaften eines Granulats beeinflussen nicht nur den Tablettiervorgang, sondern auch die Qualität der Tablette selbst. Besondere Bedeutung haben hierbei:
- Feuchtigkeitsgehalt (Dosenhygrometer, Karl-Fischer-Titration, Toluenmethode, Feuchtigkeitswaage usw.),
- Schüttdichte und -volumen, Stampfvolumen (s. 8.7.3),
- Böschungswinkel (s. 8.7.4),

- Siebanalyse (s. 2.1.4.1),
- Abrieb (s. 9.9.4.3).

9.4 Komprimierung

9.4.1 Komprimiervorgang

Der Preßvorgang bei allen automatischen Maschinen ist im Prinzip gleich. Alle besitzen zwei bewegliche Stempel. Der Unterstempel läuft in der Matrize, der Oberstempel wird in diese nur zur Pressung eingeführt.
- *Aufgabe des Oberstempels:* Der Oberstempel gleitet in die Matrize, schiebt das Pulver zusammen und preßt die Tablette. Von seinem Preßdruck hängen Dicke, Festigkeit und Preßglanz der Tablette ab. Die Einführungstiefe und der Druck lassen sich regulieren.
- *Aufgabe des Unterstempels:* Der Unterstempel befindet sich innerhalb der Matrize, er begrenzt den Füllraum nach unten. Während des Preßvorgangs bildet er das Gegenlager (nur bei größeren Maschinen ist er auch am Preßvorgang beteiligt). Nach Abschluß der Pressung wird er nach oben geführt und bringt dadurch die Tablette auf den Matrizenrand, wo sie ausgeworfen wird. Nunmehr fällt der Unterstempel in seine Ausgangsstellung zurück, und der Matrizenraum ist zur Aufnahme der nächsten Füllung bereit.
- *Aufgabe des Fülltrichters mit dem Füllschuh:* Der Fülltrichter, dessen unterster Teil Füllschuh genannt wird, enthält das Tablettiergut. Er wird über die Matrizenplatte bewegt. Der Boden des Füllschuhs ist teilweise ausgeschnitten, damit die Tablettenmasse beim Vorwärtsbewegen aus dem Trichter in die Matrize gleiten kann. Beim Vorlaufen schiebt der Füllschuh die bei der vorangegangenen Pressung geformte Tablette gleichzeitig auf eine Ablaufbahn.

Abbildung 9.13 zeigt ein Schema des Preßvorgangs.
- *Phase 1*: Ober- und Unterstempel sowie Füllschuh befinden sich in der Ausgangsstellung. Der Matrizenraum ist mit Tablettenmasse gefüllt.
- *Phase 2*: Der Oberstempel gleitet in die Matrize und preßt die Tablette.
- *Phase 3*: Der Oberstempel geht in die Ausgangsstellung zurück, der Unterstempel gleitet aufwärts und bringt die Tablette auf den Matrizenrand.
- *Phase 4*: Der Füllschuh gleitet vorwärts und schiebt die Tablette auf die Ablaufbahn. Der Unterstempel fällt in die Ausgangsstellung zurück, gleichzeitig fließt Tablettenmasse für die nächste Pressung aus dem Füllschuh in den Matrizenraum.

9.4.2 Tablettenpressen

Man unterscheidet bei den vollautomatischen Tablettenmaschinen zwei Typen, die *Exzenterpresse* und die *Rundläuferpresse* (Rundläufer, Rotationsmaschine).

9.4.2.1 Exzenterpressen

Bei diesen Maschinentypen wird der Oberstempel von einem Exzenter bewegt. Die Drehbewe-

Abb. 9.13: Schema des Preßvorgangs

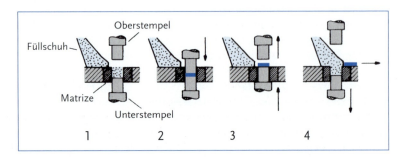

gung der Antriebswelle wird in eine Translationsbewegung, Auf- und Abbewegung des Stempels, verwandelt. Bei jeder Umdrehung der Welle durchläuft der Stempel einmal seine höchste und seine tiefste Stellung. Durch Verstellen des Exzenters wird der Preßdruck reguliert. Die Einstellung des Volumens erfolgt mit Hilfe des Unterstempels. Charakteristisch für Exzenterpressen ist, daß die Matrize feststeht und der Fülltrichter beweglich ist. Er gleitet auf der Matrize hin und her und sorgt für eine ständige Neufüllung der Matrize. Durch die ruckartigen Bewegungen des Füllschuhs kann es bei ungleichförmigem Granulat zu einer partiellen Entmischung kommen, so daß sich kleinkörniges Granulat im unteren Teil des Füllschuhs ansammelt. Fehlerhafte Dosierung ist die Folge. Bei Exzenterpressen ist lediglich der Oberstempel am Preßvorgang aktiv beteiligt. Der Druck erfolgt schlagartig. Für Tabletten, die mit Exzenterpressen hergestellt werden, ist typisch, daß die Tablettenunter- und -oberseite nicht die gleiche Härte aufweisen. Unter Berücksichtigung der Leistungsfähigkeit und des Anschaffungspreises bewähren sich Exzenterpressen in Apotheken und Krankenhausapotheken. Exzenterpressen haben normalerweise eine Stundenleistung von 1800 Tabletten. Spezielle Exzenterpressen liefern 4000 Tabletten/h.

9.4.2.2
Rundläuferpressen (Rotationsmaschinen)

Bei diesen Typen steht der Füllschuh fest, während die Matrize beweglich ist. Eine runde Horizontalplatte trägt eine Anzahl von Matrizen. Bei kleineren Tablettenmaschinen sind es 3–5, im allgemeinen allerdings eine größere Anzahl (z. B. 12–60). Zu jeder Matrize gehören ein Ober- und ein Unterstempel. Durch Gleitbahnen werden die Stempel gehoben und gesenkt, so daß sich die Stempel in den einzelnen Arbeitsphasen in verschiedenen Höhen- und Tiefenstellungen befinden. Durch Drehung der horizontalen Platte werden die Matrizen mit ihren Stempeln nacheinander in füllbereite Stellungen unter den Füllschuh gebracht. Mit exzentrisch gelagerten Druckrollen erfolgt das Einstellen des Preßdrucks. Bei Rundläufern sind in der Regel beide Stempel mit gleichem Druck am Preßvorgang beteiligt. Die Tablettenmasse wird somit von oben und unten zusammengeschoben und zur Tablette geformt. Die Härte der Tablettenober- und -unterseite ist gleich. Abbildung 9.14 gibt schematisch die Arbeitsweise eines Rundläufers wieder. Die Füllphase schließt mit einem Abstreifen des überschüssigen Granulats ab. In der Ausstoßphase wird der vom Unterstempel angehobene Preßling von einem Abstreifer erfaßt und über eine Rutsche in ein Auffanggefäß transportiert (beide Vorgänge in der Abbildung nicht dargestellt).

Bei Doppelrundläuferpressen mit zwei Preßstationen ist nur eine halbe Umdrehung der Matrizenscheibe für einen Arbeitsvorgang vorgesehen, bei der zweiten halben Umdrehung schließt sich ein neuer Arbeitsgang in gleicher Folge (Füllen, Komprimieren, Ausstoßen) an. Es existieren Rundläufer, die bis zu vier Füll- und Preßstationen aufweisen, die während einer Umdrehung passiert werden.

Je nach Anzahl der Matrizen ist die Leistung der einzelnen Rundläufertypen unterschiedlich. Sie läßt sich weiterhin dadurch beträchtlich erhöhen, daß statt einstempligen Werkzeugen (ein Stempelpaar je Matrize) Zwillings- oder Drillingsstempel verwendet werden. Im allgemeinen sind Stundenleistungen zwischen 20 000 und 60 000 Tabletten bei einstemplig gefahrenen Rundläufern üblich. Sogenannte Schnelläufer arbeiten nach dem gleichen Prinzip, erbringen aber wesentlich höhere Leistungen (über 100 000 Tabletten/h). Spezialrundläufer erreichen bis zu 500 000 Tabletten/h. Das bisher erzielte Leistungsmaximum liegt bei einem Tablettenausstoß von 1 Million/h.

Der maximale Preßdruck von Tablettenpressen ist sehr unterschiedlich. Im allgemeinen liegt er zwischen 500 und 1000 MPa ($5 \cdot 10^8$ und $10 \cdot 10^8$ N·m^{-2}).

9.4.2.3
Spezielle Tablettiereinrichtungen

Vielfältige technische Verbesserungen an den Tablettenmaschinen erleichtern den Komprimiervorgang, sorgen für ein gleichmäßiges

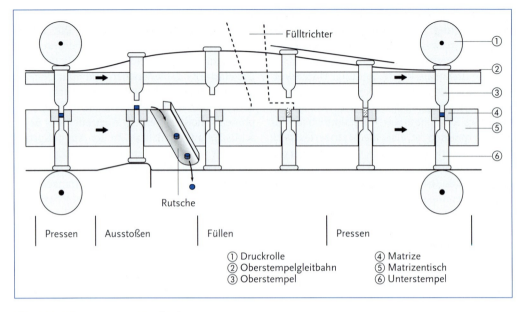

Abb. 9.14: Arbeitsweise eines Rundläufers

① Druckrolle
② Oberstempelgleitbahn
③ Oberstempel
④ Matrize
⑤ Matrizentisch
⑥ Unterstempel

Nachfließen des Füllguts und damit für eine konstante Matrizenfüllung. Ein direkt über der Matrize montierter Rührflügel streicht mit seinen Flügelblättern das Füllgut in die Matrize. Er reguliert somit gleichfalls den Fließvorgang und verhindert eine Entmischung des Pulvers. Die zuletzt genannte Einrichtung gestattet in manchen Fällen auch eine Direktkomprimierung. Ein unbefriedigendes Fließverhalten läßt sich auch durch Anbringung eines als Vibrator wirkenden Magneten an den Fuß des Füllschuhs erheblich verbessern. Bereits einfache Exzentermaschinentypen verfügen über einen Rührstern – eine im Füllschuh rotierende, mit einer Anzahl Spikes ausgerüstete Achse –, der durch Auflockerung des Pulvers bzw. Granulats oder auch durch Zerstörung größerer Granulataggregate kurz über der Matrizenöffnung für deren gleichmäßige Füllung sorgt (Abb. 9.15).

Ein besonderes Problem stellt die Entlüftung des Tablettierguts beim Tablettiervorgang dar. Haben Lufteinschlüsse im Pulver oder Granulat während des Komprimierens keine Gelegenheit zum Entweichen, so treten Tablettenfehler („Deckeln", zu geringe Festigkeit usw.) auf. Größere Maschinen verfügen daher über

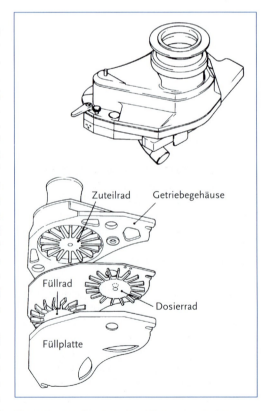

Abb. 9.15: Rührflügelschuh (Wilhelm Fette GmbH, Schwarzenbek)

einen Stufendruck (bzw. progressiven Druck), d.h. der Preßvorgang verläuft in einzelnen Phasen, so daß die Luft entweichen kann. Erfolgt der gesamte Tablettiervorgang unter Vakuum, was allerdings recht große Zusatzeinrichtungen verlangt, so werden Lufteinschlüsse vermieden, darüber hinaus erfolgt eine zusätzliche Trocknung des Tablettierguts.

Bei Hochleistungsmaschinen, die auch lockere Pulver direkt verpressen, wird nicht nur ein hoher Druck durch hydraulische Preßvorrichtungen ausgeübt, sondern es erweist sich zur Erzielung einer ausreichenden Tablettenfestigkeit auch erforderlich, die Zeit der Druckeinwirkung zu vergrößern. Oftmals setzt man hierbei ein durch Stampfvorrichtungen vorverdichtetes Pulver ein.

Aus GMP-Gründen müssen zum Schutz von Produkt und Umwelt folgende Maßnahmen getroffen werden:
- Kabinisieren der Pressen zum Schutz vor Staubkontamination,
- Luftreinigungssystem, um den Raum staubfrei zu halten,
- Klimatisieren,
- Schalldämpfung.

Besondere Beachtung wird Einzelkraftüberwachungssystemen geschenkt, mit denen heute Tablettenmaschinen bereits weitgehend ausgestattet sind. Jüngste Entwicklungen haben zu mikroprozessorgesteuerten Regel- und Überwachungsgeräten für Tablettieranlagen geführt, die eine weitgehende Automatisierung der Tablettenherstellung ermöglichen und zugleich die Qualitätskontrolle durchführen. Derartige Geräte sind in der Lage, den Preßdruck mit den prozentualen Streuungen anzuzeigen, das Tablettengewicht innerhalb vorgegebener Grenzen automatisch zu regeln, jede Tablette auszuwerfen, die außerhalb der vorgesehenen Gewichtsgrenzen liegt und die gesamte Anlage einschließlich der Schwergängigkeit der Ober- und Unterstempel zu überwachen (Ausschalten der Anlage, wenn vorgegebene Grenzwerte über- oder unterschritten werden). Mögliche Störursachen und die Preßkräfte an den Stempeln werden registriert, und nach der Fertigstellung der Produktion wird ein Protokoll für die Produktion der Charge erstellt.

9.4.3
Physikalische Vorgänge und Meßverfahren

Während der Verdichtung zu einem Formling können die Einzelpartikel mehrere Verformungsstadien durchlaufen:
- elastische Verformung,
- plastische Verformung,
- Bruch, Fragmentierung.

Elastizität

Wird auf das Tablettiergut durch die Stempel der Presse eine Kraft ausgeübt, so erfolgt zunächst eine elastische Verformung. Diese ist dadurch gekennzeichnet, daß bei Entfernung der Kraft das Granulatteilchen wieder seine Ursprungsform annimmt. Kristalle ohne Fehlstellen sind durch eine hohe Elastizität gekennzeichnet. Es müssen große Preßkräfte aufgebracht werden, um eine elastische Verformung herbeizuführen.

Plastizität

Bei Anwendung einer höheren Kraft wird die Fließgrenze des Materials überschritten. Wird die Kraft wieder weggenommen, so bleibt der Körper irreversibel verformt. Das plastische Verhalten eines kristallinen Feststoffes wird überwiegend von Defekten im Kristallaufbau bestimmt, die als Versetzungen bezeichnet werden. Es sind Unregelmäßigkeiten im Abstand der Gitterbausteine, die sich linien- oder schraubenförmig über einen bestimmten Bezirk im Kristall ausdehnen. Bei einer Verformung durchwandern sie den Kristall.

Fragmentierung

Wird die Kraft weiter erhöht, so erfolgt Fragmentierung des verdichteten Komprimats. Die einzelnen Granulatkörner werden wieder erhalten. Ursache für einen Bruch ist, daß die Energie der Kristallgitterdefekte höher ist als die Bindungsenergie zwischen den Gitterbausteinen.

Das Geheimnis des Tablettiervorganges ist es nun, soviel Energie aufzubringen, daß die elastische Verformbarkeit des Tablettiergutes überwunden wird, sich das Material somit plastisch verformt, aber das Komprimat nicht durch Fragmentierung wieder in die einzelnen Granulatkörner zerlegt wird.

Zur Charakterisierung der verschiedenen Stufen des Tablettiervorganges können die auftretenden Kräfte mit instrumentierten Pressen gemessen werden. Die *Instrumentierung* von Tablettenpressen erfolgt mit Dehnungsmeßstreifen (DMS) oder piezoelektrischen Kraftgebern. Die Kraftaufnehmer können sowohl an bewegten (Stempel, Matrize) als auch unbewegten Teilen (Druckrolle, Ausstoßschiene, Abstreifarm) der Presse angebracht werden, wobei bei Messung am Stempel die größte Empfindlichkeit erreicht wird.

Dehnungsmeßstreifen

Dehnungsmeßstreifen (DMS) sind Polymerfolien mit eingebettetem gefaltetem oder gewickeltem Widerstandsdraht aus Konstantanlegierung oder dünnen Metallfolien. Die DMS werden in Richtung der Kraft auf belastete Maschinenteile (allerdings nicht auf vorderen Teilen des Stempels) mit Spezialklebern aufgeklebt. Da eine anliegende Kraft eine direkt proportionale Stauchung bzw. Dehnung dieser Maschinenteile hervorruft, werden die aufgeklebten Meßstreifen auch proportional zu den anliegenden Kräften verformt. Die dabei auftretenden Längen- und Querschnittsänderungen des eingebetteten Drahtes ergeben eine Widerstandsänderung, die sich mit einer entsprechenden Schaltung in elektrische Signale umwandeln läßt. Temperatureinflüsse lassen sich, sofern nicht Spezial-DMS verwendet werden, durch einen zweiten DMS, der allerdings quer zur Längsrichtung auf Maschinenteile

aufgebracht ist, ausschalten. Die handelsüblichen DMS weisen eine sehr unterschiedliche Anordnung der leitenden Teile auf. Abbildung 9.16 zeigt einige Beispiele.

Piezoelektrische Kraftaufnehmer

Wirkt auf einen Piezokristall eine Kraft ein, so entstehen Gitterverschiebungen. Diese bewirken, daß an der Oberfläche elektrische Ladungen auftreten, weil die im Kristall vorhandenen Elektronen nicht mitverschoben werden. Die dabei auftretenden Spannungen können abgegriffen und nach Verstärkung registriert werden. Piezokristalle sind meistens reine Quarzkristalle.

Induktive Weggeber

Zur Registrierung der Wegänderung des Stempels wird ausgenutzt, daß ein in einer Spule eintauchender Metallstift die Induktivität in Abhängigkeit von der Eintauchtiefe ändert. Die Änderung des Wechselstromwiderstandes der Spule wird gemessen.

Kraft-Zeit-Diagramme sind geräteabhängig und werden daher lediglich zur Messung der auftretenden Maximalkräfte registriert. Beim *Kraft-Weg-Diagramm* wird der Weg des Oberstempels ab dem Eintauchen in die Matrize verfolgt.

Der *Kraft-Weg-Verlauf* kann mit einem Speicheroszilloskop aufgezeichnet werden. Bei modernen Anlagen wird das Signal über einen Computer registriert und entsprechend weiterverarbeitet.

Instrumentierte Tablettenpressen werden sowohl in der Forschung zur Rezepturoptimierung und Charakterisierung der auftretenden

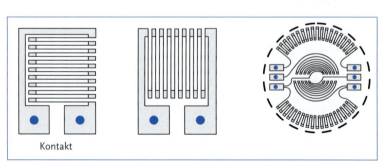

Abb. 9.16: Typen von Dehnungsmeßstreifen

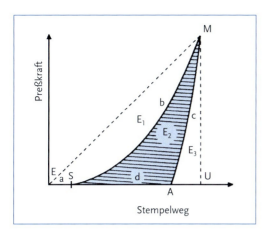

Abb. 9.17: Kraft-Weg-Diagramm für den Oberstempel einer Exzenterpresse

Bindungskräfte als auch in der Produktion zur Überwachung des Herstellungsprozesses eingesetzt. Der Tablettiervorgang läßt sich in folgende Abschnitte untergliedern (Abb. 9.17):

- Nach kraftloser Vorkompression (a) vom Eintauchpunkt (E) des Oberstempels in die Matrize bis zum Beginn eines Kraftanstiegs (S) werden die Granulatkörner in der Matrize durch den Oberstempel zusammengeschoben.
- In der Phase (b) erfolgt ein steiler Anstieg der Preßkraft. Hier beginnt die Verformung der Partikel. Die Preßkraft (M) ist maximal, wenn der Oberstempel den unteren Totpunkt (U) erreicht hat.
  - Zunächst erfolgt eine elastische Verformung.
  - Wird der Bereich der elastischen Verformbarkeit überschritten, wird die Tablette plastisch verformt.
  - Durch weitere Preßkraftsteigerung erfolgt eine Fragmentierung des Partikels.
- Ein Partikel kann all diese Prozesse mehrmals durchlaufen. Schließlich werden die Partikeloberflächen so eng zusammengebracht, daß zwischenpartikuläre Anziehungskräfte ausgebildet werden. Andere hyperbolische Kurvenverläufe können sich ergeben durch
  - Änderung der kristallographischen Struktur des verpreßten Material
  - Sinterung
  - Änderung der Korngrößenverteilung
  - Änderung der Kompressionsgeschwindigkeit
  - Änderung der Tablettendimensionen (Fülltiefe bzw. Durchmesser der Matrize)
- Der sich aufbauende elastische Verformungsanteil des Preßlings und der Maschine (elastische Rückdehnung des Stempels und beanspruchter Maschinenteile) wird schließlich beim Zurückgehen des Stempels im Abschnitt (c) abgebaut, bis bei (A) der Stempel vom Preßling wieder abhebt.
- Die Abschnitte (d) und (a) ergeben sich aus dem kraftlosen Zurückgehen des Stempels bis zum Eintauchpunkt. Eine normalerweise vorhandene weitere Ausdehnung des Preßlings nach Abheben des Stempels geht in das Diagramm nicht ein.

Die Kräfte, die die Partikel in der Tablette zusammenhalten, sind nach Rumpf
- Feststoffbrücken (Sintern, Schmelzen, Kristallisation, chemische Reaktion, erhärtete Binder),
- Bindung durch bewegliche Flüssigkeitsschichten (Kapillarkräfte, Oberflächenspannung),
- nicht freibewegliche Bindungsbrücken (viskose Bindemittel, Adsorptionsschichten),
- Anziehungskräfte zwischen festen Partikeln (molekulare und elektrostatische Kräfte),
- formschlüssige Bindungen (mechanische Verschlüsse).

Verbindet man die Punkte (E) und (M) sowie (M) und (U) durch Geraden, so erhält man ein rechtwinkliges Dreieck (EMU). Die Fläche des Dreiecks ist der Gesamtenergiemenge proportional, die bei der Kompression von der Tablettenmaschine zu leisten ist unter der hypothetischen Annahme eines linearen Anstiegs der Preßkraft. Sie wird als E_{max} bezeichnet und setzt sich aus den Energiemengen der Flächen E_1, E_2 und E_3 zusammen. Die Fläche E_2 entspricht dem Energiebetrag, der für die plastische Deformation der Teilchen und für die Reibung an der Matrizenwand aufgewandt werden muß. Die Fläche E_3 ist ein Maß für das elastische Verhalten des verpreßten Materials und beanspruchter Maschinenteile. Sie stellt die elastische Rückdehnungsenergie dar, die von der gepreßten Tablette an den Oberstempel wieder zurückgegeben wird.

Zur Beurteilung der Preßeigenschaft von Substanzen werden die einzelnen Flächen ins Verhältnis gesetzt, wobei ein möglichst großes Verhältnis $(E_2 + E_3)$: E_1 für einen gut zu verpressenden Stoff angestrebt wird. Eine Kurve, die der Geraden E M entspricht, hat lediglich theoretische Bedeutung, doch sollte die reale Kurve (b) dieser Geraden möglichst angenähert sein, d. h. die Fläche E_1 möglichst klein zugunsten einer möglichst großen Fläche E_2 sein, die die in der Tablette verbleibende Verformungsenergie darstellt. Desgleichen ist eine kleine Fläche E_3 bzw. ein geringer Abstand von U zu A wünschenswert.

An Hand des Diagramms kann man gewisse für die Praxis nützliche Aussagen machen. Schlecht tablettierbare Substanzen lassen sich z. B. oft daran erkennen, daß sie eine stärkere Rückfederung besitzen (Neigung des Abschnitts (c) in Abb. 9.17). Manchmal haben sie auch eine relativ lange Vorkompressionsphase. Wie kritisch sich eine Substanz bei der Komprimierung verhält, ergibt sich aus dem Verlauf der Kraft am Kompressionsmaximum. Besonders kritisch sind solche Materialien, bei denen zur Erzielung eines Preßlings, der bestimmte Eigenschaften haben soll (Festigkeit, Zerfall usw.), die Kraft in dieser Phase schon steil ansteigt. Eine kleine Dosierungsschwankung nach höheren Werten bewirkt auf Grund des hyperbolischen Kraftverlaufs dann schon einen solchen Kraftanstieg, daß die Maschine festfährt oder sogar zerstört wird. Der Effekt der Abhängigkeit der auftretenden Maximalkräfte von der Dosierung wird vor allem bei Rundläufern zur Produktionsüberwachung der Dosierungsgenauigkeit genutzt (Abb. 9.18).

Die bei der Kompaktierung einer Substanz aufgewandte Arbeit ist durch die Fläche des Kraft-Weg-Diagramms gegeben. Im Durchschnitt liegen die Arbeitsbeträge, umgerechnet in das Wärmeäquivalent, zwischen 4,2 und 21 J/g (1 und 5 cal/g) Substanz. Der weitaus größte Teil der aufgewandten mechanischen

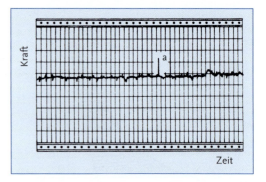

Abb. 9.18: Registrierung der Maximalkräfte zur Dosierungskontrolle bei Rundläufern mit einem Schnellschreiber (a = starke Dosisabweichung)

Energie tritt als Wärme wieder auf. Entsprechend der spezifischen Wärme der Substanzen und der hohen Wärmeableitung der Tablettierwerkzeuge ergeben sich deshalb meist Temperaturerhöhungen des fertigen Preßlings gegenüber dem Ausgangsmaterial, die zwischen 5 bis max. 20 K liegen.

Ein wesentlicher Faktor, der die Tablettierung beeinflussen kann, ist die Matrizenwandreibung. Auf Grund der Reibung treten an der Matrizenwand mit Zunahme der Verdichtung immer größere Gegenkräfte auf. Da diese vom Stempel mit überwunden werden müssen, ergeben sich gegenüber einer Verdichtung ohne Wandreibung erhöhte Arbeitsbeträge und damit eine erhöhte Erwärmung des Preßlings. Von oft noch größerer Bedeutung ist, daß die Matrizenwandreibung eine homogene Dichteverteilung im Preßling behindert. Da dies zu geringer Festigkeit oder sogar zum „Deckeln" der Tablette führen kann, ist eine möglichst geringe Matrizenwandreibung anzustreben. Dies kann einmal durch bestimmte Tablettierwerkzeugformen erreicht werden (geringe Steghöhe bei Drageeformen usw.). Zum anderen werden geeignete Schmiermittel zugesetzt. Zur Optimierung des Schmiermittelzusatzes dient das Verhältnis von gegebenen Ober- zu resultierenden Unterstempelkräften. Je näher dies bei 1 liegt, was besagt, daß die Oberstempelkräfte fast quantitativ auf den Unterstempel übertragen werden, um so weniger Reibung tritt an der Matrizenwand auf. Untersuchungen zeigen, daß beim Auftragen dieses Verhältnisses gegen den Schmiermittelanteil einer Rezeptur eine Kurve resultiert, die asymptotisch einem Grenzwert zustrebt. Gleiche Ergebnisse, aber mit geringerem apparativem Aufwand, werden erhalten durch Vergleich der Tablettenausstoßkräfte mit dem Schmiermittelanteil.

Die Kompressionskräfte beeinflussen die physikalischen Eigenschaften in mehrfacher Weise, wobei sich mit steigender Kraft die Festigkeit erhöht. Dadurch verringert sich die Zerfallsfähigkeit, und es wird oftmals notwendig sein, zwischen mechanischer Festigkeit und Zerfall einen Kompromiß zu suchen.

Andererseits sind Fälle bekannt, bei denen durch Erhöhung der Kompression eine durch Zerstörung der Kristallstruktur bedingte Verbesserung der Auflösungsgeschwindigkeit des Arzneistoffs und damit der Resorption eintritt.

Einer wesentlichen Veränderung unterliegt beim Komprimieren die spezifische Oberfläche der Tablette. Unter spezifischer Oberfläche ist die gesamte freie Oberfläche von Granulatkörnern und Tabletten zu verstehen, einschließlich der Poren und Kapillargänge. Sie wird in cm²/g angegeben und läßt sich durch Gasadsorption bestimmen (s. 2.1.4.7.4). Verpreßt man ein Granulat bei zunächst niedrigem Druck, so nimmt die spezifische Oberfläche zu. Das ist darauf zurückzuführen, daß die Granulatkörner deformiert werden, wodurch es zur Ausbildung neuer Oberflächen kommt. Mit zunehmendem Druck verringert sich dann allerdings die spezifische Oberfläche, da eine Zusammenlagerung von Partikeln, Granulatteilchen usw. erfolgt.

Die Porosität einer Tablette ergibt sich aus dem Verhältnis der scheinbaren Dichte des Preßlings zur wahren Dichte (s. 2.4) der Tablettenmasse in kompakter Form. Tritt bei Erhöhung des Kompressionsdrucks keine plastische Verformung mehr auf, sondern lediglich eine elastische, so ist die Porosität = 0, d. h. mit steigendem Preßdruck verringert sich die Porosität. Zwischen Porosität und dem Logarithmus des Preßdrucks besteht eine lineare Beziehung. Die Porosität (p) der Tablette läßt sich wie folgt berechnen:

$$p = 1 - \frac{\rho_{scheinbar}}{\rho_{wahr}} \qquad (9.1)$$

Die Porosität der Tablette liegt in der Größenordnung von 2–10%. Abgesehen davon, daß eine Porosität 0 mit den üblichen Tablettiermaschinen nicht ohne weiteres erreichbar ist, würde sich eine solche Porosität sehr negativ auf den Zerfall auswirken. Geringe Porosität bedingt hohe Bruchfestigkeit und geringen Abrieb.

9.5 Hilfsstoffe zur Tablettierung

9.5.1 Allgemeines

Die Palette der Hilfsstoffe, die zur Tablettierung benötigt wird, ist groß. Eine strenge Klassifizierung in Gruppen ist nicht ohne weiteres möglich, da einzelne der Substanzen mehrere Funktionen zu erfüllen vermögen. Grundsätzlich müssen Tablettierhilfsstoffe indifferent, geruch- und geschmacklos und möglichst farblos sein. Ob bzw. welche Hilfsstoffe und in welcher Konzentration dieselben verarbeitet werden, muß im Einzelfall überprüft werden.

9.5.2 Füllmittel

Bei Verarbeitung sehr geringer Wirkstoffmengen (z. B. Alkaloide, Hormone, Vitamine usw.) werden Füllmittel (Streckmittel) benötigt, um überhaupt eine Pressung zu ermöglichen. Füllmittel sorgen dafür, daß die Tablette die notwendige Größe bzw. die notwendige Masse (0,1–0,8 g) erhält. Neben chemischer und physiologischer Indifferenz sollen derartige Konstituentia gut verdaulich sein. Eingesetzt werden Stärkesorten (Mais-, Kartoffel- und Weizenstärke) und Lactose (Anwendung z. B. bei homöopathischen Tabletten, Nachteil: geringer Zerfall). Bessere Tabletteneigenschaften erbringt sprühgetrocknete Lactose, nach Zuführung von Gleit- und Schmiermitteln ist gegebenenfalls Direkttablettierung möglich. Einige Arzneibücher führen eine granulierte Mischung aus Kartoffelstärke und Lactose als Granulatum simplex auf. Besonders bewährt hat sich mikrokristalline Cellulose (Avicel®) vor allem für die Direkttablettierung und Brikettierung. Weitere Füllmittel sind Glucose, Mannitol, Sorbitol und Lävulose, insbesondere für Sublingual-, Lutsch- und Vaginaltabletten. Fructose wird auf Grund ihres hohen Preises nicht als Füllmittel verwendet. Carbamid und Natriumchlorid werden wegen guter Wasserlöslichkeit bevorzugt zur Herstellung klar löslicher Tabletten (Lösungs- und Injektionstabletten, Natriumchlorid dient gleichzeitig noch zur Isotonieeinstellung) eingesetzt.

9.5.3 Bindemittel

Diese Hilfsstoffgruppe ist für die Festigkeit und Widerstandsfähigkeit der Tabletten verantwortlich. Bindemittel sorgen darüber hinaus für den Zusammenhalt der Pulverpartikel in einem Granulatkorn. Die Festigkeit einer Tablette läßt sich sowohl durch den Preßdruck als auch durch Bindemittel beeinflussen. Zu beachten ist, daß sich Tablettenfestigkeit und Zerfall wie Antipoden verhalten. Deshalb sollte möglichst wenig Bindemittel verwendet werden. Die aufgeführten Füllmittel erfüllen zum Teil auch Bindemittelfunktion. Die Bindemittel werden beim Granulieren (s. 9.3.2.1.1) zugefügt.

Polyethylenglykole (Molekülmasse 4000–6000) verfügen über gute Bindemitteleigenschaften, allerdings weisen sie zahlreiche Inkompatibilitäten mit Arzneistoffen auf.

9.5.4 Gleitmittel

Früher war es üblich, die Gleitmittel in Fließregulierungsmittel, Schmiermittel und Formentrennmittel zu unterteilen. Diese Unterteilung ist aber überflüssig, da die Stoffe für alle drei Hilfsstoffuntergruppen im Endeffekt die gleiche Funktion ausüben und somit auch die gleichen Substanzen verwendet werden.
- Mittel der 1. Wahl sind *Magnesiumstearat*, *Calciumbehenat* und *Glycerinmonostearat* (Trecirol®).
- Als Mittel der 2. Wahl gelten *Stearinsäure* und *hydrierte Pflanzenfette* (hydriertes Ricinusöl, hydriertes Baumwollsamenöl = Sterotex®).

- Wasserlösliche Gleitmittel für die Verwendung in Tabletten, die vor der Applikation aufgelöst werden (Brausetabletten), sind *PEG 4000*, *Natriumdodecylsulfat* und *Magnesiumdodecylsulfat*. Der Einfluß auf den Zerfall der Tabletten ist geringer, weil die Arzneiform immer noch gut benetzbar ist.

Das viel verwendete Talkum ist nur ein sehr schlechtes Gleitmittel. Talkum kann lediglich bei suboptimalen Magnesiumstearatkonzentrationen die Gleitwirkung verstärken. Ansonsten verschlechtert es die Gleitmittelwirkung von Magnesiumstearat wieder.

Auch Aerosil® ist nicht als Gleitmittel in Kombination mit Magnesiumstearat geeignet, weil dessen Schmierwirkung dadurch verringert wird.

Gemeinsame Stoffeigenschaft der Gleitmittel ist die deutliche Hydrophobie. Das bedeutet, daß diese Substanzen auch die Benetzbarkeit der Tablette verringern und damit den Zerfall der Tablette ungünstig beeinflussen können. Deswegen ist der Einsatz mengenmäßig auf ein Minimum zu begrenzen.

Fließregulierungsmittel. Diese erhöhen die Gleitfähigkeit der Tablettiermasse durch Verringerung der interpartikulären Reibung, so daß diese besser aus dem Füllschuh in die Matrize fließen kann. Somit verbessern Fließregulierungsmittel die Dosiergenauigkeit. Die Wirkung kann durch drei Mechanismen erklärt werden:
- vermittels Adhäsion des Fließregulierungsmittels an das Schüttgutteilchen werden neue Oberflächen geschaffen, zwischen denen geringere Reibungs- und Haftkräfte wirksam sind,
- Reduktion der Feuchtigkeit auf der Oberfläche,
- durch abgerundete nichtadhärierende Gleitmittelagglomerate (Aerosil®) von hoher Eigenbeweglichkeit tritt ein „Kugellagereffekt" auf, der zu einer teilweisen Umwandlung der Gleitreibung in Rollreibung führt.

Natürlich kann nicht jedes Problem mit der Fließfähigkeit des Tablettiergutes durch Veränderung der Gleitmittelmenge gelöst werden. Klebt ein Granulat im Trichter oder Füllschuh auf Grund zu hoher Granulatfeuchtigkeit, so muß nachgetrocknet werden. Durch Klimatisierung kann auch die Luftfeuchtigkeit reduziert werden.

Schmiermittel. Diese haben die Funktion,
- das Ausstoßen der Tablette aus der Matrize dadurch zu erleichtern, daß die Reibung zwischen Innenwand und Matrizenbohrung und Tablettenseitenfläche herabgesetzt wird,
- die Reibung des Unterstempels in der Matrizenbohrung zu verringern und dadurch ein Festfressen des Unterstempels zu verhindern.

Formentrennmittel. Diese sollen das Kleben der Tablettenmasse an den Stempeln und an der Matrizeninnenwand verhindern. Auch hier ist zu große Feuchtigkeit als Ursache auszuschließen. Andernfalls ist das Granulat vor dem Verpressen nachzutrocknen. Des weiteren müssen die Preßwerkzeuge in bestem Zustand sein. Problematisch für das Kleben an der Matrizenwand können hygroskopische Substanzen sein. Verbindungen mit einem Schmelzbereich unter 75 °C kleben sehr stark und sind nicht ohne weiteres tablettierbar.

9.5.5 Zerfallsmittel

Unter den Tablettierhilfsstoffen besitzen Zerfallsmittel (Sprengmittel) eine besondere Bedeutung, da Tabletten – von Sondertypen abgesehen – schnell im Wasser oder Magensaft zerfallen sollen.

Zahlreiche Faktoren sind für den Zerfall verantwortlich. Bereits Art und Menge der verarbeiteten Arzneistoffe sind von Einfluß, gleichermaßen alle zugesetzten Hilfsstoffe, wobei besonders die Bindemittel (Granuliermittel), aber auch Gleitmittel die Zerfallsgeschwindigkeit oftmals stark herabsetzen. Das gleiche kann durch Füllstoffe erfolgen. Eine Verbesserung läßt sich häufig dadurch erreichen, daß der Anteil der Hilfsstoffe verringert wird oder daß die Hilfsstoffe ausgetauscht werden.

Größe und Form des Granulats sind gleichfalls zu berücksichtigen. Insbesondere aber spielt die aufgewendete Preßkraft eine dominierende Rolle. Oft ist durch deren Verringerung ein günstigerer Zerfall erzielbar. Genannt seien weiterhin Größe und Form sowie das Alter der Tablette. Bei ungenügendem Tablettenzerfall ist daher grundsätzlich zunächst zu prüfen, ob durch Variation der Tablettenrezeptur oder der Technologie eine Verbesserung des Zerfalls erzielbar ist. Erst wenn das nicht der Fall ist, sollten zerfallsbeeinflussende Mittel verarbeitet werden.

Die Zerfallsmittel sind in drei Gruppen zu klassifizieren:
- Substanzen, die die Kapillarität erhöhen, Feuchtigkeit absorbieren und quellen,
- Verbindungen, die bei Einwirkung von Feuchtigkeit unter Gasentwicklung aufbrausen,
- Substanzen, die die Benetzbarkeit der Tabletten erhöhen (Hydrophilisierungsmittel).

Die meisten Zerfallsmittel gehören zur *1. Gruppe*. Es sind Substanzen, die in Gegenwart von Wasser quellen. Bedeutsam für den Zerfall ist der Quellungsdruck. Er wirkt den Bindekräften, die dem Formling die Festigkeit verleihen, entgegen und hebt diese auf. Die Quellungseigenschaften stellen allerdings nur einen Faktor dar. Wichtig für den Zerfall ist weiterhin die Porosität der Tablette. Abgesehen davon, daß ein hoher Preßdruck die Porosität verringert und damit das Eindringen von Wasser in die Tablette als Voraussetzung für den Zerfallsprozeß verschlechtert, üben auch die Zerfallsmittel einen ganz wesentlichen Einfluß auf die Kapillarität aus. In diesem Zusammenhang spielt nicht nur eine hohe Porosität eine Rolle, sondern vor allem die Benetzbarkeit.

Die Komplexität des Zerfallsvorgangs wird bei den Stärken, den ältesten und am häufigsten angewendeten Zerfallsmitteln, sichtbar. Die größte Bedeutung besitzt Maisstärke, von der Zusätze von 5–10% oftmals ausreichen, um gut zerfallende Tabletten herzustellen. In Wasser quillt Stärke unter erheblicher Zunahme des Volumens. Kartoffelstärke quillt allerdings langsamer als im allgemeinen der Zerfall erfolgt, und die vollständige und irreversible

Quellung ist erst bei 40°C zu verzeichnen, also oberhalb von Prüf- und Körpertemperatur. Berücksichtigt werden muß allerdings, daß Stärkekörner durch den Kompressionsdruck eine plastische Verformung erfahren und hierdurch möglicherweise veränderte Quelleigenschaften aufweisen. Stärke zählt darüber hinaus zu den Hydrophilisierungsmitteln, d. h., sie erhöht die Porosität und die Benetzung der Tablette und erleichtert dadurch das Eindringen von Wasser durch die Poren in das Tabletteninnere (Dochtwirkung), was eine Zerfallsbeschleunigung zur Folge hat.

Offensichtlich besitzen Zerfallsmittel dann eine hohe Wirkungseffektivität, wenn sie begrenzt quellbar sind, einen hohen Quellungsdruck haben und in der Tablette ein Porensystem ausbilden, das eine genügende Benetzbarkeit aufweist.

Gute Zerfallsbeschleuniger sind Alginsäure und deren Salze bzw. Derivate. Die wasserunlösliche Alginsäure nimmt das Mehrfache ihrer Eigenmasse an Wasser auf, sie quillt und löst dadurch den Zerfallseffekt aus. Ihre Quellstärke bleibt selbst bei mehrfacher Befeuchtung und Trocknung erhalten. Da nicht immer die sauer reagierende Alginsäure für die Tablettenrezeptur geeignet ist, werden Calcium- bzw. Natriumalginate angeboten.

Ausgeprägte Quellfähigkeit sind der mikrokristallinen Cellulose (Avicel®), der Holocellulose (gereinigte Cellulose, frei von Lignin) sowie Natriumcarboxymethylcellulose und Polyacrylsäure (Carbopol® 934) zuzuschreiben.

Die Palette der Zerfallsmittel fand mit vernetztem Polyvinylpyrrolidon (Polyplasdone® XL, Kollidon® CL, Crospovidone®) und vernetzter Natriumcarboxymethylcellulose (Ac-Di-Sol®) eine weitere Bereicherung. Diese wasserunlöslichen Stoffe besitzen ein beträchtliches Quellvermögen sowie eine hohe Kapillaraktivität und sichern einen spontanen und vollständigen Zerfall ohne Schleimbildung. Sie üben zugleich eine Bindemittelfunktion aus, so daß die Tabletten eine hohe Abriebbeständigkeit aufweisen. In einem amerikanischen Handbuch werden diese Substanzen – sicher zu Recht – als neue Generation der Zerfallsmittel bezeichnet, da sie die Zerfallszeiten im Vergleich zu den herkömmlichen Zerfallsmitteln drastisch reduzieren. Die früher für Zerfallsmittel verwendete Bezeichnung „Sprengmittel", die wegen des meist zögernd erfolgenden Desaggregierungsvorgangs nicht korrekt war, erscheint hier zutreffend.

Natriumcarboxymethylstärke (Primojel®, Explotab®) und niedrigsubstituierte Natriumcarboxymethylcellulose (Nymcel®) sind ebenfalls in Konzentrationen von 2–8% gut wirksam.

Als Beispiel für die *2. Gruppe* sei Natriumhydrogencarbonat angeführt. Tabletten mit einem derartigen Zusatz zerfallen infolge Kohlendioxidentwicklung im Magen (saure Reaktion) schnell. Zur Gewährleistung eines schlagartigen Zerfalls auch in Wasser (Brausetabletten) bzw. bei Personen mit subazidem Magensaft, wird im allgemeinen den Tabletten gleichzeitig Citronen- bzw. Weinsäure zugefügt. Auf diesem Zerfallsprinzip beruht die Sprengwirkung mancher Analgetika enthaltender Tabletten und Vitamintabletten (z. B. Vitamin-C-Brausetabletten). Gelegentlich findet auch Magnesiumperoxid als gaserzeugendes Sprengmittel Verwendung. Bei Gegenwart von Wasser tritt Sauerstoffabspaltung ein. Die Aufbewahrung von Tabletten, deren Zerfall bei Anwesenheit von Feuchtigkeit auf Gasentwicklung beruht, erfolgt zweckmäßigerweise in Röhrchen, deren Stopfen ein Trockenmittel enthalten.

Die Vertreter der *3. Gruppe* der zerfallsbeschleunigenden Substanzen sind keine Zerfallsmittel im eigentlichen Sinne. Sie ermöglichen vielmehr, daß Zerfallsmittel optimal wirksam werden. Die Tablettierung lipophiler Substanzen bereitet erfahrungsgemäß oftmals erhebliche Schwierigkeiten, da der Zerfall ungenügend ist. Die Benetzbarkeit derartiger Tabletten ist nur gering, so daß die eingearbeiteten Zerfallsmittel überhaupt nicht oder nur sehr verzögert zur Wirkung kommen. Hier empfehlen sich oberflächenaktive Substanzen, die die Tabletten hydrophilisieren und dafür Sorge tragen, daß Wasser die eingearbeiteten Zerfallsmittel erreicht und sie zur Wirkung bringt. Natriumlaurylsulfat und Natriumcetylsulfat als anionenaktive Verbindungen (s. 18.4.2) und die nichtionogenen Tenside (Tween® 20, 60, 80 [s. 18.4.4]) werden empfohlen. Obgleich derartige oberflächenaktive Verbindungen hohe physiologische Aktivität aufweisen, sind pharmakologische Bedenken in diesem Zusammenhang bisher nicht erhoben worden. Einen schnellen Zerfall sichert auch hochdisperses Siliciumdioxid. Es erleichtert das Eindringen von Wasser in die Tablette.

Es ist nicht möglich, ein Zerfallsmittel generell zu empfehlen, vielmehr muß stets im Einzelfall bei der Arzneiformung Art und Menge des Zerfallsmittels empirisch ermittelt werden. Der Erfahrung wird es auch vorbehalten sein zu entscheiden, in welcher Form der Zusatz erfolgt, d. h. ob der Hilfsstoff in Substanz oder als Spray zugesetzt und ob er mitgranuliert wird, oder ob seine Zumischung erst nach Fertigstellung des Granulats erfolgt.

9.5.6
Feuchthaltemittel

Im Einzelfall kann die Anwendung von Feuchthaltemitteln sinnvoll sein. Sie verhindern eine zu starke Austrocknung des Granulats (Vermeidung „deckelnder" Tabletten) und der Tablette (Feuchtigkeitsspuren in der Tablette beschleunigen den Zerfall). Bewährt hat sich ein Glycerolzusatz zur Granulierflüssigkeit. Als Feuchthaltemittel wird auch Stärke positiv beurteilt. Sie bindet Luftfeuchtigkeit adsorptiv und fungiert als „Wasserregulator" der Tablette. Auch Sorbitollösungen finden Anwendung.

9.5.7
Adsorptionsmittel

Sollen dünn- oder zähflüssige Arzneistoffe (ätherische Öle, oleophile Vitamine, Extrakte) zu Tabletten verpreßt werden, so müssen diese zunächst an entsprechende aufsaugende Hilfsstoffe (Lactose, Stärkesorten, Bentonit, Aerosil®) sorptiv gebunden werden. Das geschieht häufig nach Lösen der Arzneistoffe in organischen Lösungsmitteln (z. B. Ether). Die Oberfläche der Arzneimittel wird hierdurch stark vergrößert. Deshalb müssen bei oxidationsempfindlichen Stoffen Haltbarkeitsprobleme berücksichtigt werden.

9.5.8
Gegensprengmittel

Gegensprengmittel (Lösungsverzögerer) sind nur bei den Tablettentypen erforderlich, bei denen ein schneller Zerfall (bzw. Lösung) unerwünscht ist (Lutschtabletten, Bukkaltabletten, Implantationstabletten usw.). Neben Saccharose, arabischem Gummi, Tragant und Dextrin finden insbesondere fettartige Substanzen, wie hydrierte Fette, Stearin, Paraffin u. a., Verwendung. Auch hydrophile Verbindungen, wie Polyethylenglykole, verzögern den Zerfall, wenn sie in entsprechender Konzentration eingesetzt werden.

9.6
Komplikationen bei der Tablettierung

9.6.1
Allgemeines

Beim Tablettieren treten mitunter mannigfache Komplikationen auf, die den Preßvorgang stören und meist zu fehlerhaften Tabletten führen. Die Ursachen können granulatbedingt oder auch maschinenbedingt sein. Im folgenden sind nur einige besonders gravierende und häufig auftretende Komplikationen angeführt.

9.6.2
Knallen der Maschine

Das Knallen oder Knarren der Maschine beruht auf einem Reibegeräusch, das durch Haften von Tablettiermasse an der Matrizenwand oder am Kopf des Unterstempels zustande kommt. Hohe Granulatfeuchtigkeit, ungenügende Schmiermittelwirkung oder auch nicht exakt eingesetzte sowie abgenutzte Preßwerkzeuge können hierfür verantwortlich sein.

9.6.3
Kleben an den Stempeln

Es verhindert eine kontinuierliche Pressung, zumindest aber führt es zu einer rauhen Tablettenoberfläche. Als Ursachen sind zu nennen, einerseits zu hohe Granulatfeuchtigkeit,

Bildung von Eutektika, zu geringe Kohäsion der Granulatkörner, ungenügende Formentrennmittelwirkung und physikalische Eigenschaften der Tablettenmasse, andererseits schadhafte Preßflächen der Stempel oder Gravuren (wenn sie sehr klein sind oder enge Bögen oder Schlingen aufweisen) und zu geringer Preßdruck.

9.6.4
Deckeln

Abstoßung oder Abschilferung einer oder mehrerer Schichten von der Tablettenoberseite während des Ausstoßens aus der Matrize oder bei der Tablettenlagerung sowie ein Platzen der Tablettenoberfläche wird als „Deckeln" bezeichnet. Es entsteht immer dann, wenn die elastischen Spannungen während des Preßvorganges nicht genügend durch Sprödbruch oder plastisches Fließen abgebaut wurden. Der Tablettierfehler wird ausgelöst durch zu geringe oder zu hohe Granulatfeuchtigkeit, ungenügende Bindemittelwirkung, ungeeignete Kristallformen, stark aerophile Stoffe, zu hohe Porosität, zu hohen Pulveranteil, zu starke interpartikulare Bindung zwischen den Granulatkörnern sowie durch ungeeignete Granulatformen. Als maschinenbedingte Faktoren seien angeführt: zu hohe Preßkraft, schlecht eingesetzte oder auch abgenutzte Werkzeuge, zu hohe Preßgeschwindigkeit, schlechte Entlüftung der Matrize (starrer Druck).

9.6.5
Ungenügende Festigkeit

Hierunter sind zu geringe Abriebfestigkeit, zu geringe Biegefestigkeit und zu geringe Druckfestigkeit zu verstehen. Der Fehler kann folgende Ursachen haben: ungeeignete Granulatform, ungeeignete Korngröße, zu hohe Porosität, zu geringe Bindemittelwirkung, zu geringer oder zu hoher Feuchtigkeitsgehalt, ungeeigneter Gleitmittelzusatz. Als maschinenbedingte Faktoren sind vor allem eine zu geringe Preßkraft und Wahl einer ungünstigen Tablettenform zu nennen.

9.6.6
Ungenügender Zerfall

Hierunter ist zu verstehen, daß der Tablettenzerfall nicht den in den Arzneibüchern für den einzelnen Tablettentyp vorgeschriebenen Anforderungen entspricht. Verantwortlich sind hierfür das Granulat, z. B. zu geringe Zerfallsmittelwirkung, zu hoher Bindemittelanteil, zu hoher Gleitmittelzusatz, ungeeignete Korngröße oder Granulatform, zu geringe Benetzbarkeit der Substanzen, zu geringe Porosität oder als maschinenbedingter Faktor eine zu hohe Preßkraft.

9.6.7
Dosierungsschwankungen

Für Dosierungsschwankungen, die das in den Arzneibüchern festgelegte Limit überschreiten, sind folgende granulatbedingte Ursachen aufzuführen: ungeeignete Korngröße, zu hoher Pulveranteil, ungeeignete Granulatform, ungünstiges Verhalten zwischen Schüttvolumen und Stampfvolumen des Granulats, zu geringer Fließregulierungsmittelanteil, zu hohe Granulatfeuchtigkeit. Zu hohe Preßgeschwindigkeit, ein lockerer Unterstempel und eine zu starke Vibration oder eine zu starke Schüttelbewegung des Fülltrichters sind als maschinenbedingte Gründe aufzuzählen. Schließlich sei auf weitere Fehler, wie Doppelfüllung der Matrize oder Doppelgravuren, hingewiesen.

9.6.8
Ungenügende Pflege
der Tablettierwerkzeuge

Viele der maschinenbedingten Komplikationen beim Tablettieren lassen sich durch eine ständige und sorgfältige Pflege der Tablettenmaschinen und Werkzeuge verhindern, die darüber hinaus die Einsatzfähigkeit der Maschinen verlängert und Störungen vermeidet. Eine Schmierung der Maschinen hat nach dem vom Herstellerbetrieb mitgelieferten Schmierplan in den dort angegebenen Zeitintervallen zu erfolgen. Eine sorgfältige Reinigung von Maschinenteilen und Stempelwerkzeugen ist nach Beendigung jeder Verpressung notwendig. Die Stempel sind hierzu auszubauen. Anhaftende Reste von Tablettiermasse werden mit einem Wolltuch sorgfältig entfernt. Hartnäckig festhaftendes Material kann gegebenenfalls mit einem Holzstäbchen von Stempel und Matrize entfernt werden. Auf keinen Fall dürfen zur Säuberung Metallteile verwendet werden. Diese verursachen Kratzer auf den hochempfindlichen Preßflächen der Stempel. Eine einmal erfolgte Beschädigung überträgt sich nicht nur fortlaufend auf die Oberfläche der Preßlinge, sie kann auch Ursache von Tablettierfehlern, z. B. Kleben am Stempel, sein. Für die Reinigung von Stempeln wird auch heißes Seifenwasser empfohlen. Nach sorgfältiger Trocknung sind die Teile anschließend mit säurefreiem und geruchlosem Fett (hierzu eignet sich auch Vaselin oder flüssiges Paraffin) einzufetten. Die Aufbewahrung der Stempel erfolgt zweckmäßigerweise entweder in Fettpapier oder aufgereiht in einer Halterung, die eine Beschädigung der Stempel unmöglich macht. Die Gefahr des Rostens von Stempeln und Maschinenteilen wird vielfach unterschätzt. Nicht nur die Luftfeuchtigkeit kann recht schnell zu Rostansatz führen, sondern in viel stärkerem Maße die zu Tabletten verarbeiteten Arzneistoffe. Rostansätze an nicht gefetteten Teilen können sich innerhalb von wenigen Stunden bilden. Stempel sind regelmäßig zu polieren und bei Rundläufern zu vermessen.

9.7
Hinweise zu einigen Tablettentypen

9.7.1
Peroraltabletten

Tabletten zur peroralen Anwendung, die entweder im Wasser zerfallen oder direkt eingenommen werden, müssen schnell zerfallen. Die Wirkstoffe gelangen im Magen-Darm-Trakt zur Resorption bzw. üben dort selbst eine lokale Wirkung (Antazida, nicht resorbierbare Antibiotika) aus.

9.7.2
Kautabletten

Kautabletten sind als Spezialtabletten anzusprechen, die zerbissen und geschluckt werden. Sie besitzen einen angenehmen aromatischen Geschmack, enthalten keine Zerfallsmittel und werden von Patienten, die Schwierigkeiten beim Schlucken haben, so auch von Kindern, die oftmals der Einnahme von Tabletten Widerstand entgegensetzen, bevorzugt. Da Wasser zum Schlucken oder Nachspülen nicht notwendig ist, bietet ihre Einnahme auch Berufstätigen, Touristen usw. Vorteile. Neben relativ hohem Bindemittelanteil enthalten sie Zucker, Zuckeraustauschstoffe, Kakaopulver und Aromastoffe.

9.7.3
Oraltabletten

Oraltabletten, zu denen Lutsch-, Sublingual- und Bukkaltabletten zählen, sollen den Wirkstoff in der Mundhöhle oder im Rachenraum freisetzen. Der Arzneistoff kann lokal wirken oder durch Resorption im Mund-Rachenraum systemisch verfügbar werden. Charakteristisch für diese Tablettenarten ist, daß sie nicht zerfallen, sondern sich langsam und kontinuierlich auflösen. Es ist daher erforderlich, daß sie möglichst geschmacklos sind, oder es muß für einen guten Geschmack Sorge getragen werden. Die Lösungsverzögerung wird durch hohe Preßkraft, insbesondere aber durch Fortlassen von Zerfallsmitteln und Einsatz von Saccharose, Glucose usw. erreicht. Diese gut wasserlöslichen Substanzen verzögern die Auflösung dadurch, daß die Porengänge durch Speichel unter Bildung einer konzentrierten Lösung derart verstopft werden, daß weiteres Wasser nicht in das Innere der Tablette diffundieren kann. Die großen Anteile wasserlöslicher Bindemittel verkleben darüber hinaus die Tablettenoberfläche. Die Gleitmittelanteile sind gleichfalls höher als bei Peroraltabletten und verzögern weiterhin die Auflösungsgeschwindigkeit. Wegen des Eigengeschmacks können Talkum und Magnesiumstearate nicht, wohl aber Magnesiumarachinat und -behenat, verwendet werden.

9.7.3.1
Lutschtabletten

Lutschtabletten finden zur Vorbeugung und Behandlung von Infektionen des Mund- und Rachenraums Anwendung. Als Arzneistoffe dominieren Antiseptika, Desinfizientia, Lokalanästhetika, Expektorantia.

9.7.3.2
Sublingualtabletten

Sublingualtabletten enthalten Arzneistoffe, die im Gastrointestinaltrakt zerstört oder inaktiviert werden und daher über die Schleimhäute des Zungenuntergrunds zur Resorption gelangen müssen. Im allgemeinen wird hierbei gleichfalls eine langsame Wirkstoffabgabe angestrebt (20–60 min). In dem Maße, wie Arzneistoffe freigesetzt werden, soll eine Resorption über die Schleimhäute erfolgen. Ist das nicht der Fall und kommt es zu einem raschen Zerfall (Lösung), so ist zu befürchten, daß die Schleimhäute nicht in der Lage sind, die gesamte Menge an vorliegendem Wirkstoff zu resorbieren, so daß Teile mit dem Speichel in den Magen gelangen, wo eine rasche Inaktivierung erfolgt. Die sublinguale Applikation von Hormonen (z. B. Methyltestosteron, Estradiol, Progesteron) ist durch moderne Darreichungsformen (Transdermale therapeutische Systeme) und neue Wirkstoffe, die nach peroraler Applikation systemisch verfügbar sind, obsolet. In einigen speziellen Fällen soll allerdings auch bei Sublingualtabletten der Zerfall möglichst schlagartig sein, nämlich dann, wenn Arzneistoffe (z. B. Nitroglycerin, Erythroltetranitrat) inkorporiert sind, die bei Anfällen von Angina pectoris angewendet werden. Sublingualtabletten sollen klein sein, keine scharfen Kanten besitzen und eine glatte Oberfläche aufweisen, wodurch Schleimhautreizungen und vermehrter Speichelfluß (unerwünschter Abtransport von Arzneistoffen in den Magen) vermieden werden. Linsenförmige Tabletten mit großer Oberfläche bieten darüber hinaus gute Kontaktmöglichkeiten mit der Mundschleimhaut, was sich positiv auf die Resorption auswirkt.

9.7.3.3
Bukkaltabletten

Bukkaltabletten werden in der Backentasche oder im Zwischenraum zwischen Zahnfleisch und Lippe appliziert. Durch die Schleimhäute des Mundes aufgenommene Arzneistoffe gelangen direkt in den Blutkreislauf. Es entfällt somit die primäre Leberpassage.

9.7.4
Parenteraltabletten (Injektionstabletten)

Injektionstabletten dienen zur Herstellung einer klaren, sterilen Injektionslösung. Sie dürfen nur wasserlösliche Wirk- und Hilfsstoffe enthalten. Zur Auflösung wird Wasser für Injektionszwecke verwendet. Die zu verarbeitenden Tablettierhilfsstoffe müssen im besonderen Maße physiologisch und pharmakologisch unbedenklich und darüber hinaus pyrogenfrei sein und eine schnelle und vollkommene Auflösung garantieren. Als Hilfsstoffe finden vorwiegend Glucose, Saccharose, Sorbitol und Natriumchlorid Verwendung. Natriumchlorid gestattet oft eine Komprimierung ohne vorhergehende Granulierung. Polyethylenglykole und -derivate dienen gegebenenfalls als Gleitmittelzusätze. Eine aseptische Abfüllung der Tabletten in sterile Behältnisse ist unbedingt erforderlich. Diese Arzneiform hat besondere Bedeutung für die Wehrpharmazie und bei Katastropheneinsätzen erlangt.

9.7.5
Lösungstabletten

Lösungstabletten enthalten Arzneimittel für den äußeren Gebrauch und ergeben beim Auflösen in der angegebenen Menge Wasser Lösungen definierter Konzentration. So hergestellt werden vor allem antiseptische Lösungen, sei es zum Gurgeln oder für Umschläge oder zur Desinfektion. Hier können auch Tabletten eingegliedert werden, die kolloides Silber oder p-Dichlorsulfamylobenzoesäure (in den USA: Halazone®) enthalten und in tropischen Gebieten zur Entkeimung des Trinkwassers dienen. Von Lösungstabletten wird gefordert, daß sie völlig löslich sind.

Die Zahl der Tablettierhilfsstoffe ist daher begrenzt. Zu nennen sind Natriumchlorid, Lactose, als Gleitmittel Polyethylenglykol 4000–6000, als Granulierflüssigkeit Alkohol bzw. Alkohol-Wasser-Mischungen.

9.7.6
Brausetabletten

Brausetabletten enthalten Wirkstoffe, die schnell zur Resorption gebracht werden sollen. Durch den schnellen Zerfall in Wasser oder Mineralwasser wird der Arzneistoff dann in gelöster Form vorliegen. Der Zerfall wird durch Verpressen von Natriumhydrogencarbonat gemeinsam mit einer organischen Säure (Citronensäure, Ascorbinsäure) erreicht. Brausetabletten müssen innerhalb von 5 Minuten zerfallen sein. Da die Tabletten vor Feuchtigkeit geschützt gelagert werden müssen, werden sie entweder einzeln versiegelt oder in Tablettenröhrchen mit Trockenmittel im Deckel konfektioniert.

Ein besonderes Problem von Brausetabletten stellt die Schmierung dar. Schmiermittel sind normalerweise lipophile Substanzen, die bei Brausetabletten nicht eingesetzt werden können. Deshalb werden meistens hydrophile PEG-Verbindungen und insbesondere eine Kombination aus PEG 6000 und sprühgetrocknetem L-Leucin eingesetzt.

9.7.7
Vaginaltabletten

Vaginaltabletten enthalten meist Arzneistoffe zur lokalen Beeinflussung der Vaginalschleimhaut. Im allgemeinen ist eine langsame Auflösung erwünscht. Die Arzneiformulierung entspricht daher den Lutschtabletten. Es kommen nur gut lösliche Hilfsstoffe in Frage (Glucose, Lactose, Sorbitol). Der pH-Wert muß, um eine Störung der Vaginalflora zu vermeiden, im sauren Bereich (pH 5) liegen. Talkum als Gleitmittel darf wegen der Gefahr einer Bildung von Talkumgranulomen nicht verwendet werden. Vaginaltabletten mit schlagartigem Zerfall (Brausetabletten) werden mit Wirkstoffen zur Empfängnisverhütung eingesetzt.

Implantationstabletten s. 20.7.2.

9.8
Biopharmazeutische Aspekte

9.8.1
Physiologische Verhältnisse im Magen-Darm-Kanal und ihr Einfluß auf die Resorption

Der Wirkungseintritt bei peroral applizierten Arzneiformen wird um so eher erfolgen, je schneller der Arzneistoff nach Freisetzung zur Resorption gelangt. Angestrebt wird eine möglichst schnelle Resorption im Magen. Hier nicht resorbierte Stoffe können vom Hauptresorptionsorgan, der Dünndarmschleimhaut, aufgenommen werden. In sehr geringen Mengen gelangen Arzneistoffanteile bereits im Mund zur Resorption. Bei Lutsch- und Sublingualtabletten ist die Mundschleimhaut dagegen der Hauptresorptionsort.

Die physiologischen Verhältnisse im Magen sind schwer zu erfassen und keineswegs gleichförmig. Menge und Art der Speisen und erhebliche individuelle und tageszeitliche Schwankungen – von pathologischen Abweichungen ganz abgesehen – lassen konkrete allgemeingültige Aussagen kaum zu. Normalerweise herrscht im Magen ein saures Milieu, das eine Lösung schwach basischer Arzneistoffe erwarten läßt. Allerdings ist der pH-Wert stark von der Nahrungsaufnahme abhängig. Eiweißreiche Nahrung führt z. B. zu einer Verschiebung ins schwach saure Gebiet. Magenkranke und auch ältere Personen weisen oftmals einen subaziden oder anaziden Magensaft auf, so daß der Ionisationsgrad und die Löslichkeit eines Arzneistoffs hierdurch stark beeinflußt werden. In solchen Fällen ist auch eine Magensaftresistenz von speziellen Arzneiformen nicht immer gewährleistet. Andererseits muß bei diesen Arzneiformen berücksichtigt werden, daß noch in den oberen Dünndarmabschnitten schwach saure Werte vorherrschen können. So wurden für das Duodenum pH-Werte zwischen 3,8–6,6 ermittelt, selbst im 5 m langen Jejunum konnten noch schwach saure Werte gemessen werden. Die Verweildauer von Arzneiformen wird auch vom Füllungsgrad des Magens beeinflußt.

Für die Arzneimittelwirkung ist eine möglichst gleichmäßige Passage (besonders bei Depotarzneiformen) durch den Verdauungstrakt wünschenswert. Jede Dysfunktion der Verdauung kann eine Verlängerung der Verweildauer im Magen herbeiführen und zu Komplikationen Anlaß geben. Perorale Darreichungsformen verlassen den Magen meistens nach 3–4 h. Vereinzelt kann sich die Verweildauer auf 8–10 h verlängern. Kleine Kügelchen und Granulatkörner vermögen dagegen den geschlossenen Pylorus zu passieren und den Magen – wie röntgenologische Befunde zeigen – bereits nach 15 min zu verlassen. Für die Passage des Dickdarms werden 4–20 h angenommen. Da die Verweildauer von Präparaten im Verdauungstrakt von einer Vielzahl von Faktoren beeinflußt wird, fällt es schwer, eine Durchschnittszeit für die Durchwanderung festzulegen. In der Literatur werden häufig 10–12 h als Mittelwert veranschlagt.

Tabelle 9.4 gibt einen Überblick über die physiologischen Verhältnisse im Magen-Darm-Trakt, wobei die angegebenen Werte lediglich als allgemeine Richtwerte zu betrachten sind.

Im gesamten Magen-Darm-Kanal sind in der Mukosa Schleimdrüsen oder im Epithel eingestreute Zellen vorhanden, die Schleim (Mucin) produzieren, der die Darmoberfläche überzieht. Hauptbestandteil des Sekrets bilden Mukoide, die aus Protein und hexosaminhaltigem Mukopolysaccharid bestehen. Arzneistoffe werden bei der Resorption zunächst aus dem Magen- oder Darmlumen von den Epithelzellen der Mukosa aufgenommen. Die Arzneistoffe gelangen nach Passage der Epithelzellen

Tab. 9.4: Physiologische Verhältnisse im Verdauungstrakt (vgl. Abb. 9.19)

Organ	Verdauungs-flüssigkeiten	Menge [l/d]	pH-Wert	Bestandteile	Verweildauer [h]	Resorptionsverhältnisse
Mund (Os)	Speichel	1–2	ca. 6	Ptyalin	kurzfristig	
Magen (Stomachus)	Magensaft	2–4	1,2–1,6	Salzsäure Pepsin Chymosin Kathepsin Lipase	$1/4$–3	hydrophile Substanzen schlecht; lipoidlösliche Substanzen gut
Dünndarm (Duodenum, Jejunum, Ileum)	Darmsaft	ca. 0,2	4,7–7,3	Amylase Maltase Lactase Saccharase	1–10	gut
	Pankreassaft	ca. 0,7	7,5–8,8	Lipase Erepsin Enterokinase Trypsin Chymotrypsin Amylase Carboxy-peptidasen Nucleasen		
	Galle	0,7–1,2	7,4–7,7	Gallensäuren Cholesterol Lecithin		
Dickdarm (Kolon)			4,6–8,8	Bakterien Mucus Stercobilin	4–20	schlecht
Mastdarm (Rectum)	Schleimsekret	ca. 7,3		normalerweise leer		s. Suppositorien

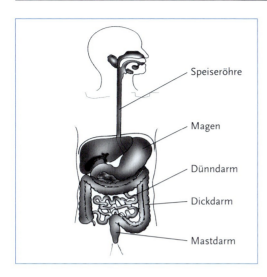

Abb. 9.19: Magen-Darm-Trakt

in die Flüssigkeit der Lamina propria und aus dieser in die Blutkapillaren, aus denen sie fortgeführt werden.

Die Plasmamembranen der Epithelzellen stellen für hydrophile und speziell für ionisierte Arzneistoffe eine große Barriere dar, falls diese Arzneistoffe keine Affinität für Transportsysteme in den Epithelmembranen haben. Substanzen mit einem Molekulargewicht von < 100 (z. B. Wasser, Harnstoff) können das Epithel zwischen den Plasmamembranen der einzelnen Zellen passieren. Diese Durchlässigkeit ist abhängig von der Dichtigkeit der aneinanderliegenden Zellmembranen („tight junctions"). So ist z. B. die Durchlässigkeit im Darmepithelium 10000mal höher als im Blasenepithel.

Der Porendurchmesser ist bei verschiedenen Körpermembranen unterschiedlich. Aus Tierversuchen wird geschlossen, daß nur Substanzen mit einer Molekülmasse ≤ 100 durch diese Poren diffundieren können.

Durch die Lipoidmembranen der Magenschleimhaut und des Darmepithels vermögen nur lipoidlösliche Arzneistoffe in signifikantem Ausmaß zu permeieren. Da die Mehrzahl der Arzneistoffe schwache Säuren oder schwache Basen darstellen, liegen sie in Abhängigkeit vom pH-Wert mehr oder weniger stark in ionisierter Form vor. In Anbetracht der Lipoidlöslichkeit der nichtionisierten Form wird ausschließlich diese vom Magen resorbiert. Bei schlechter Lipoidlöslichkeit der undissoziierten Form kann demnach auch keine gute Resorption erwartet werden. Gut resorbiert werden schwache Säuren, da sie im sauren Magensaft vorwiegend undissoziiert vorliegen. Da schwache Basen im Magen fast vollständig in ionisierter Form existieren, erfolgt ihre Resorption hauptsächlich im Darm, in dem höhere pH-Werte vorherrschen und der nichtionisierte Zustand dominiert. Voraussetzung für die Resorption ist allerdings, daß der Arzneistoff in Lösung vorliegt. Schwache Säuren kommen jedoch im sauren pH-Bereich des Magens weniger zur Lösung als im Darmsaft, so daß, wenn auch im Darm der Anteil an nichtdissoziiertem Arzneistoff gering ist, dieser – bedingt durch die große Resorptionsfläche (etwa 100 m^2) – in befriedigender Menge zur Resorption gelangt.

9.8.2
Zerfalls-, Auflösungs- und Resorptionsprozesse bei Formlingen

Jede Phase der Tablettenherstellung vermag entscheidend Einfluß zu nehmen auf den Zerfall, auf die Wirkstofffreisetzung und auf die Resorptionsrate. Auf die fördernden oder auch hemmenden Effekte der Grund- und Hilfsstoffe, der Granulatgröße und -form, der Art der Komprimierung, insbesondere des Preßdrucks, sei in diesem Zusammenhang nochmals hingewiesen.

Voraussetzung für günstige Liberations- und Resorptionsverhältnisse bildet der vollständige Zerfall des Formlings. In Abbildung 9.20 sind die Zerfallsphasen, der daraus resultierende Grad der Freisetzung sowie die Resorptionsvorgänge schematisch dargestellt. Die Desaggregierung eines Formlings (Tablette, Dragee) erfolgt zunächst zu den Granulatkörnern. Diese zerfallen dann weiter bis zu ihren pulverförmigen Bestandteilen. Der Zerfall verläuft somit in umgekehrter Reihenfolge wie die Aggregierungsprozesse bei der Herstellung des Formlings, wo aus pulverförmigen Arznei- und Hilfsstoffen zunächst Granulate gebildet werden, die dann verpreßt den Formling ergeben.

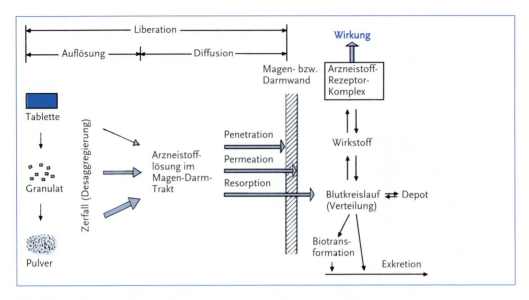

Abb. 9.20: Zerfalls-, Liberations- und Resorptionsprozesse am Beispiel einer Tablette

Bereits aus einer unzerfallenen Tablette kann eine Freisetzung, wenn auch nur in geringem Ausmaß, stattfinden. Aus Granulatkörnern sind die Liberationsraten jedoch wesentlich höher, doch erst ein vollständiger Zerfall in die pulverförmigen Bestandteile läßt bei einem leicht wasserlöslichen Arzneistoff eine schnelle und vollständige Herauslösung erwarten. Selbst wenn langsam quellende Klebstoffe zur Granulierung verwendet werden oder Anteile lipophiler Tablettierhilfsstoffe (Magnesium-, Calciumstearat, Talkum) die Diffusion oder Benetzung behindern, dürfte keine wesentliche Verzögerung der Liberation und Resorption auftreten. Die Zerfallsforderungen für Tabletten, Dragees, Granulate dürften im allgemeinen – sofern leicht wasserlösliche Arzneistoffe verarbeitet wurden – geeignet sein, um sicherzustellen, daß eine Resorption ohne Verzögerung gewährleistet ist.

Wird ein Wirkstoff allerdings nur langsam aus den Zerfallsprodukten herausgelöst, sei es, weil er eine geringe Lösungsgeschwindigkeit besitzt oder weil er z. B. durch ungünstige Granuliermittel von diesen fest eingeschlossen ist, resultieren nur geringe Liberationsraten und eine nur unvollständige Resorption im Magen-Darm-Trakt, die durch einen nur langsamen und unvollkommen Anstieg der Blutspiegelwerte erkannt wird. In diesen Fällen sind Zerfallstests wenig sinnvoll, wesentlich höhere Aussagekraft besitzt der Auflösungstest (dissolution test) (s. 9.8.3.1).

Bei einigen Arzneistoffen empfiehlt es sich, durch Verarbeitung von Puffersubstanzen in Tabletten einen bestimmten pH-Wert einzustellen, der eine sofortige Lösung des Wirkstoffs ermöglicht (z. B. gepufferte Acetylsalicylsäure). Werden Arzneistoffe in mikronisierter Form zu Tabletten verarbeitet, so kann bei ungeschickter Formulierung ihre höhere Resorbierbarkeit durch den Granulier- und Preßvorgang verloren gehen. Als Beispiel sei Griseofulvinmikropulver angeführt, das zu einer Suspension verarbeitet, wesentlich höhere Blutspiegelwerte erbrachte als bei einer Verpressung zur Tablette.

Für ungenügende Resorptionsquoten bei Tabletten oder für eine unzureichende Auflösbarkeit des Arzneistoffs dürften in vielen Fällen Komplexbildungen zwischen Arzneistoffen und Hilfsstoffen verantwortlich sein. Adsorptive Bindungen zwischen Arznei- und Hilfsstoffen, insbesondere mit den als Tablettierhilfsstoffen verwendeten Talkum, kolloidalem Kaolin, Calciumcarbonat, Magnesiumtrisilicat, Magnesiumhydroxid, Magnesiumoxid, Zinkstearat, Stearinsäure und Aluminiumhydroxid, sind erkannt worden, ohne daß eine Zuordnung zu den verschiedenen physikalischen Vorgängen im Einzelfall möglich war. Tetracyclin gibt z. B. mit Al^{3+}-Ionen Komplexe, desgleichen mit Ca^{2+}, so daß bei gleichzeitiger Milchverabreichung starke Wirkungseinbußen resultieren.

Für die im nächsten Kapitel (s. 10) erörterte Arzneiform „Überzogene Tabletten" gelten im wesentlichen die oben gemachten Aussagen. Auch sie besitzen als Kern eine Tablette, deren rascher Zerfall die Voraussetzung für die Arzneimittelresorption darstellt. Hinzu kommt allerdings, daß zuvor die Überzugsschicht gelöst (z. B. durch Salzbildung mit Ionen der Magen- oder Darmflüssigkeit), gesprengt (Quellung des Kerns nach Diffusion von Flüssigkeit durch Überzugsschicht) oder für den Arzneistofftransport durchlässig werden muß. Während bei Filmüberzügen kaum Verzögerungen der Liberation auftreten, benötigen Zuckerüberzüge mit ihrer beachtlichen Dicke zu ihrer Lösung einige Zeit.

Gegenüber Tabletten und „überzogenen Tabletten" erweist sich die Kapsel (s. 11) zum peroralen Gebrauch im Hinblick auf die Bioverfügbarkeit als überlegen. Das erklärt die zunehmende Bedeutung dieser Arzneiform. Altersbedingte oder durch Interaktion mit Inhaltsstoffen hervorgerufene Härtung der Gelatinehülle wie auch lipophile Arzneistoffe oder Hilfsstoffe als Füllmaterialien verzögern die Liberation, während hydrophile Substanzen und die Benetzung fördernde Tenside zu einer Erhöhung der Liberation und Bioverfügbarkeit führen.

9.8.3
Erfassung des Auflösungs-, Liberations- und Verteilungsverhaltens von Arzneistoffen

9.8.3.1
Lösemodelle (dissolution test)

9.8.3.1.1
Allgemeines

Da die Lösungsgeschwindigkeit von Wirkstoffen oftmals den geschwindigkeitsbestimmenden Schritt für die Resorption darstellt, erbringt der Auflösungstest (dissolution test) wichtige Informationen zur biopharmazeutischen Qualität von Arzneiformen. Obgleich die für die peroralen Arzneiformen entwickelten Lösemodelle in ihrem Prinzip sehr einfach anmuten, haben diese erst nach jahrzehntelangen Bemühungen eine derartige Reife erlangt, daß sie standardisiert und validiert Bestandteil der Arzneibücher sind.

Man unterscheidet zwischen der *wahren Lösungsgeschwindigkeit* (instrinsic dissolution rate), die sich auf den (reinen) Arzneistoff bezieht, dessen Inlösunggehen unter definierten Bedingungen verfolgt wird, und der *scheinbaren Lösungsgeschwindigkeit* (apparent dissolution rate), die die effektive Freisetzung eines Arzneistoffs aus einer Arzneiform unter den Bedingungen konventioneller Verfahren charakterisiert.

Die Zahl der Lösemodelle, die bisher vorgeschlagen wurden, ist beträchtlich. Im folgenden sollen die wohl bedeutendsten Modelle, die zugleich für alle sich hiervon ableitenden Varianten stehen, aufgeführt werden und hierbei die Problematik der Einflußgrößen auf die Lösungskinetik erläutert werden. Entsprechend den Versuchsanordnungen sind bei allen Auflösungs-, Liberations- und Resorptionsmodellen zwei Gruppen nach den Lösebedingungen zu unterscheiden:

Non-sink-Bedingungen (engl. sink = Ausguß, Abfluß) liegen vor, wenn die Konzentration des Arzneistoffs im Medium entsprechend seiner Auflösung bis zu einem Maximalwert ansteigt. Im allgemeinen muß hier in einer vorgegebenen Zeit ein vorgegebener Prozentanteil der eingesetzten Gesamtarzneistoffmenge in Lösung gegangen sein (z. B. 60% in 30 min). Solche Bedingungen sind gegeben, wenn während des Lösevorgangs der Arzneistoff bzw. die Arzneiform mit der gesamten Menge Lösungsmittel in Kontakt steht und kein Flüssigkeitsaustausch stattfindet (geschlossenes System).

Sink-Bedingungen liegen dagegen vor, wenn die Konzentration des Arzneistoffs im Verteilungsvolumen trotz ständiger Auflösung auf einem niedrigen Niveau gehalten wird analog den Vorgängen bei der Resorption, bei der der Wirkstoff dem Lumen des Magen-Darm-Bereiches durch Aufnahme in die Blutbahn entzogen wird. Von Sink-Bedingungen spricht man, wenn der gelöst vorliegende Arzneistoff 10% der Sättigungskonzentration nicht überschreitet. Im Modellversuch sind diese Bedingungen dadurch erzielbar, daß fortlaufend aus der vorgelegten Prüflösung Volumina entnommen und zur Analyse gebracht und durch gleiche Volumina frischer Prüflösung ersetzt werden oder daß die Arzneiform während des Lösevorgangs stets mit reinem Lösungsmittel umspült wird (Durchflußzelle). Modelle, die nach dem letztgenannten Prinzip arbeiten, werden als offene Systeme bezeichnet.

9.8.3.1.2
Geschlossene Systeme

Bei allen Variationen dieser Bestimmungsmethode befindet sich der Formling in einem temperierten Behälter in einem Lösungsmittel, das durch Rühren, Schütteln, Rotieren oder Oszillieren in Bewegung gehalten wird. Die Menge des Lösungsmittels muß derart bemessen sein, daß nach erfolgter Lösung die Konzentration weit unterhalb der Sättigungskonzentration liegt. Bei schwerlöslichen Stoffen sind zwangsläufig recht große Flüssigkeitsvolumina zu verwenden.

Bechermethode
(beaker method)

Diese besonders einfache Methode (Abb. 9.21) findet zur Bestimmung der Auflösungsgeschwindigkeit von Substanzen Verwendung, die zunächst zu Formlingen verpreßt werden. In ein Becherglas, das ein bestimmtes Volumen Lösungsmedium (meist 250 ml Puffer) enthält und mit einer Rühreinrichtung ausgestattet ist, wird der Preßling vorsichtig eingebracht und zentriert. In regelmäßigen zeitlichen Abständen werden aliquote Volumina entnommen und deren Gehalt bestimmt. Die entnommenen Lösungsmittelvolumina sind zu ergänzen. Die Ergebnisse hängen von der Rührgeschwindigkeit, der Lage der Tablette im Becher und der Eintauchtiefe des Rührers ab. Eine Bewegung von 50 U/min in einem 500-ml-Becher soll etwa den physiologischen Verhältnissen des Magen-Darm-Traktes entsprechen. 40–60 U/min werden daher bei der Bechermethode empfohlen.

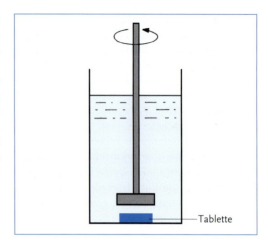

Abb. 9.21: Bechermethode

Drehkörbchenmethode
(rotating basket method)

Die Arzneiform befindet sich in einem Drahtkörbchen mit vorgeschriebener Dimension und Maschenweite, das mit festgelegter Umdrehungsgeschwindigkeit in der Prüfflüssigkeit rotiert (Abb. 9.22). Die Methode ist in mehreren Arzneibüchern aufgeführt (USP XXIII, Ph. Eur.).

Kritisch ist einzuschätzen, daß das Drahtnetz einen Abrieb am Formling bewirken kann, daß Quellstoffe gegebenenfalls durch Verstopfen der Maschen den Konzentrations-

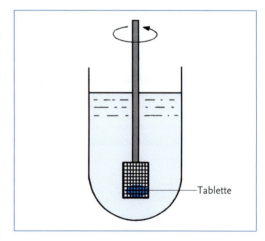

Abb. 9.22: Drehkörbchenmethode

ausgleich behindern oder sich der Formling am Ort der geringsten Bewegung befinden kann. Die Reproduzierbarkeit der Ergebnisse wird durch die Vibration der Rührwelle beeinträchtigt.

Blattrührerapparatur (paddle method)

Diese Prüfmethode zur Bestimmung der Lösungsrate wird derzeit bevorzugt eingesetzt. Sie ist Bestandteil moderner Arzneibücher. Es existieren hierbei Variationen, deren gemeinsames Element ein Rundbodengefäß mit einem Zweiflügelrührer spezieller Blattform ist (Abb. 9.23). Es befindet sich in einem thermostatierten Wasserbad. Da sich der zu prüfende Formling während des Vorgangs, bedingt durch den Rundboden des Gefäßes, zentral unter dem Rührflügel befindet, erfolgen die Bewegungsabläufe gleichförmig, woraus gut reproduzierbare Prüfergebnisse resultieren. Im allgemeinen verwendet man Gefäße mit 1 l Inhalt, wobei das Prüfvolumen max. 900 ml beträgt, doch werden gelegentlich auch kleinere oder größere Prüfvolumina mit entsprechend dimensionierten Gefäßen zur Ermittlung der Auflösungsraten herangezogen.

Für Serienuntersuchungen stehen Prüfgeräte zur Verfügung, bei denen sechs Prüfgefäße mit Rührflügel gleichzeitig beschickt werden können. Die Geschwindigkeit ist von 25–200 U · min^{-1} mit einer Genauigkeit von ± 1 U · min^{-1} durch permanenten elektronischen Soll-Ist-Abgleich regelbar. Die Temperatur ist ebenfalls von 30–42 °C stufenlos regelbar. Moderne Freisetzungssysteme ermöglichen auch einen automatischen Probenzug entsprechend den Anforderungen der Pharmakopöen (z. B. Erweka-Dissolutionstester DT).

Prüflingsmagazine werfen die Prüflinge zeitgleich in alle Reaktionsgefäße ein, so daß sich die manuelle Berechnung des zeitlichen Verzuges für das Einbringen der Prüflinge in die einzelnen Meßgefäße erübrigt.

Mit Hilfe von 20-Kammer-Magazinen können entsprechend viele Produkte nacheinander vollautomatisch mit 6 Prüflingen pro Charge geprüft werden.

9.8.3.1.3
Offene Systeme

Bei offenen Systemen werden von einem festgelegten Volumen Lösungsmittel ständig Anteile dem System zu- und wieder abgeführt. Dieser Vorgang wird durch eine Durchflußzelle realisiert (Sink-Bedingungen).

Durchflußmethode

Die zu prüfende Arzneiform befindet sich zwischen zwei Glas- oder Keramikfritten und wird im Durchfluß von unten her von der Auflösungsflüssigkeit (Wasser, künstlicher Magen- oder Darmsaft) umspült (Abb. 9.24). Die Ermittlung des Gehalts an gelöstem Arzneistoff erfolgt in der abfließenden Flüssigkeit meistens spektralphotometrisch unter Verwendung einer Durchflußküvette.

Die Methode zeichnet sich durch gute Ergebnisdifferenzierbarkeit, Präzision und prinzipielle Ähnlichkeit der Auflösungsbedingungen mit denen der In-vivo-Verhältnisse (Sink-Bedingungen, s. 9.8.3.1.1) aus. Zur Simulierung der physiologischen Verhältnisse im Magen-Darm-Trakt wird bei der Durchflußmethode ein Flüssigkeitsstrom von etwa 40–80 ml/min eingestellt.

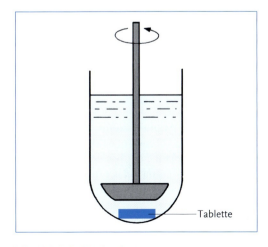

Abb. 9.23: Rührflügelmethode

Lösemodell der Sartorius AG

Mit dem Gerät kann gleichzeitig Auflösungs- und Resorptionsverhalten untersucht werden. In dem rotierenden Behälter befinden sich neben der zu untersuchenden Arzneiform auch Füllkörper. Der Freisetzungsversuch wird mit künstlichem Magensaft gestartet. Dieser wird später durch künstlichen Darmsaft ersetzt. Dem Behälter wird in bestimmten Zeitintervallen unter gleichzeitigem Ersatz des entsprechenden Lösungsmittels eine konstante Menge Lösung über ein Filter entzogen. Der automatisch gesteuerte Abtransport erfolgt in der Weise, daß die dem System entzogene Arzneistoffmenge näherungsweise so groß ist wie die in vivo resorbierte Menge.

9.8.3.2
Resorptionsmodelle

Während mit Lösemodellen vorrangig eine Charakterisierung des Auflösungs- und Liberationsverhaltens erfolgen kann, simulieren Resorptionsmodelle darüber hinaus auch die Verteilung des Arzneistoffs zwischen Gastrointestinalflüssigkeit und den Lipoidmembranen der Zellen. Neben der Lösungsgeschwindigkeit wird die Resorptionsrate im starken Maße vom Übertritt des Arzneistoffs in die Lipoidmembran festgelegt, so daß diesem Schritt besondere Bedeutung im Resorptionsablauf zukommt. Bei sehr zahlreichen in der Literatur beschriebenen Versuchsanordnungen, von denen nur einige besonders repräsentative und verbreitete hier aufgeführt sein sollen, dient eine Membran künstlichen oder natürlichen Ursprungs als Ersatz für die menschliche Zellmembran *(Membranmodelle)*. Wenn auch tierische Membranen den *In-vivo*-Verhältnissen mehr entsprechen und z. B. Schweinezwerchfell selbst nach entsprechender Lagerhaltung gut reproduzierbare Werte erbrachte, finden künstliche Membranen, bedingt durch leichte Beschaffbarkeit und Handhabung, bevorzugt Anwendung. Durch Beschichtung der synthetischen Membranen mit Lipoiden wird mitunter der Charakter der biologischen Membran imitiert. Die Membran ist in einer Diffusionszelle so angebracht, daß sie diese in zwei Kammern teilt (Zweikammersystem). Eine Kammer enthält die Arzneistofflösung *(Donatorflüssigkeit,* gegebenenfalls auch die Arzneiform), die zweite die Flüssigkeit, in die der Arzneistoff nach Passage der Membran übertritt *(Akzeptorflüssigkeit)*. Die Flüssigkeiten der einzelnen Kammern müssen auf konstanter Temperatur gehalten und ständig durchmischt werden, um Diffusionsschichten, die sich an der Membran bilden und die die Reproduzierbarkeit des Vorganges beeinträchtigen können, weitgehend abzubauen bzw. konstant zu halten.

Resorptionsmodell nach Stricker (Sartorius AG)

Es ermöglicht Studien unter Verhältnissen, die denen des Gastrointestinaltrakts annähernd entsprechen. Es besteht im wesentlichen aus einer Diffusionskammer (Abb. 9.25) mit zwei durch eine besondere Lipoidbarriere getrennten Kompartimenten, von denen das eine künstlichen Magensaft oder Darmsaft mit gelöstem Arzneistoff, das andere künstliches Plasma enthält. Die Diffusionsgeschwindig-

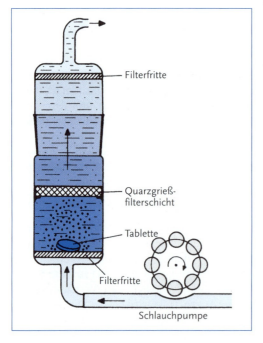

Abb. 9.24: Durchflußmethode

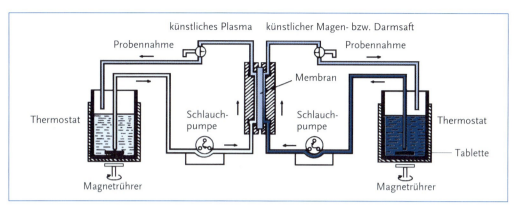

Abb. 9.25: Resorptionsmodell (nach Stricker)

keit des Arzneistoffes in das Plasma kann berechnet werden. Diese sollte der entsprechenden In-vivo-Resorptionsgeschwindigkeitskonstanten direkt proportional sein.

9.8.3.3 Verteilungsmodelle

Bei einer Anzahl von Modellen wird die Membran durch ein in Wasser nicht mischbares organisches Lösungsmittel simuliert *(Verteilungsmodelle)*. Nur bei lipophilen Arzneistoffen bzw. bei Arzneistoffen, die in undissoziierter Form vorliegen, wird mit ausreichender Geschwindigkeit ein Übertritt aus der Donatorphase in die Lipoidphase und aus dieser in die Akzeptorphase möglich sein.

Schulman-Zelle

Sie stellt die einfachste Anordnung der Verteilungsmodelle dar (Abb. 9.26). In einem thermostatisierten Trog sind die wäßrigen Phasen A (Donatorphase) und C (Akzeptorphase) durch eine undurchlässige Scheidewand getrennt. Überschichtet werden beide Phasen mit der Lipoidphase B. Alle drei Phasen werden mit konstanter Rührgeschwindigkeit durchmischt (Phase A und C mittels Magnetrührer, Phase B mittels Flügelrührer). Der Arzneistofftransport, der von A über B nach C erfolgt, läßt sich über die zeitabhängige Konzentrationsänderung in jeder Phase durch Probenahme verfolgen.

*Drehkolben nach Koch
(Resotest®; Büchi, Schweiz)*

Der Kolben hat birnenförmige Gestalt und ist mit zwei Ansätzen versehen (Abb. 9.27). Er ist über einen Ansatz an einen Rotationsverdampfer angeschlossen. Der zweite Ansatz dient zur Einfüllung der Phasen und zur Probenahme. Die Phasen A und C, die durch eine kreisrunde im Zentrum durchbrochene Scheidewand S – auch während der Rotation des Kolbens – getrennt als zwei gleichvolumige Kompartimente vorliegen, sind von der Lipoidphase B überschichtet. Der Phasenübertritt des Arzneistoffs erfolgt analog zur Schulman-Zelle. Der Vorteil des Drehkolbens besteht vor allem darin, daß lediglich die Gleichförmigkeit der Drehbewegung sicherzustellen ist und nicht die Kon-

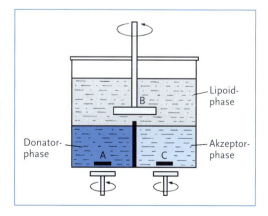

Abb. 9.26: Schulman-Zelle

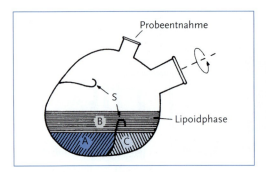

Abb. 9.27: Drehkolben nach Koch

stanz der Geschwindigkeit von drei Rührern (s. Abb. 9.26), was erfahrungsgemäß Probleme aufwirft.

Die Ergebnisse, die mit all den beschriebenen Einrichtungen erhalten werden, sind stark abhängig von der Gerätekonstruktion, von der Flüssigkeitsmenge und -art, der Bewegungsintensität und der Temperatur. Es wäre günstig, wenn die Rührgeschwindigkeit, Durchflußgeschwindigkeit bzw. Schüttelbewegung (bei Zerfallstestern) mit den physiologischen Bedingungen übereinstimmen würden.

9.9 Prüfung

Die erörterten Prüfungen gelten zugleich für die unter 10 (überzogene Tabletten) und 12 (perorale Depotarzneiformen) angeführten Arzneiformen.

9.9.1 Allgemeines

Tablettenprüfungen sind nicht nur durchzuführen als Qualitätsprüfung, also nicht nur zur Absicherung, daß die Tabletten den bestehenden Normen oder Arzneibuchvorschriften entsprechen, sie dienen gleichfalls zur Entwicklung optimaler Tablettiervorschriften. Wie bei allen Arzneiformen ist zu unterscheiden zwischen einer Wirkstoffprüfung, die auf chemischem, physikalisch-chemischem oder mikrobiologischem Wege erfolgt, und der physikalisch-technologischen Prüfung.

Folgende Prüfungen müssen durchgeführt werden (Ph. Eur.):
- Prüfung auf Gleichförmigkeit des Gehalts,
- Prüfung auf Gleichförmigkeit der Masse,
- Wirkstofffreisetzung,
- Zerfallszeit:
  - *Tabletten zur Herstellung einer Lösung* und *Tabletten zur Herstellung einer Suspension* müssen innerhalb von 3 Minuten, *nichtüberzogene Tabletten* innerhalb von 15 Minuten und *überzogene Tabletten* innerhalb von 60 Minuten in der Prüfapparatur zerfallen sein.
  - *Magensaftresistente Tabletten* zerfallen nicht in 0,1 M Salzsäure innerhalb von 2 Stunden, aber in Phosphatpuffer pH 6,8 innerhalb von 60 Minuten in der Prüfapparatur.
  - *Brausetabletten* müssen in einem Becherglas mit Wasser in 5 Minuten zerfallen sein.
  - *Tabletten mit modifizierter Wirkstofffreisetzung* werden einer geeigneten Prüfung unterzogen, die in der Ph. Eur. nicht genauer spezifiziert ist und sich an dem gewünschten Freisetzungsverhalten für die Arzneiform orientiert.
  - *Tabletten zur Anwendung in der Mundhöhle* sind so zu formulieren, daß der Wirkstoff so langsam freigesetzt wird, daß eine lokale Wirkung, Freisetzung oder Absorption herbeigeführt werden kann. Es sind auch hier keine genauen Angaben der Zerfallszeit vorgegeben.
- Feinheit der suspendierten Teilchen. Die nach dem Zerfall erhaltene homogene Suspension muß sich durch ein definiertes Sieb gießen lassen.

9.9.2 Äußere Merkmale

Es ist zu prüfen, ob alle Tabletten, die in den Standard-, Norm- bzw. Arzneibuchvorschriften angeführte Form und die dort festgelegten Maße aufweisen. Weitere Prüfungen betreffen die Oberflächenbeschaffenheit, zu der eine Lupe herangezogen wird.

9.9.3
Gleichförmigkeit der Masse und des Gehaltes

Zur Erfassung der Gleichförmigkeit des Gehaltes wird der Wirkstoffgehalt je Tablette bestimmt. Das erfolgt vorwiegend auf chemisch-analytischem Wege. In engem Zusammenhang hiermit steht die Tablettenmasse, da Abweichungen derselben sich zwangsläufig auf die Dosierung auswirken. Alle modernen Arzneibücher lassen die Masseabweichungen einer bestimmten Zahl von Tabletten einer Charge ermitteln, wobei die erlaubte Abweichung in Abhängigkeit von der Durchschnittsmasse 5–15% betragen darf.

9.9.4
Mechanische Festigkeit

9.9.4.1
Allgemeines

Mit dem komplexen Begriff „mechanische Festigkeit" werden Tabletteneigenschaften gekennzeichnet, die recht vielfältiger physikalischer Natur sein können. Im einzelnen soll hiermit die Widerstandsfähigkeit gegen Druck, Zug, Schlag, Biegen, Brechen, Rollen, Schleifen und Fallen erfaßt werden. Prüfungen auf mechanische Festigkeit erstrecken sich auf Verschleiß-, Roll-, Schüttel-, Schlag-, Reib-, Druck- und Biegefestigkeit. Die Charakterisierung der mechanischen Festigkeit ist unbedingt notwendig, um Gewähr zu geben, daß die Tabletten den Belastungen beim Schütteln und Transport standhalten.

Die zahlreichen verwendeten Methoden, die zum Teil sehr einfacher Art sind, andererseits jedoch einen apparativen Aufwand erfordern, stellen grundsätzlich Konventionsverfahren dar.

9.9.4.2
Biege- und Druckfestigkeit

Als *Biegefestigkeit* bezeichnet man den Widerstand, den eine Tablette einem auf ihre Oberseite (oder Unterseite) wirkenden Druck leistet, wobei die der Druckstelle gegenüberliegende Seite nicht unterstützt wird. *Druckfestigkeit* ist der Widerstand einer Tablette gegen eine diametrisch wirkende Kraft, bei welcher die Tablette zerbricht. Zur Erfassung der Druckfestigkeit steht eine Reihe von Geräten zur Verfügung, die häufig als Härtetester bezeichnet werden (Abb. 9.29). Der in diesem Zusammenhang verwendete Begriff Härte ist nicht exakt. Unter *Härte* wird die Widerstandskraft der Oberfläche eines Festkörpers gegen das Eindringen eines spitzen oder kegelförmigen Prüfkörpers verstanden. Härteprüfungen sind somit definitionsgemäß Oberflächenfestigkeitsprüfungen. Für die Bewertung von Tabletten sind sie nur von geringem Wert.

In der Abbildung 9.28 sind verschiedene Meßprinzipien zum Bestimmen von Druckfestigkeit und Biegefestigkeit dargestellt.

Stokes-Monsanto-Hardness-Tester

In den kleinen Metallapparat (Abb. 9.29) wird eine Tablette eingelegt, der Druck so eingestellt, daß die Tablette festliegt und der Zeiger auf der Skala auf 0 steht. Durch Drehen einer

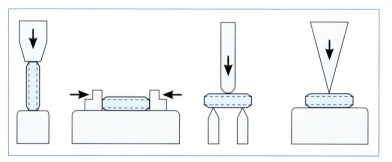

Abb. 9.28: Prinzipien der Bruchfestigkeitsmessung

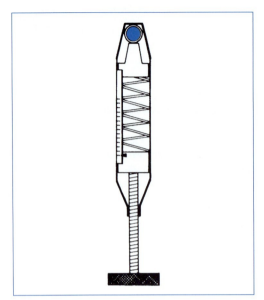

Abb. 9.29: Stokes-Monsanto-Hardness-Tester

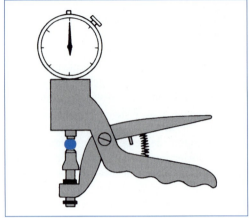

Abb. 9.30: Pfizer-Tablet-Hardness-Tester

Schraube wird die Tablette mit langsam ansteigendem Druck, der über eine Feder übertragen wird, solange belastet, bis sie zerspringt. Der Druck wird direkt an der Skala abgelesen.

Strong-Cobb-Tablet-Hardness-Tester

Auch hier wirkt die Kraft diametrisch auf die Tablette, doch ist die Feder durch einen pneumatischen Kolben ersetzt.

Pfizer-Tablet-Hardness-Tester

Bei diesem zangenähnlichen Gerät (Abb. 9.30) wird die ausgeübte Kraft über die Backen einer Zange übertragen. Der zum Brechen der Tablette notwendige Druck ist direkt ablesbar.

Erweka-Tabletten-Bruchfestigkeitstester TBH

Gegenüber der bei älteren Geräten üblichen mechanischen Kraftübertragung mit Laufgewichten der Bruchfestigkeitsbestimmung erfolgt heute eine elektronische Registrierung der Kraft.

Die zum Zerbrechen eines Prüflings aufzuwendende Kraft verformt einen Dehnmeßstreifen, dies verändert dessen elektrischen Widerstand. Diese Widerstandsänderung wird zur Bestimmung des Bruchwertes herangezogen, der in Newton [N] oder Kilopond [kp] angezeigt werden kann. Eine vollautomatische Messung von Dicke und Durchmesser der einzelnen getesteten Tablette vor der Bruchwertbestimmung ist ebenfalls möglich.

Beim *Erweka-Bruchfestigkeitstester TBH 28* wird die Bruchfestigkeit über einen elektronischen Kraftaufnehmer gemessen. Die Tablettenauflage erfolgt hierbei horizontal.

Beim *Heberlein-Bruchfestigkeitstester* (Abb. 9.31) wird eine Tablette auf einer horizontalen Auflage zwischen zwei Backen zermalmt. Nach Positionieren der Tablette zwischen den beiden Backen der Maschine wird der Motor gestartet, der mittels eines Zahnradsystems den Kraftbacken mit konstanter Geschwindigkeit vorwärts bewegt. Sobald die beiden Backen die Tablette berühren, wird die Kraft auf die Meßbacken übertragen. Über einen Gelenkmechanismus wird ein Antriebsseil bewegt, das, über Meßkontakte kontrolliert, wiederum den die Backen antreibenden Motor in Betrieb hält. Zerbricht die Tablette durch die Kraft der Backen, so stoppt der Motor, und die Bruchfestigkeit der Tablette kann als Wert auf der Skala abgelesen werden.

Beim *Shore-Härtetester* erfolgt die Beurteilung der Festigkeitscharakteristik über das Eindringen eines Dorns in die Tablette bis zum Bruch.

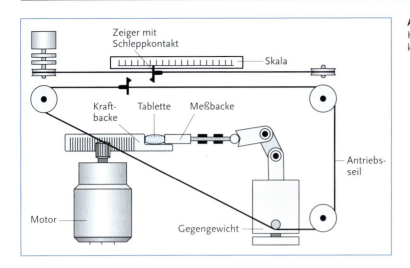

Abb. 9.31: Prinzip des Heberlein-Bruchfestigkeitstesters

9.9.4.3 Abrieb (Friabilität)

Als Abrieb wird die Masse aller Partikel bezeichnet, die durch die mechanische Prüfungsbelastung von der Tablette abfällt. Die Friabilitätsprüfung ist in der Ph. Eur. aufgeführt. 6 bis 6,5 g Tabletten, aber mindestens 20 Stück, werden entstaubt, genau gewogen und in die Friabilator-Trommel eingefüllt. Ist die Masse einer Tablette größer als 650 mg, so sind 10 Tabletten ausreichend. Die Trommel wird 100mal bei einer Umdrehungsgeschwindigkeit von 25 min^{-1} gedreht. Nach Entfernung von Staub und allen zerbrochenen Tabletten wird erneut genau gewogen. Ein Verlust von max. 1 % ist erlaubt. Wird diese Grenze überschritten, werden zwei weitere Bestimmungen durchgeführt und alle Ergebnisse gemittelt.

Für Tabletten, deren Durchmesser größer als 13 mm ist, darf die Trommel unter einem 10°-Winkel montiert werden.

Der Abrieb wird bestimmt, indem die Tabletten vor Durchführung der Prüfung und nach dem Test die unzerbrochenen Tabletten nach Entstauben gewogen werden. Aus der Massedifferenz zwischen Ein- und Auswaage wird der Abrieb berechnet:

$$\text{Abrieb [\%]} = \frac{m_{\text{Abrieb}}}{m_{\text{Einwaage}}} \cdot 100 \quad (9.2)$$

Fallprobe

Als einfachste Prüfung auf Abrieb (zugleich Bruchfestigkeit) gilt die Fallprobe. Man läßt eine Tablette aus 1 m Höhe auf eine hölzerne Unterlage fallen. Hierbei soll die Tablette weder zerspringen, noch abblättern. Diese Probe dient lediglich als qualitative Prüfung. Sie läßt sich allerdings modifiziert quantitativ gestalten.

Schüttelprobe

Eine Bestimmung des Abriebs (Schüttelverschleißes) ist ohne großen Aufwand möglich. Ein Tablettenröhrchen mit einem Durchmesser, der den zu prüfenden Tabletten entspricht, wird zur Hälfte mit Tabletten (entstaubt, genau gewogen) gefüllt und in eine Schüttelmaschine in Längsrichtung zur Schüttelbewegung eingespannt. Man schüttelt eine bestimmte Zeit bei bestimmter Geschwindigkeit und wägt die Tabletten nach sorgfältiger Entstaubung. Die Massedifferenz entspricht dem Abrieb.

Erweka-Friabilitäts- und Abriebtester

Zur Bestimmung der Friabilität und des Abriebes werden die Trommeln durch einen Schneckengetriebemotor mit einer konstanten Drehzahl von 25 ± 1 min^{-1} in Rotation versetzt (Erweka TA Serie). Es können aber auch andere Rotationsgeschwindigkeiten eingestellt werden (Erweka TAR Serie).

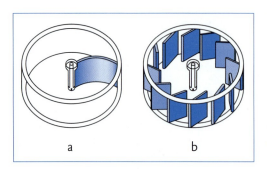

Abb. 9.32: a Friabilator nach USP bzw. Ph. Eur. und **b** Erweka-Abriebtrommel (Erweka GmbH, Heusenstamm)

In der *Friabilator-Trommel nach USP und Ph. Eur.* (Abb. 9.32a) (innerer Durchmesser: 28,5 cm; Breite 3,9 cm) befindet sich radial ein geschweifter Steg, von dem die Tabletten bis über die Achse mitgenommen werden, um dann auf den Rand der Trommel zu fallen. Hier rollen sie, bis sie bei der nächsten Umdrehung erneut vom Steg erfaßt werden. Die Prüfung berücksichtigt den Roll- und den Fallverschleiß.

Die nicht arzneibuchkonforme *Erweka-Abriebtrommel* (Abb. 9.32 b) mit einem Durchmesser von 20 cm enthält 12 Schaufeln, die die Tabletten bis zu einer bestimmten Höhe mitnehmen und dann abgleiten lassen. Dabei reiben die Tabletten aneinander. Ein hartes Aufschlagen der Tabletten wird somit verhindert.

9.9.5 Zerfall

9.9.5.1 Allgemeines

Tabletten sind zerfallen, wenn sie sich in einem Prüfmedium gelöst haben (bei löslichen Tabletten) oder in eine Vielzahl von Partikeln zerfallen sind. Als Bewertungskriterium dient die Zeit. Der Zerfall (Desaggregierung) erfolgt im allgemeinen in zwei, allerdings nicht scharf abzugrenzenden Schritten, nämlich über Granulatkörner zu Pulverpartikeln (s. Abb. 9.20). Ein schneller und vollständiger Zerfall schafft günstige Voraussetzungen für die Arzneistoffverfügbarkeit. Zerfallsprüfungen tragen zur Standardisierung von Tablettenrezepturen bei und sichern somit die Gleichförmigkeit von Tablettenpräparaten.

Als Zerfallsmedium dient Wasser oder künstliche Verdauungsflüssigkeit bestimmter Temperatur (z. B. 37 °C). Die Zeit, in der der Formling zerfallen soll, ist in Abhängigkeit von der Tablettenart unterschiedlich. Bei Spezialtabletten, z. B. bei magensaftresistenten, dünndarmlöslichen Formlingen, verwendet man künstliche Verdauungssäfte, die im pH-Wert und teilweise auch bezüglich der Oberflächenspannung und der Viskosität (Schleimstoffe) den natürlichen Verhältnissen angeglichen sind. Man bemüht sich hierbei, die Prüfungen unter möglichst physiologischen Bedingungen durchzuführen.

Während bei einfachen Methoden keine exakt definierte Bewegung der Prüfflüssigkeit und des Formlings erfolgt, ist bei den heute üblicherweise eingesetzten automatisch arbeitenden Prüfgeräten eine genormte Bewegung gewährleistet. Sie besitzen darüber hinaus ein Sieb mit festgelegter Maschenweite, und der

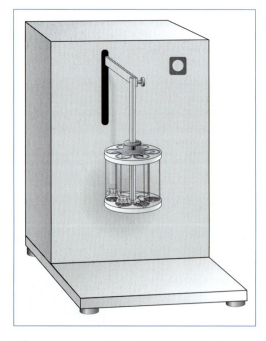

Abb. 9.33: Erweka-Zerfallstester Typ ZT 20 (Erweka GmbH, Heusenstamm)

Zerfall wird erst dann als beendet angesehen, wenn alle Partikel das Sieb passiert haben. In-vivo-Prüfungen ergaben häufig längere Zerfallszeiten als beim In-vitro-Zerfallstest. Der Grund hierfür liegt offensichtlich darin, daß die nachgeahmten Bewegungen des Magens zu heftig sind und das viskose Mucin der Prüfflüssigkeit fehlt.

9.9.5.2 Methoden

Erweka-Zerfallstester ZT-Serie

Er arbeitet vollautomatisch und besteht aus einem Testkörbchen, das mit 6 Glasröhrchen zur Aufnahme je einer Tablette oder eines anderen Formlings ausgestattet ist (Abb. 9.33). Während das Röhrchen oben offen ist, verschließt ein Siebgewebe von 2 mm Maschenweite die untere Seite. Das Körbchen taucht in

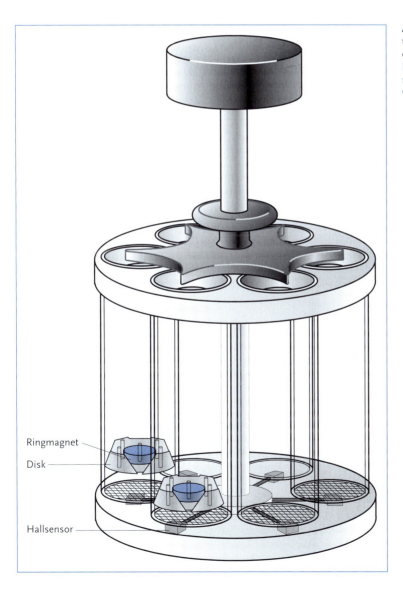

Abb. 9.34: USP-Zerfallstestkorb mit Auswerteelektronik (Disks mit Ringmagneten und Hallsensoren) (Erweka GmbH, Heusenstamm)

ein Becherglas mit Testflüssigkeit von 37 °C ein, das sich in einem thermostatisierten Wasserbad befindet. Nach Einschalten des Geräts führt das Testkörbchen 30mal in der Minute eine Auf- und Abwärtsbewegung aus. Im tiefsten Punkt der Abwärtsbewegung befindet sich das Sieb 25 mm vom Boden des Becherglases entfernt, während es am oberen Punkt der Aufwärtsbewegung die Testflüssigkeit gerade noch berührt (bzw. 25 mm eintaucht). Am Ende der Zerfallszeit sollen alle Teile der Tablette durch das Sieb gefallen sein. Durchlöcherte Plexiglasscheiben beschweren die Formlinge. Sie üben so einen leichten Druck aus und verhindern ein Schwimmen. Der Zerfallstester entspricht den Forderungen der Arzneibücher (Ph. Eur., USP XXIII).

Eine automatische Ermittlung der Zerfallszeit ist ebenfalls möglich. Dazu finden zwei verschiedene Methoden der Endpunktbestimmung Anwendung. Bei der *1. Methode* (Erweka ZT 60 Serie) befindet sich in der Mitte der Zerfallszeitdisks eine Meßfahne, die am oberen Ende aus Metall besteht. Diese Disks nähern sich während des Zerfalls dem Siebboden des Korbes. Berührt die Disk den Siebboden, so wird ein Stromfluß induziert, den das Gerät als Zerfall wertet. Für Dragees und Filmtabletten, die sich nicht vollständig auflösen, wird eine Kalibrierung mit Abstandshaltern durchgeführt, so daß der Endpunkt dann entsprechend der Restdicke des Formlings entspricht. Die *2. Methode* (Erweka ZT 70 Serie) ermittelt die Zerfallszeit pharmakopöekonform mittels Magnet und Sensor. In die Zerfallszeitdisk ist ein Ringmagnet eingesetzt. Ein unterhalb des Siebbodens angebrachter Hallsensor erkennt die USP-Zerfallsdisk in Abhängigkeit von der Entfernung (Abb. 9.34). Der Schaltabstand läßt sich in 0,1 mm-Schritten vom Siebboden einstellen, so daß auch nicht vollständig zerfallende Arzneiformen getestet werden können.

Die angeführten Zerfallsprüfungen reichen zur Klärung biopharmazeutischer Fragestellungen nicht in jedem Falle aus. Hierzu sind weitere In-vitro-Verfahren z. B. der Dissolutiontest (s. 9.8.3) notwendig. Für magensaftresistente und dünndarmlösliche Tabletten sowie für Depotformlinge dient die Half-change-Methode (s. 12.8).

Kapitel 10

Überzogene Tabletten

10.1 Allgemeines

Das Überziehen von Arzneiformen, insbesondere von Pillen, ist seit langem bekannt und wurde wohl zum ersten Mal von Rhazes (850–923) mit Pflanzensamenschleim durchgeführt. In den Rezeptursammlungen Anfang des 20. Jahrhunderts werden folgende Überzugsmittel angeführt: Schokolade, Collodium, Blattsilber, Blattgold, Gelatine, Keratin und Zucker. Überzogene perorale und orale Arzneiformen (Tabletten, Dragees, Pillen usw.) werden als Compressi obducti, Tabulettae obductae und früher auch allgemein als Dragees bezeichnet. Sie werden geschluckt, gelutscht (u.a. Lutschdragees) oder gekaut (u.a. Kaudragees).

Überzogene Tabletten bestehen aus einem Kern (Tablette, Granulatkorn), der von einer gleichmäßigen, lückenlosen und meist gefärbten Schicht umhüllt ist. Bisher verstand man unter Dragieren ein Umhüllen mit Zuckerschichten (*Zuckerdragierung*). In steigendem Maße setzen sich nunmehr Verfahren durch, bei denen zuckerfreies Überzugsmaterial verwendet wird. Die Überzugsschicht besteht dann nur aus einem dünnen Film (*Filmcoaten*, früher auch *Filmdragierung*). Besondere Bedeutung besitzen ferner solche Überzüge, die im Magensaft stabil sind, so daß die Arzneiform frühestens im Dünndarm zerfällt. Eine gewisse Diffusion des Wirkstoffs durch den Film in den Verdauungstrakt bzw. des Magensafts in den Kern ist unerwünscht, aber möglich (*magensaftresistent überzogene Tabletten*).

Das „klassische" Dragieren erfolgt im rotierenden Kessel. Dabei wird die Dragierflüssigkeit manuell anteilsweise auf die Kerne gegeben oder aber aufgesprüht. Über weitere moderne Verfahren, z.B. über das Wirbelbettverfahren, wird an anderer Stelle (s. 10.6.4) berichtet.

10.2 Gründe für die Herstellung von überzogenen Tabletten

Obgleich das Herstellen von überzogenen Tabletten arbeitsaufwendiger ist und somit höhere Kosten anfallen, gewinnt diese Arzneiform ständig an Bedeutung. Folgende Vorteile sind zu nennen:

- Verdecken eines unangenehmen Geschmacks oder Geruchs (ursprünglicher Zweck des Dragierens),
- Schutz der Arzneistoffe gegen äußere Einflüsse (Luftsauerstoff, -feuchtigkeit),
- stärkere Widerstandsfähigkeit gegen mechanische Beanspruchung,
- weitgehender Schutz der Arzneistoffe vor Inaktivierung oder Zerstörung durch Magensäure (magensaftresistent überzogene Tabletten),
- weitgehender Schutz des Patienten vor Arzneistoffen, die Mund- oder Magenschleimhaut reizen,
- Erleichtern des Schluckvorganges durch glatte Oberflächen und dem Fortfall von Kanten,
- psychologische Wirkung von Farbe, Glanz und Form auf die positive Einstellung des Patienten zur Arznei (ästhetische Gründe),
- bessere Möglichkeiten zum Unterscheiden und Identifizieren von Präparaten durch verschiedene Farben des Überzugs (geringere Verwechslungsgefahr),
- Möglichkeiten zum Herstellen von überzogenen Tabletten mit steuerbarer Arzneistoffabgabe (verzögerte oder abgestufte Freisetzung bei Depotpräparaten),
- Verdecken eines aus verfahrenstechnischen Gründen farblich nicht einheitlichen Oberflächendesigns (scheckiges Aussehen

der Kerne durch Anwendung farblich unterschiedlicher Granulate).

10.3
Ausgangsmaterial

Als Ausgangsmaterial (früher auch als „Drageekerne" bezeichnet) werden Tabletten, Granulatkörner und Pellets verwendet. Nur solche Kerne sind zum Überziehen geeignet, die eine genügende physikalische Stabilität besitzen, um der mechanischen Beanspruchung im Dragierkessel (Roll- und Scherbeanspruchung) bzw. im Wirbelbett (Stoßbeanspruchung) zu widerstehen. Andererseits soll ein günstiger Zerfall im Magen-Darm-Trakt gewährleistet sein. Da die Kerne besonders beim Zuckerdragieren durch die Überzugsschichten beträchtlich an Volumen zunehmen, muß sich ihre Größe in Grenzen halten, um die Einnahme nicht zu erschweren (Masse des Kerns $\leq 0{,}5$ g). Vor allem aber ist es erforderlich, daß die Kerne im Kessel gut rollen und nicht im Kessel oder in der Wirbelschicht geldrollenartig zusammenkleben. Sie dürfen daher keine planen Flächen aufweisen. Besonders als Kerne geeignet sind daher runde, eiförmige oder bikonvexrunde oder bikonvex-ovale Formen mit niedriger Steghöhe. Gewölbte Tabletten rollieren leicht im Dragierkessel und neigen nur zu geringem Abrieb.

Die Kerne müssen weiterhin staubfrei sein. Quellung darf nicht auftreten, da sonst ein vorzeitiges Platzen der Kerne erfolgen könnte. Zerbrochene Kerne sind auf alle Fälle vor und während des Überziehens zu entfernen. Weiterhin ist darauf zu achten, daß die Preßlinge nicht zu weich sind. Eine poröse Oberfläche begünstigt zudem unerwünschtes Eindringen von Überzugsflüssigkeit.

10.4
Zuckerdragierung

10.4.1
Allgemeines

Ursprünglich verstand man unter dem Begriff „Dragieren" ausschließlich die Zuckerdragierung. Die Bedeutung der Zuckerdragierung hat aber auf Grund hoher Produktionskosten und problematischer Automatisierung stark abgenommen. Das Herstellen einer Charge kann zudem bis zu einer Woche dauern. Beim *Kaltdragieren* wird der Dragiersirup bei Raumtemperatur aufgetragen. Beim *Heiß- oder Warmdragieren* wird der auf bis zu 60 °C erwärmte Sirup aufgetragen.

10.4.2
Dragierkessel

Das Überziehen der Kerne mit Zuckerschichten erfolgt in Dragierkesseln. Kleine Kessel mit 30–50 cm Durchmesser werden für die galenische Entwicklung und Kleinstproduktionen eingesetzt. Für Chargen bis 100 kg werden Kessel mit 100–120 cm Durchmesser verwendet. Maximal können 600 kg in einer Charge hergestellt werden. Dragierkessel sind aus Kupfer, oftmals verzinnt oder aus Kunststoff. Sie rotieren im allgemeinen im Uhrzeigersinn auf einer schrägen Achse, deren Neigungswinkel bei kleineren Kesseln verstellbar ist (der meist rechtshändige Dragiermeister kann so einfacher in das Gut greifen). Die Umdrehungsgeschwindigkeit läßt sich regulieren. Dragierkessel sollen auch verschließbar und grundsätzlich erwärmbar sein. Während das im Kleinbetrieb durch Fön oder IR-Lampe erfolgen kann, wird in der Industrie mit Warmluftzufuhr (Warmluftgebläse, 60 °C) gearbeitet. Staub wird durch Absaugvorrichtungen entfernt. Die Innenfläche des Kessels wird beispielsweise mit einer Zuckerschicht ausgekleidet, um die Glätte der Kesselwand zu mindern und ein Rollen der Kerne zu gewährleisten. Durch rippenförmige Einbauten, die als „baffles" bezeichnet werden, wird die Zirkulation der Kerne verbessert und dadurch die Dragierzeit verkürzt; der Kessel wird dazu maximal zu zwei Dritteln gefüllt.

10.4.3
Dragiervorgang

Der Dragiervorgang läßt sich in sechs Phasen untergliedern (Tab. 10.1):

Tab. 10.1: Phasen beim Dragiervorgang

Schichten	Funktion	Zusammensetzung
Imprägnieren	• Schutz von licht-, feuchtigkeits- und oxidationsempfindlichen Wirkstoffen im Drageekern vor stabilitätsmindernden Umwelteinflüssen • bittere oder gefärbte wasserlösliche Stoffe sollen nicht nach außen dringen und zu fleckigen, unansehnlichen und bitterschmeckenden Dragees führen	• alkoholische *Schellacklösungen*, die Weichmacher enthalten (z. B. Rizinusöl, Monoolein, Propylenglykol) • *Erdnußöl* • *Lackisolierungen* etherisch-alkoholischer Tolubalsam acetonische Siliconharzlösungen • aufgesprühte Mischpolymerisate aus Vinylderivaten (Vinylpyrrolidon-Vinylacetat 60:40 = Luviskol VA 64®, in organischem Lösungsmittel)
Andecken	• Erhöhen der mechanischen Festigkeit • Schutz des Kerns vor Feuchtigkeit • Verhinderung der Diffusion von bitteren Geschmacksstoffen in die Hülle • Schutz des Kerns vor Farbstoffen aus der Drageehülle • Abrunden von Kanten	• *Andecksirup*: Zuckersirup (50–65 %ig) mit Arabisch Gummi, hochdispersem Siliciumdioxid, Natriumcarboxymethylcellulose, Calciumcarbonat, Gelatine • *Andeckpuder*: Gemische aus Talkum, Puderzucker, Calciumcarbonat, hochdispersem Siliciumdioxid
Auftragen	• eigentlicher Vorgang des Dragierens	• *Saccharosesirup* mit hochdispersem Siliciumdioxid, Natriumcarboxymethylcellulose, Stärke u. a. • *Auftragsuspensionen* • *Auftragpuder*: wie *Andeckpuder*
Färben	• soll physiologisch unbedenklich sein und muß der Arzneimittelfarbstoffverordnung entsprechen	• *anorganische Farbstoffe*: Titandioxid, Calciumcarbonat, Eisenoxide • *organische* feindisperse *Pigmentsuspensionen* • *Carotinoide* • *Suspendiermittel* sind Auftragsirupe, Polyvinylpyrrolidon (Kollidon 25®), Cellulosederivate
Glätten		• *Glättsirup*: wie Auftragsirup, evtl. mit Glucose (10–15 %) • *Glättspachtel*: Binderfarbe (Bindemittellösung und Pigment) und Auftragpuder
Polieren		• *Polierwachs* (Polierfettmischung): Carnaubawachs oder Mischungen aus Bienenwachs, Kakaobutter, Ceresin und Paraffin • *Polierlösung*: Carnaubawachs, Bienenwachs usw. in organischen Lösungsmitteln • *Polieremulsion*: Fettemulsion mit Talkum • *Poliertalk*: talkhaltige Polierfettmischung

1. Imprägnieren

Beispiel

Rezepturbeispiel für eine Feuchtigkeitsisolierschicht:

Celluloseacetatphthalat	4,5 g
Glyceroltriacetat	1,0 g
Isopropanol	94,5 g
	100,0 g

2. Andecken (3–8 Schichten)

Die Andeckschicht soll den Kern mechanisch und vor eindringender Feuchte schützen. Der Andecksirup enthält neben Zucker noch Bindemittel (z. B. Polyvinylpyrrolidon, Cellulosederivate, Gelatine), Antiklebemittel (z. B. Talkum) und Füllstoffe (z. B. Calciumcarbonat). Das Auftragen des Andecksirups erfolgt in kleinen Portionen im Wechsel mit Andeckpuder.

> **Beispiel**
>
> Rezepturbeispiel für einen Andecksirup:
> | | | |
> |---|---|---:|
> | I | Gelatine | 20,0 g |
> | | Gereinigtes Wasser | 55,0 g |
> | II | Arabisches Gummi | 50,0 g |
> | | Gereinigtes Wasser | 80,0 g |
> | III | Saccharose | 550,0 g |
> | | Tween® 80 | 10,0 g |
> | | Gereinigtes Wasser | ad 1000,0 g |
>
> Rezepturbeispiel für einen Andeckpuder:
> | | |
> |---|---:|
> | Arabisches Gummi | 40,0 g |
> | Saccharose | 200,0 g |
> | Talkum | 250,0 g |
> | Calciumcarbonat | 350,0 g |
> | hochdisperses Siliciumdioxid | 160,0 g |
> | | 1000,0 g |

- Kerne erwärmen und im Kessel mit *Andecksirup* bis zum Kleben der Kerne versetzen,
- *Andeckpuder* bis zum freien Rollen der Kerne zugeben,
- mit Warmluft trocknen,
- Absieben des überschüssigen Andeckpuders, Entfernen von Bruchstücken und zusammenklebenden Kernen („Zwillinge").

3. Auftragen (bis zu 40 Schichten)
Die Auftragschicht macht den größten Teil der Drageehülle aus. Durch das Auftragen gewinnt das Dragee an Gewicht und wird zugleich abgerundet. Der Auftragsirup besitzt eine niedrigere Viskosität und weniger Bindemittel als der Andecksirup.

> **Beispiel**
>
> Rezepturbeispiel für einen Auftragsirup:
> | | |
> |---|---:|
> | Natriumcarboxymethylcellulose | 0,8– 1,8 g |
> | Gereinigtes Wasser | 41,2–31,0 g |
> | Saccharose | 55,0–58,0 g |
> | hochdisperses Siliciumdioxid | 1,0– 3,0 g |
> | Titandioxid | 0,0– 0,2 g |
> | Reisstärke | 2,0– 6,0 g |
> | | 100,0 g |

- wechselweise *Auftragsirup* und *Auftragpuder* aufgeben und trocknen, bis die Masse der Hülle etwa 30–50% der Kernmasse entspricht und der Steg verschwunden ist.

4. Färben
- erfolgt im allgemeinen mit dem Auftragen durch Zusatz von 1–3% Farbstoff zum Auftragsirup.

> **Beispiel**
>
> Rezepturbeispiel für eine Farbsuspension
> | | | |
> |---|---|---:|
> | I | Farbpulver | 380,0 g |
> | II | Kaliumsorbat | 2,0 g |
> | | Gereinigtes Wasser | q. s. |
> | III | Polyvidon (z. B. Kollidon® 25) | 3,0 g |
> | | Natriumcarboxymethylcellulose | 9,0 g |
> | IV | Tween® 80 | 1,0 g |
> | | Glucoselösung Ph. Eur. | 10,0 g |
> | | Natriumhydrogenphosphat | 14,0 g |
> | | Zuckersirup | 395,0 g |
> | | | 1000,0 g |

Farbpulver ist ein Gemisch aus Farbpigmenten oder Farblacken (s. 10.5.5) meistens mit Titandioxid und Puderzucker.

5. Glätten (3–5 Schichten)

> **Beispiel**
>
> Rezepturbeispiel für einen Glättsirup:
> | | |
> |---|---|
> | Farbsuspension | 1 Teil |
> | Zuckersirup | 1 Teil |

- Zugabe eines Glättsirups. Das Prinzip des Glättens besteht darin, daß nach dem Auftragen von Sirupschichten das Wasser langsam verdunstet, Erhebungen abgetragen und Senken aufgefüllt werden und der Zucker durch Kristallisation an der Oberfläche dem Dragee eine Glasur verleiht;
- keine Wärmezufuhr,
- anschließend noch 10–30 Minuten bei geschlossenem Deckel glattschleifen und trocken laufen lassen.

6. Polieren

> **Beispiel**
>
> Rezepturbeispiel für eine Polieremulsion:
> | | |
> |---|---:|
> | Cetylpalmitat | 16,0 g |
> | Arabisch-Gummi-Lsg. 40 % | 38,0 g |
> | Zuckersirup | 20,0 g |
> | Glucoselösung Ph. Eur. | 7,0 g |
> | Gereinigtes Wasser | ad 100,0 g |
>
> Eine andere Poliermöglichkeit besteht darin, das gemahlene Cetylpalmitat direkt in die Stofftrommel zu geben.

- Auftragen von *Polierlösung* oder *-emulsion* bzw. Kugeln aus *Polierwachs* in speziellen Poliertrommeln (z. B. aus Segelleinwand oder mit Stoff oder Filz ausgeschlagene Gefäße) mitlaufen lassen,
- ohne Wärmeanwendung,
- Dragees müssen eine Restfeuchtigkeit aufweisen.

10.4.4 Physikalische Vorgänge bei der Dragierung

Seit der Mitte des 20. Jahrhunderts ist man zunehmend bemüht, die physikalischen Aspekte beim Dragiervorgang abzuklären. Exakte Kenntnisse über den Umhüllungsprozeß haben hohe wirtschaftliche Bedeutung. Sie sind Voraussetzung für das automatische Steuern der industriellen Dragierung.

10.4.4.1 Ermittlung der optimalen Sirupmenge

Der Ermittlung der optimalen Sirupmenge pro Aufgabe kommt besondere Bedeutung zu. Grundsätzlich muß die Aufgabemenge so gewählt sein, daß beim Auftragen eine gleichmäßige Benetzung der Dragees erfolgt. Ein zu starker Zusatz an Sirup führt zu irreversibler Kohäsion der Dragees untereinander und damit zur Zwillings- oder Mehrlingsbildung. Bei richtiger Dosierung des aufgetragenen Sirups reicht die kinetische Energie der rotierenden Drageemasse gerade aus, um dieses kritische Klebstadium zu überwinden. Hervorgerufen wird das Kleben durch das Verdunsten der Flüssigkeit, das den Zucker auskristallisieren läßt. Die Schichtdicke eines frisch aufgetragenen Zuckerfilms beträgt etwa 10–14 µm. Deshalb dürfen im Zuckersirup suspendierte Pigmente keinen größeren Durchmesser haben, da sonst eine glatte Drageehülle, die auch für den Glanz nach dem Polieren Voraussetzung ist, nicht erreicht werden kann.

10.4.4.2 Bewegungsabläufe und Ort der Sirupzugabe

Der Bewegungsablauf der Dragees im Kessel wird durch zahlreiche Faktoren (Kesselform, Drageemenge, Drageefeuchtigkeit, Kesselumdrehungsgeschwindigkeit und -neigung) beeinflußt. Man hat durch Zeitlupenaufnahme die Drehbewegungen an der Oberfläche der rotierenden Drageemasse studiert. Hierbei sind unterschiedliche Bewegungszonen deutlich geworden (Abb. 10.1).

Zone I

Die Drageebewegung ist in der „Wirbelzone" gekennzeichnet durch eine kreiselartige Rota-

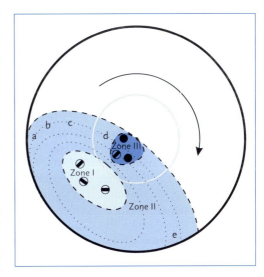

Abb. 10.1: Darstellung der Rollvorgänge im Dragierkessel

tionsbewegung um die eigene Achse, ohne daß Ober- und Unterseite vertauscht werden. Die kreiselnden Dragees durchlaufen diese Zone schlangenlinienförmig und verbleiben in Zone I, im Vergleich mit den übrigen Zonen, relativ lange an der Oberfläche der rotierenden Drageemasse.

Zone II

Sie umgibt allseits die flächenmäßig nur halb so große Zone I und stellt die für den Dragiervorgang wichtige Zone dar.

Bewegungsformen. Ein einzelnes Dragee verweilt längere Zeit auf einer geordneten, annähernd elliptischen Bahn innerhalb der rotierenden Masse. Diese elliptischen Bahnen verlaufen z.T. sichtbar an der Oberfläche der Drageemasse, z.T. versteckt in der Tiefe der rotierenden Masse. Dabei überschlagen sich die Dragees ständig, was sich in der Projektion als stetiger Wechsel zwischen Ober- und Unterseite auswirkt. In der rotierenden Drageemasse ist zudem ein Geschwindigkeitsgefälle nachweisbar. Die kleineren „Ellipsenbahnen", die in der Nähe des Rotationsmittelpunktes der Zone I liegen, werden von einem Dragee in der gleichen Zeit durchlaufen wie die größten Ellipsenbahnen, die zur Hälfte entlang der Kesselrückwand verlaufen.

Energieverhältnisse. Ein bewegtes Dragee wird im rotierenden Kessel durch Zentrifugalkräfte an die Kesselwand gedrückt. An dieser wird es ein Stück hochgehoben (Zone IIa). Unter Schwerkrafteinfluß löst sich das Dragee von der Kesselwand (Zone IIb). Am höchsten Ort im Dragierkessel weist das Dragee maximale potentielle Energie auf (Zone IIc), und es beginnt anschließend die Fallbewegung (Zone IId). Durch die Erdanziehung wird das fallende Dragee beschleunigt, bis es auf die benachbarten Dragees oder die Kesselwand aufprallt und den Großteil seiner Energie als Stoßkraft beim Aufprall verbraucht (Zone IIe). Schließlich bewegt sich das Dragee wieder mit der Kesselwand fort, wird hochgehoben und der Zyklus beginnt von neuem.

Zone III

Die kleine, aber wichtige Zone liegt an der dem Dragiermeister zugekehrten Oberfläche der Drageemasse (Abb. 10.1).

Ort der Sirupzugabe. In Zone III weisen die Dragees eine große kinetische Energie und ungeordnete Fallbewegung auf. Die Gefahr eines Aggregierens von befeuchteten Dragees ist geringer. Zone III ist folglich der geeignete Ort für eine Sirupzugabe. Nach Verlassen der an der Oberfläche liegenden Zone III tauchen die feuchten Dragees in die Tiefe der Drageemasse unter (Zone IIe).

10.4.5
Fehlerhafte Dragees

Um Probleme beim Herstellen von Zuckerdragees zu verhindern, werden im folgenden einige relevante Regeln aufgeführt:

- Ein gründliches Trocknen der Kerne durch Warmluft oder IR-Strahlen vor dem Auftragen einer neuen Schicht ist besonders wichtig. Auch hier müssen eventuell anfallende „Zwillinge" entfernt (und nicht getrennt) werden, da sich sonst ihre Zahl potenziert.
- Es ist darauf zu achten, daß nie zuviel Auftragssirup verwendet und dieser in dünnem Strahl auf die Kerne gegeben wird.
- Während das Auftragen der Schichten bei schräg gestellter Achse erfolgt, empfiehlt es sich, das Polieren der Dragees bei flach gestellter Achse durchzuführen.

Das Erzielen eines gleichmäßigen Farbtons bereitet oft Schwierigkeiten. Auftretende Probleme sind hier:

- Bei Verwendung löslicher Farbstoffe „Wolkenbildung": Die Drageeoberfläche muß vor dem Auftragen der nächsten Schicht vollkommen glatt sein.
- Tüpfelung der Oberfläche durch Staubpartikel ist durch GMP-gerechtes Arbeiten zu vermeiden.
- Bei Verwendung löslicher Farbstoffe können diese die Hülle durchdringen und in den Kern gelangen, wo es zu uner-

wünschten Wechselwirkungen mit dem Kern kommen kann.
- Durch die Rotations- und Kreiselbewegungen der Dragees im Kessel wirken Zentrifugalkräfte auf die suspendierten Farbstoffpartikel der Pigmentsirupe ein, so daß diese zwangsläufig zu den Drageerändern gedrängt werden. Dies führt zur „Mondbildung", einem Dragierfehler, der durch eine Anhäufung von Farbstoffteilchen am Drageerand bei opak durchschimmerndem Kern in der Drageemitte gekennzeichnet ist. Durch rasche Trocknung und Viskositätserhöhung des Auftragmediums kann dieser Tendenz entgegengewirkt werden.
- *Haarrisse* und *Sprünge* deuten auf ein Eindringen von Feuchtigkeit in den Kern hin, so daß die Sprengmittel aufquellen.

10.4.6
Schnelldragierung

Bemühungen, die zeitaufwendige konventionelle Zuckerdragierung abzukürzen, führten zur Entwicklung von Schnelldragierverfahren. Trotz der hiermit verbundenen Zeitersparnis, bedingt durch eine Verringerung der Dicke der Drageehülle (Dünnschichtdragee, Hülle beträgt nur 10–30% der Kerngewichte), haben diese jedoch die klassische Dragierung noch nicht verdrängen können. Zum Schnelldragieren werden *Dragieremulsionen* verwendet, die aus Saccharose, Weizenstärke, Natriumcarboxymethylcellulose und Wasser mit Farbstoffen bestehen. In etwa 4–5 Stunden kann so eine Charge Dragees hergestellt werden.

Wesentliche Verkürzungen der Dragierzeiten ließen sich weiterhin durch *schnelltrocknende Auftragflüssigkeiten* und durch Ersatz von wasserlöslichen Farbstoffen durch Farbpigmente erzielen. Abgesehen von den zahlreichen Vorteilen der wasserunlöslichen Farbpigmente (höhere Deckkraft, gleichmäßige Farbgebung), die gleich im Auftragsirup suspendiert zur Anwendung gelangen (Auftragsirup = Farbsirup), kann zumeist das Polieren ohne vorangegangenes Glätten durchgeführt werden. Pigmentsuspensionen enthalten z. B. Polyvinylpyrrolidon (Kollidon® 25), Natriumcarboxymethylcellulose, Talkum, hochdisperses Siliciumdioxid (Aerosil®), Puderzucker, Wasser und Stärke-(Glucose-)sirup aus teilhydrolysierter Maisstärke. Ein Bentonitzusatz kann darüber hinaus die Suspension stabilisieren.

10.5
Befilmung von Tabletten

10.5.1
Allgemeines

Die zeit- und materialaufwendige Herstellung von Zuckerdragees, bei der die Kerne auch noch eine erhebliche Masse- und Volumenzunahme erfahren (hiermit verbunden sind hohe Kosten für Verpackung und Transport), hat schon früh Bemühungen ausgelöst, die Kerne auf andere Art zu überziehen. Die als Filmtabletten (Filmdragees, filmtabs, filmcoated tablets) bezeichnete Arzneiform ist dadurch charakterisiert, daß die Kerne mit einem relativ dünnen Film aus geeignetem Material überzogen sind. Die Überzugsschicht verändert die ursprüngliche Form des Kernes nicht, auch Gravuren bleiben vollständig erhalten. Trotzdem muß die Schicht in der Lage sein, nicht nur möglichen schlechten Geschmack oder Geruch der Arzneistoffe zu überdecken und die Stabilität der Arzneistoffe gegenüber äußeren Einflüssen zu erhöhen, sondern auch eine hohe Widerstandsfestigkeit gegenüber mechanischer Beanspruchung zu gewährleisten. Auch sollen Filmtabletten weder in ihrem Aussehen den Zuckerdragees, noch im Hinblick auf ihre Arzneistofffreisetzung den Tabletten nachstehen. Ein wichtiger Vorteil der Filmdragierung in der Industrie sind die beachtlich verkürzten Herstellungszeiten.

Filmüberzüge, deren Aufgabe nicht primär eine Modifizierung der Wirkstofffreisetzung ist, werden zur Förderung der Compliance eingesetzt. Der Geschmack von bitteren Wirkstoffen kann mit Filmüberzügen überdeckt werden. Der Schluckvorgang wird durch die glatte Oberfläche der Arzneiform erleichtert. Die psychische Wirkung durch Wahl einer geeigneten Farbe unterstützt oft auch statistisch abgesichert die Wirkung des Arzneistoffes.

Magensaftresistente Filmüberzüge dienen zum Schutz von magensäureempfindlichen Arzneistoffen bzw. zum Schutz der Magenschleimhaut vor reizenden Wirkstoffen. Durch die Auflösung des Schutzfilms im weniger stark sauren bzw. alkalischen Milieu des Dünndarms wird oft eine verbesserte Bioverfügbarkeit erreicht.

Eine *protrahierte Wirkstofffreisetzung* hat zum Ziel, den Arzneistoff über einen langen Zeitraum freizusetzen, um einen Retardeffekt zu erzielen. Der Filmüberzug quillt im Milieu des Darms auf, und der Wirkstoff wird durch Diffusion freigesetzt.

10.5.2
Schichtdicke

Die Schichtdicke, die erforderlich ist, um Magensaftresistenz einerseits und andererseits ein Lösen des Films im Dünndarm zu erreichen, ist vom Filmbildner abhängig. Weichmacher und andere Hilfsstoffe (Pigmente, Farbstoffe, hochdisperses Siliciumdioxid, Stärke, Cellulosederivate, hochmolekulare Macrogole, Polyvinylpyrrolidon) können die Durchlässigkeit verändern. Das Ausmaß hängt von der hydrophilen bzw. hydrophoben Natur der Filmsubstanzen ab. Auf jeden Fall muß mittels Auflösungstests (s. 9.8.3.1) nicht nur die Zerfallseigenschaft der Filmtablette, sondern auch die durch den Film diffundierende Arzneistoffmenge geprüft werden.

Zur Berechnung der Filmmenge legt man die Oberfläche des Formlings zugrunde. Für eine *zylindrische Tablette* ergibt sich die Oberfläche zu

$$O = \pi (d \cdot h + \tfrac{1}{2} d^2) \quad (10.1)$$

Volumen und Oberfläche von den bevorzugt eingesetzten *drageegewölbten Kernen* (s. Abb. 9.1) werden nach folgenden Formeln berechnet:

$$V = (r^2 h + r^2 h_w + \frac{h_w^3}{3}) \cdot \pi \quad (10.2)$$

$$O = 2(r \cdot h + r^2 + h_w^2) \cdot \pi \quad (10.3)$$

Aus der Oberfläche der jeweils zugrunde gelegten Tablettenform, der Anzahl der Kerne und der Auftragstärke des Filmes pro Filmtablette kann dann die benötigte Menge an Film berechnet werden:

$$m_{Lack} = N \cdot O_{Drageekern} \cdot A \quad (10.4)$$

$$N = \frac{m_{Dragees}}{m_{Drageekern}} = \text{Anzahl der Drageekerne}$$

m_{Lack} = Masse Lack für die Charge Drageekerne
A = Beladung der Dragees mit Lack [mg/cm^2]
$m_{Dragees}$ = Gesamtmasse der Drageekerne [g]
$m_{Drageekern}$ = Masse eines einzelnen Drageekerns [g]
$O_{Drageekern}$ = Oberfläche eines Drageekerns [cm^2]

Angaben über die Schichtdicke derartiger Filmschichten differieren. Es werden Schichtdicken von 20–200 μm angegeben, doch können diese auch wesentlich größer sein. Grundsätzlich ist ein Filmüberzug wesentlich dünner als ein Zuckerüberzug.

10.5.3
Überzugsmaterialien

Diese können nach chemischen oder funktionellen Gesichtspunkten eingeteilt werden.

10.5.3.1
Chemische Charakterisierung

Chemisch lassen sich die Grundstrukturen in folgende Gruppen einteilen:
- Cellulosederivate,
- Methacrylsäurecopolymere,
- Polyvinylderivate und
- natürliche Gemische.

10.5.3.1.1
Cellulosederivate

Die Cellulosederivate lassen sich in *Celluloseether* und *Celluloseester* einteilen. Celluloseether weisen eine höhere Hydrolysebeständigkeit als die Celluloseester auf. Tabelle 10.2 zeigt die chemischen Strukturen der Verbindungen, die natürlich nicht exakt definiert werden können. Die modifizierten Seitenketten der semisynthetischen Verbindungen bestimmen die Funktion der Hilfsstoffe. Alkylierte und hydroxyalkylierte Seitenketten führen zu schnellzerfallenden Filmbildnern, die zur Geschmacksüberdeckung oder aus ästhetischen Gründen aufgetragen werden. Säuregruppen – insbesondere Phthalsäure und Carboxylgruppen – in der Seitenkette führen zu magensaftresistenten Filmbildnern (CMEC, HPMCP, CAP).

Die Löslichkeit der Cellulosederivate ist von der Struktur und Kettenlänge abhängig. Diese werden durch ihr Molekulargewicht (den Polymerisationsgrad DP) und den Substitutionsgrad der Veretherung oder Veresterung (DS) charakterisiert. DP ist ein Maß für die Viskosität, die Löslichkeit in polaren organischen Lösungsmitteln steigt mit DS.

Im allgemeinen sind die Cellulosederivate in organischen Lösungsmitteln (Aceton, Ethanol, Isopropanol, Dichlormethan, evtl. im Gemisch mit Wasser) löslich. Wegen der notwendigen Sicherheits- und Entsorgungsmaßnahmen ist man bestrebt, lösungsmittelfreie Systeme einzusetzen. Für diesen Zweck werden Fertigmischungen der Cellulosederivate als wasserredispergierbare Pulver oder wäßrige Dispersionen angeboten. Diese enthalten oft weitere Zusatzstoffe, um das Herstellen von Überzügen ohne organische Lösungsmittel zu ermöglichen.

10.5.3.1.2
Polymere aus Methacrylsäure und Methacrylsäureestern

Tabelle 10.3 gibt einen Überblick über die Palette der handelsüblichen Eudragitfilme. Eudragit® E-Typen weisen basische Gruppen auf, die im Magensaft löslich sind. Eudragit® L und Eudragit® S besitzen saure Gruppen, die sich erst im Milieu des Darmes auflösen, den Magen aber unbeschadet passieren können. Eudragit® RL und RS besitzen quaternäre Gruppen. Mit diesen Typen können Arzneiformen mit verzögerter Wirkstofffreisetzung hergestellt werden. Lösliche Arzneistoffe werden durch Diffusion freigesetzt, wobei die Permeabilität der Filmüberzüge variiert werden kann.

Aus der Zahl in der Typenbezeichnung kann die Konzentration des Polymers und die Art des Lösungsmittels abgeleitet werden. Die Typen mit der Bezeichnung 12,5 sind organische Lösungen mit einem Polymergehalt von 12,5 %. Die Acrylpolymere sind in Isopropanol oder Isopropanol/Aceton-Gemischen gelöst.

Die Zahl 30 bedeutet sinngemäß einen 30 %igen Feststoffanteil in einer wäßrigen Dispersion. Die Typenbezeichnung 100 bedeutet dann, daß die Substanzen in Reinform (95–98 %) als Pulver vorliegen (s. Ph. Eur.).

Organische Filmlösungen

Die organischen Filmbildner sind in Isopropanol/Aceton gelöst. Auf Grund der Maßnahmen zur Luftreinhaltung, die beim Arbeiten mit organischen Lösungsmitteln getroffen werden müssen, und der aufwendigen Maßnahmen des Explosionsschutzes, werden bei Neuentwicklungen bevorzugt lösungsmittelfreie Filmbildner verwendet.

Wäßrige Latexdispersionen

Die oben genannten Nachteile der Anwendung organischer Lösungsmittel werden durch wäßrige Kunststoffdispersionen auf Acrylharzbasis umgangen. Es sind feine, stabile, wäßrige Suspensionen submikroskopischer, weitgehend kugelförmiger Partikel (Latexteilchen) von 0,01–1 μm Durchmesser. Ihre Gewinnung erfolgt durch Emulsionspolymerisation. In der wäßrigen Phase einer Monomeren-Emulsion wird die Polymerisation gestartet, wobei sich zunächst Polymerisationskeime bilden, die gelöste oder in Mizellen solubilisierte Monomeren aufnehmen und zu Latexteilchen heranwachsen. Die Filmbildung auf den Kernen erfolgt in Teilschritten. Beim Verdunsten des Wassers vereinigen sich die Latexteilchen zunächst zu einer dichten Kugelpackung. Bedingt durch die zwischen den Teilchen auftretenden Kapillarkräfte deformieren die kugelförmigen Teilchen immer stärker. Sie fließen schließlich unter Ausbildung eines geschlossenen rißfesten Polymerisationsfilmes zusammen.

Wäßrige Kunststoffdispersionen sind als kolloide Systeme empfindlich gegen äußere Einflüsse (Elektrolyte, pH-Änderungen, organische Lösungsmittel, starke Scherkräfte), die zur Koagulation führen können. Koagulierte Dispersionen sind nicht mehr redispergierbar und somit unbrauchbar. Emulgator- und Stabilisatorzusätze wirken derartigen Vorgängen entgegen.

Tab. 10.2: Cellulosederivate als Filmbildner

Cellulosederivat	Abkürzung	Handelspräparate	Monographie[1]	R $O-CH_3$	R $O-C-CH_3$ H_2
Methylcellulose	MC	Tylose® MH und MB, Methocel® MC	USP Ph. Eur.	27–31,5%	keine Angabe
Ethylcellulose	EC	Aquacoat®, Ethocel®,	USP Ph. Eur.	44,0–51,0%	44,0–51,0%
Hydroxyethylcellulose	HEC	Ethoxose®	USP Ph. Eur.		
Hydroxypropylcellulose	HPC	Klucel®	USP Ph. Eur.		
Hydroxypropylcellulose, niedrigsubstituiert	HPC		USP		
Hydroxyethylmethylcellulose	HEMC	Celacol® HEM	Ph. Eur.	keine Angabe	
Hydroxypropylmethylcellulose	HPMC	Pharmacoat®	USP Typ 1828[1] USP Typ 2208 USP Typ 2906 USP Typ 2910 Ph. Eur.	16,5–20,0% 19,0–24,0% 27,0–30,0% 28,0–30,0% keine Angabe	
Natriumcarboxymethylcellulose			USP Ph. Eur.		
Natriumcarboxymethylcellulose, gering substituiert	Na-CMC	Tylopur® C	Ph. Eur.		
Carboxymethylethylcellulose	CMEC				keine Monographie
Celluloseacetatphthalat	CAP	Aquateric®	USP Ph. Eur.		
Hydroxypropylmethylcellulosephthalat	HPMCP	HP 50®	USP Typ 220731	18,0–22,0%	
		HP 55®	USP Typ 220824 Ph. Eur.	20,0–24,0% keine Angabe	

[1] Die Typbezeichnung ergibt sich aus der Ziffernfolge der gerundeten Mittelwerte der Grenzkonzentrationen, also 16,5–20,0% ergibt 18 und 23,0–32,0% ergibt 28, also als Ziffernfolge 1828

Überzogene Tabletten

R–O–CH₂–CH₂–OH	R–O–CH₂–CH(OH)–CH₃	R–O–C(=O)–CH₃	R–O–C(=O)–CH₂–O⁻ Na⁺	R–benzoat (HOOC)
keine Angabe				
keine Angabe				
	< 80,5 %			
	keine Angabe			
	5,0–16,0 %			
keine Angabe				
	23,0–32,0 %			
	4,0–12,0 %			
	4,0– 7,5 %			
	7,0–12,0 %			
	keine Angabe			
			6,5– 9,5 % Na⁺	
			6,5–10,8 % Na⁺	
			2,0– 4,5 % Na⁺	
				keine Monographie
		21,5–26 %		30–36 %
		21,5–26 %		30–36 %
	5,0– 9,0 %			27–35 %
	6,0–10,0 %			21–27 %
	keine Angabe			21–35 %

Tab. 10.3: Eudragit®-Typen

Typengruppe	Anwendungsgebiete	R	Löslichkeit	Permeabilität
E 12,5, E 100	schnellzerfallende Filmüberzüge, geschmacksdicht, geruchsabdeckend, farbig oder transparent, gegen Abrieb und Staub	$-COOCH_2CH_2N(CH_3)_2$	magensaftlöslich bis pH 5	quellfähig und permeabel über pH 5
L 12,5, L 100,	magensaftresistente Überzüge,	$-COOH$	darmsaftlöslich ab pH 6	
L 100-55, L-30 D-55	tropenfeste Überzüge, Lutschtabletten Isolierschichten		darmsaftlöslich ab pH 5,5	
S 12,5, S 100	magensaftresistente Überzüge, pH-abhängig, retardierend		darmsaftlöslich ab pH 7	
RL 12,5, RL 100, RL PO, RL 30 D	Retard-Formulierungen			leicht durchlässig
	Retard-Formulierungen, schnellzerfallende Überzüge		pH-unabhängig	
RS 12,5, RS 100, RS PO, RS 30 D	Retard-Formulierungen			schwer durchlässig
NE 30 D	Retard-Formulierungen, Matrixstrukturen, additiv zu anderen Eudragit®-Dispersionen	$-COOCH_3$ $-CH_2COOCH_3$	pH-unabhängig	quellfähig, durchlässig

10.5.3.1.3 Polyvinylderivate

Tabelle 10.4 gibt einen Überblick über die Polyvinylverbindungen, die als schnellzerfallende Filmbildner und magensaftresistente Filmbildner verwendet werden.

10.5.3.1.4 Natürliche Verbindungen

Unter den Naturprodukten, die auf Grund der komplexen Anzahl von chemischen Bestandteilen nur schwer charakterisierbar sind, ist Schellack ein wichtiger magensaftresistenter Filmbildner (s. 10.5.3.2.2).

Tab. 10.4: Polyvinylderivate als Filmbildner

	Abkürzungen, Synonyme und Handelsnamen	Monographie	R —OH	R (N-Pyrrolidon)	R (Acetat)	R (Benzoat)
Polyvinylpyrrolidon	PVP, Povidon, Kollidon®, Plasdone®	Ph. Eur.		11,5–12,8 % N		
Polyvidonacetat	PVAc, Copovidon, Vinylacetat-Vinylpyrrolidon-Copolymer, Kollidon® VA64, Copolyvidon,	Ph. Eur.		7,0–8,0 % N	35,3–42,0 % Vinylacetat	
Polyvinylacetatphthalat	PVAP, Opadry®, Enteric®, Coateric®	USP	X		X	55,0–62,0 %

10.5.3.2
Funktionelle Einteilung

In Tabelle 10.5 sind die Filmbildner nach funktionellen Aspekten eingeteilt.

10.5.3.2.1
Schnelllösliche Filmbildner

Die schnellzerfallenden Filmbildner können in die wasserlöslichen und schwerlöslichen Filmbildner eingeteilt werden. Ethylcellulose wird für Pharmazeutika als schwerlösliches Derivat verwendet. Die anderen Cellulosederivate MC, HEC, HPC, HPMC und NaCMC sind leichtlöslich und werden im Konzentrationsbereich von 5–10 % eingesetzt.

Ethylcellulose (EC)

EC ist das einzige schwerlösliche Cellulosederivat, das als Filmbildner verwendet wird. Die Löslichkeit von EC ist abhängig vom Substitutionsgrad. Die schwerlöslichen EC-Derivate mit DS = 2,3–2,6 werden für pharmazeutische Produkte verwendet. Ethylcellulose wird mit den anderen Filmbildnern zum Herstellen eines Überzuges mit definierter Durchlässigkeit kombiniert. Ein Zusatz von 20 % Dibutylphthalat (DBP) als Weichmacher ist notwendig. PEG (Macrogol) kann zur Modifizierung der Arzneistoffdiffusion zugesetzt werden.

Aquacoat® ECT ist eine 30 %ige wäßrige Latexdispersion von EC, die zusätzlich Cetylalkohol, Natriumdodecylsulfat und Dimethylpolysiloxan als Hilfsstoffe enthält. Ein Zusatz von 25–30 % Weichmacher (TEC, TBC, TBS, GTA (s. 10.5.4)) ist notwendig, um die Filmbildungstemperatur zu senken.

Surelease® enthält kolloidal gelöste EC (30 %) in einer wäßrigen Aluminiumhydroxiddispersion. Dibutylsebacat oder fraktioniertes Kokosöl ist als Weichmacher enthalten. Die Dispersion wird durch Ölsäure stabilisiert. Kolloidales Siliciumdioxid wirkt als Antihaftmittel.

Tab. 10.5: Funktionelle und strukturelle Einteilung der Filmbildner

schnellzerfallende Überzüge		basische Aminogruppen zur Geschmacks- oder Geruchsabdeckung, lösen sich nicht, aber quellen im Speichel und sind im Magen löslich	freie Carboxylgruppen für magensaftresistente Überzüge	unlösliche, aber quellbare Überzüge ⇒ Diffusion durch permeable Membran und dadurch Retardierung
wasserlöslich	wasserunlöslich			
	**Celluloseether**
MC HPMC HEC HPC Na-CMC	EC (m. Zus.)		CMEC	EC
	**Celluloseester** CAP HPMCP
	**Polymethacrylate**
		Eudragit E	Eudragit L 100 Eudragit S 100 Eudragit L100–55	Eudragit RS Eudragit N 30 D Eudragit L Eudragit S
	**Polyvinylderivate**
PVP PVAc			PVAP	
	**Polyhydroxycarbonsäuren** Schellack

Methacrylate

Die Methacrylate mit basischen Aminogruppen quellen im Speichel auf, sind aber erst im sauren pH-Bereich des Magens löslich (Eudragit® E).

Povidon = Polyvinylpyrrolidon (PVP)

Povidon ist sehr hydrophil und stark hygroskopisch. Bei 70% relativer Luftfeuchtigkeit wird Povidon flüssig. Daher ist es allein nicht als Filmbildner geeignet.

Copovidon = Polyvidonacetat (PVAc)

Copovidon (Ph. Eur.) ist ein Copolymerisat aus 1-Vinylpyrrolidon-2-on und Vinylacetat im Verhältnis 6 + 4 (Kollidon® VA64). Copovidon ist weniger hygroskopisch als Povidon. Die Filme sind elastischer.

10.5.3.2.2
Magensaftresistente und dünndarmlösliche Filmbildner

Magensaftresistente, aber dünndarmlösliche Filmtabletten (enteric coated tablets) tragen Überzüge, die vom sauren Magenmilieu nicht angegriffen werden, jedoch im Dünndarm, der ein schwach saures, neutrales oder alkalisches Milieu besitzt, relativ schnell zerfallen oder gelöst werden, so daß die im Tablettenkern inkorporierten Arzneistoffe erst im Dünndarm freigesetzt werden. Es kommt bei dieser Formulierung also darauf an, durch einen entsprechenden Überzug geschützte Arzneistoffe durch den Magen zu schleusen. Von diesem Prinzip wird Gebrauch gemacht, wenn

- eine Inaktivierung oder Zerstörung der Arzneistoffe im Magen zu befürchten ist (Antibiotika, Organpräparate, Enzyme),
- Arzneistoffe die Magenschleimhaut reizen, Übelkeit oder Erbrechen verursachen

(Salicylsäurederivate, Eisen-, Bismut-, Phosphorverbindungen, Sulfonamide),
- eine hohe Arzneistoffkonzentration im Darm erreicht werden soll, z. B. zur Lokalbehandlung (Anthelmintika, Antiseptika),
- Arzneistoffe die Verdauung behindern (Tannin, adstringierende Ionen, Bildung unlöslicher Verbindungen mit Pepsin und Peptonen),
- die Erzielung einer protrahierten Wirkung (s. Kapitel 12 Perorale Depotarzneiformen) angestrebt wird,
- im Duodenum und Jejunum durch Freigabe der gesamten Arzneistoffmenge eine optimale Resorption erzielt werden soll.

Frühere Vorstellungen über die Verhältnisse im Magen-Darm-Trakt waren wenig exakt, zumindest erfolgte eine stark vereinfachte Darstellung der wirklichen Verhältnisse. So ging man von der Annahme aus, daß im Magen ein stark saures Milieu und bereits im Zwölffingerdarm ein pH-Wert im alkalischen Bereich vorliegt. Nicht wenige Mißerfolge bei „magensaftresistenten" Präparaten sind auf diese Fehleinschätzung zurückzuführen. Obgleich im Magen der pH-Wert meist im sauren Bereich liegt und im Darm pH-Werte im Alkalischen vorherrschen, ist doch keinesfalls mit einem abrupten Übergang vom sauren zum alkalischen Bereich zu rechnen. Vielmehr ist zu berücksichtigen, daß auch noch in oberen Dünndarmbereichen schwach saure Werte anzutreffen sind (s. 9.8.1).

Magensaftresistente Arzneiformen sollten mindestens 30 Minuten vor der Nahrungsaufnahme eingenommen werden, um eine ungehinderte Passage durch den Magen zu gewährleisten. Entsprechend der Ph. Eur. müssen sie zwei Stunden im sauren Magenmilieu stabil sein und im alkalischen Bereich innerhalb von einer Stunde zerfallen.

Gemeinsames Strukturmerkmal der Filmbildner, die sich erst im schwach sauren oder alkalischen Milieu des Dünndarms auflösen, ist eine freie Säurefunktion in der Seitenkette, die in der Salzform gut wasserlöslich ist.

Celluloseacetatphthalat (CAP)

CAP ist ein gemischter Ester der Cellulose mit Phthalsäure und Essigsäure. Die Salzbildung erfolgt im alkalischen Milieu an der freien Carboxylgruppe der Phthalsäure. CAP ist nur in organischen Lösungsmitteln löslich.

Aquateric® ist eine wäßrige Pseudolatexdispersion, die ohne Zusatz von organischen Lösungsmitteln verarbeitet werden kann. Ein Zusatz von 5–30% Glyceroltriacetat (GTA) ist wegen der hohen Glasübergangstemperatur (s. 10.5.4) notwendig. Des weiteren können Phthalsäure- und Citronensäureester als Weichmacher zugesetzt werden.

Hydroxypropylmethylcellulosephthalat (HPMCP)

Es sind 2 Typen im Handel, HP 50® und HP 55®. Die Zahl hinter der Typbezeichnung verweist auf den pH-Wert, bei welchem sich der Film auflöst. HPMCP ist aus wäßrigen Systemen unter Thermogelierung anwendbar. Da die Glasübergangstemperatur unter 20 °C liegt, ist ein Weichmacherzusatz nicht erforderlich.

Carboxymethylethylcellulose (CMEC)

CMEC ist ein Celluloseether, weshalb die Hydrolyseempfindlichkeit verringert ist.

Das pulverförmige Handelsprodukt Duodcell® wird in Wasser redispergiert. Als Weichmacher wird bis zu 30% Glycerolmonocaprylat zugesetzt.

Polyvinylacetatphthalat (PVAP)

Die Reinsubstanz ist nur in organischen Lösungsmitteln löslich. Die weichmacherhaltige Formulierung Opadry® kann ohne Anwendung von Lösungsmitteln zum Befilmen verwendet werden.

Schellack

Schellack ist ein tierisches Harz, dessen Rohform von Bäumen in Südasien gewonnen wird. Die weibliche Lackschildlaus *(Taccardia lacca)* sondert auf den Zweigen der Wirtsbäume zum

Schutz der Brut ein Sekret ab. Zur Ernte werden diese Zweige abgeschnitten. Der Stocklack wird vom Holz abgetrennt und der größte Teil des wasserlöslichen Farbstoffs ausgewaschen. Nach Trocknung wird der nun erhaltene Körnerlack in Alkohol gelöst, mit Kohle entfärbt und mehrmals filtriert, wobei die Wachsanteile abgetrennt werden. Der Alkohol wird entfernt und der Schellack nach Auswalzen gebrochen. Schellack weist als Naturprodukt folgende sehr heterogene Zusammensetzung auf:

- Polyhydroxycarbonsäuren als Hauptkomponente
  - Aleuritinsäure 46%
  - Schellolsäure, eine cyclische Dihydroxydicarbonsäure und deren Homologe 27%
  - Kerrolsäure 5%
  - Butolsäure 1%
- Ester von Wachsalkoholen und Säuren 2%
- nicht identifizierte neutrale Substanzen, Farbstoffe usw. 7%
- nicht identifizierte polybasische Ester 12%

Schellack löst sich im alkalischen Milieu des Darms durch Salzbildung der Polyhydroxycarbonsäuren. Der Zusatz von Weichmachern ist erforderlich, da der Film sehr spröde ist.

Methacrylsäureester

Die magensaftresistenten Methacrylsäureester Eudragit® L und S ermöglichen eine exakte Steuerung der pH-abhängigen Wirkstofffreisetzung. Eudragit® L 100–55 löst sich bei pH 5,5, Eudragit® L ab pH 6,0 und Eudragit® S ab pH 7,0. Zum Herstellen der Latexlösung im wäßrigen Milieu wird die wäßrige Dispersion oder das Pulver nach Redispergieren zu 5–10% mit Natronlauge teilneutralisiert. Da die Filme zum Versproden neigen, ist Triethylcitrat (TEC) als Weichmacher zuzugeben.

10.5.3.2.3
Unlösliche Filmbildner

Die unlöslichen Filmbildner quellen im Verdauungssaft auf. Dabei wird der Film permeabler und die Wirkstoffmoleküle können durch den Film diffundieren. Verwendet werden für permeable Überzüge
- Ethylcellulose
- Methacrylate

Ethylcellulose

Die Ethylcellulose wird auch in Kombination mit löslichen Cellulosederivaten für schnellzerfallende Filmtabletten verwendet (s. 10.5.3.2.1). Werden hydrophile Stoffe wie z.B. PEG (Macrogol) zugegeben, kann die Wirkstofffreisetzung aus EC-Filmen modifiziert werden. Ein Weichmacherzusatz ist erforderlich.

Methacrylsäureester

Eudragit® RS (schwerdurchlässig) und RL (leichtdurchlässig) sind Methylmethacrylat-Ethylacrylat-2:1-Copolymere mit Trimethylammoniummethylmonacrylatchlorid (TAMCl). Dieses Monomer ist stark hydrophil. Durch Mischen der beiden Eudragit-Typen kann die Permeabilität unabhängig vom pH-Wert gesteuert werden. Im wäßrigen Milieu quellen die Polymere auf, und der Wirkstoff diffundiert durch die hydrophilen Bereiche im Überzug. Normalerweise ist ein Weichmacherzusatz notwendig. Eudragit® N 30 D ist eine neutrale Dispersion, die wasserunlösliche Filme bildet. Es wird für Matrixtabletten und Retardüberzüge verwendet, wobei hier kein Weichmacherzusatz erforderlich ist. Eudragit® L und S können direkt zu erodierenden Matrixtabletten verpreßt werden, wobei das pH-Wert-abhängige Auflösungsverhalten ausgenutzt wird.

10.5.4
Weichmacher

Weichmacher sind niedermolekulare, hochsiedende Flüssigkeiten. Sie erhöhen die Flexibilität von sonst harten Polymerfilmen und verringern die Sprödigkeit. Die Weichmacher lagern sich zwischen die Polymerketten des Filmbildners ein. Dadurch können die Polymere nicht mehr so stark miteinander in Wechselwirkung treten, die Beweglichkeit der Polymerketten wird erhöht und bestimmte physikalische Kenngrößen des Polymers ändern sich. Eine sehr wichtige charakteristische Kenngröße der filmbildenden Polymere ist die *Glasübergangstemperatur* T_g. Unterhalb T_g liegen amorphe Körper in einer glasähnlichen Struktur vor, somit ist T_g in etwa dem Schmelzpunkt bei kristallisierenden Stoffen vergleichbar. Bei Temperaturen oberhalb von T_g nimmt die Viskosität einer Schmelze stark ab, so daß das Auftragen von Filmen oberhalb der Glasübergangstemperatur erfolgen wird. Durch die Zugabe von Weichmachern kann die Glasübergangstemperatur auf Raumtemperatur gesenkt werden.

Als Weichmacher werden verwendet:
- Citronensäureester (Citroflex®)
  - Tributylcitrat (TBC)
  - Triethylcitrat (TEC)
  - Acetyltriethylcitrat (ATEC)
  - Acetyltri-n-butylcitrat (ATBC)
- Phthalsäureester
  - Dimethylphthalat
  - Diethylphthalat (DEP)
  - Dibutylphthalat (DBP)
- weitere Ester organischer Polyalkohole
  - Dibutylsebacat (DBS)
  - Glyceroltriacetat (GTA) = Triacetin
  - Rizinusöl
  - acetylierte Fettsäureglyceride
- Polyalkohole
  - Glycerol
  - Propylenglykol
- Polyoxyethylenderivate
  - Polyethylenglykol (PEG, Macrogol)
  - Polyoxyethylen-Polyoxypropylen-Copolymer (Pluronic®)

Polyethylenglykol (PEG, Macrogol)

Steigende Anteile von PEG erhöhen die Permeabilität von Filmüberzügen, so daß durch Variation des PEG-Anteils im Film die Wirkstofffreisetzung gesteuert werden kann. Da PEG sehr hygroskopisch ist, kann es nur in Kombination als Filmbildner eingesetzt werden. Vielfach wird es auf Grund seiner Eigenschaft als Weichmacher eingesetzt.

Polyoxyethylen-Polyoxypropylen-Copolymer

Durch Variation der Anteile von hydrophilen Ethylenoxid- und hydrophoben Propylenoxidgruppen sowie der Kettenlänge der Polymerblöcke kann die Löslichkeit der Produkte und damit auch Freisetzungseigenschaften für Wirkstoffe variiert werden.

10.5.5
Farbstoffe und -pigmente

Das Färben von überzogenen Tabletten dient nicht nur ästhetischen Zwecken. Neben dem Verhindern einer Verwechslung sowohl beim pharmazeutischen Hersteller als auch beim Endverbraucher ist vor allem die psychische Wirkung der gefärbten Tablette zu beachten. Beispielsweise werden bestimmte Formulierungen antidepressiver Wirkstoffe auf Grund des befreiend wirkenden Einflusses der Farbe gelb gefärbt.

Die Verwendung von Farbstoffen und Pigmenten ist in der Arzneimittelfarbstoffverordnung (AMFarbV) gesetzlich geregelt. Nur die in der Anlage aufgeführten Stoffe dürfen zum Färben von Arzneimitteln verwendet werden. In der Tabelle 10.6 sind die zugelassenen Farbstoffe aufgeführt.

Ist die 1. Ziffer der E-Nummer eine 1, so handelt es sich um einen Farbstoff. Anhand der 2. Ziffer der E-Nummer kann die Farbe des Farbstoffs abgeleitet werden. Gelbe Farbstoffe haben als Ziffer die 0, orangefarbene eine 1, rote eine 2 usw. Die Ziffer 7 wird durch die anorganischen Pigmentfarbstoffe belegt.

Die Farbstoffe können sowohl natürlichen als auch synthetischen Ursprungs sein, wobei die natürlichen Stoffe auch in Form der synthetisch dargestellten Verbindungen eingesetzt werden dürfen.

Azofarbstoffe

Die Azofarbstoffe stellen die größte Gruppe der zugelassenen Farbstoffe dar. Die für das Färben von Arzneimitteln zugelassenen Azofarbstoffe sind hydrophile und stark saure Verbindungen. Dadurch unterscheiden sich diese von den kanzerogenen lipophilen, basischen Azofarbstoffen. Durch aromatische Sulfonierung sind die Farbstoffe gut wasserlöslich und werden daher im Magen-Darm-Trakt kaum resorbiert. Des weiteren spalten die modernen

Tab. 10.6: Farbpigmente

Farbton	EWG-Nr.	Bezeichnung	Darstellung	Herkunft und färbendes Prinzip
Gelb	E 100	Curcumin	Gewinnung aus Wurzel von Curcuma longa oder synthetisch oder fermentativ	natürlicher gelber Farbstoff
	E 101	Lactoflavin (Riboflavin)	aus Molke oder synthetisch oder fermentativ	natürliches Flavin
	E 102	Tartrazin	synthetisch	künstlicher Azofarbstoff
	E 104	Chinolingelb	synthetisch	künstlicher Chinophthalonfarbstoff
Orange	E 110	Gelborange S	synthetisch	künstlicher Azofarbstoff
Rot	E 120	Carmin (Carminsäure, Cochenille)	Extrakt aus *Dactylopius coccus*, [syn. *Coccus cacti*] oder synthetisch	tierisches Anthrachinon
	E 122	Azorubin	synthetisch	künstlicher Azofarbstoff
	E 123	Amaranth	synthetisch	künstlicher Azofarbstoff
	E 124	Ponceau 4 R (Cochenillerot A)	synthetisch	künstlicher Azofarbstoff
	E 127	Erythrosin	synthetisch	künstlicher Triphenylmethanfarbstoff
Blau	E 131	Patentblau V	synthetisch	künstlicher Triphenylmethanfarbstoff
	E 132	Indigocarmin (Indigotin)	synthetisch	künstlicher Indigofarbstoff
Grün	E 140	Chlorophyll a und Chlorophyll b	Extraktion aus grünen Pflanzenteilen	natürlicher Porphyrinfarbstoff
	E 141	Kupferkomplexe der Chlorophylle und Chlorophylline	Substitution des Mg^{2+} im Chlorophyll bzw. Chlorophyllin durch Cu^{2+}	künstlicher Porphyrinfarbstoff
	E 142	Brillantsäuregrün BS (Wollgrün BS)	synthetisch	künstlicher Triarylmethanfarbstoff
Braun	E 150	Zuckercouleur (Karamel)	Aus Saccharose oder anderen genußtauglichen Zuckerarten ausschließlich durch Erhitzen hergestelltes Erzeugnis oder amorphe, braune, wasserlösliche Erzeugnisse, die durch kontrollierte Hitzeeinwirkung auf genußtaugliche Zuckerarten in Gegenwart von Essig-, Zitronen-, Phosphor- oder Schwefelsäure, Schwefeldioxid, Ammonium-, Natrium- und Kaliumhydroxid, -carbonat, -phosphat, -sulfat oder -sulfit hergestellt werden	
Schwarz	E 151	Brillantschwarz BN	synthetisch	Azofarbstoff
	E 153	Kohlenschwarz (Carbo medicinalis vegetabilis)	Pflanzenkohle mit Eigenschaften der medizinischen Kohle	schwarzer Pigmentfarbstoff

Tab. 10.6: Farbpigmente (Fortsetzung)

Farbton	EWG-Nr.	Bezeichnung	Darstellung	Herkunft und färbendes Prinzip
Versch. Farbtöne	E 160	Carotinoide:		
		a α-, β- und γ-Carotin		
		b Bixin, Norbixin	Der Hauptfarbstoff der Annatto-Extrakte in Öl ist das Carotinoid Bixin. Norbixin ist der Hauptfarbstoff der wäßrigen Annatto-Extrakte	
		c Capsanthin Capsorubin	Capsicum-Früchte	
		d Lycopin		
		e β-Apo-8'-carotinal		
		f β-Apo-8'-carotinsäureethylester		
	E 161	*Xanthophylle*		
		a Flavoxanthin		
		b Lutein		
		c Cryptoxanthin		
		d Rubixanthin		
		e Violaxanthin		
		f Rhodoxanthin		
		g Canthaxanthin		
	E 162	Beetenrot (Betanin)	wäßriger Extrakt aus der Wurzel der roten Rübe *(Beta vulgaris var. conditiva)*	
	E 163	Anthocyane	Anthocyane sind Glykoside aus 2-Phenyl-benzopyryliumsalzen; sie sind in der Regel hydroxylierte Derivate; an Aglykonen enthalten sie folgende Anthocyanidine: Pelargonidin, Cyanidin, Paeonidin (Peonidin), Delphinidin (Oenantidin), Petunidin, Malvidin; Anthocyane dürfen nur aus eßbarem Obst oder Gemüse gewonnen werden	
	E 170	Calciumcarbonat	$CaCO_3$	
	E 171	Titan(IV)-oxid (Titandioxid)	TiO_2	
	E 172	Eisenoxide und -hydroxide	$xFe_2O_3 \cdot yFeO \cdot nH_2O$	
	E 173	Aluminium	Al	
	E 174	Silber	Ag	
	E 175	Gold	Au	

Azofarbstoffe keine kanzerogenen aromatischen Amine mehr ab. Azofarbstoffe, vor allem Tartrazin, stehen aber unter Verdacht, Pseudoallergien auszulösen. Deshalb gibt es für Tartrazin eine besondere Kennzeichnungspflicht bei der Anwendung in Arzneimitteln. Des weiteren wird diskutiert, ob die Azofarbstoffe auch bei der Ausbildung einer Neurodermitis im Kindesalter sowie eines hyperkinetischen Syndroms beteiligt sind.

Triarylmethanfarbstoffe

Die verwendeten Triarylmethanfarbstoffe sind ebenfalls wie die Azofarbstoffe am aromatischen Kern sulfoniert, so daß die Wasserlöslichkeit stark erhöht ist und damit diese Farbstoffe kaum resorbiert werden.

Erythrosin ist ein iodhaltiger Farbstoff. Die Freisetzung von Iod aus Erythrosin und evtl. ein Einfluß auf die Schilddrüsenfunktion ist noch nicht endgültig geklärt.

Natürliche Stoffe

Natürliche Farbstoffe kommen in zahlreichen Früchten, Gemüsearten und Pflanzenteilen vor, die Bestandteil der täglichen Nahrung sind. Anthocyane können aus zahlreichen Früchten isoliert werden, Carotinoide kommen in vielen roten und gelben Früchten und Gemüse vor. Chlorophyll ist in allen grünen Pflanzenteilen vorhanden.

Das Karmin der roten Lackschildlaus dient dieser zur Abwehr von Ameisen. Der Farbstoff wird aus den getrockneten befruchteten Weibchen gewonnen. Allerdings wird es auf Grund des hohen Preises heute durch Cochenillerot A – einem synthetischen Azofarbstoff – ersetzt.

Chlorophyll ist farbschwach und lichtempfindlich. Wird das zentrale Magnesiumion durch ein Kupferion ersetzt, so erhält man eine Verbindung mit einer höheren Farbintensität und einer geringeren Lichtempfindlichkeit.

Bei der Herstellung von Zuckercouleur wird Saccharose, Invertzucker bzw. Glucose mit beschleunigend wirkenden Substanzen auf 120–160 °C erhitzt und dann wieder abgekühlt. Nach der Art des verwendeten Beschleunigers (Natronlauge, Sulfit, Ammoniak) können vier verschiedene Produkte erhalten werden:
- einfacher Zuckercouleur
- Sulfitlaugen-Zuckercouleur
- Ammoniak-Zuckercouleur
- Ammoniumsulfit-Zuckercouleur

Im Ammoniak-Zuckercouleur sind zwei toxische Verbindungen gefunden worden. Diese werden mengenmäßig durch entsprechende Grenzwerte kontrolliert.

Karamel wird erhalten, indem Zucker ohne Anwendung von beschleunigend wirkenden Substanzen erhitzt wird. Die gewonnenen Produkte stellen dann Gemische verschiedener Stoffe dar, die u.a. Alkohole, Aldehyde und Ketone enthalten.

Farbpigmente

Farbpigmente sind Stoffe, die in den verwendenten Überzugslösungen nicht löslich sind. Ob ein Stoff ein Farbstoff oder ein Pigment ist, hängt also von dem umgebenden Medium und der Löslichkeit des Farbmittels in dem Medium ab.
- Die anorganischen Farbmittel sind auf Grund ihrer Unlöslichkeit in allen verwendbaren Medien Pigmente.
- Wasserlösliche, organische Farbstoffsalze werden durch Fällung in Lackpigmente überführt (s.u.).

Titandioxid ist das am häufigsten verwendete Farbpigment. Es gilt toxikologisch als völlig unbedenklich. Aluminiumpulver, Blattsilber und Blattgold sind eher von untergeordneter Bedeutung für die Verwendung als Farbpigmente in Pharmazeutika.

Bei den ebenfalls weitgehend toxikologisch unbedenklichen Eisenoxiden und -hydroxiden werden 3 verschiedene Farbpigmente unterschieden:
- gelbes Eisenoxid: $FeO(OH)$ $Fe_2O_3 \cdot H_2O$,
- rotes Eisenoxid: Fe_2O_3 und
- schwarzes Eisenoxid: $FeO_xFe_2O_3$.

Farblacke werden durch Adsorption von wasserlöslichen Farbstoffsalzen meistens an frisch gefälltem Aluminiumhydroxid erhalten. Die so gewonnenen Aluminiumsalze sind wasserunlöslich. Zur frischen Fällung wird Natriumcarbonat in Wasser gelöst, Aluminiumchlorid zugesetzt und durch Einstellung auf pH 5,5 als Aluminiumhydroxid gefällt. Der wasserlösliche Farbstoff mit freier Säurefunktion wird zugegeben und nochmals mit Aluminiumchlorid versetzt.

10.6
Techniken des Überziehens von Formlingen

10.6.1
Kesseldragierung

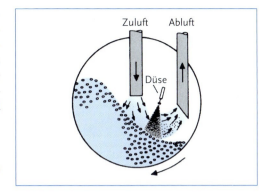

Abb. 10.2: Aufsprühverfahren

Da die Filmsubstanzen als verdünnte Filmlösungen (5–10% Trockensubstanz) aufgebracht werden und dabei das organische Lösungsmittel recht schnell verdunstet, bringt das Auftragen dieser Überzüge einige Probleme mit sich. Das „Anfeuchten" der Kerne und die anschließende Warmlufttrocknung müssen zügig erfolgen, wenn eine gleichmäßige Schicht erreicht werden soll.

Zum Aufsprühen der Filmlösungen eignen sich für kleinere Ansätze und Versuche im Labormaßstab vor allem Luftdrucksprühpistolen (Zweistoffdüsen), die mit 0,15 bis 0,3 MPa (1,5–3 bar) Luftdruck arbeiten. Eine besonders sorgfältige Abstimmung der Düseneinstellung und der Luftführung ist notwendig, weil sonst Verneblungen auftreten, die zu Filmverlusten bis zu 20% führen können. Bei größeren Ansätzen (>50 kg) bewähren sich Einstoffdüsen. Sie arbeiten mit einem hohen Massendruck von 5–15 MPa (50–150 bar), der durch Druckluft erzeugt wird. Es tritt jedoch keine Luft in den Sprühstrahl (Airless-Systeme), so daß Verneblungen vermieden werden. Düsendurchmesser (abhängig von der Partikelgröße der Pigmente) und Sprühdruck bestimmen die Sprühgeschwindigkeit. Der Sprühstrahl ist auf die herabfallenden Kerne im oberen Teil des Kessels gerichtet, während die Warmluftzufuhr zweckmäßigerweise unweit der Sprühzone erfolgt. Die Lösungsmitteldämpfe werden am oberen Rand des Kessels abgesaugt, wobei der Luftdurchsatz der Absaugvorrichtung größer sein muß als die Warmluftzufuhr, damit Lösungsmitteldämpfe nicht aus dem Kessel austreten (Abb. 10.2). Um ein Rollen der Kerne sicherzustellen – Filmtabletten kommen leicht ins „Rutschen" –, sind die Kessel mit Stollen oder einem Dragierarm auszurüsten.

In steigendem Maße gewinnt die *Automatisierung* auch beim Prozeß des Überziehens Bedeutung. In der Industrie finden vollautomatische Sprühaggregate (Abb. 10.3) Verwendung. Hierbei wird

- in festgelegten Abständen eine bestimmte Menge Film- oder Dragiersuspension aufgesprüht,
- das Rollieren der Kerne gesteuert und
- die anschließende Warmlufttrocknung geregelt.
- Oft ist eine Anzahl von Dragierkesseln zu einer Arbeitsstraße zusammengeschlossen, die von einem zentralen Steuerpult überwacht wird.

Zur Steuerung der einzelnen Arbeitsphasen existieren folgende Grundprinzipien:
1. Regelung über Computerprogramme, die auf den Erfahrungen der zeitlichen Abläufe der Handbefilmung beruhen.
2. Regelung durch Bestimmung des Trockenzustands der Filmhüllen über die Messung der Luftfeuchte im Kessel oder im Abluftrohr.
3. Regelung durch Temperaturmessung mittels Thermoelementen. Hierbei wird die Temperaturerniedrigung gegenüber einem Normalwert bestimmt. Eine Temperaturerniedrigung ist so lange meßbar, wie Flüssig-

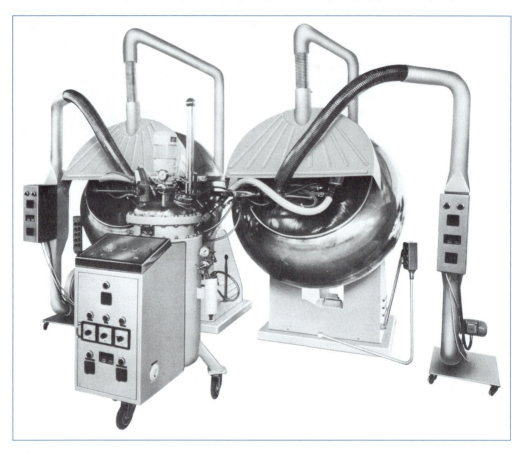

Abb. 10.3: Dragierkessel mit Doppelsprühaggregat und Absaugvorrichtung (G. Steinberg Processing GmbH, Kressbronn-Bodensee)

keit aus der aufgetragenen Schicht verdunstet. Nach Trocknen der Schicht steigt die Temperatur auf den oben erwähnten Ausgangswert, wodurch ein neuer Befeuchtungsvorgang ausgelöst wird.

Auch eine Kombination von Feuchtigkeitsmessung (Prinzip 2) und indirekter Feuchtebestimmung durch Temperaturmessung (Prinzip 3) wird zur Regelung der automatischen Befilmung verwendet.

Zur *Feuchtigkeitsmessung* finden Geräte zur elektrischen Leitfähigkeitsbestimmung und das Lithiumchlorid-Hygrometer Verwendung (s. 1.5.7). Mit letzterem sind insbesondere Großgeräte zur automatischen Befilmung ausgerüstet. Die *Temperaturmessung* erfolgt mit Thermofühlern.

10.6.2 Tauchrohrverfahren, Tauchschwertverfahren

Eine Vermeidung von Sprühnebeln und eine rationelle Ausnutzung der Trocknungsluft und damit eine Verkürzung der Dragierzeiten werden durch das *Tauchrohrverfahren* (Abb. 10.4) erreicht. Mitten in die Masse der in einem Dragierkessel rotierenden Kerne taucht ein Rohr ein, das an seinem unteren Teil gekrümmt ist und mit seiner Öffnung gegen die Drehrichtung des Kessels weist. Es dient der Zuführung von Trocknungsluft, die innerhalb des Gutes einen kernfreien Hohlraum ausbildet. In diese so entstandene Luftblase wird die Suspension oder Lösung mittels einer an der Rohröffnung befindlichen Düse kontinuierlich eingesprüht.

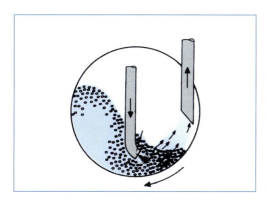

Abb. 10.4: Tauchrohrverfahren

Die den Hohlraum begrenzenden Kerne werden hiervon getroffen und durch den scharf gebündelten Warmluftstrahl innerhalb der Sprühzone sofort getrocknet. Die Trocknungsluft passiert anschließend die Masse der Kerne und wird dadurch zur weiteren Trocknung genutzt, bevor sie in der Kesselöffnung abgesaugt wird. Durch ständigen Wechsel der Kerne an der Begrenzungsregion der Luftblase erhalten im Laufe der Zeit alle Kerne einen gleichmäßigen Überzug.

Sowohl für die Zuckerdragierung als auch für die Befilmung bringt das *Tauchschwertverfahren* (Abb. 10.5) als neue Technologie unter Verwendung von konventionellen Dragierkesseln Vorteile, wobei sich der Befilmungsprozeß auf wenige Stunden reduzieren läßt. Das „Tauchschwert" ist ein Zweikammersystem, das in das Kernbett eingebracht wird und einen intensiven Zu- und Abluftaustausch durch die perforierte Außenwand ermöglicht. Beim Befilmen sind Düsen jeweils links und rechts des „Tauchschwerts" etwa 20 cm über dem rollenden Gut angeordnet, beim Zuckerdragieren wird ein dünnwandiges Chromstahlrohr mit Bohrungen an der Unterseite zum Auftragen der Lösung oder Suspension verwendet, doch kann auch beim Zuckerdragieren eine Sprühanlage eingesetzt werden.

10.6.3 Accela-cota®-Verfahren

Eine Reduktion der Trocknungszeit bis zu 50% gegenüber den gebräuchlichen Systemen in konventionellen Kesseln ist mit Accela-cota®-Dragieranlagen (Abb. 10.6) zu erzielen. Die Luft wird hierbei durch die perforierte Lauffläche eines sich drehenden, zylindrischen Kessels, der mit einer Sprüheinrichtung ausgestattet ist, durch das mittels Mischschaufeln ständig in Bewegung gehaltene Tablettenbett hindurchgezogen. Durch einen Abluftventilator erfolgt eine wirksame Entstaubung.

Es gibt noch weitere Hochleistungs-Befilmungsanlagen, die mit zylinderförmigen Trommeln (Pellegrini-Trommeln) mit einem Fassungsvermögen von 50–600 kg Kernmaterial ausgestattet sind.

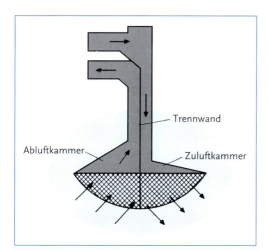

Abb. 10.5: Tauchschwertverfahren

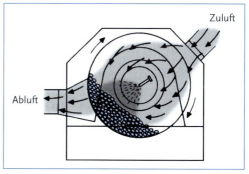

Abb. 10.6: Accela-Cota®-Dragieranlage (Manesty Machines LTD, Speke, Liverpool)

10.6.4 Wirbelschichtverfahren (Luftsuspensionsverfahren)

Die Luftsuspensionsverfahren nehmen unter den Verfahrenstechniken eine besondere Stellung ein. Die verschiedenen Luftsuspensionsverfahren können in modular aufgebauten Systemen durch Austausch der Einsätze durchgeführt werden, so daß nur ein Grundgerät zur Erzeugung des Luftstroms notwendig ist. Die Wirbelschichter (Abb. 10.7) werden in verschiedenen Baugrößen angeboten, beginnend mit einem Produktbehälterinhalt von 20 l bis zu mehr als 3000 l Inhalt. Der Luftdurchsatz beträgt bei Kleinanlagen 750 m³/h, während Großanlagen bis zu 14000 m³/h benötigen. Die in dem Gebläse beschleunigte Luft wird in einem Heizaggregat erwärmt und dann in die Wirbelkammer geführt. Das Gut wird dadurch in Bewegung gebracht und gehalten, wobei die Art dieser Bewegung durch die verschiedenen Einsätze gesteuert wird.

Ein besonders wichtiges Verfahren zum Granulieren (s. 9.3.3.4) und zum Befilmen von Kernen ist das *Wurster-Verfahren*, ein *„Bottom-spray"*-Verfahren (Abb. 10.8 b). Die Zuluft wird durch den Zuluftboden in das Volumen des Arbeitszylinders gebracht. In diesem befindet sich ein Steigrohr. Die Zweistoffdüse befindet sich unterhalb des Steigrohrs und die Granulierflüssigkeit bzw. die Filmlösung wird in das Steigrohr gesprüht, in dem die zu granulierenden oder zu überziehenden Kerne aufsteigen. Das Gut wird gleichzeitig durch die nachströmende Warmluft getrocknet. Nach Austritt aus dem Steigrohr fallen die Kerne wieder zum Boden und werden dann erneut durch das Steigrohr in die Höhe transportiert. Das wird durch eine spezielle Konstruktion der Bodenplatte ermöglicht. Im Zentrum der Bodenplatte befinden sich mehr Öffnungen als am Rand der Platte, so daß der Luftstrom zentral entsprechend größer als am Rand der Platte ist. Damit wird das Gut verstärkt im Zentrum in das Steigrohr beschleunigt.

Einen *„Top-spray"-Einsatz* zeigt Abbildung 10.8 a. Das Gut wird durch die von unten zuströmende Luft emporgehoben und von oben besprüht.

Beim *Rotor-Einsatz* oder *„Tangential-spray"*-Verfahren (Abb. 10.8 c) nach K. H. Bauer rotiert eine Platte, in deren Zentrum sich ein spitz zulaufender Kegel befindet. Durch den Spalt, der

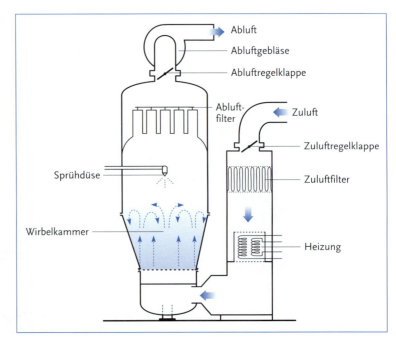

Abb. 10.7: Wirbelschichter (Glatt GmbH, Binzen)

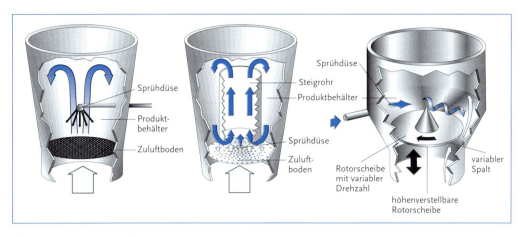

Abb. 10.8: Einsätze beim Wirbelschichter
a Top-spray-Einsatz, **b** Bottom-spray-Einsatz = Wurster-Einsatz, **c** Rotoreinsatz (Glatt GmbH, Binzen)

durch Einstellung der Höhe des Rotors variiert werden kann, strömt die Luft in die Wirbelkammer. Das Gut wird kreisförmig in Bewegung gehalten und durch die seitlich in den Produktbehälter hineinragende Sprühdüse besprüht.

Das Gut muß eine ausreichende Härte besitzen, da das Gut einer starken mechanischen Stoßbeanspruchung unterliegt und somit die Gefahr eines starken Abriebs gegeben ist. Zum Überziehen mit Zuckerschichten ist dieses Verfahren weniger geeignet. Bewährt ist es dagegen bei der Herstellung von Filmtabletten sowie dem Überziehen von Pulvern und Granulaten.

10.7 Prüfung

Kerne

Die Ph. Eur. schreibt für das Ausgangsmaterial keine Prüfungen vor. Da die Qualität des Endprodukts aber maßgeblich von der Qualität des Ausgangsmaterials abhängt, müssen diese den folgenden Qualitätsansprüchen genügen:

- Die *mechanische Festigkeit (Bruch- und Abriebfestigkeit)* der Kerne muß wegen der Belastungen, denen sie während des Befilmungsprozesses ausgesetzt sind, höher sein als die von Tabletten.
- Andererseits sollen Kerne trotz ihrer höheren Festigkeit gute *Zerfallseigenschaften* besitzen.
- Die *Porosität* ist ein sehr wichtiges Qualitätskriterium. Eine geringe Porosität sichert die Festigkeit des Preßlings und verhindert das Eindringen von Dragierflüssigkeit in den Kern, doch wirkt sie sich gleichzeitig ungünstig auf den Zerfall aus. Bei extrem geringer Porosität können auch Zerfallsmittel nicht wirksam werden.

Überzogene Tabletten

In der Ph. Eur. sind nur Prüfungen für die überzogenen Tabletten vorgeschrieben. Die Prüfungen sind in der Monographie „Tabletten" aufgeführt und im Abschnitt 9.9 zusammengefaßt.

Kapitel 11

Kapseln

11.1 Allgemeines

Kapseln sind geformte, in der Regel elastische Hohlkörper von unterschiedlicher Größe, die dosierte (pulverförmige, granulierte, pelletierte oder tablettierte) feste Arzneistoffe, gegebenenfalls auch viskose Flüssigkeiten oder Schmelzzubereitungen enthalten. Des weiteren werden solche dosierten Arzneizubereitungen als Kapseln bezeichnet, in denen der Arzneistoff von Gelatine oder einem anderen geeigneten Stoff hermetisch eingeschlossen ist (Abb. 11.1).

Stärkekapseln (Capsulae amylaceae) spielen heute kaum noch eine Rolle. Es sind paarweise ineinander schiebbare, einseitig verschlossene Zylinder oder Näpfchen (Durchmesser 15–25 mm, Höhe etwa 10 mm). Sie bestehen meist aus Weizenstärke und Weizenmehl und dienen zur Aufnahme pulverförmiger Arzneistoffe.

Im Gegensatz hierzu haben *Gelatinekapseln* (Capsulae gelatinosae) immer größere Bedeutung gewonnen. Die Gelatinekapsel weist gegenüber anderen Darreichungsformen, wie Tabletten und Dragees, eine Reihe von Vorteilen auf. Sie ist geruch- und geschmacklos und läßt sich leicht einnehmen, da sie bei Benetzung mit Speichel infolge ihrer Schlüpfrigkeit den Schluckakt erleichtert. Dank ihrer Quellfähigkeit und Wasserlöslichkeit werden die Arzneistoffe im Magen rasch freigesetzt. Zahlreiche Arzneistoffe, die sich sonst wegen ihrer Oxidations- und Lichtempfindlichkeit, Thermolabilität und Hygroskopizität nicht zu anderen Arzneiformen verarbeiten lassen, können ohne Wärmeanwendung verkapselt werden. Eine Kapselabfüllung bietet sich besonders dann an, wenn die Arzneistoffe einen schlechten Geschmack (z. B. Chloramphenicol) oder Geruch besitzen. Kapseln weisen bei trockener Aufbewahrung eine gute Haltbarkeit und Lagerfestigkeit auf und lassen sich mit modernen Technologien leichter und schneller und mit höherer Dosiergenauigkeit herstellen als Tabletten. Gegenüber der Granulierung und der Tablettenkompression, bei der mit Veränderungen der Eigenschaften des Ausgangsmaterials (Kristallinität, Auftreten polymorpher Modifikationen, Stabilität) und damit mit einer Auswirkung auf die Wirkstoffliberation gerechnet werden muß, gibt das schonende Verfahren der Kapselfüllung keinen Anlaß zu derartigen Befürchtungen.

Gelatine ist sehr gut verträglich (s. 13.3.3). In hochkonzentrierter Form bilden warme Gelatinelösungen ein flüssiges System (Sol), das bei Abkühlung reversibel in den Gelzustand übergeht. Die Zusammensetzung des Kapselmaterials ist recht unterschiedlich. Kapseln ohne Weichmacher sind von härterer Konsistenz und werden als *Hartgelatinekapseln* bezeichnet. Enthalten die Gelatinemassen Weichmacher (Glycerol, Sorbitol, Polyethylenglykol), so entstehen *Weichgelatinekapseln* (z. B. Gelatine 35%, Glycerol 65%). Zwischen Hart- und Weichgelatinekapseln bestehen mit Ausnahme der Herstellungstechniken keine grundsätzlichen Unterschiede. Von der Menge des Weichmachers werden die Elastizität und Geschmeidigkeit bestimmt. Das Gelatinekapselmaterial enthält oft einen Konservierungsmittelzusatz.

11.2 Hartgelatinekapseln

11.2.1 Herstellung der Leerkapseln

Oblonge *Steckkapseln* (Hartgelatinekapseln, Capsulae operculatae) sind Hohlkörper. Sie

Abb. 11.1: Kapseltypen, -formen und -größen

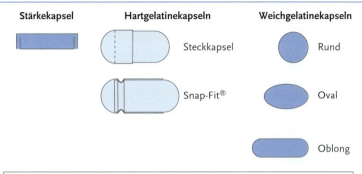

bestehen aus zwei halbkugelig abgerundete Böden aufweisenden Hälften, dem Ober- und Unterteil, die sich ineinanderschieben lassen.

Die Herstellung der Leerkapseln erfolgt industriell. Die Gelatinehülle läßt sich einfärben oder durch Pigmente opak gestalten, wodurch ein wirksamer Schutz für lichtempfindliche Arzneistoffe erreicht wird.

Tauchverfahren

Die Herstellung der Leerkapseln erfolgt ausschließlich nach dem Tauchverfahren. Bereits der Erfinder der Gelatinekapsel, der französische Apotheker Mothes (1833), tauchte kleine mit Quecksilber gefüllte Lederbeutel in eine erwärmte hochkonzentrierte Gelatinelösung und füllte die beim Erkalten erhaltene und abgestreifte Gelatinehülle mit Arzneistoff. Die so gewonnenen Kapseln wurden anschließend mit einem Tropfen geschmolzener Gelatine verschlossen.

Die heutige Herstellung von Kapseln erfolgt mit vollautomatischen Maschinen, die mit Zehntausenden von aus rostfreiem Stahl bestehenden Metallstiften als Formen, Docken genannt, ausgerüstet sind und in parallelen Arbeitsgängen Kapselober- und -unterseiten produzieren. Die Docken befinden sich reihenweise auf Stäben angeordnet und müssen mit höchster Präzision angefertigt sein, um eine hohe Qualität der Steckkapseln zu gewährleisten. Mehrere Reihen von Docken werden gleichzeitig in ein thermostatisiertes Gelatinebad getaucht und mit bestimmter Geschwindigkeit wieder herausgezogen. Durch Rotation um die Längsachse verteilt sich der Gelatineüberzug auf den Docken beim Abkühlen vor dem vollständigen Erstarren. Gleichmäßig zugeführte klimatisierte Luft sorgt für eine Restfeuchte von etwa 10%. Die Kapselrohlinge werden schließlich von den Docken abgezogen und mit rotierenden Messern auf die geforderte Länge abgeschnitten. Kapselober- und -unterteile werden schließlich zusammengeführt und zusammengeschoben und als Leerkapsel ausgeworfen. Es schließt sich eine Prüfung auf Gehalt, Farbton usw. an. Die Leistung derartiger Maschinen beträgt etwa 40000 Stück/h (1 Million in 24h).

11.2.2
Füllgut

Steckkapseln sind besonders zur Aufnahme von festen Substanzen geeignet. Um eine gleichmäßige Dosierung zu sichern, müssen die Pulver eine weitgehend einheitliche Korngröße besitzen und eine gute Fließfähigkeit aufweisen. Eine Zumischung von Fließmitteln, z.B. Aerosil®, Metallseifen, oder eine Granulierung können erforderlich sein. Unter dieser Voraussetzung ist eine Dosiergenauigkeit von ±5% erzielbar. Sofern kein bestimmtes Füllgut vorgegeben ist, empfiehlt es sich, ein Gemisch von 99,5 Teilen Mannit mit 0,5 Teilen Aerosil® als Füllmaterial zu verwenden. Es können allerdings auch lipophile Flüssigkeiten in Steckkapseln gefüllt werden. Wäßrige Lösungen sind nicht abfüllbar, da sie Gelatine auflösen. Auch lassen sich niederaliphatische Alkohole nicht verkapseln, z.B. vermag Ethanol die Kapselhülle zu durchdringen. W/O-Emulsionen sind vertretbar. Mit Gelatine inkompatible Stoffe (Gerbstoffe und andere Eiweißfällungsmittel) sind verständlicherweise als Kapselinhalt ungeeignet.

Flüssigkeiten mit niedriger Viskosität lassen sich nicht ohne weiteres in Kapseln einarbeiten, da selbst bei hoher Maßgenauigkeit des Ober- und Unterteils, bedingt durch Kapillarkräfte, ein Auslaufen nicht ausgeschlossen werden kann. Das läßt sich allerdings verhindern, wenn Hilfsstoffe dafür sorgen, daß nach dem Abfüllen ein thixotropes Gel entsteht, während zuvor durch Rühren eine niedrige Viskosität vorliegt, die eine Dosierung mittels Dosierpumpe und Abfüllung gestattet (*Thixotrop-Verfahren*) oder wenn Hilfsstoffe (z.B. Polyethylenglykol) im geschmolzenen Zustand eine Dosierung und Abfüllung ermöglichen und in der Kapsel schnell erstarren (*Thermocap-Verfahren*).

Große Bedeutung besitzen Kapseln für die moderne Asthmatherapie mit Pulverinhalatoren. Das Einkapseln des wirkstoffhaltigen Pulvers schützt vor Agglomeration, welche durch Aufnahme von Feuchtigkeit verursacht werden kann. Ein Kapselvorrat kann in den Pulverinhalator eingelegt werden. Bei der Anwendung wird durch einen speziellen Mechanismus des Pulverinhalators die Kapsel angestochen, und der Kapselinhalt steht zur Inhalation zur Verfügung (s. 22.2.7.2).

11.2.3
Füllen und Verschließen

Zum Füllen und Verschließen der Leerkapseln stehen Kapselfüllmaschinen zur Verfügung, die sowohl eine Verkapselung in der Apotheke ermöglichen, die statt einer rezepturmäßigen Herstellung von Pulvern, Pillen oder Tabletten von Vorteil sein kann, als auch für eine großindustrielle Produktion entsprechend dimensioniert ausgelegt sein können. Von einfachen Handabfüllgeräten, bei denen die Dosierung pulverförmiger Arzneistoffe oder Granulate durch Einstreichen von Hand erfolgt, über

Halbautomaten mit Schnecken- oder Spindeldosierung, getakteten Hochleistungsmaschinen mit speziellen Stopf- und Dosierscheibenverfahren bis hin zu kontinuierlich arbeitenden Hochleistungsmaschinen, bei denen z. B. das pulverförmige Füllgut durch ein angelegtes Vakuum in ein Dosierröhrchen angesaugt und verdichtet und schließlich mit leichtem Druckstoß in den Kapselunterteil ausgestoßen wird *(Accofil-Verfahren)*, reicht die Palette auf dem Markt befindlicher Kapselfüll- und -schließmaschinen. Die Arbeitsphasen Füllen, Schließen, Auswerfen erfolgen häufig im Rundläuferprinzip.

Die stündliche Maximalleistung beträgt in Abhängigkeit vom Maschinentyp und der Kapselgröße zwischen 2 000 und 180 000 Stück.

Die Kapselfüllmaschine (Abb. 11.2) besteht aus einem Rahmen, der 4 Stifte zur Aufnahme von Lochplatten enthält. In diese Lochplatten sind Aussparungen für die einzelnen Kapseln eingelassen, in die die vorverschlossenen Ober- und Unterhälften eingeführt werden. Mit Hilfe von Rändelschrauben können dann die Kapselunterhälften fixiert werden, so daß die Kapseloberhälften mittels der obersten Lochplatte entfernt werden können. Die Rändelschrauben werden gelockert, so daß die Unterhälften bis zur Bodenplatte heruntergleiten. Nach der Kapselbefüllung wird die obere Lochplatte mit den Kapseloberhälften wieder aufgesetzt und die Kapseln durch gefühlvolles Zusammenpressen der oberen und unteren Lochplatte verschlossen.

Für jede Kapselgröße ist ein eigener Lochplattensatz zu verwenden, da die Lochplatten dem Durchmesser der jeweiligen Kapselgröße angepaßt werden müssen.

Moderne Hartkapseltypen besitzen eine ringförmige Vertiefung des Oberteils, die bei Zusammenschieben in eine Rille des Unterteils einrastet (*Snap-Fit®-Kapseln*), oder vergleichbare Verschließmechanismen (s. Abb. 11.1).

Gelatinekapseln sind am besten bei einer rel. Luftfeuchtigkeit von 40–50% haltbar und sollen bei einer 25 °C nicht überschreitenden Temperatur in gut verschlossenen Gefäßen (z. B. Kunststoffdosen, Schraubdeckelgläser) aufbewahrt werden. Wesentlich höhere Luftfeuchtigkeit kann zu Zerfließen, wesentlich niedere Temperaturen können zum Hartwerden führen.

11.3
Weichgelatinekapseln

11.3.1
Applikationsformen und Füllgut

Während bei Hartgelatinekapseln die Herstellung der Leerkapseln und das Füllen derselben in völlig getrennten Arbeitsgängen vonstatten geht, erfolgen diese Arbeitsphasen bei Weichgelatinekapseln in einem Prozeß. Die ratio-

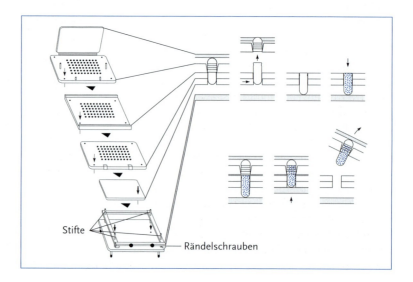

Abb. 11.2: Aufbau und Mechanismus einer Kapselfüllmaschine

nelle Produktionsweise und die Entwicklung neuer Technologien haben dazu geführt, daß Weichgelatinekapseln heute eine umfangreiche und vielfältige Anwendung finden und die Bedeutung dieser Arzneiform weiterhin ständig zunimmt. Da es ohne weiteres möglich ist, Kapseln in unterschiedlichen Größen und Formen zu erzeugen, ist die Anwendung nicht nur auf perorale Applikationsformen beschränkt. *Weichgelatinerektalkapseln* (s. 13.8) erbrachten in einigen Fällen eine wesentlich höhere Bioverfügbarkeit als gleichdosierte Zäpfchen mit lipophilen Grundmassen. *Vaginalkapseln* werden gleichfalls günstig beurteilt. Eine orale Resorption kann durch *Lutschkapseln* erzielt werden. Sie sind innen hohl und besitzen eine etwa dreifach stärkere Wanddicke als andere Kapseln. Der Wirkstoff ist hierbei in der Gelatinehülle eingearbeitet. Andererseits ergeben Nitroglycerin-Kaukapseln *(Zerbeißkapseln)* eine rasche Resorption des Arzneistoffs über die Mundschleimhaut. Schließlich können einzeldosierte Arzneistoffe nach Aufstechen oder Aufschneiden der tubenförmigen *Salbenkapseln* durch Ausquetschen des Inhalts zur Applikation gebracht werden (perkutane Applikation von Nitroglycerin-Herzsalbe).

In Weichgelatinekapseln werden im allgemeinen flüssige oder halbfeste Füllgüter verkapselt. Es eignen sich fette Öle, flüssige Kohlenwasserstoffe, mittelkettige Triglyceride (Miglyol® 812) und ätherische Öle. Es gibt heute kaum eine Pharmakongruppe, die nicht in öligen Trägerflüssigkeiten gelöst, suspendiert oder emulgiert (W/O-Emulsion) verkapselt werden kann. Direkt zur Abfüllung kommen Vitamin-A-haltige Öle, wie Lebertran, Lösungen von Vitamin A, D, E, F in indifferenten Ölen und Lösungen von Hormonen. Feste Arzneistoffe müssen in einer geeigneten Trägerflüssigkeit, meist fettes Öl, gelöst oder suspendiert oder mit Hilfe von Verdickungsmitteln zu einer Paste angerieben werden, so daß die festen Teilchen nicht mehr sedimentieren. Diese noch gut fließfähigen Mischungen werden vor der maschinellen Abfüllung homogenisiert. In einigen Fällen ist es günstiger, hydrophile Lösungsmittel bzw. Trägerflüssigkeiten einzusetzen. Hier bewähren sich Polyethylenglykole.

11.3.2
Herstellung

11.3.2.1
Tropfverfahren

Das Tropfverfahren *(Globex-Verfahren)* arbeitet vollautomatisch (Abb. 11.3). In regelmäßigen Abständen ausgestoßen, tropft das lipophile Füllgut aus einer Düse. Gleichzeitig fließt eine warme Gelatinelösung aus einem die Düse mantelartig umgebenden Rohr in eine Kühlflüssigkeit (meist flüssiges Paraffin von 4 °C), wobei sich unter Erstarren um das Füllgut eine nahtlose Kapselhülle bildet (nahtlose Kapsel). Es entstehen runde Kapseln, die keine Lufteinschlüsse enthalten. Sie erfahren noch eine Nachbehandlung (Wasch- und Trockenprozesse). Durch Auswechseln oder Verstellen des Düsenkopfes ist die Kapselgröße in weiten Grenzen variierbar. Die Leistungsfähigkeit liegt bei 5000 Stück/h, die Masseabweichung wird mit ± 3 % angegeben.

11.3.2.2
Stanzverfahren

Zwei in den USA entwickelte maschinelle Stanzverfahren erbrachten eine bedeutende Leistungssteigerung bei der Fertigung von

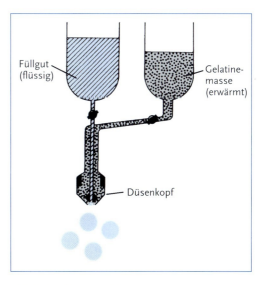

Abb. 11.3: Globex-Verfahren

Kapseln. Nach Auflegen einer Gelatinefolie auf eine mit entsprechenden Formen versehene, erwärmte Metallplatte schmiegt sich die Gelatine der Form an *(Colton-Verfahren)* oder die Folie wird mittels Vakuum durch einen porösen Formboden angesaugt *(Upjohn-Verfahren)*. Nach Einführen des Arzneimittels mittels Fülldüse und nach Auflegen einer zweiten Gelatinefolie verschweißt ein nachfolgender Preßvorgang die Gelatine und stanzt die eine Schweißnaht aufweisenden Kapseln aus.

Moderner ist das *Accogel-Verfahren,* das (vergleichbar mit dem zuletzt genannten Verfahren) durch Anlegen eines Vakuums durch Kanäle im Boden der Formwalzen zur Ausbildung von Mulden im Gelatineband führt, die zur Aufnahme des Füllguts dienen (Abb. 11. 4). Nach Aufpressen eines zweiten Gelatinebands mittels einer zweiten Formwalze wird die Kapsel verschlossen und ausgesetzt. Nach Aufhebung des Vakuums zieht sich die untere gespannte Kapselhälfte zusammen, während sich die oben aufgepreßte entsprechend dehnt, so daß beide Kapselhälften die gleiche Form annehmen. Hervorzuheben ist, daß nach diesem Verfahren nicht nur flüssige und pastöse Stoffe dosiert werden können, sondern daß auch pulverförmige Füllgüter, die durch Zusatzeinrichtung vorverdichtet werden, abfüllbar sind. In Abhängigkeit von der Kapselgröße wird ein Stundenausstoß von 25000–60000 Kapseln angegeben.

Auch das folgende und wohl bedeutsamste Verfahren kann in die Gruppe der Stanzverfahren eingegliedert werden.

11.3.2.3
Scherer-Verfahren

Einen entscheidenden Fortschritt brachte die Erfindung von Scherer, der 1933 in Detroit eine Maschine zur Weichgelatinekapselherstellung entwickelte, die in einem Arbeitsgang Kapselherstellung und Füllung ermöglicht. Vollautomatische Hochleistungsmaschinen können heute bis zu 100000 Kapseln/h mit einer Dosiergenauigkeit von ± 1% produzieren. Die Kapseln weisen eine zentrale Schweißnaht in Längsrichtung auf und sind luftfrei gefüllt. Die Herstellung unterschiedlicher Formen (runde, ovale, oblonge, Tropfen- und Ampullenform) ist ohne weiteres möglich. Der Rauminhalt kann 0,08–30 ml betragen. Die Automaten arbeiten nach folgendem Prinzip (Abb. 11.5): Zwischen zwei gegeneinander rotierenden Formwalzen laufen endlose Gelatinebänder (40% Gelatine, 30% Glycerol, 30% Wasser) hindurch. Die Walzen stanzen aus den Gelatinebändern die Kapselformen aus. Gleichzeitig wird das Füllgut zwischen die beiden Stanz-

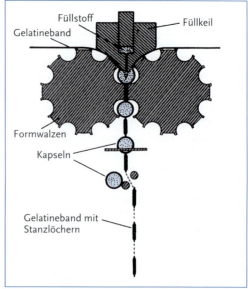

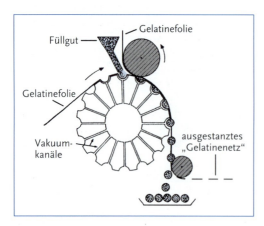

Abb. 11.4: Accogel-Verfahren

Abb. 11.5: *Scherer*-Verfahren

blättchen dosiert, und deren Ränder werden durch die Wärmeeinwirkung miteinander verschweißt. Die fertige Kapsel wird nun ausgestoßen, vorgekühlt und nach dem Waschen mit organischem Lösungsmittel in klimatisierter Luft von etwa 30% relativer Luftfeuchtigkeit und bei 20°C getrocknet. Die Kapseln sind ein- oder zweifarbig herstellbar. Da sich keine trockenen Pulver verkapseln lassen, sind diese vor der Abfüllung mit einem indifferenten Trägermedium zu einer Suspension oder Paste, wäßrige Lösungen dagegen zu einer W/O-Emulsion zu verarbeiten.

11.4 Überziehen von Kapseln

Gelatinekapseln (Weich- und Hartkapseln) lassen sich auch magensaftresistent gestalten. Das Überziehen der kompletten Kapsel mit magensaftresistenten Schichten (s. 10.5.3.2.2) ist technologisch anspruchsvoll, weil der Übergang von Ober- zu Unterteil schwer zu befilmen ist. Oftmals ist es einfacher, das Füllgut der Kapsel zu überziehen. Weiterhin lassen sich Kapseln mit modifizierter Wirkstofffreigabe herstellen, bei denen das Füllgut oder die Kapselhülle (oder beide) durch besondere Zusätze oder Herstellungsverfahren so gestaltet werden, daß sich die Geschwindigkeit oder der Ort der Liberation ändern. Gelegentlich erhalten Kapseln durch Siliconisieren einen Schutz gegenüber Luftfeuchtigkeit. Auf gleichem Wege läßt sich erreichen, daß ein unangenehmer Geruch des verkapselten Arzneistoffs (z. B. Knoblauch) durch die Kapselwand penetriert.

11.5 Prüfung

Kapseln müssen folgenden Prüfungen der Ph. Eur. entsprechen:
- Gleichförmigkeit des Gehalts,
- Gleichförmigkeit der Masse,
- Wirkstofffreisetzung,
- Zerfallszeit.

Die Zerfallszeit von *Hartkapseln* und *Weichkapseln* wird in Wasser, in Ausnahmefällen auch in Salzsäure oder künstlichem Magensaft, geprüft. Die Hartkapsel muß in 30 Minuten zerfallen sein. *Magensaftresistente Kapseln* dürfen in 2 Stunden in 0,1 M Salzsäure nicht beschädigt sein. In Phosphatpufferlösung muß die Kapsel dann in 60 Minuten zerfallen. Für *Kapseln mit modifizierter Wirkstofffreigabe* ist eine Prüfung durchzuführen, um die angemessene Freigabe des Wirkstoffs nachzuweisen.

Die Prüfung auf Zerfallszeit darf entfallen, wenn die Prüfung auf Wirkstofffreisetzung durchgeführt worden ist.

11.6 Mikrokapseln

11.6.1 Allgemeines

Unter Mikroverkapselung versteht man die Umhüllung feinverteilter Flüssigkeitstropfen oder Feststoffteilchen mit Gelatine, natürlichen oder synthetischen Polymeren oder anderem Material zu Mikrokapseln von 1–5000 µm Durchmesser. Die Größe der Mikrokapseln ist zwar verfahrensabhängig, doch relativ einheitlich. Die Stärke der Kapselwand ist weitgehend steuerbar und beträgt 2–30 % der Gesamtkapselmasse. Sie kann entsprechend den Erfordernissen dicht, permeabel oder semipermeabel gestaltet werden.

Mikrokapseln werden vorwiegend durch *Koazervation* hergestellt. Unter Koazervation (Koazervierung) versteht man die Entmischung von stark solvatisierten Kolloiden in zwei flüssige Phasen, von denen die eine viel, die andere wenig kolloide Anteile enthält. Die Koazervation stellt einen Entladungsvorgang dar, bei dem die Teilchen nicht vollständig dehydratisiert werden. Während im Solzustand die hydratisierten Teilchen eine elektrische Ladung aufweisen, verlieren sie diese bei der Koazervation, bleiben aber hydratisiert. Hierdurch können die Teilchen sich stärker nähern und unter gewissen Bedingungen einen Teil ihrer Solvathüllen einbüßen. Es entsteht ein kolloidreiches Koazervat mit dicht zusammengedrängten Teilchen, wobei die Solvathüllen dafür sorgen, daß der flüssige Aggregatzustand erhalten bleibt.

Man spricht von *einfacher Koazervation*, wenn die Phasentrennung durch Aussalzen (z. B. mit Ammoniumsulfat), Temperatur-, pH-Änderung oder Alkoholzusatz erfolgt, von *komplexer Koazervation*, wenn es bei Anwendung entgegengesetzt geladener Polymere (s. o. Gelatinesol/Arabisches Gummisol) infolge Ladungsausgleich zur Abscheidung des Wandmaterials kommt.

Durch Ausfällung gelöster kolloider Makromoleküle mit Hilfe gleichfalls in Lösung befindlicher Makromoleküle einer anderen Verbindung (z. B. Gelatinesol mit positiver, Arabisches Gummisol mit negativer Ladung) bilden sich Tröpfchen, die suspendierte Pulverteilchen umhüllen. Durch Temperaturerniedrigung läßt sich dann die Umhüllung verfestigen, so daß die entstandenen Mikrokapseln von der Flüssigkeit abgetrennt werden können. Bei Koazervierungsvorgängen kommen der Konzentration, der Temperatur, dem pH-Wert, Elektrolytzusätzen, der Viskosität und der Oberflächenspannung ausschlaggebende Bedeutung zu.

Die Möglichkeit, durch Koazervation oder auch auf anderem Wege Feststoffteilchen und auch Flüssigkeitströpfchen einzeln zu umhüllen, gab der pharmazeutischen Technologie neue Impulse. Die Bedeutung des als *Mikroverkapselung* bezeichneten Verfahrens für die Arzneiformung ist beträchtlich.

Auf diesem Wege können Flüssigkeiten in rieselfähige Pulver übergeführt und Inkompatibilitäten verhindert werden, auch Geschmacksüberdeckungen sind ohne weiteres möglich. Schließlich lassen sich Depotformen unterschiedlichen Typs herstellen. Durch die Art des gewählten Hüllenmaterials, durch die Wandstärke und durch Weichmacher läßt sich die Arzneistoffliberation in weiten Grenzen steuern. Weitere Anwendungsmöglichkeiten ergeben sich bei der Stabilisierung von Arzneistoffen. Die zur Bildung von Mikrokapseln zur Anwendung kommenden Prinzipien werden auch die Weiterentwicklung anderer Arzneiformen beeinflussen.

Die Mikroverkapselung hat sich auf verschiedenen technischen Gebieten revolutionierend ausgewirkt. Mit mikroverkapselter, zunächst farbloser Tinte präparierte Papierbogen ermöglichen das Anfertigen von Durchschriften ohne Blaupapier, da durch Anschlag des Typenhebels die Kapseln brechen, die Flüssigkeit ausfließt und bei Kontakt mit einer zweiten Farbkomponente eine der Drucklinie entsprechende Färbung auftritt. Mikrokapseln mit Duft- und Aromastoffen als Zusätze zu Lebensmitteln, mikroverkapselte Klebstoffe, die erst auf Druck die Klebwirkung ausüben, und mit verkapselten Antikorrosionsmitteln versehene Werkteile, z. B. Nieten, die sich bei der Verarbeitung mit dem freigesetzten Rostschutzmittel überziehen, sind nur einige Beispiele.

11.6.2
Verfahren zur Mikroverkapselung

In der Dispersionsflüssigkeit, die das polymere oder kolloide Wandmaterial in gelöster Form enthält, wird die zu umhüllende Substanz verteilt (Zweiphasensystem) (Abb. 11.6 a). Bei der Einstellung eines geeigneten pH-Wertes kommt es infolge Verringerung der Löslichkeit der Polymere oder der Kolloide zu einer Ausscheidung des Wandmaterials als flüssige Phase (Abb. 11.6 b) bzw. durch Verbindung verschiedenartig geladener Makromoleküle zu einem Komplex mit verringerter Löslichkeit. Auch durch Elektrolytzusätze (Aussalzung) kann das Wandmaterial in flüssiger Form zur Ausscheidung gebracht werden. Im allgemeinen forciert eine Temperaturerniedrigung diese Vorgänge. Das flüssige Wandmaterial umhüllt den zu verkapselnden Kern und baut langsam eine Überzugsschicht auf (Abb. 11.6 c). Während dieses Prozesses wird durch ständiges Rühren eine Agglomeration der Einzelteilchen verhindert. Es schließt sich die Phase der Verfestigung der flüssigen Hülle an (Abb. 11.6 d). Das kann durch Gelieren oder auch durch chemische Vernetzung erfolgen. Durch Filtration trennt man die Mikrokapseln ab, die schließlich getrocknet werden (NCR-Methode, Abkürzung von National-Cash-Register-Company).

Als Beispiel für eine Koazervation unter Elektrolytzugabe sei die Phasentrennung der in einer wäßrigen Lösung solvatisierten Celluloseacetatphthalat-Anionen (CAP) durch sukzes-

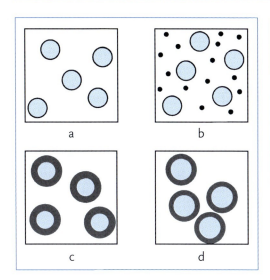

Abb. 11.6: Phasen der Mikroverkapselung

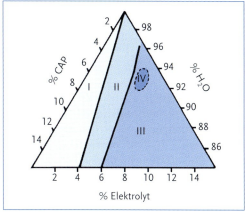

Abb. 11.7: Dreiecks-Phasendiagramm zur Koazervation des CAP in Gegenwart von Elektrolyten

sive Zugabe von sekundärem Natriumphosphat und Natriumsulfat erläutert, wobei sich das Polymer als weiche Gelhülle an der Grenzschicht der Arzneistoffpartikel niederschlägt. Durch weitere Erhöhung der Ionenkonzentration wird die Hülle ausgehärtet.

Der Reaktionsverlauf läßt sich an einem Dreieck-Phasendiagramm (Abb. 11.7) darstellen, das verfahrenstechnische Optimierungen erleichtert. Es sind vier Zonen zu unterscheiden. In Zone 1 ist das Makromolekül nur teilweise gelöst, die Lösung erscheint trübe. Durch wachsende Zugabe von Na_2HPO_4 geht das Makromolekül vollständig in den Solzustand über, die Lösung wird klar (Zone II). In Zone III liegt ein Gleichgewichtszustand von Solform und Gelform (Koazervat) des Makromoleküls vor. Die Zone IV stellt eine Mischungslücke dar. Hier liegt das günstigste Verhältnis von Elektrolytkonzentration zu CAP-Konzentration vor, und die Koazervation läuft optimal ab.

Die Technologie kennt verschiedene Varianten der Koazervation. Zur Mikroverkapselung wasserlöslicher Substanzen werden organische Lösungsmittel als Dispergierflüssigkeit verwendet. Auch durch schmelzbares Wandmaterial lassen sich in einer inerten Flüssigkeit Umhüllungen erreichen. Schließlich polymerisieren in der Flüssigkeit gelöste Monomere nach Zugabe eines Katalysators durch Rühren, wobei durch Adsorption an den zu umhüllenden Teilchen eine Kapselwandbildung erfolgt (*Grenzflächenpolymerisation*).

Die Stärke der Kapselwand ist weitgehend steuerbar. Die Kapselwand läßt sich während der Herstellung oder auch nachträglich färben oder hydrophobieren. Um die Widerstandsfähigkeit von Gelatinekapseln zu erhöhen, erfolgt gegebenenfalls eine Härtung mit Formaldehyd. Noch härtere und wesentlich undurchlässigere Überzüge sind mit Glyoxal, Methylglyoxal, 2,3-Pentadion oder 3,4-Hexadion zu erzielen. Derartige Härtungsmittel führen zu Arzneiformen mit verzögerter Wirkstofffreigabe.

Eine Arzneistoffliberation ist aus Mikrokapseln auf verschiedenen Wegen möglich:
- durch Druck, wobei die Kapselwand zerreißt und der Inhalt freigegeben wird,
- durch Wärme, die ein Schmelzen der Kapselwand oder ein Aufreißen der Wand durch den entstandenen Überdruck im Inneren bedingt,
- durch Diffusion durch die Kapselwand,
- durch Auflösung der Wand im wäßrigen Milieu,
- durch enzymatischen Abbau.

Mikrokapseln lassen sich auch durch physikalische oder mechanische Umhüllungsprozesse herstellen, z.B. nach dem *Wurster-Verfahren* (s. 10.6.4). Dabei wird auf im Wirbelbett befindliche Feststoffteilchen das Umhüllungsmaterial in gelöster Form durch Versprühen aufgetragen, und ein Warmluftstrom sorgt für die rasche Verdampfung des Lösungsmittels. Nach dem *Southwest-Research-Institut-Verfahren* werden flüssige oder feste Teilchen mittels Zentrifugalkräften durch kleine Öffnungen eines Zylinders getrieben, die mit einem dünnen Film aus Überzugsmaterial, der ständig durch nachfließende Lösung erneuert wird, überspannt sind. Dabei reißen die Teilchen Substanz des Wandmaterials mit sich, von der sie umschlossen werden. Auch durch die getrennt in Aerosolform übergeführten und elektrisch verschiedenartig aufgeladenen Teilchen einerseits und das Umhüllungsmaterial andererseits lassen sich beim Zusammenbringen beider Spontanumhüllungen erreichen (*Illinois-Institut-of-Technology-Methode*). Flüssige Arzneistoffe (z.B. ätherische Öle, Rizinusöl, Lebertran, Methylsalicylat) sind gleichfalls einkapselbar.

Über Nanokapseln, deren Größe im Nanometerbereich liegt und die eine potentielle Arzneiform darstellen, wird unter 25.3.1 berichtet.

Perorale Depotarzneiformen

12.1 Allgemeines

Die Wirkungsdauer von Arzneimitteln ist unterschiedlich, doch beträgt sie im allgemeinen nur Minuten oder einige Stunden. Nach oraler Zufuhr einer Arzneimitteldosis setzt die Wirkung mehr oder weniger schnell ein, um nach Erreichung eines Konzentrationsgipfels wieder abzunehmen (Abb. 12.1, Kurve A). Die Blutspiegelwerte sollen dabei den therapeutisch optimalen Konzentrationsbereich nicht übersteigen, um toxische Wirkungen (Abb. 12.1, Kurve B) auszuschließen. Die Erzielung eines anhaltenden Effekts macht daher eine Applikation mehrmals täglich erforderlich, um den durch Biotransformation und Ausscheidung erfolgenden Wirkstoffabfall im Organismus zu kompensieren (Abb. 12.1, Kurve C und D). Das stellt für den Patienten, für den Arzt und das Pflegepersonal eine nicht zu unterschätzende Belastung dar.

Seit langem besteht daher von medizinischer Seite der Wunsch nach Arzneiformen mit lang anhaltender Wirkung (Abb. 12.1, Kurve E). Die Aufrechterhaltung eines konstanten Arzneistoffspiegels im Blut und im Gewebe für längere Zeiträume ist bei zahlreichen Erkrankungen erwünscht, z.B. Infektionskrankheiten, Störungen des Herz- und Kreislaufsystems, Allergien, Schmerzzuständen, hormonalen Störungen sowie bei der Substitutionstherapie und bei prophylaktischen Maßnahmen. Derartige Arzneiformen mit protrahierter (verzögerter) Wirkstofffreigabe sichern nicht nur eine gleichmäßige Wirkung unter Vermeidung von Plasmakonzentrationsspitzen, sondern sind auch oftmals in der Lage, Arzneimittelnebenwirkungen zu verringern. Auch eine Einsparung von Arzneimitteln ist möglich, da die totale Wirkstoffmenge gegebenenfalls reduziert werden kann. Ein weiterer Vorteil ist vor allem darin zu sehen, daß der Patient in der Regel nur noch einmal (gelegentlich auch zweimal) täglich das Arzneimittel einnehmen muß. Da nachts keine Einnahme von Arzneimitteln mehr notwendig wird, kann der Patient durchschlafen. Diese Vorteile verbessern die Compliance.

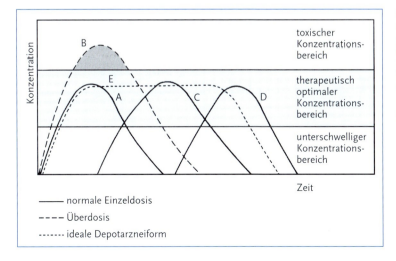

Abb. 12.1: Schematische Darstellung des zeitlichen Verlaufs der Arzneistoffkonzentration im Organismus nach peroraler Applikation einer normalen Einzeldosis, einer Überdosis und einer idealen Depotarzneiform

Allerdings lassen sich bei weitem nicht alle Arzneistoffe zu Arzneiformen mit verlängerter Wirkung verarbeiten. In Betracht kommen nur Arzneistoffe mit großer Dosisbreite. Es muß weiterhin bedacht werden, daß die physiologischen Bedingungen individuell stark differieren können, so daß eine planmäßige Entfaltung der Wirksamkeit nicht stets zu garantieren ist. Die Wirkungsdauer läßt sich nicht ohne weiteres verkürzen. Arzneistoffe können weiterhin lediglich in ganzen Einheiten dosiert werden (z. B. 1 oder 2 Tabletten). Ein Zerkauen einer Depottablette kann durch Freisetzung der Gesamtarzneistoffmenge auf einmal zu toxischen Effekten führen. Wenig sinnvoll ist auch die Konzipierung derartiger Arzneiformen mit Arzneistoffen hoher biologischer Halbwertszeit (z. B. $t_{1/2} > 10\,h$, sie besitzen von sich aus eine Langzeitwirkung) und mit Arzneimitteln, deren Einzeldosis hoch ist (z. B. 200 mg und mehr). Im letzteren Falle würden die Depotpräparate Dimensionen annehmen, die eine perorale Applikation nicht mehr gestatten (Beispiel: Sulfonamide mit Einzeldosen von 1–2 g). Nicht sinnvoll ist auch die Herstellung von Depotzubereitungen, wenn der Arzneistoff nicht in der gesamten Länge des Magens und Dünndarms resorbiert wird, sondern nur in den oberen Abschnitten (z. B. Lactoflavin). Der Wirkstoff muß außerdem gegenüber pH-Einflüssen und einem biologischen Abbau im Gastrointestinaltrakt stabil sein. Schließlich muß bei Depotarzneiformen sichergestellt werden, daß sich die Wirkstofffreisetzung während der Lagerung (Alterung) nicht beschleunigt oder verlangsamt.

Der in Abbildung 12.1 dargestellte Kurvenverlauf (Kurve E) stellt einen hypothetischen Idealfall dar. Kontinuierliche Zuführung des Arzneistoffs einerseits und Abbau und Elimination andererseits halten sich hier innerhalb des therapeutisch optimalen Konzentrationsbereichs die Waage. Bei Arzneiformen mit prolongierter Wirksamkeit läßt sich nur eine Annäherung an diese Idealverhältnisse erreichen. Ein Kurvenverlauf, wie er in Abbildung 12.2, Kurve F, dargestellt ist, entspricht einer guten prolongierten Arzeimittelwirkung, da die abgegebene Arzneistoffmenge lange innerhalb des gewünschten therapeutisch optimalen Konzentrationsbereichs liegt. Eine wiederholte Wirkung liegt vor, wenn die Arz-

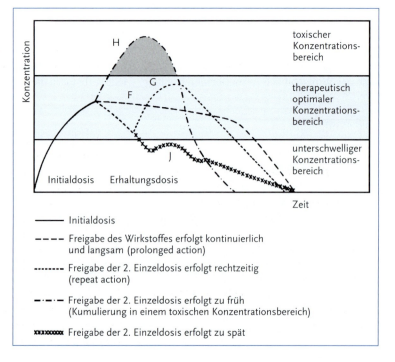

Abb. 12.2: Schematische Darstellung des zeitlichen Verlaufs der Arzneistoffkonzentration im Organismus nach peroraler Applikation von Arzneizubereitungen mit hinhaltender und gestaffelter Wirkstoffabgabe sowie von zwei Formulierungen mit unsachgemäß erfolgter Freigabe der zweiten Einzeldosis

neistoffabgabe stoßweise erfolgt (Kurve G), so daß sich mehrere Maxima ergeben. Bei der Entwicklung von Arzneiformen mit verlängerter (oder wiederholter) Wirkung kommt es darauf an, daß der Arzneistoff möglichst ohne große Schwankungen freigesetzt wird, wobei die liberierte Arzneistoffdosis die therapeutisch optimale Konzentration weder überschreiten noch unterschreiten soll. Im Falle der Kurve H gelangte eine zweite Dosis zu früh zur Wirkung, so daß es infolge Summation der vom Körper aufgenommenen Arzneistoffmenge zu toxischer Wirkung kommt. Der Kurvenverlauf J resultiert, wenn die zweite Dosis zu langsam abgegeben bzw. vom Organismus aufgenommen wird. Im letzten Fall liegt der Arzneistoff lediglich in therapeutisch unterschwelligen Konzentrationen vor.

Depotarzneiformen sind das Produkt langer und geduldiger gemeinsamer Forschungstätigkeit von pharmazeutischen Technologen, Analytikern, Pharmakologen und Klinikern. Vor Beginn der eigentlichen galenischen Arbeiten müssen umfangreiche biokinetische und klinische Grundlagen über die zu verarbeitenden Wirkstoffe vorliegen. Erst die Kenntnis und richtige Interpretation dieser richtungsweisenden Daten stellt für den pharmazeutischen Technologen den Start für eine erfolgversprechende Arbeit dar.

Aus dem bereits Dargestellten lassen sich die Anforderungen an eine als ideal zu bezeichnende Depotarzneiform im wesentlichen in folgenden vier Punkten zusammenfassen.
- Von der Zubereitung wird nach der Applikation ein rasches Erreichen der therapeutisch optimalen Blutspiegelwerte verlangt.
- Es ist ein konstantes Blutspiegelniveau zu sichern.
- Über die gewünschte Zeitdauer muß eine gleichmäßige biologische Wirkung erhalten bleiben.
- Durch die Vermeidung von Konzentrationsspitzen, d.h. Verhinderung des Vordringens der Arzneistoffkonzentration in den toxischen Bereich, sind Intensität und Häufigkeit unerwünschter Nebenwirkungen zu reduzieren.

Perorale Arzneiformen mit protrahierter Wirkung sind an sich seit Jahrzehnten bekannt. In Patenten aus dem Jahr 1930 wird beschrieben, daß Wirkstoffpartikel, mit Fett oder fettartigen Stoffen umhüllt, im Verdauungstrakt nur schwer löslich sind, daß während der Passage die Wirkstoffe jedoch freigegeben werden. Diese Präparate sollten gleichförmige Blutspiegelwerte dadurch ergeben, daß mit statistischer Wahrscheinlichkeit so viel Wirkstoff nachgeliefert wird, wie durch Biotransformation zur Elimination kommt. Erst 1952, als D-Amphetamin in Form verschieden stark mit Fetten und Wachsen überzogener Pellets (Spansules) in den Handel kam, begann eine neue Ära, die zur Entwicklung zahlreicher Typen von Arzneiformen führte.

Die Zahl der Retardpräparate ist in den letzten Jahrzehnten beträchtlich angewachsen. Es mehren sich allerdings kritische Stimmen, die neue Akzente bei der Bewertung solcher Präparate setzen. Alle Bestrebungen galten bisher dem Ziel, eine kontinuierliche Freisetzung über einen möglichst langen Zeitraum zu erreichen. Hierbei fanden chronopharmakologische Gesichtspunkte keine Berücksichtigung, die darauf hinweisen, daß physiologische und pathophysiologische Funktionen periodischen Veränderungen unterliegen. Im Vordergrund steht hierbei der zirkadiane Rhythmus, unter dem der 24-h-Biorhythmus verstanden wird. Bekannt ist, daß Schmerzen oder Beschwerden bei verschiedenen Krankheitsbildern verstärkt morgens auftreten und dann in abgeschwächter Form abends. Auch ist die Anfallhäufigkeit z. B. für Asthma morgens bzw. nachts besonders hoch. Tageszeitliche Schwankungen treten weiterhin bei Hochdruckerkrankungen auf. Während es morgens zu einem Blutdruckanstieg kommt, stellen sich nachts häufig Normalwerte ein, die keiner medikamentösen Behandlung bedürfen. Diese wenigen Beispiele verdeutlichen, daß ein mittels Retardpräparaten erzielter gleichbleibender Blutspiegelwert rund um die Uhr in bestimmten Fällen überhaupt nicht erforderlich ist. Abgesehen von einer unnötigen Belastung des Organismus durch Arzneimittel kann eine langfristige Anwendung durch Ausbildung von Toleranzerscheinungen zu einer Wirkungsverringerung führen. Aus diesen Gründen zielen neue Tendenzen in der Forschung darauf ab, Biorhythmen und eine mögliche Toleranzausbildung bei Retardpräparaten mit zu berücksichtigen und die Liberation aus Arzneiformen den tageszeitlichen therapeutischen Erfordernissen anzupassen. Angestrebt werden Arzneistoffsysteme, die eine gepulste, d.h. eine in Schüben erfolgende Wirkstofffreisetzung ermöglichen.

12.2
Möglichkeiten der Wirkungsverlängerung

Eine Verlängerung der Wirkungsdauer von Arzneimitteln kann generell bei allen Arzneiformen nach unterschiedlichen Prinzipien erfolgen, nämlich auf chemischem Wege, durch pharmazeutisch-technologische Maßnahmen und durch Nutzung physiologischer bzw. pharmakologischer Möglichkeiten (Tab. 12.1).

Chemische Veränderungen am Arzneistoffmolekül beruhen meist darauf, daß durch Salz-, Ester- oder Etherbildung oder mit Hilfe von Additionsverbindungen, Komplex- oder Molekülverbindungen der Arzneistoff schwerer löslich und dadurch schlechter resorbierbar wird oder daß das wirksame Prinzip erst im Organismus nach und nach in Freiheit gesetzt wird. Beispiele sind Protamin-Insulin, Zink-Insulin, Procain-Penicillin, Ester der Steroidhormone. Andererseits führen auch Abwandlungen des Moleküls zur Verminderung der Biotransformation und Elimination. Langzeitsulfonamide sind hierfür Beispiele. Veränderungen am Wirkstoffmolekül selbst lassen sich nicht in jedem Falle durchführen, da hiermit meist eine Änderung der Wirkungsrichtung verbunden ist.

Von physiologischer bzw. pharmakologischer Seite ergeben sich bereits durch die Wahl des Applikationsortes (s. 7.6.1) Möglichkeiten der Herbeiführung einer Depotwirkung. Mit Implantaten sind sogar über Monate andauernde Wirkungen erzielbar (z.B. Hormon-Implantationstablette). Auch durch Gefäßkonstriktoren (z.B. Epinephrin in Lösungen von Lokalanästhetika) sowie durch Enzymhemmer (z.B. Cholinesterasehemmer) läßt sich eine Inaktivierung der Arzneistoffe verzögern. Die renale Ausscheidung kann weiterhin durch Nierenblocker (Probenecid, Thiosemicarbazon, p-Aminohippursäure) gehemmt werden. Der

Tab. 12.1: Möglichkeiten zur Wirkungsverlängerung eines Arzneimittels

am Arzneistoff chemisch durch:
Salzbildung
Esterbildung
Additionsverbindungen
Komplexverbindungen
Molekülvergrößerung
Einführung chemischer Gruppen
an der Arzneiform pharmazeutisch-technologisch durch:
Wahl schwerlöslicher Arzneistoffmodifikationen
Teilchengröße und -form
Art und Menge der Hilfsstoffe
hohen Anteil an Klebemitteln
hydrophobe Gleit- und Formentrennmittel bei Tabletten
schwerlösliche Hülle bei Dragees
Wechselwirkungen mit Hilfsstoffen
Herstellungstechnologie (z.B. große Festigkeit bei Tabletten)
Wahl der Umhüllung oder Einbettung
Gerüstbildung
Adsorption an Ionenaustauscher
am Individuum physiologisch bzw. pharmakologisch durch:
Applikationsort
Applikationsart
Reaktionshemmer
Gefäßkonstriktoren
Ausscheidungsblocker

Einsatz der genannten Verbindungen ist jedoch pharmakologisch nicht unbedenklich, so daß sie nur relativ selten zur Anwendung kommen.

Die Protrahierung der Arzneimittelwirkung ist durch pharmazeutisch-technologische Maßnahmen in vielfältiger und eleganter Weise erreichbar. Sie beruht im wesentlichen auf einer Verzögerung der Wirkstofffreisetzung durch Verringerung der Lösungsgeschwindigkeit und (oder) der Diffusionsgeschwindigkeit. Die Probleme der Steuerung der Arzneimittelwirkung durch die Arzneiform sollen daher in den folgenden Abschnitten ausführlich dargestellt werden.

12.3 Definitionen

Die Begriffe für Arzneiformen mit einer verlängerten Wirkung sind international nicht einheitlich definiert. Im allgemeinen versteht man unter *Langzeitarzneiformen* solche, bei denen der Arzneistoff chemisch so modifiziert ist, daß seine Biotransformation und Elimination verzögert sind und er damit eine lange biologische Halbwertszeit aufweist.

Bei *Retardarzneiformen* wird die Arzneistoffliberation durch pharmazeutisch-technologische Maßnahmen derart gesteuert und kontrolliert, daß der notwendige Blutspiegel über einen längeren Zeitraum aufrechterhalten wird.

Die verlängerte Wirkung bei *Depotarzneiformen* beruht auf einer allmählichen Freisetzung und Resorption aus einem Depot. Bei parenteralen Arzneiformen ist dies der Fall, wenn Implantate vorliegen oder eine i.m.-Applikation einer öligen Suspension erfolgt oder bei Verabreichung des Arzneistoffs als Ester, aus dem der Wirkstoff allmählich durch Hydrolyse freigesetzt wird. Perorale Depotarzneiformen enthalten zumeist eine Initial- und eine Depotdosis. Der Begriff Depotarzneiform wird oft jedoch als übergeordnete Bezeichnung für Arzneiformen mit verlängerter Wirkung verwendet bzw. als Synonym für Retardarzneiform.

Bei Depotarzneiformen (Abb. 12.3) sind vier Typen zu unterscheiden:

- *Sustained-release-Typ* (Synonyme: gleichmäßig hinhaltende Wirkstofffreigabe, sustained action): Aus der Arzneiform wird der Wirkstoff durch eine Initialdosis dem Körper in einer Konzentration zugänglich gemacht, die die gewünschte pharmakodynamische Wirkung ergibt (so schnell, wie das durch die Resorptionsfähigkeit gegeben ist) und die eine Erhaltung dieser pharmakologisch optimalen Konzentration für eine gewisse Zeit über die Wirkungszeit einer Einzeldosis hinaus garantiert.

- *Prolonged-release-Typ* (Synonyme: verlängerte [protrahierte] Wirkstofffreigabe, prolonged action): Aus der Arzneiform wird der Wirkstoff durch eine Initialdosis dem Körper in einer Menge zugänglich gemacht, die genügend, aber nicht unerwünscht hoch ist und den gewünschten pharmakodynamischen Effekt ausübt. Zudem soll diese

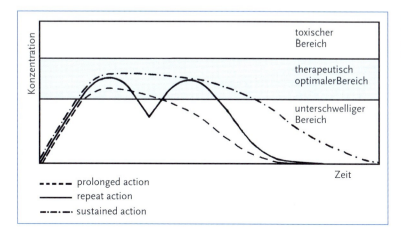

Abb. 12.3: Blutspiegelkurven nach Applikation unterschiedlicher Typen von Depotarzneiformen

Arzneiform den Wirkstoff kontinuierlich so freigeben, daß eine meßbare Wirkungsverlängerung gegenüber einer normalen Einzeldosis resultiert.
- *Repeat-release-Typ* (Synonyme: gestaffelte Wirkstofffreigabe, repeat action): Aus der Arzneiform wird vom Wirkstoff zunächst eine Initialdosis und nach einiger Zeit eine weitere Einzeldosis stoßweise freigesetzt. Eventuell können weitere Dosen zur gegebenen Zeit folgen.
- *Delayed-release-Typ* (Synonyme: verzögerte Wirkstofffreigabe): Aus der Arzneiform wird der Wirkstoff erst längere Zeit nach der Applikation in Freiheit gesetzt.

Die Bezeichnung wird vorwiegend für magensaftresistente, dünndarmlösliche Arzneiformen verwendet, die nicht unbedingt Depotarzneiformen sein müssen.

Da Arzneiformen vom Prolonged-release-Typ nur in der Lage sind, die Wirkung über einen begrenzten Zeitraum hinaus zu verlängern und Repeat-release-Zubereitungen eine gestaffelte, stoßweise Freisetzung des Arzneistoffs bewirken, entspricht die Sustained-release-Arzneiform dem Idealtyp einer Depotzubereitung.

Arzneiformen mit kontrollierter Freisetzung sind den therapeutischen Erfordernissen weitgehend angepaßte Darreichungsformen, deren Arzneistofffreisetzung durch Mechanismen gesteuert wird, die von physiologischen Bedingungen (pH-Wert, Enzyme, Art und Quantität der Nahrung) nicht oder in nicht signifikantem Ausmaß beeinflußt werden. Nach den angewandten Steuerungsprinzipien unterscheidet man zwischen diffusions-, matrix-, quellungs-, membran- oder chemisch-kontrollierter Freisetzung. Nicht immer läßt sich eine scharfe Abgrenzung der Begriffe vornehmen. Nach der umfassenderen Definition der Amerikanischen Food and Drug Administration (FDA) werden unter *controlled release products* Formulierungen verstanden, die bestimmt sind, den aktiven Bestandteil in Raten freizusetzen, die sich signifikant von den entsprechenden Zubereitungen mit sofortiger Freisetzung unterscheiden. Diese Definition schließt alle Typen von Retard (Depot)-Arzneiformen sowie solche mit zeitlich fixierter Freisetzung (z. B. magensaftresistente Präparate) ein. Auch der Begriff *Arzneiformen mit modifizierter Freisetzung* faßt alle Arzneiformen zusammen, die beabsichtigt eine andersartige Freisetzung besitzen als eine normale, schnelle Liberation.

Bei Retardformen lassen sich weiterhin folgende Unterscheidungen treffen. *Single units* sind monolithische Arzneiformen, d. h. Einzelarzneiformen, wie Tabletten, Dragees, die unzerfallen den Magen-Darm-Trakt passieren (z. B. Gerüsttabletten), durch Abbau immer kleiner werden (Erosionstabletten) oder erst im Darm die Arzneistoffe freisetzen (magensaftresistente Tabletten).

Multiple units sind Formlinge, die im Magen in Untereinheiten zerfallen. Das können Tabletten sein, die aus unterschiedlich behandelten Granulaten oder aus durch Koazervation oder in der Wirbelschicht gewonnenen Mikrokapseln aufgebaut sind. Gleichermaßen zählen hierzu Gelatinekapseln, die unterschiedlich umhüllte Pellets enthalten.

Während bei single units bei der Magenverweildauer recht erhebliche Schwankungen (nüchtern 0,5–4h, nach Nahrungsaufnahme 10h und mehr) auftreten, sollen bei multiple units die meist <1mm großen Mikropartikel fortlaufend den Pylorus selbst in dessen geschlossenem Zustand passieren und sich über den gesamten Magen-Darm-Bereich verteilen. Das führt gelegentlich zu einer recht gleichmäßigen Passage durch den Gastrointestinaltrakt, wie gut reproduzierbare Blutspiegel in gezielten Studien belegen. Allerdings zeigen auch diese Formen eine ausgeprägte Beeinflussung durch Nahrungsaufnahme. Dennoch werden immer mehr Retardpräparate als multiple units gestaltet.

12.4
Komplexe mathematische Formulierungen und Modellsysteme

12.4.1
Biokinetische Modelle

Es ist bisher eine große Anzahl von Modellsystemen angewendet und studiert worden, die die Konzentrationsverläufe im Organismus wiedergeben sollen. Von einem pharmakokinetischen Modell wird gefordert, daß es für Pharmaka mit bestimmten physikalisch-chemischen Eigenschaften den zeitlichen Konzentrationsverlauf in einem beschränkten Konzentrationsbereich in einem bestimmten Körpermedium unter Berücksichtigung der biologischen und meßtechnischen Fehlerbreite in ausreichender Näherung wiederzugeben vermag. Bekannt sind elektrische und elektronische Modelle sowie ein hydromechanisches Analogiemodell. Die zu den Modellen gehörenden mathematischen Formeln und Ableitungen schaffen die biokinetischen Voraussetzungen zur Entwicklung einer idealen peroralen Depotarzneiform.

Einzelheiten müssen der Spezialliteratur entnommen werden. Im folgenden soll ein einfaches biokinetisches Modell das Geschehen im Organismus und die exakte mathematische Formulierung einer Depotarzneiform erläutern:

$$D \xrightarrow{k_{r^0}} G \xrightarrow{k_a} B \xrightarrow{k_e} E \qquad (12.1)$$

D Depotarzneiform,
G Gastrointestinaltrakt (Resorptionsort),
B Verteilungsflüssigkeit (Blut),
E Ausscheidungsorgane,
k_{r^0} Geschwindigkeitskonstante für die Freigabe des Wirkstoffs,
k_a Geschwindigkeitskonstante der Resorption,
k_e Geschwindigkeitskonstante der Elimination.

Die Depotform D gibt ihren Wirkstoff an den Gastrointestinaltrakt G zur Resorption ab, von wo er durch Diffusion, Zellpenetration und -permeation in die Transportmedien B gelangt und anschließend der Elimination E unterliegt. Um eine konstante Wirkstoffkonzentration im Blut und im Gewebe über eine bestimmte Zeitperiode zu erhalten, muß das Pharmakon kontinuierlich und in konstanten Mengenverhältnissen ins Blut und ins Gewebe eintreten, so daß die Freigabe aus dem Depotkörper entsprechend einer Reaktion 0. Ordnung zu erfolgen hat. Manche Autoren sprechen von einem Freigabeverhalten 1. Ordnung.

12.4.2
Applikation einer einfachen Dosis

Unter der Voraussetzung, daß sich in G eine bestimmte Dosis D_0 eines Arzneistoffs befindet, die von G nach B und E wandert, gilt:

$$b_t = \frac{k_a \cdot D_0}{k_e - k_a} \left(e^{-k_a t} - e^{-k_e t}\right) \qquad (12.2)$$

In dieser Gleichung stellt b_t die Arzneistoffmenge dar, die sich zur Zeit t in B befindet, wenn die Anfangsdosis D_0, die ursprünglich in G vorhanden war, und k_a und k_e Geschwindigkeitskonstanten 1. Ordnung für Resorption und Elimination sind.

Abbildung 12.4 zeigt ein der Gleichung entsprechendes Kurvenbild, basierend auf den Werten von $k_a = 2{,}0$ h^{-1} und $ke = 0{,}2$ h^{-1}. Nach dem raschen Erreichen eines Maximums fällt die Wirkstoffkonzentration wieder ab und nähert sich exponentiell dem Nullpunkt. Die Neigung des an- und absteigenden Astes ist von k_a und k_e abhängig. Auch die Maximumkonzentration und die Zeit zum Erlangen dieser Konzentration sind Funktionen dieser beiden Parameter.

12.4.3
Applikation einer Depotdosis

Die Depotform gibt den Wirkstoff, einem Prozeß 0. Ordnung folgend, also mit konstanter Geschwindigkeit im Magen-Darm-Trakt frei,

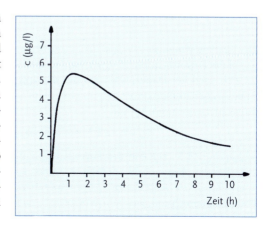

Abb. 12.4: Blutspiegelkurve nach Applikation einer Einzeldosis

Resorption und Elimination verlaufen wiederum als Vorgang 1. Ordnung.

$$b_t = \frac{k_{r^0}}{k_e}(1 - e^{-k_e t}) \frac{k_a \cdot D_0 - k_{r^0}}{k_e - k_a}(e^{-k_a t} - e^{-k_e t}) \quad (12.3)$$

b_t ist die zur Zeit t vorhandene Wirkstoffmenge, die vom Wert Null zur Zeit $t = 0$ zunächst rasch, danach immer langsamer ansteigt und theoretisch zur Zeit $t = \infty$ den konstanten Grenzwert erlangt.

Da sich die erreichbare konstante Maximumkonzentration nach

$$c_{max} = \frac{k_{r^0}}{k_e} \quad \text{für } t \to \infty \quad (12.4)$$

errechnet und k_a und k_e durch die Wirkstoffeigenschaften gegeben sind, kann k_{r^0} zur Fixierung dieses maximalen Wirkstoffspiegels verwendet werden. Dadurch wird der Grenzwert zum gewünschten Optimalwert

$$c_{opt} = \frac{k_{r^0}}{k_e} \quad \text{für } t \to \infty \quad (12.5)$$

und die Liberationskonstante zum Produkt aus k_e und dem gewünschten optimalen Blutspiegel

$$k_{r^0} = k_e \cdot c_{opt} \quad (12.6)$$

Von anderer Seite wird angenommen, daß die Liberationskonstante das Produkt aus k_e und der Einzeldosis D_0 ist, die den geforderten Blutspiegel liefert, so daß sich folgende Beziehung ableitet

$$k_{r^0} = \frac{0{,}693 \cdot D_0}{t_{1/2}} \quad (12.7)$$

Die Wirkstoffmenge, die als Erhaltungsdosis D_m in die Depotform zu inkorporieren ist, richtet sich nach der Dauer, während der die optimale Arzneistoffkonzentration im Organismus aufrechterhalten werden soll

$$D_m = k_{r^0} \cdot h \quad (12.8)$$

Abbildung 12.5 zeigt ein der Formel 12.3 entsprechendes Kurvenbild, dessen k_a- und k_e-Wert denen der Abbildung 12.4 entsprechen. Um k_{r^0} zu berechnen, wurde vorausgesetzt, daß die durch die Einzeldosis D_0 in Abbildung 12.4 erreichte Maximumkonzentration gleichzeitig die Optimalkonzentration darstellt. Wie aus

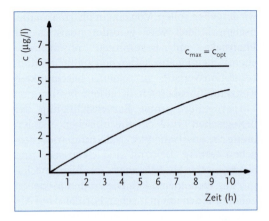

Abb. 12.5: Blutspiegelkurve nach Applikation einer Depotdosis

der Abbildung hervorgeht, wird die als Gerade dargestellte optimale Wirkstoffkonzentration nach 10 h noch nicht erreicht. Demzufolge dürfte es kaum möglich sein, den gewünschten optimalen Blutspiegel innerhalb einer vertretbaren Zeit aufzubauen und aufrechtzuerhalten, da ja die Arzneiform nach einer gewissen Zeit durch den Intestinaltrakt ausgeschieden wird.

12.4.4
Applikation einer idealen peroralen Depotarzneiform (sustained release dosage form)

Aus dem Dargelegten ergibt sich, daß in einer idealen peroralen Depotzubereitung zwei Teile enthalten sein müssen:

- der Initialteil, der eine sofort zur Verfügung stehende Initialdosis D_i enthält, die wie eine Einzeldosis D_0 die gewünschte Wirkstoffkonzentration schnell herstellt, und
- der die Erhaltungsdosis D_m enthaltende Depotteil, der durch die mit konstanter Geschwindigkeit erfolgende Freigabe seines aktiven Prinzips diese Konzentration über den gewünschten Zeitraum aufrechterhält.

Die in der Formulierung enthaltene Gesamtwirkstoffmenge D_{tot} setzt sich aus $D_i + D_m$ zusammen.

Zur Berechnung der zur Zeit t in B vorliegenden Wirkstoffmenge dient der folgende Ausdruck:

$$b_t = \frac{k_{r^0}}{k_e}(1 - e^{-k_e t}) \frac{k_a \cdot D_0 - k_{r^0}}{k_e - k_a}(e^{-k_a t} - e^{-k_e t}) \quad (12.9)$$

(algebraische Summe der Gleichungen 12.2 und 12.3).

12.4.5
Berechnung von Initial-, Erhaltungs- und Totaldosis

Um die Gesamtwirkstoffmenge zu berechnen, die in eine Depotarzneiform zu inkorporieren ist, gilt folgende Gleichung

$$D_{tot} = D_0 + \frac{0{,}693}{t_{1/2}} D_0 \cdot h \quad (12.10)$$

D_{tot} insgesamt zu verarbeitende Arzneistoffmenge,
D_0 Arzneistoffmenge, die als Einzelgabe den gewünschten Blutspiegel aufbaut,
h Dauer, während der der gewünschte Wirkstoffspiegel aufrechterhalten werden soll.

Es ist an dieser Formel kritisiert worden, daß man die Initialdosis D_i eines „Sustained-release-Präparats" nicht einer Einzeldosis D_0 gleichsetzen kann, die zur Erlangung des gewünschten optimalen Blutspiegels erforderlich ist, da die Freigabe aus Initial- und Erhaltungsteil zur gleichen Zeit beginnen kann und damit ein höherer Blutspiegel als der gewünschte erzielt wird. Durch Differenzieren der Gleichung 12.2 wird die Zeit t_{max} erhalten, die vergeht, bis die maximale Arzneistoffmenge nach Applikation einer einfachen Dosis auftritt

$$t_{max} = \frac{2{,}303}{k_a - k_e} \lg \frac{k_a}{k_e} \quad (12.11)$$

Nach Einsetzen der Zeit t_{max} und der gewünschten Optimalkonzentration c_{opt} in Gleichung 12.9 läßt sich durch Auflösen D_i berechnen. Eine brauchbare Korrektur der sofort verfügbaren Dosis, die sich von der Zeit $t = 0$ bis zur Zeit t_{max} erstreckt, ist empfohlen worden. Sie ist gleich $k_{r^0} t_{max}$, so daß sich für D_i ergibt

$$D_i = D_0 - (k_{r^0} \cdot t_{max}) \quad (12.12)$$

Da

$$D_{tot} = -D_i + D_m$$

und

$$D_m = k_{r^0} \cdot h$$

ist, berechnet sich die totale Wirkstoffmenge nach

$$D_{tot} = D_0 - (k_{r^0} \cdot t_{max}) + k_{r^0} \cdot h \text{ bzw.} \quad (12.13)$$

$$D_{tot} = D_0 + k_{r^0} \cdot (h - t_{max}) \quad (12.14)$$

Es sollte jedoch berücksichtigt werden, daß nur unsignifikante Mengen des Erhaltungsteils freigegeben werden, bevor die Initialdosis resorbiert ist, und daß das Problem der sofortigen oder verzögerten Freigabe von Teilen der Erhaltungsdosis von praktischen Voraussetzungen abhängt (bei Manteltabletten z. B. steht der Erhaltungsteil erst nach erfolgter Freigabe der Initialdosis zur Verfügung).

Für den Fall der verzögerten Freigabe der Erhaltungsdosis wird erhalten

$$D_i = D_0$$
$$D_m = k_{r^0}(h - t_{max}).$$

Aus dem Angeführten geht hervor, daß die Berechnungsformeln z. Z. diskutiert werden und sich noch Korrekturen ergeben können. Im Rahmen dieses Lehrbuchs sind die Ableitungen lediglich als Beispiel zu werten.

12.5
Herstellungsverfahren

12.5.1
Umhüllungsverfahren

Das Verfahren ist dadurch gekennzeichnet, daß genügend große Wirkstoffpartikel, z. B. große Einzelkristalle bzw. Kristallaggregate, mit Fettsubstanzen oder synthetischen oder halbsynthetischen Filmbildnern (s. 10.5, 10.5.3) umhüllt werden. Technisch erfolgt das durch Auftragen oder Aufsprühen im Dragierkessel, mit Hilfe des Wurster-Verfahrens (s. 10.6.4) oder durch Koazervation (s. 11.6.1). Das Verfahren findet weitverbreitete Anwendung bei den Arzneiformen Tabletten, Kapseln und Suspensionen (Abb. 12.6).

mus kann auf einer Hemmung der Löslichkeit oder Verdaulichkeit oder auf einer beim Lösen auftretenden Erhöhung der Viskosität beruhen.

Zur porenfreien Einbettung von Arzneistoffen in physiologisch unbedenkliche Polymere existieren spezielle Verfahrenstechniken. In der Wärme verformbare Kunststoffe (Thermoplaste) machen es möglich, ein Wirkstoff-Kunststoffgemisch auf recht einfache Weise durch *Spritzgießen* oder *Extrusion* (s. 28.3.3) in Formlinge zu überführen.

Bei der *Perlpolymerisation,* einem weiteren Einbettungsverfahren, wird der Arzneistoff zu einem Gemisch flüssiger Tröpfchen von Kunststoffmonomeren gegeben. Beim Polymerisationsvorgang erfolgt dann ein porenfreier Einschluß des Wirkstoffs. Er wird „einpolymerisiert". Mit den genannten Verfahren lassen sich in Abhängigkeit von den funktionellen Gruppen des Kunststoffs und dem davon abhängigen Verhalten gegenüber dem Milieu des Magen-Darm-Kanals Formlinge mit unterschiedlichen Freisetzungscharakteristika erzielen. Basische Gruppen im Polymergerüst führen zur Lösung oder Quellung im sauren Milieu des Magens (Initialdosis), saure Gruppen zur Lösung im schwach sauren bis neutralen Duodenalsaft (Erhaltungsdosis). Eine weitere Steuerungsmöglichkeit ergibt sich, wenn z. B. Pellets mit verschiedenen Freisetzungseigenschaften zu einer Einzeldosisarzneiform (z. B. Kapsel oder Tablette) weiterverarbeitet werden.

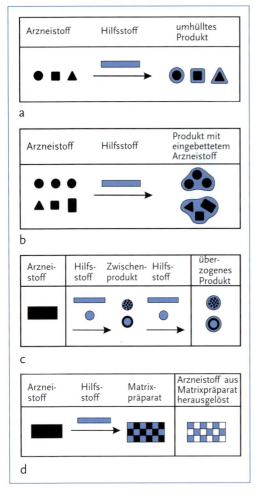

Abb. 12.6: a Umhüllungsverfahren, **b** Einbettungsverfahren, **c** Überzugsverfahren, **d** Gerüstverfahren

12.5.2
Einbettungsverfahren

Die Arzneistoffe werden in Hilfsstoffen, die die Arzneistoffliberation verzögern, homogen dispergiert. Als Trägermaterialien dienen bevorzugt Fette, Wachse, gehärtete Öle und hypdrophile makromolekulare Trägerstoffe wie Dextran, Cellulosederivate, Polyvinylpyrrolidon, Gelatine. Häufig bedient man sich der Sprühtrocknung zur Erzielung von Wirkstoffeinbettungen in hydrophilen Hilfsstoffen und der Sprüherstarrung für Einbettungen in lipophilen Hilfsstoffen. Der Wirkungsmechanis-

12.5.3
Überzugsverfahren

Während beim Umhüllungs- und Einbettungsverfahren Arzneistoffe (oder Granulate, also Zwischenprodukte der Arzneiformung) behandelt werden, betrifft das Überzugsverfahren die Arzneiformen selbst. Tabletten, Drageekerne oder Kapseln werden hierbei vorwiegend nach dem Dragierkessel- oder Wirbelbettverfahren mit einer Überzugsschicht versehen, wobei makromolekulare Hilfsstoffe (Cellulosederivate, Eudragit®-Typen) Verwendung finden. Die Herstellung magensaftresistenter Dragees erfolgt gleichfalls nach dem Überzugsverfahren. Die drei genannten Verfahrensprinzipien kommen in der Arzneiformung vielfältig zur Anwendung, besonders bei der Herstellung von Depotpräparaten (s. 10).

12.5.4
Gerüstverfahren

Weitere Aspekte zur Erzielung einer verzögerten Wirkstoffliberation ergaben sich mit der Einführung von Gerüst-(Matrix-)Tabletten, die eine kontinuierliche Freigabe gewährleisten. Wasserlösliche Wirkstoffe werden mit Kunststoffen entweder direkt oder nach Granulierung zu Tabletten verpreßt. Zum Granulieren werden die üblichen Klebemittel verwendet oder solche Flüssigkeiten gewählt, in denen die Gerüstsubstanz löslich, der Arzneistoff aber unlöslich ist. Unter den wasser- und säureunlöslichen Kunststoffmaterialien haben sich besonders Polyvinylchlorid, Polyvinylacetat, Polyethylen sowie Polymere und Copolymere von Acrylaten und Methacrylaten bewährt. Diese bilden nach der Verpressung einen porösen, mit einem Schwamm vergleichbaren, Gerüstkörper, in dem der Wirkstoff suspendiert vorliegt. Da bei der Kompression das Kunststoffmaterial zu einer zusammenhängenden Matrix zusammensintert, wird ein erheblicher Teil des Arzneistoffs vom Kunststoffmaterial eingeschlossen (Druck- und Thermosinterung). Größere Formlinge lassen sich im Spritzgußverfahren gewinnen. Auch einige anorganische Verbindungen (Bariumsulfat, Calciumsulfat, Titandioxid) sind erfolgreich als Grundlage für Gerüstsubstanzen zur Anwendung gekommen. Tabelle 12.2 gibt eine Übersicht über Geräte und Bearbeitungsmethoden zur Herstellung von Depotarzneiformen nach den erörterten Verfahren.

Einbettungs- und Gerüstarzneiformen zeigen in herstellungstechnologischer Sicht Gemeinsamkeiten und Übergänge und werden häufig zusammengefaßt.

12.6
Spezielle Formlinge

12.6.1
Manteltabletten

Die Herstellung von Manteltabletten (press coated tablets, dry coated tablets) wird als Trockendragierung bezeichnet, da die Kerne ohne Anwendung von Feuchtigkeit und Wärme – im Gegensatz zur konventionellen Befilmung (Feuchtdragierung) – mittels Spezialmaschinen auf trockenem Wege ummantelt werden. Die Umhüllung erfolgt durch Aufpressen des Granulats auf den Kern. Hierdurch gelingt es, feuchtigkeitsempfindliche Arzneistoffe zu verarbeiten. Es können auch inkompatible Arzneistoffe getrennt im Kern bzw. im Mantelgranulat verarbeitet werden. Weiterhin besteht die Möglichkeit, Kern und Mantel durch eine Zwischenschicht abzugrenzen. Besondere Bedeutung haben Manteltabletten bei der Schaffung von Depotformen erlangt. Durch Einarbeitung eines Teiles des Wirkstoffs in einen leicht zerfallenden Mantel, eines anderen im langsam zerfallenden Kern (z. B.

technologisches Verfahren	Geräte bzw. Bearbeitungsmethoden
Umhüllungsverfahren	Dragierkessel Wirbelbettverfahren Koazervierung
Einbettungsverfahren	Fettdispergierung Sprühtrocknung modifizierte Granulierung
Überzugsverfahren	Dragierkessel Wirbelbettverfahren Einkapselung
Gerüstverfahren	Dragierkessel Wirbelbettverfahren Tablettenpresse

Tab. 12.2: Geräte und Bearbeitungsmethoden zur Herstellung von Depotarzneiformen nach unterschiedlichen Verfahren

durch Einbettung in hochschmelzende Fette) läßt sich die therapeutische Wirkung wesentlich verlängern. Aber auch Magensaftresistenz ist erreichbar, sei es durch Verwendung magensaftresistent überzogener Kerne oder durch Aufpressen eines magensaftresistenten und dünndarmlöslichen Mantelgranulats. Nicht unerwähnt sei, daß, falls auch Arzneistoff im Mantel inkorporiert ist, sich eine höhere Dosiergenauigkeit ergibt als bei Verarbeitung von Arzneistoff in einer durch Feuchtdragierung aufgezogenen Hülle. Schließlich ist die Zerfallszeit von Manteltabletten im allgemeinen geringer als bei Filmtabletten. Alle Tablettenformen können als Manteltabletten Verwendung finden (im Gegensatz zu Filmtabletten).

Schwierigkeiten treten mitunter bei der Kern-Mantel-Bindung und bei der Kernkonzentrierung auf. Im Vergleich zur Zuckerdragierung ergeben sich Vorteile vor allem im Hinblick auf den geringen Platzbedarf, den Hochleistungsmaschinen benötigen, auf Zeitaufwand bei der Herstellung und auf geringen Hilfsstoffbedarf. Gegenüber modernen Filmverfahren ist die Herstellungskapazität allerdings beschränkt.

Zur Trockendragierung (Ummantelung) kommen zwei Maschinentypen zur Anwendung. Entweder werden die Kerne mit einer üblichen Tablettenmaschine hergestellt, so daß nur für die Aufpressung des Mantelgranulats ein Spezialpresscoater benötigt wird, oder aber Kern und Mantel werden in zwei zu einer Einheit gekoppelten Rundläufern in ein und derselben Maschine während eines Arbeitsgangs nacheinander hergestellt, wobei auf einem Rundläufer die Kerne gepreßt und danach durch eine Spezialeinrichtung auf den anderen Rundläufer überführt und hier ummantelt werden. Presscoater haben einen maximalen Stundenausstoß von 25000–54000 Tabletten. Abbildung 12.7 zeigt die Arbeitsweise einer Manteltablettenpresse:
1. Füllung der Matrize für die Mantelunterseite
2. Aufsetzen des Kernes
3. Oberstempel fällt im freien Fall und bettet den Kern in das Mantelunterseitengranulat
4. Füllung für die Manteloberseite
5. Vorpressen und endgültige Kompression
6. Ausstoßen der Manteltablette

Durch Weglassen der Stufe 4 entstehen *Punkt-Tabletten*.

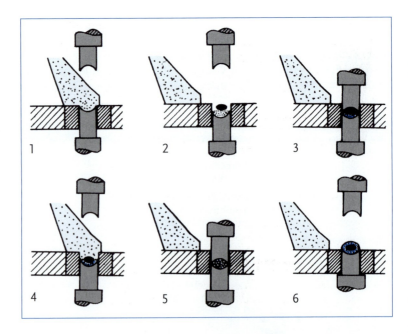

Abb. 12.7: Arbeitsweise von Manteltablettenpressen

12.6.2 Mehrschichttabletten

In Mehrschichttabletten (Sandwich-Tabletten, multilayer tablets) sind zwei oder drei Schichten von Granulaten zu einem Preßling vereinigt. Chemisch unverträgliche Arzneistoffe, getrennt in verschiedenen Granulaten verarbeitet, lassen sich ohne weiteres zu einem Formling verpressen, eventuell können sie durch eine Schicht aus neutralem Granulat getrennt sein. Besonders geeignet sind Mehrschichttabletten zur Erreichung einer protrahierten Wirkung. Diese wird erreicht durch Präparierung eines Teiles des Arzneistoffs, z. B. durch Verwendung von mit Lipoidstoffen überzogenen Granulaten. Um scharfe Trennungen der Schichten innerhalb einer Tablette zu erhalten, muß die Größe der Granulatkörner gleich sein (0,15 –1 mm), wobei die Kerngröße stets kleiner sein sollte als die halbe Schichtdicke. Wenig Gleitmitteleinsatz und Anwendung eines einheitlichen Bindemittels für alle Granulate sind Vorbedingungen dafür, daß auch bei mechanischer Beanspruchung (Abpacken, Transport) keine Schichtentrennung erfolgt.

Zur Herstellung von Mehrschichttabletten sind Spezialmaschinen erforderlich, die in ihrer Arbeitsweise den üblichen Rundläufern ähneln, allerdings wird das für die einzelnen Schichten erforderliche Granulat aus getrennten Fülltrichtern in die Matrizenbohrung geführt. Zur Erreichung einer scharfen Schichtentrennung wird jede Schicht zunächst vorgepreßt. Erst nach Füllung sämtlicher Schichten erfolgt die Endkompression für die gesamte Tablette (Abb. 12.8).

Bei der Herstellung einer Zweischichttablette ergeben sich demnach folgende Arbeitsphasen:
1. Füllen für die erste Tablettenschicht
2. Vorpressen der ersten Tablettenschicht
3. Füllen für die zweite Tablettenschicht
4. Pressen der zweiten Tablettenschicht
5. Ausstoßen der Mehrschichttablette

Die maximale Stundenleistung für die Herstellung von Zwei- oder Dreischichttabletten kann je nach Maschinentyp 35 000 – 90 000 Tabletten betragen.

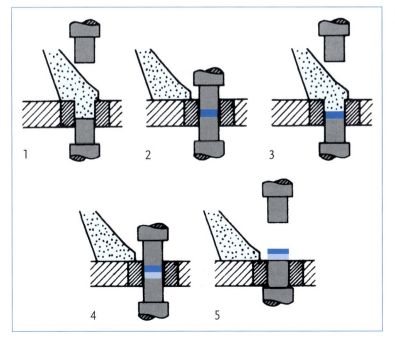

Abb. 12.8: Arbeitsweise von Mehrschichttablettenpressen

12.6.3 Mischgranulattabletten

Durch Komprimieren eines Gemisches unterschiedlich vorbehandelter Granulate entstehen Mischgranulattabletten. Hier liegen z. B. unbehandelte Arzneistoffe (Initialdosis) neben einem weiteren Teil mit Fetten umhüllter oder mit Lacken überzogener Arzneistoffe (Erhaltungsdosis) vor.

12.6.4 Duplextabletten

Hierunter sind im Überzugsverfahren hergestellte Dragees mit Depotdosis zu verstehen, die mit weiteren Schichten, die die Initialdosis enthalten, überzogen sind.

In analoger Weise entstehen durch Aufdragieren von Schichten (nicht retardiert oder retardiert) auf Drageekerne Manteldragees oder Mehrschichtdragees.

12.7 Prinzipien der Freisetzungssteuerung

Ein Arzneistoff wird aus einer Lösung in der Regel schnell resorbiert. Wird durch pharmazeutisch-technologische Maßnahmen dafür gesorgt, daß der in fester Form vorliegende Arzneistoff nur verzögert aus der Arzneiform herausgelöst werden kann, so verläuft der Liberationsprozeß langsamer als die Resorption. Damit wird die Liberation geschwindigkeitsbestimmend für die Resorption. Im wesentlichen sind es zwei Prinzipien, mit denen auf diese Weise eine Retardierung zu erreichen ist:
- langsame Arzneistoffauflösung
- Errichtung von Diffusionsbarrieren

12.7.1 Langsame Arzneistoffauflösung

12.7.1.1 Anwendung von schwerlöslichen Wirkstoffen

Während bei nichtretardierten Arzneiformen oftmals große Anstrengungen erforderlich sind, um eine schnelle Wirkstoffauflösung zu sichern (Anwendung kleinster Teilchengrößen, leichtlösliche Salze usw., s. 7.6.2.1), sind bei Retardformen derartige Maßnahmen gegebenenfalls lediglich bei der Initialdosis zu beachten. Bei der Depotdosis wird man die verlangsamte Auflösung mit gegensätzlichen Effekten erreichen, d. h. Anwendung von Makrokristallen, anderen Kristallmodifikationen, schwerlöslichen Salzen.

12.7.1.2 Bindungen an Ionenaustauscherharzen

Eine langsame Freisetzung läßt sich durch Bindung des Wirkstoffs an Ionenaustauscher erreichen (s. 5.4.2.1). Mit Wirkstoff beladene Ionenaustauscherharze werden als *Resinate* bezeichnet. Das am Kationenaustauscher gebundene Wirkstoffkation wird bei der Passage durch den Magen-Darm-Trakt gegen H^+-Ionen im Magen und Na^+- und K^+-Ionen im Darm ausgetauscht. Insbesondere wurde mit Alkaloiden (Codein) und anderen basischen Arzneistoffen eine Verringerung der Arzneistofffreisetzung erreicht. Es hat sich als günstig erwiesen, entweder eine Mischung aus Alkaloidbase und Alkaloidsalz zu verwenden oder nur teilweise alkalisches Austauscherharz einzusetzen. Auf diesem Wege wird eine Ausbalancierung zwischen Initial- und Depotdosis geschaffen. Obgleich in Anbetracht der vorliegenden recht konstanten Ionenkonzentration im Magen-Darm-Kanal eine rasche Freisetzung nach 1. Ordnung gesichert erscheint und sich Ionenaustauschergranulate gegebenenfalls auch durch Verpressung leicht in Tabletten überführen lassen, sind nur sehr wenige Präparate auf dem Markt. Besonders bei längerer Therapie ist eine Veränderung des physiologischen Elektrolytgleichgewichts nicht auszuschließen. Es eignen sich lediglich ionisierbare Arzneistoffe für eine Verarbeitung zu Ionenaustauschertabletten, wobei der Wirkstoffgehalt je Tablette bedingt durch die begrenzte Bindekapazität nur gering sein kann.

12.7.2
Errichtung von Diffusionsbarrieren

12.7.2.1
Membranen als Umhüllungs- (bzw. Überzugs-)material

Wird der Wirkstoff als solcher oder in Form seiner Arzneiform (Granulat, Pellet, Tablette) mit einer Polymermembran umgeben, die den Arzneistoff gegen das Milieu des Verdauungstraktes abschirmt, durch die der Arzneistoff jedoch permeieren kann, so ergibt sich eine verlängerte oder verzögerte Liberation. Es sind 2 Membrantypen (Abb. 12.9) zu unterscheiden.

12.7.2.1.1
Porenfreie Membran

Bei einer wasserunlöslichen porenfreien Polymermembran muß gewährleistet sein, daß der Arzneistoff in dieser löslich ist. An der Grenzschicht Arzneistoff/Membran wird sich der Arzneistoff in der Membran zunächst lösen, dann durch diese hindurchdiffundieren und in das Darmlumen gelangen. Der Mechanismus setzt einen günstigen Verteilungskoeffizienten des Arzneistoffs zur Membran voraus. Steuerungsmöglichkeiten für die Liberation ergeben sich über das Polymermaterial (Veränderung des Diffusionskoeffizienten) und durch die Wahl der Membrandicke. Mit dieser Art von lipophilen Membranen lassen sich allerdings nur sehr geringe Liberationsraten erzielen.

12.7.2.1.2
Porenhaltige Membran

Porenhaltige Polymermembranen stehen heute stärker im Vordergrund des Interesses, da sie sowohl für Wasser als auch für gelöste Arzneistoffe permeabel sind. Während man früher poröse Schichten durch nicht vollständiges Überziehen von Arzneiformen mit lipophilen Materialien zu erzielen versuchte, werden heute wohl ausschließlich lipophile Polymere, denen wasserlösliche Anteile (z.B. Polyethylenglykol) zugemischt sind, verwendet. Bei Kontakt mit Magensaft lösen sich die wasserlöslichen Polymeren aus der Membran, und es entstehen Poren. Das Ausmaß der Porosität läßt sich mittels der hydrophilen Komponente entsprechend den Erfordernissen recht genau einstellen. Eine weitere Steuerungsmöglichkeit für die Liberation ist auch hier die Membrandicke. Durch die Poren erfolgt der Flüssigkeitseinstrom, der zur Lösung des Arzneistoffs führt, wobei im Inneren der Arzneiform eine konzentrierte Lösung entsteht, so daß dieser nun diffusionskontrolliert mit konstanter Geschwindigkeit (0. Ordnung) nach außen gelangt. Bei entsprechenden Löslichkeitsverhältnissen können zusätzlich – allerdings wesentlich langsamer – auch Arzneistoffanteile durch die wasserunlösliche Membran diffundieren.

12.7.2.1.3
Aufplatzende Membran

Bei Arzneiformen (vorwiegend Pellets, Granulate) mit permeablen Überzügen strömt Flüssigkeit durch den Film hindurch. Es entsteht ein hoher Innendruck, der ein Aufreißen der Hülle bewirkt. Steuerungsgröße für die Zeit bis zum Aufplatzen stellt die Membrandicke dar. Werden Formlinge mit unterschiedlicher Dicke

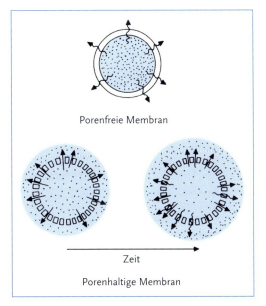

Abb. 12.9: Arzneistoffdiffusion durch porenfreie und porenhaltige Membran

der Überzugsschicht hergestellt und in einem geeigneten Verhältnis gemischt, so erfolgt eine gleichförmige Liberation über einen längeren Zeitraum. Meist erfolgt eine Abfüllung der Formlinge in Gelatinekapseln.

12.7.2.1.4
pH-abhängige Auflösung der Membran

Gleichfalls als Füllgut für Gelatinekapseln dienen Mikroformlinge, die teils unbehandelt, teils mit magensaftresistenten aber dünndarmlöslichen Hilfsstoffen überzogen sind. Während erstere den Arzneistoff im Magen freisetzen, erfolgt die Liberation der letzteren erst im Dünndarm. Durch die Dicke der Überzugsschicht und durch die Wahl des Polymers sind auch hier Möglichkeiten für zeitlich abgestimmte Freisetzungsprozesse gegeben.

12.7.2.2
Einbettung in Matrices

12.7.2.2.1
Porenfreie Matrix

Werden Arzneistoffe in nicht abbaubare Fette, Wachse oder Polymere porenfrei eingebettet, so ist die Löslichkeit des Arzneistoffs in der Matrix Voraussetzung für die Liberation. Eine Gleichförmigkeit der Liberation ist hier nicht gegeben. Während Moleküle an der Randzone der Matrix relativ schnell freigesetzt werden, verhindert das der lange Diffusionsweg für Moleküle im Innern der Matrix (Abb. 12.10).

Die diffusionskontrollierte Freisetzung läßt sich durch das Quadratwurzelgesetz (s. 15.15.4) beschreiben.

12.7.2.2.2
Porenhaltige Matrix

Während des Transports der Matrixtablette (s. 12.5.4) durch den Organismus lösen Verdauungssäfte den an der Oberfläche lokalisierten Arzneistoff schnell (Initialdosis), während sie den im Innern des Gerüstes fixierten Arzneistoff erst allmählich freisetzen (Depot-

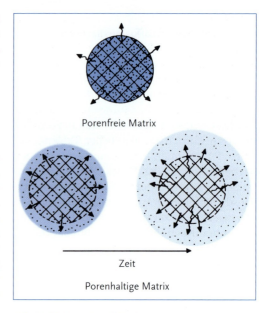

Abb. 12.10: Arzneistoffdiffusion aus porenfreier und porenhaltiger Matrix

dosis). Das arzneistoffleere Gerüst wird schließlich unverdaut mit dem Stuhl ausgeschieden. Im Gegensatz zu anderen Tablettentypen wird die Liberationsgeschwindigkeit nicht von der Magen- und Darmmotilität, Flüssigkeitsmenge, Viskosität, Oberflächenspannung, Elektrolytkonzentration und in vielen Fällen auch nicht vom pH-Wert beeinflußt (Abb. 12.10).

Das Ausmaß der Liberation hängt vom Masseverhältnis zwischen Arzneistoff und Gerüstsubstanz, von der Arzneistoffkonzentration und von der Anzahl und Struktur der Kapillaren (gradlinig, winklig) und der Hohlräume im Gerüst ab.

Letzteres läßt sich durch den Typ des matrixbildenden Hilfsstoffes oder durch technologische Prozesse bei der Herstellung des Preßlings steuern (Granulatform und -größe, Granulierflüssigkeit, Preßkraft u.a.).

12.7.2.2.3
Hydrogelmatrix

Werden Pharmaka mit nichtverdaulichen hydrophilen – auch als Tablettenzerfallsmittel verwendeten – Quellstoffen, allerdings in hoher Konzentration (20 bzw. 25 %) gegebenenfalls mit weiteren Hilfsstoffen gemischt und zu Tabletten (Hydrokolloidmatrix-Tabletten) verpreßt, so tritt bei Kontakt mit Wasser oder Verdauungsflüssigkeit anfänglich eine schnelle Freisetzung der Wirkstoffe ein. Gleichzeitig aber erfolgt eine Hydratation und Gelbildung an der Grenzfläche Tablette/Flüssigkeit, wobei sich eine Gelbarriere ausbildet. Diese behindert den Kontakt des von ihr eingeschlossenen Arzneistoffs mit der Lösungsflüssigkeit. Im Laufe der Zeit wird jedoch unter Volumenzunahme der Tablettenkörper von außen nach innen durchfeuchtet, wobei sich insgesamt eine gequollene Matrix ausbildet (Abb. 12.11). Die Freisetzung ist sowohl vom Eintritt der Flüssigkeit in das System als auch von der Diffusionsrate des Arzneistoffs durch die Gelschicht abhängig. Die Dicke der gelförmigen Schicht ist eine Funktion der Zeit, denn je mehr Flüssigkeit eindringt, desto mehr Gel wird gebildet. Während anfänglich die Wirkstoffliberation hoch ist, verlangsamt sie sich infolge der längeren Diffusionsstrecke. Bei der Körperpassage erfolgt die Freisetzung sowohl durch Diffusion als auch durch Abtragung äußerer Schichten durch mechanischen Abrieb. Nach diesem Prinzip lassen sich recht einfach Tabletten herstellen, die eine gleichförmige von pH- und Enzymverhältnissen weitgehend unabhängige Liberation über 6–8 h aufweisen. Über die Menge und den Polymerisationsgrad der Quellstoffe ist eine Steuerung der Freisetzung möglich.

Als Gelbildner werden Cellulosederivate (Methyl-, Hydroxymethyl-, Hydroxypropyl-, Natriumcarboxymethylcellulose), Copolymere der Acrylsäure (Methylmethacrylat, 2-Hydroxymethylmethacrylat), Galactomannane sowie Alginate verwendet. Werden die Arzneistoffe mit Alginsäure unter Zusatz von Ca^{2+}-Ionen zu Tabletten verpreßt, so bildet sich in Anwesenheit von Wasser durch Salzbildung zwischen der Carboxylgruppe der Alginsäure und dem Kation eine schwammartige, wasserunlösliche, aber quellbare Calciumalginat-Matrix aus, aus der eine langsame Freisetzung des inkorporierten Arzneistoffs durch Lösung und Diffusion erfolgt.

Eine interessante – allerdings nur recht selten angewandte – Variation der quellungsorientierten Arzneistofffreisetzung stellt der Case-II-Transport dar, der nicht der Diffusion nach Fick unterliegt. Ein glasartiges Polymer enthält eingebettet den Wirkstoff. Bei Gegenwart von Magensaft dringt dieser langsam unter Ausbildung einer Phasengrenzfläche in das Polymer ein, welches unter Quellung in den Gelzustand übergeht, und aus dem nun der Arzneistoff herausdiffundieren kann. Da die Phasengrenzfläche mit konstanter Geschwindigkeit von der Oberfläche zum Inneren der Arzneiform fortschreitet, ist eine gleichförmige Liberation gewährleistet.

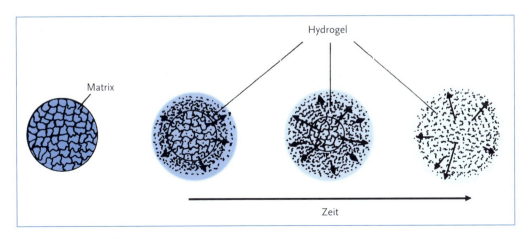

Abb. 12.11: Arzneistoffdiffusion aus Hydrogel-Matrix

12.7.2.2.4
Bioabbaubare Systeme

Bei bioabbaubaren Arzneiformen erfolgt eine Erosion, d.h. eine auf einem allmählichen Abbau, gegebenenfalls auch einer Auflösung des Formlings beruhende Verringerung der Diffusionsbarriere. Seit langem bekannt sind die zu diesem Typ zu zählenden nicht zerfallenden, sondern sich langsam und kontinuierlich auflösenden Lutschtabletten (s. 9.7.3.1). Gleichermaßen sind Fettpellets, in denen der Arzneistoff in ein verdauliches Fett eingearbeitet ist, hier einzuordnen. Da die enteralen enzymatischen Verhältnisse relativ konstant sind, wird der Arzneistoff durch die im Organismus stattfindende zeitlich abschätzbare Fettspaltung freigesetzt. Natürliche Fette weisen infolge ihrer mannigfaltigen Zusammensetzung in der lipasehaltigen Intestinalflüssigkeit allerdings beachtliche Unterschiede in den Hydrolysegeschwindigkeiten auf. Deshalb finden ausschließlich synthetische Triglyceride als Trägerstoffe mit relativ hohem Schmelzbereich Verwendung. Verarbeitet man Arzneistoffe mit definiertem synthetischem Triglycerid, dessen enzymatische Esterhydrolysegeschwindigkeit (kurzkettige Glyceride werden schnell, langkettige langsam abgebaut) bekannt ist, so ist die chemisch kontrollierte Freisetzung des Arzneistoffs in gewissen Grenzen festlegbar.

Bei neuzeitlichen Arzneiformen sind Arzneistoffe mit Polymeren behandelt, deren Erosion nach 3 Prinzipien erfolgen kann.
- Hydrophile Polymere werden durch Vernetzung wasserunlöslich, wobei die Bindung hydrolytisch instabil ist.
- Durch Hydrolyse, Ionisation oder Protonierung entsprechender funktioneller Gruppen an der Molekülkette werden wasserunlösliche Polymere in wasserlösliche überführt.
- Wasserunlösliche Polymere werden durch hydrolytische Spaltung der Polymerkette in wasserlösliche Bruchstücke zerlegt.

Die Herstellung bioabbaubarer Systeme, deren Abbau unter definierten physiologischen Bedingungen (pH-Wert, Enzyme) gleichförmig erfolgt, ist einfach. Arzneimittel und Polymer werden gemeinsam in einem organischen Lösungsmittel gelöst. Nach Abtrennung des Lösungsmittels erfolgt Weiterverarbeitung z.B. zu Tabletten.

Als Polymere finden Anwendung: Polymilchsäure, Polyamide, Polyanhydride, Polyglutaminsäure, Polyaminsäure u.a., sowie eine Anzahl hydrophiler Polymere, die vernetzt sind und hydrolytisch instabile Bindungen aufweisen.

Die Zahl der nach diesen Prinzipien aufgebauten peroralen Retardpräparate ist gering, besonders bei monolithischen Arzneiformen (Tabletten) dürfte eine gleichmäßige Durchwanderung des Magen-Darm-Trakts nicht stets gesichert sein, doch wird bioabbaubaren Systemen bei parenteralen Arzneiformen (Injektionen, Implantaten) eine steigende Bedeutung zugemessen.

12.7.3
Weitere Retardformen

Das Ausmaß der Resorption wird von der Verweildauer der Retardarzneiform im Magen und im oberen Bereich des Dünndarms begrenzt. Letzterer gilt als Hauptresorptionsort und wird als Resorptionsfenster bezeichnet. Durch eine längere Verweildauer im Magen wird eine höhere Arzneistofffreisetzung angestrebt, so daß nur jeweils kleine Arzneistoffmengen das Resorptionsfenster passieren, dessen vollständige Nutzung eine optimale Wirkstoffresorption ermöglicht. Auf zwei Wegen wurde versucht, den Aufenthalt im Magen zu verlängern. Angestrebt wurde eine Einmaldosierung pro Tag durch *Schwimmarzneiformen* (Schwimmkapseln), die gleiche Blutspiegelwerte ergeben sollen wie bei 3mal täglicher Applikation eines nicht retardierten Präparats. Die Arzneiform enthält Hydrokolloide, die bei Kontakt mit Magensaft quellen und ein spez. Gewicht < 1 aufweisen, so daß sie infolge ihres Auftriebs schwimmen. Die Valium CR®-Schwimmkapsel (noch zugelassen in Finnland) enthält als Bestandteile Wachs und Gelbildner. Auch luftgefüllte Kapseln und gasentwickelnde Schwimmformen waren in der Entwicklung. Nachdem jedoch das genannte Markenpräparat in Deutschland nicht mehr im Handel ist, sind grundsätzliche Zweifel an Schwimmarzneiformen angebracht. Kritisch ist der sog. „house keeper effect" des leeren Magens, der die letzten Speisereste herauspreßt, und die Sicherung der Reproduzierbarkeit der Resorption, da bei diesen Single-units-Arzneiformen (s. 12.3) große Schwankungen in der Magenverweildauer denkbar sind. Dabei kann ebenfalls von Bedeutung sein, ob der Patient steht oder auf welcher Seite er liegt.

Auch über die Eignung von *Adhäsionsarzneiformen*, die über Wechselwirkungen mit der Mukosa an der Magenwand anhaften und so eine längere Verweildauer ermöglichen sollen, lassen sich konkretere Einschätzungen noch nicht geben. Lokale Reizungen sind nicht auszuschließen.

Günstigere Möglichkeiten für Retardpräparate ergäben sich, wenn auch der Dickdarm in der Lage wäre, Resorptionsleistungen zu erbringen. Bisher ist eine Resorption aus dem Kolon nur für wenige Arzneistoffe nachgewiesen, z. B. für Theophyllin, Glibenclamid, Metoprolol.

12.7.4
Wirkstofffreisetzung durch Diffusion aus festen Körpern

Bei Matrixtabletten hängt nach Freisetzung der Initialdosis die weitere Wirkstoffabgabe aus dem Gerüst (Erhaltungsdosis) von zwei Faktoren ab:
- von der Menge der in das Gerüst je Zeiteinheit eindringenden, den Arzneistoff lösenden Flüssigkeit,
- vom Anteil des gelösten Arzneistoffes, der gegen die Gerüstaußenfläche hin diffundiert.

Die Bedingungen, nach denen die Verdauungssäfte in die Poren des Gerüstes eindringen, lassen sich durch eine Gleichung erfassen, die eine Modifikation des Lösungsgesetzes von Noyes und Whitney darstellt.

$$v = K(c_m - c)\frac{m}{M \cdot l} \quad (12.15)$$

v Menge der in das Tablettengerüst je Zeiteinheit eindringenden Flüssigkeit,
m Masse des löslichen Arzneistoffs, der sich in den Hohlräumen des Tablettengerüstes befindet,
M Masse der Gerüstsubstanzen,
l mittlere Länge der Kapillare,
c_m maximal mögliche Arzneistoffkonzentration an der Front des in die Kapillaren eindringenden Lösungsmittels,
c Arzneistoffkonzentration in den Kapillaren,
K Konstante, die durch mehrere andere Konstanten bedingt ist, wie z. B. den Diffusionskoeffizienten und Faktoren, die die Entstehung und Erhaltung der Kapillaren ausdrücken, sofern sie nicht schon durch das Verhältnis m/M gegeben sind.

Die Diffusion des gelösten Arzneistoffs gegen die Gerüstaußenfläche hin folgt dem Diffusionsgesetz nach Fick (s. 27.5.4), nach dem das Ausmaß der Diffusion vom Diffusionskoeffizienten des betreffenden Systems, von der Diffusionsoberfläche und dem Konzentrationsgefälle abhängt.

Befindet sich ein Arzneistoff in einem kugelförmigen Körper (Arzneiform), so erfolgt die Freisetzung in die umgebende Lösung in mehreren Schritten (Abb. 12.12).
- Der Wirkstoff muß in A in Lösung gehen (physikalische Reaktion) oder von einer Bindung (z. B. Ionenaustauscher) losgelöst werden (chemische Reaktion). Die Geschwindigkeit wird bestimmt durch Lösungsgeschwindigkeit, Spaltungsgeschwindigkeit oder Austauschvorgänge.
- Durch Diffusion gelangt der Wirkstoff von A nach B. Die Geschwindigkeit wird bestimmt durch die Geschwindigkeit der Diffusion in der Matrix.

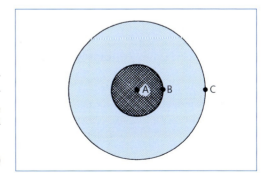

Abb. 12.12: Wirkstofffreisetzung durch Diffusion:
A Wirkstofflokalisation
B Teilchenoberfläche
C Außenoberfläche des Lösungsmittelfilms

- Durch Diffusion gelangt der Wirkstoff von B nach C. Die Geschwindigkeit wird bestimmt durch die Geschwindigkeit der Diffusion im Lösungsmittelfilm.

Die Diffusionsgeschwindigkeiten von A nach B und von B nach C sind im allgemeinen unterschiedlich. Die Geschwindigkeit des Freigabeprozesses wird durch den langsamsten der drei Schritte festgelegt. Hiervon ausgehend teilt man die Freigabe ein in:
- durch Freisetzungsreaktion gesteuerte Freigabe. Diese Freisetzung ist unabhängig von der Größe der Tablette,
- durch „Partikeldiffusion" gesteuerte Freigabe. Sie nimmt bei zunehmender Größe des Körpers umgekehrt proportional zum Quadrat des Durchmessers der Tablette ab,
- durch „Filmdiffusion" gesteuerte Freigabe. Die Freigabegeschwindigkeit nimmt hier bei zunehmender Größe des Körpers umgekehrt proportional zum Durchmesser der Tablette ab.

Da somit die „Partikeldiffusionsgeschwindigkeit" mit der Zunahme des Körperdurchmessers wesentlich stärker abnimmt als die „Filmdiffusionsgeschwindigkeit", ist die Freigabe bei größeren Tabletten vorwiegend „partikeldiffusionsgesteuert", während die Freigabe aus kleinen Tabletten vorwiegend „filmdiffusionsgesteuert" ist.

Abbildung 12.13 veranschaulicht die protrahierte Wirkstofffreigabe aus peroralen festen Arzneiformen. Hierbei demonstriert
- Kurve A den typischen Kurvenverlauf für ein Umhüllungspräparat, dessen Filmüberzug pH-abhängig aufgelöst wird;
- Kurve B den Kurvenverlauf für ein Umhüllungspräparat mit einem Filmüberzug aus

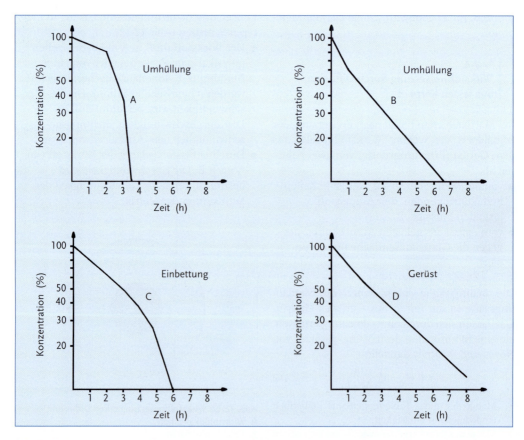

Abb. 12.13: Protrahierte Wirkstoffabgabe aus peroralen festen Arzneiformen (halblogarithmische Darstellung)

einer in Wasser und Verdauungssäften unlöslichen Substanz. Die Wirkstoffabgabe erfolgt hier durch Diffusion und folgt näherungsweise einer Reaktion 1. Ordnung;

- Kurve C den typischen Kurvenverlauf für ein Einbettungspräparat auf Fettbasis, die enzymabhängig hydrolysiert wird. Die Kurve verläuft biphasisch, weil neben der Diffusion des Wirkstoffs aus der Masse von einem bestimmten pH-Wert an zusätzlich ein Verdauen der Einbettungsmasse erfolgt.
- Kurve D den Kurvenverlauf für ein Gerüstpräparat. Die Diffusion aus der unlöslichen und unverdaulichen Matrix verläuft nach einer Reaktion 1. Ordnung.

Durch diffusionsgesteuerte Freigabe ist eine Freisetzungskinetik 1. Ordnung erreichbar. Charakteristisch für weitere Retardpräparate, die als Therapeutische Systeme bezeichnet werden, ist eine Freisetzungskinetik 0. Ordnung (zumindest einer angenäherten Kinetik 0. Ordnung). Da die Spezifika dieser Arzneiformklasse übergreifend auch für andere als perorale Arzneiformen Gültigkeit haben, wird diesen Arzneiformen ein gesondertes Kapitel gewidmet (s. 24).

12.8 Prüfung

Verständlicherweise ist die Prüfung von peroralen Arzneiformen mit protrahierter Wirkung besonders diffizil und vielschichtig. Sinngemäß finden die für nicht modifizierte Formlinge angeführten Methoden (s. 9.9) Anwendung. Zur Bestimmung der Arzneistoffliberation wird mit Wasser oder anderen Prüfflüssigkeiten, auch mit künstlichen Verdauungssäften einschließlich der Hinzufügung von Enzymen, bei einer Temperatur von 37 °C gearbeitet und erforderlichenfalls dem Wechsel der pH-Werte im Magen-Darm-Kanal Rechnung getragen. Vorzugsweise setzt man die Paddle- oder Rotating-basket-Methode (s. 9.8.3.1.2) ein.

Half-change-Methode

Sie ist die älteste Methode zur Prüfung peroraler, pH-abhängiger Depotpräparate sowie für magensaftresistente und dünndarmlösliche Arzneiformen und ist dadurch gekennzeichnet, daß während der Versuchsdauer stündlich die Prüflösung anteilweise durch eine Lösung mit einem anderen pH-Wert ausgetauscht wird. Damit wird versucht, die Verhältnisse im Magen-Darm-Kanal nachzuahmen, wobei sich der pH-Wert vom stark sauren zum alkalischen Milieu fortlaufend verändert (Tab. 12.3).

Methode der USP XXIII

Zur Gewährleistung einer ausreichenden Verfügbarkeit fordert die Pharmakopöe bei Normaltabletten, daß nach einer bestimmten Zeit eine Mindestmenge an Arzneistoff freigesetzt sein muß. Bei Depotpräparaten ist darüber hinaus zusätzlich eine Höchstmenge an freigesetztem Arzneistoff festgelegt, die nicht überschritten werden darf. Das Ausmaß der

Tab. 12.3: Half-change-Methode

Versuchsdauer (h)	Verhältnis künstl. Magensaft/künstl. Darmsaft (%)	pH-Wert
0–1	100/0	1,3
1–2	50/50	2,4
2–3	25/75	6,2
3–4	12,5/87,5	6,8
4–5	6,25/93,75	7,1
5–6	etwa 3/97	7,2
6–7	etwa 1/99	7,3
7–8	etwa 0/100	7,3

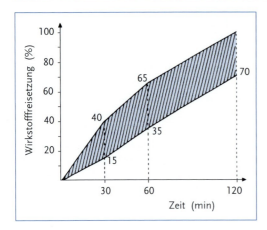

Abb. 12.14: Anforderung der USP XXIII an die In-vitro-Liberation von Arzneiformen mit modifizierter Arzneistofffreisetzung (Beispiel: Phenytoin retard-Kapseln)

Wirkstofffreisetzung und damit der Retardierungsgrad ist somit durch Ober- und Untergrenzen festgelegt, wie Abbildung 12.14 ausweist.

Bioverfügbarkeits- und Bioäquivalenzprüfung

Bei der Bioverfügbarkeitsprüfung werden Depotpräparate durch die AUC, den c_{max}-Wert und durch Plateauzeiten charakterisiert. Die *Plateauzeit* gibt die Zeitdauer an, während der die Plasmakonzentrationen oberhalb eines bestimmten, im Einzelfall festgelegten Plasmaspiegelwertes liegen (z. B. über der minimalen effektiven Konzentration, MEC). Als Plateauzeit wird wohl am häufigsten, weil ohne mathematischen Aufwand direkt aus der Plasmakurve abmeßbar, die *Halbwertsdauer (half value duration, HVD)* gewählt, bei der die Zeitdifferenz abgelesen wird, bei der die Plasmakonzentration ≥ 50% der maximalen Plasmakonzentration c_{max} ist. Abbildung 12.15 veranschaulicht die Charakterisierung einer Retardarzneiform in Gegenüberstellung zu einer nichtretardier-

ten durch die erörterten Plateauzeiten. Besser wird die HVD der Retardform mit der Zeitdauer in gleicher Höhe der Retardform verglichen. c_{max} der Normal- und der Retardform lassen Rückschlüsse über den therapeutisch notwendigen Plasmaspiegel und mögliche Nebenwirkungen zu.

Unter den weiteren in der Literatur vorgeschlagenen Zielgrößen für Retardpräparate, die z.T. einen erheblichen mathematischen Aufwand erfordern, sei lediglich die *mean residence time (MRT)* angeführt, die die *mittlere Verweildauer* der Wirkstoffmoleküle im Organismus angibt. Sie wird mit Hilfe der Analyse statistischer Momente berechnet und entspricht dem Schwerpunkt der Plasmaspiegelkurve, von dem nach Fällung eines Lots auf die Zeitachse die mittlere Verweildauer ablesbar ist. Bioäquivalenzentscheidungen bei Retardarzneiformen werden auf Grund der typischen Retardkriterien AUC, c_{max}, und einer vergleichbaren Bewertung der Plateauzeiten (oder der MRT) gefällt.

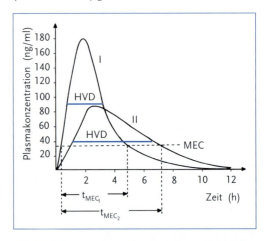

Abb. 12.15: Gegenüberstellung der Plasmaspiegel einer Arzneiform mit schneller Freisetzung (I) und einer Retardarzneiform (II), Charakterisierung durch Halbwertsdauer (HVD)

Rectalia

13.1 Allgemeines

Zubereitungen zur rektalen Anwendung, Rectalia, sind einzeldosierte, in der Regel zylindrische oder kegelförmige, formbeständige Zubereitungen, die zum Einführen in das Rektum bestimmt sind. Sie schmelzen bei Körpertemperatur oder lösen sich im wäßrigen Milieu auf. Sie sollen eine Masse von 2 g, Kinderzäpfchen eine Masse von 1 g haben.

Zäpfchenartige Zubereitungen waren bereits im alten Ägypten und in Mesopotamien bekannt. Schon damals fanden sie entweder zur Lokalbehandlung Anwendung, oder ihre Wirkung war für den ganzen Organismus bestimmt (Resorptionszäpfchen). Die Suppositorien jener Zeit stellten Talgzäpfchen oder fettgetränkte Wollpfropfen dar, denen entsprechende Arzneistoffe zugefügt waren. Sie wiesen eine sehr unterschiedliche Größe auf und konnten mitunter den ganzen Mastdarm ausfüllen. Seifenzäpfchen als Abführmittel führte erstmalig Galen an. Als Grundmassen dienten u. a. Zwiebelstücke, Honig, Gummiharze, Feigen, als Grundgerüst Wolle, Seide und Leinen. Rezepturen für Suppositorien aus dem 6. Jahrhundert weisen aus, daß Myrrhe, Schöllkraut und Opium rektal bei Durchfällen zur Anwendung kamen. Wachs ist bereits von den alten Griechen als Zäpfchengrundlage verwendet worden. Im Mittelalter fanden Suppositorien aus Speck, Talg, Wachs und Seife Erwähnung. Die zu jener Zeit häufig geübte, mißbräuchliche rektale und vaginale Einverleibung von Zubereitungen, die rauscherzeugende Drogenauszüge enthielten (Bilsenkraut, Tollkirsche), führten zu sexuell gefärbten Exzessen. Man sieht hierin zumindest einen Anlaß für die sehr zahlreichen Hexenprozesse und -verbrennungen. Um 1750 empfahl der französische Apotheker Baumé die bereits 100 Jahre früher aufgefundene Kakaobutter zur Zäpfchenherstellung. Seit 1888 kennt man Glycerolsuppositorien.

Neben Hämorrhoidal- und Abführzäpfchen mit lokalem Effekt dominieren systemisch wirkende Suppositorien mit Antirheuma-, Herz- und Kreislaufmitteln sowie mit Schmerz- und Beruhigungsmitteln. Interessant ist, daß das Spektrum der verarbeiteten Arzneimittel in den einzelnen Ländern beträchtliche Unterschiede aufweist. In Frankreich fällt die hohe Zahl der Zäpfchenpräparate mit Hormonen und Vitaminen sowie mit Grippe- und Hustenmitteln auf, die auch in Italien eine wesentliche Bedeutung neben Antibiotikasuppositorien besitzen.

Die rektale Therapie hat mancherlei Vorteile gegenüber anderen Applikationsformen, z. B. der peroralen Anwendung von Arzneimitteln. Hier sind zu nennen: Umgehung des Firstpass-Effektes, keine Belastung des Magens, kein unangenehmer Geschmack (Übelkeit), Möglichkeit der Applikation evtl. auch während der Bewußtlosigkeit, bei Schluckbeschwerden usw. Besondere Bedeutung besitzt das Zäpfchen in der Kinderheilkunde. Während von Patienten eine Injektion als schmerzhaft, zumindest aber als unangenehm empfunden wird, bestehen gegen die Einführung von Zäpfchen im allgemeinen keine Vorbehalte. Allerdings gibt es Länder (z. B. Großbritannien, Skandinavien), in denen sich die Zäpfchen als Arzneiform aus ästhetischen Gründen nicht durchsetzten („shocking way of application").

13.2 Forderungen an Suppositorienmassen und Suppositorien

Folgende Forderungen müssen erhoben werden:

- physiologische Indifferenz (keine Reizerscheinungen auf den Darm; diese können durch unphysiologische Masse oder Ranzidität, durch zu große Härte, aber auch durch Verarbeitung von nicht genügend zerkleinertem Arzneistoff hervorgerufen werden),
- chemische Indifferenz (keine Inkompatibilitäten mit dem Arzneistoff),
- keine Allotropismen (instabile Modifikationen),
- geringes Intervall zwischen Schmelz- und Erstarrungspunkt (hierdurch schnelle Erstarrung der Masse in der Form, gute Kontraktibilität, Vermeidung einer Eiskühlung in Formen),
- geringes Intervall zwischen Fließschmelzpunkt und Klarschmelzpunkt (bedeutsam für Formbeständigkeit und somit Lagerfähigkeit, besonders bei höheren Temperaturen),
- ausreichende Viskosität (weitgehende Reduzierung der Sedimentation suspendierter Arzneistoffe, hohe Dosiergenauigkeit),
- Zäpfchen sollen innerhalb weniger Minuten bei Körpertemperatur schmelzen oder sich auflösen (Voraussetzung für Arzneimittelwirkung),
- gute Arzneistofffreisetzung und Resorption,
- gute Haltbarkeit und Lagerfähigkeit (keine Ranzidität, Verfärbung, Nachhärtung, gute Formbeständigkeit und Bruchfestigkeit, ausreichende Stabilität der Arzneistoffe),
- Aufnahmefähigkeit für lipophile und hydrophile Flüssigkeiten.

13.3 Suppositorienmassen

13.3.1 Fette und fettartige Massen

13.3.1.1 Kakaobutter

Kakaobutter wurde und wird noch in fast allen Arzneibüchern aufgeführt. Kakaobutter war lange Zeit die Zäpfchengrundlage schlechthin. Als pflanzliches, aus gerösteten und enthülsten Samen von *Theobroma cacao* durch Pressung gewonnenes Fett gilt es als körperfreundlich. Kakaobutter ist chemisch und physiologisch indifferent und bewährt sich im Hinblick auf den Schmelzbereich (31–34 °C). Bei Zimmertemperatur ist Kakaobutter formbeständig. Als Nachteil ist aufzuführen, daß Kakaobutter – wie alle natürlichen Fette – ranzig werden kann. Durch günstige Lagerungsbedingungen (trocken, kühl, Lichtschutz, Abwesenheit von Luft und Aufbewahrung in Stücken – nicht als geraspelte Ware –) kann die Haltbarkeit verlängert werden. Da mittlerweile andere, weniger oxidationsempfindliche Grundlagen zur Verfügung stehen, wird Kakaobutter kaum noch eingesetzt. In der Ph. Eur. ist die Monographie nicht mehr aufgeführt, das DAB enthält diese Monographie noch.

Kakaobutter stellt ein Triglyceridgemisch dar. Zu etwa 78 % liegen Glycerol-1-palmitat-2-oleat-3-stearat, Glycerol-1,3-distearat-2-oleat und Glycerol-1,3-dipalmitat-2-oleat (Abb. 13.1) vor, den Rest bilden andersartig zusammengesetzte gemischte Triglyceride.

Kakaobutterzäpfchen besitzen ein ansprechendes Äußeres, schmelzen bei Körpertemperatur schnell (5 min); sie können allerdings bereits in der Hand schmelzen. Als nachteilig – besonders für den Ungeübten – erweisen sich

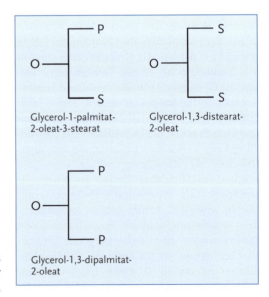

Abb. 13.1: Triglyceride des Kakaofettes: **O** Ölsäure, **P** Palmitinsäure, **S** Stearinsäure

Schwierigkeiten, die bei der Bereitung der Zäpfchen auftreten und darauf zurückzuführen sind, daß Kakaobutter in Modifikationen mit unterschiedlichen physikalischen Eigenschaften vorkommt, die als α, β' und β bezeichnet werden. Lediglich die β-Modifikation ist stabil und verantwortlich für den optimalen Schmelzpunkt der Kakaobutter von etwa 34 °C.

Das Auftreten polymorpher Formen ist nicht auf Kakaobutter beschränkt. Diese Polymorphie zeigen alle Fette, die aus einem einsäurigen Triglycerid oder aus Triglyceriden mit Fettsäuren ähnlicher Kettenlänge bestehen. Allerdings ist der Polymorphismus bei Kakaobutter infolge der spezifischen Glyceridzusammensetzung besonders ausgeprägt. Alle Modifikationen haben unterschiedliche Strukturen, Schmelzpunkte und Erstarrungspunkte. Beim Erwärmen über 36 °C treten zunächst die instabilen Formen auf, die durch niedrige Erstarrungs- und Schmelzbereiche (α 21–22 °C, β' 28–31 °C) gekennzeichnet sind. Erst langsam kommt es zur Ausbildung der stabilen β-Form, so daß es Tage dauern kann, bis Kakaobutter bei Zimmertemperatur erstarrt. Eiskühlung beschleunigt die Erstarrung. Es ist daher unerläßlich, Kakaobutter sehr vorsichtig aufzuschmelzen, wobei die Temperatur nicht über 34 °C ansteigen soll. Kakaobutterzäpfchen müssen grundsätzlich im sog. Cremeschmelzverfahren (s. 13.4.1) hergestellt werden. Um ein schnelles Erstarren zu gewährleisten oder einen infolge Unachtsamkeit zu stark erhitzten Ansatz dennoch möglichst schnell in die β-Modifikation zu überführen, ist es ratsam, während des Kaltrührens der Schmelze ein kleines Stückchen ungeschmolzene Kakaobutter hinzuzufügen, das als „Impfkristall" fungiert. Auch wird empfohlen, nur 90 % der benötigten Kakaobutter klar zu schmelzen und die restlichen 10 % in geraspelter Form kurz vor dem Ausgießen unterzumischen. Die geraspelte Masse soll dabei nicht mehr schmelzen. Kakaobutter nimmt nur wenige Prozent Wasser auf. Wenn sich auch in neuerer Zeit in Kakaobutter Spuren natürlicher Emulgatoren nachweisen ließen, so dürfte das Wasser dennoch weitgehend als Pseudoemulsion gebunden vorliegen. Bereits geringe Wassermengen führen leicht zu einem oxidativen, hydrolytischen oder bakteriellen Verderb. Kakaobutter besitzt nur eine relativ geringe Kontraktibilität. Beim Erstarren bleibt es daher leicht an den Formen kleben, so daß eine Auspinselung derselben mit flüssigem Paraffin unbedingt notwendig ist. Zur Verringerung der Sedimentation von suspendierten Arzneistoffen in der geschmolzenen Kakaobutter ist ein dauerndes Rühren während des Gießvorgangs unerläßlich. Zusätze, z. B. Öl oder Glycerol, lassen den Schmelzpunkt stark sinken. In diesen Fällen ist die Einarbeitung konsistenzerhöhender Hilfsstoffe (Wachs, Cetylalkohol) angezeigt. Gleiche Zusätze werden auch zur Erzielung von Tropenfestigkeit herangezogen. Kakaobutter wird im Rektum nicht resorbiert. Es bildet einen Fettfilm auf der Darmschleimhaut. Eine Fettspaltung findet somit im Darm nicht statt.

13.3.1.2
Hartfett

Bereits vor Jahrzehnten hat sich die Fettchemie bemüht, Produkte zu entwickeln, die die genannten Nachteile der Kakaobutter nicht aufweisen. Besondere Aufmerksamkeit schenkte man der selektiven Hydrierung von Fetten, die hierdurch hart werden, keine instabilen Modifikationen aufweisen und hohe Oxidationsresistenz besitzen, wie auch der Veredlung natürlicher Fette durch Umesterung. Unter der Bezeichnung Hartfett (Adeps solidus, Adeps neutralis) ist in vielen Arzneibüchern eine Zäpfchenmasse aufgenommen, die einer idealen Zäpfchengrundlage bereits recht nahe kommt. Es besteht aus einem Gemisch von Mono-, Di- und Triglyceriden der gesättigten Fettsäuren $C_{10}H_{21}COOH$ bis $C_{17}H_{35}COOH$. Zur Herstellung dienen pflanzliche Fette von Kokos- und Palmkernen, die einen hohen Gehalt an Laurinsäure aufweisen. Nach Spaltung der Fette und Zerlegung der erhaltenen Fettsäuren durch Destillation in einzelne Fraktionen werden nach Hydrierung der geringen Mengen ungesättigter Fettsäuren mit weniger als 10 C-Atomen die verschiedenen Fettsäurefraktionen gereinigt und dann mit Glycerol im Überschuß derart verestert, daß ein kleinerer Teil emulgierender Partialester (nichtionogene

Emulgatoren) entsteht. Nach Raffination und Desodorierung erhält man die eigentliche Zäpfchengrundlage.

Dieses halbsynthetische, zu ca. 50% Laurinsäure enthaltende Produkt ist weiß, bruchfähig, geruch- und geschmacklos und besitzt nur eine geringe Tendenz zum Ranzigwerden (Iodzahl höchstens 3, Iodzahl für Kakaobutter 35–39). Die Viskositätswerte für die Schmelze liegen bei Kakaobutter allerdings etwas höher als bei Hartfett. Die Masse ist wasserunlöslich, sie schmilzt bei 33,5–35,5 °C. Das Intervall zwischen Schmelz- und Erstarrungspunkt ist geringer als bei Kakaobutter. Eine Ausbildung von instabilen Modifikationen ist nur in sehr geringem Maße möglich, so daß eine schnelle Erstarrung erfolgt. Die Arzneistoffabgabe und Resorption ist mindestens so gut wie bei Kakaobutter. Es lassen sich im Schmelzzustand etwa gleiche Mengen warmes Wasser einarbeiten, die als echte Emulsion gebunden werden. Verantwortlich hierfür ist der vorliegende Anteil an Mono- und Diestern. Der Emulgatoranteil verbessert die Suspendierung der Arzneistoffe sowie die Benetzung und Spreitung der geschmolzenen Masse im Rektum. Hierdurch wird gleichfalls die Arzneistoffresorption gefördert. Die Kontraktibilität ist hoch, so daß ein Auspinseln der Formen nicht notwendig ist, desgleichen entfällt eine Eiskühlung. Letztere ist als Kunstfehler zu werten, da sich infolge zu schnellen Erstarrens Risse und Runzelbildung auf der Oberfläche ergeben würden. Witepsol®-, Estarinum®- und Novata®-Massen entsprechen den an Hartfett gestellten Forderungen. Neben Standardtypen (z. B. Witepsol H® und W®) wird eine ganze Palette unterschiedlicher Massen in den Handel gebracht, die sich für die Schnellrezeptur eignen, die besonders einsetzbar sind, wenn Arzneistoffe verarbeitet werden, die den Schmelzbereich herabsetzen, oder wenn öllösliche Pharmaka inkorporiert werden sollen oder wenn besondere Anforderungen an die Emulgierfähigkeit und Dispergierfähigkeit oder Viskosität zu stellen sind.

13.3.2
Wasserlösliche hochschmelzende Massen (Macrogole)

Die Wasserlöslichkeit der Macrogole (Polyethylenglykole) beruht auf der Ausbildung von Wasserstoffbrücken zwischen dem Ethersauerstoff und den Wassermolekülen (s. 15.5.1). Polyethylenglykole, die weit oberhalb der Körpertemperatur schmelzen, sollen sich im Darm lösen. Der erwachsene Mensch verfügt jedoch lediglich über 1–2 ml Darmflüssigkeit, die über das 16–20 cm lange Rektum verteilt sind. Zur Lösung solcher Zäpfchen sollen zwar durch osmotische Kräfte entsprechende Flüssigkeitsmengen aus dem Organismus herangeschafft werden, doch wird hierzu verhältnismäßig lange Zeit benötigt, zudem verläuft dieser Flüssigkeitsstrom entgegengesetzt zur Resorptionsrichtung. Es wurde daher empfohlen, Zäpfchen auf dieser Basis nur zur Lokalbehandlung einzusetzen, doch ist auch das umstritten. Einige handelsübliche Massen bestehen aus hochpolymeren Polyethylenglykolen mit einer mittleren Molekülmasse von 6000 und Schmelzpunkten zwischen 54 und 60 °C. Eine Polyethylenglykolmasse mit niedrigerem Schmelzbereich (47–49 °C) und besserer Löslichkeit besitzt die Zusammensetzung Polyethylenglykol 1000 (Suppogen ON® [9 Teile]) und Polyethylenglykol 4000 (Suppogen O® [1 Teil]). Die Komponenten können zur Einstellung der gewünschten Konsistenz gegeneinander teilweise ausgetauscht werden. Für die Herstellung von Zäpfchengrundlage empfiehlt es sich, Mischungen von Polyethylenglykol mit der Molekülmasse 5000 (fest) und Polyethylenglykol mit der Molekülmasse 600 (flüssig) mit einem etwa 30%igen Anteil der flüssigen Komponenten zu verwenden, um eine Auflösung der Zäpfchen innerhalb von 30 min zu erzielen.

Die recht gut haltbaren Polymerisationsprodukte (Carbowaxe, Polywachse®) sind für viele Arzneistoffe gute Lösungsmittel, was eine Verzögerung der Arzneimittelresorption zur Folge haben kann. Als weitere Nachteile sind die beachtliche Härte und Nachhärtung zu nennen und die den Polyethylenglykolprodukten eigenen reduzierenden Eigenschaften, die zu Unverträglichkeiten mit einer ganzen Reihe von Arzneistoffen führen, z.B. mit Silbersalzen, Gerbstoffen, Aminophenazon, Chinin, Acetylsalicylsäure, Ammoniumbituminosulfonat, Perubalsam, Penicillin und einigen Sulfonamiden. Die Nachhärtung läßt sich durch Weichmacher (Glycerol, Wollwachs) zwar verringern, dennoch bleibt die Auflösungszeit in Wasser von 37 °C zu hoch. Lediglich Arzneistoffe, die zu starken Schmelzbereichsdepressionen führen, lassen sich gegebenenfalls recht vorteilhaft mit Polyethylenglykolmassen verarbeiten. Trotz der Einschränkungen hinsichtlich der Verwendung der Polymerisate liegen Einzelbeobachtungen vor, wonach auch mit derartigen Massen beachtlich hohe Resorptionsquoten erzielbar waren. Emulgatorzusätze und auch Lactose sollen die Resorption aus Polyethylenglykolen verbessern.

13.3.3
Wasserlösliche elastische Massen (Glycerol-Gelatine)

Zu dieser Gruppe gehören elastische, bei Raumtemperatur formbeständige Glycerol-Gelatine-Gele, die sich bei Körpertemperatur verflüssigen.

Gelatine ist ein aus verschiedenen Aminosäuren aufgebautes amphoteres Makromolekül (Protein). Die Aminosäuren, vor allem Glycin, Alanin, Leucin, Glutaminsäure, Arginin, Lysin, Prolin und Hydroxyprolin, sind über Peptidbindungen verknüpft. Die Herstellung der Gelatine erfolgt durch Hydrolyse von Kollagen hauptsächlich von Rindern und Schweinen, das ein ubiquitärer Bestandteil der Knochen, des Bindegewebes und der Sehnen ist. Pharmagelatine, die nach der Methode der Gelatin Manufacturers of Europe (GME) hergestellt wird, gilt als sicher bezüglich des Infektionsrisikos mit BSE (Bovine Spongiforme Enzephalopathie). Je nach der Herstellungsart sind zwei Typen zu unterscheiden.

- *Typ A* entsteht bei der Hydrolyse mit Säuren und besitzt einen isoelektrischen Punkt bei pH 7–9.
- *Typ B* entsteht bei der Hydrolyse mit Basen. Sein isoelektrischer Punkt liegt bei pH 4,7–5.

Gelatine verhält sich unterhalb des isoelektrischen Punktes kationenaktiv und oberhalb desselben anionenaktiv. Gelatine quillt in Wasser und löst sich beim Erwärmen. Geringe Mengen an Phosphaten, Citraten und Sulfaten erhöhen die Lösungsgeschwindigkeit. In mehrwertigen Alkoholen ist sie löslich. Gelatine bildet in Konzentrationen ab 1,5 % mit Wasser bei Raumtemperatur transparente, elastische Gele, die als Grundlage zur Herstellung offizineller Gele, wie Zinkoxidgelatine, dienen. Gele zeigen neben einem thixotropen Verhalten eine reversible thermische Sol-Gel-Umwandlung, d.h., beim Erwärmen verflüssigt sich das Gel zum Sol, während bei der Temperaturerniedrigung erneute Gelbildung eintritt. Den Gelen ist ferner die Erscheinung der Synärese (s. 15.8.1) eigen.

Glycerol verleiht dem Gel Geschmeidigkeit und fördert die Vernetzung des Gelatinegelgerüstes. Mit Zunahme des Glycerolanteils erfolgt eine wesentliche Erhöhung der Konsistenz, dennoch muß der Glycerolanteil in Zäpfchenmassen auf Gelatinebasis möglichst niedrig sein, da Glycerol in höherer Konzentration laxierend wirkt. Die Applikation der elastischen Glycerol-Gelatine-Zäpfchen kann Schwierigkeiten bereiten. Das dürfte ein Grund dafür sein, daß andere Grundlagen eine wesentlich breitere Anwendung erfahren.

Beim Auflösen der Gelatine sowie beim Rühren der Glycerol-Gelatine entstehen Luftblasen. Sie sollten weitgehend vermieden werden, da sie die Festigkeit der Arzneiformen beeinträchtigen. Zum Entweichen der Blasen läßt man die warme Lösung etwas stehen. Die Zäpfchen dürfen nicht zu früh aus den Formen entnommen werden, da die Festigkeit erst nach Stunden vollständig erreicht ist.

Als Vorteil derartiger Grundlagen ist ihre schnelle Auflösung im Rektum zu nennen. Nachteilig ist, daß die Zäpfchen (oder die Glycerol-Gelatine-Grundlage) besonders bei niedrigem Glycerolanteil einen guten Nährboden für Bakterien darstellen. Zubereitungen auf Glycerol-Gelatine-Basis sind frisch zu bereiten und in sehr gut verschlossenen Gefäßen abzugeben. Die Aufbewahrung der Glycerol-Gelatine als Grundlage für Zäpfchen muß in sehr gut verschlossenen Gefäßen bei sehr kühler

Aufbewahrung und mit 0,15 % p-Hydroxybenzoesäureester als Konservierung erfolgen. Die Einhaltung dieser Forderungen ist wegen der Gefahr einer allmählichen Eintrocknung der Masse notwendig.

Als Verpackungsmaterial für Glycerol-Gelatine-Zäpfchen bzw. -Kugeln haben sich Metall- und Kunststoffolien bzw. Kunststoffbehältnisse bewährt.

Zu berücksichtigen ist ferner, daß infolge von Unverträglichkeiten eine Härtung oder Zerstörung des Gelgerüstes eintreten kann. Inkompatibilitäten sind mit folgenden Stoffen bekannt: Methenamin, Salicylsäure, Tannin und gerbstoffhaltige Zubereitungen, lösliche Aluminium- und Ammoniumsalze, Paraformaldehyd, Chloralhydrat, stärkere Säuren und Alkalien. Die Unverträglichkeiten sind nicht immer ohne weiteres erkennbar. Form und Elastizität des Gels kann durchaus erhalten bleiben, doch verlieren derartige Zubereitungen bei Lagerung die Fähigkeit, sich im wäßrigen Milieu aufzulösen.

Einige Arzneibücher geben Herstellungsvorschriften für „Glycerin-Seifen-Zäpfchen", die als Laxans dienen. Durch Lösen von Natriumstearat in erhitztem Glycerol (Mengenverhältnis z. B. 1:10) entstehen beim Abkühlen formbeständige Gele.

13.4
Formulierung und Herstellung

Nach der Herstellungstechnik ist zu unterscheiden zwischen Gieß-(Schmelz-)Verfahren und Preßverfahren.

Ein weiteres, jedoch nur selten genutztes Verfahren sei noch angeführt. Durch Gefriertrocknung (Lyophilisation) von Gellösungen, in denen der Arzneistoff suspendiert oder gelöst vorliegt, erfolgt im Hochvakuum ein Lösungsmittelentzug, wodurch ein Gerüst resultiert, das eine genügende Festigkeit besitzt. Besondere Bedeutung kommt bei der Zäpfchenbereitung grundsätzlich solchen Herstellungstechnologien zu, die zugleich zu einer optimalen Verpackung führen (s. 28.3.6.3).

Zäpfchen werden gelegentlich auch mit Farbstoffen versetzt (s. 10.5.5).

13.4.1
Gießverfahren

Dieses kommt am häufigsten zur Anwendung. Nachdem die Masse geschmolzen und mit dem Arzneistoff vereinigt ist, wird sie in Formen ausgegossen. Um ein schnelles Erstarren zu gewährleisten und so eine Sedimentation der Wirkstoffe weitgehendst zu verringern, ist beim Aufschmelzen der Masse darauf zu achten, daß die Temperatur nicht zu hoch steigt und keine Klarschmelze eintritt. Vielmehr soll die Masse beim Ausgießen eine möglichst hohe Viskosität aufweisen und eine Temperatur besitzen, die nur wenig über dem Erstarrungspunkt liegt. Das erreicht man durch sehr vorsichtiges Erwärmen (z. B. mit Infrarotstrahler). Wesentlich ist, daß die Masse hierbei ständig intensiv gerührt wird. Beim Ausgießen soll eine cremeartige Mischung vorliegen, d.h., in der Masse sollen geschmolzene und nicht geschmolzene Teilchen nebeneinander vorhanden sein. Diese Methodik wird als *Cremeschmelzverfahren* bezeichnet und ist dem *Klarschmelzverfahren*, das nur bei größeren Ansätzen notwendig sein kann, vorzuziehen. Das Ausgießen von kleineren Zäpfchenansätzen wird im *Einzelguß* vorgenommen, d.h., die einzelnen Bohrungen der Zäpfchenform werden nacheinander gefüllt. Erfolgt bei der halbindustriellen und industriellen Herstellung eine gleichzeitige Füllung aller Bohrungen der Form mittels geeigneter trichterförmiger Einrichtungen, so spricht man von einem *Massenguß*.

Die Formen (oftmals nicht korrekt als „Zäpfchenmaschinen" bezeichnet) sind aus unterschiedlichem Material hergestellt. Während früher Messingformen dominierten, sind heute im wesentlichen Leichtmetallformen im Handel. In Abbildung 13.2 sind Zäpfchen- und Vaginalgießformen zu sehen. Sie weisen Bohrungen mit Fassungsvermögen von ca. 2 g (Suppositorien für Erwachsene) oder ca. 1 g (Suppositorien für Kinder) bzw. 3 g (Vaginalsuppositorien, s. 14) auf und bestehen aus längsgeteilten Halbformen, die durch Schrauben, Klammern oder Bügel zusammengehalten werden. Während für die Apothekenrezeptur Formen mit 6, 12 und 24 Bohrungen üblich

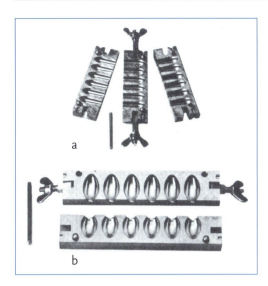

Abb. 13.2: a Zäpfchen- und b Vaginalgießformen (Wepa Apotheken-Bedarf, Höhr-Grenzhausen)

Kaliumhydroxid wird in 50 g Wasser und 100 g Ethanol 96% gelöst, mit Olivenöl versetzt und bei 40°C unter Rühren verseift. Nach Zusatz des restlichen Ethanols und Wassers wird einen Tag unter 20°C stehengelassen und anschließend filtriert.

Eine Reinigung mit Metallspateln oder ähnlichem verbietet sich von selbst, da jeder hiermit verursachte Kratzer an der Innenfläche der Bohrung die glatte Oberfläche der Zäpfchen beeinträchtigt und zudem die Herausnahme der Zäpfchen aus den Formen erschweren kann. In der modernen Apotheke werden Zäpfchen in Stada-Plastik-Formen ausgegossen, die gleichzeitig Form und Verpackung darstellen.

sind, fanden bei der industriellen Fertigung Formen Verwendung, die 500 Gießkanäle, teilweise sogar mehr, besaßen. In der Industrie wird heute nur in gleichzeitig geformte Blister ausgegossen. Da die Entnahme der erstarrten Zäpfchen aus längsgeteilten Formen mitunter Schwierigkeiten bereiten kann, werden quergeteilte empfohlen, die somit aus Ober- und Unterteil bestehen und die nach dem Öffnen die Zäpfchen z.T. in der oberen, z.T. in der unteren Hälfte enthalten. Die Zäpfchen lassen sich aus solchen Formen leichter entnehmen.

Bei der Reinigung der Formen sollte Wasser vermieden werden. Vor allem aber sind Waschmittelzusätze (Tenside) fernzuhalten. Die Formen unterliegen sonst leicht einer Oberflächenoxidation und nehmen eine Graufärbung an. Um Reste der Zäpfchenmasse aus den Formen zu entfernen, verwendet man Seifenspiritus (DAC).

Beispiel

Rezeptur Seifenspiritus (aus DAC)

Olivenöl	100 g
Kaliumhydroxid	21 g
Ethanol 96%	500 g
Wasser	ad 1000 g

13.4.2
Preßverfahren

Beim Preßverfahren ist mit geraspelter Zäpfchengrundlage zu arbeiten, unter die der feingepulverte Arzneistoff gemischt wird. Das so vorbereitete Ausgangsmaterial wird in eine Suppositorienpresse (z.B. Universal-Suppositorienpresse) eingefüllt und mittels eines Kolbens, der durch eine Spindel vorwärts bewegt wird, durch eine kleine Öffnung in die Form gepreßt. Durch eine Vorrichtung wird dann das Zäpfchen ausgestoßen. An sich eignen sich die bekannten handelsüblichen Zäpfchenmassen alle mehr oder weniger zur Herstellung von Preßzäpfchen. Sollten Schwierigkeiten auftreten, so sind zur Herabsetzung der Sprödigkeit Weichmacher (flüssiges Paraffin, Wollwachs) zuzusetzen. Auf eine Vorbehandlung der Form mit flüssigem Paraffin oder Talkum kann im allgemeinen verzichtet werden. Manche Suppositorienpressen besitzen Anschlüsse für Wasserkühlung, um die durch den Preßdruck auftretende Wärmetönung abzuführen. Größere Maschinen vermögen mehrere Zäpfchen gleichzeitig herzustellen. Die Suppositorienformen dieser Maschinen lassen sich im übrigen durch Globuliformen ersetzen. Neue industrielle Entwicklungen zeigen, daß es möglich ist, Zäpfchen in gleicher Weise wie Tabletten mit kühlbaren Maschinen (z.B. Cooltex®) und speziellen Stempelsätzen als Komprimate herzustellen.

Preßzäpfchen besitzen nicht die optimale Homogenität, die durch das Gießverfahren erreicht werden kann, auch ist ihre Bruchfestigkeit geringer. Für flüssige Arzneistoffe ist das Preßverfahren weniger geeignet.

13.4.3
Hinweise zur Verarbeitung bestimmter Arzneistoffe

Sollen Zäpfchen mit *lipophilen Flüssigkeiten*, wie fetten Ölen (Rizinusöl, Lebertran), ätherischen Ölen, Ammoniumbituminosulfonat usw., hergestellt werden, so ist zu berücksichtigen, daß diese Stoffe den Schmelzbereich von Fettmassen erniedrigen, was zu technologischen Schwierigkeiten führen kann. Hier empfiehlt es sich, Spezialzäpfchenmassen mit erhöhtem Schmelzbereich heranzuziehen oder zu den Standardmassen geringe, aber ausreichende Mengen an Konsistenzerhöhern, z.B. Wachs oder Walrat, zuzusetzen. Auch viskositätserhöhende Hilfsstoffe, wie Bentonit, können von Vorteil sein. Schließlich bietet sich hochdisperses Siliciumdioxid stets an, wenn Flüssigkeiten, auch hydrophile (wie Fluidextrakte), abzubinden sind, bevor sie in die Schmelze eingearbeitet werden. Kleine Anteile von Flüssigkeit lassen sich in Fettgrundlagen mit Emulgatorzusatz ohne weiteres verarbeiten, wobei in Abhängigkeit vom Emulgator feste (erstarrte) W/O- oder O/W-Emulsionen entstehen.

Im anderen Falle kommt es zur Erhöhung des Schmelzbereichs und zugleich zur Erhöhung der Viskosität von Fettmassen, wenn *hohe Anteile an pulverförmigen Arzneistoffen* in die Fettmassen suspendiert werden. Diesen Faktoren kann man durch Zugabe von geringen Mengen Lecithin oder durch Verwendung niedrig schmelzender Spezialmassen entgegenwirken.

Tollkirschenextrakt sollte zweckmäßigerweise erst nach Verreibung mit etwas hochdispersem Siliciumdioxid in die Zäpfchengrundlage dispergiert werden. Erfahrungsgemäß ist eine homogene Verarbeitung des Extrakts sonst nur schwerlich in Fettmassen zu erreichen. Aus Stabilitätsgründen ist ein Anreiben mit wenigen Tropfen Wasser vor der Einarbeitung in die Fettmasse verboten. Perubalsam wird stets mit der gleichen Menge Rizinusöl angerieben, das zuerst vorgelegt wird.

Auch zur Verarbeitung *aggregierender Arzneistoffe*, wie Aminophyllin, Phenylbutazon und Papaverinhydrochlorid, hat sich das Verreiben mit hochdispersem Siliciumdioxid bewährt.

13.5
Das Zäpfchen als disperses System

Betrachtet man den Verteilungszustand des Arzneistoffs im System, so sind Zäpfchen zu klassifizieren als Suspensions- und Lösungszäpfchen. Emulsionszäpfchen, die bei der Einarbeitung von Flüssigkeiten (z.B. Fluidextrakten) entstehen, sind wenig gebräuchlich und weisen eine unbefriedigende mikrobiologische und chemische Stabilität auf.

13.5.1
Suspensionszäpfchen

Im allgemeinen ist die Lösungstendenz des Arzneistoffes in der Grundlage nur gering. Der Arzneistoff liegt somit in suspendierter Form vor (erstarrte Suspension). Um eine gleichmäßige Verteilung des Arzneistoffs auf alle Zäpfchen und somit eine hohe Dosiergenauigkeit zu erreichen, ist die Sedimentation der Partikel in der geschmolzenen Masse möglichst gering zu halten. Hierzu ist ein intensives Rühren erforderlich, andererseits muß die Viskosität der geschmolzenen Masse möglichst hoch gehalten werden. Das ist durch Ausgießen der Masse bei einer Temperatur, die nur wenig über dem Erstarrungspunkt liegt, erreichbar. Weiterhin ist wichtig, daß die Masse in der Form schnell erstarrt, weil es sonst zu einer ungleichen Verteilung des Arzneistoffs innerhalb des einzelnen Zäpfchens kommen kann, d.h., durch Sedimentation reichert sich der Arzneistoff in der Suppositorienspitze an. Zu beachten ist, daß selbst durch kräftiges Rühren eine Sedimentation zwar zu verringern, nicht aber völlig zu verhindern ist, da Sedimentationsvorgänge erst mit dem Erstarren der Schmelze enden.

Suppositorienmasse/ Hilfsstoffe	Quasiviskosität (mPa · s) bei 40 °C
reine Suppositorienmasse mit	31
2 % Arlacel 161®	38
5 % Arlacel 161®	55
2 % Aluminiumstearat	55
5 % Aluminiumstearat	100
2 % Bentonit	200
5 % Bentonit	400
2 % Aerosil®	330
5 % Aerosil®	648

Tab. 13.1: Viskositätserhöhung von Witepsol H 15® durch Hilfsstoffe

Nach dem Stokes-Gesetz ist die Sedimentationsgeschwindigkeit (v):

$$v = \frac{2}{9} \frac{r^2 \, (\varrho_1 - \varrho_2) \cdot g}{\eta} \quad [\text{cm} \cdot \text{s}^{-1}] \quad (13.1)$$

r Teilchenradius,
ϱ_1 Dichte der suspendierten Phase,
ϱ_2 Dichte des Suspensionsmittels,
η Viskosität des Suspensionsmediums,
g Erdbeschleunigung.

Das Stokes-Gesetz gilt hier allerdings nicht, da Schwarmsedimentation vorliegt, deshalb darf die gültige Proportionalitätsgleichung nur heißen:

$$v \propto \frac{\bar{r} \cdot (\varrho_1 - \varrho_2)}{\eta} \quad (13.2)$$

Die Proportionalitätsgleichung analog Stokes macht deutlich, daß die Teilchengröße der einzig technologisch sinnvoll veränderbare Parameter ist.

Voraussetzung für eine gute Dosiergenauigkeit ist demnach eine weitgehende Pulverisierung des Arzneistoffs. Diese ist darüber hinaus auch zu fordern, um einen mechanischen Reiz durch grobe Kristalle auf die Darmschleimhaut auszuschließen, insbesondere aber auch, um eine optimale Arzneimittelwirkung zu sichern. Weiterhin muß für einen hohen η-Wert Sorge getragen werden, d. h. für eine hohe Viskosität. Von Einfluß ist weiter die Differenz zwischen der Dichte des Suspensionsmediums und der Dichte der suspendierten Phase.

Zur Verbesserung der Dosiergenauigkeit im Gießverfahren sind viskositätserhöhende Zusätze (Glycerolmonostearat, Aluminiumstearat, Bentonit, Aerosil®, 2- oder 5%ig) empfohlen worden. Sie vermögen die Viskosität beachtlich heraufzusetzen (Tab. 13.1), allerdings wird die Arzneistoffliberation in Abhängigkeit vom eingesetzten Hilfsstoff z. T. deutlich verringert (Ausnahme: Bentonit). Bei derartigen Zusätzen ist zu beachten, daß die im Arzneibuch geforderte Grenze des Schmelzbereichs nicht überschritten wird.

13.5.2
Lösungszäpfchen

Lösungszäpfchen liegen vor, wenn der Arzneistoff in der Grundlage echt gelöst ist. Die Löslichkeit der meisten Arzneistoffe in einer lipoiden Zäpfchenmasse ist allerdings gering. Als Ausnahmen seien lediglich folgende Löslichkeitsangaben gemacht: Campher 8 %, Procain 1 %, Chloralhydrat 5 %. Auch bei Balsamen und fetten Ölen ist mit einer bemerkenswerten Löslichkeit zu rechnen. Im allgemeinen ist die Löslichkeit aber so gering, daß ihr eine untergeordnete Bedeutung zukommt. Zwar wird beim Schmelzen die Löslichkeit der Arzneistoffe verbessert, beim Erstarren der Zäpfchengrundlage kristallisiert jedoch ein erheblicher Teil der Verbindungen wieder aus. Schmelz- und Erstarrungspunkte von Fettgrundlagen werden herabgesetzt, wenn eine größere Menge Arzneistoff gelöst wird. Hieraus können sich Herstellungsschwierigkeiten ergeben, auch fehlt derartigen Suppositorien die notwendige Festigkeit. In diesen Fällen empfehlen sich entweder spezielle Suppositorienmassen (erhöhter Schmelzbereich) oder auch der Zusatz von 1–3% Aerosil®. Aus Lösungszäpfchen wird eine geringere Resorption des Arzneistoffs zu erwarten sein als aus Suspensionszäpfchen.

13.6
Dosiermethoden

13.6.1
Ermittlung des Fassungsvermögens der Gießform

Man ermittelt das Fassungsvermögen der Form *(Eichfaktor)* durch Füllung sämtlicher Bohrungen mit reiner Grundmasse. Abhängig von der Art der verwendeten Grundmasse und der Dichte des entstandenen Zäpfchens weicht dessen Masse mehr oder weniger von der Masseangabe, die auf die Zäpfchenform aufgeprägt ist, ab. Wenn üblicherweise die Bereitung im Cremeschmelzverfahren erfolgt, sollte auch bei der Ermittlung des Eichfaktors hiernach gearbeitet werden. Nach Erstarren der Zäpfchen und Entfernung der Gießschwarte werden die Zäpfchen der Form entnommen, einzeln auf 2 Dezimalstellen genau gewogen und die Durchschnittsmasse berechnet. Überprüfungen haben ergeben, daß Abweichungen von dem vom Hersteller auf die Gießformen aufgeprägten Sollwert (geltend für Kakaobutter) in der Größenordnung von 5% nicht selten sind. Nach Literaturangaben differieren die Bohrungen untereinander dagegen nur unwesentlich (maximal 0,4%).

13.6.2
Dosierung unter Verwendung von Verdrängungsfaktoren

Zur Erzielung einer hohen Dosiergenauigkeit wird die Berücksichtigung von Verdrängungsfaktoren für die einzelnen inkorporierten Stoffe empfohlen (Tab. 13.2). Bekanntlich weisen die Arzneistoffe unterschiedliche Dichten auf, die von den Dichten der Suppositoriengrundlagen abweichen.

Tab. 13.2: Verdrängungsfaktoren der Anlage F des DAC (Suppositoriengrundlage: Hartfett)

Benzocain	0,76
Bisacodyl	0,76
Bismutgallat, basisches	0,37
Butoxycainhydrochlorid	0,82
Chininhydrochlorid-Dihydrat	0,76
Codein-Monohydrat	0,69
Diazepam	0,70
Diclofenac-Natrium	0,64
Hydrocortisonacetat	0,73
Ibuprofen	0,90
Indometacin	0,68
Metamizol-Natrium-Monohydrat	0,70
Metronidazol	0,67
Morphinhydrochlorid-Trihydrat	0,80
Nystatin	0,77
Oxazepam	0,63
Papaverinhydrochlorid	0,72
Paracetamol	0,72
Prednisolonacetat	0,75
Procainhydrochlorid	0,80
Propyphenazon	0,84
Sulfanilamid	0,62
Theophyllin	0,66
Zinkoxid	0,16

Der Verdrängungsfaktor gibt definitionsgemäß an, wieviel Gramm einer bestimmten Zäpfchengrundlage durch 1 g Arzneistoff verdrängt werden. Er errechnet sich formal aus

$$f = \frac{\text{Dichte der Grundmasse}}{\text{Dichte des Arzneistoffs}} \qquad (13.3)$$

So verdrängt z. B. 0,1 g basisches Bismutgallat nicht 0,1 g Kakaobutter, sondern weniger, nämlich nur 0,037 g, also etwa $^1/_3$ an Suppositorienmasse. Ohne Berücksichtigung des Verdrängungsfaktors würde man anstatt 6 vorgesehener Zäpfchen nur 5 um 20% überdosierte Suppositorien erhalten. In der Anlage F des DAC wird das Verfahren erklärt, und es werden die Verdrängungsfaktoren für die wichtigsten Arznei- und Hilfsstoffe aufgelistet.

Da die Arzneistoffe unterschiedliche Beschaffenheit (Wassergehalt, voluminöse oder kompakte Form) aufweisen können und sich zudem in Abhängigkeit von ihrer Struktur in den Grundlagen lösen, ist es vorteilhaft, Verdrängungsfaktoren experimentell zu bestimmen.

Die Berechnung der benötigten Menge Suppositoriengrundmasse erfolgt nach folgender Formel:

$$M = nF - nfA$$
$$M = n(F - fA) \quad (13.4)$$

M erforderliche Grundmasse (g),
F Fassungsvermögen der Form (je Zäpfchen),
n Anzahl der anzufertigenden Zäpfchen,
f Verdrängungsfaktor (entnommen aus DAC),
A Arzneistoffmenge (g) je Zäpfchen.

Für Zäpfchen mit mehreren Arzneistoffen gilt:

$$M = n\,(F - \sum f_i A_i) \quad (13.5)$$

$\sum f_i A_i$ Summe aller Produkte aus Verdrängungsfaktor und Arzneistoffmenge.

Es ist weiterhin zu berücksichtigen, daß bei der Herstellung einer kleineren Anzahl von Zäpfchen ein recht hoher Verlust durch verbleibende Rückstände an Reibschale, Pistill und Kartenblatt eintritt. Als zweckmäßig wird angesehen, 10% mehr Masse einzusetzen. Dieser Mehrgehalt bezieht sich sowohl auf den Arzneistoff als auch auf die Grundmasse. Bei größeren Ansätzen vermindert sich der Verlustausgleich.

Legt man für organische Substanzen einen durchschnittlichen Verdrängungsfaktor von 0,7 zugrunde und berücksichtigt man einen Verlustausgleich von 10%, so ergibt sich folgende Formel, die eine vereinfachte Berechnung der Dosierung gestattet:

$$M = n\left(\frac{11}{10}E - \frac{7,7}{10}A\right) \quad (13.6)$$

M erforderliche Menge Grundlage (g),
n Zahl der herzustellenden Zäpfchen,
E Eichfaktor der Gießform (Fassungsvermögen der Gießform für 1 Zäpfchen aus reiner Grundlage) (g),
A Arzneistoffgehalt des einzelnen Zäpfchens (g).

Lediglich bei Arzneistoffen mit sehr hoher Dichte (z. B. basisches Bismutgallat) muß ein möglichst experimentell ermittelter Verdrängungsfaktor verwendet werden.

Die aus Tabellen entnommenen Werte für Verdrängungsfaktoren können verständlicherweise nur den Rang von Richtwerten (Mittelwerten) besitzen, da Einflußgrößen, wie Dispersität, Löslichkeit in der Zäpfchenmasse, Verhältnis wahre Dichte zu scheinbarer Dichte u. a., für jeden einzuarbeitenden Arzneistoff von Charge zu Charge differieren.

13.6.3
Volumendosiermethoden

Bei diesen Methoden wird die für eine bestimmte Rezeptur benötigte Ansatzmenge volumimetrisch ermittelt. Hierbei geht man analog der Bestimmung des Fassungsvermögens der Gießform vor und ermittelt das Volumen, das die Suppositorienschmelze einnimmt, mit Hilfe eines Meßstabes oder eines graduierten Gießbechers. Während zum Aufschmelzen und Ausgießen beim *Verfahren nach Starke* eine Plastikflasche oder ein Becherglas verwendet wird und das erforderliche Volumen an Gießmasse am Gefäß mit einem Filzschreiber markiert wird, besitzt der *Gießbecher nach König* (Abb. 13.3) eine Meßskala. Zudem ist dieser

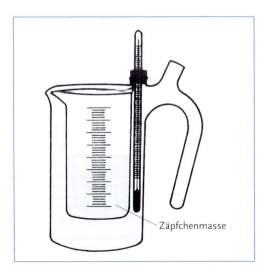

Abb. 13.3: Gießbecher

Becher mit einem Doppelmantel, der als Wasserbad dient, und einem Thermometer zur Kontrolle der Aufschmelz- und Ausgießtemperatur versehen. Die Bereitung der Gießmasse erfolgt durch Anreiben der zerkleinerten Arzneistoffe und Auffüllen mit geschmolzener Grundlage bis zur Markierung.

Die *Methode des zweifachen Ausgießens nach Münzel* basiert gleichfalls auf dem Volumendosierprinzip. Hierbei geht man so vor, daß zur Bereitung der arzneistoffhaltigen Zäpfchen etwas weniger Grundmasse, als zur Herstellung der gewünschten Anzahl Formlinge erforderlich ist, verwendet wird. Die fehlenden Zäpfchen werden durch Ausgießen mit Grundmasse ergänzt. Hierdurch ist auf empirischem Wege die erforderliche Menge an Grundlage ermittelt worden, jedoch ist die Verteilung zwischen Wirkstoff und Vehikel falsch. Die erstarrten Suppositorien werden daher nach Entfernung der Gießschwarte der Form entnommen, aufgeschmolzen und erneut ausgegossen. Die Methode ist zur rezepturmäßigen Bereitung von Suppositorien geeignet. Nachteilig ist der erhöhte Arbeits- und Zeitaufwand durch das zweimalige Ausgießen und Erstarrenlassen.

13.7
Herstellungs- und Verpackungsverfahren

Handgießverfahren. Abgesehen von der traditionellen rezepturmäßigen Herstellungsmethode für kleine Mengen von Zäpfchen durch Aufschmelzen der Masse und Zumischen des Arzneistoffs in der Suppositoriengießschale sind verschiedene Herstellungsvarianten für die Bereitung von Zäpfchen in kleinen Ansätzen vorgeschlagen worden, ohne daß diese breite Anwendung gefunden haben. Wegen der leichten Handhabbarkeit hat sich jedoch folgende Methodik bewährt. Der gepulverte Arzneistoff wird mit der geschmolzenen Zäpfchenmasse in einer Polyethylenflasche entsprechender Größe durch einen Stabmischer (12000 U/min) homogenisiert und diese Mischung unter leichtem Druck durch eine Ausgießspitze in die Formen gegossen. Anstelle von Metallgießformen ist die Verwendung von vorgeformten Kunststoffhülsen, die sowohl Gießform als auch Verpackung darstellen, vorteilhaft, da die Entnahme der Zäpfchen aus der Form und ein separates Verpacken entfallen. Beispiele für derartige Verpackungen sind Suppo-Steril® aus Polyvinylchlorid sowie Fakir-Suppomat® aus Polystyren mit eingefärbten Polyethylenkappen. Zum Füllen werden die flexiblen Hohlkörperstreifen in einen Metallrahmen eingepaßt und in ein Kühlbad eingehängt, um ein möglichst schnelles Erstarren zu gewährleisten. Nach dem Erstarren und Entfernen der Gießschwarte sind die Formen mit einer Abdeckfolie zu verschließen. Die Entnahme der Zäpfchen durch den Patienten erfolgt durch Entfernen der Kunststoffkappe.

Suppositoriengießtöpfe. Bei größeren Ansätzen bewähren sich Suppositoriengießtöpfe, die eine Kapazität von 1,5–3 l besitzen. Es werden jedoch auch Töpfe mit einem Nutzinhalt bis zu 20 l angeboten. Der Gießtopf besteht aus einem Gefäß mit Doppelmantel, einer Heizung mit Thermostat und einem Rührwerk zur Verhinderung der Sedimentation. Das Rührwerk ist so konstruiert, daß keine Luft in die Masse eingearbeitet wird. Die Luft würde eine unerwünschte Porosität der Zäpfchen bedingen. Bei modernen Apparaturen erfolgt eine völlig homogene Vermischung der abgewogenen, hinzugefügten Bestandteile durch eine in den Gießtopf eingeschlossene Homogenisiereinrichtung. Später wird die Tourenzahl dieser Homogenisiereinrichtung verringert, so daß lediglich noch eine Rührwirkung gegeben ist. In der Industrie werden die unter den Gießtopf vorbeigeführten und mittels dünnem Strahl gefüllten Formen auf einem Fließband durch einen Kühltunnel geleitet. 10000 bis 12000 Zäpfchen werden als Tagesleistung bei zwei Personen Bedienung angegeben.

Gießautomaten. Gießautomaten vermögen 20000 Zäpfchen in der Stunde bei nur einer Bedienungskraft zu produzieren. Die Arbeitsphasen derartiger Automaten können je nach Typ linear oder auch kreisförmig (Rundläufer) erfolgen. Folgende Arbeitsgänge laufen vollautomatisch ab:
- Ausgießen der Masse,
- Kühlung der Form,
- Abschaben der überstehenden, erstarrten Masse,

- Ausstoßen der fertigen Suppositorien,
- Reinigung und Bepinselung der Formen.

Füll- und Verschließautomaten. Als Gießform und Primärpackmittel dienen separat vorgeformte Folienbänder, die wie bei den nachfolgend beschriebenen Verfahren gefüllt und verschlossen werden. Die Stundenleistung derartiger Automaten beträgt 5000 bis 20000 Zäpfchen. Allerdings ist die GMP-gerechte Lagerhaltung der stoßempfindlichen Hohlformenbänder recht aufwendig.

Form-, Füll- und Verschließautomaten. Bei diesen Hochleistungs-Fertigungslinien mit Leistungen von bis zu 25000 Zäpfchen pro Stunde wird die funktionelle Verpackung im ersten Schritt des Gesamtfertigungsprozesses aus Folien durch Verformung (meist Tiefziehen) und Siegeln der spiegelbildlichen Halbformen hergestellt (Abb. 13.4). Der Füll- und Verschließprozeß ist durch folgende wesentliche Teilschritte charakterisiert:

- Schmelzen der Suppositorienmasse in Wärmekesseln oder Kammern,
- Herstellung des Gießansatzes in einem beheizten Behältnis, wobei zur Erzielung einer homogenen Verteilung des Arzneistoffes Rührwerke, erforderlichenfalls auch sog. Kolloidmühlen, eingesetzt werden,
- Förderung der hochviskosen Masse mittels Pumpen in den Gießkessel der Füllstation,
- Füllen der Formen mittels Dosierpumpen über Hohlnadeln, wobei in einem Takt je nach Maschinentyp 6 bis 15 Formen gleichzeitig gefüllt werden,
- Verschließen der Einfüllöffnungen durch Siegeln,
- Chargeneindruck, evtl. Anbringen von Versteifungsrippen zur Erhöhung der mechanischen Festigkeit, Versehen mit Einrißkerben zur Erleichterung der Suppositorienentnahme sowie von Perforationen zum Abtrennen,
- Kühlen der Suppositorien durch Passage eines Kühltunnels,
- Zuführung der portionierten Strips zur Kartoniermaschine.

Kontroll- und Sicherheitseinrichtungen zur Funktionsüberwachung des Folientransports, der Dosierpumpen und Temperaturregelung im Gießbehälter, im produktfördernden Leitungssystem und im Kühltunnel gewährleisten eine hohe Zuverlässigkeit der Fertigungsanlagen.

13.8 Weitere rektale Arzneiformen

Rektaltampons bestehen aus einem tamponumkleideten Kunststoffkern, der an einem Ende einen Knopf trägt. Der Tampon ist mit Arzneistoff beschickt, der Knopf, der bei der Applikation außerhalb des Schließmuskels verbleibt, verhindert eine Aufwärtsbewegung dieser Zubereitungsform, so daß die Arzneistoffe im untersten Teil des Rektums wirksam werden kön-

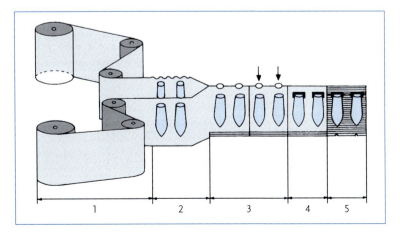

Abb. 13.4: Form-, Füll- und Verschließautomat

nen. Um das Einführen des Tampons zu erleichtern, ist dieser mit einer Hydro- oder Lipogelschicht überzogen. Auch bei speziellen Suppositorien, sog. *Fesselsuppositorien,* die in einigen Ländern eine gewisse Rolle spielen, versucht man den gleichen Effekt zu erreichen. Hier ist das Suppositorium mittels eines Fadens mit einem Knopf verbunden.

Weichgelatinerektalkapseln besitzen Torpedoform und sind nach dem Scherer-Verfahren mit einer Dosiergenauigkeit von ± 1% herstellbar (s. 11.3.2.3). Die wasserlöslichen Kapseln werden mit einem Polymerfilm zum Verbessern des Einführens befilmt und sollen nach Anfeuchten mit Wasser appliziert werden. Sie üben keinerlei Reizwirkung auf die Rektalschleimhaut aus und gewährleisten eine schnelle Arzneistofffreisetzung. Die Abpackung erfolgt in feuchtigkeitsdichten Arzneigläsern oder in versiegelten Kunststoff- oder Aluminiumfolien.

Rektallösungen und -suspensionen können über das *Mikroklysma* hygienisch appliziert werden. Es handelt sich um eine einzeldosierte Arzneiform, bestehend aus einer Kunststoffkanüle, die bis zu einer Ringwulst in das Rektum eingeführt wird. Hinter der Ringwulst befindet sich ein Plastikbällchen, das wenige Milliliter einer Arzneistofflösung enthält. Durch einen Druck auf dieses Bällchen wird der gelöste Arzneistoff in das Rektum eingespritzt. Bewährt haben sich Mikroklysmen, z. B. bei der Applikation von Aminotheophyllin bei Asthmaanfällen und Abführmitteln, insbesondere bei Kindern.

13.9
Biopharmazeutische Aspekte

13.9.1
Physiologische Verhältnisse im Rektum und ihr Einfluß auf die Bioverfügbarkeit

Das Rektum hat eine durchschnittliche Länge von 15–20 cm und enthält etwa 1–3 ml Schleim, der bei geringer Pufferkapazität einen pH-Wert von 7,4 aufweist. In unmittelbarer Nähe der Rektalschleimhaut soll ein pH-Wert von 5,4 herrschen. Die Fläche des menschlichen Rektums beträgt lediglich etwa 0,01% der des Gastrointestinaltrakts.

Der obere Teil des Rektums, etwa drei Viertel der Gesamtlänge, trägt den Namen *Pars ampullaris,* während das untere Viertel als *Pars canalis analis* bezeichnet wird. Den Abschluß bilden der innere und äußere Schließmuskel. Bei Darmgesunden ist das Rektum normalerweise leer. Es füllt sich erst kurz vor der Stuhlentleerung und löst das Gefühl des Stuhldrangs aus.

Die reiche Gefäßversorgung macht die Rektalschleimhaut zu einem geeigneten Resorptionsort. Das Blut wird über drei Venenstränge vom Rektum abgeführt, wobei sich zwei Abflußrichtungen ergeben. Während die im unteren Drittel befindlichen Venen (untere und mittlere Hämorrhoidalvene) das Blut unter Umgehung der primären Leberpassage der systemischen Zirkulation (Hohlvene) zuführen, wird das Blut über die obere Hämorrhoidalvene unmittelbar in die Mesenterialvene (Pfortader) und damit zur Leber transportiert (Abb. 13.5). Sofern die Resorption in den unteren Abschnitten des Rektums erfolgt, ist eine

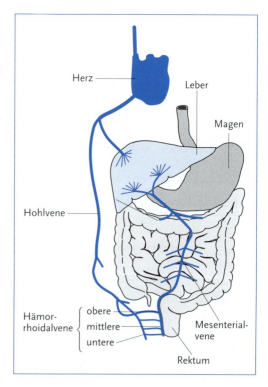

Abb. 13.5: Ableitende Venensysteme des Rektums

Umgehung der primären Leberpassage und damit des First-pass-Metabolismus gegeben, was für die Bioverfügbarkeit von Arzneistoffen, die bei der ersten Leberpassage eine ausgeprägte Metabolisierung erfahren, bedeutsam ist. Allerdings ist hierbei zu berücksichtigen, daß die drei Venensysteme miteinander durch Anastomosen verbunden sind, so daß mit einer vollständigen Umgehung der ersten Leberpassage auch bei der Resorption aus dem unteren Rektumabschnitt nicht zu rechnen ist.

Von ausschlaggebender Bedeutung für die rektale Resorption ist das Spreitungs- bzw. Auflösungsverhalten der Suppositorien, da hierdurch die Kontaktfläche zur Rektalschleimhaut festgelegt wird. Von Suppositorien ist zu fordern, daß sie bei Körpertemperatur (36,5 °C) schmelzen, besser aber 1–2 °C darunter.

Bei Erfüllung der stofflichen Voraussetzungen erfolgt die Resorption aus dem Rektum zufriedenstellend. Sie unterliegt den Gesetzmäßigkeiten der passiven Diffusion, und analog zur gastrointestinalen Resorption ist sie abhängig vom Verteilungskoeffizienten und damit vom Ionisationsgrad. Von Ausnahmen abgesehen, wird nach rektaler Gabe der maximale Blutspiegel später als nach peroraler Applikation erreicht, wobei das Ausmaß der Resorption nicht in allen Fällen der nach peroraler Gabe entspricht, sondern oft bis zu 50 % geringer ist. Das trifft aber nicht für die oft verwendeten Suppositorien mit nichtsteroidalen Antiphlogistika, wie Indometacin, Diclofenac-Natrium, Ibuprofen, Naproxen und Piroxicam, zu, deren relative Bioverfügbarkeit im Vergleich zur peroralen Gabe als Lösung, Kapsel oder Tablette 75–100 % beträgt.

13.9.2
Hinweise zur Verfügbarkeitsbeeinflussung

Das Verfügbarwerden von Arzneistoffen aus Suppositorien wird maßgeblich vom Verteilungszustand des Wirkstoffs in den Zubereitungen bestimmt, der seinerseits von der Löslichkeit in den Suppositoriengrundlagen abhängt. Prinzipiell ist davon auszugehen, daß zur Erzielung einer guten Bioverfügbarkeit der Wirkstoff in feinstverteilter Form suspendiert vorliegen sollte. Da zur Bereitung von Suppositorien meist Fettgrundlagen Verwendung finden, sind die wenig lipidlöslichen Salze der Arzneistoffe (Alkaloidsalze) einzusetzen. Lösungssuppositorien besitzen infolge des ungünstigen Verteilungskoeffizienten Suppositorienmasse/Rektalschleim meist eine unbefriedigende Bioverfügbarkeit.

Der Einfluß der Suppositoriengrundlage und weiterer Hilfsstoffe auf das Verfügbarwerden von Arzneistoffen ist außerordentlich komplex und läßt keine allgemeingültigen Aussagen zu. Tenside und tensidhaltige Grundlagen vermögen durch Verbesserung der Benetzbarkeit der suspendierten Arzneistoffpartikel wie auch der Spreitung der geschmolzenen bzw. weitgehend erweichten Suppositorien die Bioverfügbarkeit zu begünstigen.

Hierbei ist zu beachten, daß der Tensidzusatz präparatebezogen optimiert sein muß, da die meisten Tenside in höheren Konzentrationen zu Verfügbarkeitseinschränkungen führen. Emulgatoren können aber auch durch Wechselwirkung mit der Rektalschleimhaut zu einer verbesserten Arzneistoffpermeabilität beitragen.

13.9.3
Erfassung der In-vitro-Arzneistoffverfügbarkeit

Zur Erfassung der Liberation von Arzneistoffen aus Suppositorien ist eine Vielzahl von Versuchsanordnungen bekannt, die sowohl offene als auch geschlossene Systeme darstellen. Üblicherweise wird die Prüfung mit unzerkleinerten Formlingen unter Verwendung von wäßrigen Pufferlösungen vom pH 7,4 als Akzeptorflüssigkeit bei 37 °C in ähnlicher Weise wie der Auflösungstest für feste perorale Arzneimittel vorgenommen. Zu beachten ist, daß insbesondere bei der Prüfung von Fettsuppositorien an die Temperaturkonstanz sehr hohe Anforderungen gestellt werden müssen, da die Arzneistoffliberation aus derartigen Zubereitungen in starkem Maße vom Schmelzverhalten und der Viskosität abhängt.

Bei Liberationsanordnungen ist prinzipiell zwischen Modellen mit und ohne Membran zu unterscheiden. Während bei Modellen ohne Membran das Suppositorium unmittelbaren Kontakt mit der Akzeptorflüssigkeit hat, sind Membranmodelle dadurch charakterisiert, daß die Prüfzubereitung sich in einem durch eine Membran abgegrenzten Kompartiment befindet. Als Membranen dienen die für Dialysezwecke üblichen hydrophilen Porenmembranen. Eine Simulierung biologischer Membranen ist im Unterschied zu sog. Resorptionsmodellen nicht beabsichtigt.

Aus den Abbildungen 13.6 und 13.7 wird der Unterschied zwischen beiden Modelltypen deutlich. Vertreter beider Modelltypen besitzen sowohl Nachteile als auch Vorteile. Modelle ohne Membran zeichnen sich meist durch einfache Konstruktion und unkomplizierte Handhabbarkeit aus. Durch Übertritt von Grundlagenbestandteilen, insbesondere von grenzflächenaktiven Komponenten, kann aber die Bestimmung des Arzneistoffes in der wäßrigen Akzeptorflüssigkeit erheblich erschwert werden. Bei Membranmodellen, die meist komplizierter aufgebaut sind, stellt die Membran ein artifizielles Kompartiment dar, das gegebenenfalls den Transport des gelösten Arzneistoffs in das Akzeptorkompartiment mitbestimmt bzw. überlagert. Vorteilhaft zu bewerten sind die störungsfreie Bestimmung des Arzneistoffs und die im Vergleich zu

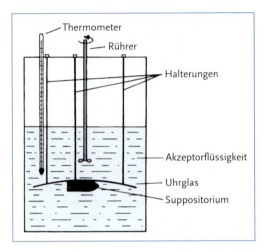

Abb. 13.7: Liberationsmodell ohne Membran

membranlosen Anordnungen meist bessere Ergebnisreproduzierbarkeit sowie die geringe Empfindlichkeit gegenüber methodisch-apparativen Einflüssen, wie Rühr- bzw. Strömungsgeschwindigkeit, da die Membran die Prüfzubereitung gegen hydrodynamische Effekte abschirmt.

13.10
Prüfung

13.10.1
Gleichförmigkeit der Masse bzw. des Gehalts

Als Eindosisarzneiformen müssen Suppositorien und Rektalkapseln den arzneibuchspezifischen Forderungen im Hinblick auf *Gleichförmigkeit der Masse* entsprechen, wobei üblicherweise Abweichungen bis zu 5 % (bez. auf die gemittelte Masse) toleriert werden. Eine Prüfung auf *Gleichförmigkeit des Arzneistoffgehaltes* wird von den meisten Arzneibüchern nur für niedrigdosierte Suppositorien und Rektalkapseln gefordert. Entsprechend Ph. Eur. ist diese Prüfung bei Suppositorien, die weniger als 2 mg oder 2 % Arzneistoff enthalten, durchzuführen, wobei der Gehalt im Bereich von 85–125 % des Durchschnittsgehaltes liegen muß.

Zur Ermittlung der Arzneistoffverteilung innerhalb eines Zäpfchens wird der Formling

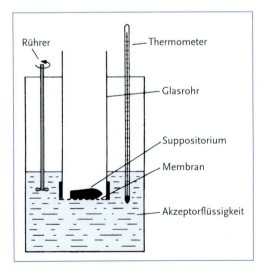

Abb. 13.6: Liberationsmodell mit Membran

quer zur Längsachse segmentiert und in den einzelnen Segmenten der Gehalt ermittelt.

Zu beachten ist, daß Suppositorien, die die Forderung nach zulässiger Masseabweichung erfüllen, beachtliche Gehaltsabweichungen aufweisen können.

13.10.2 Zerfallszeit

Zur Bestimmung der Zerfallszeit (Durchschmelzzeit bzw. Auflösungszeit bei wasserlöslichen Zubereitungen) von Suppositorien ist eine Vielzahl von Methoden bekannt, die in Abhängigkeit von den methodisch-apparativen Bedingungen unterschiedliche Werte ergeben. Im einfachsten Falle ist die Prüfung in Wasser von 37 °C möglich. Gebräuchlicher und aussagekräftiger sind die nachfolgend beschriebenen Methoden.

Methode der Ph. Eur. Bei dieser Methode wird die in Abbildung 13.8 dargestellte Apparatur verwendet. Das Gerät wird mittels einer drehbaren Haltevorrichtung, die es gestattet, das Gerät um 180 Grad zu drehen, in ein Behältnis mit mindestens 4 l Wasser bzw. 3 Geräte in ein Wasserbad mit mindestens 12 l gebracht. Die Prüfung ist mit drei Formlingen bei 36–37 °C derart durchzuführen, daß die Geräte alle 10 min im Wasser um 180° gedreht werden. Es wird gefordert, daß die Suppositorien mit fett-

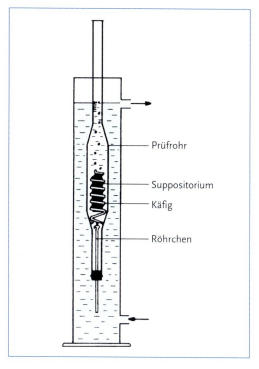

Abb. 13.9: Erweka-Suppositorienschmelzprüfer Typ SSP

haltiger Grundmasse innerhalb von 30 min, solche mit wasserlöslicher Grundmasse innerhalb 60 min und Rektalkapseln innerhalb 30 min desintegriert sind. Der Erweka-Suppositorien-Zerfallszeittester Typ ST 30 ermöglicht die automatische und arzneibuchkonforme Bestimmung der Zerfallszeit. Das Wenden der Prüflinge erfolgt dabei automatisch.

Erweka-Suppositorienschmelzprüfer Typ SSP. Bei diesem Gerät (Abb. 13.9) befindet sich das Zäpfchen, festgehalten von einer Glasspirale (Käfig), in einem Prüfrohr. Durch ein Glasröhrchen, das zugleich ein Herausfallen des Formlings aus dem Käfig verhindert, strömt 37 °C warmes Wasser in das Prüfrohr. Beim Desintegrieren des Suppositoriums sammelt sich im oberen graduierten Teil des Prüfrohres das Fett, so daß der Schmelzvorgang zeitlich verfolgt werden kann. Üblicherweise wird die Zeit ermittelt, in der das Suppositorium geschmolzen bzw. sich aufgelöst und damit den Käfig verlassen hat.

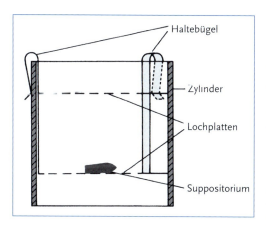

Abb. 13.8: Gerät zur Bestimmung der Zerfallszeit von Suppositorien und Vaginalzäpfchen nach Ph.Eur. NT 1998

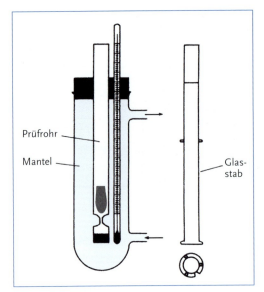

Abb. 13.10: Apparatur zur Bestimmung der Durchschmelzzeit nach *Krówczynski*

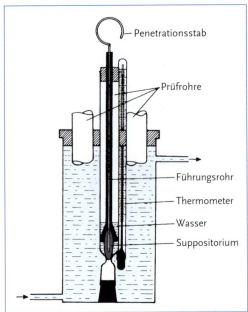

Abb. 13.11: Gerät zur Bestimmung der Erweichungszeit von lipophilen Suppositorien nach Ph.Eur. NT 1998

Prüfapparatur nach Krówczynski. Dieses Gerät (Abb. 13.10) zur Bestimmung der Durchschmelzzeit vereinigt mehrere Vorteile. Das mit 5 ml Wasser gefüllte Rohr befindet sich in einem Mantel, der mit Wasser von 36,5 °C aus einem Thermostaten durchströmt wird. Nach Einführen des zu prüfenden Zäpfchens in das Rohr wird dieses sogleich mit dem Glasstab (30 g) beschwert, der am unteren Ende eine das Lumen des Rohres praktisch ausfüllende Abplattung besitzt, die eine Einkerbung aufweist, so daß die geschmolzene Zäpfchenmasse nach oben abfließen kann. Als Durchschmelzzeit gilt die Zeit vom Einbringen des Zäpfchens bis zum Auftreffen des Glasstabs auf die Einschnürung des Rohres.

Erweka-Suppositorien-Penetrationstester Typ PM 3. Diese Apparatur zur Bestimmung der Schmelz- und Erweichungszeit bzw. Auflösungszeit von Suppositorien entspricht in ihrer prinzipiellen Arbeitsweise der Versuchsanordnung von Krówczynski. Anstelle des Glasstabs dient als Penetrationselement ein aus V4A-Stahl bestehender Stab von 7,5 g Masse. Die Apparatur ist mit drei Prüfrohren ausgerüstet (Abb. 13.11). Diese Prüfung der Erweichungszeit von lipophilen Suppositorien ist in der Ph. Eur. NT 1999 neu enthalten. Es wird die Zeit bestimmt, die verstreicht, bis ein Suppositorium unter definierten Bedingungen erweicht und einem eingesetzten, definierten Gewicht nicht standhält.

Prüfanordnung nach Setnikar und Fantelli. Bei diesem sog. dynamischen Modell wird eine Annäherung an die physiologischen Verhältnisse im Rektum angestrebt (Abb. 13.12). Das Suppositorium befindet sich in einem deformierbaren Cellophan-Schlauch und wird einem hydrodynamischen Druck ausgesetzt, der den Abdominaldruck simulieren soll. Der Endpunkt ist erreicht, wenn sich die Prüfzubereitung völlig verflüssigt hat.

13.10.3
Druck- und Bruchfestigkeit

Die Druckfestigkeit läßt sich mit einer sehr einfachen Anordnung bestimmen. Ein Zäpfchen mit abgeschnittener Spitze steht in einer kleinen Glasröhre. Auf ihm ruht ein Holzstößel, der mit Wägestücken belastet wird. Je Minute

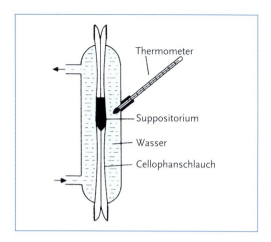

Abb. 13.12: Suppositorienprüfapparat nach *Setnikar* und *Fantelli*

Glasscheibe verschlossen. In Abständen von jeweils 1 min werden scheibenförmige Wägestücke (je 200 g), die einen Schlitz aufweisen, über diesen auf das Gehänge aufgelegt, bis schließlich das Zäpfchen unter der Last der Wägestärke zusammenbricht. Als Maßangabe für die Bruchfestigkeit gilt die Summe der auf dem Suppositorium zum Zeitpunkt des Bruches lastenden Masse (einschließlich Grundlast des Gehänges). Diese Prüfung ist in die Ph. Eur. NT 1999 aufgenommen worden.

wird die Masse der Wägestücke um 100 g erhöht. Sinkt das Zäpfchen zusammen, ist die Maximalbelastbarkeit überschritten.

Erweka-Suppositorienbruchfestigkeitstester Typ SBT. Der Tester (Abb. 13.13) hat eine doppelwandige Wärmekammer, die, am Oberteil eines Ständers angebracht, von temperiertem Wasser durchflossen ist. Die Kammer enthält eine Vorrichtung mit auswechselbaren Kunststoffeinrichtungen für die Aufnahme des zu prüfenden Suppositoriums, die gleichzeitig als Führung für ein Gehänge dient, in dessen Oberteil sich ebenfalls ein auswechselbarer Kunststoffeinsatz befindet, der der Form des Zäpfchens entspricht. Das Gehänge ist nach unten verlängert und hat eine Grundmasse von 600 g. Nach Einstellung der gewünschten Prüftemperatur wird ein (vortemperiertes) Zäpfchen mit der Spitze nach oben in die Haltevorrichtung eingesetzt, das Gehänge vorsichtig aufgesetzt und die Prüfkammer durch eine

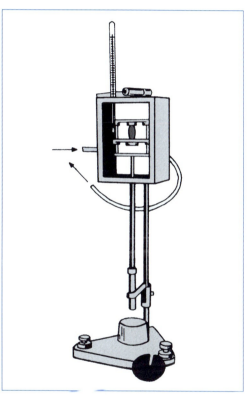

Abb. 13.13: Erweka-Suppositorien-Bruchfestigkeitstester Typ SBT

Vaginale Arzneiformen

14.1 Vaginale Arzneiformen

Die Innenwand der Vagina, die bei der erwachsenen Frau eine Länge von 7–12 cm aufweist, besteht aus einem mehrschichtigen, unverhornten Plattenepithel, das ständig abgetragen wird. Ein fortlaufend in kleinen Mengen abgesondertes Transsudat, das die Elastizität der Zellschichten sichert und Schutzfunktionen ausübt, bildet vermischt mit dem Zervikalsekret und den abgestoßenen Vaginalzellen die Vaginalflüssigkeit, die das Epithel mit einem Flüssigkeitsfilm überzieht, der bei der gesunden Frau sauer reagiert.

Verantwortlich für die Azidität ist neben verschiedenen organischen Säuren vor allem Milchsäure. Das saure pH-Milieu besitzt eine Schutzfunktion für die spezifische, natürliche Vaginalflora, die aus verschiedenen Mikroorganismen, insbesondere aus Milchsäurebakterien, gebildet wird. Abweichungen der Vaginalflüssigkeit vom physiologischen pH-Bereich von 3,5–4,5 führen dazu, daß auch pathogene Mikroorganismen die Schleimhaut besiedeln können. Häufigste Indikation, die zur Anwendung von Vaginalpräparaten führt, ist der durch gesteigerte Sekretion bedingte Ausfluß (Fluor genitalis).

Vaginalzäpfchen, -tabletten, -kapseln, -schäume und -tampons werden in die Vagina eingeführt, vor allem zur lokalen Therapie mit entzündungshemmenden, antiseptischen Arzneistoffen, aber auch als antikonzeptionelle Mittel. Vaginalzäpfchen besitzen eine Masse von 2–6 g. Sie sollen bei Körpertemperatur erweichen oder sich verflüssigen. Obgleich über die stark durchblutete Schleimhaut der Vagina auch Arzneistoffe – analog zum Rektum – sehr gut zur Resorption gebracht werden können, wird diese Möglichkeit nur selten genutzt. Zur gleichmäßigen und flächigen Benetzung der feuchten Vaginalschleimhaut eignen sich Grundlagen mit hydrophilen Eigenschaften, vornehmlich Glycerol-Gelatine-Grundlagen (s. 13.3.3), die sich durch Variation der Zusammensetzung mit Arzneistoffen – soweit keine Inkompatibilitäten vorliegen – zu formbeständigen Körpern verarbeiten lassen und die durch sehr kurze Auflösungszeiten in Wasser und im Vaginalsekret gekennzeichnet sind. Als Beispiel für eine Grundlage sei folgende Zusammensetzung genannt: Gelatine 12,5 g, Glycerol 62,5 g, Wasser 25,0 g. Bei pulverförmigen, unlöslichen Arzneistoffen ist eine Reduzierung, bei hygroskopischen Arzneistoffen eine Erhöhung der Gelatinekonzentration zur Erzielung einer Formbeständigkeit notwendig. Vaginalzäpfchen auf Glycerol-Gelatine-Basis sind frisch zu bereiten und in sehr gut verschlossenen Gefäßen abzugeben. Auch Zäpfchengrundlagen, wie Hartfett, finden, insbesondere bei vorliegender Unverträglichkeit zwischen Arzneistoff und Glycerol-Gelatine, zur Herstellung von Vaginalzäpfchen Verwendung. Witepsol S 55® und Witepsol S 58® sind wegen ihrer hydrophilen Eigenschaften besonders für die vaginale Applikation geeignet.

Vaginalzäpfchen werden nach den Prinzipien der Suppositorientechnologie durch Schmelzen der wasserlöslichen oder wasserunlöslichen Grundmassen und Ausgießen in Formen hergestellt. Die Gießform für Vaginalzäpfchen ist in Kapitel 13, Abbildung 13.2 b, zu sehen. Für wasserunlösliche Grundlagen ist die Bereitung auch im Preßverfahren möglich. Vaginalzäpfchen enthalten oftmals einen 2%igen Milchsäurezusatz zur Angleichung an den pH-Wert der Vaginalschleimhaut.

Die Prüfung von Vaginalzubereitungen auf Gleichförmigkeit des Gehaltes, der Masse, der

Wirkstofffreisetzung, der Bruchfestigkeit und der Zerfallszeit erfolgt analog der der Zäpfchen (s. 13.10).

Vaginaltabletten (s. 9.7.7) sind Preßlinge und die wichtigste vaginale Arzneiform. Ihre Herstellung und Prüfung erfolgt wie im Abschnitt Tabletten (s. 9) angegeben. Sie werden bevorzugt mit Lactose als Füllstoff gefertigt und dürfen keine scharfen Ränder besitzen.

Vaginalkapseln sind Hart- oder Weichgelatinekapseln und weisen gleiche Vorteile auf.

Vaginaltampons bestehen aus Watte, Zellstoff und Gaze und dienen zur Aufnahme des bei Entzündungen verstärkt auftretenden Sekrets.

Vaginal-Schaumpräparate werden mittels Druckgaspackungen, die mit speziellen Dosierventilen und einem Applikator für die Einführung in die Vagina versehen sind, vor allem als Kontrazeptiva eingesetzt. Der Wirkstoff ist in einer O/W-Emulsion gelöst oder dispergiert. Die Schaumbildung erfolgt wie unter 22.2.3.4 beschrieben.

14.2
Arzneistäbchen

Arzneistäbchen (Bacilli medicati, Styli) werden zum Einführen in die Urethra, in die Vagina, in die Nasenöffnung, in den Gehörgang sowie in Wundkanäle verwendet oder dienen zum Ätzen. Sie weisen eine zylindrische, stäbchenartige Form auf.

Arzneistäbchen können eine harte, weiche oder elastische Beschaffenheit aufweisen. Je nach Grundlage sind sie bei Körpertemperatur schmelzend, löslich oder quellbar. Als lipophile Grundlagen dienen vor allem schmelzende Zäpfchenmassen (Hartfett u. a.). Die gewünschte Konsistenz läßt sich gegebenenfalls durch Zugabe von fettem Öl (Weichmacher) oder Wachs (Härtungsmittel) einstellen. Elastische Stäbchen werden mit Glycerol-Gelatine-Grundlage (2 Teile Gelatine, 1 Teil Wasser, 4 Teile Glycerol) hergestellt. Auch auf Kohlenhydratbasis (12 Teile Tragant, 18 Teile Stärke, 60 Teile Saccharose und 10 Teile Arabisches Gummi werden mit einer Mischung von 2 Teilen Glycerol und 1 Teil Wasser zu einer plastischen Masse angestoßen und ausgerollt) lassen sich lösliche Arzneistäbchen bereiten. Schließlich dienen Stoffe, wie Tragant und Laminaria, zur Herstellung quellbarer Arzneistäbchen.

In der Regel erfolgt die Herstellung nach den Prinzipien der Suppositorientechnologie. Die mit Arzneistoffen versehene Grundlage wird in Formen ausgegossen oder in Formen oder Röhren aufgesaugt. In gleicher Weise werden auch kosmetische Präparate, wie Lippenstifte, produziert. Bekannt ist auch das Pressen in Formen, wobei in jüngster Zeit Arzneistäbchen aus pulverförmigen Substanzen, z. B. auf Kohlenhydratbasis, wie Tabletten durch Komprimieren auf entsprechenden Maschinen hergestellt werden. Schließlich werden Stäbchen durch mechanische Bearbeitung, z. B. durch Abdrehen von Kristallen, erhalten (Alaunstifte, Höllensteinstifte und Kupfersulfatstifte).

Arzneiformen

	Seite
Die Arzneiform	71
Feste Arzneiformen	151
Halbfeste Arzneiformen	289
15. Halbfeste Zubereitungen zur kutanen Anwendung, Unguenta, Salben	291
16. Pflaster	335
Flüssige Arzneiformen	337
Gasförmige Arzneiformen	421
Durch Drogenextraktion gewonnene Arzneiformen	437
Neuzeitliche Arzneiformen und Entwicklungstendenzen	457
Generelle Aspekte der Arzneiformung	475

Kapitel 15

Halbfeste Zubereitungen zur kutanen Anwendung, Unguenta, Salben

15.1 Allgemeines

Aus bildlichen und schriftlichen Überlieferungen geht hervor, daß Salben im Leben der Völker des Altertums eine große Rolle spielten. Zu dieser Zeit war die Salbe vor allem Körperpflegemittel. Ihre Verwendung gehörte teilweise zum Begrüßungszeremoniell. Einen Höhepunkt erreichte das „Salben" in der Antike. Insbesondere die Römer schätzten den Gebrauch von wohlriechenden Ölen und Salben ebenso wie das Bad.

Im Papyrus Ebers (etwa 1600 v. Chr.) fanden Salben als Heilmittel erstmals Erwähnung. Bei Hippokrates und Galenos stand die Salbenverwendung in hohem Ansehen. Als Bestandteile der damaligen Zubereitungen sind tierische Fette (Rinder- und Ziegenfett), Öle wie auch Knochenmark überliefert. Im Mittelalter wurden neben den bereits erwähnten Salbenkonstituentien Bienenwachs, Pflanzengummis und Honig verwendet. Der Gebrauch von Affen-, Hunde-, Schlangen- und Menschenfett wie auch von Blut, Kot und ähnlichem hat maßgeblich zum unrühmlichen Ruf der mittelalterlichen „Dreckapotheken" zu Zeiten des Paracelsus beigetragen. Mit der Einführung des Vaselins durch Chesebrough (1878) und des gereinigten Wollwachses durch Liebreich (1885) in die Dermatologie erfährt die Salbentherapie eine Konsolidierung.

Aber erst in den letzten Dezennien unseres Jahrhunderts wird eine wissenschaftliche Durchdringung des Problems Salbe möglich. Physikalisch-chemische wie auch moderne dermatologische Betrachtungsweisen führten und führen zu neuen Erkenntnissen über die mannigfaltigen Wechselwirkungen zwischen Trägermedium, Arzneistoff und Haut.

Unguenta sind Zubereitungen von plastischer Verformbarkeit, die zur Applikation auf der gesunden, erkrankten oder verletzten Haut oder auf Schleimhäuten (Nase, Auge) bestimmt sind. Der Arzneistoff bzw. die Arzneistoffe können gelöst (*Lösungssalben*) oder suspendiert (*Suspensionssalben*) in der Grundlage vorliegen. Die Einarbeitung von Wasser, flüssigen Arzneistoffen oder Arzneistofflösungen in emulgatorhaltige Grundlagen führt zur Bildung von *Emulsionssalben*. Salben mit hohem Feststoffanteil werden als *Pasten* bezeichnet. *Cremes* sind wasserhaltige Salben.

Salben dienen in der Hauptsache zur lokalen Therapie. *Deck-* und *Schutzsalben* sollen die gesunde Haut vor schädigenden Einwirkungen schützen. *Wundsalben* finden zur Behandlung der akut oder chronisch erkrankten Haut Verwendung. Bei ihnen ist ein Eindringen in die oberen Hautschichten (Penetration) durchaus erwünscht und erbringt in vielen Fällen erst den heilenden Effekt. Eine Arzneistoffresorption wird hingegen, ausgenommen typische *Resorptionssalben,* wie Rheuma- und Erkältungssalben, nicht angestrebt. Sie kann sogar bei großflächiger Salbenanwendung zu Vergiftungen führen. Derartige Vergiftungsfälle, teils mit letalem Ausgang, sind nach der Applikation von Salicylsäure-, Borsäure- und Quecksilbersalben vorwiegend bei Kleinkindern bekanntgeworden.

Die Benennung und Klassifizierung streichfähiger Dermatika ist nicht einheitlich, wird oft unterschiedlich gehandhabt und kann zu Mißverständnissen führen. Während aus dermatologischer Sicht meist zwischen Salben, Cremes und Gelen unterschieden wird, ist es im pharmazeutischen Sprachgebrauch üblich, die Bezeichnung „Salbe" für alle streichfähigen Zubereitungen zur Anwendung auf der Haut oder bestimmten Schleimhäuten zu verwenden. Die Ph. Eur. hat neue Einteilungen definiert, Überbegriff ist „halbfeste Zubereitungen zur kutanen Anwendung, Unguenta". Der Begriff Salben wird nur noch für hydrophobe, hydrophile und wasseraufnehmende Salben verwendet. Weiterhin werden Pasten, hydrophobe und hydrophile Cremes und Gele definiert. Da die Verwendung des Begriffs „halbfeste Zubereitungen zur kutanen Anwendung" hier im Text unglücklich erscheint, wird der Begriff „Salbe" in übergeordnetem Sinne weiterverwendet.

15.2
Forderungen an streichfähige Dermatika

Salben setzen sich aus der Salbengrundlage, die ein einfaches System (z. B. Vaselin) oder von komplexer Zusammensetzung (z. B. emulgatorhaltige Systeme) sein kann, und dem Wirkstoff bzw. der Wirkstoffkombination zusammen.

Im Gegensatz zu vielen anderen Grund- und Hilfsstoffen in der Arzneiformung besitzen besonders Salbengrundlagen eine Eigenwirkung. Sie sind daher keinesfalls indifferent, sondern haben maßgeblichen Anteil am Erfolg oder Nichterfolg einer Salbentherapie. Oft spielt sogar die Grundlage die dominierende Rolle.

Eine Universalsalbengrundlage gibt es nicht. Bei der Wahl des Trägermediums sind einmal die physikalischen und physikalisch-chemischen Eigenschaften der Wirkstoffe (z. B. Löslichkeit, Verteilungsverhalten) zu beachten, zum anderen müssen dermatologische Aspekte, wie Art des Applikationsorts (verletzte, kranke oder gesunde Haut), das Stadium der Erkrankung (akute oder chronische Prozesse), der Hauttyp (Seborrhoiker oder Sebostatiker) und die natürliche Beschaffenheit des Hautareals (Schleimhaut, behaarte Haut) beachtet werden.

Salbengrund- und -hilfsstoffe müssen den Prüfungen der Monographie entsprechen, ohne diese Prüfungen darf der Rohstoff nicht verwendet werden. Darüber hinaus können auch, je nach Einsatzgebiet, weitere Anforderungen an den Hilfsstoff gestellt werden (Teilchengröße). Sie sollten Stabilität, keine Inkompatibilität mit anderen Hilfsstoffen und den gebräuchlichen Arzneistoffen aufweisen. Salbengrundlagen sollen gute Streichfähigkeit besitzen und eine ausreichende Arzneistoffabgabe gewährleisten. Dies ist der Fall, wenn die Affinität des Arzneistoffs zur Haut größer ist als zur Salbengrundlage. Ein befriedigendes Wasseraufnahmevermögen und geringe bzw. keine Behinderung der physiologischen Hautfunktionen (kein Wärmestau, keine Behinderung der Hautatmung) sollten gleichfalls garantiert werden. Davon ausgenommen sind Grundlagen, die einen okklusiven Effekt erzeugen sollen. Besondere Bedeutung kommt der physiologischen Verträglichkeit zu. Die meisten Salbengrundlagen erfüllen die gestellten Bedingungen nur teilweise. Hinsichtlich der mikrobiologischen Beschaffenheit dürfen Salben als topische Arzneiformen nicht mehr als 10^2 aerobe Keime/g sowie keine Enterobakterien, *Pseudomonas aeruginosa* und *Staphylococcus aureus* enthalten. Zubereitungen, die zur Anwendung auf großen offenen Wunden oder auf schwer verletzter Haut bestimmt sind, müssen steril sein.

15.3
Kolloidchemischer Aufbau

Die Auffassung, wonach *alle* Salben eine Gelstruktur aufweisen, kann nach neueren Erkenntnissen nicht aufrechterhalten werden. Der kolloidphysikalische Feinbau streichfähiger Dermatika ist außerordentlich komplex und hängt in vielfältiger Weise von der qualitativen und quantitativen Zusammensetzung der Zubereitungen ab, so daß allgemeingültige Aussagen nicht möglich sind.

Als Gele sind die durch Quellung von organischen Makromolekülen und anorganischen Stoffen erhältlichen flüssigkeitsreichen Dermatika (*Hydrophile Gele*) anzusehen. Sie besitzen ein aus festen Elementarteilen bestehendes Gerüst, in das die flüssigen Komponenten sorptiv oder durch mechanischen Einschluß immobilisiert sind (bikohärentes System). Zwischen den immobilisierten flüssigen Anteilen besteht ein dynamisches Gleichgewicht, dessen Lage bedeutsam für die Gelstabilität ist.

Nach der Form der Gerüstbildner werden folgende Strukturen unterschieden (Abb. 15.1):
- *Gele mit Linearkolloidgerüst:* Makromolekulare Quellstoffe mit einem kettenförmigen, linearen Bau ermöglichen durch Ausrich-

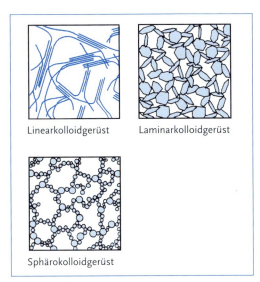

Abb. 15.1: Gerüsttypen von Gelen

tung der verknäuelten Ketten die Ausbildung mehrerer definierter, oft benachbarter Verknüpfungsstellen, die schließlich zur Ausbildung von Haftbereichen führen. Diese Strukturierung ist für Hydrogele mit Cellulosederivaten charakteristisch.
- *Gele mit Laminarkolloidgerüst:* Die Strukturelemente dieses Typs stellen plättchenförmige Gebilde dar. Als Beispiel seien die zur Salbenherstellung genutzten Bentonitgele genannt.
- *Gele mit Sphärokolloidgerüst:* Als Grundbausteine der Geltextur fungieren kugelförmige Teilchen, wie sie z. B. in Gelsystemen des hochdispersen Siliciumdioxids anzutreffen sind.

Für Vaselin, das als Komponenten sowohl feste als auch flüssige Kohlenwasserstoffe enthält, wird ein aus Lamellen aufgebautes Gerüst für wahrscheinlich gehalten. Hierbei geht man davon aus, daß sich die langkettigen Paraffine unter Ausbildung von Faltungsebenen zusammenlagern und durch Auseinanderlagerung dieser Strukturelemente stärkere Bündel ausbilden, die als Kristallisate im polarisierten Licht sichtbar sind. In diesem Gerüst sind die flüssigen Kohlenwasserstoffe immobilisiert. Wesentlich komplizierter sind die Strukturverhältnisse bei emulgatorhaltigen Salben. Die Eigenschaften dieser Zubereitungen werden vom Mischungs- und Kristallisationsverhalten der Emulgatoren in den Präparaten bestimmt, wobei es zur Ausbildung von flüssigkristallinen Mesophasen (s. 18.3.3) kommen kann.

Abbildung 15.2 zeigt ein Modell der Wasserhaltigen hydrophilen Salbe DAB (Zusammensetzung: Emulgierender Cetylstearylalkohol, Dickflüssiges Paraffin, Weißes Vaselin, Wasser) mit kristallinen Strukturen. Salben vom O/W-Typ können als Vier-Phasen-Systeme aufgefaßt werden (hydrophile Phase, lipophile Phase, Bulk-Wasserphase, disperse innere Phase). Ihre dominierenden Strukturen sind die „hydrophile Phase" (a+b) und die „lipophile Phase" (c+e). Die hydrophile Phase besteht aus einem lamellaren Mischkristallisat, das aus den hydrophilen Teilen Cetylstearylalkohol und den entsprechenden n-Alkylsulfaten (a) aufgebaut ist, wobei das Wasser zwischen den polaren Hälften der Lamelle eingelagert ist (b). Der verbleibende Wasseranteil bildet die Bulk-Wasserphase (d). Bulk-Wasser und intralamellar gebundenes Wasser stehen in einem dynamischen Gleichgewicht. Sie sind kohärent, woraus die Leitfähigkeit resultiert. Der Überschuß an Cetylalkohol, der bei der Herstellung der Cremes nicht in die hydrophile Gelphase eingelagert wird, kristallisiert getrennt als Semihydrat aus und bildet die lamellare lipophile

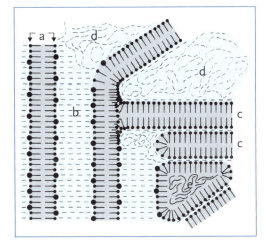

Abb. 15.2: Struktur der Wasserhaltigen hydrophilen Salbe DAB

Abb. 15.3: Emulgierendes Cetylstearylalkohol-Wasser-Gemisch (7:3). Erläuterungen im Text. (Nach H. Junginger und Mitarb.)

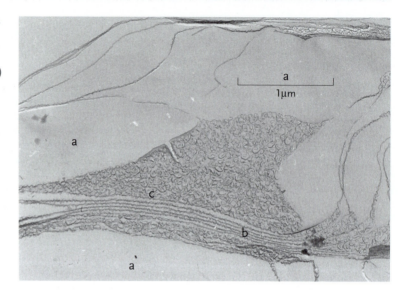

Phase (c). Dieses immobilisiert die aus Paraffin und Vaselin bestehende disperse Phase (e).

Abbildung 15.3 stellt die transmissionselektronenmikroskopische Aufnahme (Präparationsmethode: Gefrierbruch-Ätztechnik) des Gemisches von Emulgierendem Cetylstearylalkohol und Wasser (7:3) dar. Man erkennt die wenig strukturierten lipophilen Bruchebenen (a), die Bruchkanten des lamellar gebundenen Wassers als treppenartige, gewellte Linien (b) und eine Wasserschicht (c).

15.4 Hydrophobe Salben

Hydrophobe Salben können nur kleine Mengen Wasser aufnehmen. Bestandteile dieser Salben sind Vaselin, Hartparaffin, flüssiges Paraffin, pflanzliche Öle oder tierische Fette, synthetische Glyceride, Wachse und flüssige Polyalkylsiloxane.

15.4.1 Kohlenwasserstoff-Grundlagen

15.4.1.1 Vaselin

Das erstmals 1871 von der Chesebrough-Manufacturing-Company, New York, hergestellte Vaselin fand 1878 Eingang in die Dermatologie und nimmt auch heute noch in der Palette der Salbengrundlagen einen festen Platz ein. Die Monographie ist im DAB enthalten. Vaselin besteht aus gereinigten, festen und flüssigen Kohlenwasserstoffen. Die flüssige Phase, die 70–90% des Gesamtanteils ausmacht, besteht aus flüssigen n- und Isoparaffinen und zu einem geringen Anteil aus ungesättigten Kohlenwasserstoffen. Für Weißes Vaselin wird dieser Anteil mit 0,3–5,8%, für Gelbes Vaselin mit 6,5–12,8% angegeben (Kommentar DAB 10, 2. Nachtrag). Die ungesättigte Fraktion bilden Olefine der mittleren Molmassen zwischen 400 und 800. Die feste Phase setzt sich aus einer *kristallinen Komponente* (n-Paraffine, 10–20%) und einer *mikrokristallinen Komponente* (Isoparaffine und geringe Anteile von Alicyclen) zusammen.

Nur ein gut ausbilanziertes Verhältnis zwischen mikrokristallinen und kristallinen Paraffinen einerseits und flüssigen Paraffinen andererseits sichert die hohen Gebrauchseigenschaften (Plastizität, Thixotropie), die an ein pharmazeutisch hochwertiges Vaselin zu stellen sind. Von besonderer Bedeutung hierfür sind die mikrokristallinen Paraffine. Sie bilden ein feinmaschiges Netzwerk aus, sogenannte Fransenmizellen, das die flüssige Komponente gut und dauerhaft einschließt. Ein hoher Anteil an n-Paraffinen bedingt hingegen ein grob strukturiertes Gefüge. Während der Lagerung des Vaselins wird das Netzwerk immer weitmaschiger, reißt schließlich partiell auseinander und gibt die flüssige Komponente frei (Bluten, Synärese).

Auch die *Zügigkeit (Duktilität)*, d.h. die erwünschten fadenziehenden Eigenschaften des Vaselins, sind auf den mikrokristallinen Isoparaffin- und Ringparaffinanteil zurückzuführen. Die Steifheit der Produkte ist durch die Anwesenheit der n-Paraffine bedingt. Vaselinsorten mit relativ hohem n-Paraffingehalt zeigen den sog. *Eiseffekt*. Hierunter ist das Entstehen einer festen Oberfläche beim Erstarren von geschmolzenem Vaselin zu verstehen, die nur unter Druckanwendung durchstoßen werden kann.

Gatschvaselin wird aus den salbenartigen Rückständen der Erdöldestillation gewonnen, die gegebenenfalls durch Zusatz von flüssigen Paraffinen auf eine streichfähige Konsistenz eingestellt werden. Anschließend folgt die Raffination, Doppelbindungen werden katalytisch hydriert, Aromate mit Schwefelsäure in wasserlösliche Sulfonsäuren überführt und entfernt. Schließlich wird durch Behandeln mit Bleicherden oder Aktiv-Kohle ein pharmazeutisch verwendbares Produkt erhalten.

Auch Kunstvaselin ist, bei arzneibuchgerechter Qualität, für pharmazeutische Zwecke verwendbar. Die Herstellung kann aus Komponenten des Vaselins oder durch Zusammenschmelzen von mikrokristallinen Gelbildnern und flüssigen Paraffinen erfolgen. Durch Einarbeitung mikrokristalliner Wachse oder Ceresin in eine Mischung aus Paraffin und Mineralölraffinat sind befriedigende Vaselinprodukte herstellbar, die ein gutes Ölhaltevermögen besitzen.

Die durch Zusammenschmelzen von festen und flüssigen Paraffinen entstehende Kunstvaselin ist von geringerer Qualität. Da als feste Komponente meist Paraffingemische mit hohem n-Paraffinanteil eingesetzt werden, besitzen die resultierenden Produkte oft nur geringe Zügigkeit und neigen zum Körnigwerden. Sie zeigen weiterhin einen ausgeprägten Eiseffekt und tendieren zur Abscheidung der Ölphase.

Vaselin, das je nach Bleichungsgrad als Gelbes Vaselin (Vaselinum flavum) oder Weißes Vaselin (Vaselinum album) bezeichnet wird, ist in dünner Schicht transparent und fast geruchlos. Das DAB (2.9.N1) prüft den Ölfaktor von Vaselin. Der unzulässige Zusatz von hochpolymeren Verbindungen, wie Polyisobutylen und Polyacrylestern zur Verbesserung der Zügigkeit, wird mit dem Klatschtest erkannt. Er wird wie folgt durchgeführt: 3–5 g Vaselin werden auf den Handinnenflächen verteilt, die Handflächen werden wiederholt schnell zusammengeschlagen, dabei dürfen von dem Vaselin keine spinnwebenartigen Fäden wegfliegen. Bei Anwesenheit von Hochpolymeren entstehen spinnwebenartige Flocken oder Fäden. Mit dieser Methode lassen sich bis zu 0,1 % hochpolymere Zusätze nachweisen. Der exakte Nachweis erfolgt durch IR-Spektroskopie oder Gelchromatographie. Die Erstarrungstemperatur (best. am rotierenden Thermometer) beträgt 38–56 °C. Vaselin besitzt keine emulgierenden Eigenschaften. Das Wasseraufnahmevermögen ist daher sehr gering (Wasserzahl maximal 10–15). Durch Zusätze von Emulgatoren lassen sich jedoch beträchtliche Wassermengen einarbeiten. Vaselin ist chemisch und physikalisch relativ indifferent und daher mit Arznei- und Hilfsstoffen kompatibel, billig und, vor Licht geschützt, praktisch unbegrenzt haltbar.

Vaselin eignet sich gut als Decksalbe, als Vehikelsystem für Arzneistoffe, die peripher wirken sollen, und als Grundlage für emulgatorhaltige, wasseraufnahmefähige Systeme. Der aufgetragene Vaselinfilm ist luftundurchlässig, flüssigkeitsdicht und nicht permeabel. Die Folgen sind verstärkte lokale Durchblutung, Hydratation und Quellung des Stratum corneum. Dieser Okklusionseffekt führt zu einer verbesserten Resorption des Wirkstoffes aus der Grundlage. Da die Wirkstoffe überwiegend suspendiert in der Kohlenwasserstoffgrundlage vorliegen, wird eine gleichmäßige Wirkstoffabgabe erreicht. Durch die Abgabe aus der Grundlage kann ein Teil des Wirkstoffes wieder in Lösung gehen und erneut abgegeben werden.

Einer Anwendung stehen nur wenig Nachteile entgegen. Als körperfremder Stoff kann Vaselin bei sehr hautempfindlichen Patienten zu Reizungen führen. Als ausgesprochen lipophile Grundlage ist es zur Applikation an behaarten Körperpartien nicht geeignet. Vaselin eignet sich andererseits gut als Decksalbe, als Vehikelsystem für Arzneistoffe, die peripher wirken sollen, und als Grundlage für emulgatorhaltige, wasseraufnahmefähige Systeme (s. 15.6.1).

Das hydrophobe Basisgel DAC 1997 (frühere Bezeichnung Plastibase®), ein durch Zusammenschmelzen von 95 Teilen dickflüssigem Paraffin und 5 Masseteilen Hochdruck-Polyethylen bei 130°C und durch schnelles Abkühlen (10 K/s) gewonnenes streichfähiges Produkt, gleicht in seinen wesentlichen Eigenschaften dem Vaselin. Im Unterschied zum Vaselin verändert sich die Konsistenz im Temperaturbereich von −15°C auf +60°C wie auch durch hohe Zusätze fester Arzneistoffe nur geringfügig.

Flüssige Paraffine (Paraffinum subliquidum, Paraffinum perliquidum), die Gemische von flüssigen gesättigten Kohlenwasserstoffen darstellen, werden als konsistenzerniedrigende Hilfsstoffe verwendet. Hartparaffin (Paraffinum solidum), das aus festen gesättigten Kohlenwasserstoffen besteht, dient als Konsistenzerhöher.

15.4.2
Triglyceridgrundlagen

15.4.2.1
Allgemeines

Natürliche Fette gehören zu den ältesten Salbengrundlagen. Die Verwendung fester Fette ist jedoch in den letzten Jahrzehnten stark zurückgegangen, und einzig Schweineschmalz besitzt auch heute noch eine gewisse Bedeutung und ist im DAB monographiert. Da tierische Fette je nach Herkunft unterschiedliche Zusammensetzung zeigen, sind sie kaum standardisierbar. Ihr wesentlicher Nachteil besteht jedoch in der Instabilität, dem Fettverderb, dem auch durch Zusatz geeigneter chemischer Stabilisatoren und Konservierungsmittel nur bedingt begegnet werden kann.

Flüssige Fette werden als fette Öle bezeichnet und sind oft verwendete Hilfsstoffe in der Arzneiformung. Öle, wie Erdnußöl, Olivenöl, Sonnenblumenöl und Rizinusöl, dienen als Lösungs- und Suspensionsmittel sowie zur Konsistenzerniedrigung von lipophilen Zubereitungen.

Neben natürlichen Fetten werden hydrierte Fette (z. B. hydriertes Rizinusöl) und synthetische Fette (s. 15.4.2.3) als Salbengrundlagen genutzt. Fette sind gemischte Triglyceride, deren Konsistenz davon abhängt, in welchem Verhältnis gesättigte Fettsäuren zu ungesättigten Säurekomponenten verestert sind. Ein höherer Anteil gesättigter Fettsäuren bedingt eine höhere Konsistenz. Triglyceride mit überwiegend ungesättigten Fettsäuren sind dagegen halbfest bis flüssig. Als wichtige Vertreter der in natürlichen Fetten anzutreffenden Säuren seien genannt:
- gesättigte Fettsäuren (Tab. 15.1)
- ungesättigte Fettsäuren (Tab. 15.2)

Tab. 15.1: Trivialname und chemische Bezeichnung von gesättigten Fettsäuren

allgemeine Summenformel: $C_nH_{2n+1}COOH$		
n	Trivialname	chemische Bezeichnung
5	Capronsäure	Hexansäure
7	Caprylsäure	Octansäure
9	Caprinsäure	Decansäure
11	Laurinsäure	Dodecansäure
13	Myristinsäure	Tetradecansäure
15	Palmitinsäure	Hexadecansäure
17	Stearinsäure	Octadecansäure
19	Arachinsäure	Eicosansäure
21	Behensäure	Docosansäure

Tab. 15.2: Trivialname und chemische Bezeichnung von ungesättigten Fettsäuren

allgemeine Summenformel: C_nH_{2n-x}COOH			
n	x	Trivialname	chemische Bezeichnung
10	1	Undecylensäure	Δ10-Undecensäure
15	1	Palmitolsäure	Δ9-Hexadecensäure
17	1	Ölsäure	Δ9-Octadecensäure
17	1	Rizinolsäure	12-Hydroxy-Δ9-octadecensäure
17	3	Linolsäure	Δ9, 12-Octadecadiensäure
17	5	Linolensäure	Δ9, 12, 15-Octadecatriensäure
19	7	Arachidonsäure	Δ5, 8, 11, 14-Eicosatetraensäure

Für die Beschaffenheit der Fette sind weiterhin der sterische Bau der Triglyceride und die räumlichen Verhältnisse der ungesättigten Fettsäuren (cis- oder trans-Konfiguration) von Bedeutung. Fette sind als körperähnliche Stoffe hautfreundlich und gut verträglich.

15.4.2.2 Schweineschmalz

Schweinefett (Schweineschmalz, Adeps suillus) ist ein Gemisch aus Triglyceriden, in der Hauptsache aus Glycerol-1-palmitat-2,3-dioleat (etwa 80%) und Glycerol-1-palmitat-2-oleat-3-stearat (etwa 10%) (Abb. 15.4). Daneben sind noch andere Fettsäuren, wie Myristinsäure und Linolsäure, enthalten, so daß ein Produktgemisch entsteht, dessen Zusammensetzung je nach Rasse und Fütterung der Tiere sowie der Art der Gewinnung variiert.

Schweineschmalz wird durch Ausschmelzen des Fettgewebes bei Temperaturen zwischen 75 und 100°C gewonnen, bei diesen Temperaturen werden die fettabbauenden Enzyme inaktiviert. Ausgangsmaterial ist überwiegend Fettgewebe des Netzes und der Nierenumhüllung gesunder Schweine. Es ist eine streichfähige, weiße Masse von kaum wahrnehmbarem Geruch und Geschmack, sein Schmelzbereich liegt bei 36–43°C (Bestimmung in der offenen Kapillare).

Schweineschmalz unterliegt in hohem Maße dem Fettverderb. Die Ranzidität wird durch die bakterielle Zersetzung und die prooxidative Wirkung von Luft, Licht, Wasser, Temperatur und Schwermetallionenspuren gefördert. Oxidiertes Fett besitzt einen unangenehmen Geruch, kann Schleimhautreizungen hervorrufen und oxidationsempfindliche Arzneistoffe schädigen.

Durch Aufbewahren bei niederen Temperaturen unter Luft- und Lichtschutz (vollständig gefüllte Vorratsgefäße), ist eine Stabilität für einige Wochen zu erreichen. Längere Haltbarkeitszeiten erzielt man durch Zugabe von Antioxidanzien und den Ausschluß von Wasser (s. 26.4.3.3.5).

Schweineschmalz nimmt nach längerem Stehen eine körnige Beschaffenheit an, die durch vorsichtiges Aufschmelzen beseitigt werden kann. Ein zu hohes Erhitzen der Schmelze ist jedoch zu vermeiden, da sonst beim Erstarren inhomogene Massen von unbefriedigender Streichfähigkeit entstehen. Das Wasseraufnahmevermögen von Schweinefett ist gering. Es kann durch Emulgatorzusatz verbessert werden, was allerdings im Hinblick auf die Haltbarkeit wenig sinnvoll erscheint. Bedingt durch die Verfügbarkeit von stabileren Salbengrundlagen wird Schweineschmalz kaum noch eingesetzt.

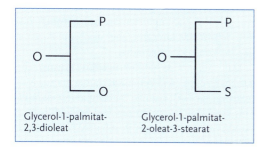

Abb. 15.4: Triglyceride des Schweinefetts: **O** Ölsäure, **P** Palmitinsäure, **S** Stearinsäure

15.4.2.3
Synthetische Fette

Als Ausgangsstoffe für die Herstellung dienen pflanzliche Öle und Fette. Um zu streichfähigen salbenartigen Produkten zu kommen, werden zwei Wege eingeschlagen:
- Verseifung des Triglycerids mit Lauge oder saure Esterspaltung. Die erhaltenen Fettsäuren werden abgetrennt und einer Fraktionierung (Destillation) unterworfen. Es werden so Säurefraktionen definierter Kettenlängen erhalten, die nach eventueller Hydrierung und entsprechender Auswahl zur Veresterung mit dem Glycerol eingesetzt werden. Diese Veresterung erfolgt technisch bei Anwesenheit metallischer Katalysatoren (ZnO und SnO) und einem Überschuß von Säuren unter ständigem Abdestillieren des Reaktionswassers. Zudem kann die Reaktion durch die Wahl der Bedingungen so gesteuert werden, daß das Endprodukt Anteile von emulgierenden Mono- und Diglyceriden enthält. Als Faustregel gilt, daß bei hohen Reaktionstemperaturen bevorzugt Partialester, bei niederen Temperaturen in der Hauptsache Triglyceride erhalten werden.
- Umesterung der natürlichen Triglyceride Zusatz der gewünschten freien Fettsäuren. Es ist auch eine Umesterung ohne zugegebene Fettsäuren möglich. In letzterem Falle findet nur ein intra- und intermolekularer Fettsäureaustausch statt, der vom Zufall diktiert ist.

Durch diese beiden Verfahren ist es heute möglich, Triglyceride jeder gewünschten Zusammensetzung zu synthetisieren. Der bekannteste Vertreter der als Salbengrundlagen dienenden synthetischen Fette ist Softisan 378®. Es enthält gesättigte Fettsäuren der Kettenlängen C_8–C_{18}, insbesondere, Capryl-, Caprin-, Laurin- und Stearinsäure und unterliegt daher keinem Fettverderb. Eine Nachhärtung erfolgt in geringerem Maße als beim Schweinefett und hydriertem Erdnußöl.

Ein flüssiges Triglyceridgemisch von gesättigten Fettsäuren der Kettenlänge C_8–C_{12} stellt Miglyol 812® (Neutralöl) dar. Es zeichnet sich durch gute Haltbarkeit, ausgeprägtes Lösungsvermögen für lipophile Stoffe, niedrige Viskosität und physiologische Verträglichkeit aus und findet als Hilfsstoff bei der Bereitung von Salben, Suppositorien, öligen Lösungen und Suspensionen Verwendung.

15.5
Hydrophile Salben

Hydrophile Salben sind Zubereitungen, deren Grundlage mit Wasser mischbar ist, sie bestehen aus einem Gemisch von flüssigen und festen Macrogolen.

15.5.1
Macrogolgrundlagen

Macrogole (Carbowachs®, Polywachs®), auch als Polyethylenglykole (PEG), Polyethylenoxide (PEO) bezeichnet, mit Polymerisationsgrad > 10 weisen Mäanderstruktur, kurzkettige Macrogole die für Fettsäuren charakteristische Zickzackform auf.

Polyethylenoxidkette
(Ausschnitt)

Ihre Herstellung erfolgt durch Polymerisation des Ethylenoxids in Anwesenheit saurer oder basischer Katalysatoren ($SnCl_2$, CaO). Je nach Wahl der Reaktionsbedingungen werden Produkte unterschiedlichen Polymerisationsgrades erhalten. Die mittlere Molekülmasse wird durch die Zahl angegeben, die der Bezeichnung Macrogol angefügt ist. Gelegentlich findet sich in der Literatur aber auch die Angabe des Polymerisationsgrades.

Mit steigender Molekülgröße nimmt die Konsistenz zu. Während Macrogole bis zur Molekülmasse 600 viskose Flüssigkeiten darstellen, sind die Produkte bis zur Molekülmasse 20000 von wachsartiger Beschaffenheit. Macrogole besitzen je nach Molekülgröße eine mehr oder weniger gute Wasserlöslichkeit, die durch das Vorhandensein zweier alkoholischer Gruppen, und auch durch die Hydratisierung des Ethersauerstoffs verständlich wird. Sie sind mischbar mit Wasser, in Aceton, Dichlormethan und Ethanol sehr leicht löslich, in Ether, fetten Ölen und Mineralölen praktisch unlöslich.

PEG-Salben (DAB 8) stellen Mischungen aus wachsartigen und flüssigen Anteilen dar, die durch Zusammenschmelzen beider Komponenten erhalten werden. Hierbei wird das Verhältnis so gewählt, daß homogene Massen von vaselinartiger Konsistenz entstehen.

Macrogol-Grundlagen sind hinsichtlich ihrer dermatologischen Eigenschaften günstig zu bewerten. Ihre Anwendung bietet sich für Seborrhoiker besonders an. PEG sind reizlos, besitzen ein gutes Haft- und Verteilungsvermögen auf der Haut und behindern den Gasaustausch und die Schweißproduktion nicht. Auf Grund ihres hydrophilen Charakters sind PEG-Salben mit Wasser leicht abwaschbar und können auch an behaarten Körperstellen verwendet werden. Am Auge sollen sie allerdings nicht eingesetzt werden. Die osmotische Aktivität verleiht ihnen ein hohes Saugvermögen, was für die Austrocknung von Wunden (Wundsekretaufnahme) von Bedeutung ist. Durch Einarbeiten von Wasser läßt sich die osmotische Aktivität weitgehend kompensieren. Da die Konsistenz der Grundlagen bei einem Wassergehalt über 5% eine merkliche Beeinträchtigung erfährt, ist ein Zusatz von Emulgatoren erforderlich. Bewährt haben sich Zusätze von 1–5% Fettalkohol, z. B. Cetylalkohol, Cetylstearylalkohol. Die hydrophilen Eigenschaften der PEG-Salben werden hierdurch nicht nachteilig beeinflußt.

Im Gegensatz zu den Lipogelen ist eine Anzahl von Arzneistoffen in therapeutisch gebräuchlichen Konzentrationen in PEG-Grundlagen löslich. Das bedeutet jedoch, daß die Wirkstoffe eine hohe Affinität zur Grundlage besitzen und daher die Wirkstoffabgabe ungünstig beeinflußt werden kann. Als wichtige Wirkstoffe seien Benzocain, Salicylsäure, Chloramphenicol und Campher genannt. In diesen Lösungssalben treten auch nach längerer Lagerung keine Rekristallisationserscheinungen auf. Während einige flüssige Arzneistoffe in der üblichen Dosierung zu keiner Konsistenzbeeinflussung führen, sind Kreosot, Thymol (auch Phenol als Hilfsstoff) und in hohen Konzentrationen auch Ichthyol® mit der Grundmasse unter Verflüssigung inkompatibel. Eine Reihe von Inkompatibilitäten ist auf das reduktive Verhalten der PEG, das durch Verunreinigung (Aldehyde) bedingt ist, zurückzuführen. Durch Farbveränderungen geben sich folgende Inkompatibilitäten zu erkennen: Silberverbindungen (Silbernitrat, Targesin®) werden zu elementarem Silber (Braun-Schwarz-Färbung) reduziert. Sulfonamide verursachen nach geringer Lagerzeit gleichfalls eine Farbvertiefung. Nach längerem Aufbewahren ergeben auch Zubereitungen mit Anthranol, Aminophenazon, Quecksilbersalzen, Naphthol, Salicylsäure, Gerbsäure, Resorcin und Iod Farbveränderungen. Eine Inkorporierung von Penicillin und Bacitracin ist wegen der Inaktivierung in PEG-Grundlagen möglichst zu vermeiden.

Da PEG bakterizide Eigenschaften besitzen, ist auch bei mehrmonatiger Lagerung ein Bakterienbefall nicht zu befürchten. Eine Konservierung der Zubereitungen ist daher nicht erforderlich. Bedingt durch die hohe osmotische Saugfähigkeit nehmen PEG-Salben Luftfeuchtigkeit auf. PEG unterliegen einer autoxidativen Zersetzung, wobei Hydroperoxide und als Sekundärprodukte Carbonylverbindungen (Aldehyde, Säuren) entstehen. Luftdichte Verpackung und vor Licht geschützte Aufbewahrung sind unbedingt zu fordern. Bei der Konfektionierung ist weiterhin zu beachten, daß PEG Kunststoffe (Zelluloid, Polyvinylchlorid) und Lacke zu lösen vermögen. Die Bearbeitung der Salben auf Salbenmühlen mit Kunststoffbelägen und das Abfüllen in Nichtglasbehältern bedarf einer eingehenden Prüfung.

15.6
Wasseraufnehmende Grundlagen

15.6.1
Allgemeines

Die charakteristische Eigenschaft dieser Grundlagen ist ihr ausgeprägtes Wasseraufnahmevermögen. Sie werden daher auch als *Absorptionsbasen* bezeichnet, wobei je nach Emulgatortyp zwischen hydrophilen und lipophilen wasseraufnehmenden Grundlagen unterschieden wird. Absorptionsbasen und insbesondere die daraus durch Wasserzusatz hergestellten Salben und Cremes stellen vielverwendete dermatologische Zubereitungen dar. Lipophile Absorptionsbasen enthalten als W/O-Emulgatorkomponente neben Wollwachs, Wollwachsalkoholen vor allem Polyglycerin- und Sorbitanester, Monoglyceride oder Fettalkohole, hydrophile Absorptionsbasen bevorzugt Mischemulgatoren oder O/W-Emulgatoren, wie Fettalkoholsulfate. Als Träger dienen Vaselin, Hartparaffin, flüssiges Paraffin, pflanzliche Öle oder tierische Fette, synthetische Glyceride, Wachse und flüssige Polyalkylsiloxane, wobei zur Gewährleistung einer guten Streichfähigkeit der Zubereitung eine Mischung verschiedener flüssiger und fester Träger notwendig sein kann.

15.6.2
Lipophile wasseraufnehmende Grundlagen

Diese Grundlagen dienen der Herstellung von W/O-Zubereitungen und finden sich in der Ph. Eur. als wasseraufnehmende Salben oder hydrophobe Cremes.

15.6.2.1
Wollwachs

Wollwachs, unkorrekt auch als Wollfett bezeichnet, stellt ein komplexes Gemisch hauptsächlich aus Wachsen dar. Es enthält zu 1–2 % Kohlenwasserstoffe und freie Säuren, ca. 3 % freie Alkohole und 95 % Ester. Den Hauptanteil bilden Cholesterol-Fettsäureester (Cholesteryl-24-methylhexacosanat, Cholesteryl-26-methyloctacosanat, Cholesteryl-28-methyltricosanat). Tabelle 15.3 informiert über die wichtigsten Komponenten.

Den Ausgangsstoff für die Herstellung von pharmazeutisch einsetzbarem Wollwachs bildet der sog. Wollschweiß des Schafes, der eine Hautabsonderung darstellt und dem Schutz der Wolle gegenüber Umwelteinflüssen dient. Die bei der Reinigung der Wolle anfallenden wollwachshaltigen Waschlaugen werden hauptsächlich nach zwei Verfahren aufgearbeitet (Tab. 15.4). Das „Zentrifugierverfahren" (Verfahren II) liefert wegen der schonenden Aufarbeitungsbedingungen hochwertige Produkte, die sich durch weiche Konsistenz und gute Zügigkeit auszeichnen.

Das bei den „Säureverfahren" (Verfahren I)

Tab. 15.3: Fraktionen des Wollwachses

Säurefraktion
1. n-Fettsäuren der Kettenlänge C_{10} bis C_{26}
2. Hydroxysäuren der Kettenlänge C_{14} und C_{16}
3. Isopropylfettsäuren der Kettenlänge C_{10} bis C_{28}
4. Isobutylfettsäuren der Kettenlänge C_9 bis C_{31}

Alkoholfraktion
I. *aliphatische Alkohole*
1. einwertige n-Alkohole der Kettenlänge C_{18} bis C_{30}
2. 1,2-Diole der Kettenlänge C_{16} bis C_{24}
3. Isoalkohole der Kettenlänge C_{17} bis C_{27}

II. *zyklische Alkohole*
1. Cholestanderivate
   Cholesterol etwa 15–20 % (frei 2,0–2,5 %)
   Cholestan-3,5,6-triol etwa 2 %
   Cholestanol (Dihydrocholesterol)
   Cholestan-3,5-dien-7-on etwa 2 %
   7-Oxocholesterol etwa 2 %
2. Lanostanderivate
   Lanosterol etwa 10 %
   Dihydrolanosterol etwa 10 %
   Dihydroagnosterol etwa 4 %

weitere Bestandteile
Kohlenwasserstoffe etwa 1–2 %

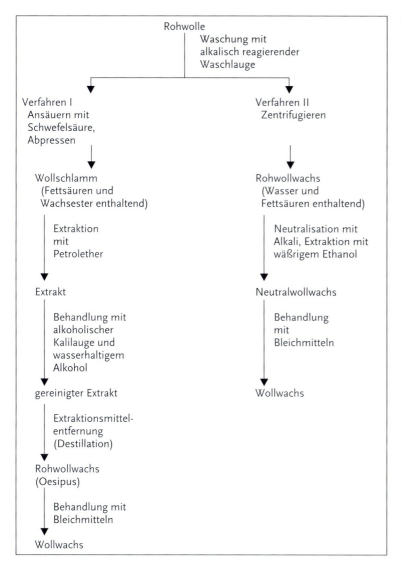

Tab. 15.4: Herstellung von Wollwachs

als schmutzigbraune zähe Masse von unangenehmem Geruch anfallende Rohwollwachs wurde bereits im Altertum als Oesipus zur kutanen Anwendung genutzt. Es ist heute obsolet und dient vor allem als Ausgangsstoff für die Herstellung von Wollwachsalkoholen.

Gereinigtes Wollwachs zeichnet sich durch ein hohes Wasseraufnahmevermögen aus, was vor allem auf den Gehalt von Sterinalkoholen, insbesondere Cholesterol, zurückzuführen ist. Auch andere Komponenten des Wollwachses, wie aliphatische Alkohole, besitzen eine gewisse Wasseraufnahme- und Emulgierfähigkeit (Tab. 15.5). Wollwachs unterliegt einer autoxidativen Zersetzung und muß vor Licht geschützt in vollständig gefüllten Gefäßen aufbewahrt werden. Die Zersetzung kann durch den Zusatz von Stabilisatoren, wie α-Tocopherol, Butylhydroxytoluol, Butylhydroxyanisol und Ascorbylpalmitat, verzögert werden.

Wollwachs selbst ist auf Grund seiner zähen und klebrigen Beschaffenheit zur kutanen Applikation ungeeignet. Es wird allerdings zur Herstellung von wasseraufnehmenden Salben und hydrophoben Cremes eingesetzt.

Tab. 15.5: Wasseraufnahmevermögen verschiedener Wollwachsbestandteile (Grundlage flüssiges Paraffin, Wollwachskomponente 5%)

Bestandteil	Wasserzahl	Beurteilung (Emulsionsbeständigkeit nach 4 Wochen)
Wollwachsalkohole	650	gut
Fraktion einwertiger Alkohole	110	schlecht
n-Octadecanol (C_{18})	40	gut
n-Docosanol (C_{22})	60	gut
Fraktion zweiwertiger Alkohole	65	gut
Cholestan-3,5,6-triol	60	schlecht

15.6.2.2 Wollwachsalkohole

Die Gewinnung von Wollwachsalkoholen (Lanae alcoholes) erfolgt durch alkalische Verseifung von Wollwachs, Extraktion des unverseifbaren Anteils mit organischen Lösungsmitteln und Raffination (Bleichung). Wollwachsalkohole stellen ein Gemisch der im Wollwachs enthaltenen Sterinalkohole und aliphatischen Alkohole dar. Der Anteil an Sterolen (ber. als Cholesterol) beträgt etwa 30%. Sie sind für die Wasseraufnahmefähigkeit des Wollwachses verantwortlich. Das Ausmaß der Wasseraufnahme hängt von der Cholesterolkonzentration ab, wie an einer Mischung von Cholesterol und flüssigem Paraffin gezeigt werden kann. Das Maximum der Wasseraufnahmefähigkeit dieser Mischung liegt im Konzentrationsbereich des Emulgators von 20–30%. Bei höherem Cholesterolgehalt nimmt die emulgierende Wirkung wieder ab (Abb. 15.5). Wollwachsalkohole unterliegen einer autoxidativen Zersetzung und müssen daher vor Luft geschützt, in dem Verbrauch angemessenen, möglichst vollständig mit dem geschmolzenen Produkt gefüllten Behältnissen aufbewahrt werden. Vor der Entnahme ist die äußere peroxidhaltige Schicht, die durch Autoxidation entstanden ist, zu entfernen. Wollwachsalkohole werden, als W/O-Emulgatoren, zur Herstellung von wasseraufnehmenden Salben und hydrophoben Cremes eingesetzt. In der dermatologischen Literatur ist des öfteren auf Sensibilisierungen durch die Anwendung wollwachsalkoholhaltiger Salben hingewiesen worden.

15.6.3 Hydrophile wasseraufnehmende Grundlagen

Aus diesen Grundlagen werden nach Zugabe von Wasser hydrophile Cremes hergestellt. Die Absorptionsbasen werden nicht in der Ph. Eur. definiert, sondern nur die entstehenden Cremes. Als Emulgatorkomponente von hydrophilen Absorptionsbasen dient bevorzugt Emulgierender Cetylstearylalkohol, der als Lanette N® gehandelt wird. Er stellt eine aus Cetylstearylalkohol (Lanette O®) und Natriumcetylstearylsulfat (Lanette E®) durch Zusammenschmelzen der Komponenten im Verhältnis 9:1 hergestellte Mischung dar (Mischemulgator vom Typ O/W, s. 18.4.6). Ein bekanntes Rezepturbeispiel für diese Absorptionsbasen ist die Hydrophile Salbe DAB, die definitionsgemäß keine hydrophile Salbe ist und keiner Einteilung in der Ph. Eur. angehört. Auch Gemische von nichtionogenen Emulgatoren, wie z.B. Polyoxyethylengly-

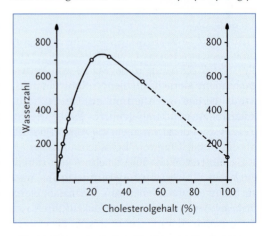

Abb. 15.5: Wasseraufnahmefähigkeit von Mischungen aus Cholesterol und flüssigem Paraffin

cerolmonostearat und Cetylstearylalkohol oder Macrogolstearat 400 und Cetylstearylalkohol, sind zur Herstellung von hydrophilen Absorptionsbasen geeignet.

15.7 Cremes

Cremes sind mehrphasige Zubereitungen, die aus einer lipophilen und einer wäßrigen Phase bestehen.

15.7.1 Hydrophobe Cremes

Hydrophobe Cremes haben eine W/O-Phasenverteilung und werden durch Zusatz von Wasser zu lipophilen, W/O-emulgatorhaltigen Grundlagen erhalten. Offizinelle Zubereitungen sind Wasserhaltige Wollwachsalkoholsalbe, Wasserhaltiges Wollwachs, Weiche Salbe und Lanolin. Da Wasser die innere Phase bildet, ist eine Konservierung in der Regel nicht erforderlich. Hydrophobe Cremes sind mit phenolischen Arzneistoffen, wie Salicylsäure, β-Naphthol, Pyrogallol, und auch mit Tumenol®, Ichthyol® und Steinkohlenteerlösung unverträglich. Die Zubereitungen wirken fettend und eignen sich zur Anwendung auf der Haut mit Talgdrüsenunterfunktion (sebostatischer Hauttyp).

15.7.2 Hydrophile Cremes

Hydrophile Cremes, wie Wasserhaltige hydrophile Salbe ionogenen und nichtionogenen Typs und Nichtionische hydrophile Creme, stellen Emulsionszubereitungen vom Typ O/W dar. Derartige Cremes sind insbesondere zur Applikation auf die Haut mit Talgdrüsenüberfunktion (seborrhoischer Hauttyp) geeignet. Sie sind mit Wasser abwaschbar und daher auch an behaarten Körperpartien vorteilhaft einsetzbar. Da Wasser die äußere Phase bildet, sind hydrophile Cremes mikrobiell gefährdet und müssen konserviert werden, wozu meist Sorbinsäure oder ein Gemisch von p-Hydroxybenzoesäuremethylester und p-Hydroxybenzoesäurepropylester verwendet wird. Des weiteren ist ein Verdunstungsschutz erforderlich, um ein Austrocknen zu verhindern. Als Behältnisse sind daher bevorzugt Tuben zu verwenden. Inkompatibilitäten bestehen mit phenolischen Arzneistoffen. Auch ist zu beachten, daß hydrophile Cremes, die anionische Emulgatoren (z. B. Natriumcetylstearylsulfat) enthalten, mit kationischen Stoffen (Antihistaminika, Lokalanästhetika und Acridinderivaten) unverträglich sind. Stearatcremes, die gleichfalls hydrophile Cremes darstellen, enthalten als Emulgatoren Natrium- oder Trometamolseifen. Sie werden durch Neutralisation von Stearinsäure mit Natronlauge oder Trometamol hergestellt. Stearatcremes sind vor allem in der Kosmetik als Mattcremes gebräuchlich.

15.7.3 Ambiphile Cremes

Ambiphile Systeme von streichfähiger Konsistenz, die auch als Ambiphile Cremes oder Mischemulsionssalben bezeichnet werden, sind überfettete O/W-Emulsionssalben. Sie besitzen eine bikohärente Struktur. Der besondere Charakter dieser Zubereitungen, die einen relativ hohen Anteil O/W- und W/O-Emulgatoren aufweisen, kommt in ihrer Verdünnbarkeit mit Wasser und Lipiden zum Ausdruck. Ein typischer Vertreter ist Basiscreme DAC, die als W/O-Emulgatorkomponente Glycerolmonostearat und Cetylalkohol und als O/W-Emulgator Polyoxyethylenglycerolmonostearat enthält und als Träger für Corticosteroide genutzt wird. Diese Salben werden nicht von der Ph. Eur. definiert.

15.8 Gele

Gele bestehen aus gelierten Flüssigkeiten und werden mittels geeigneter Quellmittel hergestellt.

15.8.1 Hydrophile Gele

Hydrogele zur kutanen Applikation stellen streichfähige Zubereitungen mit einem hohen Wassergehalt (80–90%) dar. Als Quellmittel werden organische oder anorganische Gelbildner, als Grundlagen Wasser, Glycerol oder Propylenglykol eingesetzt. Die zur Gelbildung herangezogenen organischen Linearkolloide (z. B. Cellulosederivate) sind unbegrenzt quellbar, d.h. der Gelzustand kann bei genügend hoher Solvenszugabe in den Solzustand überführt werden. Die zur Quellung eingesetzte Wassermenge determiniert die rheologischen Eigenschaften der entstehenden Zubereitungen. Bei geringer Wasserzugabe resultieren aufgequollene Körper von elastischer Beschaffenheit (Gallerten). Bei weiterer Wasserzugabe entstehen Systeme von plastischer Verformbarkeit, die auf Grund ihrer Streichfähigkeit kutan appliziert werden können. Bei sehr hohem Wassergehalt wird schließlich der Solzustand erreicht, der sich vom geordneten Gelzustand dadurch unterscheidet, daß die Makromoleküle räumlich voneinander getrennt vorliegen. Hydrogele sind strukturviskos und besitzen thixotropes Verhalten, das im Falle der Bentonitgele besonders ausgeprägt ist. Während des Lagerns erleiden insbesondere hochkonzentrierte Gele (Gallerten) eine Alterung, die unter Flüssigkeitsabgabe erfolgt, wobei die äußere Form des Körpers erhalten bleibt. Dieser Vorgang wird als *Synärese* bezeichnet und ist auf die Zusammenziehung des Gerüsts unter zunehmender Ausbildung kristalliner Strukturen zurückzuführen.

Eine typische Hydrogelsalbe enthält als obligate Bestandteile Quellstoff, Wasser, Feuchthalter und Konservierungsmittel. Der zuzusetzende Feuchthalter, der auch als „Weichmacher" fungiert, hat verschiedene Aufgaben zu erfüllen. Einmal soll er der Zubereitung eine hohe Geschmeidigkeit und Streichfähigkeit verleihen, zum anderen die Salbe vor möglicher Austrocknung schützen. Als Feuchthalter haben sich Glycerol, Sorbitol, Ethylenglykol und 1,2-Propylenglykol in Konzentrationen von 10–20% bewährt. Hydrogele sind auf Grund ihres hohen Wassergehaltes mikrobiell gefährdet und müssen konserviert werden. Üblicherweise dienen als Konservierungsmittel Sorbinsäure, Kaliumsorbat oder ein Gemisch von Methyl- und Propyl-p-Hydroxybenzoat. Bei Zubereitungen, die mehr als 15% Propylenglykol enthalten, ist auf Grund der mikrobiziden Wirkung dieses Hilfsstoffes eine Konservierung nicht unbedingt erforderlich. Unkonservierte Hydrogele sind bei Bedarf frisch zu bereiten. Hydrophile Gele sind als nichtfettende Zubereitungen zur Applikation auf die Haut mit Talgdrüsenüberfunktion (Seborrhoiker) geeignet. Sie hinterlassen nach dem Austrocknen einen transparenten elastischen Film von hoher Haftfestigkeit, der die Hautporen nicht verstopft, die Atmung nicht beeinflußt und mit Wasser leicht abwaschbar ist. Eine Ausnahme bilden Polyacrylatzubereitungen, denen eine Tiefenwirkung zukommt. Hydrogelsalben dienen weiterhin als Kühlsalben und Träger für Hautschutzsalben. Um einer Wasserverdunstung vorzubeugen, empfiehlt sich die Abfüllung in Tuben.

15.8.2
Hydrophobe Gele

Hydrophobe Gele (Oleogele) bestehen aus flüssigem Paraffin mit Zusatz von Polyethylen (Hydrophobes Basisgel DAC) oder aus fetten Ölen als Grundlage und Gelbildnern, wie hochdispersem Siliciumdioxid, Aluminium- oder Zinkseifen. Sie ähneln in ihren Eigenschaften Kohlenwasserstoff- bzw. Triglyceridsalben.

15.8.3
Anorganische Hydrogelbildner

15.8.3.1
Hochdisperses Siliciumdioxid

Vom hochdispersen Siliciumdioxid, das auch unter den Bezeichnungen hochdisperse Kieselsäure, kolloidale Kieselsäure, Aerosil® und Silipur® bekannt ist, sind Produkte mit abgestuften Oberflächeneigenschaften im Handel. Im folgenden wird auf den pharmazeutisch wichtigsten Vertreter Aerosil 200® Bezug genommen.

Eigenschaften des Aerosil 200®
mittlere Größe der Primärteilchen	12 nm,
Oberfläche nach BET	200 m² · g⁻¹,
Schüttgewicht	etwa 60 g · l⁻¹,
Stampfvolumen	etwa 1700 ml/100 g.

Die Herstellung erfolgt durch Flammenhydrolyse von Siliciumtetrachlorid in der Gasphase. Die anfallenden kugelförmigen Primärteilchen, die je nach Steuerung des Herstellungsprozesses einen Durchmesser von 7–12 nm aufweisen, lagern sich sofort zu kettenförmigen Aggregaten kolloider Dimension zusammen.

Aerosil® stellt ein sehr lockeres, bläulich schimmerndes, weißes röntgenamorphes Pulver dar, das bis zu 40 Gew.-% Wasser aufzunehmen vermag, ohne die Eigenschaft eines freifließenden Pulvers zu verlieren.

Da hochdisperses Siliciumdioxid in Wasser unter Bildung negativ geladener Partikel dissoziiert, reagieren wäßrige Suspensionen sauer (pH 3,6–4,3 für 4%ige Zubereitungen). Durch die räumliche Anordnung der Siliciumtetraeder weist die Partikeloberfläche Silanol- (-SiOH)- und Siloxan- (-Si-O-Si-)Gruppierungen auf, die die hochwertigen pharmazeutisch-technologischen Eigenschaften des Produkts bedingen. So ist das angeführte Wasserbindungsvermögen durch Chemisorption von Wasser über Wasserstoffbrücken möglich. Die Wechselwirkung kann zwischen einer oder zwei freien Silanolgruppen erfolgen. Offensichtlich erfolgt die Verknüpfung der Aerosilteilchen nach zwei Mechanismen, und zwar einmal direkt zwischen zwei Silanolgruppen, und zum anderen über Wassermoleküle als Brückenglieder (Abb. 15.6). Das resultierende Gelgerüst zeigt nach elektronenmikroskopischen Untersuchungen einen netz- bis wabenartigen Aufbau. Hochdisperses Siliciumdioxid bildet im Gegensatz zu Bentonit nicht nur mit Wasser, sondern auch mit apolaren Flüssigkeiten Gele. Während zur Bereitung von wäßrigen Gelen salbenartiger Konsistenz Konzentrationen von 15–20% notwendig sind und die Viskosität der Zubereitungen sehr stark von der Art der Dispergierung (beim Arbeiten mit einem Intensivrührer muß etwa die doppelte Menge als beim Dispergieren von Hand eingesetzt werden) abhängig ist, genügen zur Gelbildung mit apolaren Flüssigkeiten bereits Konzentrationen von 5–10%. Mit hochdispersem Siliciumdioxid lassen sich daher in idealer Weise pflanzliche und tierische Öle, Silikonöle, Mineralöle und flüssige Polyethylenglykole zu salbenartigen Produkten (Oleogele) versteifen.

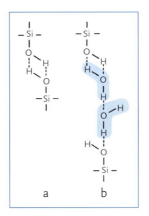

Abb. 15.6: Verknüpfung benachbarter Aerosilteilchen durch Wasserstoffbrücken: **a** ohne Wasser, **b** über Wassermoleküle

Die Gelbildung in apolaren Medien wird durch kurzkettige Additive, wie Ethylenglykol oder Glycerol, wesentlich begünstigt, da derartige Verbindungen durch Wasserstoffbrückenbindung die interpartikuläre Verknüpfung der Aerosil-Teilchen vermitteln. Ähnlich positiv ist der Einfluß geringer Wassermengen (etwa 1–3%).

Die schlechtere Gelbildung des Aerosil® mit Wasser und – weniger stark ausgeprägt – auch mit anderen hydrophilen Flüssigkeiten hat ihre Ursache in der nichtgeminderten elektrostatischen Abstoßung der schwach negativ geladenen Partikel, die eine für den Gerüstaufbau notwendige Annäherung erst in höheren Stoffkonzentrationen zuläßt. Bei Zugabe von Stoffen, die die elektrostatische Abstoßung herabsetzen (z. B. Elektrolyte, insbesondere kationogene Tenside, in Konzentrationen nahe der kritischen Mizellbildungskonzentration), lassen sich Gele bereits mit etwa 4% Aerosil® herstellen.

Zubereitungen mit hochdispersem Siliciumdioxid sind ausgeprägt thixotrop und temperaturunempfindlich (thermoirreversibles Verhalten). Da Aerosil® einen Brechungsindex n = 1,452 besitzt, der im Größenbereich der pharmazeutisch gebräuchlichen organischen Flüssigkeiten (z. B. Glycerol) liegt, sind glasklare Zubereitungen herstellbar. Salbenartige Produkte aus hochdispersem Siliciumdioxid werden von der Haut reizlos vertragen, neigen jedoch in hohen Konzentrationen zur Austrocknung. Eine Minderung der Liberation von Arzneistoffen ist aus wasserhaltigen Systemen nicht zu befürchten, da Wasser wegen seiner hohen Wasserstoffbrückenbildungstendenz gegebenenfalls adsorptiv gebundene Wirkstoffe von der Oberfläche verdrängt.

Aerosil® findet außer zur Hydrogelbildung als ausgezeichnetes Thixotropierungsmittel bei hydrophoben Salben und Pasten, zur Viskositätserhöhung bei Suspensionen und Suppositorienmassen, als Fließverbesserer und Antistatikum bei Pudern und Pulvern wie auch als Adsorbens zur Erreichung einer guten Rieselfähigkeit hygroskopischer Substanzen (z.B. bei Pulvern, Pudern, Kapselfüllstoffen) umfangreiche Verwendung.

Aerosil R 972® stellt ein durch teilweisen Ersatz der freien Silanolgruppen durch Alkylsilylreste hydrophobiertes Produkt dar. Es wird ähnlich wie Aerosil 200® zur Gelbildung herangezogen. Diese Zubereitungen sind gegen Ausflockungen unempfindlicher.

15.8.3.2
Bentonit

Bentonite, benannt nach dem ersten Fundort des Minerals bei Fort Benton USA, auch unter der Bezeichnung Quelltone bekannt, gehören zur Gruppe der Montmorillonite, Aluminiumsilikate der Bruttoformel $[Si_7AlO_{20}(OH)_4Al_4]$ Na. Montmorillonite weisen einen Dreischichtenaufbau auf. Ein Schichtpaket (Abb. 15.7) besteht aus einer Schicht von Aluminiumhydroxidoctaedern, die von zwei Kieselsäuretetraederschichten begrenzt wird. Die einzelnen Schichten besitzen einen Zwischenraum von etwa 1,0–1,4 nm. Der teilweise isomorphe Ersatz der Si^{4+}-Tetraeder durch Al^{3+}-Ionen oder der Al^{3+}-Ionen in der Octaederschicht durch Mg^{2+}-, Fe^{2+}- oder Fe^{3+}-Ionen bedingt eine Ladungsdifferenz, die durch Kationen, vor allem von Na^+- und Ca^{2+}-Ionen, ausgeglichen wird. Da diese Ionen leicht ausgetauscht werden können, und da die randständigen Kieselsäure- und Aluminiumhydroxidgruppierungen in Abhängigkeit vom pH-Wert dissoziieren, stellen Bentonite Kationenaustauscher dar.

Die ausgeprägte Quellneigung der Bentonite ist auf die an den Schichtoberflächen befindlichen nicht vollständig abgesättigten Sauerstofffunktionen der Si-O-Gruppierungen zurückzuführen. An diesen erfolgt die Ausbildung

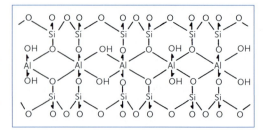

Abb. 15.7: Dreischichtenaufbau von Bentonit (schematische Darstellung)

von Wasserstoffbrücken (Abb. 15.8). Auf diese Weise ist nicht nur die Anlagerung von Wasser und anderen polaren Flüssigkeiten (z.B. Glykole, Glycerol) auf der Partikeloberfläche gegeben, sondern auch an den Oberflächen der Innenschichten möglich. Diese interkristalline Quellung führt zu einer meßbaren Aufweichung der Schichten. Bentonit stellt ein submikrokristallines Pulver dar. Bentonitkristalle, aus einer Vielzahl der obengenannten Schichtpakete aufgebaut, sind sehr dünne Plättchen (Dicke etwa 5–10 nm, Länge etwa 0,1–2 µm).

Für pharmazeutische Zwecke sind eisenfreie Sorten einzusetzen, die ein weißliches bis gelbbraunes Aussehen besitzen. Das Quellvermögen der Bentonite fällt nach Herkunft und Aufarbeitungsart der Produkte unterschiedlich aus. In der Regel quellen 2 g Bentonit mit 100 g Wasser zu 24 ml auf. Zur Herstellung streichfähiger Gele sind Konzentrationen von 8–15 % notwendig. Durch Beigabe geringer Mengen Phosphat (1,5–2 %) und Ethylenglykol wird die Gelbildung erleichtert. Die Herstellung der Gele kann auf verschiedene Weise erfolgen. Homogene Zubereitungen entstehen, wenn Bentonit in kleinen Anteilen in das Wasser eingetragen wird. Nach einer Quellzeit von mehreren Stunden sind die Zubereitungen gebrauchsfertig. Zur schnelleren Herstellung kann das Pulver unter Verwendung eines hochtourigen Rührers in das Wasser gegeben werden. Zur Abkürzung

Abb. 15.8: Wasserstoffbrücken an der Bentonitoberfläche

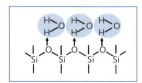

der Quellzeit werden die Ansätze mit heißem Wasser (80–90 °C) bereitet.

In Bentonitgelen weist das Gerüst eine kartenhausähnliche Struktur auf, die durch gegenseitige Kantenberührung der Partikel zustande kommt. Einige Bentonitgele (Ca-Form) sind ausgesprochen thixotrop, d. h. sie zeigen eine ausgeprägte isotherme Gel-Sol-Gel-Umwandlung (Abb. 15.9). Durch mechanische Einflüsse (Schütteln, Scheren) wird der strukturierte Zustand zerstört, das System verflüssigt sich. Während des Stehens nähern sich die Teilchen auf Grund der Brown-Molekularbewegung und bauen erneut das Gerüst auf, das System verfestigt sich. Die durchaus erwünschten thixotropen Eigenschaften werden durch Zusatz von Natriumcarbonat gefördert.

Bentonitsalben besitzen gute dermatologische Eigenschaften. Sie sind streichfähig und führen zu keinen Hautreizungen, zudem treten bei der Lagerung keine und bei Temperaturveränderungen nur geringfügige Viskositätsverschiebungen auf. Bentonitgele sind im pH-Bereich 4,5–10,5 stabil. Bedingt durch den Kationenaustauschercharakter kann es beim Einarbeiten kationogener Arzneistoffe zu Wertminderungen kommen (s. 27.4.3.1). Bentonite finden ähnlich wie Aerosil® als Thixotropierungsmittel und Viskositätserhöher in Lotionen Verwendung. In der Pharmazie ist ein besonders gereinigtes Bentonitpräparat unter der Bezeichnung Veegum® bekannt. In den USA werden mit Bentonit vor allem Schüttelmixturen bereitet.

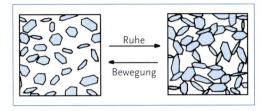

Abb. 15.9: Gel-Sol-Gel-Umwandlung bei Bentonit (Thixotropie)

15.8.4
Organische Hydrogelbildner

15.8.4.1
Cellulose und partialsynthetische Celluloseether

15.8.4.1.1
Allgemeines

Cellulose stellt ein hochmolekulares Kohlenhydrat der Formel $(C_6H_{10}O_5)_n$ dar, deren Grundkörper, die Glucopyranose, β-glykosidisch in linearer Anordnung verknüpft sind. Hierdurch entstehen fadenförmige Molekülketten von einer mittleren Molekülmasse von 300 000–500 000. Cellulose selbst ist bisher nur in geringem Umfang als mikrokristalline Cellulose (Avicel®, s. 9.2.2.3) zur Bereitung von Hydrogelsalben herangezogen worden, vielmehr dient sie als Ausgangsstoff zur Gewinnung von Celluloseethern.

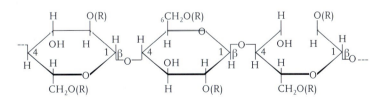

Cellulose- bzw. Celluloseetherkette (Ausschnitt)

	R
Cellulose	H
Methylcellulose	CH_3
Ethylcellulose	C_2H_5
Hydroxyethylcellulose	CH_2-CH_2OH
Ethylhydroxyethylcellulose	C_2H_5; CH_2-CH_2OH
Natriumcarboxymethylcellulose	$CH_2-COONa$

Tab. 15.6: Charakteristika von Celluloseethern

Derivat	DS	DP	Oberflächenspannung (wäßrige Lösung) 10^{-3} N · m^{-1}
Methylcellulose	1,3–2,0	200–1000	58,4 (0,05 %)
Hydroxyethylcellulose	1,5–2,0	200–1000	70,0 (0,05 %)
Ethylhydroxyethylcellulose	1,5–2,0	120–1200	43,0 (0,05 %)
Natriumcarboxymethylcellulose	1,4–1,8	200–1000	73,8 (2,0 %)

Aus der Vielzahl der im Handel befindlichen Produkte sollen nur die für die Salbenherstellung bedeutsamen, die in fast allen Pharmakopöen aufgeführt sind, eingehender besprochen werden. Die vorstehende Formelübersicht informiert über den chemischen Bau der Celluloseether. Allen diesen Stoffen ist die Etherstruktur gemeinsam. Zur Charakterisierung dient einmal der durchschnittliche *Veretherungs- oder Substitutionsgrad* (DS), der angibt, wieviel OH-Gruppen einer Glucopyranoseeinheit verethert sind. Ist z. B. von den drei vorhandenen Hydroxylgruppen eine verethert, so würde der Veretherungsgrad 1 betragen. Als weitere Kenngröße wird der durchschnittliche *Polymerisationsgrad* (DP) herangezogen. Er gibt an, wie viele Glucopyranoseeinheiten das Makromolekül enthält. Beide Größen determinieren die Eigenschaften der halbsynthetischen Derivate (Tabelle 15.6). Die Kennzeichnung der Produkte erfolgt durch eine nachgestellte Zahl, die die Viskosität einer 2%igen Zubereitung (m/m) in mPa · s angibt.

Herstellung

Als Ausgangsmaterial dient generell Cellulose, die durch Natronlauge in Natriumcellulose überführt wird. Die Veretherung erfolgt mit Alkylhalogeniden analog der allgemeinen Umsetzungsgleichung.

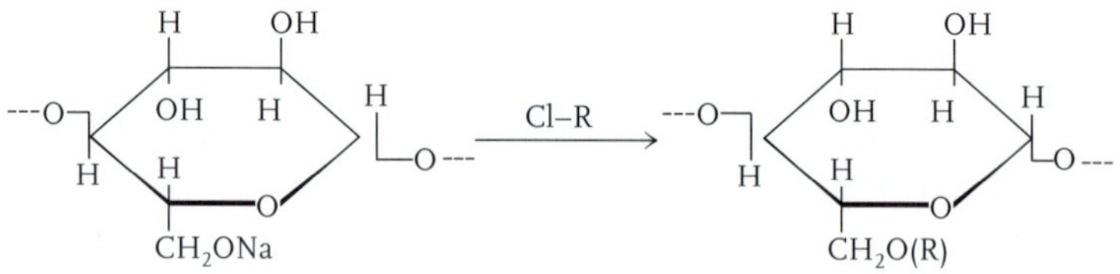

Tab. 15.7: Veretherungsmittel

Derivat	Veretherungsmittel
Methylcellulose	Methylchlorid, Dimethylsulfat
Ethylcellulose	Ethylchlorid
Hydroxyethylcellulose	Ethylenoxid
Ethylhydroxyethylcellulose	Ethylchlorid gemeinsam mit Ethylenoxid
Natriumcarboxymethylcellulose	Monochloressigsäure

Im einzelnen finden die in Tabelle 15.7 genannten Veretherungsmittel Verwendung.

Die Veretherung erfolgt vorrangig an der primären Hydroxylgruppe des C-6-Atoms, im geringen Maße auch an den sekundären OH-Gruppen des C-2- und C-3-Atoms. Während der Reaktion kommt es zur teilweisen Spaltung der Celluloseketten, und es entstehen Produkte niederen Polymerisationsgrades als Cellulose.

Eigenschaften

Nur die partiell veretherten Produkte besitzen die für pharmazeutische Belange gewünschte Wasserlöslichkeit, während die höher alkylierten nur in apolaren organischen Solventien löslich sind. Allen Produkten ist die Eigenschaft zu quellen gemeinsam. Während Cellulose nur begrenzt in Wasser quellbar ist, weisen die veretherten Produkte unbegrenzte Quellbarkeit auf, d.h. sie gehen bei Anwesenheit einer genügend großen Wassermenge in den Solzustand über. Das Phänomen überrascht, denn man sollte vielmehr erwarten, daß die Cellulose mit ihren drei freien Hydroxylgruppen zur vollständigen Quellung befähigt ist. Diese Anomalie wird damit erklärt, daß die Hauptvalenzketten der Cellulose durch die Alkylierung auseinandergedrängt werden, so daß die noch vorhandenen OH-Gruppen nunmehr der Solvatisierung durch Wassermoleküle (Hydratation) zugänglich sind.

15.8.4.1.2
Methylcellulose

Pharmazeutisch verwendbare Produkte (Markenbezeichnungen Tylose MH und MB®, Methocel®) sind in kaltem Wasser löslich. Beim Erhitzen der Lösungen auf 60–90 °C wird Methylcellulose ausgefällt, sie geht aber während des Abkühlungsvorgangs wieder in den gelösten Zustand über (thermoreversible Koagulation). Methylcellulose ist als echter Emulgator anzusehen. So zeigen 0,5%ige Substanzlösungen gegenüber Paraffinöl eine Grenzflächenspannung von $15,8 \cdot 10^{-3}$ N · m^{-1} (15,8 dyn · cm^{-1}) bei 35 °C (Wasser $30,5 \cdot 10^{-3}$ N · m^{-1}, 30,5 dyn · cm^{-1} bei 35 °C). Während Methylcellulosekonzentrationen < 1% klare wäßrige Lösungen ergeben, führen Anteile von 3–16% zur Bildung von Gelen plastischer Beschaffenheit, die zur kutanen Therapie genutzt werden.

Die Herstellung erfolgt zweckmäßigerweise durch Anreiben des Hydrogelbildners mit dem Feuchthalter und anschließendem Stehenlassen bei möglichst niedrigen Temperaturen. Methylcellulosegele sind plastisch und thixotrop und bilden nach dem Verdunsten des Wassers auf der Haut permeable, transparente Filme aus. Die Zubereitungen sind auf Grund ihres nichtionogenen Charakters im pH-Bereich 2–12 stabil und mit den meisten Arzneistoffen kompatibel. Hohe Elektrolytzusätze führen infolge Dehydratisierung zur Ausflockung. In ähnlicher Weise wirken Gerbstoffe und Phenole.

15.8.4.1.3
Hydroxyethylcellulose

Hydroxyethylcellulose (Ethoxose, HEC) ähnelt in seinen wesentlichen Eigenschaften Methylcellulose. Die wäßrigen Lösungen, die nur geringe Oberflächenaktivität besitzen, reagieren neutral und zeigen thermoreversible Koagulation. In Konzentrationen von etwa 2,5% bildet Hydroxyethylcellulose (HEC 30000) glasklare, streichfähige Gele. Zur Gelbereitung wird das feinkörnige Pulver mit wenig Ethanol angerieben. Sodann gibt man langsam Wasser von 20 °C unter Rühren dazu. Stehenlassen bei niedrigen Temperaturen fördert, ähnlich wie bei Methylcellulose, die Quellung. Die Zubereitungen erweisen sich während der Lagerung als viskositätsbeständig. Die Schleime sind inkompatibel mit Gerbsäure; mit Ichthyol® entstehen gummöse Produkte. Bedingt durch den hohen Gehalt an sekundären OH-Gruppen sind die schleimigen Zubereitungen mit Ethanol mischbar. Als Gelbildner finden weiterhin Hydroxypropylcellulose (Methocel® E und K) Verwendung.

15.8.4.1.4
Carboxymethylcellulose-Natrium

Natriumcarboxymethylcellulose (Na-CMC, Carmellose-Natrium, Ultraquellcellulose®, Zellin®,

Tylose®C, Tylose®CB, Natriumcelluloseglykolat) stellt das Natriumsalz der Celluloseglykolsäure dar und ist somit von ionogenem Charakter. Bedingt durch die Herstellung enthalten pharmazeutisch gebräuchliche Produkte wechselnde Mengen Natriumchlorid, die den schwach salzigen Geschmack verursachen. Die wäßrigen Lösungen reagieren praktisch neutral und besitzen kaum Oberflächenaktivität.

Zubereitungen mit 3–6% der Substanz sind von streichfähiger, plastischer Konsistenz. Zur Salbenbereitung wird das Pulver mit dem Feuchthalter angerieben, unter ständigem Rühren das Wasser anteilweise hinzugegeben und zum Quellen stehengelassen. Der Quellungsvorgang ist nur wenig von der Temperatur abhängig. Im Unterschied zu Methylcellulose ist Natriumcarboxymethylcellulose sowohl in kaltem als auch in heißem Wasser löslich. Zudem sind die wäßrigen Lösungen thermostabil und können längere Zeit Temperaturen von 100 °C ausgesetzt werden, ohne zu koagulieren.

Der anionoide Charakter der Natriumcarboxymethylcellulose bedingt zahlreichere Inkompatibilitäten als bei nichtionogenen Celluloseethern. Schwermetallionen wirken durch die Bildung unlöslicher, z.T. gefärbter Salze fällend. Desgleichen bilden kationische Verbindungen schwerlösliche Niederschläge. Hohe Säurezusätze (pH < 3,5) fällen die freie Celluloseglykolsäure aus. Gerbstoffe und Phenole (Pyrogallol, Perubalsam), die mit den meisten Celluloseethern Unverträglichkeiten aufweisen, sind mit Natriumcarboxymethylcellulose kompatibel.

15.8.4.2
Stärke

Stärken stellen Gemische aus 15–20% Amylose und 80–85% Amylopectin dar, die geringe Mengen an Eiweißstoffen (etwa 0,1–0,15% Kleber) enthalten. Der Wassergehalt nicht getrockneter Stärken schwankt zwischen 10–20%.

Amylose ist ein lineares Kettenmolekül (Molekülmasse etwa 50000–200000), deren Grundbausteine, die D-Glucopyranoseeinheiten, α-1,4 glykosidisch verknüpft sind.

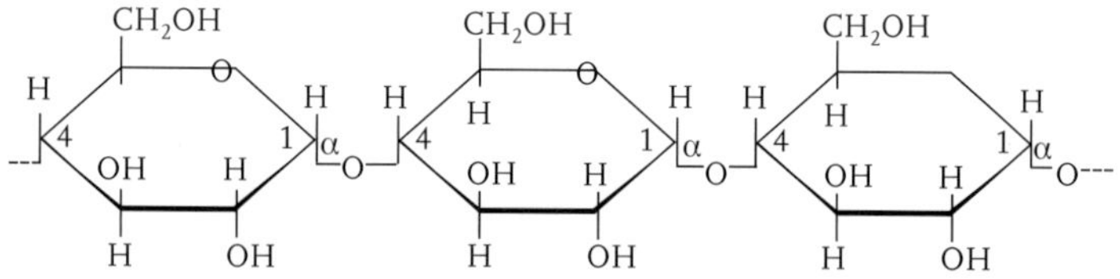

Amylosekette (Ausschnitt)

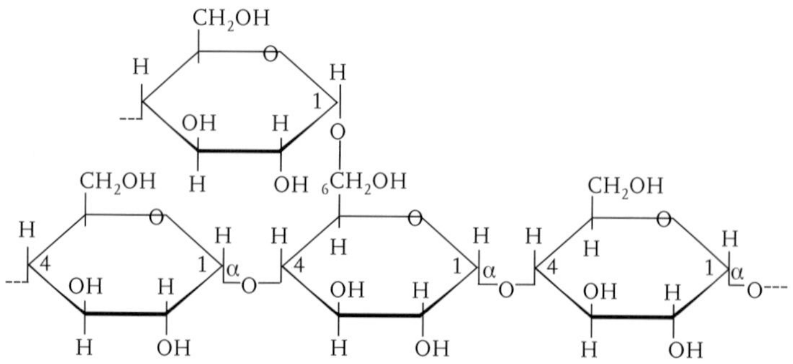

Amylopectinkette (Ausschnitt)

Amylopectin (Molekülmasse etwa 100 000 – 1 000 000) besitzt hingegen einen verzweigtkettigen Aufbau, wobei die D-Glucopyranoseeinheiten, linear gleichfalls in α-1,4-Bindungen verknüpft sind, an den Zweigstellen jedoch α-1,6-, seltener α-1,3-Bindungen aufweisen. Die Seitenketten enthalten meist 15 – 25 Grundeinheiten. Auf eine Kettenlänge von 25 Glucoseeinheiten entfällt etwa eine Verzweigungsstelle. Die Amylopectinfraktion ist durch ihren verzweigten Bau befähigt, mit Wasser zu quellen. Sie stellt den eigentlichen Gelbildner dar. Die Gelbildung mit Wasser (Verkleisterung der Stärke) erfolgt nur oberhalb der sog. Verkleisterungstemperatur. Zur Bereitung von Schleimsalben finden Getreidestärken, wie Reis-, Mais- und Weizenstärke, vor allem aber Kartoffelstärke, Verwendung. Die Verkleisterungstemperaturen der pharmazeutisch wichtigen Stärken liegen im Temperaturbereich von 55 – 77 °C. Bei Anwesenheit von Glycerol und Polyolen ist meist eine höhere Verkleisterungstemperatur erforderlich. Eine Kaltquellung ist durch Einwirken von Alkali möglich.

Streichfähige Zubereitungen auf Stärkebasis mit Glycerol stellen die ältesten pharmazeutisch verwendeten Hydrogele dar, die aber heute durch besser geeignete Produkte verdrängt worden sind. Stärkequellungen zeigen nach einiger Zeit Retrogradation. Hierunter ist das Auftreten kristalliner Aggregate, meist submikroskopischer Dimensionen, zu verstehen, deren Bildung auf kristallisierende Amyloseanteile zurückzuführen ist, was zu einer verstärkten Trübung des Gels führt. Besonders ausgeprägt ist diese Erscheinung bei Zubereitungen aus Getreidestärken, deren Amylosegehalt meist höher ist als bei Kartoffelstärke. Kartoffelstärke ergibt auf Grund ihres meist geringen Gehalts an langsam kristallisierender Amylose klarere Präparate.

Streichfähige Stärkegele sind von klebriger Beschaffenheit. Sie unterliegen einem mikrobiellen Befall und werden durch Hautabsonderungen unter Gärung zersetzt. Die hierdurch möglichen Hautreizungen sind durch entsprechende Konservierung vermeidbar. Bewährt hat sich ein Zusatz von p-Hydroxybenzoesäuremethylester in Konzentrationen von 0,15 – 0,2 %.

Stärken finden außer zur Hydrogelbildung als Granulierflüssigkeit, Zerfalls-, Füll- und Gleitmittel in der Tablettenherstellung, als Pudergrundlagen, insbesondere für Kühlpuder, und als Verdickungsmittel ausgedehnte Verwendung.

15.8.4.3
Alginate

Alginsäure (Handelsprodukte Manucol®, Kelgin®) ist ein aus Mannuron- und Guluronsäure aufgebautes polymeres Kettenmolekül mit einer Molekülmasse von etwa 120 000 – 200 000.

Alginsäurekette (Ausschnitt)

Alginsäure wird aus Braunalgen, die bis zu 40 % des Schleimstoffs enthalten, durch Erhitzen mit Alkali und anschließendes Ausfällen mit Säure (Salzsäure) gewonnen. Das Calciumsalz der Alginsäure ist in Wasser unlöslich, Natrium-, Kalium und Ammoniumalginat sind hingegen wasserlöslich. Alginatzubereitungen erweisen sich mit Alkoholen, Balsamen, Teeren und Salicylsäure als inkompatibel. Salzzusätze (Phosphate, Carbonate) bewirken je nach Ionenkonzentration eine Viskositätserniedrigung. Calciumionen besitzen einen gelierenden Effekt, der auf die Ausbildung von Calciumbrücken zwischen den einzelnen Polymannuronsäureketten zurückzuführen ist. Um bei der Bereitung streichfähiger Gele Alginat einzusparen, ist es daher durch Zugabe von Calciumsalzen möglich, teilweise das lösliche Alginat in Calciumalginat zu überführen. Für pharmazeutische Belange wird vorwiegend Natriumalginat eingesetzt, dessen wäßrige Lösungen neutral bis schwach sauer reagieren. In Konzentrationen von 3–6 % entstehen salbenartige Gele. Die Herstellung erfolgt durch Anreiben mit dem Feuchthalter (Glycerol) und langsames Zugeben des handwarmen Wassers. Zubereitungen mit Alginaten sind im pH-Bereich 6–7 am stabilsten, bei pH-Werten <4,5 wird die freie Säure ausgefällt. Starkes und langsames Erhitzen, insbesondere über 70 °C, ist zu vermeiden, da derartig behandelte Präparate – offensichtlich infolge der stattfindenden Depolymerisation – hohe Viskositätsverluste erleiden. Alginate finden auch als Viskositätserhöher zur Bereitung von Emulsionen, Suspensionen wie auch als Granulierflüssigkeit und Zerfallsmittel bei der Tablettenherstellung Verwendung.

15.8.4.4
Tragant

Tragant (Tragacantha) ist eine aus der Rinde verschiedener Astragalusarten gewonnene Gummisubstanz. Sie zeigt folgende Zusammensetzung:
- Tragacanthin
  20–40 %, Molekülmasse > 10 000
- Bassorin
  50–60 %, Molekülmasse > 100 000

Außerdem wurden im Tragant Wasser (10–20%), Stärke (etwa 3%) und Cellulose (etwa 4%) nachgewiesen. Beide Verbindungen gehören zur Gruppe der polymeren Kohlenhydrate.

Tragacanthin, ein Fadenmolekül, das aus D-Xylose, L-Fructose, D-Galactose und D-Galacturonsäure (teilweise mit Methanol verestert) aufgebaut ist, ist in Wasser löslich und reagiert auf Grund der vorhandenen freien Carboxylgruppen schwach sauer. Bassorin besteht aus D-Galactose und L-Arabinose. Es reagiert neutral und repräsentiert den gelbildenden Anteil. Tragant stellt kein standardisiertes Produkt dar.

Mit Wasser entstehen in Konzentrationen >2% strukturviskose Schleime. Mit etwa der 10fachen Menge Wasser werden schleimige Produkte erhalten. Zur Bereitung von Tragantsalben wird Tragant zur rascheren Quellung mit Ethanol bzw. dem Weichmacher (Glycerol) angerieben, dann wird das Wasser langsam hinzugegeben. Die Konsistenz der resultierenden Gele ist gegenüber pH-Verschiebung recht empfindlich. Stabile Zubereitungen werden im pH-Bereich von 4–6,5 erhalten. Arabisches Gummi und Bismutsalze bewirken Entquellung und Viskositätsherabsetzung. Auch Elektrolyte und Polyole (Glycerol, Sorbitol) haben in höheren Konzentrationen Einfluß auf die Viskosität. Tragant darf nach Ph. Eur. höchstens 10^4 Keime/g enthalten; *Escherichia* coli und Salmonellen dürfen nicht nachweisbar sein.

15.8.4.5
Polyacrylsäure

$$\left[-CH_2-\underset{\underset{COOH}{|}}{CH}- \right]_n$$

Polyacrylsäure stellt ein anionenaktives Polymerisat aus Acrylsäure dar, das in Wasser nur z.T. löslich ist. Zur Salbenbereitung sind gering vernetzte Polyacrylsäuren mit rel. mittleren Molekülmassen von etwa 3–4 Millionen geeignet (Carbopol®). Für pharmazeutische Zwecke sollte Carbopol® 980 verwendet werden, das keine toxikologisch bedenklichen

Restanteile an Benzol enthält. 1%ige wäßrige Suspensionen besitzen einen pH-Wert von 2,5–3,2 und annähernd gleiche Viskosität wie Wasser. Erst beim Neutralisieren mit anorganischen bzw. organischen Basen kommt es zur Gelbildung und zum Entstehen hochviskoser Produkte. Zur Gelbereitung werden Konzentrationen von 0,5–1% Polyacrylsäure (Carbopol® 974 P benzolfrei) benötigt. Die Bereitung erfolgt vorteilhaft derart, daß das feine Pulver unter mäßigem Rühren in das Wasser eingetragen und die entstandene Suspension mit der berechneten Menge Lauge neutralisiert wird. Zur Neutralisation sind auch basisch reagierende Arzneimittel, wie Trometamol (Tris), Meglumin und Dexpanthenol, geeignet. Auf die Verwendung von Triethanolamin sollte wegen möglicher Nitrosaminbildung verzichtet werden. Es ist vorgesehen, die Verwendung von Triethanolamin für innerlich anzuwendende Arzneiformen gänzlich zu verbieten und bei Externa auf maximal 2,5 Gew.-% zu begrenzen. Polyacrylsäurezubereitungen sind im pH-Bereich 6–10 viskositätsbeständig. Bei pH-Werten >10–11 tritt ein rapider Viskositätsabfall ein. Auch während der Lagerung muß mit Viskositätsminderungen gerechnet werden, zudem sind Zubereitungen aus Polyacrylsäure sehr salzempfindlich. Bereits in geringen Konzentrationen wirken Kationen, wie Na^+-, Ca^{2+}-, Al^{3+}-Ionen u.a., konsistenzmindernd bzw. koagulierend.

Polyacrylsäure ist ungiftig und gut hautverträglich. Polyacrylatgele besitzen im Unterschied zu anderen Hydrogelen eine Tiefenwirkung auf der Haut.

15.8.4.6
Polyvinylalkohol

$$\left[-CH_2-\underset{\underset{OH}{|}}{CH}- \right]_n$$

Polyvinylalkohol (PVA), auch unter der Bezeichnung Polyviol® bekannt, wird durch Hydrolyse von Polyvinylacetat gewonnen. Die Produkte weisen unterschiedliche Polymerisationsgrade auf. Die Molekülmasse beträgt 28000–40000. Das hygroskopische Pulver (Wassergehalt bei 20°C 7–10%) ist in Wasser mäßig löslich und in allen organischen Solventien unlöslich. Die wäßrigen Lösungen reagieren neutral bis schwach sauer. Zur Hydrogelbildung eignen sich nur Produkte mit hohen Molekülmassen. In Konzentrationen von 12–15% entstehen streichfähige, physiologisch gut verträgliche Gele, die insbesondere als kosmetische Präparate Verwendung finden.

Zubereitungen aus Polyvinylalkohol sind inkompatibel mit Säuren, Salzen, Tannin und Polyacrylsäure. Bei Anwesenheit von Borax und Borsäure findet Gelierung statt.

15.8.4.7
Polyvinylpyrrolidon

$$\left[\begin{array}{c} \text{(Pyrrolidon-Ring mit N-CH-CH}_2\text{)} \\ -CH-CH_2- \end{array} \right]_n$$

Polyvinylpyrrolidon (PVP), Polyvidon, Kollidon®, Periston®, Plasdone® ist durch Polymerisation des N-Vinylpyrrolidons erhältlich und stellt ein stark hygroskopisches, in Wasser, Alkoholen, Methylenchlorid und Chloroform leicht lösliches, weißes Pulver dar. Seine mittlere Molekülmasse beträgt je nach Polymerisationsgrad 20000–700000. In seinen kolloidphysikalischen Eigenschaften ähnelt es stark dem Polyvinylalkohol. Die wäßrigen Lösungen reagieren neutral bis schwach sauer. Sie sind mit Ethanol verträglich. Bei Zugaben größerer Salzmengen (Natriumchlorid, Natriumsulfat) tritt Koagulation ein. Polyvinylpyrrolidon ist geeignet, die Wasserlöslichkeit von Arzneistoffen zu erhöhen. Es ist jedoch zu beachten, daß mit einigen Arzneistoffen (z.B. Chloramphenicol, Sulfathiazol, Lokalanästhetika vom Procaintyp) Komplexe entstehen, die eine Inaktivierung der Verbindungen verursachen können. In Abhängigkeit vom Polymerisationsgrad besitzen wäßrige Polyvinylpyrrolidonzubereitungen in Konzentrationen von 10–15% plastische Beschaffenheit und können als Salbengele, insbesondere als Hautschutzsalben, Verwendung finden.

Als Hydrogelbildner eignen sich vor allem Produkte mit höherem Polymerisationsgrad. Zur Bereitung streichfähiger Gele wird das feine Pulver unter ständigem Rühren im Wasser verteilt und kurze Zeit zur Quellung stehengelassen.

15.9
Herstellungstechnologie

15.9.1
Allgemeines

Für die Herstellung gilt der Grundsatz: Qualität wird produziert und nicht in das fertige Produkt hineingeprüft. Die Einhaltung von GMP bei der Herstellung ist deshalb dringend erforderlich, so müssen Personal, Rohstoffe, Arbeitsplatz, Geräte und Herstellungsweise diesen Anforderungen genügen. Die Konsistenz als wesentlicher Faktor einer guten Manipulierbarkeit und Applizierbarkeit einer Salbe wird durch technologische Verfahrensweisen wie auch durch inkorporierte Arznei- und Hilfsstoffe oft in einem unzulässigen Ausmaß verändert. So führt die Inkorporierung von in der Salbengrundlage löslichen Arzneistoffen (z. B. Campher in Vaselin) zu einer Erniedrigung der Konsistenz. Ein gleicher Effekt ist auch beim Einarbeiten von Wasser zu verzeichnen. Durch Verarbeitung höherer Konzentrationen pulverartiger Arzneistoffe muß hingegen mit einer nicht vertretbaren Konsistenzerhöhung gerechnet werden. Die Einstellung einer bestimmten Konsistenz spielt zudem bei der Tropenstabilität salbenartiger Produkte eine große Rolle. Als Konsistenzbeeinflusser genutzte Stoffe dürfen sich nicht auf das Arzneistoffliberationsverhalten auswirken und sollen keine Inkompatibilitäten mit den Salbengrundlagen- und Hilfsstoffen besitzen. Als Konsistenzerhöher haben sich Walrat, hartes Paraffin, Cetylalkohol, Bienenwachs u.a. bewährt. Zur Konsistenzerniedrigung sind Neutralöl, flüssiges Wachs, flüssige Paraffine, flüssige Wachsester, Cetiole® und fette Öle im Gebrauch.

Je nach Löslichkeitsverhalten der Arzneistoffe liegen diese in der Salbengrundlage gelöst oder suspendiert vor; man spricht daher von Lösungs- und Suspensionssalben. Diese Klassifizierung ist vor allem von didaktischem Wert. In praxi bestehen jedoch gleitende Übergänge. Einmal weisen Arzneistoffe, die in der Grundlage suspendiert vorliegen, stets eine gewisse, wenn auch sehr geringe Löslichkeit im Trägermedium auf. Zum anderen ist die Löslichkeit relativ gut löslicher Arzneistoffe doch begrenzt; beim Überschreiten der Sättigungskonzentration entstehen Suspensionssalben. Salben mit mehreren Arzneistoffen unterschiedlicher Löslichkeit stellen gleichfalls Mischtypen dar. Wasserhaltige Salben mit Emulgatorzusatz werden generell als Emulsionssalben bezeichnet.

Der Verteilungszustand des Arzneistoffs im Träger bestimmt maßgeblich die anzuwendenden herstellungstechnologischen Maßnahmen.

In neuester Zeit haben sich neue Methoden zur Herstellung von Salben im Rezepturmaßstab etabliert. Neben der bisher üblichen Herstellungsweise durch Rühren mit einem Pistill in einer Salbenschale nehmen die Herstellung von Salben mit Hilfe des Unguators® und dem Tubex-Verfahren an Bedeutung zu.

Das Unguatorprinzip beruht auf einer speziellen „Tubenkruke", in die die zu mischenden Bestandteile eingefüllt werden. Ein Rührflügel wird in die Kruke eingeführt, und der Deckel der Salbenkruke wird mit der zentralen Öffnung über den Stab des Flügelrührers geführt. Dadurch entsteht ein komplett abgeschlossenes System. Der Flügelrührer wird in einen hochtourigen Antrieb eingespannt und aktiviert. Nach Entfernung des Flügelrührers wird der Deckel der Salbenkruke mit einer Applikationshilfe, die eine Entnahme der Salbe in der benötigten Menge ermöglicht, verschlossen.

Der Boden der Unguator-Kruke ist verschiebbar. Die Salbe kann durch Hochdrücken des Bodens aus der Öffnung der Applikationshilfe entnommen werden, ohne daß ein Öffnen des Gefäßes notwendig ist. Auf diese Weise wird die Kontamination der Zubereitung minimiert.

Vorteil des Unguator-Applikationssystems ist neben der vorteilhaften Applikation mit Hilfe der Unguator-Kruke die gute Emulgierarbeit und die hygienische Herstellungsweise in einem geschlossenen System.

Das System ersetzt selbstverständlich nicht das Verreiben von kristallinen Bestandteilen, die in die Zubereitung eingearbeitet werden sollen. Zum Erzielen der notwendigen Dispersität von Wirkstoffen in der Grundlage ist die Verreibung des Wirkstoffes in einem Teil der Salbengrundlage in einer Reibschale durchzuführen. Das endgültige Homogenisieren und Verdünnen kann dann mit dem Unguator® erfolgen. Insbesondere hochwirksame Wirkstoffe, die nur in geringen Anteilen in die Formulierung eingearbeitet werden (z. B. Glucocorticoide, Vitamin-A-Derivate), müssen vor der Bearbeitung mit dem Unguator in einem Teil der Salbengrundlage homogen verteilt werden.

Das TUBAG-System ist ein weiteres neues Verfahren zur GMP-gerechten Herstellung von Individualrezepturen in der Apotheke. Die Bestandteile der Salbengrundlagen werden in einen Kunststoffschlauch gegeben, der dann gegebenenfalls zum Schmelzen der Bestandteile erwärmt wird. Durch manuelles Kneten oder mit Hilfe eines Zusatzes erfolgt dann die Homogenisierung. Studien zeigen, daß mit dem Tubag-System sehr kleine Teilchengrößen erreicht werden können. Der komplette Schlauch wird nach Aufschneiden von einem Ende in die Tube eingeführt. Die Salbe kann somit in herkömmlicher Weise aus der Tube entnommen werden.

15.9.2
Wasserfreie Salben

Sie werden durch Aufschmelzen der Bestandteile und anschließendes Kaltrühren hergestellt. Die gewählte Temperatur sollte dabei so niedrig wie möglich sein, um eine thermische Belastung gering zu halten. Die überwiegende Zahl der gebräuchlichen Salben stellen Suspensionssalben dar, bei denen die Teilchengröße der inkorporierten Arzneistoffe von entscheidender Bedeutung ist. Zur Bereitung sind feinstgepulverte Substanzen einzusetzen.

Teilchenzerkleinerung. Wie bereits ausgeführt (s. 1.1), stehen zur Zerkleinerung von Feststoffen verschiedene Methoden und Maschinen zur Verfügung, von denen u.a. die folgenden zur Feinstpulverisierung geeignet sind: angerauhter Mörser mit Pistill (nur in Ausnahmefällen), Schlagkreuzmühlen (z. B. Pirouette), Kugel-, Schlagprall- und Luftstrahlmühlen. Tabelle 15.8 informiert über Zerkleinerungsgrade, die bei Verwendung der Schlagkreuzmühle (Pirouette) zu erreichen sind. Es ist zu berücksichtigen, daß keine generellen Aussagen über die Leistungsfähigkeit der Zerkleinerungsmaschinen gemacht werden können, da je nach Arzneistoff und seiner kristallinen Form die Resultate unterschiedlich ausfallen. Günstig liegen die Teilchengrößenverhältnisse bei gefällten Arzneistoffen (z. B. Zinkoxid oder basischem Bismutnitrat). Derartige feindisperse Pulver (Teilchengröße < 20 μm) neigen jedoch sehr stark zur Agglomeratbildung. Bei ihrer Verarbeitung steht daher die Egalisierung bzw. Homogenisierung im Vordergrund. Diese wird oft durch Tenside wirksam unterstützt. Problematisch an dieser Methode ist der mögliche oxidative Verderb der verarbeiteten Lipide durch die offene Konstruktion, die zudem eine Kontaminierung durch die umgebende Raumluft zuläßt.

Substanz	Mahldauer (min)	Teilchengrößenbereich (μm)
Borsäure	1	60– 85
	5	15– 50
Chloramphenicol	1	20–100
	5	10– 30
Resorcinol	1	12–110
	3	8– 63
Salicylsäure	1	20– 84
	5	8– 25
Tolazolinhydrochlorid	1	30– 80
	5	20– 50

Tab. 15.8: Abhängigkeit erzielbarer Teilchenzerkleinerung von der Mahldauer der Schlagkreuzmühle „Pirouette" (Füllmenge etwa 20 g, Umdrehungszahl etwa 1400 U/min)

Zur Bereitung der Salbe wird vorteilhaft eine Konzentratverreibung hergestellt, indem man den pulverisierten Arzneistoff mit der gleichen bis doppelten Menge Salbengrundlage bearbeitet. Hierdurch ist es in vielen Fällen möglich, eine weitere Teilchenzerkleinerung zu erreichen, da durch das plastische Verhalten der Grundlage und die hohe Feststoffkonzentration die zugeführten Scherkräfte (Pistill, Salbenmühle) stärker wirksam werden als bei Salben mit nur geringem Wirkstoffgehalt. Durch die stattfindende interpartikuläre Reibung werden zudem scharfe Kanten und Ecken abgeschliffen, wodurch eine weitere Teilchenzerkleinerung stattfindet. Durch Zugabe der restlichen Salbengrundlagenanteile wird sodann die Zubereitung auf die geforderte Arzneistoffkonzentration gebracht. Der Verreibungseffekt ist in hohem Maße von dem verwendeten Arbeitsgerät abhängig. Mit der bislang üblichen rezepturmäßigen Herstellung in der Salbenschale mit Pistill, zu sehen in Abbildung 15.10, sind die geforderten Teilchengrößen nicht zu erreichen. Eine angerauhte Reibschale mit passend dimensioniertem Pistill führt bei 20–25minütiger manueller Verreibung oft zum Erfolg. Eine andere gebräuchliche Methode, unter Verwendung eines Porphyrisators (abgeplattetes Pistill) und der Salbenplatte (angerauhte Glasplatte) die Verreibung vorzunehmen, führt ebenfalls zum Ziel. Diese Art der Salbenbereitung, die im europäischen Raum zur Herstellung von Augensalben

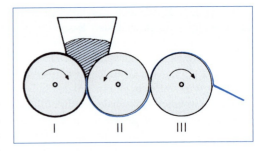

Abb. 15.11: Dreiwalzenstuhl

z.T. ausgeübt wird, hat sicherlich Vorteile. Einmal treten große Scherkräfte auf, die eine effektive Teilchenzerkleinerung und Dispergierung gewährleisten, des weiteren ist eine Sichtkontrolle gegeben.

Sehr günstig ist der Einsatz von Walzenmühlen zu beurteilen. Von den bekannten Walzenmühlen (1–5 Walzen) ist der *Dreiwalzenstuhl* am besten geeignet (Abb. 15.11). Die Dreiwalzenmühle besteht aus drei Hartporzellan- oder Steingutwalzen, bezeichnet mit I, II, III, die durch einen Elektromotor in rotierende Bewegung versetzt werden. Die Walze III führt neben ihrer rotierenden noch eine horizontal schwingende Bewegung aus. Die zwischen den Walzen I und II aufgegebene Salbenmenge bewegt sich als feiner Film durch die Walzenzwischenräume entlang den Walzenoberflächen und wird schließlich an der Walze III mittels eines Schabmessers abgestreift. Die Spaltbreite (Walzenabstand) läßt sich variieren. Vorteilhaft wird sie zwischen den Walzen II und III etwas kleiner gewählt als zwischen den Walzen I und II. Der optimale Abstand wurde zu 10–20 µm ermittelt. Der mit der Maschine erreichbare Verreibungseffekt ist auf die zwischen den Walzen auftretenden Reib- und Scherwirkungen zurückzuführen.

Da die in Suspensionssalben inkorporierten Arzneistoffe meist nicht vollständig unlöslich in der Salbengrundlage sind (s. Tab. 15.9), muß mit Kristallwachstum gerechnet werden. Eine Überprüfung der Teilchengröße in bestimmten zeitlichen Abständen ist daher anzustreben.

Durch Frischfällung des Wirkstoffs und Verarbeitung des feuchten Niederschlags werden Salben erhalten, die den Arzneistoff in hochdispersem Zustand enthalten.

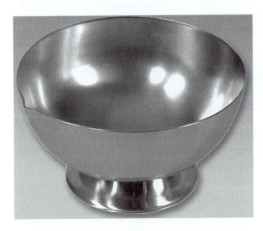

Abb. 15.10: Salbenschale (Wepa Apotheken-Bedarf, Höhr-Grenzhausen)

Arzneistoff	Vaselin	Fette (gehärtetes Erdnußöl)
Menthol	20	18
Campher	15	20
Thymol	6	30
Iod	1	6
Diacetylaminoazotoluen	0,5	2
Schwefel	0,5	–
β-Naphthol	0,13	7
Benzocain	0,1	–
Salicylsäure	0,06	2
Resorcinol	unlöslich	6

Tab. 15.9: Löslichkeit (%) einiger Arzneistoffe in Salbengrundlagen bei 20 °C

15.9.3 Lösungssalben

Zur Herstellung von Lösungssalben wird die Salbengrundlage bei möglichst niedrigen Temperaturen erwärmt und der feinst gepulverte Arzneistoff unter ständigem Rühren in der Schmelze gelöst. Die Zubereitung ist während des Erkaltens ständig in Bewegung zu halten, um Nachhärteeffekte, wie sie bei erstarrten Schmelzen in Erscheinung treten, weitgehend zu mildern. Durch größere Mengen gelösten Arzneistoffs kann es zu einer mehr oder weniger ausgeprägten Schmelzpunktsdepression der Salbe kommen. Da hierdurch die rheologischen Eigenschaften, wie Streichfähigkeit, Zügigkeit und Plastizität, in unzulässigem Ausmaß beeinträchtigt werden, ist die Zugabe von Konsistenzerhöhern erforderlich.

Die teils geübte Arbeitsweise, wonach die Arzneistoffe in geringen Mengen organischer Lösungsmittel (Ether, Chloroform, Ethanol u.a.) gelöst in die Salbengrundlage eingearbeitet werden, ist abzulehnen, da nach dem Verdunsten meist übersättigte Lösungen entstehen, die zur Kristallisation neigen. Die entstehenden Kristalle sind meist größer und scharfkantiger als es im suspendierten Zustand der Fall wäre. Lösungssalben sind in zeitlichen Intervallen auf ein Auftreten von Kristallen (Rekristallisation) zu prüfen.

Die Löslichkeit der Arzneistoffe in lipophilen Grundlagen ist im allgemeinen gering. Tabelle 15.9 gibt über die Löslichkeit einiger Arzneistoffe in Vaselin und gehärtetem Erdnußöl Auskunft.

Ist das Lösungsverhalten des Arzneistoffs in der Grundlage nicht genau bekannt, so ist es stets von Vorteil, eine Suspensionssalbe herzustellen.

15.9.4 Emulsionssalben

Unter Emulssionssalben sind wasserhaltige, streichfähige, emulgatorhaltige Zubereitungen zu verstehen. Abhängig vom verwendeten Emulgator bzw. Emulgatorgemisch bildet sich nach Zugabe von Wasser eine Emulsion vom Typ W/O oder vom Typ O/W. Der inkorporierte Arzneistoff liegt je nach seinen Lösungseigenschaften in der Wasser- oder Fettphase dispers (suspendiert) bzw. molekulardispers (gelöst) vor. Oft kommt es allerdings zur Ausbildung von Mischsystemen, nämlich dann, wenn der Arzneistoff nicht vollständig in einer der beiden Phasen löslich ist, sondern z.T. suspendiert vorliegt. Es ist dann besser, von Suspensions-Emulsions-Salben zu sprechen.

Emulsionssalben haben vieles mit den flüssigen Emulsionen gemeinsam. Die wesentlich höhere Konsistenz der Außenphase läßt jedoch praktisch keine Sedimentation der dispergierten Kügelchen zu, so daß ein Aufrahmen und Brechen plastischer Emulsionssysteme nicht zu befürchten ist. Ähnlich wie bei flüssigen

Emulsionen, läßt sich auch bei Salben ein Dispersitätsgrad ermitteln.

Die Herstellung größerer Mengen von Cremes erfolgt üblicherweise in doppelwandigen Kesseln, die ein Temperieren (Erwärmen und Abkühlen) erlauben. Rührelemente unterschiedlicher Form ermöglichen hierbei eine intensive Durchmischung und Homogenisierung des Ansatzes. Hierbei ist der Einsatz geschlossener apparativer Einrichtungen offenen Systemen vorzuziehen. Diese Anlagen sind evakuierbar oder ermöglichen eine Inertbegasung und gewährleisten die Herstellung von Salben unter kontaminationsarmen Bedingungen und Ausschluß von Lufteinschlüssen. Großtechnisch sind Herstellungsmethoden möglich, die mit den klassischen Methoden nicht mehr viel zu tun haben, genannt seien das Cryo-Mix-Verfahren und die Nieder-Energie-Emulgierung.

Emulsionssalben vom Typ W/O. Zur Bereitung wird die Fettphase (Emulgator und Grundlage) geschmolzen und unter ständigem Rühren das gleichfalls temperierte Wasser langsam hinzugegeben. Es ist wichtig, vor allem während des Erstarrens die Salbe intensiv mechanisch zu bearbeiten, da zu diesem Zeitpunkt die Fixierung des endgültigen Zustands stattfindet. Sollen wasserlösliche Arzneistoffe inkorporiert werden, so können sie in der Wasserphase gelöst zugesetzt werden. W/O-Emulsionssalben sind im allgemeinen recht stabil. Ihr Wassergehalt in der inneren Phase kann bei Verwendung geeigneter Emulgatoren, z. B. der Polyglycerinester und der niedrig ethoxylierten Hydroxystearinsäureester des DAC, bis 95 % betragen. Bedingt durch die hohe Viskosität der äußeren Phase besitzen die Wassertröpfchen keine kugelförmige Gestalt, sondern sind mehr oder weniger deformiert. Zu beachten sind die bereits dargelegten Inkompatibilitäten, die das Wasseraufnahmevermögen (Wasserzahl) wesentlich erniedrigen können. Salben vom Typ W/O erweisen sich bei der Salbenstuhlpassage als stabil. Eine derartige Behandlung ist jedoch meist nicht erforderlich.

Emulsionssalben vom Typ O/W. Hierzu zählen die Stearatcremes und die Mischemulgatorsalben vom Typ der Lanettesalbe, für die meist detaillierte Herstellungsvorschriften existieren. Prinzipiell ist bei der Herstellung so vorzugehen, daß das Wasser und die lipophile Komponente im erwärmten Zustand emulgiert werden, oder man arbeitet das gleichwarme Wasser unter ständigem Rühren in die vorgelegte lipophile Phase ein. Die Arbeitstemperatur sollte 70 °C nicht übersteigen. Sehr homogene Zubereitungen sind erhältlich, wenn die flüssige Mischung durch einen Düsen- oder Spalthomogenisator gegeben wird. Zur Gewährleistung der mikrobiellen Reinheit ist die Wasserphase zu konservieren (s. 26.5.2).

15.10
Verpackung, Aufbewahrung, Haltbarkeit

Für Haltbarkeit von Rohstoffen und fertigen Salben sind vom Arzneibuch und Gesetzgeber keine Fristen vorgegeben. Rohstoffe dürfen so lange verwendet werden, wie sie den Anforderungen der Monographie entsprechen. Rezepturen müssen nur mit dem Hinweis „begrenzt haltbar" versehen werden, sollten aber angesichts der fehlenden Konservierung nicht länger als 1 Monat verwendet werden. Darüber hinaus findet sich im Kommentar der Apothekenbetriebsordnung eine Liste mit Lagerfristen für verschiedene Rezepturen. Als Behältnisse für Salben dienen Tuben und Kruken. Aus hygienischen Gründen sollten sie grundsätzlich in Tuben abgefüllt werden. Nur diese gewährleisten den erforderlichen Verdunstungsschutz. Keimfreie bzw. aseptisch hergestellte Zubereitungen und Salben, die oxidationsempfindliche Arzneistoffe enthalten, müssen in Tuben abgefüllt werden. In zunehmendem Maße finden Kunststoffbehälter Verwendung. Polyethylenglykole und Zubereitungen, die phenolische Arzneistoffe enthalten, eignen sich nicht zur Lagerung in Kunststoffbehältnissen (Lösungsvermögen, Verfärbung).

Salben sind kühl und möglichst unter Luftabschluß (bis zum Rand gefüllte Gefäße) aufzubewahren. Desgleichen ist auf Grund der Autoxidationstendenz bei Fettsalben Lichtschutz anzustreben. Für Zubereitungen, die lichtempfindliche Wirkstoffe enthalten, wie Quecksilberverbindungen, Wasserstoffperoxid, phenolische Verbindungen (z. B. β-Naphthol, Pyrogallol), Silbernitrat und Bismutsalze, ist Lichtschutz obligatorisch.

Salben sollten stets nur in Mengen vorrätig gehalten werden, die dem Verbrauch angemessen sind. Bei untragbar langer Aufbewahrung sind Qualitätsminderungen, die sowohl die Grundlage (Ranzidität, nicht akzeptable Nachhärtung, nachteilige Veränderung der Dispersitätsverhältnisse bei Emulsionszubereitungen) als auch die inkorporierten Wirkstoffe (chemische und mikrobiell bedingte Zersetzungen, Teilchengrößenwachstum) betreffen, nicht auszuschließen.

15.11
Spezielle Salben

15.11.1
Salben zur Behandlung von Hautinfektionen

Diese Salben finden Verwendung zur Therapie bei Hauterkrankungen, die durch Bakterien, Pilze und Viren verursacht werden. Beispiele für bakteriell verursachte Erkrankungen sind Pyodermien, für Pilzerkrankungen Dermatomykosen und für virale Infektionen Windpocken, Zoster und Herpes simplex. Bei Dermatomykosen gelangen z. B. Nystatin, Griseofulvin, Econazol, bei bakteriellen Hautinfektionen Gentamicin, Erythromycin und bei viralen Infekten Aciclovir zum Einsatz.

Die Verwendung von Antibiotika zur kutanen Therapie muß sehr kritisch erfolgen, da Hautsensibilisierungen und Kontaktdermatitiden auftreten können.

15.11.2
Antiphlogistische Salben

Glucocorticoide besitzen ausgeprägte antiphlogistische, antiproliferative, antiallergische, immunsuppressive und juckreizstillende Eigenschaften, was zu ihrer kutanen Anwendung bei nichtinfizierten Ekzemen, allergischen Hauterkrankungen, Verbrennungen, Psoriasis und Lichtdermatosen geführt hat. Neben Betamethasonestern werden vor allem Dexamethason, Triamcinolonacetonid, Hydrocortison, dessen Ester und Clobetasol zur topischen Applikation genutzt. Für bakteriell überlagerte Hauterkrankungen werden Kombinationspräparate aus Corticoiden und Chemotherapeutika oder Antiseptika eingesetzt. Die Resorption topisch eingesetzter Glucocorticoide hängt vom Hautareal und der galenischen Zubereitung ab. Eine Metabolisierung findet teilweise bereits in der Haut oder dann in der Leber statt. Systemische Nebenwirkungen sind nur beim Einsatz hochwirksamer Glucocorticoide, bei großflächiger Anwendung, Okklusivverbänden oder geschädigter Haut zu befürchten.

Neben den überwiegend eingesetzten Glucocorticoiden werden auch andere Stoffe, wie Teerpräparate, sulfonierte Schieferöle, Bufexamac und Phytopharmaka (Kamillen-, Hamamelis- und Gerbstoffzubereitungen), eingesetzt. Wegen der kanzerogenen Eigenschaften und lokalen Reizerscheinungen sollte der Einsatz von Teerpräparaten und sulfonierten Schieferölen (Ammoniumbituminosulfonat, Ichtyol®) nur nach strenger Indikationsstellung erfolgen.

Wie bei allen Zubereitungen sind chemische Stabilitätsprobleme der Wirkstoffe zu beachten.

15.11.3
Zubereitungen mit Kühleffekt

Die bei entzündlichen, allergischen Hautprozessen oder Verbrennungen auftretenden lokalen Hitze- und Spannungszustände können durch das Aufbringen von kühlenden Zubereitungen gelindert werden. Da die kühlende Wirkung vor allem auf die Verdunstungskälte zurückzuführen ist, sind hydrophile Gele mit einem Alkoholanteil, aber auch Lotionen, Emulsionssalben vom Typ O/W (hydrophile Cremes) oder W/O-Zubereitungen (hydrophobe Cremes) mit geringer Stabilität verwendbar.

Als hydrophile Cremes werden vor allem wasser- und mischemulgatorhaltige Zubereitungen (wasserhaltige hydrophile Salbe DAB) genutzt. Das klassische Beispiel einer labilen, hydrophoben Creme ist die Kühlsalbe (DAB), (Unguentum leniens, cold cream), die beim Auftragen auf die Haut bricht, das Wasser freigibt und so eine Kühlwirkung verursacht.

Die nach Applikation von Mentholsalben zu beobachtende Kühlwirkung ist subjektiver Natur und geht nicht mit einer echten Temperaturerniedrigung einher. Das Kältegefühl ist auf eine Reizung der Kälterezeptoren zurückzuführen.

15.11.4
Hautschutzsalben

15.11.4.1
Allgemeines

Hautschutzsalben, auch Gewerbeschutzsalben bzw. barrier creams genannt, dienen dem Schutz der gesunden Haut vor schädigenden Noxen, wie sie insbesondere in der chemischen Industrie und ähnlich gelagerten Berufszweigen, aber auch im Haushalt, anzutreffen sind. Die hautschädigenden Einflüsse, die zur Entstehung von Berufsdermatosen führen, lassen sich nach ihrer chemischen Natur in zwei Kategorien einteilen.
1. *Einflüsse hydrophiler Natur.* Als solche fungieren Wasser, wäßrige Lösungen, Säuren und Laugen. Ein wirksamer Schutz ist durch Verwendung hydrophober Grundlagen, wie Vaselin, Lipogelen und Absorptionsbasen, gegeben.
2. *Einflüsse lipophiler Natur.* Gegen organische Lösungsmittel, wie Chloroform, Trichlorethylen, Tetrachlorkohlenstoff, gesättigte Kohlenwasserstoffe (Mineralöle) und aromatische Körper (Benzol, Xylol), sind lipophobe Grundlagen, vor allem Hydrogele, Macrogolzubereitungen und hydrophobe Cremes (O/W-Typ) verwendbar.

Neben den oben erwähnten Noxen ist auch ein Schutz gegen ätzende Verbindungen, wie sie z. B. in der Zement- und Galvanisierindustrie auftreten, erwünscht. Als Schutz haben sich Kombinationen aus Polyethylenglykolen und anorganischen Hydrogelen unter Zusatz eines Weichmachers (Glycerol) bewährt. Sie hinterlassen nach dem Antrocknen auf der Haut einen elastischen Film („flüssiger Handschuh").

Bevorzugt werden siliconhaltige Präparationen verwendet, die als Schutz gegen hydrophile und lipophile hautschädigende Einflüsse das Mittel der Wahl darstellen.

15.11.4.2
Siliconsalben

Silicone, chemisch exakt als Polysiloxane zu bezeichnen, sind siliciumhaltige organische Verbindungen, deren Grundgerüst durch die alternierende Verknüpfung von Silicium und Sauerstoff charakterisiert ist. Die Siliciumatome tragen organische Reste, vor allem Methyl-, aber auch Phenylgruppen.

$$H_3C-\underset{\underset{R}{|}}{\overset{\overset{CH_3}{|}}{Si}}-O\left[\underset{\underset{R}{|}}{\overset{\overset{CH_3}{|}}{Si}}-O\right]_n\underset{\underset{R}{|}}{\overset{\overset{CH_3}{|}}{Si}}-CH_3$$

$R = CH_3$ oder C_6H_5

Nach dem Vernetzungsgrad ist zu unterscheiden zwischen:
- Siliconölen (lineare Kettenstruktur, z. T. auch Ringstruktur)
- Siliconkautschuken (Linearpolymeres von der Größenordnung n >4000)
- Siliconharzen (dreidimensionale vernetzte Struktur)

Die teils anorganische, teils organische Natur verleiht den Siliconen günstige Eigenschaften wie
- hohe chemische Stabilität, insbesondere gegenüber oxidativen und hydrolytischen Einflüssen
- ausgeprägte Hydrophobie
- Temperaturbeständigkeit
- geringe Abhängigkeit der Viskosität von der Temperatur
- Geruch- und Geschmacklosigkeit

Siliconöle sind wasserklare, geruch- und geschmacklose Flüssigkeiten, deren Kennzeichnung durch die Angabe des Viskositätswerts bei 25 °C erfolgt. So bedeutet die Angabe Siliconöl 500, daß die Viskosität des Produkts bei 20 bzw. 25 °C etwa $500 \text{ mm}^2 \cdot \text{s}^{-1}$ (500 cSt) beträgt. Die Viskosität nimmt mit steigendem Polymerisationsgrad zu (Tab. 15.10). Die geringe

Tab. 15.10: Abhängigkeit der Viskosität von Methylsiliconölen vom Polymerisationsgrad (n)

n	Viskosität (mm² · s⁻¹ bei 20 °C)
50	60
110	140
280	680
400	1440

Viskositäts-Temperaturabhängigkeit der Siliconöle im Vergleich zu einem Mineralöl veranschaulicht Abbildung 15.12.

Die niedrige Oberflächenspannung (bei 20 °C etwa 18–22 mN · m⁻¹, 18–22 dyn · cm⁻¹) gewährleistet eine gute Salbenspreitung. Für Hautschutzsalben werden Dimethylsiloxane (Dimeticon 350) eingesetzt, wobei als Träger bevorzugt ambiphile Cremes (Basiscreme) oder hydrophile Cremes dienen.

Zur Erzielung des Hautschutzeffekts genügen für gering aggressive hautschädigende Einflüsse, wie sie z. B. bei der täglichen Hausarbeit auftreten, bereits Siliconölkonzentrationen von 2–5 %. Für einen optimalen Schutz gegen starke gewerbliche Noxen sind hingegen höhere Siliconölgehalte von etwa 25 % erforderlich. Fälschlicherweise sind sie in kosmetischen Produkten häufig in abwaschbaren O/W-Cremes enthalten.

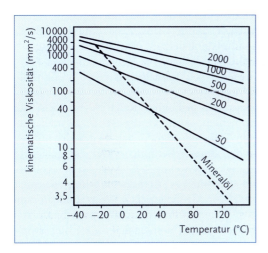

Abb. 15.12: Viskosität-Temperatur-Abhängigkeit von Siliconölen

Da Siliconöle die physiologischen Hautfunktionen, insbesondere die Hautatmung, nicht nachteilig beeinflussen, keine Fettung der Haut zu befürchten ist und sie zudem ein gutes Wärmeleitvermögen besitzen, eignen sie sich auch zur Abdeckung ausgedehnter Hautareale (z. B. Schutz gegen Wundliegen).

15.11.5 Lichtschutzpräparate

Nach der physiologischen Wirkung auf die Haut ist die UV-Strahlung des Sonnenlichts in zwei Bereiche einzuteilen:
- Strahlen des UV-A-Bereichs (λ = 315–400 nm). Sie wirken langsam bräunend, besitzen eine erwünschte bakterizide Wirkung und können Lichtdermatosen, wie photoallergische Dermatitis, auslösen.
- Strahlenanteile des UV-B-Bereichs (λ = 280–315 nm, Maximum bei 307–308 nm), auch Dornostrahlung genannt. Sie verursachen akute Hautschäden (Dermatitis solaris, Sonnenerythem, Sonnenbrand). Die Absorption der Strahlung führt zu photochemischen Sekundärreaktionen, hierbei reagieren freie Radikale mit DNA-Bestandteilen.

Chronische Lichtschäden, Lichtsummationsschäden, können im harmlosen Fall Altershaut, aber auch maligne Melanome oder Basaliome sein. Bedingt durch den Rückgang der vor UV-Licht schützenden Ozonschicht sollte zur Vermeidung schwerwiegender Schädigungen eine Verringerung der Sonnenexposition und der Einsatz entsprechender Lichtschutzsalben stattfinden.

Lichtschutzmittel haben die Aufgabe, die Haut vor der schädigenden Wirkung des Sonnenlichts zu schützen, während *Sonnenschutzmittel* die erythembildenden Strahlen des UV-B-Bereichs so weit abschwächen sollen, daß keine nachteiligen Hautveränderungen (Sonnenbrand) auftreten, ohne das Wirksamwerden der für die Bräunung wichtigen langwelligeren UV-Strahlen zu verhindern. Die Bräunung stellt durch Melanin-Bildung in der Haut und eine verstärkte Hornschicht den natürlichen Lichtschutz dar.

Wegen der Ozonproblematik sollten bei Lichtexposition Lichtschutzsalben aufgetragen werden. Sie sind auch immer dann erforderlich, wenn eine erhöhte Empfindlichkeit gegenüber Licht besteht. Eine Photosensibilisierung wird ausgelöst vor allem durch Furanocumarine (z. B. Psoralen), aber auch andere körperfremde und körpereigene Substanzen (z. B. Porphyrine). Auch können bestimmte Arzneistoffe nach lokaler und peroraler Applikation, wie z. B. Sulfonamide, Phenothiazine und Antibiotika, photosensibilisierend wirken bzw. phototoxische Effekte hervorrufen.

Man unterteilt Stoffe mit Lichtschutzwirkung in lichtabsorbierende und lichtreflektierende Substanzen. Lichtabsorbierende Stoffe können je nach Lage der Absorption UV-B- oder Breitbandfilter sein.

Als UV-B-Filter werden Zimtsäure, Benzimidazol und p-Aminobenzoesäurederivate eingesetzt. Die Lichtschutzwirkung der UV-B-Filter wird durch den Lichtschutzfaktor angegeben, der besagt, wievielmal länger die Haut mit als ohne Lichtschutzmittel der Sonne ausgesetzt werden kann. Breitbandfilter absorbieren sowohl UV-B- als auch UV-A-Strahlung. Sie werden bei Photodermatosen und zum Schutz vor Lichtsummationsschäden eingesetzt. Einsatz finden Benzophenon-Derivate.

Lichtreflektierend wirken Titandioxid, Zink-, Eisenoxid und Calciumcarbonat. Zugesetzt werden außerdem entzündungshemmende Stoffe (Bisabolol), Vitamine (Vitamin E), Dexpanthenol und Duftstoffe. Als Stoffe mit Lichtschutzwirkung (Photoprotektoren) sind nur die in der Positivliste der Kosmetik-Verordnung aufgeführten Stoffe zugelassen.

Die Wirkung aller Schutzzubereitungen ist von der aufgetragenen Schichtdicke und der Strahlungsintensität abhängig. Handelsübliche Präparate sind u.a. wäßrige, alkoholische, ölige Lösungen, Emulsionen und Lotionen, Cremes, Fettstifte, Gele und Aerosol-Schaumcremes etc.

15.12
Halbfeste Zubereitungen zur Anwendung am Auge

15.12.1
Allgemeines

Halbfeste Zubereitungen zur Anwendung am Auge sind sterile Salben, Cremes oder Gele, die zur Anwendung auf der Bindehaut bestimmt sind. Der Wirkstoff liegt in der Grundlage entweder gelöst oder suspendiert vor. Von ihnen ist zu fordern, daß sie reizlos vertragen werden, eine gute Haftfähigkeit am Auge, ein ausreichendes Spreitungsvermögen und Geschmeidigkeit besitzen. Sie müssen konserviert werden. Packungsgröße und Teilchengröße werden von der Ph. Eur. limitiert. Sie sollen über eine gewisse Hydrophilie verfügen, die eine Emulgierung mit der Tränenflüssigkeit und damit eine gute Verteilung im Bindehautsack gewährleistet.

Als optimal sind Grundlagen mit einer Fließgrenze von $5\,mN \cdot m^{-2}$ und einem Schmelzbereich von 32–33°C (Temperatur der Kornea bzw. der Bindehaut) anzusehen. Aus der Palette der gebräuchlichen Salbengrundlagen erfüllen nur recht wenige die genannten Anforderungen. Kohlenwasserstoffgele mit und ohne Emulgatorzusatz (z. B. Cholesterol, Wollwachs) sind nach entsprechender Konsistenzeinstellung durch Zugabe von flüssigem Paraffin (bis zu 30%) besonders günstig zu beurteilen. Diese Grundlagen sind bei 160°C heißluftsterilisierbar, eine Konservierung ist nicht erforderlich. Die Verwendung von Polyethylenglykolgrundlagen, glycerol- und glykolhaltigen Medien ist wegen der beobachteten osmotisch bedingten Reizwirkung nicht zu empfehlen. Auch emulgierende Grundlagen vom Typ O/W eignen sich wegen der auftretenden Reizerscheinungen und starken Sichtbehinderung wenig. W/O-Augensalben enthalten die wäßrige Arzneistofflösung in einer lipophilen Grundlage (s.o.) mit Emulgatorzusatz. Eine Konservierung, meist mit Benzalkoniumchlorid, Thiomersal u.a., ist hier zwingend erforderlich. Die Zubereitungen können im Autoklaven behandelt und unter aseptischen Bedingungen homogenisiert werden, wenn der Wirkstoff derartige Temperaturen aushält. Wegen des Fremdkörpergefühls und des beeinträchtigten Sehens werden diese Zubereitungen häufig über Nacht oder unter Augenverbänden eingesetzt.

Eine gute Arzneistoffliberation bei gleichzeitiger physiologischer Verträglichkeit und Tiefenwirkung wurde für Methylcellulose- oder Carboxyvinylpolymerhydrogele (Carbopol® 934) nachgewiesen.

15.12.2
Herstellungstechnologie

Die Bereitung von Augensalben muß zur Gewährleistung der erforderlichen mikrobiologischen Reinheit unter aseptischen Bedingungen erfolgen (Laminarbox). Das setzt voraus, daß die verwendete Salbengrundlage möglichst problemlos sterilisiert werden kann. Bewährt hat sich ein cholesterolhaltiges Vaselin, das sich ohne wertmindernde Veränderungen mittels Heißluft sterilisieren läßt. Auch die keimfreie Filtration von Grundlagen in beheizbaren Druckfiltrationsgeräten ist möglich.

Um eine gute Arzneistoffliberation zu gewährleisten, ist der Anfertigung von Suspensionssalben der Vorzug zu geben. Hierbei kommt der Teilchengröße der inkorporierten Arzneistoffe dominierende Bedeutung zu. Zur Vermeidung mechanischer Reizungen des Auges und zur Gewährleistung der Wirkung muß die Verwendung von mikronisierten Pulvern oder von Pulvern ähnlicher Korngrößencharakteristika gefordert werden. Eine derartige extreme Stoffzerkleinerung ist mit großen Schwierigkeiten verbunden.

Mit den üblichen Zerkleinerungsgeräten, wie Reibschale mit Pistill, Schlagkreuzmühle und Kugelmühle, ist nur bei einigen Arzneistoffen unter großem Zeit- und Arbeitsaufwand eine erfolgreiche Zerkleinerung zu erzielen. Durch Verwendung von Luftstrahlmühlen (s. 1.1.2.2) und anschließender Teilchenfraktionierung lassen sich jedoch im Industriemaßstab Mikropulver rationell herstellen. Vorteilhaft ist die Verarbeitung von frisch gefällten Wirkstoffen.

Die Einarbeitung des Arzneistoffs in Form einer wäßrigen Lösung, d.h. Bereitung einer Emulsionssalbe, ist prinzipiell möglich. Diese Verfahrensweise darf jedoch nur dann angewendet werden, wenn die Wasserlöslichkeit des Arzneistoffs so gut ist, daß Rekristallisationen nicht befürchtet werden müssen. Zur Bereitung von Augensalben finden Reibschale und Pistill oder angerauhte Salbenplatten mit Porphyrisator Verwendung. Die Verteilung der Arzneistoffe in Suspensionssalben wird durch Bearbeiten mit dem Salbenstuhl verbessert.

15.12.3
Verpackung, Aufbewahrung, Haltbarkeit

Die geeignetste Verpackung für Augensalbe ist zweifelsohne die sterile Tube mit Applikationsspitze, abgefüllt unter aseptischen Bedingungen. Sie gewährleistet durch ihre geringe Öffnungsfläche, daß die Kontamination während der Applikation auf ein Minimum reduziert wird. Gleichzeitig ist ein guter Lichtschutz gegeben. Es ist daher von Vorteil, Tuben mit Innenschutzlack zu verwenden. Bei unsachgemäßer Tubenherstellung muß mit Poren in der Lackierung und der Anwesenheit von Metallsplittern gerechnet werden. Die Lagerzeit ist nicht nur von der chemischen Stabilität der inkorporierten Arzneistoffe abhängig, sondern vor allem von einer möglicherweise eintretenden Teilchenvergrößerung bzw. Rekristallisation. Eine Prüfung des Teilchengrößenspektrums in bestimmten Zeitintervallen ist daher unbedingt erforderlich. In jedem Fall ist der Frischbereitung von Augensalben der Vorzug zu geben.

15.13
Pasten

Pasten, Pastae, sind hochkonzentrierte Suspensionen, die zur Anwendung auf der Haut oder Schleimhaut bestimmt sind.

Im Unterschied zu den Salben sind Pasten den inkohärenten Systemen zuzuordnen. Ihre plastische Beschaffenheit liegt nicht in einem Gerüstaufbau der festen Partikel begründet, sondern ist mit der räumlichen Auffüllung der Flüssigkeit mit dichtgepackten Feststoffteilchen zu erklären. Die zur Pastenbildung notwendige Feststoffkonzentration beträgt im allgemeinen 30–70%. Sie ist verständlicherweise vom flüssigen Dispersionsmittel, aber auch vom Dispersitätsgrad des Festkörpers abhängig. Günstige Stabilitätsbedingungen sind gegeben, wenn die Außenphase weitgehend sorptiv an der Partikeloberfläche fixiert vorliegt. Hinweise über die zur Pastenbildung optimale Flüssigkeitsmenge gibt der Enslin-Wert (s. 8.7.6).

Die in den Arzneibüchern aufgeführten Pasten (z.B. Zinkpaste DAB) sind hingegen im allgemeinen salbenartige Zubereitungen mit hohem Feststoffanteil, die als Dispersionsmittel lipophile Salbengrundlagen (z.B. Vaselin) enthalten.

Zur Pastenbereitung wird das feindisperse Pulver in der äußeren Phase suspendiert, die, sofern es sich um salbenartige Vehikel handelt, erwärmt bzw. geschmolzen werden darf. Um eine gleichmäßige Verteilung der Feststoffe zu gewährleisten, insbesondere um eventuelle Nesterbildungen zu zerstören, ist Homogenisieren mittels Knetwerken oder Dreiwalzenstühlen erforderlich.

Pasten besitzen als Zubereitungen von plastischer Verformbarkeit eine Fließgrenze. Oberhalb dieser zeigen sie meist pseudoplastisches Fließverhalten. Systeme, deren Partikel gut ausgeprägte Solvathüllen besitzen, können Dilatanz aufweisen (s. 2.7.3.2). Dilatantes Fließverhalten ist jedoch nicht ein generelles Merkmal der Pasten.

Pasten stehen therapeutisch zwischen Salben und Pudern. Sie wirken an der Hautoberfläche. Ihre aufsaugenden und abtrocknenden Eigenschaften werden zur Behandlung nässender Hauterkrankungen (z.B. Ekzeme) genutzt. Darüber hinaus sind sie aber auch als Trägermedien für resorptiv wirksame Arzneistoffe geeignet.

Pasten sind ähnlich wie Salben auf Konsistenz, gleichmäßige Beschaffenheit und mögliches Kristallwachstum der suspendierten Phase wie auch auf chemische Stabilität (z.B. Ranzidität bei Verwendung fetter Öle) zu prüfen.

15.14
Biopharmazeutische Aspekte

15.14.1
Physiologische Verhältnisse der Haut und ihr Einfluß auf die Arzneistoffaufnahme

Der Aufbau der Haut (Abb. 15.13), die dem Organismus einen weitgehenden Schutz gegenüber äußeren Einflüssen (mechanischen, physikalischen, chemischen Reizen) gibt, sorgt auch dafür, daß Flüssigkeiten, gelöste Verbindungen und feste Partikel nicht ohne weiteres durch sie in den Körper gelangen. Ein die Hornschicht überziehender Fettfilm erschwert darüber hinaus ihre Benetzbarkeit. Das Eindringen von Stoffen in die intakte Haut, deren Dicke 1–4 mm beträgt und die eine Fläche von 1,6–2,0 m² besitzt, ist somit gering und erfolgt meistens langsam. Die Haut dient weiterhin der Wärmeregulation, sie ist Ausscheidungs-, Sinnes- und Speicherorgan und erfüllt verschiedene Stoffwechselfunktionen. Sie besitzt metabolische Aktivität. Die äußerste Schicht der Haut, die etwa 10–80 µm dicke Hornschicht (Stratum corneum), stellt die eigentliche Barriere für die Arzneistoffaufnahme dar. Sie besteht aus etwa 15–20 Schichten von abgestorbenen und verhornten Zellen (Corneocyten) mit geringem Wassergehalt von etwa 15–20%, die wie die Ziegel einer Mauer in ein lipidreiches Medium eingebettet sind. Das gesamte Stratum corneum unterliegt einer ständigen Erneuerung. Es ist von Ausführungsgängen der

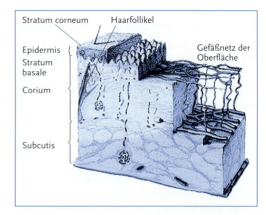

Abb. 15.13: Aufbau der Haut und Penetrationswege

Schweiß- und Talgdrüsen und Haarfollikeln durchstoßen, deren Anteil an der Hautfläche lediglich etwa 0,1–1 % ausmacht und daher für die Arzneistoffaufnahme von sehr untergeordneter Bedeutung ist. Der Arzneistofftransport in die Haut erfolgt vor allem auf transepidermalem Wege durch die lipidreichen Interzellularräume der Hornschicht. Günstige Voraussetzungen für die Penetration in das Stratum corneum und die Durchdringung dieser Barriere (Permeation) sind gegeben, wenn der Arzneistoff lipophil ist und eine gewisse Wasserlöslichkeit besitzt. Hingegen ist die Permeation von Fetten und fetten Ölen, wie auch von stark hydrophilen Stoffen gering. Nach Passage der Hornschicht erfolgen das Vordringen in die tiefer gelegenen lebenden Schichten und die Aufnahme in das kapillare System wesentlich schneller. So liegt der Diffusionskoeffizient für die üblichen Arzneistoffe im wasserreichen Korium etwa drei Zehnerpotenzen höher als in der Hornschicht. Eine Ausnahme bilden einige Stoffe, wie Corticosteroide und Iod, die sich in den untersten Zellschichten des Stratum corneum anreichern und ein Reservoir ausbilden. Für Arzneistoffe, die befähigt sind, die Hornschicht zu permeieren, sind unerwünschte systemische Wirkungen nicht auszuschließen. Diese Gefahr, die zu toxischen Effekten führen kann, ist besonders bei großflächiger Applikation von Zubereitungen auf stark geschädigter Haut zu beachten. Eine Verstärkung der Arzneistoffpenetration wird durch Wärmebehandlung (warme Bäder) und durch Okklusion erreicht. Bei der Okklusion wird nach Aufbringen des Dermatikums das Wundgebiet mit einer wasserdampfundurchlässigen Folie abgedeckt. Hierdurch ist es möglich, die Permeation von Corticosteroiden bis auf das Hundertfache zu erhöhen. Eine Steigerung der Hydratation der Haut tritt auch beim Auftragen von Lipoidgrundlagen (Vaselin, Fette, Öle) auf, da sie die laufende Abgabe von Wasserdampf aus der Haut an die Umgebung nicht zulassen und dadurch zugleich zu einer Erhöhung der Hauttemperatur und zu einer Mazeration der Haut führen. Andere Verhältnisse liegen bei O/W-Salben vor. Hier verdunstet das Wasser des Systems leicht, und die zurückbleibende Salbenschicht ist so porös, daß sie das durch die Schweißdrüsen ausgeschiedene Wasser nicht zurückhält und somit die Verdunstung nicht verhindert wird. Eine Hydratation der Haut ist mit Hydrogelen nicht zu erzielen, im Gegenteil, wenn diese Glycerol enthalten, ist zu befürchten, daß der Haut Feuchtigkeit entzogen wird. Inwieweit und in welchem Ausmaß Arzneistoffe einzudringen und die Hornschicht zu durchdringen vermögen, hängt sowohl von morphologisch-physiologischen Gegebenheiten des Applikationsortes als auch von den Eigenschaften des Arzneistoffes und dem Charakter sowie der Zusammensetzung der Arzneiform ab. Da es sich hierbei um ein multifaktorielles Geschehen handelt, sind allgemeine Aussagen zum Einfluß der in Tabelle 15.11 aufgeführten Faktoren außerordentlich erschwert. Da der Arzneistofftransport durch die Hornschicht durch passive Diffusion erfolgt, kommt dem Verteilungsverhalten des Arzneistoffes zwischen Arzneiform und Haut und damit Faktoren, die das Verteilungs- und Diffusionsverhalten beeinflussen, eine große Bedeutung zu (s. 7.6.2.6). Neben diesen Faktoren sind aber auch die Bindung des Arzneistoffes an hauteigene Proteine und andere Gewebebestandteile und gegebenenfalls die metabolische Veränderung des Wirkstoffs in der Haut zu beachten.

Die Anwendung von Arzneistoffen auf der Haut erfolgt unter drei therapeutischen Zielsetzungen:

- Der Arzneistoff soll auf der Hautoberfläche verbleiben, bzw. nur oberflächlich eindringen, z. B. Desinfektionsmittel oder Lichtschutzpräparate.
- Der Arzneistoff soll in der Haut oder in tiefer gelegenen Geweben eine lokale Wirkung entfalten, wobei dieser Zielstellung die meisten topischen Präparate folgen.
- Der Arzneistoff soll in solch hohen Dosen resorbiert werden, daß er eine systemische Wirkung ausübt. Dies ist aber bei Verwendung der traditionellen kutanen Arzneiformen nur im Ausnahmefall (z. B. Rheuma- und Erkältungssalben) zu erreichen und wurde für ausgewählte Arzneistoffe mit der Entwicklung Transdermaler Therapeutischer Systeme realisiert (s. 24.3).

Tab. 15.11: Faktoren, die die Aufnahme eines Arzneistoffs aus einer Arzneiform in die Haut beeinflussen

1. Beschaffenheit der Haut
Hautzustand
Hauttyp
Lokalisation (pH-Wert)
Behandlung der Haut
2. Eigenschaften und Einfluß des Arzneistoffs
Konzentration
Löslichkeit in der Grundlage
Schmelzpunkt
Molekülgröße
Diffusionsvermögen
Lösungsgeschwindigkeit
Dissoziierbarkeit
Verteilung zwischen den Phasen der Grundlage
Verteilungsverhalten zwischen Salbe und Haut (Verteilungskoeffizient)
Löslichkeit im Hautfett
Bindung an Hautproteine
Korngröße und -verteilung
3. Eigenschaften und Einfluß der Arzneiform
Vehikeleigenschaften (hydrophil, lipophil, Emulsionstyp)
Ordnungsgrad der gerüstbildenden Phase (Abhängigkeit von der Herstellungstechnik)
Zusammensetzung des Vehikels (Sorptionsvermittler)
Benetzung der Haut durch Vehikel (Tensidzusatz)
Löslichkeit des Arzneistoffs im Vehikel
Viskosität des Vehikels
Veränderung des Vehikels auf der Haut (Verdunsten)
Veränderung der Haut durch das Vehikel (Hydratationssteigerung)
Spreitung auf der Haut (Bedeckungsfläche, Schichtdicke)

Aufgabe der Arzneiformulierung ist es, durch geeignete Wahl der Grund- und Hilfsstoffe sowie der Herstellungstechnologie eine ausreichende Freisetzung der Arzneistoffe aus der Arzneiform zu sichern. Allgemeingültige Aussagen hierzu sind auf Grund des komplizierten Aufbaus der meisten dermatologischen Darreichungsformen nicht möglich und müssen im Rahmen der Präparateentwicklung erbracht werden.

15.14.2
Einsatz topischer Arzneiformen in Abhängigkeit von Hauttyp, Erkrankungsstadium und weiteren Faktoren

Entsprechend dem Sekretionszustand der Haut, insbesondere der Talgdrüsen, unterscheidet man mehrere individuell verschiedene Hauttypen. Zu den Extremtypen zählen der Seborrhoiker mit vermehrter Talgproduktion und Schweißsekretion und den hiervon abhängigen typischen Hauterkrankungen (Acne vulgaris, Rosazea, seborrhoisches Ekzem u. a.) und der Sebostatiker, dessen Talg- und Feuchtigkeitsproduktion gering ist. Oft tritt im letzteren Fall sogar eine enorme Trockenheit der Haut auf, zu der es auch bei bestimmten Hauterkrankungen und im Alter kommen kann. Für Seborrhoiker sind lipophile Salben oder lipophile Cremes wenig geeignet und oft schlecht verträglich. Hier sollten feuchte Dunstverbände, Schüttelmixturen, Hydrogele oder andere hydrophile Grundlagen zur Anwendung kommen. Dagegen benötigt der Sebostatiker (wesentlich seltener anzutreffen als der Seborrhoiker) „fette" Salben, also lipophile Salben oder Cremes. Häufiger als die beiden extremen Typen sind die zwischen ihnen stehenden gemäßigten Typen anzutreffen, die als „zum seborrhoischen Typ neigend" und „zum sebostatischen Typ neigend" zu kennzeichnen sind und besonders mit Grundlagen auf Emulsionsbasis behandelt werden sollen. Grob vereinfacht dargestellt ergibt sich die in Tabelle 15.12 aufgezeigte individuelle Auswahl der Grundlagen dermatologischer Arzneiformen

Seborrhoiker				Sebostatiker	Tab. 15.12: Hauttypen und bevorzugt anzuwendende Grundlagen
extremer Typ	zum seborrhoischen Typ neigend		zum sebostatischen Typ neigend	extremer Typ	
hydrophile Grundlagen	Emulsionsgrundlagen Typ O/W		Typ W/O	lipophile Grundlagen	

für die verschiedenen Hauttypen. Zur Bedeutung der Arzneiform und der Zusammensetzung des Trägersystems für die Aufnahme von Arzneistoffen durch die Haut liegt eine Vielzahl von Befunden vor, die aber keine einheitliche Aussage vermitteln. In Tabelle 15.13 ist der Versuch unternommen worden, eine Klassifizierung dermatologischer Arzneiformen durchzuführen, die allerdings nur orientierenden Charakter besitzen kann.

Wesentlich leichter als durch die Haut werden Arzneistoffe durch Schleimhäute aufgenommen, da diese keine Hornschicht, sondern ein leicht permeables Epithel mit schleimproduzierenden Becherzellen besitzen.

15.14.3 Penetrationsbeschleuniger

Als Penetrationsvermittler (Enhancer, Absorptionsbeschleuniger) werden Stoffe bezeichnet, die befähigt sind, den Widerstand der Hornschicht gegenüber der Passage von Arzneistoffen herabzusetzen und deren Hautpermeation zu erleichtern. In Tabelle 15.14 sind die wichtigsten Verbindungen mit sorptionsvermittelndem Effekt angeführt. Von Enhancern ist zu fordern, daß sie zu keinen Hautreizungen führen und keine allergene Potenz besitzen. Auch muß eine vollständige Regenerierung der Barrierefunktion der Haut nach Absetzen des Präparates gewährleistet sein.

Wie aus Abbildung 15.14 zu entnehmen ist,

Tab. 15.13: Klassifizierung der Dermatika nach dem allgemeinen Grad der Tiefenwirkung, der Strömungsrichtung und der Vehikelwirkung sowie nach dem Erkrankungsstadium

Arzneiform	Grad der Tiefenwirkung	Richtung des Wasserstromes in der Haut	Vehikelwirkung	Erkrankungsstadium
Puder Schüttelmixtur offener feuchter Umschlag Lösung flüssige O/W-Emulsion O/W-Emulsion -Suspension (Softpaste) O/W-Emulsionsgel Quasiemulsionsgel Paste W/O-Emulsionsgel Lipogel Okklusivverband	Zunahme	von innen nach außen von außen nach innen	kühlend, entquellend, oberflächenhaftend, entzündungshemmend quellend, penetrierend, entzündungssteigernd	akut subakut chronisch

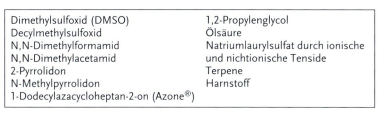

Tab. 15.14: Absorptionsbeschleuniger

Dimethylsulfoxid (DMSO)	1,2-Propylenglycol
Decylmethylsulfoxid	Ölsäure
N,N-Dimethylformamid	Natriumlaurylsulfat durch ionische
N,N-Dimethylacetamid	und nichtionische Tenside
2-Pyrrolidon	Terpene
N-Methylpyrrolidon	Harnstoff
1-Dodecylazacycloheptan-2-on (Azone®)	

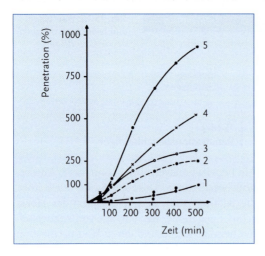

Abb. 15.14: Vergleich der perkutanen Fluocinolonacetonid-Penetration aus verschiedenen Lösungsmitteln: **1** Ethanol, **2** Tetrahydrofurfurylalkohol, **3** Dimethylacetamid, **4** Propylenglycol, **5** Dimethylsulfoxid

kann durch derartige Stoffe die Permeation von Corticosteroiden (Fluocinolonacetonid) wesentlich verbessert werden. Die Mechanismen des penetrationsvermittelnden Effektes sind nur teilweise bekannt. Die Wirkung wird mit einer Verdrängung des an die Proteinstrukturen gebundenen Wassers, mit Wechselwirkungen mit den Hautlipiden oder auch mit Hydratation und Quellungsvorgängen erklärt, wobei der Verteilungskoeffizient der Stoffe offensichtlich von großer Bedeutung ist.

Da Enhancer in häufig hohen Anteilen von etwa 10–50% (bez. auf die Gesamtmasse der Zubereitung) erforderlich sind, um eine „Auflockerung" der Hornschicht als Voraussetzung für eine verbesserte Arzneistoffpermeation zu erzielen, ergeben sich Probleme im Hinblick auf die Verträglichkeit. Salicylsäure fördert durch Keratinolyse der Hornschicht die Arzneistoffpermeation und wird dermatologisch genutzt. Hyaluronidase depolymerisiert enzymatisch Hyaluronsäure, ein Mukopolysaccharid aus Glucuronsäure und N-Acetylglucosamin, die zusammen mit Chondroitinschwefelsäure den Hauptbestandteil von Binde- und Stützgewebe bilden.

15.14.4
Erfassung der In-vitro-Arzneistoffverfügbarkeit und Wirkungsbewertung von Dermatika

15.14.4.1
In-vitro-Methoden

Geldiffusionsmethode

Diese einfache Methode hat sich zur Prüfung der Freisetzung von Arzneistoffen bewährt, die gefärbt oder durch eine Farbreaktion detektierbar sind, fluoreszieren oder eine antibiotische Aktivität besitzen. Die zu prüfende Zubereitung (Salbe, Paste und Puder) wird in ausgestanzte Löcher eines als Diffusionsmedium dienenden Agar- oder Gelatinegels plaziert. Der nach geeigneten Zeitintervallen durch Diffusion entstandene bzw. detektierbare Farbhof oder Hemmhof, der anhand des Durchmessers bewertet wird, dient als Maß für die Arzneistoffliberation (Abb. 15.15).

Membranmethoden

Das Prinzip eines Membranmodells zeigt Abbildung 15.16. Die Liberationszelle besteht aus zwei durch eine Membran getrennte Kammern, deren Temperaturkonstanz (meist 30 °C) durch Temperierkammern, die von einem Thermostat gespeist werden, gewährleistet ist. Die eine Kammer (Donator) enthält die zu prüfende topische Arzneiform, die andere Kammer (Akzeptor) wird mittels einer Schlauchpumpe von der Liberationsflüssigkeit

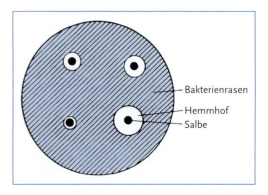

Abb. 15.15: Agarplattentest

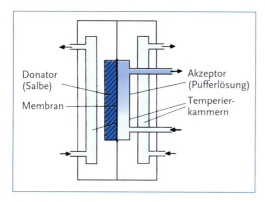

Abb. 15.16: Liberationszelle

im Durchfluß oder Umlauf durchströmt. Die Erfassung der freigegebenen Arzneistoffmenge erfolgt entweder kontinuierlich mittels Durchflußküvette oder ionensensitiver Elektrode mit nachgeschalteter Auswert- und Registriereinrichtung oder diskontinuierlich durch Probennahme in geeigneten Zeitintervallen mit anschließender Gehaltsbestimmung. Als Akzeptorlösungen werden meist Pufferlösungen eingesetzt, als Membranmaterialien dienen sowohl hydrophile als auch lipophile Membranen sowie exzidierte Tier- oder Menschenhaut (s. 7.2.1).

Ergebnisbewertung

Da für die Wirkung von kutan applizierten Wirkstoffen die Wechselwirkung mit der Haut außerordentlich bedeutsam ist, sind mit derartigen artifiziellen Prüfmodellen lediglich Informationen zum Einfluß von Formulierungsfaktoren, wie Konzentration, Löslichkeit und Verteilungszustand des Arzneistoffes im Träger u.a., erhältlich.

Die Freisetzung von Arzneimitteln aus topischen Zubereitungen ist unter gewissen Einschränkungen mathematisch erfaßbar.

Für *Suspensionssalben* gilt die Gleichung („Quadratwurzelgesetz" nach Higuchi)

$$Q = \sqrt{2 \cdot c_o \cdot D \cdot c_s \cdot t} \qquad (15.1)$$

Q freigesetzte Arzneistoffmenge je Flächeneinheit,
c_0 Konzentration der ungelösten Teilchen zur Zeit $t = 0$ (Ausgangskonzentration),
c_s Sättigungskonzentration der gelösten Teilchen in der Salbe,
D Diffusionskoeffizient des Wirkstoffs in der Salbe,
t Zeitdauer der Einwirkung.

Demnach ist unter konstant gehaltenen Bedingungen (c_0, c_S, D) die freigesetzte Wirkstoffmenge der Wurzel aus der Zeit proportional

$$Q = f(\sqrt{t}) \qquad (15.2)$$

Der Diffusionskoeffizient D des Arzneistoffs für eine bestimmte Salbengrundlage kann wie folgt errechnet werden:

$$D = \frac{s^2 \cdot \pi}{q^2 \cdot c_o \cdot t} \qquad (15.3)$$

s Substanzmenge, die durch einen Querschnitt von q (cm²) gewandert ist,
c_0 Anfangskonzentration (mg/cm³),
t Zeit (s).

Voraussetzung für die Anwendbarkeit der Gleichung ist die feine Verteilung des suspendierten Wirkstoffs, dessen Teilchen kleiner sein müssen als die Schichtdicke der Salbe. Die Menge der suspendierten Substanz muß wesentlich größer sein als die je Volumeneinheit gelöste Substanz ($c_0 \Rightarrow c_S$). Auch muß der vom Organismus aufgenommene Wirkstoff schnell abtransportiert werden, damit das Konzentrationsgefälle möglichst hoch ist. Günstige Wirkstoffabgaben aus Suspensionssalben sind erreichbar, wenn der Arzneistoff in der Grundlage etwas löslich ist, keine Assoziate mit ihr bildet und der pH-Wert der Wasserphase eine hohe Konzentration an undissoziiertem Wirkstoff ermöglicht.

Für *Lösungssalben* wurden entsprechende Gleichungen erarbeitet. Voraussetzung für deren Anwendung ist, daß der Arzneistoff echt gelöst und gleichmäßig verteilt ist und lediglich der Arzneistoff durch Diffusion aus der Grundlage in die Haut und nicht Stoffe aus der Haut in die Grundlage gelangen. Eine Arzneistofffreisetzung erfolgt grundsätzlich nur an der Grenzfläche Salbe/Haut, wobei Arzneistoffpenetration durch die Haut gegeben sein muß.

Wenn die Salbenschicht eine ausreichende Schichtdicke aufweist und der Prozentsatz des freigesetzten Arzneimittels ≤ 30% beträgt, ergibt sich die Gleichung

$$Q = 2 \cdot c_o \sqrt{\frac{D \cdot t}{\pi}} \qquad (15.4)$$

Q freigesetzte Arzneistoffmenge an der Grenzfläche Salbe/Haut (übereinstimmende Fläche),
c_0 Anfangskonzentration,
D Diffusionskoeffizient des Arzneistoffs in der Salbe
t Zeit nach Applikation.

Diese einfache Formel weist aus, daß die Arzneistofffreisetzung direkt proportional der Initialkonzentration des Arzneistoffs ist. Wesentlich ist weiterhin der Diffusionskoeffizient des Arzneistoffs, der durch verschiedene Faktoren (z. B. Temperatur, Viskosität, Molekülgröße) beeinflußbar ist.

Auch für *Emulsionssalben* existieren Formeln zur Erfassung der Arzneistofffreisetzung. Unter der Annahme, daß der Arzneistoff in Lösung und zwischen den Phasen verteilt ist, die dispergierte Phase aus kleinen Kügelchen besteht und das Volumen der inneren Phase klein ist, kann folgende Gleichung zur Anwendung kommen

$$D_e = \frac{D_1}{V_1 + k \cdot V_2} \left[1 + 3 \cdot V_2 \frac{k \cdot D_2 - D_1}{k \cdot D_2 + 2 \cdot D_1} \right]$$
$$(15.5)$$

D_e effektiver Diffusionskoeffizient des Systems,
D_1 Diffusionskoeffizient des Wirkstoffs in der äußeren Phase,
D_2 Diffusionskoeffizient des Wirkstoffs in der inneren Phase,
V_1 Volumenfraktion der äußeren Phase,
V_2 Volumenfraktion der inneren Phase,
k Verteilungskoeffizient.

Die Komplexität des heterogenen Emulsionssystems ermöglicht die Anwendung der Gleichung nur unter sehr einschränkenden Bedingungen. Dennoch werden die Faktoren sichtbar, die bei der Arzneiformulierung zu berücksichtigen sind. Es wird deutlich, daß für den effektiven Diffusionskoeffizienten D_e vor allem die individuellen Diffusionskoeffizienten für die beiden Phasen D_1 und D_2 und der Verteilungskoeffizient von Bedeutung sind. D_1 und D_2 werden beeinflußt von Faktoren wie Viskosität, Temperatur usw. Bei annähernd gleichen Werten für D_1 und D_2 übt der Verteilungskoeffizient k den wesentlichsten Einfluß auf die Freisetzung aus. Begünstigt der Verteilungskoeffizient das Vorliegen des Arzneistoffs in der externen Phase, wird die Freisetzungsrate nicht ungünstig verändert. Bei einem Verteilungskoeffizienten, der ein Vorliegen des Arzneistoffs vorwiegend in der inneren Phase bedingt, erfolgt eine Abgabehemmung.

15.14.4.2
In-vivo-Methoden

Zur Erfassung und Bewertung der Arzneistoffverfügbarkeit von dermatologischen Zubereitungen sind Blutplasmaspiegel- bzw. Harnspiegelbestimmungen auf Grund der meist sehr geringen Resorption nach topischer Applikation schwierig und für die Beurteilung des Wirkeffektes an bzw. in der Haut nicht aussagefähig. Eine Ausnahme bilden Transdermale Therapeutische Systeme (s. 24.3).

Die im folgenden beschriebenen Methoden erlauben eine orientierende Wirkungsbeurteilung von Dermatika

- *Abrißmethode* (stripping test): Bei dieser häufig praktizierten Methode wird nach Auftragen der zu prüfenden Zubereitung auf die Haut in geeigneten Zeitintervallen die Hornschicht Lage für Lage mit Hilfe eines Klebfolienabrisses (Tesafilm) entfernt, wodurch das Eindringen des Pharmakons in die einzelnen Hautschichten verfolgt werden kann. Auf Grund der geringen zur Analyse gelangenden Wirkstoffmenge wird oft mit radioaktiv oder fluoreszenzmarkierten Verbindungen gearbeitet. Ein Nachteil besteht dann darin, daß nicht mehr die Substanz selbst, sondern lediglich das markierte Atom erfaßt wird, das auch in Abbauprodukten vorhanden sein kann.
- *Differenzmethode*: Sie stellt eine Methode mit geringem experimentellen Aufwand dar, bei der eine bestimmte Menge der Salbe auf ein Hautareal definierter Größe aufgebracht wird. Nach einer Einwirkzeit wird das Gel mechanisch und anschließend durch Nachwaschen mit Wasser entfernt

und in einen Meßkolben überführt. Die durch geeignete Bestimmung des Arzneistoffs erhaltenen Befunde sagen aus, wieviel Arzneistoff nach Aufbringen der Salbe die behandelte Hautoberfläche verlassen hat. Weitergehende Informationen, z. B. über die Tiefe und das Ausmaß der Penetration, werden nicht erhalten.

- *Vasokonstriktionsmethode*: Der sog. Skinblanching-Test ist zur Bewertung der Wirkung von Corticosteroiden geeignet, wobei man den vasokonstriktorischen Effekt erfaßt.
- *Krankheitsprovokation auf kleinen Testarealen*: Bewertet wird die Reduktion einer künstlich gesetzten Entzündung der Haut nach einem Punktsystem. Zur Erythemprovokation werden vor allem Nicotinsäureester oder Crotonöl verwendet. Der Test eignet sich zur Erfassung der antiphlogistischen Wirkung von Dermatika.

Darüber hinaus existieren für spezielle Dermatika besondere Wirksamkeitstests. So dient zur Kennzeichnung der Effektivität von Lichtschutzsalben der Schwächungsgrad eines durch UV-Strahlung (Quecksilberdampflampe) hervorgerufenen Erythems auf der behandelten Haut im Vergleich zur induzierten Erythembildung auf der ungeschützten Haut.

15.15
Prüfung

15.15.1
Wasseraufnahmefähigkeit

Die Wasseraufnahmefähigkeit, gemessen als Wasserzahl, dient zur Charakterisierung von Absorptionsbasen.

Die Wasserzahl ist definiert als die maximale Wassermenge (g), die 100 g wasserfreie Grundlage bei einer bestimmten Temperatur (meist 15–20 °C) dauernd oder eine begrenzte Zeit (meist 24 h) festzuhalten vermögen, wobei das Wasser manuell zu inkorporieren ist. Die quantitative Erfassung der aufgenommenen Wassermenge erfolgt durch Differenzwägung (wasserhaltiges System – wasserfreies System)

oder mit einer der angeführten Wassergehaltsbestimmungen (s. 15.16.2). Das Wasseraufnahmevermögen ändert sich, wenn Lösungen inkorporiert werden. Meist kommt es zu einer Erniedrigung der Wasserzahl. Das ist in besonderem Maße beim Einarbeiten von Lösungen mit phenolischen Körpern (z. B. Pyrogallol) der Fall.

Wasserzahl (WZ) und Wassergehalt (WG), der in Prozent ausgedrückt wird, sind nicht identisch. Als Bezugsbasis für die Wasserzahl dient die wasserfreie Grundlage, während der Wassergehalt auf die wasserhaltige Emulsionssalbe bezogen ist. Beide Meßzahlen lassen sich nach folgenden Gleichungen ineinander umrechnen:

$$WZ = \frac{100 \cdot WG}{100 - WG}$$
$$WG = \frac{100 \cdot WZ}{100 + WZ} \qquad (15.6)$$

15.15.2
Wassergehalt

Es sind drei Verfahren zu erwähnen, die zur Bestimmung des Wassergehalts von Salben Bedeutung besitzen.

- **Bestimmung des Trocknungsverlustes** (Ph. Eur. 2.2.32): Als Wassergehalt gilt der beim Trocknen bei einer bestimmten Temperatur (meist 100–110 °C) ermittelte maximale Masseverlust (%). Das Verfahren stellt eine Konventionsmethode dar. Es liefert nur dann reproduzierbare Ergebnisse, wenn die vorgegebene Vorschrift peinlich genau eingehalten wird. Zudem fallen die Werte meist zu hoch aus, da auch flüchtige Bestandteile miterfaßt werden. Das Verfahren ist daher nicht anwendbar, wenn flüchtige Arznei- oder Hilfsstoffe (ätherische Öle, Phenole usw.) anwesend sind.
- **Destillationsverfahren** (Ph. Eur. 2.2.13): Das Prinzip der Methode besteht in der Destillation mit einem mit Wasser nicht mischbaren flüchtigen Lösungsmittel. Als solches dient Toluol, das als azeotropes Gemisch mit Wasser destilliert, beim Abkühlen sich jedoch wieder entmischt, so

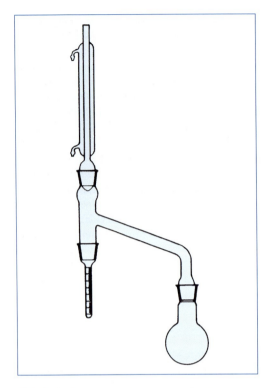

Abb. 15.17: Apparatur zur Bestimmung des Wassergehaltes nach Ph. Eur.

daß die überdestillierte Wassermenge volumenmäßig erfaßt werden kann. Zur Bestimmung findet die in Abbildung 15.17 dargestellte Apparatur Verwendung. Die wasserhaltige Probe wird zusammen mit dem wassergesättigten Lösungsmittel in den Rundkolben gegeben. Nach dem Füllen des Meßrohres mit ebenfalls wassergesättigter organischer Flüssigkeit ist so lange zu destillieren, bis die abgeschiedene Wassermenge nicht mehr zunimmt. Die erhaltenen Werte fallen geringfügig zu niedrig aus, da minimale Wassermengen als Tröpfchen hartnäckig am Glas haften und auch durch die vorgeschriebenen Manipulationen (Nachspülen mit Lösungsmittel) nicht quantitativ in die Wasserphase überführt werden können. Die Abweichungen sind jedoch praktisch zu vernachlässigen.

- **Titrationsverfahren nach Karl Fischer** (Ph. Eur. 2.5.12). Die Bestimmung beruht auf der Umsetzung von Schwefeldioxid und Iod mit Wasser in Gegenwart von Pyridin und Methanol. Zur Bestimmung ist ein geschlossenes System (Schliffapparatur), bestehend aus Titriergefäß und einer bzw. zwei Büretten mit Vorratsgefäßen, zu verwenden, das einen völligen Ausschluß der Luftfeuchtigkeit gewährleistet. Bevor die eigentliche Gehaltsbestimmung vorgenommen werden kann, muß unbedingt der Wirkungswert der Karl-Fischer-Reagenzlösung bestimmt werden. Neben der Probentitration ist unter gleichen Bedingungen ein Blindversuch durchzuführen, um den Mehrverbrauch des Lösungsmediums zu erfassen. Die Äquivalenzpunktbestimmung erfolgt elektrometrisch (Dead-Stop-Methode). Als Lösungsmittel für Salben hat sich eine Mischung aus Dichlormethan + Methanol (2 + 1) bewährt. Zur Berechnung des Wassergehalts dient folgende Formel:

$$\% \, Wasser = \frac{f \cdot 100 \, (a-b)}{Ew} \tag{15.7}$$

f Wirkungswert der Maßlösung (mg Wasser/ml),
a verbrauchte Maßlösung (ml),
b verbrauchte Maßlösung im Blindversuch (ml),
Ew Einwaage der Substanz (mg).

Die Methode liefert sehr genaue Werte und eignet sich vor allem zur Bestimmung geringer Wassermengen in pharmazeutischen Zubereitungen. Die Vorteile des Verfahrens (Exaktheit, Schnelligkeit) sind jedoch erst bei Serienversuchen voll nutzbar.

15.15.3 Konsistenz

Die Konsistenz ist kein fest zu umreißender Begriff, sondern eher ein Notbehelf, um die vielfältigen Eigenschaften, wie salbenartige bzw. butterähnliche weiche Beschaffenheit, durch eine Maßzahl zu charakterisieren. Zur Erfassung der Konsistenz sind folgende Methoden gebräuchlich:

- **Penetrometrie** (Ph. Eur. 2.9.9)
  Als Konsistenzmaß dient die sog. Kegelpenetration (mm · 10^{-1}), d.h. Eindringtiefe eines normierten Kegels (bestimmte Masse und festgelegter Winkel) unter genau festgelegten Versuchsbedingungen während einer bestimmten Zeit. Die zur Messung verwendeten Geräte werden Penetrometer genannt (Abb. 15.18). Daneben finden Mikropenetrometer und automatische Penetrometer mit elektronischer Endpunktanzeige Verwendung.
- **Bestimmung der praktischen Fließgrenze**
  Unter der praktischen Fließgrenze wird diejenige minimale Schubspannung τ_o verstanden, die notwendig ist, um einen Stoff zum Fließen zu bringen. Zur Bestimmung der praktischen Fließgrenze salbenartiger Zubereitungen eignet sich vor allem das Rotationsviskosimeter. Aber auch Viskowaagen, die mit genormten Sondermeßkörpern ausgerüstet sind, und das Rheoviskosimeter nach Höppler können hier Anwendung finden (Abb. 15.19).

Im einfachsten Falle kann zur orientierenden Bestimmung der Konsistenz die Eindringtiefe eines Glasstabs mit festgelegten Abmessungen erfaßt werden.

Bei allen angeführten Meßverfahren handelt es sich um Konventionsmethoden. Es sind nur dann reproduzierbare Werte zu erhalten, wenn die „Vorgeschichte" der Salbe (Schmelztemperatur, Aufbewahrungsbedingungen, Aufbewahrungszeit) genormt ist und die vorgeschriebenen Meßbedingungen genau eingehalten werden. Eine umfassendere, wenn auch nicht vollständige Charakterisierung des plastischen Zustands von Salben ist durch die Aufnahme von Fließkurven (Rheogrammen) mittels Rotationsviskosimetern (s. 2.7.4.3) möglich.

15.15.4 Spreitung

Unter Spreitung einer Salbe versteht man ihre Fähigkeit, sich auf der Haut auszubreiten. Die Bestimmung wird mit dem *Extensometer* (Abb. 15.20) durchgeführt. Eine Salbenprobe von bestimmtem Volumen wird zentriert zwischen zwei Glasplatten gebracht, die obere Platte wird durch Auflegen von Wägestücken in bestimmten zeitlichen Intervallen beschwert. Die mit

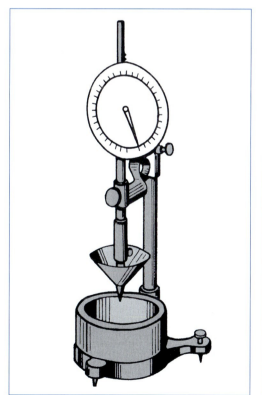

Abb. 15.18: Penetrometer nach Ph. Eur.

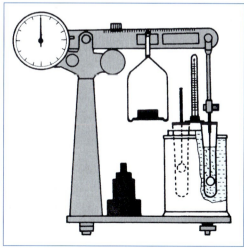

Abb. 15.19: Rheoviskosimeter nach *Höppler*

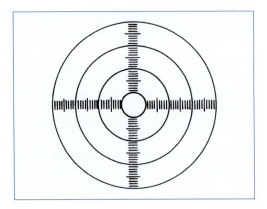

Abb. 15.20: Extensometer

steigender Belastung resultierenden Ausbreitungsflächen stellen ein Charakteristikum für die Spreitbarkeit dar. Detaillierte Aussagen werden erhalten, wenn man in einem Koordinatensystem die Belastung (g) gegen die Spreitung (mm²) graphisch zur Darstellung bringt.

15.15.5
Thermoresistenz

Über die Thermoresistenz von Salben gibt der *Schaukeltest* Auskunft. Er ist zur Beurteilung der Lagerfähigkeit in Klimagebieten mit ausgeprägtem, ständigem Temperaturwechsel (Tropen) geeignet. Zur Durchführung wird die in einem geschlossenen Behältnis befindliche Salbenprobe wiederholt und in ständigem Wechsel unterschiedlichen Temperaturen (allgemeine Norm: 24h bei 40°C, 24h bei 4°C) ausgesetzt und die Zeit bestimmt, während der keine Wertminderung, wie Beeinträchtigung der Konsistenz und Homogenität, auftritt.

15.15.6
Teilchengröße

Für die Ermittlung der Teilchengröße in Suspensionssalben gelten die in Abschnitt 2.1.5.2 gemachten allgemeinen Angaben sinngemäß, insbesondere die Forderung, daß die an Hand von mehreren Proben ermittelten Werte repräsentativ für die Gesamtzubereitung sein müssen.

Die meisten Arzneibücher schreiben keine Prüfung der Teilchengröße in Suspensionssal-ben vor, sondern beschränken sich auf die Angabe, daß zur Bereitung feines oder sehr feines Pulver zu verwenden ist. Einige Pharmakopöen fordern eine Limitierung der Teilchengröße auf 60 bzw. 200μm. An Suspensionsaugensalben werden berechtigterweise strengere Anforderungen gestellt, die aber je nach Arzneibuch recht unterschiedlich sind. Die Angaben beinhalten, daß die Mehrzahl der Teilchen (75 bzw. 99%) keine größere Längenausdehnung als 20–40 μm besitzen und kein Teilchen größer als 40–75 μm nachweisbar ist. Auch während der Lagerung sollte die Teilchengröße regelmäßig kontrolliert werden, da Kristallwachstum nicht auszuschließen ist.

Für orientierende Untersuchungen ist auch das in der Farbenindustrie gebräuchliche Grindometer (Abb. 15.21) verwendbar.

Prinzip: Das Grindometer besteht aus einem Hartstahlblock, in dessen Oberseite eine oder zwei etwa 1 cm breite Rinnen in Form von schiefen Ebenen eingefräst sind, deren Tiefen kontinuierlich von 0–30μm bzw. von 0–100μm zunehmen. An den Längsseiten befinden sich Skalen zum Ablesen der jeweiligen Rinnentiefe. Zur Bestimmung wird die Salbenprobe mittels eines Hartstahlhaarlineals gleichmäßig von größeren zu kleineren Tiefenbereichen hin auf die ganze Fläche verteilt. An Stellen, an denen die Teilchengröße der inkorporierten Arzneistoffe der Rinnentiefe entspricht, entstehen Schleifspuren, die mittels der angebrachten Meßskala bestimmten Größenbereichen zugeordnet werden können.

Die Methode liefert nur annähernde Werte, die zudem nicht mit den auf mikroskopischem Wege ermittelten übereinstimmen. Nach entsprechender Eichung leistet sie jedoch als schnell durchzuführende Routinemethode gute Dienste.

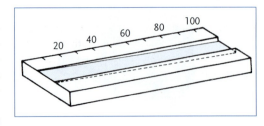

Abb. 15.21: Grindometer

Pflaster

16.1 Allgemeines

Pflaster sind Zubereitungen, die zum äußeren Gebrauch bestimmt sind und hohe Klebkraft besitzen. Das durch Verseifen von Triglyceriden mit Blei(II)-oxid erhaltene Bleipflaster (Bleisalze der durch hydrolytische Fettspaltung entstandenen freien Fettsäuren, vor allem der Arachin-, Öl-, Palmitin- und Stearinsäure), das die Grundlage zahlreicher in Arzneibüchern aufgeführter Pflaster (Emplastra) bildete, ist obsolet. Die heutigen Pflaster sind Kautschukpflaster (Collemplastra) oder Pflaster, deren Klebmassen aus Mischpolymerisaten der Acrylsäure und -ester bestehen. Sie werden grundsätzlich industriell produziert und dienen zum Fixieren von Verbänden und Verbandstoffen (Heftpflaster). Sie können auch mit Arzneistoffen imprägnierte Wundpolster tragen und zur Wundbehandlung verwendet werden (Wundschnellverbände). Pflaster sind aus zwei Schichten aufgebaut, dem Träger und der Klebmasse. Der Träger kann aus unterschiedlichen Geweben, Vliesen oder Folien bestehen.

16.2 Grund- und Hilfsstoffe

16.2.1 Klebmasse

Sie setzt sich aus filmbildenden Gerüstsubstanzen, die dem Pflaster die Elastizität verleihen, und Hilfsstoffen unterschiedlichster Art zusammen.

16.2.1.1 Gerüstsubstanzen

Hervorragende Eigenklebrigkeit und hohe Elastizität prädestinieren Naturkautschuk als Klebmasse. Seine Klebrigkeit wird durch sorgfältig abgestimmte Zusätze verschiedener Harze (Resinate) erreicht, natürliche Harze werden dabei mehr und mehr von synthetischen Harzen abgelöst. Außerdem setzt man Weichmacher, z. B. Wollfett, zu, um eine geschmeidige, weiche und gut haftende Klebemasse zu erhalten. Zur Herstellung der Pflastermasse werden diese Bestandteile zerkleinert, geschmolzen und mit Spezialbenzin durchgeknetet. Neben natürlichem Kautschuk wird auch synthetischer Kautschuk verwendet. Kautschuk-Harz-Pflaster führen gelegentlich zur Hautallergisierung, ihre Klebkraft nimmt bei kalten Temperaturen (< 0 °C) stark ab und über 60 °C zersetzen sie sich. Als Alternative bieten sich Klebmassen auf Polyacrylatbasis an, die durch Polymerisation von Ethyl-, Butyl- und weiteren Acrylsäureestern gewonnen werden. Die Klebmassen dürfen nur einen geringen Anteil an Monomeren und Oligomeren enthalten, die offensichtlich Allergien auslösen können. Vorteile der Pflaster dieses Typs sind Thermostabilität (Klebkraft bleibt auch bei extremen Temperaturen erhalten), ausgezeichnete Hautverträglichkeit; sie lassen sich selbst von der behaarten Haut schmerzlos und ohne Rückstände entfernen. Sie sind mit Wasserdampf sterilisierbar und weisen eine hohe Alterungsbeständigkeit auf.

16.2.1.2 Hilfsstoffe

Im wesentlichen sind drei Typen zu unterscheiden. *Klebrigmacher* haben die Aufgabe, die

Klebkraft von Kautschuk zu unterstützen. Es finden hierzu Harze (Colophonium, Mastix) und Kunststoffe Verwendung. *Weichmacher* erzeugen die gewünschte Konsistenz. Die Aufgabe erfüllen verschiedene pflanzliche Öle, flüssige Paraffine und Wachse (Bienenwachs, Carnaubawachs). Schließlich werden *Füllstoffe* benötigt, die meist auch für die Farbe der Pflastermasse verantwortlich sind. Als Beispiele seien Zinkoxid, Titandioxid, Kreide, Talkum, Schwerspat und Kaolin genannt.

16.2.2
Trägerstoffe

Die Wahl des Trägers, auf dem die Masse aufgestrichen wird, ist für die Qualität des Pflasters von Bedeutung. Sie muß folgende Bedingungen erfüllen. Das Gewebe muß dehnbar aber dicht sein, so daß die aufgetragene Pflastermasse nicht „durchschlägt". Zwischen Trägerstoff und Pflastermasse ist eine feste Bindung erforderlich, um zu verhindern, daß bei Entfernung des Pflasters Rückstände auf der Haut verbleiben oder daß beim Abwickeln von der Pflasterrolle die Rückseite klebrig wird. Der Träger wird je nach Verwendungszweck ausgewählt. Baumwollträgerstoffe haben sich neben Zellwolle, Kunstseide und synthetischen Geweben (Polyester, PVC, Polyamid) bewährt. Das Trägermaterial kann perforiert sein, um eine Luft- und Wasserdurchlässigkeit zu ermöglichen.

16.3
Haltbarkeit

Pflaster unterliegen einer allmählichen Alterung, wobei sie die Klebkraft verlieren und spröde werden. Verantwortlich hierfür sind Oxidations- und Depolymerisationsreaktionen. Zugefügte Antioxidanzien können die Haltbarkeit verlängern. Zerstörenden Einfluß übt auch die Anwesenheit niederer Fettsäuren aus. Die Vielzahl der Doppelbindungen des Naturkautschuks begünstigt besonders bei Lichteinwirkung eine Sauerstoffanlagerung, so daß er eine geringere Alterungsbeständigkeit aufweist als Synthesekautschuk. Letzterer ist auch gegen Kautschukgifte, wie Eisen-, Kupfer- und Manganionen, und kautschukzerstörende Bakterien weniger anfällig. Durch gemeinsame Verarbeitung von Natur- und Kunstkautschuken zu Pflastern versucht man, die hervorragende Klebkraft des Naturkautschuks mit der größeren Beständigkeit von Synthesekautschuk zu kombinieren. Kautschukpflaster sollen vor Licht und Feuchtigkeit geschützt, möglichst bei Temperaturen zwischen 15–25 °C aufbewahrt werden. Bei der Lagerung von Polyacrylat-Pflastern ist es nicht notwendig, besondere Bedingungen einzuhalten.

16.4
Prüfung

Die Klebfähigkeit läßt sich bestimmen durch Ermittlung der Kraft, die benötigt wird, um einen Pflasterstreifen von einer Rolle abzuwickeln oder von einer Kunststoffplatte abzureißen. Im letzteren Fall erfolgt die Messung mit einer Pendelzerreißmaschine.

Durch Einspannen des entrollten Pflasters in eine Zerreißmaschine, deren Backen sich mit definierter Geschwindigkeit voneinander entfernen, ermittelt man die Reißfestigkeit. Weitere Prüfungen betreffen die Dehnbarkeit. Hier wird mit einem Dynamometer die Zugsäumung (N/m pro cm Breite) gemessen, die erforderlich ist, um eine 20%ige Dehnung des Materials zu erreichen. Nach einer derartigen Streckung und einer anschließenden Entspannungszeit darf die Länge nicht um mehr als 5% zunehmen. Die Klebmasse muß bei Verbandpflastern gleichmäßig aufgetragen sein und darf beim Abrollen nicht auf der Pflasteroberseite kleben. Qualitätsprüfungen erfassen darüber hinaus die Fadendichte des Gewebes, die Menge der Pflastermasse/cm^2 Fläche, bei Pflastern mit imprägniertem Zellgewebe die Wasserfestigkeit, bei perforierten Pflastern die Luft- und Wasserdampfdurchlässigkeit. Anhaltspunkte über die Haltbarkeit von Pflastern versucht man durch künstliche Alterung zu gewinnen, wobei man sie einer Wärme- oder UV-Strahleneinwirkung aussetzt.

Über in Druckgaspackungen abgefüllte Pflastersprays (Sprühverbände) s. 22.2.2.

Arzneiformen

	Seite
Die Arzneiform	71
Feste Arzneiformen	151
Halbfeste Arzneiformen	289
Flüssige Arzneiformen	337
17. Lösungen	339
18. Emulsionen	343
19. Supensionen	369
20. Injektions- und Infusionszubereitungen	379
21. Augenarzneien	413
Gasförmige Arzneiformen	421
Durch Drogenextraktion gewonnene Arzneiformen	437
Neuzeitliche Arzneiformen und Entwicklungstendenzen	457
Generelle Aspekte der Arzneiformung	475

Kapitel 17

Lösungen

17.1
Arzneiformen

Lösungen, Solutiones, sind flüssige Zubereitungen, die Arzneistoffe in der Regel in Wasser oder vorwiegend Wasser enthaltenden Flüssigkeiten gelöst enthalten. Lösungen müssen, soweit sie keine kolloid gelösten Arzneistoffe enthalten, klar sein. Dickflüssige Lösungen von Quell- bzw. Schleimstoffen werden als *Schleime* (Mucilagines) bezeichnet.

Man unterscheidet zwischen *echten Lösungen* mit einer ionendispersen oder molekulardispersen Verteilung, bei denen die Teilchen <1nm sind, und *kolloiden Lösungen* (Lyosole) mit einer Teilchengröße in der Größenordnung zwischen 1 µm und 1 nm.

Bei Arzneistoffen ohne Thermolabilität empfiehlt sich oft ein Lösen in der Wärme. Grundsätzlich müssen bei Lösungen Haltbarkeitsprobleme berücksichtigt werden, da zahlreiche Arzneistoffe gegenüber Licht sowie bakteriellen, hydrolytischen und oxidativen Einflüssen instabil sind (s. 26). Die Grundlagen der Löslichkeit, der Lösungsgeschwindigkeit und der Löslichkeitsverbesserung (s. 2.2) sowie weitere physikalisch-chemische Eigenschaften von Arzneistoffen, die Einfluß auf die Resorptionsverhältnisse haben (s. 7.6.2), werden an anderer Stelle erörtert.

Da Lösungen nicht nur als selbständige Arzneiform, sondern in wesentlich größerem Umfang als Zwischen- oder Endprodukte spezieller Arzneiformen bedeutsam sind (Injektions-, Infusionslösungen, Augentropfen usw.), erfolgt eine Behandlung der speziellen Problematik in den betreffenden Abschnitten.

Zumeist stellen auch *Nasentropfen* (Rhinoguttae), *Ohrentropfen* (Otoguttae) und *Sirupe* (Sirupi) Lösungen dar. Letztere weisen üblicherweise aus Stabilitätsgründen einen Zuckergehalt von 60–65% auf. Sie finden als Geschmackskorrigens Verwendung. Der einfache Sirup (Sirupus simplex) dient als Basis für arzneistoffhaltige Sirupe. Zur Herstellung wird Saccharose in heißem Wasser unter Rühren gelöst. Die Lösung wird max. 120 s im Sieden gehalten (Vermeidung einer Invertierung des Zuckers) und vom Schaum befreit. Dann wird sie mit zum Sieden erhitztem Wasser auf die vorgeschriebene Masse ergänzt und koliert. Die heiße Lösung wird in sterile und trockene Gefäße abgefüllt. Die Gefäße sind vollständig zu füllen und sofort zu verschließen. Eine gewisse pharmazeutische Bedeutung besitzen Sirupe mit Drogenauszügen und mit Fruchtsäften.

Zu den älteren Lösungsarzneiformen, die heute nur noch teilweise als Bestandteil von Arzneibüchern anzutreffen sind, zählen:
- *Aromatische Wässer* (Aquae aromaticae): Sie werden durch Lösen von ätherischem Öl in Wasser meist unter Anwendung von Wärme hergestellt. Höhere ätherische Öl-Konzentrationen erzielt man durch Solubilisation mittels nichtionogenen Tensiden.
- *Arzneispiritusse* (Spirituosa medicata) enthalten Arzneistoffe gelöst in Ethanol oder in vorwiegend Ethanol enthaltenden Flüssigkeiten.
- *Arzneiöle* (Olea medicata) sind meist Lösungen von Arzneistoffen in fetten Ölen, jedoch fallen auch ölige Auszüge und Suspensionen unter diesen Begriff.

17.1.1
Mischungen

Beim Herstellen von alkoholischen Lösungen treten Volumenkontraktionen auf, die bei der Arzneiformung berücksichtigt werden müssen. Anhand eines praktischen Beispiels soll die Berechnung von Ethanolverdünnungen vorgestellt werden.

Übung

Zur Herstellung von 1000 ml eines 70%igen (V/V) Ethanol-Wasser-Gemisches werden nach Vorschrift des DAB 98 66,5 g Ethanol 96% (V/V) zu 100g verdünnt. Die Ermittlung der relativen Dichte dieser Mischung ergibt einen Wert von $d_{20}^{20} = 0{,}895$. Wieviel Ethanol 96% (V/V) muß nun dieser Mischung zugesetzt werden, um ein Ethanol-Wasser-Gemisch mit der geforderten relativen Dichte von 0,885 bis 0,889 zu erhalten?

Dichteberechnung ϱ_{20} aus der relativen Dichte d_{20}^{20} nach Relative Dichte Ph. Eur. 2.2.5.

Die *relative Dichte* d_{20}^{20} ist der Quotient aus Dichte der Lösung bei 20°C und der Dichte von Wasser bei 20°C. Damit wird die relative Dichte zu einer dimensionslosen Zahl. Die *absolute Dichte* ϱ_{20} wird üblicherweise in g/ml angegeben. Die Umrechnung von relativer und absoluter Dichte erfolgt nach der Formel

$$d_{20}^{20} = 1{,}00180 \frac{cm^3}{g} \cdot \varrho_{20} \qquad (17.1)$$

Der Umrechnungsfaktor 1,00180 ml/g ist der inverse Wert der Dichte $\varrho = 0{,}9982$ g/ml von Wasser bei 20°C.

$$\varrho_{20} = \frac{d_{20}^{20}}{1{,}00180\, \frac{cm^3}{g}} = \frac{0{,}895}{1{,}00180\, \frac{cm^3}{g}} = 0{,}8934\, \frac{g}{cm^3}$$

$$m = 1000\, cm^3 \cdot 0{,}8934\, \frac{g}{cm^3} = 893{,}4\, g$$

(17.2)

Bestimmung der wahren Ethanolkonzentration der hergestellten Verdünnung mit der Ethanol-Wasser-Tabelle (s. Tab. 17.1) nach Ph. Eur.

Die hergestellte Ethanol-Wasser-Mischung hat einen Ethanolgehalt von 66,8% (V/V) bzw. 59,0% (m/m).

Berechnung der zuzusetzenden Ethanolmenge

Auf Grund der Volumenkontraktion von Ethanol-Wasser-Mischungen dürfen die Verdünnungen nur nach dem Massengehalt von Ethanol berechnet werden. Die einfachste Methode der Berechnung ist die Aufstellung eines „Andreaskreuzes" nach folgendem Schema (Formel 17.3):

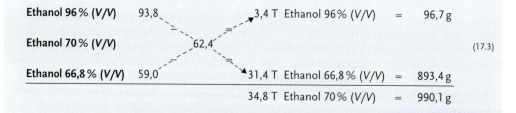

(17.3)

Tab. 17.1: Auszug aus der Ethanoltabelle Ph. Eur.

Dichte ϱ_{20} (g/cm³)	Wichtige Größen aus der Ethanoltabelle	
	Ethanolgehalt in Prozent (V/V)	Ethanolgehalt in Prozent (m/m)
0,7893	100	100
0,8074	96	93,8
0,8292	90	85,7
0,8855	70	62,4
0,8933	66,8	59,0

Bei dem Versuch der Herstellung von 1000 ml Ethanol 70 % (V/V) sind 893,4 g Ethanol 66,8 % (V/V) erhalten worden. Die Konzentration des Gemisches muß durch Zugabe von Ethanol 96 % (V/V) auf den geforderten Wert eingestellt werden.

Um 70%igen Ethanol (V/V) zu erhalten, müssen 31,4 Teile (Masse) Ethanol 66,8 % (V/V) mit 3,4 Teilen (Masse) Ethanol 96 % (V/V) versetzt werden, um 34,8 Teile (Masse) Ethanol 70% (V/V) zu erhalten. Die Gesamtmasse beträgt dann 990,1 g. Das Gesamtvolumen läßt sich über die Dichte aus der Ethanoltabelle berechnen:

$$V(\text{Ethanol } 70\,\% \text{ (V/V)}) = \frac{990,1\,\text{g}}{0,8855\,\frac{\text{g}}{\text{cm}^3}} = 1118\,\text{cm}^3$$

(17.4)

Relative Dichte

Die relative Dichte d_{20}^{20} einer Substanz ist das Verhältnis zwischen der Masse eines bestimmten Volumens und dieser Substanz bei 20 °C und der Masse eines gleichen Volumens Wassers bei derselben Temperatur.

$d_{20}^{20} = 1,00180 \cdot \varrho_{20}$ (nach Ph. Eur., jedoch genauer

$$d_{20}^{20} = 1,00180\,\frac{\text{ml}}{\text{g}} \cdot \varrho_{20}$$

(17.5)

Ebenso wie Ethanol zeigt auch Isopropylalkohol (2-Propanol) eine Volumenkontraktion bei der Herstellung von Mischungen des Alkohols mit Wasser. Eine Anweisung für die Herstellung von Isopropanol-Wasser-Mischungen findet sich im DAC. Mit der Tabelle 17.2 wird die Herstellung von entsprechenden Mischungen vereinfacht.

17.2
Biopharmazeutische Aspekte

Eine Anzahl Arzneiformen (Tropflösungen, Sirupe usw.) stellen Lösungen dar. Aus biopharmazeutischer Sicht ist eine wäßrige Arzneistofflösung als besonders günstig einzuschätzen, da im Gastrointestinaltrakt eine schnelle Resorption zu erwarten ist. Auch hier ist die Resorption von zahlreichen Faktoren abhängig. Verständlicherweise ergeben sich bereits Resorptionsunterschiede zwischen einer molekulardispersen und einer kolloiddispersen Lösung. Entscheidend für den Verlauf der Resorption sind weiterhin pH-, Ionisationsgrad sowie osmotischer Druck der Lösung. Neben diesen physikalisch-chemischen Eigenschaften der Lösung und der gelösten Substanz kommt den Hilfsstoffen große Bedeutung zu. In vielen Fällen ließ sich durch Ethanolzusätze die Resorption verbessern (aus Glycerol oder Ethanol bzw. den entsprechenden Wassermischungen als Lösungsmittel werden Arzneistoffe im Magen sehr fein ausgefällt, darüber hinaus wirkt Ethanol resorptionsfördernd), während eine Viskositätserhöhung meist mit einer Herabsetzung der Resorptionsrate gekoppelt ist. Letzteres wird verständlich, da hiermit eine Verringerung der Beweglichkeit der Moleküle in Richtung Resorptionsort verbunden ist. Werden makromolekulare Stoffe eingesetzt, so

Konzentration Isopropylalkohol (V/V, in %)	Masse (g) Isopropylalkohol 100 %, die mit Wasser zu 100,0 g ergänzt werden müssen	Relative Dichte d_{20}^{20}
100	100,0	0,7863
90	86,36	0,8194
80	74,04	0,8496
70	62,80	0,8765
60	52,28	0,9024
50	42,39	0,9274
40	33,18	0,9478

Tab. 17.2: Herstellung von Isopropanol-Wasser-Gemischen nach DAC

kann durch Komplexbildung zwischen Arzneistoff und Hilfsstoff ebenfalls eine Verzögerung, in manchen Fällen aber auch eine Verbesserung im Resorptionsverlauf auftreten. Mit öligen Lösungen, die peroral nur in kleinen Volumina und zur Gewährleistung einer besseren Einnahme oftmals in Form von Gelatinekapseln zur Anwendung kommen, ist nur die Erzielung einer langsamen Resorption möglich. Verarbeitet man eine ölige Lösung zur Emulsion, so liegen wiederum völlig andere Resorptionsverhältnisse vor, wobei das Phasenvolumenverhältnis, der Dispersitätsgrad und die Arzneistoffverteilung die Arzneistoffabgabe wesentlich mitbestimmen.

Oft ist mit höheren Resorptionsraten zu rechnen, wenn ein schwer wasserlöslicher Arzneistoff statt in wäßriger Lösung als wäßriges Solubilisat zur Applikation gelangt. Fällt ein schwerlöslicher Arzneistoff nach Applikation einer Lösung, bedingt durch die pH-Verhältnisse des Magens, aus, so wird das mikrokristalline Präzipitat anschließend meist schnell gelöst und resorbiert.

Kapitel 18

Emulsionen

18.1
Allgemeines

Emulsionen, Emulsiones, sind grobdisperse Systeme von zwei oder mehreren nicht ineinander löslichen Flüssigkeiten. Unter Berücksichtigung der möglichen Anwesenheit flüssig-kristalliner Phasen (s. 18.3.3) lautet die Definition für Emulsionen der International Union of Pure and Applied Chemistry (IUPAC): In einer Emulsion sind flüssige Tröpfchen und/oder flüssige Kristalle in einer Flüssigkeit dispergiert. Die Bezeichnung Emulsion leitet sich aus dem Lateinischen (emulgere = ausmelken) ab und bezieht sich auf die Milch als Typ einer natürlichen Emulsion.

Emulsionssysteme finden in der Pharmazie vielfältige Anwendung. Es ist zu unterscheiden zwischen *flüssigen Emulsionen*, die für den inneren Gebrauch bestimmt sind (Lebertranemulsionen, Paraffinemulsion) und *Emulsionen zur äußeren Anwendung*. Letztere werden als *Linimente* (lat. linire = einreiben) bezeichnet. Es sind flüssige, halbflüssige, gallertige oder bei Körpertemperatur schmelzende Mischungen, in der Regel vom O/W-Typ. Man bezeichnet aber auch flüssige Einreibungen überhaupt als Linimente (Methylsalicylat und Öle in Ethanol). Auch Arzneiformen, wie Salben und Zäpfchen, können im physikalischen Sinne Emulsionen darstellen.

Interessant hinsichtlich Lagerfähigkeit und Verfahrenstechnik sind *Trockenemulsionen* vom Typ der Trockenmilch. Derartige *Xeroemulsionen* werden durch Zerstäubungstrocknung hergestellt. Als haltbare Dauerformen oder gewichtsarme Reiseform für kutane oder perorale Arzneipräparate gewinnen sie an Bedeutung.

Unter „Hautmilch", die in der Dermatologie, insbesondere aber in der Kosmetik, von Interesse ist, versteht man O/W-Emulsionen von milchartiger Beschaffenheit. Sie können Träger von wasserlöslichen oder öllöslichen Arzneistoffen (Salicylsäure, Methylsalicylat, Benzylnicotinat, Campher) sein.

Da von zwei miteinander nicht mischbaren Flüssigkeiten die eine in der anderen verteilt ist und in der Schwebe gehalten wird, ist der Tröpfchendurchmesser der aufgeteilten Flüssigkeit von wesentlicher Bedeutung zur Charakterisierung einer Emulsion. Er liegt im allgemeinen bei pharmazeutischen Emulsionen zwischen 1 und 20 µm. Infolge der verschiedenen Lichtbrechung der Komponenten der Emulsion erscheint diese milchig-undurchsichtig. Nur im Sonderfall, wenn beide Flüssigkeiten den gleichen Brechungsindex aufweisen, werden Lichtstrahlen beim Durchtritt durch die Emulsion gleichstark gebrochen, so daß diese durchscheinend oder transparent ist.

Mikroemulsionen (s. 25.6) weisen besondere Eigenschaften auf.

18.2
Emulsionsphasen, Emulsionstypen

Emulsionen bestehen aus zwei nicht miteinander mischbaren Phasen, wobei die eine hydrophilen, die andere lipophilen Charakter aufweist. Die hydrophile (lipophobe) Phase wird meist Wasser oder eine mit Wasser mischbare Flüssigkeit sein, während als lipophile (hydrophobe) Phase ein mineralisches oder vegetabilisches Öl oder Fett (fettes Öl, Paraffin, Vaselin, Kakaofett, Wollwachs) oder auch lipophile Lösungsmittel, wie Chloroform, Benzol usw., dienen. Es besteht nun die Möglichkeit, entweder die hydrophile Phase in der hydrophoben Phase zu dispergieren, oder die hydrophobe in der hydrophilen Phase. Somit resultieren zwei unterschiedliche Emulsionssysteme, die als

Wasser-in-Öl-Emulsion (*W/O-Emulsion*) bzw. Öl-in-Wasser-Emulsion (*O/W-Emulsion*) bezeichnet werden. In dieser Typenbezeichnung steht grundsätzlich W für hydrophile Phasen und O für lipophile Phasen. Da die lipophile Phase nicht immer O=Öl sein muß, ist auch die Kennzeichnung L = Lipoid, also L/W-Emulsion üblich. Die realen Verhältnisse sind etwas komplizierter. Da stets mehr Emulgator vorhanden sein muß, als zum Auffüllen der Grenzflächen notwendig ist (> CMC), bilden sich bei O/W-Emulsionen Mizellen in der Wasserphase, die etwas die Ölphase solubilisieren. Dadurch entsteht ein Öl-in-Mikroemulsion-System, eine Winsor-Typ-I-Emulsion. Umgekehrt bilden W/O-Systeme Winsor-Typ-II-Emulsionen.

Die Emulsionstypen O/W und W/O sind einfache Emulsionssysteme. Doppelte Emulsionssysteme liegen dann vor, wenn sich in den Emulsionskügelchen nochmals Kügelchen der anderen Phase befinden. Derartige Systeme werden als *W/O/W-* oder *O/W/O-Emulsionen* bezeichnet (Abb. 18.1).

Diejenige Komponente, die in einer Emulsion verteilt ist, wird als *disperse Phase* oder *innere Phase* oder *offene Phase* bezeichnet. Die Komponente, die die dispergierte Flüssigkeit enthält, wird als *Dispersionsmittel* oder *äußere Phase* oder *geschlossene Phase* bezeichnet.

18.3
Emulgatoren

18.3.1
Definition, Charakteristika amphiphiler Verbindungen, Oberflächenaktivität

Durch Anwendung beträchtlicher Energien läßt sich zwar eine weitgehende Dispergierung einer Phase in einer anderen erreichen, doch

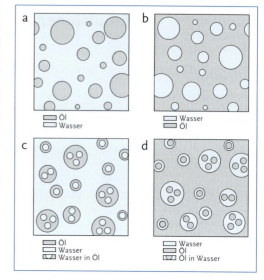

Abb. 18.1: Emulsionsschemata: **a** O/W-Emulsion, **b** W/O-Emulsion, **c** W/O/W-Emulsion, **d** O/W/O-Emulsion

wird dieser Zustand nur kurze Zeit aufrechtzuerhalten sein. Setzt man jedoch die Grenzflächenspannung herab, so wird nicht nur die Emulsionsbildung erleichtert, sondern darüber hinaus auch ein Zusammenfließen der Kügelchen der dispersen Phase verhindert und damit die Stabilität des Systems erhöht. Verbindungen, die die Oberflächenspannung herabsetzen, werden als *Tenside* (engl.: surfactants) bezeichnet. Sie sind *oberflächenaktiv (grenzflächenaktiv)*. Die Zahl dieser Verbindungen ist beträchtlich, je nach ihren speziellen Eigenschaften werden sie als Entschäumer, W/O-, O/W-Emulgatoren, Netzmittel, Waschmittel und Lösungsvermittler verwendet.

Tenside sind Verbindungen, die in ihrer chemischen Struktur sowohl lipophile als auch hydrophile Gruppen besitzen. Hydrophile (lipophobe) Gruppen sind u.a. folgende:

Hydroxylgruppen	$-OH$		
Carboxylgruppen	$-C\overset{O}{\underset{OH}{\diagup\diagdown}}$	mit einwertigem Kation	$-C\overset{O}{\underset{O^- Na^+ (K^+, NH_4^+)}{\diagup\diagdown}}$
Sulfatgruppen	$-O-\overset{O}{\underset{O}{S}}-O^-\ H^+$	mit einwertigem Kation	$-O-\overset{O}{\underset{O}{S}}-O^-\ Na^+$

Sulfonatgruppen	$-CH_2-\overset{O}{\underset{O}{S}}-O^-\ H^+$	mit einwertigem Kation	$-CH_2-\overset{O}{\underset{O}{S}}-O^-\ Na^+$
Aminogruppen	$-N\overset{H}{\underset{H}{\diagdown}}$	substituierte Aminogruppe	$-N\overset{H}{\underset{R^1,}{\diagdown}}\quad -N\overset{R^2}{\underset{R^1}{\diagdown}}$
Kohlenstoffdoppel-bindungen	$-\underset{H}{\overset{\,}{C}}=\underset{H}{\overset{\,}{C}}-$		

Die Elektronenverteilung der verschiedenen angeführten funktionellen Gruppen verleiht dem Molekül ein beträchtliches elektrisches Dipolmoment. Eine solche polare Gruppe bedingt die Affinität zu polaren Flüssigkeiten, insbesondere zu Wasser, und damit den hydrophilen Charakter des Moleküls.

Lipophile (hydrophobe) Gruppen sind u.a. folgende:

Kohlenstoffketten
$$H-CH_2-CH_2-CH_2-CH_2-CH_2-CH_3$$

Kohlenstoffringe

Carboxylgruppen mit zweiwertigen Kationen
$(-COO^-)_2\ Ca^{2+}$ (oder Mg^{2+})

Dieser Teil der Moleküle, dessen Elektronenverteilung keinen nennenswerten Beitrag zum Dipolmoment liefert, bildet den apolaren Rest. Er bedingt die Affinität zu organischen Lösungsmitteln geringer Polarität und demzufolge den lipophilen Charakter der Moleküle.

Substanzen, die sowohl zur Wasserphase als auch zur Ölphase Verwandtschaft aufweisen, werden als *amphiphil* bezeichnet. Emulgatoren, z. B. die Seifen, besitzen eine oft langgestreckte kettenförmige Struktur. Sie können als typische Modellsubstanzen betrachtet werden. Zur zeichnerischen Darstellung des Aufbaus und der Funktion eines Emulgators bedient man sich eines einfachen Symbols, im Falle eines Seifenemulgators: Band und Kugel (Abb. 18.2). Das Band symbolisiert die Kohlenwasserstoffkette des Moleküls und die Kugel die Carboxylgruppierung. Die symmetrische Kohlenwasserstoffkette repräsentiert den apolaren oder neutralen Teil des Moleküls, dessen elektrische Ladung ausgeglichen ist. Die hydrophile Carboxylfunktion weist dagegen keine ausgewogene Ladung auf. Diese Gruppierung ist demnach polar. Typisch für Emulgatoren ist, daß sie im Molekülverband polare und apolare (hydrophile und lipophile) Gruppierungen vereinigen, was sie als amphiphile Verbindungen ausweist.

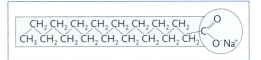

Abb. 18.2: Aufbau eines Seifenlaugenemulgators (Natriumstearat), Ableitung des Band-Kugel-Symbols

Werden Emulgatoren in Wasser gegeben, so sammeln sich deren Moleküle an der Oberfläche der Flüssigkeit an, wobei sie einen Orientierungseffekt aufweisen. Sie orientieren sich so, daß der hydrophile Teil dem Innern der Flüssigkeit, der hydrophobe dagegen der angrenzenden Phase (im vorliegenden Fall der Luft bzw. den Gefäßwandungen) zugekehrt ist. Die Adsorption der Emulgatormoleküle an der Flüssigkeitsoberfläche ruft eine Erniedrigung der Oberflächenspannung hervor. Werden genügende Mengen an Emulgator dem Wasser zugeführt, so bildet sich eine neue Grenzfläche Wasser/Emulgator/Luft aus (Abb. 18.3). Bei Zugabe von Emulgatoren fällt die Oberflächenspannung zunächst sehr schnell ab, doch wird bald ein Wert erreicht, der durch weiteren Emulgatorzusatz nicht mehr zu erniedrigen ist (kritische Mizellbildungskonzentration, CMC). Von nun an vereinigen sich die Emulgatormoleküle in der Lösung zu Aggregaten, die als Mizellen bezeichnet werden (s. 2.2.3.8).

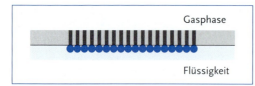

Abb. 18.3: Anordnung der Emulgatormoleküle an der Grenzfläche

18.3.2
Emulgatorfilm

So wie sich an der Grenzfläche Wasser/Luft Emulgatormoleküle anreichern und orientieren, erfolgt auch eine Ausrichtung der Moleküle oberflächenaktiver Substanzen an der Grenzfläche Öl/Wasser. Bei der Ausbildung von Emulsionen wird durch den Emulgator gleichfalls die Grenzflächenspannung erniedrigt. Die Emulgatormoleküle werden an der Grenzfläche adsorbiert und orientieren sich derart, daß sich die hydrophilen Gruppen nach der wäßrigen Phase, die lipophilen Gruppen nach der Ölphase hin ausrichten. Mit der Parallelorientierung senkrecht zur Grenzfläche wird ein Zustand hoher Ordnung erreicht. Es kommt an der Grenzfläche nunmehr zur Ausbildung einer monomolekularen Adsorptionsschicht. Diese wird auch als Adsorptionsfilm bzw. als Emulgatorfilm bezeichnet. Hierdurch entsteht eine neue Grenzfläche, an der nur noch geringe Grenzflächenspannungen auftreten.

Emulsionen werden dann eine optimale Stabilität und einen optimalen Dispersitätsgrad aufweisen, wenn der Film die Grenzfläche völlig überzieht. Manche Emulgatoren liefern sehr stabile Filme, die die kugelförmige, innere Phase als flexible oder als starre Schicht umspannen. Berühren sich Tröpfchen der zerteilten Phase zufällig, so bieten derartige Filme genügend Schutz, um ein Ineinanderfließen zu verhindern. Zu diesen Stoffen zählen Bienenwachs, arabisches Gummi, Proteinemulgatoren und Wollwachsalkohole. „Flüssige" Filme mit nicht so hoher Schutzwirkung liefern andere Tenside, z. B. Seifen.

Ist der Emulgatorfilm nicht lückenlos, so können Teile der inneren Phase bei Berührung mit ihren nicht durch oberflächenaktive Substanzen bedeckten Stellen zusammenfließen. Hierdurch verringert sich zwangsläufig der Dispersitätsgrad. Das wird so lange erfolgen, bis die Grenzfläche so klein geworden ist, daß die eingesetzte Emulgatormenge ausreicht, sie völlig zu bedecken. Ungenügende Emulgatorfilme können gegebenenfalls ein ungehemmtes Zusammenfließen der Kügelchen nicht verhindern, so daß schließlich das disperse System in ein Produkt mit zwei getrennten Phasen übergeht, die Emulsion bricht. Neben einer ausreichenden Festigkeit des Emulgatorfilms wird von ihm eine Elastizität gefordert, die notwendig ist, um Deformationen beim Rühren oder Gießen auszugleichen, und schließlich eine Regenerationsfähigkeit. Wird der Film verletzt, sollen Emulgatormoleküle aus der Lösung das Adsorptionshäutchen sofort wieder komplettieren.

18.3.3
Flüssig-kristalline Phasen

Flüssig-kristalline Phasen („flüssige Kristalle"), auch als Mesophasen bezeichnet, sind Zustände von Stoffen, die gewisse Eigenschaften von Flüssigkeiten und andere von kristallinen Körpern zeigen. Man unterscheidet zwischen thermotroper und lyotroper Mesomorphie. Unter thermotroper Mesomorphie versteht man die Eigenschaft von Stoffen, scheinbar zwei Schmelzpunkte zu besitzen. Beim unteren Schmelzpunkt schmelzen die Verbindungen zu einer trüben Flüssigkeit (flüssig-kristalline Phase), beim oberen zu einer klaren Flüssigkeit. Diese Umwandlungen sind beim Abkühlen reversibel. Die Entdeckung flüssigkristalliner Strukturen erfolgte bereits vor 100 Jahren bei Cholesterolestern. Für die Arzneiformung ist die thermotrope Mesomorphie nicht bedeutsam im Gegensatz zur lyotropen Mesomorphie, bei der oberflächenaktive Stoffe beim Lösen in den flüssig-kristallinen Zustand übergehen, der durch Quellungsvorgänge (Einbau von Wasser) gekennzeichnet ist. Die sich ausbildenden Tensidaggregate sind als solche erkennbar.

Beim Lösen eines (wasserlöslichen) Tensids in geringer Menge in Wasser liegt zunächst eine molekulardisperse Lösung vor. Bei weiterer Zugabe bilden sich Mizellen (s. 2.2.3.8) aus. Erhöht man die Tensidkonzentration darüber hinaus, tritt eine flüssig-kristalline Mesophase mit *Hexagonalstruktur* (middle phase) auf. Hierbei handelt es sich um zylinderförmig angeordnete Tensidmoleküle in dichter Packung. Die polaren Gruppen des Tensids bilden die Oberfläche der parallel angeordneten Zylinder, während die apolaren Teile recht ungeordnet in das Zylinderinnere hineinragen (Abb. 18.4a). Bei weiterer Zunahme der Tensidkonzentration tritt eine Mesophase mit *Lamellenstruktur* (neat phase) auf. Sie ist gekennzeichnet durch eine palisadenartige Anordnung der Tensidmoleküle, deren polare Teile gegeneinander, durch eine Wasserschicht getrennt, in einer Ebene ausgerichtet und die apolaren Teile in die Zwischenräume der Ebenen orientiert sind, ohne Ausbildung eines Ordnungszustands (Abb. 18.4b). Zugabe von Wasser zu Mesophasen führt zu einem reversiblen Prozeß, nämlich – entsprechend der erreichten Verdünnung – zu mizellaren oder zu moleculardispersen Zuständen.

Die beiden Mesophasen sind anisotrop, sie weisen starke Doppelbrechung auf und sind polarisationsmikroskopisch sichtbar. Diese optischen Eigenschaften, die den Kristallen entsprechen, führen zu der Bezeichnung „flüssige Kristalle". Die Ausbildung der Mesophasen ist abhängig von der chemischen Struktur (HLB-Wert, s. u.) des Tensids, dem Mengenverhältnis Tensid/Wasser, der Temperatur und der Art und Weise der Bereitung einer Emulsion. Die unterschiedliche Strukturierung flüssig-kristalliner Bereiche kann von Einfluß auf die Emulsionsphasenverteilung und -stabilität sein. Mesophasen sind auch bei Emulsionssalben von Bedeutung (s. 15.3). Neben den genannten Mesophasen existieren noch die *kubische Phase* und die *Hexagonal-II-Phase,* die sich bei lipophilen Tensiden (z. B. ungesättigten Monoglyceriden) ausbilden können.

Mit lipophilen Tensiden ist in Ölen die Ausbildung einer Hexagonalphase gleichfalls möglich. Hier formen die polaren Tensidgruppen den Zylinderkern, der durch die Schicht apolarer, nach außen gerichteter Kohlenwasserstoffketten vom umgebenden nicht wäßrigen Milieu geschützt wird. Analog zur umgekehrten (inversen) Mizelle bezeichnet man den flüssig-kristallinen Zustand als *umgekehrte (inverse) Hexagonalphase.*

18.3.4
Ausbildung von O/W- und W/O-Emulsionen *(Bancroft-Regel)*

Durch die *Bancroft-Regel* ist im allgemeinen festlegbar, welcher Emulsionstyp bei Verwendung der einzelnen Emulgatoren entsteht. Sie ist als Faustregel zu werten, da der sich bildende Emulsionstyp auch vom Verhältnis des Phasenvolumens, von der Viskosität der Phasen und von der Herstellungstechnologie u. a. abhängt. Die Bancroft-Regel besagt: Die Phase, in der der Emulgator besser löslich ist oder sich anreichert, ist das Dispersionsmittel. Beispiel: Alkaliseifen lösen sich in Wasser = O/W-Emulgatoren, fettsaure Salze mehrwertiger Metalle reichern sich in Öl an = W/O-Emulgatoren. Ausnahme: Lecithin ist trotz guter Öllöslichkeit in der Regel ein O/W-Emulgator.

Die Bancroft-Regel besagt also, daß die äußere Phase von der Phase gebildet wird, in der sich der Emulgator überwiegend löst. Diese Theorie findet Untermauerung durch den geo-

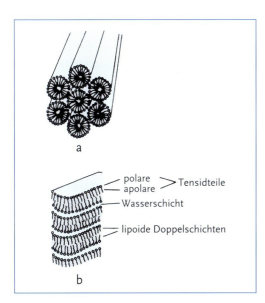

Abb. 18.4: Mesophasen: **a** Hexagonalstruktur, **b** Lamellarstruktur

metrischen, keilförmigen Bau des Emulgators an der Wasser/Öl-Grenzfläche (*Keiltheorie*). Im Falle der wasserlöslichen Emulgatoren ist der hydrophile Teil sperrig und raumfüllend, und zwar durch seine sterische Anordnung oder/und infolge der Hydratation. Die Rundung des Emulgatorfilms wird hierdurch erzwungen (Abb. 18.5).

Bei lipophilen Emulgatoren, z. B. bei Seifen mit mehrwertigem Kation, liegt der umgekehrte Fall vor. Die doppelte Fettsäurekette benötigt einen größeren Platzbedarf, darüber hinaus neigen Erdalkalisalze weniger zur Dissoziation, so daß die Hydratisierung der Carboxylgruppen niedriger ist. Dies führt zu einer Biegung der Grenzfläche um das Wassertröpfchen. Bei mit Alkaliseifen bereiteten O/W-Emulsionen läßt sich durch Zugabe von zweiwertigen Erdalkaliionen zur Wasserphase eine Phasenumkehr erzwingen. Daraus folgt, daß schließlich eine W/O-Emulsion vorliegt. In gleicher Weise sind in bestimmten Fällen O/W-Emulsionen durch sukzessive Zugabe eines entgegengesetzten Emulgators in W/O-Emulsionen zu verwandeln. Mit der Theorie der räumlichen Situation an der Grenzfläche ist deutlich darstellbar, daß Cholesterol ein W/O-Emulgator sein muß. Durch den Platzbedarf, den das Steringerüst an der Grenzfläche benötigt, ist nur die in der Abbildung 18.5c dargestellte Anordnung möglich.

18.3.5
Kennzeichnung der Emulgatoren

18.3.5.1 HLB-Wert

Der HLB-Wert bietet die Möglichkeit, Tenside nach ihren amphiphilen Eigenschaften zu kennzeichnen und sie entsprechend ihrem Verwendungszweck zu klassifizieren. Ursprünglich wurde das HLB-System für die Belange der kosmetischen Industrie entwickelt. Heute dient es als Hilfsmittel in der Nahrungsmittel-, Petroleum- und Erdölindustrie, in der pharmazeutischen und insbesondere in der Waschmittelindustrie sowie in allen weiteren Bereichen, in denen Grenzflächenaktivitäten eine Rolle spielen.

Den HLB-Begriff (Hydrophile-Lipophile-Balance) prägte Griffin für nichtionogene Tenside. Er ordnete jedem Tensid einen dimensionslosen Zahlenwert zu, der sich aus dem stöchiometrischen Verhältnis des lipophilen und hydrophilen Anteils des Tensids errechnen ließ. Der HLB-Wert macht somit Aussagen über das hydrophile-lipophile Gleichgewicht, das sich aus der Größe und Stärke der lipophilen und hydrophilen Gruppen ergibt. Einer lipophilen Substanz wird ein niedrigerer, einer hydrophilen ein höherer HLB-Wert zugeordnet. Daraus ergibt sich, daß sich durch Einführung hydrophiler Gruppen in ein nichtionogenes Tensid das Verhältnis von lipophilem Teil zu hydrophilem Teil zugunsten des letzteren verändert und ein Tensid mit höherem HLB-Wert resultiert. Auf diesem Wege lassen sich z. B. W/O-Emulgatoren in O/W-Emulgatoren mit definierten HLB-Werten überführen.

Beispiel: Span 60® = Sorbitanmonostearat, HLB-Wert 4,7; Tween 60® = Polyoxyethylensorbitanmonostearat, HLB-Wert 14,9.

Aus Zweckmäßigkeitsgründen beruht das HLB-System auf einer Zahlenskala von 1 bis 20 (Abb. 18.6). Der Grenzwert zwischen vor-

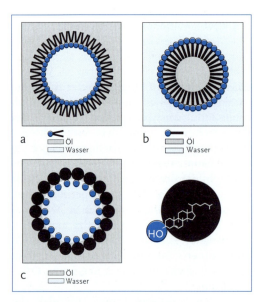

Abb. 18.5: Ausbildung des Emulgatorfilms bei
a W/O-Emulsionen (Emulgator: Erdalkali- bzw. Metallseifen), **b** O/W-Emulsionen (Emulgator: Alkaliseifen),
c W/O-Emulsionen (Emulgator: Cholesterol)

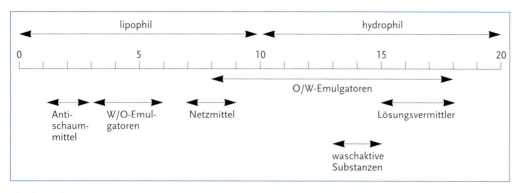

Abb. 18.6: HLB-System

wiegend lipophilen Substanzen und vorwiegend hydrophilen Substanzen beträgt 10. Eine fiktive Verbindung mit 100% hydrophilem Anteil entspräche demnach einem HLB-Wert von 20. Folglich besitzt Tween 20® mit einem HLB-Wert von 16,7 einen hydrophilen Anteil von 84%, bezogen auf das Gesamtmolekül. HLB-Werte stellen allerdings keine analytischen Daten im strengen Sinne dar, doch ermöglichen sie wichtige Aussagen über die Grenzflächenfunktion amphiphiler Substanzen.

Für das zunächst empirisch entwickelte HLB-System wurde später eine Beziehung aufgestellt, die es ermöglicht, aus der Molekülmasse des hydrophoben Anteils (M_0) und der Gesamtmolekülmasse des Tensids (M), den HLB-Wert annähernd zu berechnen:

$$\text{HLB} = 20\left(1 - \frac{M_0}{M}\right) \quad (18.1)$$

Von bestimmten Typen nichtionogener Emulgatoren, wie Polyoxyethylenderivate der Fettalkohole und Fettsäureester der mehrwertigen Alkohole, läßt sich der HLB-Wert ebenfalls ermitteln. So gilt für Fettsäureester:

$$\text{HLB} = 20\left(1 - \frac{VZ}{SZ}\right) \quad (18.2)$$

VZ Verseifungszahl des Esters,
SZ Säurezahl der abgetrennten Fettsäure.

Häufig wird der HLB-Wert direkt aus der chemischen Formel berechnet, indem den durch Koaleszenzmessungen ermittelten hydrophilen und lipophilen Eigenschaften der einzelnen Gruppen bestimmte Werte zugeordnet werden:

$$\text{HLB} = \Sigma \,(\text{hydrophiler Gruppenwert}) \\ + n\,(\text{Gruppenwert der CH}_2\text{-Gruppe}) + 7$$

(18.3)

n Zahl der CH$_2$-Gruppen im Molekül.

Für hydrophile Gruppen ergibt sich ein positiver, für hydrophobe ein negativer Wert. Die Formel läßt sich allerdings auf ungesättigte, stereo- bzw. positionsisomere Verbindungen nicht anwenden.

Weiterhin gibt es neben den Berechnungsmöglichkeiten eine Vielzahl von physikochemischen Meßmethoden für die HLB-Wertbestimmung, deren genereller Anwendung allerdings Grenzen gesetzt sind.

Die Definition des HLB-Wertes gilt im wesentlichen nur für nichtionogene Tenside und auch hier nur mit Einschränkungen. So ist das System nicht anwendbar für Tenside, die Propylenoxid, Butylenoxid, Stickstoff, Phosphor, Schwefel usw. enthalten. Ionogene Tenside gehorchen nicht den festgelegten Prinzipien. Man ermittelt ihre HLB-Werte daher experimentell und bringt sie mit dem Griffin-HLB-System in Einklang. Beispielsweise beträgt der HLB-Wert für reines Natriumlaurylsulfat 40. Das besagt selbstverständlich nicht, daß der hydrophile Teil des Moleküls 200% beträgt, sondern lediglich, daß dieses Tensid im Vergleich zu anderen einen „scheinbaren" HLB-Wert von 40 hat.

Wesentlich für die praktische Anwendung des HLB-Systems ist die „algebraische Additivität" der HLB-Werte. Bei Mischung verschiedener Emulgatoren addieren sich die HLB-Werte, so daß sich durch eine Kombination von nichtionogenen Emulgatoren mit hohen und mit niedrigen HLB-Werten unter Berücksichtigung der Mengenverhältnisse der Komponenten ein gewünschter HLB-Wert einstellen läßt (lediglich Orientierungshilfe, Aussage gilt auch für 18.3.5.2).

> Beispiel:
> Eine Mischung von 40% Span 80® (HLB-Wert = 4,3) und 60% Tween 60® (HLB-Wert = 14,9) weist einen HLB-Wert von 10,66 auf:
> $$\left(\frac{40}{100} \cdot 4,3 = 1,72, \frac{60}{100} \cdot 14,9 = 8,94; \right.$$
> $$\left. 1,72 + 8,94 = 10,66 \right). \quad (18.4)$$

18.3.5.2
„Erforderlicher" HLB-Wert

Jedem zu emulgierenden Material kann ein sog. „erforderlicher" HLB-Wert (required HLB) zugeordnet werden. Hierunter versteht man denjenigen Wert, den ein Emulgator (oder eine Emulgatormischung) aufweisen muß, damit die betreffende lipophile Phase mit Wasser eine Emulsion optimaler Dispersität und Stabilität ergibt. Der HLB-Wert des Emulgators allein gibt zwar Hinweise über seine Funktion an der Grenzfläche, nicht aber über seine Eignung als emulgierendes Agens für eine bestimmte Lipoidphase. Die Bestimmung des „erforderlichen" HLB-Wertes der lipophilen Phase erfolgt empirisch. Der Wert beträgt z. B. für lipophile Phasen in O/W-Emulsionen < 20%, bei Stearinsäure 17, Cetylalkohol 15, dickflüssiges Paraffin 10, weißes Wachs 9, Vaselin 7. Auch für die „erforderlichen" HLB-Werte gilt die algebraische Additivität. Aus den einzelnen „erforderlichen" HLB-Werten der Komponenten einer Ölphase und deren relativen Anteilen ergibt sich der „erforderliche" HLB-Wert der Mischung als Summe.

Im allgemeinen werden die stabilsten Emulsionen dann zu erhalten sein, wenn der „erforderliche" HLB-Wert der Bestandteile einer Lipoidphase mit dem HLB-Wert bzw. mit dem „scheinbaren" HLB-Wert des Emulgators (oder der Emulgatormischung) übereinstimmt.

18.3.5.3
Phasenumkehr, Phasenumkehrtemperatur

Zur Herstellung stabiler Emulsionen sind Einblicke in den Mechanismus der Emulsionsbildung und eine konkretere Charakterisierung der Leistungsfähigkeit von Emulgatoren und Emulgatormischungen notwendig. Wird ein hydrophiles Tensid in die Ölphase eingetragen, so entsteht beim Emulgieren zunächst eine W/O-Emulsion, die sich dann durch Wanderung des Tensids in die Wasserphase (evtl. über eine Mischemulsion) in eine O/W-Emulsion umkehrt (*Phasenumkehr, Phaseninversion*). Eine in dieser Weise hergestellte Emulsion zeichnet sich durch sehr feine Tröpfchen aus. Wird dagegen das Tensid der wäßrigen Phase hinzugefügt, so erfolgt keine Tensidwanderung und keine Phasenumkehr. Es entsteht eine grobe Emulsion, die nur durch intensive Rühreinwirkung verbessert werden kann. Zur primären Bildung einer W/O-Emulsion im ersten Fall kommt es durch Solubilisierung von etwas Wasser in der Ölphase. Durch eine einfache Bestimmung der Wasser-Solubilisierungskapazität der Ölphase (Wasseraufnahme ohne bleibende Trübung) lassen sich die günstigsten Emulsionsbedingungen erfassen. Es hat sich gezeigt, daß Öl-Emulgatormischungen, die die größte Wasser-Solubilisierungskapazität aufwiesen, Emulsionen mit feinster Tröpfchengröße ergeben. Dieses Verfahren stellt eine Alternative zum HLB-Verfahren dar, da eine direkte Beziehung zwischen maximal solubilisiertem Wasser in Öl und dem HLB-Wert des Tensids existiert. Die Phasenumkehr erfolgt schnell. Sie läßt sich u. a. durch Viskositätsbestimmungen, vor allem aber durch Leitfähigkeitsmessung ermitteln.

Die *Phasenumkehrtemperatur (Phaseninversionstemperatur*, PIT) ist eine besondere Eigenschaft von Emulsionen, die mit nichtionogenen Emulgatoren hergestellt sind (Beispiel: wasserhaltige hydrophile Salbe DAB). Nichtionogene Emulgatoren werden bei höherer Temperatur stärker lipophil, d.h. ihr HLB-Wert nimmt ab. Bei entsprechend hoher Temperatur kann der HLB-Wert <10 werden. Das bewirkt eine Wanderung des Emulgators von der wäßrigen Phase in die Ölphase und Phasenumkehr. Die Temperatur, bei der diese Umwandlung eintritt, ist die PIT. Mit Hilfe der PIT läßt sich die für die Emulsionsbildung und -stabilität notwendige Emulgatorenmischung und -konzentration ermitteln. Bei einer O/W-Emulsion sollte die PIT um etwa 20–60 °C über der Lagertemperatur liegen, um die Stabilität des Produkts zu gewährleisten.

Es muß grundsätzlich festgestellt werden, daß dem HLB-Wert (einschließlich erforderlichem HLB), gleichermaßen aber auch dem PIT-Wert und allen weiteren bisher vorgeschlagenen Charakteristika, erhebliche Mängel anhaften, die nur eine unzureichende oder nur eine bei bestimmten Emulsionssystemen gültige Charakterisierung zulassen. Trotz intensiver wissenschaftlicher Bemühungen existiert bisher keine allgemeingültige Methode, die eine exakte Stabilitätsvoraussage für Emulgatorgemische ermöglicht.

18.4
Emulgatoren für Arzneiformen

18.4.1
Einteilung

An pharmazeutisch anwendbare Emulgatoren müssen besondere Anforderungen gestellt werden. Nicht nur, daß grundsätzlich chemische und physiologische Indifferenz zu fordern ist, auch Probleme der Geschmacksbeeinflussung sind bei innerlich zur Anwendung kommenden Arzneiformen zu berücksichtigen.

Die Emulgatoren lassen sich untergliedern in ionogene, zu denen anionenaktive (anionische) und kationenaktive (kationische) Emulgatoren zu zählen sind, nichtionogene (nichtionische) Emulgatoren (Niotenside) und amphotere Emulgatoren. Darüber hinaus sind pulverförmige Emulgatoren und Quasiemulgatoren zu nennen. Schließlich seien Mischemulgatoren angeführt. Emulgatoren können natürlichen Ursprungs (Pflanzen- und Tierreich) sein, immer stärker haben sich allerdings partialsynthetische und synthetische Produkte durchgesetzt.

18.4.2
Anionenaktive Emulgatoren

Sie sind in wäßriger Lösung dissoziiert. Verantwortlich für die Emulgatorwirkung ist das Anion.

18.4.2.1
Seifen und seifenähnliche Verbindungen

18.4.2.1.1
Alkaliseifen

Obgleich bei den Alkalisalzen der Fettsäuren nur eine kleine $-COO^-Na^+$-Gruppe (allerdings zur starken Hydratation befähigte Gruppe) einer langen Kohlenwasserstoffkette gegenübersteht, überwiegt die Hydrophilie. Das Verhältnis lipophile Kohlenwasserstoffkette zur hydrophilen Carboxylgruppierung ist entscheidend für die Emulgatorwirkung. Alkalisalze (Na^+-, K^+-, NH_4^+-Ionen) niederer Fettsäuren (molekularlöslich) zeigen keine Emulgatorwirkung. Erst höhere Glieder der homologen Reihe (kolloidlöslich), besonders ab C_{11}, weisen gute, ab C_{15} sehr gute Emulgatorwirkung auf. Als hervorragende Vertreter der Alkaliseifen sind die Salze der Palmitinsäure und Stearinsäure sowie ihre Gemische zu nennen.

Beispiele:

$C_{15}H_{31}COO^-Na^+$
Natriumpalmitat

$C_{17}H_{35}COO^-Na^+$
Natriumstearat

Die Oberflächenaktivität läßt sich durch Einführung weiterer hydrophiler Gruppen (Doppelbindungen, Hydroxylgruppe, Schwefelsäuregruppe) erhöhen.

Beispiele:

$CH_3(CH_2)_7CH=CH(CH_2)_7COO^-Na^+$
Natriumoleat

$CH_3(CH_2)_5\underset{OH}{CH}CH_2CH=CH(CH_2)_7COO^-Na^+$
Natriumrizinolat

$CH_3(CH_2)_5\underset{OSO_3^-H^+}{CH}CH_2CH=CH(CH_2)_7CO^-Na^+$
Natriumrizinolatschwefelsäureester

Typ: O/W-Emulgator
Anwendung: Ausschließlich für äußerlich anzuwendende Arzneiformen (Linimente).
Vorteile: Sehr gute Emulgatoren.
Nachteile: Alkalische Reaktion, Elektrolytempfindlichkeit, Ausscheidung von Erdalkaliseifen durch hartes Wasser.

18.4.2.1.2
„Metallseifen"

Unter „Metallseifen" werden Salze mehrwertiger Metalle (Erdalkali-, Schwermetalle) mit Fettsäuren verstanden. Entsprechend der Wertigkeit des Kations sind mit diesem zwei oder drei Kohlenwasserstoffreste verbunden.

Beispiele:

$(C_{15}H_{31}COO^-)_2 Ca^{2+}$
Calciumpalmitat
$(C_{17}H_{35}COO^-)_3 Al^{3+}$
Aluminiumstearat

Typ: W/O-Emulgator
Anwendung: Ausschließlich für äußerlich anzuwendende Arzneiformen (Linimente).

18.4.2.1.3
Aminseifen

Durch partielle oder gänzliche Substitutionen der Wasserstoffatome des Ammoniumions durch organische Reste (Alkylrest, Alkylolrest) entstehen Aminseifen. Sie werden auch als organische Seifen bezeichnet.

Beispiel:

$$CH_3-(CH_2)_n-COO^- \quad NH_3^+-\underset{CH_2-OH}{\overset{CH_2-OH}{C}}-CH_2OH$$

Trometamol = Tris
Typ: O/W-Emulgator
Anwendung: Bei äußerlich anzuwendenden Arzneiformen, max. 2,5 Gew.-%.
Vorteile: Infolge stärkerer Emulgatorwirkung als bei Alkaliseifen werden feindisperse und sehr stabile Emulsionen erhalten, die annähernd neutrale Reaktionen aufweisen. Geringe Elektrolytempfindlichkeit.

18.4.2.2
Schwefelsäureester

Durch Umsetzung von höheren Fettalkoholen mit Schwefelsäure entstehen Ester, deren Natriumsalze (Alkylsulfate) wichtige pharmazeutisch verwendete Emulgatoren darstellen. Im wesentlichen sind es die entsprechenden Derivate des Lauryl-, Cetyl- und Stearylalkohols. Durch die Umsetzung wird der hydrophile Charakter dieser Verbindungen wesentlich erhöht und damit die Grenzflächenaktivität verstärkt.

Beispiele:

$C_{12}H_{25}$-O-SO_3^- Na^+
Natriumdodecylsulfat (Ph. Eur.)
$C_{16}H_{33}$-O-SO_3^- Na^+
Natriumcetylsulfat
$C_{18}H_{37}$-O-SO_3^- Na^+
Natriumstearylsulfat

Texapon Z® Natriumdodecylsulfat
Lanette E® Natriumcetylstearylsulfat (aus gleichen Teilen Natriumcetylsulfat und Natriumstearylsulfat bestehend)
Schwefelsäureester sind häufig Bestandteil von Mischemulgatoren, z.B. Lanette N® (emulgierender Natriumcetylstearylalkohol Typ A, Ph. Eur.) (s.18.4.6, 15.7.3).
Typ: O/W-Emulgator
Anwendung: Insbesondere bei Salben, Cremes, Linimenten.
Vorteile: Annähernd neutrale Reaktion, gegenüber Elektrolyten weitgehend unempfindlich, die Calciumsalze sind wasserlöslich.

18.4.2.3
Salze der Gallensäuren

Den Alkalisalzen der Gallensäuren (Hydroxycarbonsäuren, zur Klasse der Steroide gehörend) kommt große physiologische Bedeutung zu. Sie vermögen auf Grund ihrer hohen Oberflächenaktivität wasserunlösliche Stoffe

(z. B. Fette) zu emulgieren und sie dadurch dem enzymatischen Abbau besser zugänglich zu machen. Die Gallensäuren liegen im Organismus nicht in freier Form, sondern als „gepaarte" Gallensäuren peptidartig an Aminosäuren gebunden (Glycin, Glykocholsäure oder an Taurin, Taurocholsäure) vor.

Beispiel:

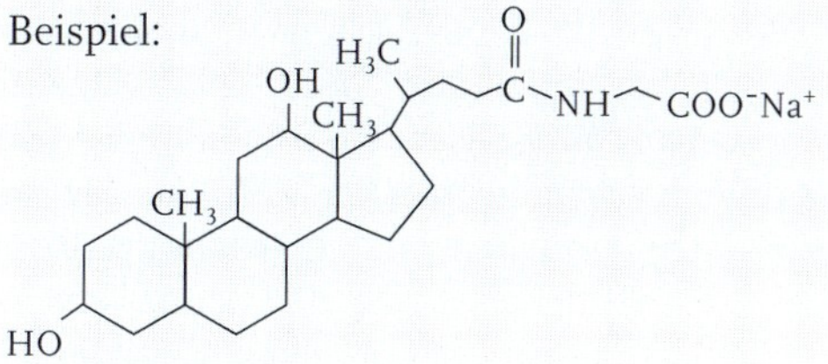

Natriumglycocholat
Typ: O/W-Emulgator

18.4.2.4
Saponine

Hohe Grenzflächenaktivität besitzen auch die Saponine, die nach ihrem Aglykon in Steroidsaponine und Triterpensaponine eingeteilt werden. Pharmazeutisch haben sie keine bemerkenswerte Anwendung als Emulgatoren gefunden. Nicht alle Saponine sind anionenaktiv.

18.4.2.5
Arabisches Gummi

Arabisches Gummi (Acaciae gummi) stellt eine Mischung aus Calcium-, Magnesium- und Kaliumsalzen der Polyarabinsäure dar. Obwohl Arabinsäure (Bausteine: D-Galactose, L-Rhamnose, L-Arabinose, D-Glucuronsäure) nicht amphiphil ist, besitzt Arabisches Gummi, das sich in Wasser kolloid löst, echte Emulgatoreigenschaften.

Typ: O/W-Emulgator. Vorteil: Auch für Emulsionen zum inneren Gebrauch anwendbar.
Nachteil: Es muß in relativ hoher Konzentration (>5%) angewendet werden. Die Klebwirkung ist oftmals störend. Die Emulgierwirkung ist stark vom jeweiligen Handelsprodukt abhängig. Längere trockene Aufbewahrung kann zum weitgehenden Verlust der Emulgierfähigkeit führen. Inkompatibilitäten mit anderen ionogenen Emulgatoren sind beschrieben worden. In Arabischem Gummi enthaltene Oxidasen und Peroxidasen können oxidationsempfindliche Arzneimittel zerstören, daher wird eine Enzyminaktivierung durch einstündiges Erhitzen einer Lösung aus Arabischem Gummi auf 80 °C und anschließendes Eindampfen im Vakuum vorgeschlagen.

18.4.3
Kationenaktive Emulgatoren

Verantwortlich für die Emulgatorwirkung ist im Gegensatz zu den Seifen das Kation. Es handelt sich um quartäre Ammoniumverbindungen, in denen die Wasserstoffatome durch gleichartige oder ungleichartige organische Reste (Alkyl-, z. B. $-CH_3$, $-C_2H_5$, Aryl- oder heterozyklischer Rest) ersetzt sind. Als Anion fungiert das Cl^- oder Br^--Ion. Sie werden auch als *Invertseifen (Kationseifen)* oder als *Quats* bezeichnet. Trotz hoher Grenzflächenaktivität wirken sie kaum reinigend. Dagegen besitzen sie im alkalischen Bereich (pH = 9) starke desinfizierende Eigenschaften, die auch pharmazeutisch genutzt werden (Konservierung) (s. 26.5.2.4.4).

Beispiele:

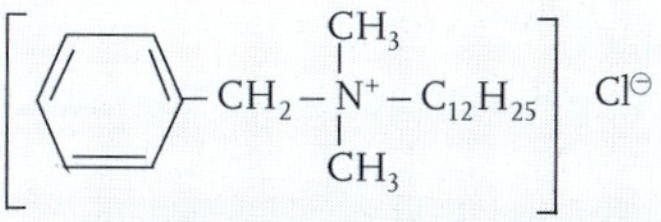

Benzalkoniumchlorid (Ph. Eur)

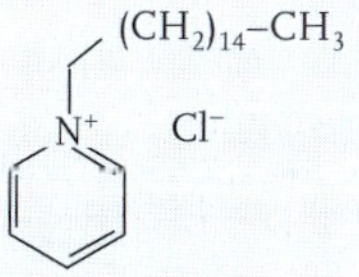

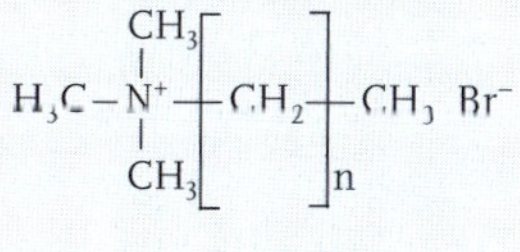

Cetylpyridinium-   Cetrimid
chlorid (CPC) (Ph. Eur.)   (Ph. Eur.)

$n = 11, 13, 15$

Typ: O/W-Emulgator
Anwendung: Desinfektionsmittel, Konservierungsmittel.
Vorteil: Keine Fällung durch Calcium- und Magnesiumionen, in hartem Wasser Beibehaltung der vollen Wirksamkeit.

Nachteile: Invertseifen können nicht zusammen mit anderen Seifen benutzt werden, da infolge der Ladungsverschiedenheit sich der kationische Alkylrest mit dem anionischen Rest der Seife zu einer unlöslichen, nicht mehr oberflächenaktiven Verbindung umsetzt.

18.4.4
Nichtionogene Emulgatoren

Gegenüber den ionogenen Emulgatoren weisen die nichtionogenen Emulgatoren, die im wäßrigen Medium keine Ionen bilden, einige wesentliche Vorteile auf. Sie gewinnen daher pharmazeutisch steigende Bedeutung. Sie reagieren neutral, sind weniger durch Elektrolyte beeinflußbar und weitgehend indifferent gegenüber chemischen Einflüssen. Ihre Aktivität ist bei genügendem Abstand von der PIT relativ temperaturunabhängig.

Zu den ältesten pharmazeutisch genutzten nichtionogenen Emulgatoren zählt das Bienenwachs (Gelbes Wachs, Ph. Eur.), das im wesentlichen aus Palmitinsäuremyricylester und freier Cerotinsäure besteht.

Typ: W/O-Emulgator.

18.4.4.1
Höhere Fettalkohole und Sterinalkohole

Höhere geradkettige Fettalkohole

Höhere Fettalkohole (Lauryl-, Cetyl- und Stearylalkohole) sind zwar grenzflächenaktiv, doch ist ihre Tensidwirkung gering.

Beispiele:
$CH_3(CH_2)_{14}CH_2OH$
Cetylalkohol (Ph. Eur.)
$CH_3(CH_2)_{16}CH_2OH$
Stearylalkohol (Ph. Eur.)

Typ: W/O-Emulgator
Anwendung: Meist nur als Stabilisator eingesetzt.

Höhere verzweigtkettige Fettalkohole

Einziger wichtiger verzweigter Fettalkohol in der Pharmazie ist Octyldodecanol (Eutanol G®).

Sterinalkohole (Sterole)

Seit langem findet Cholesterol (Ph. Eur., auch Cholesterin), das im tierischen Organismus am meisten vorkommende Sterin, pharmazeutische Verwendung. Es ist ein ungesättigter, einwertiger cycloparaffinischer Alkohol, der im Wollwachs enthalten ist. Cholesterol wird in dieser Form oder als isolierte Substanz verwendet und ist wegen seiner guten Emulgierleistung geschätzt (s. 15.6.2). Die Veresterung der Fettsäuren mit Cholesterol ist offenbar wesentlich für die Resorption von Fetten. Auch andere Sterinalkohole besitzen eine, wenn auch abgeschwächte, Emulgatorwirkung. Für die hohe Grenzflächenaktivität ist Voraussetzung, daß sich die Hydroxylgruppe und die C-19-Methylgruppe in cis-Stellung befinden. Mit Digitonin entsteht eine Fällung, die charakteristisch ist für die 3-β-OH-Gruppe der emulgierenden Sterine.

Cholesterol (Ph. Eur.)

Typ: W/O-Emulgator
Vorteile: Auch für innerlich anzuwendende Arzneiformen einsetzbar.

18.4.4.2
Partialfettsäureester mehrwertiger Alkohole

Eine geringe Emulgatorwirkung besitzen bereits Glykole, wenn sie mit höheren Fettsäuren verestert sind. Sie dienen als Stabilisatoren. Erfolgt eine Veresterung von dreiwertigen Alkoholen, wie Glycerol, sind stärkere Effekte zu er-

Emulsionen

warten. Wird nur eine Hydroxylgruppe verestert, so hängt die Oberflächenaktivität nicht nur von der Kettenlänge der Fettsäure, sondern auch davon ab, ob diese gesättigt oder ungesättigt ist, gegebenenfalls auch vom Vorliegen stereoisomerer Formen. Ungesättigte Monoglyceride sind den gesättigten in der Emulgatorwirkung überlegen.

Beispiele:

$CH_2-O-CO-(CH_2)_{16}CH_3$
$|$
CH_2-OH
Ethylenmonostearat (Ph. Eur.)

$CH_2-O-CO-(CH_2)_{16}CH_3$
$|$
$CH-OH$
$|$
CH_2-OH
Glycerolmonostearat (Ph. Eur.)

$CH_2-O-CO-(CH_2)_7-CH=CH-(CH_2)_7CH_3$
$|$
$CH-OH$
$|$
CH_2-OH
Glycerolmonooleat (DAC 1997)

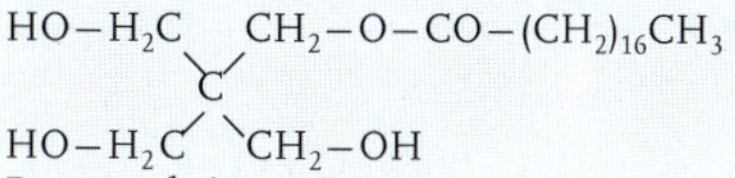

$HO-H_2C \quad CH_2-O-CO-(CH_2)_{16}CH_3$
$\diagdown C \diagup$
$HO-H_2C \quad CH_2-OH$
Pentaerythritmonostearat

Besonderes Emulgiervermögen kommt ungesättigten Monoglyceriden mit cis-Konfiguration zu. Auch bei Diglyceriden läßt sich durch den Fettsäuretyp auf den Grad der Emulgatoraktivität Einfluß nehmen. Diese ist im allgemeinen beträchtlich geringer als bei den Monoglyceridverbindungen. Im Handel befindliche Produkte stellen meist Gemische von Mono- und Diestern dar. Auch Pentaerythritfettsäureester, insbesondere das Pentaerythritmonostearat, haben pharmazeutische Bedeutung erlangt.

Typ: W/O-Emulgator.

18.4.4.3
Partialfettsäureester des Sorbitans

Hervorragende Bedeutung haben Ester höherer Fettsäuren von höheren mehrwertigen Alkoholen erlangt, die sich vom Sorbitol (Sorbit, Glucitol) bzw. von dessen unter Wasserabspaltung gebildeten ringgeschlossenen Ethern mit Tetrahydropyran- und Tetrahydrofuranstruktur ableiten. Letztere werden als Sorbitane bezeichnet. Aus der Tetrahydrofuranverbindung entsteht weiterhin ein bizyklisches Anhydrid, das Sorbid genannt wird. Die entsprechenden Laurin-, Palmitin-, Stearin- und Ölsäureester werden als Span® (Arlacel®, Crill®) gehandelt (Tab. 18.1). Die erörterten Tenside sind keinesfalls reine Substanzen, sondern stellen Gemische dar. Die Veresterung des Sorbitan-Sorbid-Gemisches wird so gelenkt, daß durchschnittlich auf 1 mol Sorbitanrest ein, einein-halb oder drei Fettsäurereste kommen.

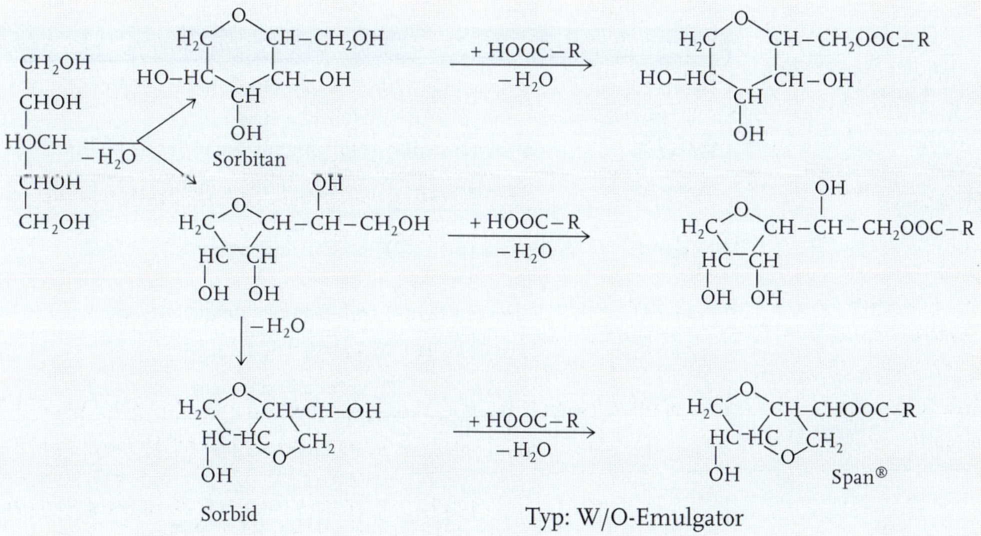

Typ: W/O-Emulgator

Tab. 18.1: Partialfettsäureester des Sorbitans

Handelsname	chemische Bezeichnung	HLB-Wert ± 1
Span 20	Sorbitanmonolaurat (Ph. Eur.)	8,6
Span 40	Sorbitanmonopalmitat (Ph. Eur.)	6,7
Span 60	Sorbitanmonostearat (Ph. Eur.)	4,7
Span 65	Sorbitantristearat (DAC)	2,1
Span 80	Sorbitanmonooleat (Ph. Eur.)	4,3
Span 83 bzw. Arlacel C®	Sorbitansesquioleat (Ph. Helv.)	3,7
Span 85	Sorbitantrioleat (Ph. Eur.)	1,8

18.4.4.4
Partialfettsäureester des Polyoxyethylensorbitans

Der ausgeprägte lipophile Charakter der Span® ist verantwortlich für die Ausbildung der W/O-Emulsionen. Durch Veretherung aller Hydroxylgruppen der Sorbitanfettsäureester mit Polyethylenglykol gelangt man zu hydrophileren Substanzen, die Emulgatoren vom Typ O/W darstellen, wobei durch die Länge der Polyoxyethylenketten die Hydrophilie beeinflußt werden kann. Diese Polyoxyethylensorbitanfettsäureester werden als Tween® bezeichnet (Tab. 18.2). Die Summe aller Ethylenoxidgruppen (x+y+w+z) ist im Mittel etwa 20 für die

Tween®

Typ: W/O-Emulgator
Nachteile: seifiger Geschmack

Tab. 18.2: Partialfettsäureester des Polyoxyethylensorbitans

Handelsname	chemische Bezeichnung	HLB-Wert ± 1
Tween 20	Polyoxyethylen(20)-sorbitanmonolaurat* (lt. Ph. Eur.: Polysorbat 20)	16,7
Tween 21	Polyoxyethylen(4)-sorbitanmonolaurat	13,3
Tween 40	Polyoxyethylen(20)-sorbitanmonopalmitat (lt. DAC: Polysorbat 40)	15,6
Tween 60	Polyoxyethylen(20)-sorbitanmonostearat (lt. Ph. Eur.: Polysorbat 60)	14,9
Tween 61	Polyoxyethylen(4)-sorbitanmonostearat	9,6
Tween 65	Polyoxyethylen(20)-sorbitantristearat	10,5
Tween 80	Polyoxyethylen(20)-sorbitanmonooleat (lt. Ph. Eur.: Polysorbat 80)	15,0
Tween 81	Polyoxyethylen(5)-sorbitanmonooleat	10,0
Tween 85	Polyoxyethylen(20)-sorbitantrioleat	11,0

* (20) = 20 Mol Ethylenoxid pro Mol Sorbitol oder Sorbitolanhydrid

18.4.4.5
Macrogolglycerinfettsäureester

Macrogolglycerinfettsäureester sind Monoester des Glycerols mit Fettsäuren, die dann mit Macrogolen an den freien OH-Gruppen des Glycerols verethert sind. Macrogolglyceroltricinolat ist ein dreifacher Ether des Glycerols mit Macrogol, welches wiederum an der endständigen OH-Gruppe des Macrogols dreifach mit Ricinolsäure verestert ist. Alle Methoden sind als Herstellungsmöglichkeit nach Ph. Eur. 1998 NT. möglich. Damit ist es immer erforderlich, die Herkunft dieser Tenside zu kennen, da völlig unterschiedliche Tenside trotz identischer Monographie resultieren können.

Die wichtigsten Vertreter dieser Gruppe sind
- Macrogolglycerolcaprylcaprat, ein mittelkettiges Partialglycerid (mit n = 4–8 Ethylenoxideinheiten)
- Macrogolglycerollaurat, ein Partialglycerid aus Hartfett (n = 6–32)
- Macrogolglycerollinoleat, ein Partialglycerid aus ungesättigten Ölen z. B. Maisöl (n = 6–8)
- Macrogolglyceroloeat, ein Partialglycerid eines meistens nur einfach gesättigten Öls, z. B. Pfirsichkernöl (n = 6–8)
- Macrogolglycerolstearat, ein Partialglycerid aus gesättigten tierischen Fetten (n = 6–80)

18.4.4.6
Fettsäureester des Polyoxyethylens

Reaktionsprodukte zwischen Fettsäuren und Polyoxyethylenen mit unterschiedlicher Kettenlänge sind gleichfalls Emulgatoren.

Ihre Handelsbezeichnungen sind Myrj®-Substanzen und Cremophor S9® (Tab. 18.3).

$CH_3-(CH_2)_{16}-CO-(O-CH_2-CH_2)_9-OH$
Cremophor S9®
Typ: O/W-Emulgator

18.4.4.7
Fettalkoholether des Polyoxyethylens

Fettalkoholether entstehen durch Umsetzung von Ethylenoxid mit einwertigen höheren Alkoholen. Sie sind gegen Alkalien beständig (Tab. 18.4). Ihre Handelsbezeichnungen sind Brij®-Substanzen sowie Cremophor A6®.

$CH_3-(CH_2)_{x=14,16}-CH_2-(O-CH_2-CH_2)_6-OH$
Cremophor A6®
Typ: In Abhängigkeit vom HLB-Wert O/W- oder W/O-Emulgator

Tab. 18.3: Fettsäureester des Polyoxyethylens

Handelsname	chemische Bezeichnung	HLB-Wert ± 1
Myrj 45	Polyoxyethylenstearat (lt. Ph. Eur.: Macrogolstearate)	11,1
Myrj 49	Polyoxyethylenstearat (lt. Ph. Eur.: Macrogolstearate)	15,0
Myrj 51	Polyoxyethylenstearat (lt. Ph. Eur.: Macrogolstearate)	16,0
Myrj 52	Polyoxyethylenstearat (lt. Ph. Eur.: Macrogolstearate)	16,9
Myrj 53	Polyoxyethylenstearat (lt. Ph. Eur.: Macrogolstearate)	17,9
Myrj 59	Polyoxyethylenstearat (lt. Ph. Eur.: Macrogolstearate)	18,8
Cremophor S9	Polyoxyethylen(400)-monostearat (lt. Ph. Eur.: Macrogolstearat 400)	11,6
Cremophor EL*	Polyoxyethylenglyceroltriricinoleat (DAC)	13,3

* Nicht als Lösungsvermittler bei Injektions- und Infusionspräparaten anwenden, führt zu Überempfindlichkeiten und gegebenenfalls zu lebensbedrohlichen Zuständen.

Tab. 18.4: Fettalkoholether des Polyoxyethylens

Handelsname	chemische Bezeichnung	n	HLB-Wert ± 1
Brij 30	Polyoxyethylenlaurylether (lt. Ph. Eur.: Macrogollaurylether)	4	9,7
Brij 35	Polyoxyethylenlaurylether	23	16,9
Brij 52	Polyoxyethylencetylether	2	5,3
Brij 56	Polyoxyethylencetylether	10	12,9
Brij 58	Polyoxyethylencetylether	20	15,7
Brij 72	Polyoxyethylenstearylether	2	4,9
Brij 76	Polyoxyethylenstearylether	10	12,4
Brij 78	Polyoxyethylenstearylether	20	15,3
Brij 92	Polyoxyethylenoleylether (lt. Ph. Eur.: Macrogololeylether)	2	4,9
Brij 96	Polyoxyethylenoleylether	10	12,4
Brij 98	Polyoxyethylenoleylether	20	15,3
Cremophor A6	Polyoxyethylenstearylether (lt. Ph. Eur.: Macrogol-6-Cetylstearylether)	6	10–12
Cremophor A25	Polyoxyethylenstearylether (lt. Ph. Eur.: Macrogol-25-Cetylstearylether)	20	15–17

n Anzahl der Ethylenoxideinheiten

18.4.4.8
Polyoxypropylen – Polyoxyethylen – Blockpolymere

Als Blockpolymere bezeichnet man Makromoleküle, in denen Blöcke (d.h. Abschnitte mit mehreren Monomeren) direkt (oder über niedermolekulare Kupplungsgruppen) linear miteinander chemisch verknüpft sind.

Poloxamere sind Blockpolymere, die durch Copolymerisation von Propylenoxid und Ethylenoxid gewonnen werden und aus einer zentralen lipophilen Polyoxypropylkette bestehen, der beiderseits hydrophile Polyoxyethylenreste angegliedert sind.

$$HO\text{-}[CH_2\text{-}CH_2\text{-}O]_a\text{-}[CH(CH_3)\text{-}CH_2\text{-}O]_b\text{-}[CH_2\text{-}CH_2\text{-}O]_c\text{-}H$$

Polyoxypropylen-polyoxyethylen-Blockpolymer
(a, c = 2 bis 130; b = 15 bis 67)

Unter der Markenbezeichnung Pluronic®, Synperonic® bzw. Lutrol® ist eine größere Anzahl Typen im Handel, die flüssig (Pluronic L, liquid), pastös (Pluronic P) oder pulverförmig bzw. flockig (Pluronic F) sein können.

Typ: O/W-Emulgator
Anwendung: Auch als Viskositätserhöher, zur Herstellung von transparenten Tensidgelen.

18.4.4.9
Fettsäureester der Saccharose

Besonders in den USA haben Tenside auf Zuckerbasis starkes Interesse gefunden, weil die Massenproduktion von Saccharoseestern zu den billigsten nichtionogenen Tensiden führt. Die Synthese der Zuckertenside beruht auf einer Umesterung des Methylesters der entsprechenden Fettsäure mit Zucker in Gegenwart von Kaliumcarbonat als Katalysator. Je nach Reaktionsbedingungen entsteht ein Gemisch von Mono- und Diestern, das durch überschüssige Saccharose weitgehend zum Monoester umgewandelt wird. Die weitere Veresterung der Saccharose findet am Fructosering statt und leitet zu den Di- und zu höheren Estern über (Tab. 18.5).

Emulsionen

[Reaction scheme showing sucrose + CH₃O–OC–R with K₂CO₃, –CH₃OH yielding sucrose fatty acid ester]

Typ: O/W-Emulgator

Tab. 18.5: Fettsäureester der Saccharose

Saccharosefettsäureester	HLB-Wert
Saccharosedistearat	7,0
Saccharosedioleat	7,2
Saccharosedipalmitat	7,4
Saccharosemonostearat	11,2
Saccharosemonopalmitat	11,7
Saccharosemonooleat	11,2
Saccharosemonomyristat	12,3
Saccharosemonolaurat	13,0

Zuckerester sind weiße oder gelbliche, bis auf das Monolaurat (bis 30 % löslich), in Wasser unlösliche, aber dispergierbare Pulver. Sie sind teilweise in Ethanol löslich. Die Einführung von hydrophilen Gruppen (wie -OH oder -NH$_2$) in den hydrophoben Rest bewirkt eine wesentlich bessere Wasserlöslichkeit. Beispielsweise löst sich der 12-Hydroxystearinzuckersäureester im Gegensatz zur nicht hydrophilisierten Verbindung bei 57–60 °C im Wasser.

18.4.4.10
Fettsäureester des Polyglycerols

Aus Glycerol werden durch Polymerisation im alkalischen Milieu Polyglycerole gewonnen.

$$\begin{array}{c} \text{OR OH} \quad\quad \text{OR} \quad\quad \text{OH OR} \\ | \ \ \ | \quad\quad\quad\quad | \quad\quad\quad\quad | \ \ \ | \\ -CH-CH-CH_2-O-CH_2-CH-CH_2-O-CH_2-CH-CH-O- \end{array}$$

R = Fettsäurerest
Fettsäureester des Polyglycerols

Unter Wasserabspaltung und Bildung von Etherbindungen sind Polymere bis zum Triacontaglycerol (30 mol Glycerol) zugänglich. Durch Veresterung der OH-Gruppen mit Fettsäuren lassen sich je nach Zahl der veresterten Hydroxylgruppen und der jeweiligen Fettsäurekomponenten flüssige bis wachsartige, gesättigte oder ungesättigte, hydrophile oder lipophile Polyglycerolester herstellen. Ihre Löslichkeit läßt somit Abstufungen von vollständig öllöslich bis vollständig wasserlöslich zu.

[Structure: 12-Hydroxystearinsaccharoseester with H₂COOC–(CH₂)₁₀–CH(OH)–(CH₂)₅–CH₃ group]

12-Hydroxystearinsaccharoseester

Beispiel: Polyglycerololeat.
Typ: Vorwiegend W/O-Emulgatoren.
Vorteile: Polyglycerolester gelten als physiologisch unbedenklich, sie werden im Organismus vollständig zu Glycerol und Fettsäuren abgebaut.
Anwendung: Pharmazeutische Technologie, Kosmetik, Lebensmitteltechnologie.

18.4.5
Amphotere Emulgatoren

Amphotere Emulgatoren (*ampholytische Tenside, Amphotenside*) sind chemische Verbindungen, die kationische und anionische Gruppen im Molekül aufweisen, in wäßriger Lösung ionisiert vorliegen und dabei – je nach den Bedingungen des Mediums – der Verbindung anionischen oder kationischen Charakter verleihen.

18.4.5.1
Proteine

Proteine bestehen aus Aminosäuren und verfügen somit sowohl über COOH- und OH-Gruppen als auch über NH_2- oder NH-Gruppen. Pharmazeutische Bedeutung besitzen Gelatine, Casein, Magermilchpulver, Eigelb sowie Proteine des Malzextrakts. Sie fungieren in saurer Lösung als kationische Emulgatoren, in alkalischer Lösung als anionische Emulgatoren.
Typ: Im wesentlichen O/W-Emulgatoren.
Vorteil: Für Arzneiformen zum inneren Gebrauch anwendbar.
Nachteile: Als Naturprodukte unterliegen sie leicht einer Kontaminierung durch Mikroorganismen. Infolge hydrolytischer Vorgänge ist nicht immer eine ausreichende Stabilität gegeben, leichte Ausflockung am isoelektrischen Punkt (pH 4,5 – 5,0). Bildung von „Flocken und Trauben" aus Emulsionskügelchen. Bei diesem Phänomen bleiben die Emulsionskügelchen als solche erhalten, jedoch kleben ihre Emulgatorfilme aneinander.

18.4.5.2
Lecithine

Von den Phosphatiden, die aus Phosphorsäure, Fettsäuren, einem Alkohol und einer N-haltigen Komponente bestehen, sind die Glycerolphosphatide von Interesse. Wenn Cholin die N-haltige Komponente darstellt, liegen *Lecithine* vor, ist Colamin die N-haltige Komponente, dann handelt es sich um *Kephaline*.

$$R-COO-CH_2$$
$$R-COO-CH \quad\quad O^-$$
$$\quad\quad | \quad\quad\quad |$$
$$CH_2-O-P-O-CH_2-CH_2-N^+(CH_3)_3$$
$$\quad\quad\quad\quad || $$
$$\quad\quad\quad\quad O$$
Lecithin

Typ: O/W- oder W/O-Emulgator
Vorteil: Emulgator für innerlich anzuwendende Emulsionen. Möglichkeit der Verwendung für Emulsionen zu Injektionszwecken.
Nachteil: Nur begrenzte Stabilität der Emulsion. Lecithin unterliegt im wäßrigen Milieu der Hydrolyse zu hämolytisch wirkenden Lysolecithin.

Lecithin wird aus Eigelb oder pflanzlichem Material, vorwiegend aus Sojabohnen, gewonnen. Der amphotere Charakter der Verbindung ermöglicht die Ausbildung von O/W-, aber auch von W/O-Emulsionen. Verantwortlich hierfür ist das Verhältnis der Phasen zueinander. Ein hoher Anteil der Wasserphase führt z. B. zu einer O/W-Emulsion. Jedoch ist auch die Zusammensetzung der Ölphase von Einfluß. Durch nachträgliche Veränderung des Verhältnisses Wasserphase zu Ölphase läßt sich eine Emulsionsumkehr erzwingen.

18.4.6
Mischemulgatoren

Mitunter läßt sich eine Verstärkung der Emulgatorwirkung durch Anwendung von zwei Emulgatoren des gleichen Emulgatortyps erreichen. Es sind jedoch auch Fälle bekannt, bei denen zwei Emulgatoren eine Emulgierung erschweren (z. B. Lecithin und Casein). Werden zwei Emulgatoren unterschiedlichen Typs verwendet, so kommt es im allgemeinen nicht zur Emulsionsbildung. Wird zu einer Emulsion nachträglich ein Emulgator vom anderen Typ zugesetzt, ist mit einem Brechen der Emulsion zu rechnen. Es existieren allerdings Emulgatorkombinationen, bestehend aus einem O/W- und einem W/O-Emulgator, die sich häufig vorteilhafter verhalten als Einzelsubstanzen. In diesen Fällen spricht man von Mischemulgatoren. Sie erniedrigen die Oberflächenspannung in stärkerem Maße als jede Einzelkomponente allein. Die Emulsionsbildung erfolgt außerordentlich leicht (selbstemulgierende Wachse), und die Emulsionen sind sehr stabil.

Die Wirkungsweise derartiger Mischemulgatoren läßt sich wie folgt erklären. Die beiden Emulgatoren vom entgegengesetzten Typ bilden einen Film, wobei sich jeweils die lipophilen Gruppen nach der Ölphase und die hydrophilen Gruppen nach der Wasserphase ausrichten. Hierbei durchdringen sich die Emulgatoren. Es kommt zur Verankerung der hydrophilen Gruppen durch Wasserstoffbrücken und zu einer Bindung der lipophilen Gruppen durch Van-der-Waals-Kräfte. Durch die Komplexbildung erhöht sich das Wasserbindungsvermögen beträchtlich, es werden starke Hydratationsfilme gebildet, und die Viskosität steigt an. Es kann hierbei Gelbildung eintreten. Die entstandenen sehr starken Filme sind für die besondere Stabilität der Emulsionssysteme verantwortlich. Mischemulgatoren spielen eine besondere Rolle bei den Emulsionssalben (s. 15.8.2). Besonders stabile Komplexe bilden Natriumcetylsulfat und Cholesterol (1:1) (Erniedrigung von σ um $60 \cdot 10^{-3}$ N · m^{-1}, Natriumcetylsulfat in gleicher Konzentration: Erniedrigung von σ um $22 \cdot 10^{-3}$ N · m^{-1}). Die Kombinationsmöglichkeit ist durch die beträchtliche Zahl grenzflächenaktiver Stoffe sehr hoch. Günstige Emulgatorkombinationen sind bisher lediglich empirisch ermittelbar (Tab. 18.6). Die Fähigkeit zur Komplexbildung ist streng spezifisch.

Veränderungen im Molekül (Verzweigung von Ketten, Salzbildung, sterische Effekte) können die Ausbildung stabiler Addukte verhindern.

Eine derartige Emulgatorkombination ist emulgierender Cetylstearylalkohol Typ A oder B, Ph. Eur., der als (wasserhaltige) hydrophile Salbe DAB eingesetzt wird.

18.4.7
Unlösliche Emulgatoren

Unlösliche Emulgatoren sind feste, pulverförmige Substanzen, die die Emulsionskügelchen mit einer Pulverschicht überziehen und so auf mechanischem Wege ein Zusammenfließen verhindern und damit die Emulsion stabilisieren. Unlösliche Emulgatoren sind Bentonit, Kohlepulver, Aluminium- und Magnesiumhydroxid. Ihre Bedeutung für die pharmazeutische Technologie ist an sich gering, doch nimmt man neuerdings an, daß es bei der Emulsionsbildung mit Alkaliseifen, insbesondere mit Metallseifen, zur Ausfällung des Emulgators an der Grenzfläche kommt und derartige oberflächenaktive Verbindungen dann als unlösliche Emulgatoren wirksam werden.

Die Theorie der Emulsionsbildung mit unlöslichen Emulgatoren setzt voraus, daß auch unlösliche Emulgatoren einen amphiphilen Charakter besitzen und sowohl von der lipophilen als auch von der hydrophilen Phase benetzbar sind. Allerdings wird eine Phase eine

W/O-Emulgator	Teile	O/W-Emulgator	Teile
Cetylstearylalkohol	9	Cremophor S9® (Polyethylenglykol-400-stearat)	1
Cetylstearylalkohol	9	Tween 60® (Polyoxyethylensorbitanmonostearat)	1
Pentaerythritmonostearat	6	Tween 60® (Oleylalkohol + Polyethylenglycol)	3

Tab. 18.6: Beispiele für nichtionogene Mischemulgatoren

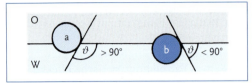

Abb. 18.7: Abhängigkeit der Größe des Benetzungswinkels von der Lage eines amphiphilen Partikels an der Grenzfläche Öl/Wasser: **O** Ölphase, **W** Wasserphase, Randwinkel ϑ

wesentlich bessere Benetzbarkeit aufweisen. Die Benetzbarkeit wird durch den Randwinkel ϑ charakterisiert, der sich bildet, wenn man an ein Partikel der pulverförmigen Substanz dort eine Tangente anlegt, wo die Grenzfläche auftrifft. Die Benetzbarkeit hat auf die Lage eines festen, amphiphilen Partikels zwischen der Öl- und der Wasserphase entscheidenden Einfluß (Abb. 18.7). Ist der Randwinkel ϑ >90° und cos ϑ deshalb negativ, so wird das Partikel besser durch Öl (Partikel *a*), im Falle von ϑ <90° und cos ϑ deshalb positiv (Partikel *b*) besser durch Wasser benetzt. Die Eintauchtiefe der pulverförmigen Partikel ist somit von der Benetzbarkeit durch die jeweilige Phase bedingt. Die Phase, in die der größte Teil der Partikel eintaucht, wird zur äußeren Phase. Da die pulverförmigen Substanzen die Emulsionskügelchen allseitig „stachelförmig" umgeben, vermögen sich die Kügelchen der inneren Phase lediglich mit ihren Hüllen zu berühren (Abb. 18.8). Der umgekehrte Emulsionstyp kann nicht stabil sein, weil der unlösliche Emulgator hier so weit von den dispergierten Flüssigkeitströpfchen eingezogen wird, daß er seine Schutzfunktion nicht mehr erfüllen kann.

18.5
Stabilität und Stabilisierung

18.5.1
Aufrahmen, Sedimentation, Koaleszenz

Die Stabilität einer Emulsion ist ihre Eigenschaft, die bei der Emulgierung durch mechanische Kräfte bewirkte feine und gleichmäßige Verteilung der dispersen Phase über einen längeren Zeitraum beizubehalten.

In der 1. Stufe kommt es zu einem *Aufrah-*

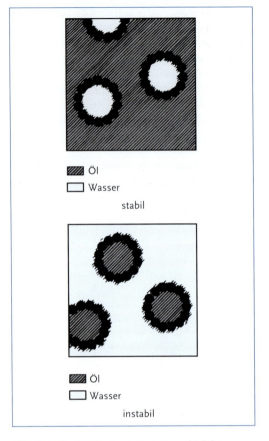

Abb. 18.8: Einfluß der Benetzbarkeit amphiphiler Partikel auf die Stabilität der Emulsion

men (Dichte der dispersen Phase < Dichte des Dispersionsmittels) oder zur *Sedimentation* (Dichte der dispersen Phase > Dichte des Dispersionsmittels). Diese Vorgänge bewirken eine Trennung der beiden Emulsionsphasen. Es bilden sich im Endzustand zwei übereinander gelagerte, getrennte Phasen (Rahmschicht oder Sediment). Während die aufgerahmte oder sedimentierte Schicht reich an innerer Phase ist, enthält die entsprechende darunter- oder darüberliegende Schicht nur einen geringen Anteil an disperser Phase.

Möglichkeiten zur Verhinderung dieser Vorgänge lassen sich aus dem Stokes-Gesetz (s. 13.5.1) ableiten. Da hiernach die Bewegung der dispergierten Teilchen um so schneller erfolgt, je größer ihr Durchmesser ist, sollte die Kügelchengröße möglichst klein und somit der

Dispersitätsgrad möglichst hoch sein. Eine geringe Dichtedifferenz der Phasen und eine möglichst hohe Viskosität der äußeren Phase verbessern gleichfalls die Stabilität. Besitzen Emulsionskügelchen einen Durchmesser < 5 µm, so unterliegen sie der Brown-Molekularbewegung. Derartige Systeme weisen eine besonders hohe Stabilität auf, da ein Aufrahmen oder Sedimentieren nicht zu befürchten ist.

Beim Aufrahmen bzw. Sedimentieren bleibt die Kügelchenzahl und -größe unverändert, es kommt lediglich zu einer reversiblen Zusammenballung oder Flockung.

In der 2. Stufe erfolgt eine irreversible Vereinigung der Kügelchen, es tritt *Koaleszenz* ein, die zum Brechen der Emulsion führt.

Besonders instabil sind Emulsionen mit geringem Anteil an disperser Phase. Mit einem Ansteigen dieses Phasenanteils nimmt auch die Stabilität zu. Am günstigsten ist die Stabilität, wenn der Anteil der inneren Phase 74 Vol.-% beträgt, da hier die gleich groß und starr gedachten Kügelchen der inneren Phase praktisch die gesamte äußere Phase ausfüllen (Abb. 18.9a). Theoretisch wäre ein größerer Anteil der inneren Phase nicht möglich. Dennoch gibt es hochkonzentrierte Emulsionen mit einer Konzentration der inneren Phase bis zu 90 % ("Mayonnaisen"). Der Grund für die wesentliche Erhöhung des Anteils der inneren Phase liegt darin, daß die Kügelchen nicht gleich groß, sondern polydispers sind, so daß die Zwischenräume besser ausgenutzt werden können (Abb. 18.9b) und die Kügelchen flüssig und damit deformierbar sind (Abb. 18.9c). Viele pharmazeutische Emulsionen weisen einen Phasenanteil von jeweils 50 Vol.-% und damit eine gute Stabilität auf.

Der geschwindigkeitsbestimmende Schritt beim Zerfall einer Emulsion ist das Freiwerden des Emulgators aus dem Grenzflächenfilm. Festigkeit und Elastizität dieses Films sind daher von entscheidendem Einfluß auf die Emulsionsstabilität. Konzentration und Struktur des Emulgators spielen hierbei verständlicherweise eine dominierende Rolle. W/O-Emulgatoren mit langen Kohlenwasserstoffketten wird eine sterische Schutzwirkung zugeschrieben.

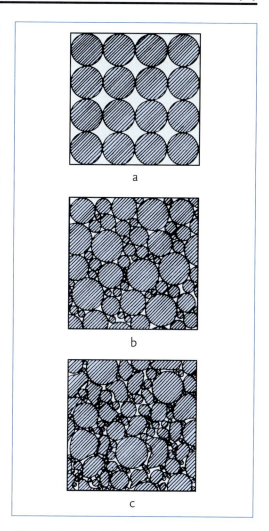

Abb. 18.9: Phasenverhältnisse bei Emulsionssystemen

Mitbestimmend sind weiterhin die Ladungsverhältnisse. Elektrische Ladungen an den Grenzflächen können sich durch Anwendung von ionogenen Emulgatoren und durch Adsorption von Ionen ausbilden, oder sie werden durch starkes Schütteln bei der Emulsionsbildung als Reibungselektrizität erzeugt. Öltröpfchen in einer Wasserphase sind in der Regel negativ geladen. Sie ziehen daher positiv geladene Ionen an, und es entsteht eine elektrische Doppelschicht (s. 19.3.2) an den dispersen Partikeln. Gleichsinnige Ladungen von Emulsionskügelchen verhindern, daß sie sich berühren und zusammenfließen (elektrostatische Abstoßung). Elektrolytzusätze zu Emulsionen können somit zum Ausgleich der Ladung führen und Einfluß auf die Stabilität nehmen.

Bei proteinhaltigen Emulgatoren, wie Casein, Eigelb, kommt es vor, daß Emulsionskügelchen mit ihren Emulgatorfilmen aneinanderkleben und „Trauben" bilden, die dann infolge ihrer größeren Masse aufrahmen oder Sedimentationsprozesse beschleunigen.

Wesentlichen Einfluß auf die Stabilität von Emulsionen besitzt schließlich die Temperatur. So wird die Haltbarkeit der Emulsion durch hohe Temperatur gefährdet, die die Viskosität vermindert und die Beweglichkeit der dispersen Phase erhöht, und durch Kälte, die zu einem Ausfrieren der wäßrigen Phase führt.

18.5.2
Stabilisierung durch Quasiemulgatoren

Nach dem Stokes-Gesetz würde eine Verringerung der Differenz zwischen den Dichten beider Phasen gleichfalls die Fall- oder Steiggeschwindigkeit der Kügelchen reduzieren, doch läßt sich eine Angleichung der Dichten im pharmazeutisch-technologischen Bereich kaum durchführen. Es besteht jedoch die Möglichkeit, durch Erhöhung der Viskosität der äußeren Phase die Bewegung der Kügelchen stark einzuschränken. Hierzu dienen Stabilisatoren, die auch als Quasiemulgatoren bezeichnet werden.

Quasiemulgatoren (Pseudoemulgatoren) sind – wie bereits aus der Bezeichnung hervorgeht – keine echten Emulgatoren und somit auch nicht in der Lage, Grenzflächenfilme zu bilden und dadurch stabile Emulsionen zu erzeugen. Besitzen sie im Einzelfall emulgierende Eigenschaften (z.B. einige Celluloseether, arabisches Gummi), so sind diese nur schwach ausgeprägt. In Verbindung mit echten Emulgatoren stellen Quasiemulgatoren wertvolle Hilfsstoffe dar, die oftmals nicht nur zur Einsparung von Emulgatoren führen, sondern darüber hinaus dafür Sorge tragen, daß der erzielte Dispersitätsgrad erhalten bleibt. Es handelt sich hierbei um Schleimstoffe, die der Emulsion eine hohe Viskosität verleihen. Diese verhindert, daß es zu Aufrahm-, Sedimentations- oder Koaleszenzprozessen kommt. Da Quasiemulgatoren durch Viskositätserhöhung wirksam werden, müssen sie verständlicherweise in wesentlich höherer Konzentration als Emulgatoren verwendet werden. Bewirken stärkere Zusätze an Quasiemulgatoren eine Umwandlung der äußeren Phase zu einem Gel, so entstehen halbfeste Emulsionen (z.B. Emulsionsgele). Gemeinsam ist den Quasiemulgatoren, daß sie infolge starker Hydratation hohe Quellfähigkeit besitzen. Zu den wichtigsten Quasiemulgatoren zählen Tragant, Gelatine, Agar-Agar und die meisten halbsynthetischen Celluloseether sowie die makromolekularen Synthetika schwach vernetzte Polyacrylsäure und Polyvinylpyrrolidon. Neben der Viskositätserhöhung führen Zusätze an makromolekularen Hilfsstoffen in geeigneter Konzentration zu einer sterischen Stabilisierung (s. 19.4).

Unter Quasiemulsionen sind Systeme zu verstehen, in denen die innere Phase in der äußeren Phase lediglich durch hohe Viskosität der letzteren gehalten wird. Es liegt hierbei ein grobdisperser mechanischer Einschluß vor (Beispiel: geringe in Vaselin eingearbeitete Wasseranteile).

18.5.3
Chemische und mikrobielle Stabilität

Die chemische Haltbarkeit ist dadurch gefährdet, daß zu Emulsionen verarbeitete Öle schneller der Autoxidation unterliegen als bei Abwesenheit von Wasser, zudem werden hydrolytische Vorgänge, die zu einer partiellen Verseifung des Öles führen, durch dessen feinste Dispergierung und der damit gegebenen Grenzflächenerhöhung begünstigt. Auch die Stabilität verarbeiteter Arzneistoffe (gelegentlich stellt die Lipoidphase selbst den Arzneistoff dar, z.B. Lebertran) ist oftmals verringert. Einfluß auf die chemische Stabilität der Ölphase und der inkorporierten Arzneimittel haben Luftanteile, die durch die Herstellungsprozesse unvermeidbar in die Emulsion gelangen. Ergeben sich Unverträglichkeiten zwischen Emulgator und Arzneistoff bzw. verwendeten Hilfsstoffen (z.B. anionogener Emulgator und kationogener Arzneistoff), verliert die Emulsion gegebenenfalls ihre therapeutische Wirksamkeit, und durch verminderte Emulgatoraktivität tritt Koaleszenz auf.

Als wasserhaltige Systeme sind Emulsionen häufig gute Nährböden für Mikroorganismen. Dies gilt insbesondere für O/W-Emulsionen. Durch Zusatz von Konservierungsmitteln, die in der wäßrigen Phase wirksam sind, läßt sich bei Emulsionen ein mikrobieller Verderb verhindern. Berücksichtigt werden muß eine mögliche Anreicherung des Konservierungsmittels in der lipophilen Phase, was eine Reduzierung der Konzentration in der wäßrigen Phase zur Folge hat. In diesem Fall kann die Konservierung nicht mehr ausreichend sein. Grundsätzlich verlängern eine kühle Lagerung und ein dichter Verschluß die Haltbarkeit.

18.6
Herstellungstechnologie

Man unterscheidet bei der Herstellung von Emulsionen verschiedene Methoden.

18.6.1
Suspensionsmethode („kontinentale Methode")

Der Emulgator wird durch sorgfältiges Verreiben in der Phase, in der er nicht löslich ist (innere Phase), suspendiert. Diese wird alsdann mit einem Teil der anderen Phase (in der der Emulgator löslich, zumindest aber benetzbar ist) zu einer Primäremulsion verarbeitet. Da der Emulgator fein verteilt – in Suspensionsform – vorliegt und nur langsam durch die zugefügte Phase herausgelöst werden kann, wird empfohlen, die Primäremulsion zweckmäßigerweise etwas stehen zu lassen und erst dann mit dem Rest der äußeren Phase zu vereinigen. Diese Methode findet vor allem Anwendung bei Einsatz von arabischem Gummi und Tragant zur Bereitung von O/W-Emulsionen. Nach einer Faustregel zur Herstellung einer Primäremulsion aus Öl, arabischem Gummi und Wasser ist ein Mengenverhältnis von 2:1:1,5 Teilen einzuhalten.

18.6.2
Lösungsmethode („englische Methode")

Der Emulgator wird in der äußeren Phase gelöst, die innere Phase wird anschließend in diese einemulgiert. Im allgemeinen wird man so vorgehen, daß in das Dispersionsmittel, das den Emulgator enthält, die disperse Phase anteilweise eingearbeitet wird.

Ein interessanter Fall von Emulsionsbildung liegt dann vor, wenn sich der Emulgator erst bei Vereinigung der beiden Phasen bildet. Hiervon macht man bei der Linimentherstellung gelegentlich Gebrauch, wo z. B. aus den freien Fettsäuren des verwendeten fetten Öls und Kalkwasser Calciumseifen entstehen. Da der Säuregrad frischer Öle zu gering ist, um eine ausreichende Stabilität der Emulsion zu gewährleisten, empfiehlt es sich, durch Zusatz von Ölsäure (evtl. auch durch weiteren Zusatz von Calciumionen) die Menge des sich bildenden Emulgators zu erhöhen.

18.6.3
Emulgiergeräte

Beim Emulgieren werden durch Zuführen von Energie gegen relativ hohe Grenzflächenkräfte eine hydromechanische Stoffzerteilung erzielt und neue Grenzflächen gebildet.

Welche Gerätschaften oder Apparate zur Emulsionsherstellung heranzuziehen sind, richtet sich einerseits nach der Größe des Ansatzes, andererseits nach der Viskosität der Emulsion. Bei flüssigen Emulsionen finden verständlicherweise andere Emulgiermaschinen Anwendung als bei der Bereitung von Emulsionssalben. Wesentlich ist, welche Emulgierkraft dem Emulgator zukommt und welcher Dispersitätsgrad erreicht werden soll. Feindisperse und haltbare Emulsionen werden um so leichter herzustellen sein, je niedriger die Grenzflächenspannung ist, das wird aus nachstehender Formel ersichtlich.

$$A = \sigma \cdot O$$

A Emulgierarbeit,
σ Grenzflächenspannung,
O gebildete Grenzfläche.

Ist $\sigma < 10 \cdot 10^{-3}$ N · m^{-1} (10 mN/m), lassen sich Emulsionen recht leicht und auf einfache Weise herstellen, z. B. mittels Reibschale und Pistill, mittels Schneebesen oder durch manuelles Schütteln in geräumigen Flaschen. Maschinelle Einrichtungen, wie Rührwerke und Schüttelmaschinen, erleichtern nicht nur die Arbeit, sie führen meist auch zu höheren Dispersitätsgraden. Das ist in noch stärkerem Maße der Fall bei schlagenden oder schleudernden Rührwerken. Hierzu zählen Stabrührer, Rührwerke mit Rührarmen und Messerkreuzrührer. In den Rührgefäßen angebrachte Wellenbrecher vermögen den Auftrennprozeß der inneren Phase weiterhin zu verstärken. Vor allem eignen sich hochtourige Rühreinrichtungen. Durch Zentrifugalrührer werden kräftige Ströme erzeugt, die einer plötzlichen Richtungsänderung unterliegen. Besonders durch Pralleffekte findet eine weitere Auftrennung der inneren Phase statt. Bewährte Geräte für den nichtindustriellen Bereich sind Mixbecher (Küchenmaschinen). Mit Ultra-Turrax-Geräten werden besonders feindisperse Emulsionen erhalten (s. 23.7.2.6). Die zuletzt genannten Apparaturen zerteilen Phasen auf einen derartig hohen Dispersionsgrad, daß die Emulsionskügelchen Dimensionen erreichen, in denen sie die Brown-Molekularbewegung zeigen (< 5 µm).

Für jede Emulgiereinrichtung gibt es eine optimale Rührzeit und -geschwindigkeit. Während der ersten Sekunden des Rührens nimmt der Kügelchendurchmesser einer Emulsion sehr stark ab, um nach 1–5 min einen Grenzwert zu erreichen. Eine längere Rührzeit als 5 min bringt keine wesentliche Verbesserung der Emulsionsqualität.

Es ist sinnvoll, mit der Hand bereitete Emulsionen, die als grobdispers anzusprechen sind und Kügelchen aller Größenordnungen aufweisen, zur Erhöhung des Dispersitätsgrads und damit der Stabilität grundsätzlich noch einer derartigen Homogenisierung zu unterwerfen. Als Homogenisiermaschinen im engeren Sinne werden Einrichtungen bezeichnet, bei denen voremulgiertes Dispergiergut von einem Kolben angesaugt und durch enge verstellbare Düsen (Düsenhomogenisatoren) gequetscht wird (Abb. 18.10). Die Düsen sind zum

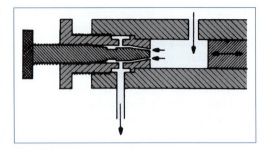

Abb. 18.10: Düsenhomogenisator

Teil so gestaltet, daß die Kanäle, durch die die Emulsion gepreßt wird, winklig angeordnet sind, was zu einer noch stärkeren Aufteilung der inneren Phase führt. Ein anderes Prinzip beruht darauf, daß die Emulsion stark zerteilenden Kräften zwischen einem schnellaufenden konischen Rotor und einem Stator unterliegt. Nach diesen oder ähnlichen Prinzipien konstruierte Homogenisiermaschinen, die in der Großproduktion zur Anwendung kommen, arbeiten mit starken Drücken und liefern mitunter mehrere 1000 l/h. Auch mittels Ultraschall lassen sich feindisperse Emulsionen erzielen.

Unterwirft man Emulsionen Homogenisierungsprozessen, so resultiert hieraus oftmals eine Erhöhung der Viskosität der Emulsion. Die Ursachen für ein Ansteigen der Viskosität sind noch nicht geklärt. Möglicherweise entstehen aus der beachtlichen Grenzflächenvergrößerung sehr starke und feste Emulgatorfilme, die das Phänomen bedingen. Auch kann eine zusätzliche Quellung, die erst nach der gleichfalls erfolgenden starken Zerkleinerung eingesetzter Stabilisatoren zum Tragen kommt, eine Rolle spielen. Beim Homogenisieren ist zu beachten, daß die auftretende Temperatur nicht zu stark ansteigt. Eine geringe Temperaturerhöhung fördert dagegen im allgemeinen die Emulsionsbildung.

18.7
Prüfung

18.7.1
Aufrahmen, Koaleszenz

Die nachfolgenden Verfahren dienen zur Charakterisierung der Emulsion, vor allem im Hinblick auf ihre Stabilität. Sie geben zugleich wertvolle Hinweise über die Eignung der verwendeten Emulgatoren, des geübten Herstellungsverfahrens bzw. der Emulgiereinrichtung.

Die *Methode der beschleunigten Alterung* berücksichtigt den Einfluß der Temperatur auf die Stabilität der Emulsion. Durch Verfolgung der Aufrahmgeschwindigkeit lassen sich Rückschlüsse auf die Güte der Emulsion ziehen. Mit einer Stoppuhr wird die Zeit bis zum beginnenden Zerfall der in einem Meßzylinder befindlichen und im Wasserbad bei erhöhter Temperatur gehaltenen Emulsion gemessen. Als Maß gilt die Abscheidung einer festgelegten Menge Wasser (z.B. 0,1 oder 1 ml). Den weiteren Zerfall verfolgt man durch Ablesen der abgeschiedenen Wassermenge in zeitlichen Abständen. Die Menge gegen die Zeit aufgetragen ergibt eine Gerade, aus der sich die Beständigkeitskonstante ermitteln läßt. Sie gibt die Zeit an, die zur Abtrennung eines bestimmten Volumenanteils der Wasserphase (z.B. 1 bzw. 10 ml) erforderlich ist.

Bei der Bestimmung der Stabilität durch die *Methode der beschleunigten Aufrahmung* wird unter dem Einfluß einer konstanten Zentrifugiergeschwindigkeit der Grad der Trennung der inneren von der äußeren Phase gemessen. Als Maß für die Stabilität erhält man wiederum eine Beständigkeitskonstante, die die Minutenzahl angibt, die zur Abtrennung von 1 ml Wasser nötig ist.

Zur Stabilitätsbeurteilung von W/O-Emulsionen kann auch die *Methode der Erfassung der elektrischen Leitfähigkeitsänderung* herangezogen werden. Dabei spielt die absolute Größe der Leitfähigkeit der Emulsion keine Rolle, vielmehr der Beginn und der Grad ihrer Veränderung bei der Koaleszenz. Zwei Platinelektroden, die mit einem Leitfähigkeitsmeßgerät verbunden sind, tauchen in die Emulsion (bis auf den Boden des Gefäßes) ein. Man verfolgt mit einer Stoppuhr die Zeit, bis eine Änderung des Leitwerts eintritt. Mit diesem Verfahren lassen sich Strukturveränderungen in der Emulsion erfassen, bevor visuell Anzeichen ihrer beginnenden Koaleszenz zu beobachten sind.

18.7.2 Dispersitätsgrad

Da bei stabilen Emulsionen der Dispersitätsgrad unverändert bleibt, deuten Änderungen auf eine mangelnde Haltbarkeit hin. Oftmals versteht man unter Dispersitätsgrad lediglich die Angabe eines mittleren Kügelchendurchmessers, auf Grund dessen man von einem kleinen, mittleren oder großen (oder auch niedrigen oder hohen) Dispersitätsgrad spricht. Eine derartige Kennzeichnung läßt sich durch vergleichende mikroskopische Untersuchungen oder mit einem mikrophotographischen Schnellverfahren erreichen, das lediglich in einem Vergleich der photographisch erfaßten Kügelchengröße der inneren Phase besteht. Exakter ist es, den Dispersitätsgrad (Dimension cm^{-1}) quantitativ als Verhältnis Oberfläche/Volumen der Kügelchen der inneren Phase aufzufassen. Die Bestimmung ist allerdings mit einem nicht unerheblichen Arbeitsaufwand verbunden, da eine mikroskopische Messung und Zählung sehr vieler Kügelchen (mehrere Hundert) zu erfolgen hat. Hierzu ist zumeist eine Verdünnung der äußeren Phase der Emulsion notwendig, wobei unterschiedliche Verfahrensweisen zum Ziele führen. Sie müssen sicherstellen, daß keine Änderung der Dispersität erfolgt. Die Kügelchen dürfen sich nicht überdecken, sondern müssen einzeln im Gesichtsfeld sichtbar sein. Von dieser Verdünnung wird 1 Tropfen auf eine Zählkammer aufgelegt und mit einem Deckgläschen versehen. Die Untersuchung erfolgt mit Hilfe eines geeichten Mikrometers.

Bei O/W-Emulsionen lassen sich die Dispersitätsverhältnisse auch mit elektronischen Meßeinrichtungen (s. 2.1.4.5) erfassen.

18.7.3 Emulsionstyp

Zur Bestimmung des Emulsionstyps steht eine Anzahl Prüfverfahren zur Verfügung. Es wird angeraten, jeweils mehrere heranzuziehen, da die Auswertung von lediglich mit einer Methode erzielten Ergebnissen zu Fehlurteilen führen kann. Schwierigkeiten der Bestimmung des Emulsionstyps ergeben sich vorwiegend bei Emulsionen mit besonders hohem Anteil der Ölphase.

18.7.3.1
Färbemethode

Einige Tropfen einer wäßrigen Farbstofflösung (Methylenblau) werden zu einer Probe der Emulsion zugemischt. Färbt sich die ganze Emulsion einheitlich an, so liegt eine Emulsion vom Typ O/W vor, da Wasser die äußere Phase ist. Die Gegenprobe läßt sich mit einem lipoidlöslichen Farbstoff machen, z. B. mit einigen Tropfen einer öligen Sudan-III-Lösung. Eine homogene Anfärbung erfolgt hiermit lediglich bei W/O-Emulsionen, da der lipoidlösliche Farbstoff nur die geschlossene Ölphase durchgehend zu färben vermag. Die Färbemethode läßt sich vorteilhaft auch unter dem Mikroskop durchführen.

18.7.3.2
Verdünnungsmethode

Sie beruht darauf, daß sich Emulsionen nur in der äußeren Phase verdünnen lassen. Gibt man zu einer kleinen Probe der Emulsion etwas Wasser und erhält man nach dem Umschütteln oder Umrühren wieder eine homogene Emulsion, so liegt der Typ O/W vor. Eine Probe mit Öl versetzt, führt in diesem Falle zum Brechen der Emulsion. Beim Typ W/O würden die Ergebnisse umgekehrt sein. Die Verdünnungsmethode kann auch wie folgt durchgeführt werden: Gibt man 1 Tropfen der Emulsion in Wasser und verteilt er sich schnell (gegebenenfalls ist das Gefäß leicht zu schütteln), so liegt eine O/W-Emulsion vor. 1 Tropfen einer W/O-Emulsion verbleibt auf der Wasseroberfläche.

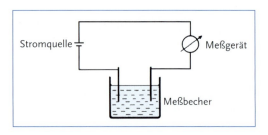

Abb. 18.11: Meßanordnung zur Bestimmung der Leitfähigkeit von Emulsionen

18.7.3.3
Abwaschprobe

Nur O/W-Emulsionen lassen sich von den Händen oder Gegenständen leicht mit Wasser abwaschen. Die Beseitigung einer W/O-Emulsion bereitet erfahrungsgemäß oft erhebliche Schwierigkeiten.

18.7.3.4
Ringprobe

Gibt man 1 Tropfen der zu prüfenden Emulsion auf ein Filterpapier, so zeigen O/W-Emulsionen nach kurzer Zeit um den Tropfen herum einen wäßrigen Ring.

18.7.3.5
Leitfähigkeitsmessung

Die wohl sicherste Kennzeichnung des Emulsionstyps kann durch Prüfung der Leitfähigkeit erfolgen. Taucht man zwei mit einer Batterie verbundene Drähte in die Emulsionsprobe ein, so wird nur beim Vorliegen einer O/W-Emulsion am zwischengeschalteten Milliamperemeter ein Ausschlag erfolgen (Abb. 18.11). Lediglich Wasser als äußere Phase ermöglicht einen Stromfluß. Die hierfür erforderlichen Elektrolytspuren sind in jedem Wasser enthalten. Bei einer W/O-Emulsion fungiert die Ölphase als Isolator, so daß ein deutlicher Ausschlag der Amperemeter unterbleibt.

Die angeführten Prüfverfahren lassen sich – nur geringfügig modifiziert – auch zur Kennzeichnung der Emulsionstypen bei Salben, Zäpfchen usw. heranziehen.

Suspensionen

19.1 Allgemeines

Suspensionen, Suspensiones, sind flüssige Dispersionen von Feststoffpartikeln in einer Flüssigkeit.

Sie kommen innerlich, löffelweise dosiert, zur Anwendung (Mixturen) oder sie sind zur Behandlung der Haut bestimmt. Äußerlich anzuwendende Suspensionen, deren Dispersionsmittel vorwiegend wäßrig ist, können als Lotionen (Lotiones, Schüttelpinselungen, „flüssiges Puder") bezeichnet werden. Darüber hinaus besitzen viele Arzneiformen Suspensionscharakter, z. B. Salben (Suspensionssalben), Zäpfchen (Suspensionssuppositorien), Injektions- und Augenarzneien mit suspendierten Arzneistoffen (wäßrige und ölige Zubereitungen), Suspensionen als Füllungen für Weichgelatinekapseln.

Eine Sonderform stellen Trockensuspensionen dar. Hierunter sind trockene pulverförmige Präparate zu verstehen, die erst kurz vor der Anwendung nach Zufügung von Wasser in eine Suspension überführt werden. Ungenügende Haltbarkeit von Arzneistoffen in Wasser, aber auch die Ausbildung schwer aufschüttelbarer Sedimente können auf diesem Wege verhindert werden. Während diese Zubereitungen in den betreffenden Kapiteln erörtert werden, sollen im folgenden Suspensionen bzw. Lotionen im engeren Sinne abgehandelt werden.

Suspensionen, die pharmazeutisch eingesetzt werden, sind als grobdisperse Systeme anzusprechen. Die suspendierten Teilchen haben einen größeren Durchmesser als 1 µm (Größenbereich also höher als bei kolloiden Lösungen) und können bis 100 µm und darüber betragen. Je nach Anwendungsbereich liegt der Feststoffanteil einer Suspension zwischen 0,5 und 40 %. Analog zu den Emulsionen ist zwischen disperser Phase und Dispersionsmittel zu unterscheiden, wobei allerdings bei Suspensionen die disperse Phase aus Feststoffen besteht, die in der äußeren, flüssigen Phase praktisch unlöslich, zumindest aber schwer löslich sind. Partiell im Dispersionsmittel lösliche Stoffe eignen sich weniger zur Herstellung von Suspensionen, da eine wesentliche Vergrößerung der Partikel der dispersen Phase infolge Kristallwachstums erfolgen kann. In diesem Fall würden verstärkt auch Fragen nach der Stabilität der in Lösung gegangenen Anteile des Arzneistoffs auftreten. Man wird daher in solchen Fällen bemüht sein, durch Derivatbildung (Benzathin-Penicillin mit 0,02 % Wasserlöslichkeit) oder durch Einsatz des Stoffes als Base (Oxytetracyclin) oder Ester (Chloramphenicolpalmitat) für eine Schwerlöslichkeit der Verbindung zu sorgen. Existieren von einer Verbindung mehrere Salze, so wird man das Salz zur Suspension verarbeiten, das in der flüssigen Phase die geringste Löslichkeit aufweist. Wasserlösliche (in Öl unlösliche) Arzneistoffe können nur mit Lipoidlösungsmittel zu Suspensionen verarbeitet werden.

Da sich unlösliche oder schwerlösliche Arzneistoffe (Antibiotika, Hypnotika, Antazida, usw.) zu Suspensionsarzneiformen verarbeiten und damit in eine flüssige Darreichungsform überführen lassen, die eine perorale Einnahme erleichtert, kommt Suspensionen, insbesondere in der Pädiatrie, eine große Bedeutung zu. Die Möglichkeit einer Geschmackskorrektur bildet einen weiteren Vorteil.

Die wichtigste *Suspension zum äußeren Gebrauch* ist die Zinkoxidlotion, die in ihrer Grundzusammensetzung aus Zinkoxid, Talkum und einer Glycerol-Wasser-Mischung besteht. Die hohe Dichte der Feststoffe bedingt ein baldiges Absetzen. Die Zinkoxidlotion dient auch als Grundlage für Schüttelpinselungen mit weiteren Arzneimittelzusätzen (z. B. Salicylsäure). Bei Verarbeitung schwer- oder wasserunlöslicher Arzneistoffe ist bei großen Konzentrationen eine entsprechende Reduzierung des Feststoffanteils sinnvoll. Ein Zusatz löslicher Arzneistoffe, wie z. B. Ammoniumsulfobituminat, ist ohne weiteres möglich. Gelegentlich werden auch Teere verarbeitet. Die fettfreie Zubereitung trocknet nach dem Auftragen auf der Haut zu einer Schicht an, für deren Elastizität und Feuchtigkeit der Glycerolanteil verantwortlich ist. Der Zinkoxidanteil wirkt austrocknend, entzündungshemmend und leicht adstringierend. In manchen Rezepturen wird Glycerol durch Sorbitollösung ersetzt. Eine ethanolhaltige Zinkoxidlotion trocknet schneller ein, doch eignet sie sich weniger für reizempfindliche Haut. Wird bei der Herstellung von Zinkoxidlotion das Wasser in sehr heißem Zustand zugegeben, erhält man eine besonders feine und viskose Suspension.

Sofern Zinkoxidlotionen an sichtbaren Körperflächen zur Anwendung kommen, sollte durch Zugabe von Pigmenten (z. B. Eisenoxid) eine farbliche Angleichung an den jeweiligen Hautteint des Patienten erfolgen.

19.2
Herstellungstechnologie

Bei der Herstellung von Suspensionsarzneiformen sind vier Phasen zu unterscheiden:
- Zerteilung bzw. Zerkleinerung der dispersen Phase,
- Mischung und Dispergierung der dispersen Phase im Dispersionsmittel,
- Stabilisierung zur Verhinderung bzw. Verminderung einer Phasentrennung,
- Homogenisierung, worunter eine Egalisierung der dispersen Phase im Dispersionsmittel zu verstehen ist.

Nach Zerkleinerung auf die gewünschte Korngröße werden die Feststoffe zunächst mit einer kleinen Menge des Dispersionsmittels homogen angerieben, dann wird der Rest der Flüssigkeit in Anteilen zugesetzt. Besteht das Vehikel aus mehreren Flüssigkeiten, so verwendet man zum Anreiben die Flüssigkeit mit der höchsten Viskosität oder aber die mit der besten Benetzbarkeit für die zu dispergierenden Teilchen. Es ist zweckmäßig, zur Bereitung von Suspensionen grundsätzlich maschinelle Einrichtungen heranzuziehen, dazu eignen sich hochtourige Mischgeräte (Rührstäbe, rotierende Messerkreuze) sowie Ultra-Turrax-Geräte. Mit derartigen Dispergiereinrichtungen ist im allgemeinen nur eine weitgehende Verteilung der dispersen Phase erreichbar. Es bewährt sich daher, die Suspension noch zu homogenisieren, wodurch eine Entaggregierung von Sekundärpartikeln und eine besonders feine und gleichmäßige Verteilung der dispersen Phase gesichert und auch eine weitere Zerkleinerung extrem großer Primärpartikel ermöglicht wird. Homogenisiereinrichtungen, die in der Emulsionstechnologie Anwendung finden (Düsen-, Prallapparaturen), sind hierzu weniger geeignet, auch ist die Anwendung von Ultraschall nicht in jedem Fall zu empfehlen. Am günstigsten werden Kolloidmühlen (s. 1.1.2.2) beurteilt.

19.3
Physikalisch-chemische Aspekte

19.3.1
Benetzbarkeit der dispersen Phase, Flotation

Pulverförmige Substanzen lassen sich z. T. leicht, z. T. aber auch recht schwer in Flüssigkeiten dispergieren. Verantwortlich für die unterschiedliche Eignung als disperse Phase ist der Grad der Benetzbarkeit. Feste, unlösliche Körper vermögen an ihrer Oberfläche Flüssigkeiten festzuhalten bzw. anzureichern. Diese Adsorption wird als *Lyosorption* bezeichnet, aus ihr resultiert die Benetzbarkeit eines Stoffes. Die sich bildende Solvathülle nennt man *Lyosphäre*. Die Benetzbarkeit ist abhängig von den chemischen Charakteristika beider Phasen. Nur bei hinreichender Benetzbarkeit der pulverförmigen Substanzen werden homogene, niederviskose Suspensionen erhalten.

Hydrophile Pulver sind sauerstoffhaltige Verbindungen, z. B. Oxide, Sulfate, Carbonate (Zinkoxid, Bariumsulfat, Calciumcarbonat), sie zeichnen sich durch gute Benetzbarkeit aus. Der Benetzungs- oder Randwinkel (ϑ) zwischen Feststoffoberfläche und Dispersionsflüssigkeit ist hier ein spitzer Winkel (s. 18.4.7). In Wasser bildet sich somit um jeden Partikel eine Solvathülle aus Lösungsmittelmolekülen. Diese verhindern ein Zusammenballen von Einzelpartikeln zu Aggregaten, wodurch die Ausbildung einer feindispersen Suspension gewährleistet wird. Die Adsorptionsschicht besitzt eine komplizierte Struktur, denn sie enthält sowohl die Moleküle des Dispersionsmittels als auch die Ionen oder Moleküle der dispersen Phase. Die Solvathülle setzt einer Zusammenballung einen mechanischen Widerstand entgegen, darüber hinaus erzeugen durch Adsorption von Ionen gebildete Ionenwolken eine Coulomb-Abstoßungskraft. Je stärker die Solvathülle und je stärker die elektrische Ladung ist, um so stärker erfolgt eine mechanische und elektrische Abstoßung. Zwei Teilchen können sich deshalb nur bis zu einem bestimmten Abstand nähern (Abb. 19.1a). Nur wenn die Teilchen über große kinetische Energie verfügen, kann es zu einem Zusammenfließen zweier Solvathüllen kommen, so daß nunmehr zwei Teilchen eine neue Einheit bilden (Abb. 19.1b). Verlieren bei Zugabe eines Koagulators die Teilchen ihre elektrische Ladung und durch Dehydratation ihre Lyosphäre, so erfolgt ein direkter Kontakt der Teilchen (Abb. 19.1c).

Handelt es sich dagegen um schlecht benetzbare Substanzen (stumpfer Randwinkel), die zur Suspension verarbeitet werden sollen, also um hydrophobe Stoffe, wie z. B. sauerstofffreie Verbindungen (Schwefel, Graphit, Sulfide), so besitzen diese eine stärkere Affinität zu Luft als zu Wasser. Ein gleiches hydrophobes Verhalten haben zahlreiche lipophile organische Arzneimittel. Sie klumpen in Anwesenheit von Wasser zusammen und bilden daher Agglomerate, die Lufteinschlüsse enthalten. Obwohl derartige Substanzen durchaus eine größere Dichte als Wasser aufweisen, bewirken die Lufteinschlüsse oder oberflächlich anhaftenden Luftblasen ein Aufsteigen der Agglomerate im Suspensionsmittel, so daß sich die feste suspendierte Phase schließlich ganz oder partiell an der Oberfläche des flüssigen Mediums ansammelt. Der Vorgang wird als *Flotation* bezeichnet. Der Begriff stammt aus dem Erzbergbau. Hier wird das Erz durch Zusätze hydrophobisiert, also unbenetzbar gemacht, wodurch das pulverförmige Erz aus einer wäßrigen Suspension nach Einblasen von Luft zum Aufsteigen (Flotieren) gebracht wird. Es reichert sich zusammen mit Schaum und Luft an der Oberfläche an und kann so leicht von der sedimentierenden Gangart abgetrennt werden. Die Hydrophobie verhindert, daß das Wasser alle Stellen der Oberfläche der Partikel erreicht. Insbesondere wird durch eine hohe Grenzflächenspannung verhindert, daß Wassermoleküle eine Solvathülle ausbilden, die als Trennschutz zwischen den einzelnen Partikeln fungiert und deren Adhäsionskräfte herabsetzt. Hydrophobe Stoffe zu Suspensionen zu verarbeiten bereitet erhebliche Schwierigkeiten, die sich jedoch auf zwei Wegen beseitigen lassen, nämlich durch Zusatz von Tensiden und Peptisatoren.

19.3.2
Tenside und Peptisatoren als Dispergiermittel

Durch Zusatz von amphiphilen Verbindungen (bei hydrophilem Suspensionsmittel, insbesondere von Tween®) erfolgt eine Herabsetzung der Grenzflächenspannung zwischen dispergierten Feststoffen und flüssiger Phase, dabei wird die Benetzbarkeit der Partikel wesentlich verbessert. Zu diesem Zweck eingesetzte amphiphile Hilfsstoffe bezeichnet man

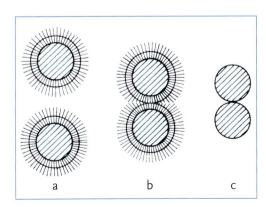

Abb. 19.1: Phasen der Koagulation fester Teilchen

als *Suspensionsvermittler*. Die Tensidmoleküle werden von den Partikeln adsorbiert und bilden um diese einen Film, der ein Zusammenklumpen der Einzelteilchen in der Flüssigkeit (Flockung) sowie Flotationsvorgänge verhindert, zumindest verringert. Die benötigte Tensidkonzentration muß experimentell ermittelt werden. Sie steht in Relation zur vorliegenden Grenzfläche, die mit Tensidmolekülen zu besetzen ist, und hängt somit von der Teilchengröße und der Konzentration der festen Phase ab. Ein Zuviel an Zusätzen amphiphiler Verbindungen führt zu einer überstarken Grenzflächenbelegung, was wiederum die Agglomerierungstendenz erhöht. Eine optimale Grenzflächenbelegung läßt sich durch rheologische Messungen ermitteln. Eine nicht ausreichende oder eine überhöhte Tensidmenge bewirkt eine hohe interpartikuläre Haftung, die eine signifikante Veränderung des Fließverhaltens bedingt. Auch durch Sedimentationsmessung lassen sich Aussagen machen (s. 19.6.1).

Wie Emulsionen zeigen die Tenside auch an den bei Suspensionen vorliegenden Grenzflächen (hier flüssig/fest) einen Orientierungseffekt (s. 18.3.1). Allerdings können die entsprechenden Molekülgruppen des Tensids nicht die Oberfläche der festen Teilchen durchdringen. Es erfolgt daher lediglich eine Adsorption an der Oberfläche. Liegt nur eine unvollständige Solvathülle vor, so können Tenside diese verstärken, oder aber es tritt ein Tensidfilm an die Stelle der Solvathülle. Haben sich entsprechende Solvat- oder Tensidhüllen ausgebildet, so werden Agglomerationen, Flockenbildungen, Flotation, Sedimentation und Kuchenbildung (s. 19.5) nicht oder zumindest in wesentlich geringerem Maße erfolgen. Sind die angewendeten Tenside Kolloidelektrolyte, so tragen sie gegebenenfalls noch auf anderem Wege zur Stabilisierung der Suspension bei. Werden nämlich Elektrolyte einer Suspension zugeführt, so erfolgt eine Adsorption von Ionen an der Oberfläche, wodurch die Partikel eine gleichartige Aufladung erfahren und sich gegenseitig abstoßen. Dieser Vorgang, der als *Peptisation* bezeichnet wird, verhindert gleichfalls ein Zusammentreten der Einzelpartikel zu Agglomeraten und somit eine Flockung.

Die Ausbildung einer elektrischen Ladung an den Grenzflächen kann auch durch Reibung oder thermische Bewegung erfolgen. Im allgemeinen werden feste lipophile Teilchen in einem hydrophilen Dispersionsmittel negativ geladen sein. Von adsorbierten Ionen, die der Oberfläche eine negative Ladung verleihen (potentialbestimmende Ionen), werden positiv geladene Ionen, sog. *Gegenionen* angezogen, wobei elektrische Doppelschichten entstehen, die nach Stern folgenden Aufbau haben (Abb. 19.2). An der fest an der Partikeloberfläche befindlichen und die negative Ladung des Teilchens bedingende Schicht (innere Helmholtz-Schicht) ist eine Schicht Gegenionen (äußere Helmholtz-Schicht) fixiert. Weitere Ionen weisen eine lockere Anordnung auf, die in die flüssige Phase hineinreicht. Diese äußere oder diffuse Schicht wird dadurch gebildet, daß durch Molekular- oder Wärmebewegung nach Brown eine diffuse Verteilung positiver und negativer Ionen vorliegt, wobei sich Ionen gleichsinniger Ladung gegenseitig abstoßen.

Die bei Bewegung der Partikel in der Flüssigkeit auftretenden Scherkräfte beeinflussen die fest an der Oberfläche gebundene Ionenschicht nicht (Scherebene). Da die elektrostatische Anziehung zwischen der geladenen Oberfläche und der diffusen Schicht mit zunehmender Distanz abnimmt, verringert sich die Konzentration der zunächst noch überwiegend vorhandenen Gegenionen mit der Entfernung, und schließlich liegen in der Neutralzone negative und positive Ionen gleichmäßig vor.

Die wahre Ladung der Teilchen (Nernst-Potential) ist gekennzeichnet durch die Potentialdifferenz zwischen Teilchenoberfläche und Neutralzone (s. Abb. 19.2). Sie ist experimentell nicht bestimmbar. Als *elektronisches Potential* oder *Zetapotential* (ξ) wird die Potentialdifferenz der diffusen Schicht bezeichnet. Das gemessene Potential (ξ'-Potential) stellt dagegen nur die Potentialdifferenz zwischen der an der Grenzfläche fixierten Helmholtz-Schicht und der Scherungsebene dar. Es läßt sich durch die elektrophoretische Migrationsgeschwindigkeit der Teilchen messen. Das Zetapotential charakterisiert die Abstoßungsenergie zwischen

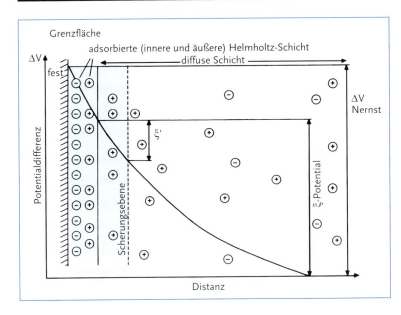

Abb. 19.2: Zetapotential, Aufbau einer elektrischen Doppelschicht nach Stern

den Teilchen. Diese ist abhängig vom Produkt aus Entfernung und dem Reziprok des effektiven Radius der elektrischen Doppelschicht. Eine hohe Teilchendichte kann andererseits der Abstoßungsenergie entgegenstehen und sich negativ auf die Stabilität der Suspension auswirken. Eine Erhöhung des Zetapotentials bewirkt eine Verstärkung der interpartikulären Abstoßungskräfte, so daß Aggregierungen verhindert oder aber verringert werden.

Kommt es z. B. durch antagonistische Ladung zu einer Erniedrigung des Zetapotentials, so daß die interpartikulären Anziehungskräfte (induzierte, echte Dipol- und Ionenbindungskräfte) überwiegen, wird eine zunehmende Aggregierung des Suspensoids einsetzen und die Stabilität der Suspension nicht gegeben sein. Eine Stabilisierung mit Peptisatoren, zu denen eine Anzahl wasserlöslicher Salze, wie Kaliumtartrat, Natriumoxalat, Calciumcitrat, Natriumpyrophosphat sowie Alkalicarbonate, Gallate und andere schwache Elektrolyte, zu zählen ist, bereitet allerdings in der Praxis Schwierigkeiten. Nur bei Zugabe dieser Peptisatoren in geeigneter – meist sehr geringer – Konzentration kann eine Stabilisierung, die jedoch recht empfindlich gegenüber äußeren Einflüssen ist, erwartet werden. Überschreitet man das Wirkungsoptimum der Peptisatoren, so tritt statt Stabilisierung Flockung ein. Dieses Phänomen ist so erklärbar, daß sich im letzteren Falle die Ladung infolge Verringerung der Dissoziation erniedrigt (Potentialzusammenbruch). So wird verständlich, daß auch bei Verwendung ionischer Schleimstoffe zur Viskositätserhöhung mitunter als Inkompatibilität Flockung beobachtet werden kann.

19.3.3 DLVO-Theorie

An Hand von Modellsystemen haben Kolloidforscher die Wechselbeziehungen zwischen den van-der-Waals-Anziehungskräften und den elektrostatischen Abstoßungskräften zu erklären versucht. Die DLVO-Theorie, entwickelt von **Derjaguin**, **Landau**, **Verwey** und **Overbeek**, wird am häufigsten herangezogen, um den Einfluß von Faktoren, die für Koaleszenz- und Flockungsvorgänge verantwortlich sind, zu veranschaulichen.

Zu beachten ist, daß sich die als Modelle dienenden Kolloidsysteme von pharmazeutischen Suspensionen wesentlich unterscheiden. Bei den ersteren weisen die suspendierten Partikel die gleiche Größe auf (Homodispersität). Sie sind kugelförmig, wobei ihr Durchmesser 1 μm beträgt. Der Feststoffgehalt ist gering (z. B. 2%), und die geschlossene Phase besteht ausschließlich aus Wasser.

Im Gegensatz hierzu liegen bei pharmazeutischen Suspensionen Partikel sehr unterschiedlicher Größe (Heterodispersität) und einer von der Kugelform mehr oder weniger abweichenden Gestalt vor. Der Feststoffgehalt ist weitaus größer und kann bis 50% betragen. Auch besteht die geschlossene Phase meist nicht nur aus Wasser allein, sondern sie enthält weitere Substanzen. Dennoch gibt die DLVO-Theorie wichtige Hinweise für die Entwicklung pharmazeutischer Suspensionen und im gleichen Maße für Emulsionen.

Die Gesamtenergie der Wechselbeziehungen (V_T) zwischen zwei Partikeln setzt sich aus der bestimmbaren Abstoßungsenergie (V_R) und der Anziehungsenergie (V_A) zusammen.

$$V_T = V_R + V_A \qquad (19.1)$$

Abbildung 19.3 zeigt die Energieverhältnisse der Wechselwirkung in Abhängigkeit vom Abstand zweier Partikel.

- *Kurve I:* Die gegenseitige Annäherung zweier Partikel (P_1, P_2) wird anfänglich erleichtert. Die Potentialkurve durchläuft zunächst ein schwach ausgeprägtes Energieminimum (sekundäres Energieminimum, *C*). Bei ausreichender Tiefe dieses Minimums kann es bereits zu einer Flockung kommen, doch wird eine Redispergierung der lockeren Agglomerate ohne Schwierigkeiten möglich sein.

  Die weitere Verringerung des Partikelabstandes wird durch einen Anstieg des Energiepotentials mit einem Maximum (*B*) behindert, und es muß Arbeit geleistet werden, um diese Energiebarriere zu überwinden. Das Maximum entspricht dem Zetapotential. Bei pharmazeutischen Suspensionen sollte das Zetapotential grundsätzlich mindestens – 50 mV betragen, dann werden die Abstoßungskräfte groß genug sein, um Agglomerationen zu verhindern.

  Beim Überschreiten des Maximums der Energiebarriere und weiterer Verringerung der Distanz zwischen den Partikeln tritt ein primäres Energieminimum (*D*) auf, das oft recht tief ist, so daß sich Aggregate bilden können, die durch Schütteln nur schwer redispergierbar sind. Auch bei Emulsionen tritt im Bereich von *D* eine Zusammenballung von Emulsionskügelchen auf und gegebenenfalls Koaleszenz.

- *Kurve II:* Besteht ein hohes Potential an der Doppelschicht und überwiegt damit die Abstoßungsenergie, d. h. V_T ist stark positiv, so besitzt die Suspension keine Aggregationstendenz.

- *Kurve III:* Überwiegt die Anziehungsenergie, d. h. V_T ist stets negativ, so erfolgt eine schnelle Aggregation.

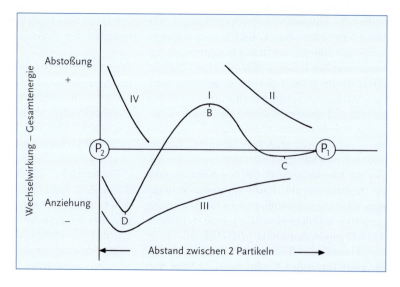

Abb. 19.3: DLVO-Theorie, Anziehungs- und Abstoßungskräfte zwischen zwei Partikeln

- *Kurve IV:* Bei Zusatz von geeigneten Mengen an Tensid verhindert der adsorbierte Tensidfilm an der Oberfläche der Partikel mit den in die wäßrige Phase ragenden hydrophilen Gruppen einen Nahkontakt. Es fehlen damit die Voraussetzungen für Aggregationsvorgänge, woraus sich der stabilisierende Effekt von Tensidzusätzen bei Suspensionen ergibt.

19.3.4
Sedimentbildung

Besonders günstig wären pharmazeutische Suspensionen zu beurteilen, deren suspendierte Phase selbst bei längerer Aufbewahrung keine Tendenz zur Sedimentation zeigen würde. Solche Eigenschaften sind nur schwer erreichbar und werden auch nur selten angestrebt. Hinweise, welche Maßnahmen zur Verringerung oder Verhinderung von Sedimentationsvorgängen geeignet sind, lassen sich aus dem Stokes-Fallgesetz (s. 13.5.1) ableiten. Wenn auch dieses Gesetz an sich lediglich für Teilchen gilt, die annähernd Kugelform besitzen, kann es dennoch auch für nicht kugelförmige Partikel herangezogen werden, sofern diese genügend klein sind. Da in der Formel der Teilchenradius zum Quadrat erhoben wird, verringern sich mit abnehmender Partikelgröße die Sedimentationsvorgänge beträchtlich. Teilchen ($\ll 5\,\mu m$), die der Brown-Molekularbewegung unterliegen, weisen keine Sedimentation mehr auf. Theoretisch würden sich mikronisierte Feststoffe zur Suspensionsherstellung am besten eignen, zumal mit der Abnahme der Teilchengröße im allgemeinen auch mit einer Wirkungssteigerung gerechnet werden kann. Da jedoch eine derartig weitgehende Zerkleinerung der Stoffe – obgleich hierbei sogar jegliche Sedimentation unterbunden werden kann – besondere apparative Einrichtungen erfordert und andererseits extrem feine Partikel stärker zur Agglomeration neigen, wird man im Hinblick auf die Teilchengröße gezwungen sein, einen Kompromiß zu schließen.

Aus dem Stokes-Gesetz ist weiterhin ablesbar, daß durch Angleichen der Dichten der beiden Phasen die Sedimentationsgeschwindigkeit stark verringert werden kann und daß sich durch Erhöhung der Viskosität des Dispersionsmittels, z. B. durch Zugabe von Schleimstoffen oder im geringeren Maße auch durch mehrwertige Alkohole (Glycerol, Sorbitol), der Sedimentation entgegenwirken läßt. Eine Viskositätserhöhung verbessert gleichzeitig die Haftfähigkeit äußerlich anwendbarer Suspensionen. Aufgehoben ist jegliche Sedimentation, wenn keine Dichteunterschiede zwischen den beiden Phasen bestehen oder wenn die äußere Phase wie im Falle eines thixotropen Bentonitgels Strukturen ausbildet, die erst bei der Anwendung durch Schütteln zerstört werden (Gel-Sol-Umwandlung). Wesentlichen Einfluß auf die Sedimentation hat das Verhältnis dispergierte Phase/Dispersionsmittel (Phasenvolumenverhältnis). Mit zunehmender Konzentration an suspendierten Teilchen wird sich die Sedimentbildung verzögern. Besitzen die Teilchen Solvathüllen, die sich miteinander berühren, so kann gleichfalls eine Sedimentation nicht mehr stattfinden.

In Abhängigkeit von der Größe der dispergierten Teilchen sind zwei Arten des Sedimentierens gegeben.

1. *Aufstockende, unbehinderte Sedimentation:* Sie ist zu beobachten, wenn sich während des Sedimentierens die Feststoffpartikel nicht gegenseitig behindern (entflockte Systeme), so daß sich nach dem Stokes-Gesetz die gröbsten Teilchen zuerst absetzen und damit die unterste Schicht bilden. Auf diese lagern sich – nach Partikelklassen geordnet – die feineren Teilchen auf und lassen damit das Sediment anwachsen, wobei das Sedimentvolumen bald sein Maximum erreicht. Gleichzeitig nimmt die Feststoffkonzentration in der überstehenden Flüssigkeit ab, die allerdings oft über längere Zeiträume getrübt bleibt, da feinste Teilchen nur sehr langsam sedimentieren. Diese Feinstpartikel haben keinen Einfluß auf das Sedimentvolumen. Sie lagern sich lediglich in die durch gröbere Teilchen entstehenden Packungslücken ein (Abb. 19.4).

2. *Absetzende, behinderte Sedimentation:* Ein derartiger Sedimentationsvorgang tritt bei Suspensionen auf, die zur Flockung neigen. Beim Zusammentreffen von Einzelpartikeln

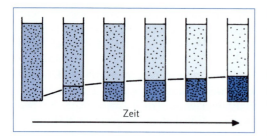

Abb. 19.4: Aufstockende, unbehinderte Sedimentation

vereinigen sich diese zu Flocken, die sich absetzen und dabei Assoziate mit weiteren Flocken, aber auch mit sehr feinen Einzelpartikeln ergeben. Es bildet sich schließlich ein sehr lockeres, kohärentes Sedimentgerüst aus, das infolge der Schwerkraft unter ständiger Volumenverringerung bis zum Erreichen eines Endzustandes zusammensinkt. Die überstehende Flüssigkeit ist klar, da auch die feinsten Teilchen vom Flockungsvorgang mit erfaßt werden (Abb. 19.5).

Die Beschaffenheit des Sediments vermag recht unterschiedlich zu sein. Die Höhe des Sedimentvolumens wird von der Aggregation und Flockung, d. h. von der geometrischen Anordnung der Teilchen zueinander im Sediment bestimmt. Ein Zusatz von grenzflächenaktiven Substanzen vermag das Sedimentvolumen herabzusetzen. Er bewirkt Flockung und Sedimente mit hoher Packungsdichte. Die Anwendung von amphiphilen Stoffen ist daher u. U. nicht zu empfehlen. Das gilt im allgemeinen nur für gröbere Partikel (z. B. Talkum, Zinkoxid), die infolge ihres Eigengewichts eine

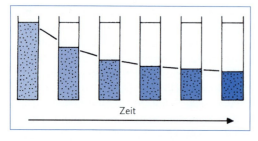

Abb. 19.5: Absetzende, behinderte Sedimentation

hohe Packungsdichte bedingen. Lockere Sedimente mit großem Volumen sind im allgemeinen leichter redispergierbar als dicht gepackte Sedimente und somit erwünscht. Da sich gröbere Teilchen schneller absetzen als feine, kommt es bei Suspensionen mit dispergierten Teilchen unterschiedlicher Korngröße zunächst zu einer Sedimentation der größten Partikel, dann der feineren und schließlich der feinsten. Es entstehen somit Schichten mit abnehmender Teilchengröße.

19.4 Stabilisierung

Wenn man auch bei Suspensionen eine Sedimentation nicht ohne weiteres verhindern kann, es sei denn, man wählt Dispersionsmittel mit rheologischen Eigenschaften, bei denen jegliches Absetzen der dispergierten Teilchen unmöglich ist, so ist man doch bestrebt, eine Sedimentation und andere die Homogenität der Zubereitung beeinflussende Vorgänge, wie Agglomeration, Flotation und Flockung, zu verzögern. Das gelingt mit Stabilisatoren, die die Viskosität der Zubereitung erhöhen. Dabei soll aber die Fließbarkeit der Suspension (insbesondere bei Peroralsuspensionen) erhalten bleiben.

Zur Erhöhung der Viskosität verwendet man makromolekulare Schleimstoffe, wie Tragant, Pektin, Methylcellulose, Hydroxyethylcellulose, Carmellose-Natrium, hydroxyalkylierte Stärkeabkömmlinge, Natriumalginat, Polymerisate der Acrylsäure (Carbopol®), Dextrane, Polyethylenglykole. Typ und Menge des Stabilisators müssen für den Einzelfall empirisch ermittelt werden. Makromoleküle können auch über andersartige Mechanismen auf die Stabilität von Suspensionen einwirken. Geringe Polymerkonzentrationen sensibilisieren das System gegenüber Salzen und verursachen eine Destabilisierung. Das kann durch Brückenbildung über einzelne Makromoleküle, die mit Molekülgruppen durch Wechselwirkungen an der Partikeloberfläche gebunden sind, erfolgen, oder ionische Makromoleküle fungieren als Gegenionen, die zur weitgehenden Oberflächenentladung führen.

In etwas höherer Konzentration dagegen verursachen an der Feststoffoberfläche adsorbierte Polymere mit ihren in die Flüssigkeit hineinragenden Molekülteilen eine *sterische Stabilisierung*, die einen Nahkontakt der Teilchen nicht zuläßt und damit Flockungs- und Koagulationsprozessen entgegenwirkt.

Bei stark solvatisierbaren Makromolekülen (Polyethylenglykol, Methylcellulose) kann eine Stabilisierung auch durch die Ausbildung einer Schutzhülle in Form einer starken Lyosphäre (s. 19.3.1) mit fest eingebundenem Lösungsmittel erfolgen.

Als anorganische Stabilisatoren bieten sich Tonmineralien an, wie Bentonit (Veegum®), die in Wasser quellen und je nach Konzentration niedrigviskose Sole oder thixotrope Gele bilden. Hochdisperses Siliciumdioxid (Aerosil®) bildet gleichfalls, vorwiegend durch Wasserstoffbrücken und van-der-Waals-Kräfte, ein thixotropes Gelgerüst.

Auch zur Stabilisierung von öligen Suspensionen kann hochdisperses Siliciumdioxid erfolgreich verwendet werden. Bei öligen Suspensionen zur Injektion hat sich Aluminiummonostearat bewährt. Diese Verbindung versteift das Öl derart, daß es im Ruhezustand ein festes Gel darstellt. Durch Schütteln erhält man eine applizierbare Flüssigkeit. Eine vollständige Verhinderung der Sedimentation ist bei Systemen ohne Fließgrenze nicht möglich. Günstiger liegen die Verhältnisse bei viskosen Systemen, die eine Fließgrenze aufweisen, bei denen somit eine Scherkraft notwendig ist, um ein Fließen zu erreichen. Durch Erhöhung des Festkörperanteils der Suspension können Systeme entstehen, die eine Fließgrenze besitzen. Solche Verhältnisse liegen bei Suspensionssalben und Pasten und auch bei solchen Suspensionstypen vor, die Hilfsstoffe enthalten, die im Ruhezustand ein thixotropes Gel aufbauen, das durch geringe Scherkräft (Schütteln) verflüssigt wird. Besondere Schwierigkeiten ergeben sich bei der Herstellung von Peroralsuspensionen, die aus Gründen einer exakten Dosierung nicht sedimentieren dürfen und dennoch gießbar sein sollen. Nicht in jedem Falle wird diese Forderung erfüllbar sein.

Da manche Suspensionen gute Nährböden für Mikroorganismen darstellen, ist in diesen Fällen eine Konservierung erforderlich.

19.5
Aufschüttelbarkeit des Sediments

Wie bereits angeführt, ist im allgemeinen bei pharmazeutischen Suspensionen eine Sedimentbildung zulässig (Ausnahme Peroralsuspensionen mit stark wirksamen Arzneistoffen). Voraussetzung für eine hinreichende Dosierbarkeit ist jedoch eine leichte Aufschüttelbarkeit des Sediments, wobei die homogene Verteilung der dispersen Phase einige Zeit erhalten bleibt. Nicht immer ist eine Aufschüttelbarkeit leicht erreichbar. Die als Suspensionsstabilisatoren verwendeten Schleimstoffe verdicken nämlich nicht nur die Suspension und erschweren damit die Aufschüttelbarkeit und Dispergierbarkeit des Sediments, sie führen oft auch zur *Kuchenbildung* („caking"), worunter ein Zusammenbacken des Sediments nach längerer oder kürzerer Lagerung zu verstehen ist. Oft bilden sich hierbei so zähe zusammenhängende Massen, daß eine homogene Verteilung des Sediments selbst durch starkes Schütteln nicht mehr erreichbar ist. Die Bildung von irreversiblen (nicht mehr redispergierbaren) Teilchenagglomerationen zu einem Sedimentkuchen wird auch als *Zementation* bezeichnet. Unter den stabilisierenden Hilfsstoffen führt besonders Arabisches Gummi zur Verbackung. Kuchenbildung kann jedoch auch andere Ursachen haben. Auch Kristallwachstum, das bei teilweiser Löslichkeit der suspendierten Stoffe im Dispersionsmittel zu berücksichtigen ist, kann die Aufschüttelbarkeit stark beeinträchtigen (Verfilzung des Sediments). Gleichermaßen führt eine Verringerung der Partikelladung und ein damit verbundenes stärkeres Wirksamwerden von Adhäsionskräften sowie der Verlust von Solvathüllen zu Änderungen der Packungsdichte und zum caking.

Kuchenbildung erfolgt bei der aufstockenden Sedimentation, während bei absetzender Sedimentation ein lockeres und somit redispergierbares Sediment resultiert. Derartige wünschenswerte Sedimente lassen sich auch durch eine kontrollierte Flockung (Zusatz von Tensid, Elektrolyten z. B. Aluminiumsalze) erreichen, die allerdings das Aussehen der Suspension beeinträchtigt.

19.6
Prüfung

19.6.1
Sedimentationsanalyse

Zur Charakterisierung von Suspensionen dient die Sedimentationsanalyse, mit der die Korngrößenklassen einer Suspension ermittelt werden (s. 2.1.4.4).

Sedimentvolumen, Halbsetzzeit. Zur weiteren Kennzeichnung von Suspensionen wird das Sedimentvolumen herangezogen. Es ist in einem Meßzylinder nach Beendigung der Sedimentation bestimmbar. Auch die Halbsetzzeit dient zur Charakterisierung. Hierunter wird die Zeit verstanden, in der die Sedimentobergrenze die Hälfte ihres Weges (bei der sog. absetzenden Sedimentation von oben nach unten, bei der sog. aufstockenden Sedimentation von unten nach oben) zurückgelegt hat (Abb. 19.6).

Suspensionsquotient. Angaben zur Stabilität der Suspensionen erhält man weiterhin durch Ermittlung des Suspensionsquotienten (SQ). Dieser ergibt sich aus dem Verhältnis des Sedimentvolumens (SV) zum Gesamtvolumen (GV) unter Berücksichtigung der Zeit (t).

$$SQ_t = \frac{SV}{GV} \qquad (19.2)$$

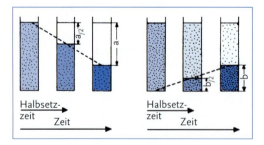

Abb. 19.6: Bestimmung der Halbsetzzeit

Man verwendet hierzu graduierte Meßzylinder. Der Suspensionsquotient soll möglichst nahe bei 1 liegen. Dieses einfache Verfahren kann nur bei hohem Feststoffanteil, klarer Schichtentrennung und beim Fehlen von Kuchenbildung herangezogen werden.

Aufschüttelbarkeit des Sediments. Hierzu werden genormte Kippbewegungen um 90° mit der ein Sediment enthaltenden Suspension durchgeführt. Entweder mißt man die Zeit oder die Anzahl der Kippbewegungen, die erforderlich sind, um das Sediment vollständig zu redispergieren.

19.6.2
Teilchengrößen-, Dispersitäts- und weitere Prüfungen

Die Bestimmung der Teilchengröße suspendierter Festkörper erfolgt durch mikroskopische Messung. Sie wird erleichtert durch Projektionsmikroskope, bei denen das Objekt stark vergrößert auf einer mit einem Maßstab versehenen Mattscheibe erscheint. Orientierende Messungen können auch mit dem Grindometer erfolgen (s. 15.15.6). Der Dispersitätsgrad, der – wenn auch relativ aufwendig – mikroskopisch feststellbar ist, läßt sich z. B. mittels Andreasen-Pipette oder einfacher mit elektronischen Teilchenzählern (Coulter-Counter bzw. Granulometer) bestimmen. Die vielfältigen Verfahren zur Teilchengrößenbestimmung werden im Abschnitt 2.1.4 erörtert. Wesentliche Aussagen zu den Gebrauchswerteigenschaften ergeben rheologische Messungen.

Bei Lotionen kann darüber hinaus eine Prüfung auf Bindevermögen der angetrockneten Schicht sowie eine Beurteilung der Haftfestigkeit zur Charakterisierung beitragen. Schließlich dient zur Qualitätsbeurteilung von Suspensionen eine quantitative Ermittlung des Wirkstoffgehalts in Anteilen, die unmittelbar nach dem Aufschütteln der Suspension entnommen werden.

Injektions- und Infusionszubereitungen

20.1 Allgemeines

Erste Injektionen beim Menschen kamen bereits 1660 zur Anwendung, doch führte erst die Entwicklung einer Injektionsspritze (1852), insbesondere aber die Einführung der Glasampulle, zur weiten Verbreitung dieser Applikationsform. Die Glasampulle wurde 1886 gleichzeitig vom Apotheker Limousin (Frankreich) und von Friedländer (Deutschland) beschrieben.

Injektionen sind Einspritzungen von Lösungen, Suspensionen oder Emulsionen in den Körper zu therapeutischen oder diagnostischen Zwecken. Sie können in die Blutbahn, Gewebe und direkt in Organe erfolgen. Werden nur relativ geringe Mengen Lösung (1–15 ml) dem Organismus zugeführt, handelt es sich um *Injektionen* (injektio = Hineinwurf, Injectabilia), kommen dagegen größere Mengen zur Applikation (z. B. 1 oder mehrere Liter), so spricht man von *Infusionen* (infusio = Hineingießung, Infundibilia). Wenn das zu injizierende Volumen 15 ml überschreitet, so sind die Injektionen den Infusionen in bezug auf die Anforderungen und Prüfungen (z. B. Konservierung, Pyrogene) gleichgestellt.

Man bezeichnet diese Anwendung als *parenterale Zuführung* eines Arzneimittels (par enteron = außerhalb des Darmes) im Gegensatz zur *enteralen Applikation*, die über den Magen-Darm-Kanal erfolgt. Da die systemische Applikation eines Wirkstoffes beispielsweise über die Haut ebenfalls eine Applikation unter Umgehung des Magen-Darm-Traktes darstellt, ist diese Art ebenfalls eine parenterale Applikation. Im Sinne des Arzneibuches sind aber nur die im folgenden behandelten Formulierungen als Parenteralia definiert.

Die parenterale Therapie bietet einige wesentliche Vorteile gegenüber der enteralen. Bereits durch die Wahl des Applikationsorts lassen sich Wirkungseintritt und -dauer weitgehend festlegen. Ist eine schnelle Arzneimittelwirkung erwünscht, bietet sich die intravenöse Applikation an. Werden Arzneistoffe nach peroraler Applikation im Magen inaktiviert, nur schlecht resorbiert oder aber führen sie zu gastrointestinalen Reizungen, so können diese Stoffe durch Injektion direkt in die Blutbahn gebracht werden. Diese Applikation ist weiterhin angezeigt, wenn der Patient bewußtlos ist. Auch bei Injektionspräparaten besteht die Möglichkeit, eine Steuerung der Arzneimittelwirkung zu erzielen. Unterschiedliche Prinzipien führen zu Injektionsarzneiformen mit Depotwirkung (s. 20.7). Mittels Infusionslösungen lassen sich weiterhin starke Blutverluste durch Auffüllung des Plasmas ausgleichen und Patienten über längere Zeit parenteral ernähren.

Den Vorteilen stehen einige Nachteile gegenüber. Trotz der Massenproduktion an Ampullenlösungen ist die Injektionstherapie im Vergleich zu anderen Behandlungsformen noch immer recht teuer. Zu bedenken ist weiterhin, daß die Injektionen direkt in die Blutbahn nur vom Arzt vorgenommen werden dürfen und daß viele Patienten – meist unberechtigt – oft erhebliche Vorbehalte gegenüber der Injektion hegen. Tabelle 20.1 führt einige Applikationsarten für Injektionen und Infusionen an.

20.2 Forderungen an Injektions- und Infusionslösungen

Eine optimale Wirkung und Verträglichkeit von parenteral verabfolgten Arzneilösungen wird nur dann gegeben sein, wenn folgende Voraussetzungen erfüllt sind:
- Übereinstimmung von deklariertem und tatsächlich vorhandenem Arzneistoffgehalt,

Tab. 20.1: Applikationsarten für Injektionen/Infusionen

Bezeichnung der Injektion	Applikationsart	Bemerkungen
intravenös (i. v.)	in die Vene (oftmals in die Armbeuge oder die Unterarmvene)	Da der Arzneistoff direkt in die Blutbahn gebracht wird, schnellste Wirkung. Größere Flüssigkeitsmengen (Infusionen) dienen zur Auffüllung des Blutkreislaufs, zur Behebung von Störungen im Elektrolyt- und Wasserhaushalt oder zur parenteralen Ernährung sowie zur Applikation von Arzneistoffen (intravenöse Tropfinfusionen). Eine Spezialform der i. v.-Injektion stellt die Verwendung starkhypertonischer Lösungen zur Verödung von Varizen (Krampfadern) dar
intraarteriell (i. a.)	in die Arterie	selten, muß unter Druck erfolgen
intramuskulär (i. m.) (häufig intraglutäal)	in das Muskelgewebe (in den Gesäßmuskel)	bei Anwendung von wäßrigen Lösungen relativ schnelle Resorption bei Anwendung öliger Lösungen Depotwirkung
subkutan (s. c.)	in das Unterhautgewebe	langsamere Resorption als bei i. m.-Injektion; auch Infusionen werden auf diesem Wege verabfolgt (subkutane Tropfinfusion)
intrakutan (i. c.)	in die Oberhaut (unmittelbar unter die Oberhaut)	für diagnostische Zwecke, Verabfolgung von Lokalanästhetika
intralumbal	zwischen die oberen Lendenwirbel in die Lumbalflüssigkeit	zur Lumbalanästhesie, zur Entnahme von Lumbalflüssigkeit
intraperitoneal (i. p.)	in die Bauchhöhle	
intrapleural	in die Brusthöhle	
intraneural	in den Nerv	
perineural	in das Bindegewebe der Nerven	
intrakardial	in das Herz	

kein Wirkstoffverlust während der Lagerung durch chemische Zersetzung,
- Verwendung geeigneter Behältnisse, die nicht nur eine sterile Entnahme gestatten, sondern auch Wechselwirkungen zwischen Arzneistoff und Behältnismaterial ausschließen,
- gute Verträglichkeit. Dafür sind vor allem verantwortlich:
  - Keimfreiheit,
  - Pyrogenfreiheit,
  - physiologische Indifferenz des Lösungsmittels,
  - Isotonie,
  - Isohydrie,
  - Schwebstofffreiheit.

Im Prinzip gelten diese Forderungen für Injektions- und Infusionslösungen gleichermaßen, ihre Erfüllung sollte demnach in jedem Fall angestrebt werden. Da bei Injektionslösungen jedoch nur wenige Milliliter verabfolgt werden, machen sich geringe Abweichungen vom pH-Wert und vom osmotischen Druck des Blutes bei der Injektion nicht oder nur unwesentlich im Hinblick auf eine Schmerzempfindung bemerkbar. Eine Einstellung auf Isohydrie und Isotonie bei Injektionslösungen muß daher nicht unbedingt erfolgen und ist zudem oftmals nur schwierig zu realisieren. Auch ist für Injektionslösungen nicht grundsätzlich Pyrogenfreiheit gefordert, aber stets wünschenswert. Unerläßlich ist die Erfüllung der genannten Forderungen für Infusionslösungen.

Obwohl zwischen Infusionslösungen und Injektionslösungen eine weitgehende Übereinstimmung gegeben ist, handelt es sich eindeutig um eigenständige Arzneiformen, die ihre Besonderheiten aufweisen.

20.3
Behältnisse und Vorrichtungen für die parenterale Applikation

20.3.1
Ampullen

Ampullen sind zylindrisch geformte Behältnisse aus Glas und seltener aus Kunststoffen, die eine ausgezogene Spitze (Spieß) und einen flachen Boden besitzen. Die Nenngröße beträgt 1, 2, 5, 10, 20 gelegentlich auch 25 bzw. 30 ml (DIN ISO 9187-1). Ampullen sind Eindosenbehältnisse, da ihre gesamte Flüssigkeitsmenge für eine einmalige Injektion bestimmt ist. Das Öffnen einer Ampulle nach Anritzen mit einer Ampullenfeile ist obsolet. Statt dessen werden heute entweder *Brechring*-Ampullen oder OPC-Ampullen (one point cut) verwendet. Bei der Brechring-Ampulle erzeugt ein eingebrannter Emaillering Spannungen im Glas, die ein direktes Abbrechen des Spießes ermöglichen. Die OPC-Ampulle ist an der Verengung des Ampullenspießes bereits vorgeritzt, so daß diese durch einfaches Abbrechen des Ampullenspießes geöffnet werden kann, indem mit dem Daumen auf den roten Punkt am Spieß der Ampulle gedrückt wird. Es ist darauf zu achten, daß keine Glassplitterchen in die zu injizierende Lösung gelangen. Das ist insbesondere von der Ausgangsqualität des verwendeten Glases abhängig. Weite Spieße haben Ampullen, die zur Aufnahme von pulverförmigen (Trockenampullen) oder auch öligen Stoffen bestimmt sind. Schließlich kommen auch Glasampullen für die Aufnahme von Infusionslösungen zur Anwendung (zweispießige Großampullen). Ampullen werden in der Regel aus farblosem Glas hergestellt, für lichtempfindliche Arzneistoffe sind allerdings dunkelbraune Gläser erforderlich.

Zweispießige Glasampullen werden in zunehmendem Maße als Trinkampullen flüssiger Peroralia angewendet.

20.3.2
Spritzampullen

Auf dem Gebiet der Injektionstechnik sind mancherlei Weiterentwicklungen zu verzeichnen, einige davon sollen hier aufgeführt werden. „Spritzampullen" ist ein Synonym für Fertigspritzen, also für Behältnisse und Vorrichtungen, die nicht nur eine Aufbewahrungs-, sondern zugleich auch Anwendungsfunktion besitzen. Sie stellen im allgemeinen eine Kombination von Glas (Präparatebehälter), Gummi (Kolbenstopfen, Verschluß) und Metall (Bördelkappe, Kanüle) dar.

Zylinderampulle. Bei der Zylinderampulle (Injektionsröhrchen, Injole®, Tubette®, Carpule®) befindet sich die Injektionsflüssigkeit in einem Glaszylinder, dessen eine Seite durch einen dicken Gummi- oder Kunststoffstopfen verschlossen ist, der als Kolben dient. Die andere Seite ist lediglich mit einer dünnen Gummi- oder Kunststoffmembran verschlossen, die beim Einsetzen der Ampulle in eine Spezial-Spritzeinrichtung vom hinteren Ende einer Injektionsnadel durchstochen wird. Besonders in der Zahnmedizin finden Carpulen Verwendung (Abb. 20.1).

Einmalspritze (Einwegspritze, Wegwerfspritze). Sie besitzt einen kräftig ausgebildeten Glaszylinder mit einer zusätzlichen Fingerauflage

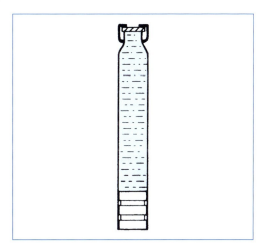

Abb. 20.1: Zylinderampulle

sowie einem Stempel und ermöglicht die Durchführung einer Injektion ohne zusätzliches Spritzengestell. Die Injektionskanüle ist wahlweise fest montiert oder aufsteckbar (Variject®, Hypak®). Schließlich stellt die Zweikammerspritzampulle ein besonderes Spritzensystem dar, das eine getrennte Lagerung von zwei verschiedenen Lösungen oder einem Pulver und einer Flüssigkeit ermöglicht. Diese Anordnung kann bei instabilen Arzneistoffen von Vorteil sein. Einmalspritzen besitzen steigendes Interesse durch ihre Sicherheit gegenüber Kontaminationsrisiken. Spritzampullen, die weitestgehend aus Kunststoff bestehen, haben sich nicht durchsetzen können. Infusionslösungen werden heute auch in großem Umfang in Kunststoffbeuteln verpackt.

20.3.3
Fläschchen und Flaschen

Injektionsfläschchen (Vials, Durchstechflaschen). Injektionsfläschchen können Einzeldosis- oder Mehrdosenbehälter sein. Sie dienen zur Aufnahme von pulverförmigen Arzneistoffen, Lösungen oder Suspensionen und fassen im allgemeinen 5 ml, doch sind auch größere im Handel. Die Weithalsglasfläschchen sind mit einem Gummistopfen verschlossen, der durch eine Bördelkappe aus Leichtmetall am Flaschenhals befestigt ist (Abb. 20.2). Der Gummistopfen (gelegentlich auch Gummiplatte) ist so gestaltet, daß er in der Mitte die geringste Dicke besitzt. Diese Stelle, die von einer abreißbaren Metallasche geschützt ist, wird von der Injektionsnadel zum Ansaugen der Injektionsflüssigkeit durchstochen. Bei Fläschchen, die eine Trockensubstanz enthalten – das ist bei Arzneistoffen der Fall, die in Lösung eine zu geringe Stabilität aufweisen –, erfolgt die Lösung durch

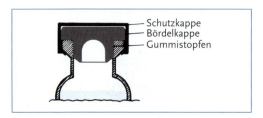

Abb. 20.2: Verschluß von Weithalsinjektionsfläschchen

Zugabe von sterilem Wasser oder Wasser mit isotonisierendem Zusatz. Dieses ist meist in Form einer Lösungsmittelampulle der Packung beigegeben und wird mittels Injektionsnadel, mit der der Stopfen durchstochen wird, kurz vor der Applikation zugeführt.

Infusionslösungen werden entweder in Behältnisse aus oberflächenbehandeltem Glas oder in Kunststoffbeutel abgefüllt.

Glas. Das Volumen der Glasgefäße beträgt 50–1000 ml. Die Dimensionen der Flaschen sind in DIN-Normen festgelegt. Für Infusionsflaschen schreibt die Ph. Eur. Glasart II vor. Die Flaschen sind Durchstechflaschen. Infusionsflaschen werden bis ca. 80% des Gesamtvolumens gefüllt, um eine gefahrlose Sterilisation im Dampf zu ermöglichen, so daß durch den Binnendruck ein Platzen der Flasche nicht zu befürchten ist (s. 29.2.4.1.3).

Kunststoff. Verwendet wird Polypropylen wegen des hohen Erweichungspunktes. Polypropylenbehältnisse können bei 121 °C sterilisiert werden, während Polyethylen niederer Dichte (LDPE) nicht dampfsterilisierbar ist.

Die zum Verschluß von Infusions- bzw. Durchstechflaschen dienenden Gummi- oder Kunststoffstopfen oder -plättchen dürfen keine Feststoffe, Farbstoffe sowie toxischen oder pyrogenen Bestandteile an die Lösung abgeben. Eine mehrmalige Verwendung der Stopfen ist nicht zulässig.

20.4
Herstellungstechnologie (Ampullierung)

20.4.1
Reinigen

Die von den Glashütten zumeist offen angelieferten Leerampullen besitzen einen erweiterten Ampullenspieß, der Reinigungs- und Fülloperationen erleichtert. Schmutzteilchen und Glassplitterchen werden durch gründliche Reinigung mit Spülflüssigkeit entfernt. Da das Füllen und Entleeren der Ampullenkörper wegen der engen Hälse Schwierigkeiten bereitet, führt man die Operationen unter Verwendung von Über- oder Unterdruck durch. Durch Anlegen eines Vakuums wird die Spülflüssigkeit aus der Ampulle entfernt, nach Aufhebung des Vakuums strömt sie wieder in die Ampulle. Die Ampullen werden mit nach unten gerichteten Spießen in Siebplatten gesteckt. Die Reinigung erfolgt dann in Gefäßen mit Spülflüssigkeit. Bei Ampullenreinigungsmaschinen strömt zunächst Spülflüssigkeit und dann destilliertes Wasser unter Druck durch die Spieße in die Ampullen. Mit Druckluft werden dann nach Unterbrechung der Wasserzufuhr Flüssigkeitsreste herausgepreßt und die Ampullen gleichzeitig getrocknet. Diese Einrichtungen finden im Kleinbetrieb Verwendung.

Der Industrie stehen halbautomatische und automatische Ampullenreinigungsmaschinen zur Verfügung. Bei modernen Hochleistungsanlagen werden die geöffneten Ampullenspieße auf einer Zentrierplatte so angeordnet, daß nach Abwärtsgleiten eine Einführung der Hohlnadeln in die Leerampullen möglich ist. Allen Automaten ist gemeinsam, daß die Reinigung mit einer 80 °C heißen Spülflüssigkeit unter Druck (bis 0,4 MPa, 4 bar) erfolgt, wodurch auch solche Glassplitter erfaßt werden, die fest an den Wandungen fixiert sind und die möglicherweise erst bei Sterilisationsvorgängen durch Hitzeeinwirkung abgelöst werden können. Nach Behandlung mit der Spülflüssigkeit folgen meist noch zwei Spülungen mit Wasser (bei gleichem Druck) und eine weitere Spülung mit destilliertem Wasser (0,05 MPa, 0,5 bar). Wesentlich ist, daß sich an jede Einspritzung eine Druckluftbehandlung (0,05–0,15 MPa, 0,5–1,5 bar) anschließt, die die Restflüssigkeit entfernt und dafür Sorge trägt, daß die Flüssigkeit der nächstfolgenden Druckspülung mit aller Kraft auf die Innenflächen der Ampulle prallen kann. Als Spülflüssigkeit wird Wasser mit Zusätzen an oberflächenaktiven Substanzen verwendet. In separaten Arbeitsgängen werden auch die Ampullenaußenflächen durch Sprüh- bzw. Druckduscheinrichtungen einer Reinigung unterzogen. An die letzte Druckluftbehandlung, die bereits für eine weitgehende Entfernung der Feuchtigkeit sorgt, schließt sich noch eine Trocknungs- bzw. Sterilisierphase bei 180 °C an. Bei 200 °C (2 h) bzw. 250 °C (½ h) erfolgt die Entpyrogenisierung der Leerampullen. Eine derartige Behandlung ist unbedingt erforderlich, wenn die Füllung der Ampullen lediglich unter aseptischen Bedingungen erfolgen kann, bzw. es nur möglich ist, die gefüllten Ampullen durch fraktioniertes Erhitzen mit Rücksicht auf die Labilität der Arzneistoffe zu entkeimen.

Besonders effektvoll gestaltet sich die Reinigung mit Ultraschall, da hiermit auch an den Wandungen besonders fest anhaftende Glaspartikel zu entfernen sind („Mikroschrubben"). Als Beispiel sei die Arbeitsweise einer auf dem Markt befindlichen vollautomatischen Maschine zur Innen- und Außenreinigung skizziert. Die Ampullen werden direkt aus dem Karton in ein schräg angeordnetes Einlaufmagazin gegeben und gelangen von dort aus über eine Einschubstation reihenweise auf die Nadeln des Spritzrades, das taktweise die Ampullen in das Tauchbad bewegt und sie in einer Tauchstation flutet. Auf der nächsten Station werden sie mit Ultraschall behandelt. Anschließend findet in den oberen Zonen des Spritzrades eine wechselseitige Ausspritzung mit Wasser und Druckluft statt. Danach wird die Ampulle von den Spritznadeln abgezogen und in das Ablaufmagazin geschwenkt. Die Leistung beträgt je nach Automatentyp 4000–8000 Ampullen/h.

Aufbrennampullen sind bereits gereinigte Ampullen, deren Spieße zugeschmolzen sind. Sie müssen in der Abfüllanlage „aufgebrannt" werden. Eine Reinigung vor dem Füllen ist nicht mehr erforderlich.

20.4.2
Füllen

Rekordinjektionsspritzen oder Büretten im Laminarflow finden Verwendung, wenn nur eine kleinere Anzahl von Ampullen herzustellen ist. Für den Klein- oder Mittelbetrieb empfehlen sich manuell oder elektrisch betriebene Kolbenabfüllvorrichtungen. Durch eine Hebelbewegung wird hierbei von einem Kolben die abzufüllende Lösung in eine Dosierspritze gesaugt und durch eine entgegengesetzte Hebelbewegung zur Abfüllung gebracht. Da das Fassungsvolumen der Dosierspritze verstellbar ist, lassen sich derartige Einrichtungen zur Abfüllung von Flüssigkeiten in Fläschchen oder Flaschen gleichfalls verwenden. In der Industrie eingesetzte Abfüllautomaten ermöglichen die Füllung (evtl. bei gleichzeitiger Begasung), das Zuschmelzen, das Beschriften und das Ausstoßen der Ampullen. Pumpsysteme sorgen selbst bei viskosen Flüssigkeiten für einen schnellen Abfüllvorgang.

Bei der Abfüllung ist darauf zu achten, daß die Innenseite des Ampullenspießes nicht durch die Kanüle mit Flüssigkeit benetzt wird. Die dann verkohlten organischen Arzneistoffe führen zu einer Dunkelfärbung der Lösung oder Bildung von Schwebstoffen in der Ampulle. Moderne Füllautomaten verhindern das durch exakte Zentrierung der Abfüllkanüle, durch Hineintreiben von am Ampullenspieß haftender Flüssigkeit in die Ampulle durch einen kurzzeitigen auf den Ampullenhals gerichteten feinen Wasserdampfstrahl oder durch Zurücksaugen des nach der Füllung der Ampulle an der Kanüle hängenden Tropfens. Durchmesser und Länge der Füllnadel sowie die Einführungstiefe in die Ampullenspieße müssen genau festgelegt sein, damit bei der Füllung Luft aus dem Ampullenkörper entweichen kann. Auch muß ein Eintauchen der Kanüle in die Lösung verhindert werden.

Zu berücksichtigen ist, daß Ampullen und auch andere Behältnisse nur bis zu 90 % des Gesamtvolumens mit injizierbarer Flüssigkeit gefüllt werden. Der bei der Dampfsterilisation auftretende Binnendruck würde sonst zum Zerspringen des Glases führen. Da die Injektionslösung vom Arzt nicht quantitativ entnommen werden kann, weil ein kleiner Anteil der Lösung als Flüssigkeitsfilm auf der Ampullenwand bzw. dem -boden verbleibt, muß das abgefüllte Volumen etwas größer sein, als es der Deklaration (Nennvolumen) entspricht. Die Menge des Zuschlages ist abhängig vom Lösungsmittel (Öl > Wasser) und dem Nennvolumen. Kleinere Ampullen erfordern einen relativ größeren Zuschlag als größere Behältnisse.

20.4.3
Verschließen

Das Verschließen der Ampullen kann nach zwei Verfahren erfolgen. Beim *Zuschmelzverfahren* wird eine Gebläseflamme auf die Öffnung des Ampullenspießes gerichtet, und die Ampulle wird unter ständigem Drehen zugeschmolzen. Relativ häufig verbleiben aber an der Spitze des verschlossenen Spießes feine, mit dem Auge nicht sichtbare Haarrisse, so daß nicht immer die Dichtheit gegeben ist. Günstiger wird das *Abziehverfahren* beurteilt. Nach diesem arbeiten auch alle in der Industrie eingesetzten Ampullenverschließautomaten. Hierbei ist auf die Mitte des Ampullenspießes eine (oder auch zwei) Gebläseflamme(n) gerichtet. Nach Erweichung des Glases wird der obere Teil des Spießes – bei manuellen Arbeiten mit einer Pinzette, bei maschinellen Einrichtungen von einer entsprechenden Vorrichtung erfaßt – nach oben abgezogen, wobei die Ampulle zugeschmolzen wird.

Die Palette der Einrichtungen zum Zuschmelzen reicht von einfachen Handgeräten bis zu Vollautomaten. Letztere ermöglichen zugleich eine Abfüllung, Bedruckung und Abpackung der Ampullen und eignen sich im Bedarfsfall auch für ein Abfüllen unter Begasung. Die modernsten Entwicklungen auf dem Sektor der Ampullenfüll- und -verschließmaschinen besorgen darüber hinaus auch das Öffnen und Spülen der Ampullen.

Kombinierte, vollautomatische Anlagen zum Reinigen, Sterilisieren und Abkühlen sowie zum Füllen und Verschließen von Ampullen sind in der Industrie üblich. Die Ampullen werden kartonweise auf die Aufgabestation gegeben und von hier zur automatischen Überleitung von Transportzangen erfaßt. Ein Reinigungsteil enthält die einzelnen Spritzzonen, ein Ultraschallaggregat, eine Umpumpeinrichtung, die erforderlichen Filter sowie eine elektrische Heizung für konstante Wassertemperaturen. Der Trocknungs- und Sterilisierteil ermöglicht mit einer Infrarotheizung eine Erhitzung der Ampullen auf 300°C. In einem Kühlteil, das wahlweise mit einem Frischluftsystem oder einem Umlaufkühlaggregat arbeitet, kommt sterilfiltrierte Luft zur Anwendung (Abb. 20.3). Mittels einer Übergabestation erfolgt eine automatische Überführung der gereinigten und sterilisierten Ampullen auf den Drehtellereinlauf der nachgeschalteten Ampullenfüll- und -verschließmaschine, die mit einer Laminar-flow-box ausgestattet ist. Die gesamte

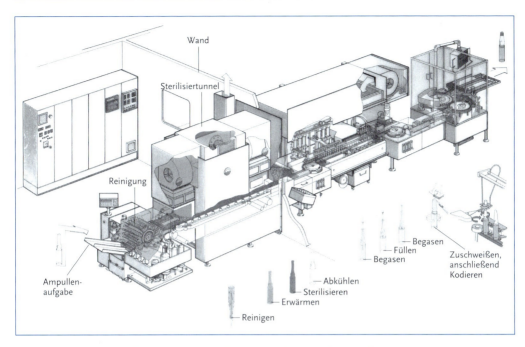

Abb. 20.3: Ampullenkompaktanlage in Isolatortechnik (Robert Bosch GmbH, Crailsheim)

Anlage wird von einem Zentralschaltpult überwacht. Die Leistung beträgt bei Ausführung für 1–5 ml-Ampullen 10000 Stück/h.

Andere automatisch arbeitende Ampullenfüll- und -schließmaschinen weisen eine Maximalleistung von 24000 Ampullen/h auf.

20.5
Herstellung von Lösungen

20.5.1
Lösungsmittel

20.5.1.1
Pyrogenfreie wäßrige Lösungen

20.5.1.1.1
Allgemeines

Bereits vor 100 Jahren beobachtete man, daß nach intravenöser Zufuhr größerer Mengen nachweislich steriler Lösungen beim Menschen gelegentlich hochfieberhafte Reaktionen auftraten, die gepaart waren mit Schüttelfrost, Unwohlsein, Atemnot, Kreislaufschwäche, Kopf- und Gliederschmerzen. Bei diesen Hyperthermien kommt es weiterhin zunächst zur Leukopenie (Erniedrigung der Leukozytenzahl) und später zur Leukozytose (Erhöhung der Anzahl der Leukozyten). Unter ungünstigen Umständen können derartige Infusionszwischenfälle sogar zum Tode führen.

Die Substanzen, die Hyperthermien nach parenteraler Applikation auslösen können, werden als Pyrogene (pyrogen = Fieber, Feuer erzeugend) bezeichnet. Von besonderer Bedeutung auf Grund der biologischen und physikochemischen Eigenschaften ist eine spezielle Gruppe von Pyrogenen, die Endotoxine (s. Tab. 20.2). Endotoxine sind Zellwandbestandteile gramnegativer Bakterien (*Escherichia coli*, Salmonellen, Pseudomonaden). Die Endotoxine wirken bereits in Nanogramm-Mengen fiebererzeugend. Neben den Endotoxinen gibt es noch zahlreiche weitere pyrogen wirkende Substanzen aus der belebten (gramnegative und grampositive Bakterien, Viren, Pilze) und unbelebten Materie (Zinkverbindungen aus Gummi- und Kunststoffverschlüssen, Eisenionen, Kupferionen, Arzneistoffe).

Das phosphorylierte Polysaccharid mit einer relativ festverknüpften Lipoidkomponente

Tab. 20.2: Aufbau der Endotoxine

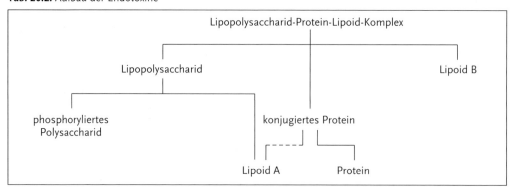

stellt den wesentlichen und zugleich hochpyrogenen Anteil des Komplexes dar. Die weiteren Komponenten des genuinen Komplexes, ein zweites Lipoid und ein Eiweißkörper, sind vom Lipopolysaccharid leicht abspaltbar und im allgemeinen ohne physiologische Wirkung.

In Sonderfällen kann auch die Eiweißkomponente pyrogene Eigenschaften besitzen. Da Endotoxine zwischen 0,05–1,0 nm groß sind, können sie durch eine Sterilfiltration nicht entfernt werden. Siedendes Wasser und auch eine Sterilisation in der trockenen Hitze bei 180 °C führt nicht zu einer Zerstörung von Endotoxinen. Eine vollständige Zerstörung ist erst nach mehrstündiger Autoklavierung, Hitzebehandlung bei 200 °C (1 h) bzw. 250 °C ($^1/_2$ h) möglich, was natürlich für viele Arznei- und Hilfsstoffe nicht kompatibel ist. Durch Filtration mit Zetaplus-Filtern können die negativ geladenen Endotoxine aus Lösungen entfernt werden, allerdings nur bis zur Erschöpfung des Filtermaterials.

Da Pyrogene auch unter extremen Bedingungen eine hohe Beständigkeit aufweisen, bereitet eine Entpyrogenisierung nicht unerhebliche Schwierigkeiten, zumal pyrogene Verunreinigungen sowohl im abgestandenen destillierten Wasser, in Arzneimitteln und Hilfsstoffen, an Behältnissen, die zur Bereitung von parenteralen Lösungen oder zu deren Aufbewahrung verwendet werden, und nicht zuletzt an Spritzen, Kanülen und Infusionsschläuchen vorkommen können. Daher müssen komplexe Maßnahmen ergriffen werden. Es muß dafür Sorge getragen werden, daß eine pyrogenfreie Bereitung von Injektions- und Infusionslösungen erfolgt, und es muß gesichert sein, daß diese auch apyrogen zur Applikation gelangen. Nur wenn von pharmazeutischer und medizinischer Seite alles unternommen wird, um eine Pyrogenentstehung auszuschließen und eine Beseitigung bereits vorhandener Pyrogene zu erreichen, werden Hyperthermien und weitere unerwünschte Wirkungen beim Patienten nach parenteraler Applikation von Arzneimitteln auszuschließen sein.

Die Ph. Eur. fordert für Infusions- und Injektionslösungen ab 15 ml Volumen Pyrogenfreiheit. International sind die Anforderungen an Pyrogenfreiheit sehr heterogen gefaßt. Je nach Nation wird Pyrogenfreiheit ab 10 ml bzw. ab 100 ml gefordert. Da heute international alle Injektionslösungen mit pyrogenfreiem Wasser herzustellen sind, stellen solche Zubereitungen zumindest pyrogenarme Präparate dar, die in der Regel keine Gefahr für den Patienten bedeuten. Der Begriff „pyrogenfrei" ist im übrigen nicht absolut zu fassen. Er bedeutet lediglich, daß eine bestimmte Dosis im biologischen Versuch (Kaninchentest) zu keiner Temperaturerhöhung führt. Verständlicherweise ist die Gefahr der Erzeugung einer Hyperthermie bei Infusionslösungen entsprechend größer.

Die grundsätzliche Forderung, daß die Bereitung von Injektions- und Infusionslösungen unter aseptischen Bedingungen zu erfolgen hat, verhindert bei Verwendung von pyrogenfreiem Wasser, pyrogenfreien Arznei- und Hilfsstoffen, pyrogenfreien Behältnissen und Arbeitsmaterialien, Zwischenfälle bei Injektionen und Transfusionen. Unabdingbar ist allerdings, daß auch von ärztlicher Seite und vom Klinikpersonal entsprechende Vorsichtsmaßnahmen durch sorgfältige Reinigung ihrer Arbeitsgeräte und deren sachgerechte Sterilisation (Spritzen, Kanülen, Infusionsbestecke) durchgeführt werden.

20.5.1.1.2
Wasser

Bei der Bereitung pyrogenfreier Lösungen sind mehrere Faktoren zu beachten.

Abgestandenes destilliertes Wasser enthält erfahrungsgemäß eine Vielzahl von Keimen und ist daher pyrogenhaltig. Selbst ordnungsgemäß hergestelltes einfach oder mehrfach destilliertes Wasser kann lediglich als pyrogenarm bezeichnet werden. An Wasser, das für Injektionszwecke bestimmt ist, müssen verständlicherweise besondere Anforderungen gestellt werden. Wird dieses unmittelbar nach der Destillation zur Herstellung von Injektions- und Infusionslösungen verwendet, und werden diese Zubereitungen einer Dampfsterilisation unterworfen, ergibt die biologische Prüfung auf Pyrogene erfahrungsgemäß keine Beanstandung.

Pyrogene Stoffe lassen sich weiterhin aus Wasser oder wäßrigen Lösungen mit Hilfe von Spezialfiltern entfernen. Die Endotoxine werden an das Filtermaterial adsorbiert. Wegen der Abgabe von Fasern werden Asbest-Cellulose-Filter heute nicht mehr verwendet, auch wenn diese hervorragend Endotoxine binden. Statt dessen werden Kieselgur-Cellulose-Filter verwendet. Die Bindungskapazität ist hier natürlich begrenzt, so daß bei Kapazitätserschöpfung Endotoxine in das Filtrat gelangen.

Zum gleichen Zweck können auch Aluminiumoxidsäulen oder die Filtration durch Aktivkohle herangezogen werden. Grundsätzlich ist die Entfernung von Pyrogenen aus schwach befallenen Lösungen sicherer als aus stark verunreinigten. Eine Kontrolle über die erfolgreiche Pyrogenbefreiung ist in jedem Fall notwendig. Auch mit γ-Strahlen (Cobalt 60) läßt sich eine Entpyrogenisierung durchführen. In der Literatur werden noch weitere Möglichkeiten angeführt: Einstündiges Kochen des Wassers nach Zusatz von 0,1%iger Wasserstoffperoxidlösung, Einwirkung von siedender Salzsäure (0,1 mol/l), Behandlung mit Natriumhypochloritlösung sowie Passage durch geeignete Ionenaustauscher. Des weiteren läßt sich pyrogenfreies Wasser durch Ultrafiltration herstellen.

Für die Prüfung auf Bakterienendotoxine wird pyrogenfreies Wasser *(Wasser LAL)* (s. 20.5.1.1.5) für die Herstellung und Verdünnung von Reagenzien benötigt. Dieses wird durch Dreifachdestillation gewonnen, wobei dafür zu sorgen ist, daß keine Tröpfchen bei der Destillation übergehen können. Der Test muß mit dem LAL-Wasser natürlich negativ ausfallen.

20.5.1.1.3
Arznei- und Hilfsstoffe

Zur Herstellung von Injektions- und Infusionslösungen dürfen nur reinste Arznei- und Hilfsstoffe zur Anwendung kommen. Entscheidend für ihre Qualität ist in hohem Maße auch, unter welchen Bedingungen die Aufbewahrung erfolgte. Da Staub und Feuchtigkeit häufig Ursache der Pyrogenität sind, sollten alle Substanzen in fest verschlossenen Gefäßen und trocken gelagert werden. Vor allem biotechnologisch gewonnene Arzneistoffe sind pyrogengefährdet, z.B. Antibiotika, Arabisches Gummi, Glucose, Fructose, Natriumcitrat, -lactat, Dextran, Heparin, Leberextrakte, Insulin.

Eine sichere Entpyrogenisierung von Arznei- und Hilfsstoffen erfolgt durch einstündiges Erhitzen bei 200°C. Nur wenige Stoffe weisen für dieses Verfahren die nötige Beständigkeit auf (z.B. Natriumchlorid). Von einer galenischen Entpyrogenisierung ist abzuraten. Die verunreinigten Substanzen werden vernichtet bzw. bei Verschulden des Herstellers an diesen zurückgegeben.

20.5.1.1.4
Behältnisse, Stopfenmaterialien usw.

Die Pyrogenzerstörung bei den zur Bereitung der Injektions- und Infusionslösungen benötigten Ansatzgefäßen und sonstigen Materialien (Glasbechergläser, Trichter, Fritten usw.) und bei den Aufnahmebehältnissen (Ampullen, Infusionsflaschen) erfolgt nach gründlicher Reinigung durch Sterilisation.

Als physikalische Methoden bewähren sich Behandlung mit Detergentienlösung, wie Extran® oder RBS®. Dabei ist für eine sorgfältige Spülung mit einwandfreiem Leitungswasser und anschließende Spülung mit destilliertem pyrogenfreien Wasser und nachfolgende Sterilisation Sorge zu tragen. Materialien aus Gummi und Kunststoff bedürfen unterschiedlicher Verfahren zur Entpyrogenisierung. Diese haben sich zwangsläufig nach der Beständigkeit der Materialien zu richten. Meist werden eine sorgfältige Reinigung (s.o.), eine exakt durchgeführte Sterilisation und Trocknung sowie eine trockene und staubgeschützte Aufbewahrung als beste Schutzmaßnahmen gegenüber der Pyrogenbildung angesehen. Siliconkautschuk läßt sich bei 180°C in Heißluft sterilisieren.

20.5.1.1.5
Prüfung

Ein chemischer Nachweis von Pyrogenen ist nicht möglich. Die Prüfung erfolgt mit dem *Limulus-Test*, gelegentlich mit dem *Kaninchen-Test*. Beim Kaninchen-Test injiziert man die zu untersuchende Lösung in die Ohrvene und mißt rektal die Temperaturerhöhung. Mit dem Kaninchen-Test werden alle Pyrogene erfaßt, also nicht nur die Endotoxine.

Der Limulus-Amöbozyten-Lysat-Test (LAL-Test, Pyrogel®) ist zehnmal empfindlicher als der Kaninchen-Test. Er dient aber nur zum Nachweis auf Endotoxine und spricht nicht auf andere Pyrogene an. Der Versuch ist innerhalb von 90 Minuten durchführbar. Der LAL-Test ist zwar kein Tierversuch, aber zur Gewinnung des Lysats wird dem Pfeilschwanzkrebs *Limulus polyphemus* Blut abgezapft. Der Pfeilschwanzkrebs ist ein lebendes Fossil und hat ein primitives Immunsystem, welches in den Granula der Amöbozyten lokalisiert ist. Die Amöbozyten sind ein zellulärer Bestandteil des blau gefärbten Blutes. Diese Amöbozyten agglutinieren mit Endotoxinen. Aus den Amöbozyten wird ein Lysat gewonnen, das ebenfalls mit Endotoxinen reagiert. Es kommt zu einer Gelbildung, die damit die Anwesenheit von Endotoxinen anzeigt.

Nachdem der Test bereits seit 1985 in der USP XXI für einige Produkte als Endkontrolle vorgeschrieben worden ist, erfolgte dessen Aufnahme nunmehr auch in die Ph. Eur. Mit Zustimmung der Zulassungsbehörde kann er als alleiniger Pharmakopoetest angewendet werden. Wie für biologische Produkte üblich, muß die Lysatempfindlichkeit für jede neue Charge bestimmt werden. Sie gibt an, bis zu welchem Grenzwert Endotoxine nachgewiesen werden können. Die Standardisierung erfolgt gegen ein Referenz-Standard-Endotoxin (RSE), nämlich das E.-coli-Endotoxin EC-6. Per Definition entspricht 1 EE gleich 0,1 ng Endotoxin des EC-6.

20.5.1.2
Nichtwäßrige Lösungen

Organische Lösungsmittel dienen als Grundlage für Injektionslösungen, wenn
- der Arzneistoff im Wasser keine genügende Löslichkeit besitzt,
- der Arzneistoff in Wasser leicht zerstört wird,
- eine Depotwirkung gewünscht ist.

20.5.1.2.1
Fette Öle

Zahlreiche Arzneistoffe werden als ölige Lösungen oder ölige Suspensionen für Injektionszwecke verarbeitet. Hierbei schreiben die einzelnen Pharmakopöen unterschiedliche vegetabilische Öle vor. Baumwollsamenöl, Erdnußöl, Olivenöl, Mandelöl, Sonnenblumenöl, Sojabohnenöl und Sesamöl stehen im Vordergrund. Rizinusöl zeigt oftmals eine besonders günstige Löslichkeit für Arzneimittel.

Die Öle sind physiologisch indifferent und gut verträglich. Voraussetzung hierfür ist, daß sie besonders gereinigt sind und niedrige Säure- und Peroxidzahlen aufweisen. Freie Fettsäuren sind gegebenenfalls durch Ausschüttelung mit Ethanol zu entfernen. Da eine intravenöse Applikation wegen der fehlenden Mischbarkeit mit dem Blutserum nicht möglich ist und zur Lungenembolie führen kann, ist lediglich ihre Anwendung für intramuskuläre und subkutane Injektionspräparate möglich. Ölige Lösungen oder Suspensionen verbleiben recht lange am Ort der Applikation und geben die Wirkstoffe verzögert ab, wobei die Wirkung bis zu 3 Monate andauern kann.

Von den tierischen Ölen hat das Rinderklauenöl, das aus den Fettpolstern der Rinderklauen oder aus dem Mark der Unterbeinknochen durch Raffination gewonnen wird, pharmazeutische Bedeutung. Eine durch Kaltpressung gewonnene Fraktion wird als reizlos verträgliches Lösungsmittel für Injektionsarzneien verwendet. Es besitzt einen besonders niedrigen Säuregrad und weist eine gute Lagerfähigkeit auf. Im Vergleich zu den pflanzlichen Ölen sollen die Arzneistoffe aus Rinderklauenöl schneller zur Resorption kommen.

Die hohe Viskosität der fetten Öle verursacht Schmerzen bei der Applikation. Ein Zusatz von 5% Benzylalkohol wirkt lokalanästhesierend.

20.5.1.2.2
Synthetische Fettsäureester

Nachteilig bei fetten Ölen ist, daß sie bei tiefen Temperaturen erstarren und bei Wintertemperaturen (besondere Bedeutung in der Veterinär- und Wehrpharmazie sowie bei Katastrophenfällen) somit erst durch Erwärmen in einen applikationsbereiten Zustand gebracht werden müssen. Ethyloleat bleibt dagegen flüssig. Es besitzt eine wesentlich geringere Viskosität, so daß eine weniger schmerzhafte Injektion möglich ist und auch eine schnellere Resorption erfolgt. Als Vorteil ist weiterhin die definierte chemische Zusammensetzung der Verbindung anzusehen. Wegen der Oxidationsanfälligkeit sind Stickstoffbegasung, Zusatz von Antioxidanzien oder Abfüllung in braunes Ampullenglas erforderlich. Da Gummimaterialien angegriffen werden, sollten nur Glasampullen Verwendung finden. Ethyloleat dient als Lösungsmittel insbesondere für Sexualhormone. In gleicher Weise werden nach vorhergehender toxikologischer Prüfung Oleyloleat, Isopropylmyristat, Isopropylpalmitat, Benzylbenzoat und Neutralöl (Miglyol® 812) verwendet.

Gelingt es ohne weiteres nicht, einen Arzneistoff in ausreichend hoher Konzentration in wäßrigen oder öligen Flüssigkeiten zur Lösung zu bringen, so wird der Einsatz von Lösungsvermittlern (s. 2.2.3) notwendig.

20.5.2
Ansatz

Injektions- und Infusionslösungen werden üblicherweise hergestellt, indem der Arzneistoff eingewogen und dann auf das erforderliche Volumen aufgefüllt wird. Die Konzentration wird daher als (m/V)-Konzentration angegeben. Lösungen mit einer geringen Arzneistoffkonzentration haben eine Dichte von $1\,g/cm^3$. Daher kann mit Lösungsmittel auf die verordnete Masse aufgefüllt werden. Bei hochkonzentrierten Arzneistofflösungen (Glucose 40%) weicht die Dichte stark von $1\,g/cm^3$ ab, so daß dann exakt auf das erforderliche Volumen aufgefüllt werden muß, um den Arzneistoff in der richtigen Konzentration zu erhalten. So nehmen 100 g 50%ige Glucoselösung nur ein Volumen von 85 ml ein.

Vor der Abfüllung müssen Injektions- und Infusionslösungen sterilfiltriert (s. 29.2.7) werden.

20.5.3
Isotonische Lösungen

20.5.3.1
Allgemeines

Injektions- und Infusionslösungen sowie Augentropfen müssen dem Milieu von Blut-, Gewebe- und Tränenflüssigkeit durch Isotonisierung (Einstellung auf die gleiche Gefrierpunktserniedrigung) angepaßt werden. Blut- und Gewebeflüssigkeit besitzen denselben osmotischen Druck. Bei kleinen Flüssigkeitsvolumina wird durch nichtisotonische Lösungen der Injektionsschmerz nur wenig verstärkt, da durch das Blut eine schnelle Verdünnung erfolgt. Insbesondere bei der Anwendung von nichtisotonen Infusionslösungen kommt es zu Schädigungen der Erythrozyten. Werden hypotonische Lösungen (geringere Gefrierpunktserniedrigung, geringerer osmotischer Druck als Blut) in die Blutbahn gebracht, so passiert Wasser die semipermeable Membran der Erythrozyten. Hierbei kommt es zwangsläufig zu einer Volumenzunahme der Blutkörperchen, verbunden mit einem erhöhten Innendruck. Bereits eine 0,4%ige Natriumchloridlösung führt zu diesem Phänomen. Liegt eine noch stärker hypotone Lösung vor, z. B. eine 0,3 %ige Natriumchloridlösung, so wird der Druck in den Blutkörperchen soweit gesteigert, daß sie platzen (Hämolyse), d. h. das Hämoglobin tritt in das Plasma über. Eine gegenteilige Wirkung verursachen hypertonische Lösungen (größere Gefrierpunktserniedrigung, größerer osmotischer Druck als Blut), die zu einem Wasseraustritt aus den Blutkörperchen führen, so daß sie schrumpfen (Plasmolyse). Bei isotonen Lösungen erfolgt der Flüssigkeitsaustausch im Gleichgewicht. Eine blutisotonische Natriumchloridlösung (0,9%), die somit einen osmotischen Druck (0,686 MPa, 6,86 bar) besitzt, der in etwa mit dem des Blutes (0,662 MPa, 6,62 bar) übereinstimmt, führt daher nach i. v.-Applikation zu keiner Veränderung der Erythrozyten.

Hypotonische Lösungen können durch Zusatz geeigneter Verbindungen auf Isotonie mit den Körperflüssigkeiten eingestellt werden. Bei hypertonischen Lösungen ist das verständlicherweise nicht möglich.

20.5.3.2
Grundlagen zur Ermittlung der Isotonie

Bei der Isotonisierung wird der osmotische Druck der Arzneistofflösung an den osmotischen Druck des Blutes angeglichen. Die Berechnungen zur Isotonisierung beruhen darauf, daß die Gefrierpunktserniedrigung ebenso wie der osmotische Druck eine kolligative Eigenschaft ist. *Kolligative Eigenschaften* sind Eigenschaften, die nur von der Anzahl der in Lösung befindlichen Teilchen abhängig sind. Somit kann von der gemessenen oder berechneten Gefrierpunktserniedrigung direkt auf den osmotischen Druck einer Lösung geschlossen werden. Als osmotischer Druck ist die Kraft zu verstehen, mit der Wasser oder andere Lösungsmittel durch semipermeable Membranen zu konzentrierten Lösungen hingezogen werden. Hierbei erfahren letztere eine Verdünnung und eine Volumenzunahme, so daß ein Druck (osmotischer Druck) auf das umgebende Wandmaterial ausgeübt wird. Ein Maß für die Kraft liefert das Ansteigen der Lösung in einem an ein Osmometer angeschlossenen Steigrohr durch die aufsteigende Lösung.

Der osmotische Druck π ist wie die Gefrierpunktserniedrigung und Siedepunktserhöhung eine kolligative Größe, d. h. er hängt lediglich von der Anzahl der osmotisch wirksamen Teilchen, nicht aber von deren stofflicher Beschaffenheit ab. Er läßt sich nach J. H. van't Hoff (1887) berechnen.

$$\pi = \frac{N}{V} R \cdot T = c \cdot R \cdot T \qquad (20.1)$$

$\frac{N}{V}$ Konzentration c (mol/l) (N = Anzahl der Mole, V = Volumen),
R Gaskonstante,
T absolute Temperatur

Diese Beziehung gilt exakt nur für stark verdünnte Lösungen, bei denen intermolekulare Wechselwirkungen vernachlässigt werden können. Bei Elektrolyten wird die Anzahl der osmotisch wirksamen Teilchen pro Volumen von der Anzahl der Ionen, in die der Elektrolyt dissoziiert und bei Elektrolyten mit unvollständiger Dissoziation zusätzlich vom Dissoziationsgrad α bestimmt. Beide Einflüsse werden durch den van't-Hoff-Faktor (i) berücksichtigt.

$$i = 1 + \alpha (n - 1) \qquad (20.2)$$

Dabei bedeutet n die Anzahl der Ionen, in die der Elektrolyt zerfällt ($n = 2$ für binäre, $n = 3$ für tertiäre Elektrolyte). Daraus folgt für die Berechnung des osmotischen Druckes

$$\pi = i \cdot c \cdot R \cdot T \qquad (20.3)$$

Für die Gefrierpunktserniedrigung als analoge Größe zum osmotischen Druck gilt die von F. M. Raoult (1882) experimentell gefundene Beziehung:

$$\Delta T = K \frac{c}{M} = \frac{K \cdot m \cdot n \cdot 1000}{M \cdot L} \qquad (20.4)$$

ΔT Gefrierpunktserniedrigung der Lösung gegenüber reinem Lösungsmittel,
K molare Gefrierpunktserniedrigung des Lösungsmittels (Kryoskopiekonstante für Wasser = 1,86 K · kg mol^{-1}),
m Einwaage (g),
M Molekülmasse der gelösten Substanz (g/mol),
L Masse des Lösungsmittels (g),
n Ionigkeit, d. h. Zahl der Ionen, in die der Stoff zerfällt.

Durch Umformung ergibt sich

$$P = \frac{m}{L} = \frac{\Delta T \cdot M}{K \cdot n} \qquad (20.5)$$

- P Masse Substanz (g) zur Herstellung von 1 g isotonischer Lösung
- ΔT Gefrierpunktserniedrigung des Blutplasmas (0,52 K)
- K Kryoskopiekonstante für Wasser (1,86 K kg/ mol)
- M Molmasse der gelösten Substanz (g/mol)
- n Ionigkeit, d.h. Anzahl der Ionen, in die der Stoff zerfällt

Wird für ΔT und K eingesetzt, so ergibt sich

$$P = \frac{0,52\ \text{K}}{1,86\ \text{K kg mol}^{-1}} \cdot \frac{M}{n} = 0,28\ \frac{\text{mol}}{\text{kg}} \cdot \frac{M}{n} \qquad (20.6)$$

Für eine isoosmotische Natriumchloridlösung ergibt sich eine Konzentration von

$$P = 0,28\ \frac{\text{mol}}{\text{kg}} \cdot \frac{58{,}45\ \text{g mol}^{-1}}{2} = 8{,}13\ \frac{\text{g}}{\text{kg}} = \frac{0{,}813\ \text{g}}{100\ \text{g}} \qquad (20.7)$$

Durch Rundung ergibt sich, daß 0,9 g Natriumchlorid zu 100 g Wasser zu lösen sind, damit eine blutisotone Lösung erhalten wird, was einer 0,9%igen Lösung entspricht. Die Berechnung des osmotischen Druckes oder der Gefrierpunktserniedrigung ist auf Grund intermolekularer bzw. interionischer Wechselwirkungen mit Unsicherheiten behaftet und scheitert bei schwachen Elektrolyten oft daran, daß der konzentrationsabhängige Dissoziationsgrad nicht bekannt ist. Für praktische Belange kann eine Berechnung der isoosmotischen Konzentration von Lösungen, die Nichtelektrolyte oder starke Elektrolyte enthalten, unter Zugrundelegung der Gefrierpunktserniedrigung des Blutserums von 0,52 K und bei Kenntnis der Molekülmasse des Stoffes mit hinlänglicher Genauigkeit vorgenommen werden.

Insbesondere für schwache Elektrolyte ist die experimentelle Bestimmung vorzuziehen. Da die Bestimmung des osmotischen Druckes mit Osmometern aufwendig ist, wird üblicherweise die Gefrierpunktserniedrigung mit der Beckmann-Apparatur (s. 2.3) oder anderen geeigneten Geräten ermittelt und zur Charakterisierung sowie zur Berechnung von isotonisierenden Zusätzen für pharmazeutisch verwendete Lösungen herangezogen.

Das Osmol (Symbol: osm; Einheit: [mol]) charakterisiert die Stoffmenge der osmotisch wirksamen Teilchen. Die Konzentration der osmotisch wirksamen Teilchen wird als Osmolarität [mol/l] oder Osmolalität [mol/kg] bezeichnet. Die Osmolalität einer Lösung ist der Quotient aus Gefrierpunktserniedrigung der Lösung ΔT und Kryoskopiekonstante von Wasser:

$$\frac{\text{osm}}{\text{m}} = \frac{\Delta T}{1{,}86\ \text{K kg mol}^{-1}} \qquad (20.8)$$

Eine Lösung, die den gleichen osmotischen Druck bzw. die gleiche Gefrierpunktserniedrigung wie das Bezugssystem (Blutserum, Gewebe bzw. Tränenflüssigkeit) aufweist, wird als isoosmotisch bzw. isokryoskopisch bezeichnet. In den meisten Fällen wird eine derartige Lösung auch isotonisch sein, d.h. sie wird sich in physiologischer Hinsicht osmotisch indifferent verhalten und reizlos verträglich sein. Es ist aber zu beachten, daß einige Arzneistoffe in isoosmotischer Konzentration nach i.v.-Applikation zu hämolytischen Reaktionen führen können. In diesen Fällen sind osmotischer Druck und Tonizität nicht gleichzusetzen, und derartige isoosmotische bzw. isokryoskopische Lösungen erweisen sich dem Blut gegenüber als hypotonisch.

Die Ursache für das abweichende Tonizitätsverhalten liegt in der partiellen Durchlässigkeit der Erythrozytenmembran, die nicht als ideal semipermeabel anzusprechen ist und nicht nur die Passage von Wasser, sondern auch z. B. von Ammoniumchlorid, Ethanol, Harnstoff und Urethan gestattet. Wirkstoffe mit Fähigkeit zur Mizellbildung oder nur partiell ionisierende Salze geben ebenfalls niedrigere Werte als berechnet.

20.5.3.3
Berechnung des isotonisierenden Zusatzes

20.5.3.3.1
Ermittlung unter Verwendung der Gefrierpunktserniedrigung

Zur Berechnung des zur Tonizitätsangleichung erforderlichen Zusatzes eines Isotoni-

Tab. 20.3: ΔT_A-Werte von Arznei- und Hilfsstoffen zur Herstellung isoosmotischer Lösungen für die Konzentration 1 g/100 ml in K

Arzneistoff	ΔT_A	Arzneistoff	ΔT_A
Atropinsulfat	0,074	Natriumcitrat	0,178
Benzylpenicillin-Natrium	0,100	Natriumhydrogencarbonat	0,380
Borsäure	0,283	Natriumiodid	0,248
Calciumchlorid	0,200	Natriumtetraborat	0,241
Cocainhydrochlorid	0,090	Neostigminbromid	0,120
Diacetyltannin-Protein-Silber	0,096	Oxytetracyclinhydrochlorid	0,075
Diethazinhydrochlorid	0,110	Papaverinhydrochlorid	0,061
Dihydrostreptomycinsulfat	0,034	Physostigminsalicylat	0,090
Ephedrinhydrochlorid	0,165	Pilocarpinhydrochlorid	0,130
Epinephrinbitartrat	0,100	Procainhydrochlorid	0,122
Fluorescein-Natrium	0,182	Scopolaminhydrobromid	0,069
Homatropinhydrobromid	0,097	Silbernitrat	0,190
Kaliumchlorid	0,439	Streptomycinsulfat	0,034
Kaliumiodid	0,210	Natriumsalze der Sulfonamide (Mittelwert)	0,135
Kaliumnitrat	0,324		
Lidocainhydrochlorid	0,130	Tetracainhydrochlorid	0,124
Narcotinhydrochlorid	0,079	Tolazolinhydrochlorid	0,180
Natriumacetat	0,260	Zinksulfat	0,083
Natriumchlorid	0,576		

sierungsmittels ist die Gefrierpunktserniedrigung der hypotonen Arzneistofflösung (ΔT_A-Wert) zu ermitteln und diese von 0,52 K (ΔT-Wert des Serums bzw. der Tränenflüssigkeit) zu subtrahieren. Der Differenzwert repräsentiert das ΔT-Defizit, das durch Zusatz eines geeigneten Hilfsstoffes auszugleichen ist. Die ΔT_A-Werte (Tab. 20.3), die meist für 1%ige Arzneistofflösungen angegeben werden, sind einschlägigen Handbüchern (DAC, Hagers Handbuch der Pharmazeutischen Praxis, Tabellen für die pharmazeutische Praxis) zu entnehmen. Enthält die Rezeptur mehrere Arzneistoffe, so ist die Summe der ΔT_A-Werte zu berücksichtigen.

Bei der Berechnung nach folgender Gleichung wird der zur Isotonisierung erforderliche Hilfsstoffzusatz in Prozent erhalten.

$$\text{NaCl (\%)} = \frac{0{,}52\,\text{K} - n\,(\Delta T_A)}{\Delta T_H} \quad (20.9)$$

n Arzneistoffgehalt der Lösung (%),
ΔT_A Gefrierpunktserniedrigung einer 1%igen Lösung des Arzneistoffs (K),
ΔT_H Gefrierpunktserniedrigung einer 1%igen Lösung des Isotonisierungsmittels (für NaCl = 0,58 K, für KNO$_3$ = 0,32 K), 0,52 Gefrierpunktserniedrigung des Serums (K).

Beispiel

Berechnungsbeispiel

Es sind 50 ml einer Lösung, die 1 g Procainhydrochlorid enthält, unter Verwendung von Natriumchlorid zu isotonisieren.
Die Konzentration der Arzneistofflösung errechnet sich zu 2 %, der ΔT_A-Wert für die 1 %ige Arzneistofflösung beträgt 0,12 K und der ΔT_H-Wert für Natriumchlorid als Isotonisierungsmittel 0,58 K.
Beim Einsetzen dieser Werte in die Gleichung wird erhalten:

$$\text{NaCl (\%)} = \frac{0{,}52\,\text{K} - 2 \cdot 0{,}12\,\text{K}}{0{,}58\,\text{K}} = 0{,}483\,\% \quad (20.10)$$

Zur Isotonisierung von 50 ml der Zubereitung sind 0,24 g Natriumchlorid erforderlich.

20.5.3.3.2
Ermittlung unter Verwendung des Natriumchloridäquivalentes

Das Natriumchloridäquivalent (E) gibt die Menge Natriumchlorid (g) an, die in der gleichen Menge Wasser gelöst, die gleiche osmoti-

Arzneistoffe	Natriumchlorid-äquivalente (E)	Isotonie-faktoren (I)
Ascorbinsäure	0,18	19
Benzylpenicillin-Kalium	0,16	17
Clonidinhydrochlorid	0,22	23
Ethylmorphinhydrochlorid	0,15	16
Histaminhydrochlorid	0,40	43
Morphinhydrochlorid	0,16	15
Natriumiodid	0,30	38
Pilocarpinhydrochlorid	0,22	23
Procainhydrochlorid	0,21	23
Streptomycinsulfat	0,06	6
Tolazolinhydrochlorid	0,31	33

Tab. 20.4: Natriumchloridäquivalente und Isotoniefaktoren einiger Arzneistoffe

sche Aktivität wie die Lösung von 1 g des betreffenden Arzneistoffes aufweist. Die E-Werte liegen für eine Vielzahl von Arzneistoffen in pharmazeutischen Handbüchern vor.

Es wird die Masse des verordneten Arzneistoffes mit dem E-Wert aus der Tabelle multipliziert. Bei mehreren Arzneistoffen wird das Natriumchloridäquivalent für jeden einzelnen Arzneistoff berechnet. Von der theoretisch für das Gesamtvolumen benötigten Natriumchloridmenge wird dann die Summe der Natriumäquivalente der einzelnen Arzneistoffe subtrahiert. Das Resultat ist die Menge an Natriumchlorid, die der Rezeptur noch zugesetzt werden muß, um eine isotone Zubereitung zu erhalten.

Beispiel

Es sind 50 ml einer Lösung, die 1 g Procainhydrochlorid enthält, unter Verwendung von Natriumchlorid zu isotonisieren. Der E-Wert für Procainhydrochlorid beträgt 0,21 (Tab. 20.4); 1 g Procain entspricht demnach 0,21 g Natriumchlorid (die Menge Natriumchlorid für 50 ml einer 0,9%igen Lösung 0,45 g), woraus sich als Differenz 0,24 g Natriumchlorid ergeben. Diese Menge ist zusätzlich zur Wirkstoffmenge in 50 ml Wasser zu lösen, um eine isotone Zubereitung zu erhalten.

Bei einer anderen Variante, die gleichfalls auf der Verwendung des E-Wertes beruht, wird dasjenige Volumen Wasser (V) errechnet, in welchem die verordnete Menge Arzneistoff zu lösen ist, um eine isotone Zubereitung zu erhalten.

$$V = m \cdot E \cdot V' \qquad (20.11)$$

V erforderliche Menge Wasser zum Lösen des Arzneistoffes (ml),
m Menge des verordneten Arzneistoffes (g),
E Natriumchloridäquivalent des Arzneistoffes,
V' Volumen einer isotonen Natriumchloridlösung, die 1 g NaCl enthält (V' = 111,1 ml).

Diese isotone Lösung wird mit einer isotonischen Hilfsstofflösung (meist 0,9%ige Natriumchloridlösung) auf das verordnete Endvolumen ergänzt.

Da V' einen konstanten Zahlenwert darstellt, kann zur weiteren rechnerischen Vereinfachung der sog. Isotoniefaktor I als Produkt aus $E \cdot 111,1$ gebildet werden, so daß die obige Gleichung folgende Form annimmt:

$$V = m \cdot I \qquad (20.12)$$

Isotoniefaktoren liegen gleichfalls in Handbüchern tabelliert vor.

Außer den erläuterten rechnerischen Verfahren können isotonisierende Zusätze aus Tonizitätskurven oder Nomogrammen entnommen werden.

20.5.4
Isohydrische Lösungen

Der pH-Wert der Körperflüssigkeit liegt im schwach Alkalischen bei 7,4. Körpereigene Puffersysteme (Carbonat-, Phosphat-, Eiweiß- und Hämoglobinpuffer) sorgen dafür, daß nur in außerordentlich geringem Ausmaß, nämlich zwischen pH 7,3 und 7,45 Schwankungen möglich sind. Die Pufferwirkung gegenüber sauren Agenzien ist größer als gegenüber alkalischen. Verantwortlich hierfür sind die zahlreichen Aminogruppierungen der Eiweiße. Werden geringe Volumina einer Injektionslösung, die einen vom Blut abweichenden pH-Wert aufweist, in die Blutbahn appliziert, erfolgt eine schnelle Verdünnung und Abpufferung durch das Serum, so daß eine reaktionslose Verträglichkeit gesichert ist. Voraussetzung hierfür ist, daß die Injektion langsam erfolgt. Selbst bei Infusionslösungen kommt es unter diesen Bedingungen meist zu einer recht schnellen Angleichung an den physiologischen pH-Wert. Auch i.v.-Injektionen mit extremen pH-Werten, wie pH 3 (entspricht einer HCl 0,001 mol/l) oder pH 11 (entspricht einer NaOH 0,001 mol/l), sollen noch toleriert werden. Zumindest Infusionslösungen sollten auf den pH-Wert des Blutes eingestellt werden, so daß Isohydrie erreicht wird. Eine grundsätzliche Forderung nach Isohydrie wird allerdings nicht als notwendig erachtet.

Bei intramuskulärer und subkutaner Applikation fehlt die beachtliche Pufferkapazität des Blutes, auch erfolgt hier nur langsam eine Verdünnung, so daß der physiologische pH-Bereich enger zu ziehen ist. pH-Werte von < 3,5 bzw. > 9,5 verursachen Schädigungen der Endothelien und Schmerz. Selbst nach Isotonisierung und Pufferung kann bei i. m.-Injektionen noch Schmerzempfindung auftreten. In diesem Falle empfiehlt sich der Zusatz eines Lokalanästhetikums. Da eine Vermischung mit den Gewebsflüssigkeiten nur recht langsam erfolgt, ist mit diesen Applikationsarten ein Depoteffekt zu erzielen.

Entscheidend für parenterale Lösungen ist nicht allein der pH-Wert an sich, sondern auch die dahinterstehende Pufferkapazität, d.h. die titrierbare Alkalität oder Azidität. Eine isotonische Natriumchloridlösung, die auf Grund des im Wasser gelösten CO_2 der Luft einen pH-Wert von 5 aufweist, kann unbedenklich infundiert werden, da die zugeführten Protonen von der Blutflüssigkeit schnell neutralisiert werden. Eine 5%ige Natriumhydrogencarbonatlösung mit einem pH-Wert von 8,4, die somit vom isohydrischen pH-Wert wesentlich geringer abweicht, besitzt dagegen eine beachtliche Pufferkapazität. 12 ml HCl (1 mol/l) würden benötigt werden, um 200 ml einer solchen Lösung auf pH 7,4 zu erniedrigen. So wird verständlich, wie notwendig insbesondere bei Lösungen mit großer Pufferkapazität eine pH-Regulierung (etwa auf 6,8–7,4) ist, um eine Überforderung der biologischen Puffersysteme und der homöostatischen Regulationsmechanismen eines geschwächten Organismus zu vermeiden.

Eine Einstellung des pH-Wertes von Injektions- und Infusionslösungen kann durch neutralisierende Zusätze erfolgen, z. B. durch Milchsäure, Kohlendioxidbegasung, kleine Mengen einer konzentrierten Säure oder Base. Oft setzt man Puffersysteme ein, wobei vor allem Phosphatpufferlösungen (Natriumdihydrogenphosphat/Natriummonohydrogenphosphat) geeignet sind.

Eine Angleichung von Lösungen an den physiologischen pH-Wert ist nicht unproblematisch. Es ist zu beachten, daß keine Unverträglichkeiten mit den Arzneistoffen und keine Niederschlagsbildung durch Löslichkeitsänderungen auftreten und daß die Stabilität des Arzneistoffs, insbesondere auch bei der Hitzesterilisation, nicht verringert wird. Im besonderen Maße muß darauf hingewiesen werden, daß derartige Zusätze zu Tonizitätsänderungen führen.

20.5.5
Stabilisierung

Injektionslösungen mit *oxidationsempfindlichen Arzneistoffen* bedürfen besonderer Maßnahmen zur Stabilisierung. Insbesondere kommt es darauf an, die Arzneistoffe so zu schützen, daß eine Dampfsterilisation durchgeführt werden kann. Bekanntlich erhöht sich bei Temperaturanstieg die Geschwindigkeit von Reaktionen, auch die von Zersetzungsreaktionen.

Zur Verhinderung der Oxidationsreaktionen ist die Anwesenheit von Sauerstoff auszuschließen. Das geschieht durch Begasung mit einem inerten Gas. Sie sollte bei allen Arbeitsgängen erfolgen, also auch beim Abwägen, Lösen und bei den Filtrationsprozessen. Geeignete Gase sind Kohlendioxid und insbesondere Stickstoff. Diese Gase werden in Gasflaschen bezogen und nach entsprechender Reinigung mittels geeigneter Abfüllvorrichtungen zur Erzeugung der Schutzgasatmosphäre bei Injektionslösungen verwendet (s. 26.4.3.3.3).

Stickstoffbegasung allein erweist sich oftmals als nicht ausreichender Oxidationsschutz, so daß gleichzeitig noch antioxidative Stabilisatoren der Lösung zugesetzt werden, die ein stärker negatives Redoxpotential besitzen als die Arzneistoffe. Als Antioxidanzien verwendet man Cystein, Ascorbinsäure und, wenn es unumgänglich ist, auch Sulfite (z. B. Natriummetabisulfit), Formaldehydnatriumsulfoxylat (Rongalit®) u. a. (s. 26.4.3.3.5). Da Oxidationen durch Schwermetallionen katalysiert werden, die bereits in einer Konzentration wirksam sind, die sich den herkömmlichen chemischen Nachweisen entziehen, setzt man *Schwermetallionenfänger* ein, z. B. EDTA-Dinatriumsalz (Titriplex®) (s. 26.4.3.3.4).

Zur Verhinderung des fördernden *Einflusses von Licht* auf Oxidationsprozesse ist in manchen Fällen die Herstellung und Aufbewahrung der Injektionslösungen unter Lichtschutz notwendig. Ampullen aus braunem Glas schützen lichtempfindliche Arzneistoffe vor Zersetzung. Zur Stabilisierung ist oftmals eine ungepufferte Einstellung des pH auf Werte, bei denen die Arzneistoffe ihre größte Haltbarkeit besitzen, erforderlich (s. 26.4.2.2.1).

Nicht hitzesterilisierbare Zubereitungen müssen aseptisch hergestellt und sterilfiltriert werden. *Hydrolysegefährdete Arzneistoffe* werden trockenampulliert und erst direkt vor der Anwendung gelöst. Durch eine Lyophilisation kann die Auflösbarkeit des Pulvers verbessert werden.

Zur Verhinderung einer bakteriellen Kontamination sind bei Injektionspräparaten gegebenenfalls Konservierungsmittelzusätze erforderlich. Das gilt für Injektionspräparate in Mehrdosenbehältern, um die durch die Schlußsterilisation erzielte Keimfreiheit auch bei Mehrfachentnahme von Einzeldosen zu sichern. Besondere Bedeutung kommt einem Zusatz von Konservierungsmitteln bei Injektionsarzneien zu, die aus Stabilitätsgründen keiner Hitzesterilisation unterworfen werden können. Besitzen die Arzneistoffe selbst eine antimikrobielle Wirksamkeit, erübrigt sich zumeist eine Konservierung (s. 26.5.2).

Ausführliche Darlegungen zur Stabilität und zur Stabilisierung von Arzneimitteln und Arzneiformen erfolgen im Abschnitt 26.

20.5.6
Sterilisation

Injektions- und Infusionslösungen sind einer Schlußsterilisation zu unterziehen. Sie erfolgt bei wäßrigen Lösungen und Suspensionen im Autoklaven bei 121 °C, bei öligen Lösungen und Suspensionen durch Heißluft von 160–180 °C. Bei thermolabilen Stoffen ist lediglich eine Entkeimungsfiltration möglich, wobei die Herstellung der Injektionspräparate unter aseptischen Bedingungen zu erfolgen hat (s. 29).

20.6
Suspensionen zur Injektion

Bei den zur Injektion bestimmten Suspensionen kann es sich um wäßrige oder ölige Zubereitungen handeln. Alle unter 19 genannten Voraussetzungen, die an Suspensionen zu stellen sind, müssen erfüllt sein. Besondere Aufmerksamkeit ist demnach entsprechend dem Stokes-Gesetz der Teilchengröße und der Dichte des Suspensionsmittels (evtl. Angleichung an die Dichte des Arzneistoffs) zu widmen. Der Teilchengröße kommt hier auch noch in anderem Zusammenhang Bedeutung zu. Durch wohlausgewogene Mischungen von Partikeln unterschiedlicher Kristallgröße (oder Löslichkeit) werden Präparate erhalten, die Initial- und Depotdosis vereinigen (Hormonpräparate). Die Herstellung entsprechender Suspensionen stellt ein Prinzip der Wirkungsverlängerung dar. Weitere Möglichkeiten zur Erzielung einer protrahierten Arzneimittelwirkung bei parenteralen Arzneiformen sind unter 20.7 angeführt.

Suspensionsinjektionen enthalten neben Hilfsstoffen, die die Sedimentation verringern (Schleimstoffe) oder die Aufschüttelbarkeit des Sediments sichern (Tenside, Peptisatoren), oftmals auch Isotonisierungsmittel, Puffersubstanzen, Konservierungsmittel u.a. Das optimale Zetapotential beträgt − 50 mV, bei dem ein wieder leicht redispergierbares, geflocktes System mit lockerem, voluminösem Sediment erhalten werden kann.

Durch Herstellung eines erstarrten thixotropen Gels mit Hilfe geeigneter Viskositätserhöher (Aluminiumstearat) läßt sich jegliche Sedimentation unterbinden. Solche Zubereitungen erhalten ihre Spritzbarkeit (Nadelgängigkeit) durch manuelles Schütteln kurz vor der Injektion. Ist eine ausreichende Stabilität von Arzneistoffen in wäßrigem Medium nicht gegeben, werden Arzneimittel als Pulver in Injektionsbehältnisse, z.B. Trockenampullen, zusammen mit entsprechenden Hilfsstoffen abgefüllt. Die Herstellung der spritzfertigen Suspension erfolgt in diesem Fall durch Zugabe von Wasser für Injektionszwecke kurz vor der Applikation.

20.7 Parenterale Depotarzneiformen

Parenteral applizierbare Präparate mit verlängerter Wirkung stehen schon seit längerer Zeit zur Verfügung, sie haben jedoch an Bedeutung erheblich zugenommen. Die Applikation erfolgt i.m., seltener s.c. Die Probleme der Schaffung von Depotarzneiformen sind ebenso kompliziert und vielseitig wie bei Arzneiformen zur peroralen Applikation. Unterschiedliche Prinzipien, die einzeln oder kombiniert Anwendung finden, führen zum Ziel (Tab. 20.5). Auf weitere mögliche pharmakologische Methoden wurde bereits unter 12.2 hingewiesen. Im folgenden seien die bedeutsameren chemischen und pharmazeutisch-technologischen Prinzipien erörtert.

Tab. 20.5: Prinzipien zur Verlängerung der Wirkungsdauer von Injektionspräparaten

Prinzip	Methode	Beispiele
pharmakologische Interferenzen mit einem zweiten Arzneistoff	Einschluß durch Vasokonstriktoren Hemmung des Stoffwechsels	Epinephrin bei Lokalanästhetika
chemische Modifikation des Arzneistoffs	Verwendung schwerlöslicher Salze, Ester, Komplexe	Procain-Penicillin, Protamin-Insulin, Protamin-Zink-Insulin, Vitamin-B_{12}-Zinktannatkomplex, Fettsäure- und Polyphosphorsäureester der Steroidalkohole, Carbamate, z.B. Meprobamat und Carbachol
pharmazeutisch-technologische Modifikation des Arzneistoffs und/oder des Injektionsvehikels	Variation der Partikelgröße, Wahl des Vehikels (z.B. ölige statt wäßrige Lösung), Verwendung von wäßrigen oder öligen Suspensionen, Zusatz von viskositätserhöhenden Stoffen zum Wasser (Schleimstoffe) oder zum Öl (Aluminiummonostearat), Zusatz von Absorbentien und Komplexbildnern, Verwendung von Lösungen, aus denen der Arzneistoff im Gewebe mikrokristallin ausgefällt wird; Verwendung in Implantaten, Bildung von Polymereinbettungen als Mikropellets	Diphtherie- und Tetanustoxoide an Aluminiumhydroxid- oder Aluminumphosphatgel absorbiert, Procain-Penicillin in Aluminiumstearat-Erdnußölgel, Vitamin B_{12} in Aluminiummonostearatgel, ACTH in Gelatinegel, Adsorbatimpfstoffe (z.B. Bindung an hochdisperses Aluminiumoxid), Bindung von Impfstoffen an Antigene, ölige Suspension von Bismutsalzen, Polyhydroxyfettsäureeinbettungen

20.7.1 Chemische Methoden

Sie beruhen auf einer Verringerung der Wasserlöslichkeit des Arzneistoffs. Recht häufig nutzt man hier den Einfluß der *Salzbildung* auf die Wirkung aus. Intramuskuläre Injektionen von Benzylpenicillin-G-Natrium führen innerhalb von $1/2$ h zu hohen Blutspiegelwerten, die allerdings rasch abfallen. Durch Anwendung des weniger löslichen Procainsalzes gelingt es, die Blutspiegelwerte über 12–24 h aufrechtzuerhalten. Kombiniert man dieses Salz mit Hilfsstoffen und verwendet man Lösungen mit hoher Viskosität, ist eine weitere Verlängerung der Wirksamkeit gegeben. Die Wirkungsverlängerung läßt sich noch weiter steigern durch Anwendung einer öligen Suspension von Penicillin-G-Procain, wobei die Partikel (d < 5 µm) in Erdnußöl, dem 2% Aluminiumstearat zugefügt sind, suspendiert vorliegen. Zur Erreichung einer schnell einsetzenden Wirkung fügt man derartigen Depot-Penicillin-Präparaten eine Dosis wasserlösliches Penicillin-G-Natrium zu, das die Initialwirkung herbeiführt. Nach Ersatz des Procains durch andere Stickstoffbasen sind sogar Penicillinverbindungen herstellbar, mit denen sich Blutspiegelwerte über 1 Woche erreichen lassen.

Auf dem Steroidgebiet bevorzugt man *Ester*, die in öliger Lösung appliziert werden, zur Erzeugung lang anhaltender Wirkungen. Besonders eingehend sind Steroidhormone untersucht worden, von denen Ester mit zahlreichen organischen Säuren zur Anwendung kommen. Diese sind inaktiv. Erst im Organismus erfolgt unter Einwirkung von Esterasen die Freisetzung der wirksamen Steroide mit den freien alkoholischen Gruppierungen. Je nach Säurekomponente verläuft die Hydrolyse mit unterschiedlicher Geschwindigkeit. Durch Kombination verschiedener Ester läßt sich eine Initialwirkung mit einer Depotwirkung verbinden. Werden zwei- oder mehrbasische Säuren nur an einer Carboxylfunktion mit dem Steroid verestert, kann zur Verbesserung der Wasserlöslichkeit an den freien Gruppen häufig noch Salzbildung vorgenommen werden (Beispiel: Dinatriumsalz des Prednisolon-21-phosphats).

20.7.2 Pharmazeutisch-technologische Methoden

Da aus wäßrigen Lösungen die Resorption im allgemeinen relativ rasch verläuft, wählt man für eine verzögerte Resorption als Vehikel *ölige Lösungen*. Ein ähnlicher Effekt läßt sich auch mit anderen nichtwäßrigen Lösungsmitteln erreichen. Die Freigabe ist vom *Verteilungskoeffizienten* des Arzneistoffs zwischen dem nichtwäßrigen Lösungsmittel und Wasser abhängig, aber auch von der *Viskosität* der Lösung. Durch Zusatz von viskositätserhöhenden Makromolekülen im Falle wäßriger Lösungen und von Aluminiummonostearat (etwa 2%) im Falle öliger Lösungen läßt sich die Liberation und Diffusion beträchtlich verringern, allerdings muß die Spritzbarkeit gewährleistet bleiben. Auch durch die Zunahme der Schmerzhaftigkeit bei der Applikation sind einer Erhöhung der Viskosität Grenzen gesetzt.

Sehr häufig werden auch *wäßrige* und *ölige Suspensionen* mit schwerlöslichen Arzneistoffen zur Erzielung einer Resorptionsverlangsamung eingesetzt, deren Ausmaß sich zusätzlich durch Wahl der Teilchengröße steuern läßt. Erwartungsgemäß führt bei wäßrigen Suspensionen die Verwendung von gröberen Partikeln zu einer lang anhaltenden therapeutischen Wirkung, während im Gegensatz hierzu bei öligen Dispergiermitteln der gleiche Effekt oftmals mit mikronisierten Partikeln erreichbar ist. Für feinere Teilchen sind offensichtlich – im Vergleich zu gröberen – bei Anwendung öliger Dispergiermittel die günstigen Voraussetzungen für eine Liberation, vor allem der innige Kontakt mit der Gewebeflüssigkeit, nicht gegeben, was zu einer Verlangsamung der Liberations- und Resorptionsgeschwindigkeit führt. Gelegentlich dienen *W/O-Emulsionen* als Depotvehikel für wasserlösliche Arzneistoffe. Eine interessante galenische Zubereitungsform stellen *wäßrige Kristallsuspensionen* dar, die insbesondere auf dem Gebiet der Hormontherapie Verbreitung gefunden haben. Wäßrige, injizierbare Suspensionen enthalten hierbei Hormonkristalle verschiedener Größe, wobei vorwiegend Ester (Essig-, Propion-, Butter- und Benzoesäureester) verwendet werden.

Ferner lassen sich in vielfältiger Weise *Adsorbenzien* und *Komplexbildner* einsetzen. Als Beispiel seien hier die Komplexe genannt, die aus einer Kombination von Insulin mit Protamin und Metallen, z. B. Zink, gebildet werden, und Injektionspräparate, die Vitamin B_{12} als Zinktannatkomplex enthalten. Vitamin B_{12} in Öl suspendiert und in ein Aluminiummonostearatgel überführt, zeigt ebenfalls einen guten Depoteffekt. Die Wirkung der häufig zu Depotformulierungen herangezogenen wasserlöslichen makromolekularen Verbindungen (Dextran, Polyvinylpyrrolidon, Gelatine, Natriumcarboxymethylcellulose) ist sicherlich teilweise auf ihre viskositätserhöhenden Effekte zurückzuführen, doch sieht man als wahrscheinlich an, daß auch Komplexbildungen hierfür verantwortlich sind. Solche Makromoleküle werden insbesondere bei Antibiotika, Antihistaminika, Anästhetika, Hypnotika und Nebennierenhormonen angewendet.

In manchen Fällen erfolgt die Ausbildung eines schwer resorbierbaren Arzneistoffs im Organismus selbst. Löst man einen in Wasser schwerlöslichen Arzneistoff in einer organischen Flüssigkeit, die jedoch mit Wasser mischbar ist, so fällt nach i.m.-Applikation der Stoff bei Verdünnung mit Gewebsflüssigkeit aus und ist dann vom Körper schwer resorbierbar.

Zu den Depotparenteralia zählen auch *Implantate*. Das sind sterile, zylindrische Formlinge, die nach Inzision in das Unterhautgewebe eingebracht werden und hier über einige Wochen oder Monate Arzneistoffe freisetzen. Implantate können lediglich aus Arzneistoff bestehen, meist ist dieser jedoch mit Hilfsstoffen verpreßt bzw. in eine Polymermatrix eingeschlossen oder mit einer Polymermembran umhüllt. Es sind vor allem Hormone (u.a. Ovulationshemmer, Prostaglandine), aber auch Antibiotika, die auf diesem Wege appliziert werden. Da polymere Trägermaterialien (wie Silicone) für den Wirkstoff im Körper nicht abbaubar sind, muß der wirkstofffreie Formling wieder entfernt werden. Diese Prozedur kann entfallen, wenn biologisch abbaubare Polymere (z.B. Polymilchsäure) eingesetzt werden.

Weitere Möglichkeiten zur Erzielung eines Depoteffektes ergeben sich durch (auch implantierbare) Infusionspumpen (s. 24.6, 24.7).

20.8
Biopharmazeutische Aspekte

Während bei der i.v.-Injektion (vasale Applikation) kein Resorptionsprozeß stattfindet, da der Wirkstoff direkt in die Blutbahn eingebracht wird, muß bei der extravasalen Applikation (vor allem i.m.- und s.c.-Injektion) der Wirkstoff von einer lokalisierten Gewebsregion zunächst Kapillarwände überwinden, um in die Blutbahn zu gelangen. Die Kapillaren gestatten einen Stoffaustausch zwischen Blut und Gewebe. Sie sind für Arzneistoffe hochpermeabel. Der Porenradius peripherer Kapillaren bei Menschen beträgt etwa 2–4 nm, er ist damit wesentlich größer als der Radius der Zellmembranporen. Die Kapillarwände sind als hochporöse Lipoidmembranen aufzufassen, deren Barrierefunktion wesentlich schwächer ausgeprägt ist als bei der Epithelschicht des Magen-Darm-Trakts, so daß die Resorption von Arzneistoffen aus der Subkutis oder dem Muskelgewebe im Vergleich zur Aufnahme über die Epithelschicht erleichtert verläuft. Dennoch können biopharmazeutische Probleme auftreten, die sich aus der strukturellen Vielfalt und aus funktionellen Veränderungen der Kapillarwand ergeben, deren Durchlässigkeit in den einzelnen Organen und Geweben stark differiert und sich bei zunehmendem Alter verringert.

Lipoidlösliche Stoffe durchdringen die Kapillarwand sehr schnell, während lipoidunlösliche Stoffe nicht permeieren. Die Geschwindigkeit ist dabei für die lipoidlöslichen Stoffe abhängig von Diffusionskoeffizienten, Konzentrationsgefälle, Lipoid-Wasser-Verteilungskoeffizient und Ionisationsgrad. Sie vermögen jedoch die Kapillarwand durch die wassergefüllten interzellulären Poren zu passieren, soweit die Molekülgröße dies zuläßt.

Weiterhin hat auf das Resorptionsgeschehen die Durchblutung im Bereich der Kapillaren und der Zustand der interzellulären Kittsubstanz Einfluß. Letztere besteht aus Hyaluronsäure. Durch Zusätze von Hyaluronidase (s. 15.14.3) verteilt sich die injizierte Lösung über einen größeren Kapillarbereich, wodurch sich die Resorptionsgeschwindigkeit erhöht. Ein vergleichbarer Effekt ist auch durch die Applikationstechnik zu erzielen, wenn bei der i.m.-

20.9
Hinweise zu einigen speziellen Infusions- und Injektionslösungen

20.9.1
Ringer-Lösung

Nachdem zur Behebung von Blutvolumenmangelzuständen 0,9–1,0%ige Natriumchloridlösungen weitgehend an Bedeutung verloren haben, wird die Ringer-Lösung weiterhin noch therapeutisch eingesetzt. Sie enthält neben NaCl noch KCl, $CaCl_2 \cdot 6\, H_2O$, einige modifizierte Lösungen auch $NaHCO_3$. Während $NaHCO_3$-freie Lösungen hitzesterilisiert werden können und stabil sind, ist eine Autoklavierung von Natriumhydrogencarbonatlösungen nur nach Begasung mit Kohlendioxid möglich. Unbegaste Lösungen müssen der Entkeimungsfiltration unterworfen werden.

20.9.2
Neutralisierende Lösungen

20.9.2.1
Natriumhydrogencarbonatlösung

Eine Dampfsterilisation ist nicht ohne weiteres möglich, da hierbei eine Freisetzung von Kohlendioxid erfolgen kann. Hiermit im Zusammenhang stehen pH-Erhöhungen, Bildung von physiologisch bedenklichem Natriumcarbonat, evtl. auch Fällung von Calciumcarbonat (Calciumionen können aus dem Glas oder als Verunreinigung aus dem Natriumhydrogencarbonat stammen). Auch bei der Herstellung von Hydrogencarbonatlösungen sollte ein Entweichen von Kohlendioxid und damit verbunden ein Anstieg des pH-Wertes vermieden werden (z.B. durch vorsichtiges Rühren beim Lösen). Neuere Vorschriften fordern daher eine Begasung mit Kohlendioxid, die ein Autoklavieren ermöglicht. Eine derartige Lösung darf 4 Wochen vorrätig gehalten werden. Der pH-Wert verändert sich nur geringfügig. Wegen der Druckverhältnisse bei der Hitzesterilisation sollen die Behältnisse mindestens zu 80% und höchstens zu 90% gefüllt sein und die Flaschen umgekehrt in den Autoklaven gestellt werden. Aus Sicherheitsgründen darf der Autoklav erst nach dem Abkühlen der Behältnisse auf Raumtemperatur geöffnet werden. Gebräuchlich sind eine isotonische (1,4%ige) und eine 4%ige Natriumhydrogencarbonatlösung.

20.9.2.2
Biogenes Carbonat

Anstelle des schwierig zu verarbeitenden Hydrogencarbonats hat sich allgemein zur Behandlung von Azidosen die Verwendung von Natriumacetat oder Natriumlactat als biogenes Carbonat, das im Citronensäurezyklus des physiologischen Abbaus gebildet wird, bewährt. Zur Verhinderung einer Ausfällung von Calciumcarbonat wird Natriumedetat zugesetzt. Dieses muß aber mit dem behandelnden Arzt wegen der Eigenwirkung des Komplexbildners abgesprochen sein.

29.9.2.3
Biogene Salzsäure

Zur Therapie von Alkalosen dient der Zusatz von Ammoniumchlorid zu isotonen Lösungen (s. 20.5.3.2). Das alkalische Ammoniumion wird zu neutralem Harnstoff verstoffwechselt, und die verbleibende Salzsäure kann die Alkalose beheben.

20.9.3
Zuckerlösungen

Glucose (Dextrose, Saccharum amylaceum). Die vorgeschriebene Dampfsterilisation führt zu einer gelblichen bis gelbbräunlichen Verfärbung der Lösung (Polymerisation des als Abbauprodukt entstehenden Hydroxymethylfurfurals), die als physiologisch unbedenklich angesehen wird. Die Verfärbung nimmt mit der Zuckerkonzentration zu. Eine Rolle spielt hierbei die Reinheit der Glucose, so daß besonders gereinigte Glucose verwendet werden soll. Eine Behandlung mit Aktivkohle wird als notwendig erachtet. Die Verfärbung wird mit Verringerung der Dauer der Hitzeeinwirkung reduziert, was durch Abkürzung der Abkühlphase in Autoklaven mit besonderen Kühleinrichtungen möglich ist. Da die Zersetzung pH-abhängig ist und das Optimum der Stabilität bei pH 3,5 liegt, läßt sich durch Salzsäurezusatz oder durch intensive Kohlendioxidbegasung Verfärbungen entgegenwirken. Eine schwache Gelbverfärbung ist zulässig.

Offizinell ist eine Hydrat-Glucose mit etwa 10% Kristallwasser. Es ist zu beachten, daß sich Konzentrationsangaben für Glucoselösungen auf die kristallwasserhaltige Substanz beziehen. In der Therapie finden 5%ige (isotonische) und 10–40%ige (hypertonische) Lösungen Verwendung.

Fructose. In geringerem Maße treten auch hier bei der Sterilisation Verfärbungen auf, doch sind die oben geschilderten Maßnahmen im allgemeinen erst bei Zuckerkonzentrationen über 20% erforderlich. Bei Applikation an Patienten mit hereditärer Fructoseintoleranz kann es zu schweren Nebenwirkungen kommen.

Invertose. Die Invertierung der Saccharose erfolgt durch Säurezusatz während der Herstellung der Injektionslösung (Dampfsterilisation).

Saccharose. Entkeimung von Saccharoselösungen ist nur durch bakterienfreie Filtration möglich. Eine Dampfsterilisation würde zur partiellen Inversion und Bildung von Glucose und Fructose führen.

Mannitol und Sorbitol. Lösungen der Zuckeralkohole sind ohne weiteres sterilisierbar.

20.10
Lösungen zur Elektrolyttherapie

20.10.1
Grundlagen der Elektrolytinfusionstherapie

Etwa 60% des menschlichen Organismus bestehen aus Wasser. Für einen Erwachsenen mit einer Körpermasse von 80 kg ist somit mit einer Wassermenge von ~ 50 l zu rechnen. Es ist zu unterscheiden zwischen dem Wasser, das innerhalb der Zellen (*intrazellulär*) vorliegt (etwa 56–70%) und dem *extrazellulären Wasser*, das sich als *intravasale Flüssigkeit* im Blutkreislauf (etwa 3 l) und als *interstitielle Flüssigkeit* zwischen den Zellen befindet. Zwischen dem Wasser des Blutkreislaufs und dem Wasser im interstitiellen Raum erfolgt ein Flüssigkeits- und Ionenaustausch durch Diffusion. Der Übergang von Elektrolyten in die Zellen erfolgt durch membranständige Transportsysteme. Eine derartige Steuerung ist unbedingt erforderlich, da sich die Elektrolytzusammensetzung der Zellflüssigkeit von der der extrazellulären Räume unterscheidet. Das intrazelluläre Wasser enthält als Kationen im wesentlichen Kalium – neben geringen Mengen an Magnesiumionen. Als Anionen liegen Phosphationen, Mono-, Di- oder Triphosphate des Adenosins und Hexosemonophosphat vor, darüber hinaus Sulfationen. In der extrazellulären Flüssigkeit dominieren als Kation das Natriumion, als Anionen Chlorid- und Hydrogencarbonationen. Geringe Unterschiede in der Zusammensetzung der diffusiblen Ionen (Na^+, Cl^-) existieren auch zwischen der intravasalen und interstitiellen Flüssigkeit, die man dennoch als funktionelle Einheit betrachten kann. Tabelle 20.6 gibt den Elektrolytgehalt des Blutplasmas wieder.

Kam es nach traumatischen Einflüssen zu Blutverlusten, so benutzte man früher ausschließlich physiologische Natriumchloridlösung oder Ringer-Lösung zur Volumenauffüllung. Hiermit ließen sich zwar oft Schockzustände und deren Folgereaktionen erfolg-

Tab. 20.6: Elektrolytgehalt des Blutplasmas

Ionen	Normalwerte (mmol/l)
Na^+	142
K^+	5
Ca^{2+}	2,5
Mg^{2+}	0,85
Cl^-	103
HCO_3^-	27
HPO_4^{2-}	0,67
SO_4^{2-}	0,35
Proteine	16

reich verhindern, doch wurde nicht genügend berücksichtigt, daß das Blutvolumen nur etwa 4% des Gesamtvolumens der Körperflüssigkeit ausmacht und daß in jeder Minute 73% des Blutwassers mit dem Wasser des extravasalen Raums ausgetauscht werden. Entscheidend für die Einführung der Therapie mit Elektrolytlösungen war die Erkenntnis, daß man mit parenteral zugeführten Lösungen auch den interzellulären Raum erreicht und daß es dank verfeinerter klinisch-physiologischer Verfahren möglich ist, Störungen im Wasser-Elektrolyt-Haushalt des Organismus exakt zu erfassen. Diese sind mit Infusionslösungen mit spezifiziertem Gehalt an bestimmten Ionen sicher zu behandeln. Eine klinisch ermittelte Ionendifferenz bzw. -abweichung vom Normalwert wird somit durch eine Substitutionstherapie mit Elektrolytinfusionslösungen ausgeglichen. Ein gestörtes Ionengleichgewicht, das meist mit pH-Verschiebungen einhergeht und schwere Störungen beim Patienten bedingt, wird somit wieder normalisiert. Ein Überschuß an Anionen (insbesondere an Cl^-) stört das Säure-Basen-Gleichgewicht und führt zur Azidose, während ein Mehrgehalt an Kationen (Na^+, K^+, Mg^{2+}) eine Alkalose bedingt. Bei der Elektrolyttherapie kommt es darauf an, daß die für den Patienten notwendigen Ionen in der richtigen quantitativen Relation zueinander zugefügt werden. Ein Austausch von Verbindungen, z. B. eines Natriumsalzes gegen das entsprechende Kaliumsalz, ist demnach nicht ohne weiteres möglich. Physiologischchemisch sind Kalium- und Natriumionen zudem ausgesprochene Antagonisten. Das gilt auch für Kalium- bzw. Magnesium- und Calciumionen. Elektrolytlösungen sollten im allgemeinen auch – wie alle Infusionslösungen – isotonisch sein. Oftmals wird es jedoch erforderlich sein, Elektrolytlösungen herzustellen, die hypertonisch sind. Eine generelle Forderung nach Isotonie bei Elektrolytlösungen kann somit nicht erhoben werden.

Elektrolytlösungen werden therapeutisch eingesetzt zur
- Deckung des physiologischen Wasserbedarfs,
- Deckung des physiologischen Elektrolytbedarfs,
- Substitution zusätzlicher Verluste an Wasser und Elektrolyten,
- Kompensation von Störungen im Säure-Basen-Gleichgewicht,
- Ingangsetzung einer gestörten Nierenfunktion.

Die Therapie kann notwendig werden bei Störungen im Wasser-Elektrolyt-Haushalt, die sehr unterschiedliche Ursachen aufweisen, z. B. Unfälle, Verbrennungen, operative Eingriffe, pathologische Veränderungen endokriner Organe, besonders der Nebennierenrinde.

20.10.2
Berechnung der Konzentration von Elektrolytlösungen

Die Elektrolytbilanz der Körperflüssigkeiten bildet die Basis für die Elektrolyttherapie. Für diese ist die Kenntnis der quantitativen Relationen der Ionen zueinander entscheidend, erst sekundär interessiert, welcher Salzverbindung die Anionen und die Kationen angehören. Eine Angabe der Elektrolytkonzentration in mg/100 ml führt im Hinblick auf das Verhalten der Elektrolyte zu falschen Schlüssen, da es bei physiologischen Vorgängen lediglich auf die in der Volumeneinheit vorliegende Anzahl der geladenen und ungeladenen Teilchen ankommt.

Die gesetzliche Einheit des SI-Systems für die Ionenkonzentration ist die Stoffmengenkonzentration in mol/l. Die früher übliche Kennzeichnung der Ionenkonzentration in val/l bzw. mval/l ist nicht mehr erlaubt.

Da bei der Herstellung von Elektrolytlösungen die Salze gewogen werden, sind die benötigten Salzmengen auf der Basis der rel. Molekül- und Atommassen unter Berücksichtigung der stöchiometrischen Zusammensetzung der Elektrolyte zu errechnen.

Natrium und Chlorid sind die mengenmäßig dominierenden Ionen im Blut (s. Tab. 20.6).

20.11
Blutzubereitungen

Die parenterale Verabfolgung von Blut oder dessen Zubereitungen erfolgt bei erheblichen

Blutverlusten, bei Mangel an Erythrozyten und Leukozyten und bei Blutkrankheiten.

Der Blutersatz kann durch eine Frischblutübertragung direkt vom Spender an den Patienten vorgenommen werden, wichtiger ist die Verwendung von Vollblut- oder Serumkonserven, die fast ausschließlich aus Blutbanken stammen. Hierbei wird das Spenderblut durch Zusatz von *Stabilisierungsmitteln* zur Vollblutkonserve verarbeitet. Die verwendete Stabilisatorlösung CPDA-1 enthält Citronensäure/Natriumcitrat, Glucose, Natriumhydrogencarbonat und Adenin. Eine Blutgerinnung wird durch Natriumcitrat verhindert (Bildung von Calciumcitrat), Glucose und Adenin verlängern die Lebensfähigkeit der Erythrozyten. Derartig stabilisierte Vollblutkonserven besitzen eine maximale Haltbarkeit von 5 Wochen.

Das Problem der Alterung der Blutbestandteile betrifft am stärksten die Leukozyten, gefolgt von den Erythrozyten. Es hat sich herausgestellt, daß für den Blutersatz die zellulären Bestandteile des Blutes häufig eine untergeordnete Rolle spielen. Anstelle der Infusion von Vollblutkonserven kann daher der Ersatz einzelner Serumbestandteile treten.

Zur Gewinnung von Plasma dient die *Plasmapherese*. Das vom Spender entnommene Vollblut wird zentrifugiert, wobei die festen Bestandteile des Blutes abgetrennt werden. Die Erythrozyten und die übrigen Zellen werden anschließend wieder dem Spender reinfundiert, damit sind diejenigen Stoffe, bei denen der Organismus zum Ausgleich des Defizits mehrere Wochen benötigt, sofort wieder zugefügt, während der eingetretene Eiweißverlust vom Körper kurzfristig wieder zu beheben ist.

Das so gewonnene Plasma wird sofort tiefgefroren und bei $-20\,°C$ aufbewahrt oder weiterverarbeitet. Als Zubereitungen haben gefrorenes *Human-Frischplasma*, *Trockenplasma* (wird zur Infusion steril gelöst) und die *Serumkonserve* Bedeutung. Letztere dient zur Volumenauffüllung. Sie enthält ein Vollplasma ohne Fibrinogen.

Zur Gewinnung von klinisch relevanten Plasmabestandteilen, wie Albumin, Immunglobulinen, Fibrinogen, Prothrombin-Komplex und Gerinnungsfaktoren-Konzentraten (Faktor VII bzw. Faktor IX), dient bevorzugt das *Kälte-Präzipitationsverfahren nach Cohn*. Bei diesem Verfahren werden durch schrittweise Zugabe von Ethanol zu gekühltem Blutplasma bei gestaffelten pH-Werten Plasmafraktionen ausgefällt und zur weiteren Anreicherung und Reinigung chromatographischen Methoden (meist Gelchromatographie) unterworfen.

Die Produkte stellen in der Regel gefriergetrocknete Zubereitungen dar, die bei sachgerechter Abfüllung unter Vakuum oder Inertgas und Aufbewahrung im Kühlschrank bei $2-8\,°C$ mehrere Jahre haltbar sind. Albumin wird meist als 4–5%ige Lösung zur Volumenauffüllung und als 15–25%ige Lösung zur Eiweißsubstitution eingesetzt.

Eine besondere Stellung nehmen Zubereitungen mit *speziellen* Immunglobulinen ein, die aus dem Plasma immunisierter Menschen gewonnen werden und anstelle von Immunsera (s. 20.16) zur passiven Immunisierung dienen. Derartige Produkte finden therapeutische und prophylaktische Anwendung, z. B. bei Masern, Röteln, Mumps und Poliomyelitis. Sie können nur i.m. appliziert werden. Nur nach einer besonderen Vorbehandlung (Inaktivierung von Teilen des Peptidmoleküls) und in geringen Konzentrationen ist auch eine i.v.-Anwendung möglich.

Infektionsgefahren für den Patienten bei Transfusionen werden durch Überprüfung potentieller Blutspender auf Hepatitis-Viren und gegebenenfalls auch durch Pasteurisieren der Zubereitung vermieden. Besondere Bedeutung hat der Ausschluß einer Infektion von HI-Viren erlangt. Hohe Anforderungen werden an den Spender gestellt, wobei Risikopersonen auszugrenzen sind. Problematisch ist, daß der Nachweis von Antikörpern im Blut frühestens 4 Wochen nach der Infektion möglich ist, so daß nicht nachgewiesen werden kann, ob sich der Spender in den letzten Wochen vor dem Spendetermin infiziert hat. Das Blut wäre aber dann schon infektiös.

Mit Vorzug werden daher die Gerinnungsfaktoren zur Behandlung von Hämophilie gentechnisch hergestellt.

20.12 Plasmaersatzmittel

20.12.1 Allgemeines

Blutverluste, soweit sie etwa 10% der Gesamtmenge nicht überschreiten, vermag der Organismus selbst wieder auszugleichen. Treten größere Verluste auf, so müssen Blutersatzflüssigkeiten zur Auffüllung des Plasmas durch Infusion dem Organismus zugeführt werden. Das kann auch beim sog. Entblutungsschock erforderlich sein, der bei traumatischen Einwirkungen (Verbrennungen, innere Verletzungen) und bei andauernden Durchfällen oder Erbrechen auftritt. Durch einen Übertritt größerer Anteile von Plasmaflüssigkeit in das Gewebe verringert sich hierbei die in der Blutbahn befindliche Flüssigkeitsmenge, wobei die Viskosität des Blutes ansteigt. Schwere Durchblutungsstörungen sind die Folge.

Als beste Maßnahme zur Auffüllung des Blutkreislaufs muß die Transfusion von Blutkonserven angesehen werden. Sie wird besonders bei schweren Blutverlusten notwendig sein. Blutersatzflüssigkeiten werden dem Patienten zugeführt, wenn die Blutverluste nicht so umfangreich sind, oder aber im Rahmen der Soforthilfe, um den Kreislauf soweit aufzufüllen, daß ein Transport des Verletzten in die Klinik möglich ist. Sie werden in Mengen von 500–1000 ml infundiert.

Bereits mit „physiologischer" Natriumchloridlösung bzw. mit Elektrolytlösungen ist eine Auffüllung des Blutvolumens möglich, doch verbleibt die zugeführte Flüssigkeitsmenge nur kurzfristig im Blutkreislauf, sie wird recht schnell wieder über die Nieren ausgeschieden. Lösungen von Makromolekülen besitzen dagegen eine längere Verweildauer in den Blutgefäßen, weil sie nicht oder nur in geringem Maße zur Diffusion befähigt sind und zudem Wasser durch Hydratation binden. Entscheidend für die Eignung als Plasmaersatzmittel ist neben der chemischen Struktur die Molekülmasse. Sie soll über 20000 liegen. Kolloide mit geringerer Molekülmasse verlassen die Blutbahn sehr schnell und werden ausgeschieden. Eine zu hohe Molekülmasse bedingt andererseits die Gefahr einer Speicherung im Organismus.

Das Blutsystem besitzt einen osmotischen Druck (bei Körpertemperatur 0,65–0,8 MPa, 6,5–8 bar), der von der Gesamtheit der gelösten Moleküle und Ionen abhängt. Er setzt sich somit aus dem eigentlichen osmotischen Druck, der durch die Elektrolyte hervorgerufen wird, und dem sog. *onkotischen* (kolloidchemischen) *Druck* zusammen. Für letzteren ist die wasseranziehende Kraft der Kolloide verantwortlich. Da die Kapillarwand nur für Wasser und echt gelöste Stoffe durchgängig ist, nicht aber für Kolloide, muß beim Durchtritt des Lymphplasmas durch die Kapillarwand die Kraft, mit der die Makromoleküle Wasser anziehen, überwunden werden. Während der onkotische Druck im normalen Blut rechnerisch vernachlässigt werden kann (3–4 kPa, 0,03–0,04 bar), ist er bei Zuführung von Blutersatzflüssigkeiten bedeutsam.

Als Makromoleküle für Plasmaersatzmittel werden neben Hydroxyethylstärke Gelatine und Dextran eingesetzt.

20.12.2 Gelatine

Früher war es üblich, Gelatinelösungen durch Erwärmen vor der Infusion zu verflüssigen. Statt dessen werden heute depolymerisierte und quervernetzte Gelatinederivate hergestellt, die bei Raumtemperatur noch flüssige Sole bilden. Die Lösungen der Gelatinederivate enthalten noch zusätzlich Elektrolyte.

Die Quervernetzung erfolgt an den Aminogruppen von basischen Aminosäuren (Lysin, Histidin) sowie terminalen Aminogruppen von Aminosäuren. Die Elimination erfolgt überwiegend renal. Des weiteren werden die Eiweißderivate durch Peptidasen abgebaut.

Modifizierte flüssige Gelatine (*MFG*) oder *Gelatinepolysuccinat* (35 kDa) ist mit Bernsteinsäureanhydrid quervernetzt und wird in einer calciumhaltigen Natriumchloridlösung (Gelafundin®) oder in Ringeracetatlösung (Gelafusal®, Thomaegelin®) angewendet. *Oxypolygelatine* (Gelifundol®) ist ein mit Glyoxal quervernetztes Produkt. Mit Diisocyanat werden die Gelatinebruchstücke über Harnstoffbrücken miteinander vernetzt (Haemaceel®). Es wurde versucht, durch Hydrolyse von Gelatine zu Produkten zu gelangen, die in Lösungen erst bei tieferen Temperaturen in den Gelzustand übergehen. Bessere Ergebnisse erzielte man durch Behandlung der Gelatine mit Glyoxal, wobei die Amino- und Guanidinogruppen im Molekül durch Kondensation blockiert werden, und durch anschließende Oxidation mit Wasserstoffperoxid, die zu einer Vermehrung der im Molekül vorhandenen Carboxylgruppen führt. Das als Oxypolygelatine bezeichnete Produkt besitzt eine Molekülmasse von 20000–27000. Als Blutersatzflüssigkeit werden 5%ige Lösungen verwendet, die mit Natriumchlorid isotonisiert sind und selbst bei niedriger Temperatur nicht gelieren.

20.12.3
Dextran

Dextran ist ein Polysaccharid mit Glucoseeinheiten als monomere Bausteine, die in α-1,6-Stellung glykosidisch verbunden sind. Der Anteil dieser Bindungen beträgt bei den heutigen Dextranpräparaten meist mehr als 90%. Der Rest besteht aus α-1,3- bzw. -1,4-Bindungen. Elektronenmikroskopische Untersuchungen haben ergeben, daß Dextranmoleküle lange verzweigte Fäden bilden. Dextrane entstehen in saccharosehaltigen Medien unter der Einwirkung des Enzyms Dextran-Saccharase, das von verschiedenen *Leuconostoc*-Stämmen produziert wird. Bei ungesteuerter Synthese erhält man je nach Bakterienart ein unverzweigtes oder verzweigtes hochmolekulares Dextran mit einer Molekülmasse von mehreren Millionen, das in dieser Form für klinische Zwecke nicht brauchbar ist. Durch gesteuerte Synthese oder nachträgliche Säurehydrolyse können jedoch Dextrane mit einer gewünschten Molekülmasse hergestellt werden. Das hydrolysierte Dextran läßt sich durch Zugabe von Lösungsmittel (z. B. Methylalkohol) aus der wäßrigen Lösung fraktioniert ausfällen. Als Plasmaersatz dienen 10%ige bzw. 6%ige Lösungen von Dextran 40 oder Dextran 70 mit einer mittleren Molekülmasse von 40000 bzw. 70000 unter Zusatz von 0,9% Natriumchlorid. Verfahrenstechnische Probleme treten bei der Herstellung von Dextranlösungen im allgemeinen nicht auf. Die Lösungen sind ohne weiteres bei 120°C sterilisierbar. Bei 4°C gelagerte Dextranlösungen erwiesen sich über einen Zeitraum von 10 Jahren als stabil.

Dextrankette (Ausschnitt)

20.12.4
Hydroxyethylstärke

Hydroxyethylstärke (HES) ist ein hydroxyethyliertes Amylopektinhydrolysat. HES wird mit einer mittleren Molmasse von 70000 (6%ig), 200000 (3-, 6- und 10%ig) sowie 450000 (6%ig) eingesetzt (HAES-steril®, Hemohes®, Plasmasteril®, Rheohes®, Sera-HAES®). Der Substitutionsgrad beträgt beim nieder- und mittelmolekularen Derivat ca. 0,5, beim hochmolekularen Derivat 0,7. Besonderheit der HES-Moleküle ist deren kugelförmige Form durch starke Verzweigung und Vernetzung. Dadurch ist trotz des hohen Molekulargewichts die Viskosität relativ gering. Die Biotransformation von HES erfolgt durch enzymatische Spaltung durch α-Amylasen, gefolgt von Ausscheidung über Niere oder Stuhl.

20.13
Lösungen zur parenteralen Ernährung

20.13.1
Allgemeines

Ist eine normale Nahrungsaufnahme nicht möglich (nach Operationen, bei Karzinomen, bei Erkrankungen von Säuglingen usw.), so wird eine parenterale Ernährung notwendig. Sie ist einerseits unerläßlich für die Erhaltung der Lebensfunktion und verhindert andererseits, daß körpereigenes Eiweiß abgebaut wird. Während der Organismus über Reserven an Fett und Eiweiß verfügt, die bei einer nicht zu lang andauernden Nahrungsunterbrechung genutzt werden können, besteht nur ein geringes Reservoir an Wasser, Glucose und Kaliumionen, so daß in diesem Falle schon nach kurzfristiger Unterbrechung der Nahrungsaufnahme eine künstliche Zufuhr notwendig wird. Diese kann durch Nährsonden, Nährklysmen und durch parenterale Infusion erfolgen. Oft ist eine vollwertige Nahrungszufuhr über Wochen, in manchen Fällen sogar über Monate, notwendig. Die parenterale Applikation erfolgt im allgemeinen durch intravenöse Infusion.

Die parenterale Ernährung basiert auf der Zufuhr folgender Stoffe: Kohlenhydrate, Ethanol, Aminosäuren, Fett.

20.13.2
Kohlenhydrate

Als Energieträger dienen Zucker, zumeist werden 5%ige Glucoselösungen eingesetzt. Die hiermit zu erzielende Kalorienzufuhr ist nicht allzu hoch (838 kJ/l, 200 kcal/l). Höher konzentrierte Glucoselösungen (>10%) können wegen der Gefahr von Venenschäden nicht appliziert werden. Auch Fructose wird zur Therapie (Lebererkrankungen, Diabetes mellitus) herangezogen. Bei Anwesenheit von Aminosäuren wird Mannitol oder Sorbitol verwendet (s. 20.13.4). Während für Glucose und Fructose echte Überempfindlichkeiten beschrieben werden, sind solche bei Sorbitol nicht bekannt geworden.

20.13.3
Ethanol

Ethanolische Lösungen bedingen eine geringe analgetische und analeptische Wirkung. 99% des Ethanols werden als Energiequelle ausgenutzt. Neben einer Reihe von Kontraindikationen ist die Möglichkeit von Venenschäden und physiologischen Nebenwirkungen nicht auszuschließen. Günstiger ist eine kombinierte Zufuhr von Ethanol und einem Kohlenhydrat, insbesondere von Fructose. Beim Abbau von Fructose bildet sich im Vergleich zu Glucose nämlich in größeren Mengen Brenztraubensäure, die zur Metabolisierung des Ethanols benötigt wird.

20.13.4
Aminosäuren

Schwere Eiweißmangelzustände (Blutungsverluste, Verbrennungen, Operationen, Hungerzustände) werden durch Infusion von Aminosäurepräparaten ausgeglichen. Weitere Bestandteile derartiger Präparate sind als Energieträger Sorbitol (evtl. auch Ethanol), oftmals auch Vitamine und grundsätzlich ein Elektrolytzusatz.

Die Lösungen werden auf pH-Werte von etwa 6,0 eingestellt. Höhere pH-Werte mindern die Stabilität der Lösungen. Zur Vermeidung von Zersetzungserscheinungen einzelner Aminosäuren bei der Hitzesterilisation, die im allgemeinen bei 120°C im Dampfsterilisator durchgeführt wird, erfolgt die Herstellung der Aminosäureninfusionslösungen unter Inertgassättigung. Da reduzierende Zucker in Gemischen mit Aminosäuren nach Sterilisation Verfärbungen ergeben (Maillard-Reaktion), muß Mannitol oder Sorbitol verwendet werden. Die Aminosäuren müssen ebenfalls einen hohen Reinheitsgehalt aufweisen, da besonders Tryptophan in Gegenwart von Verunreinigungen oxidativen Veränderungen unterliegt. Bei Anwesenheit von Sauerstoff beeinflußt Lichteinwirkung die Stabilität der Lösungen.

Die Applikation erfolgt als i.v.-Dauertropfinfusion (Alvesin®, Aminofusin®).

20.13.5
Fett

Intravenös infundierte Fettemulsionen sind besonders geeignet, dem Patienten hohe Energiewerte zuzuführen. Voraussetzung für eine physiologische Verträglichkeit derartiger Fettemulsionen ist, daß die hierzu verwendeten Öle höchste Reinheit aufweisen und die Tröpfchengröße der Lipoidphase dieser O/W-Emulsionen $\leq 1\,\mu m$ ist. Besondere Aufmerksamkeit ist dem Dispersitätsgrad auch im Hinblick auf die Stabilität beim Autoklavieren sowie bei der Lagerung zu widmen. Als Fettkomponente dienen Pflanzenöle, insbesondere Sojaöl und Baumwollsamenöl, z.T. auch synthetische gesättigte mittelkettige Glyceride (Miglyol® 812). Der Fettanteil der Emulsionen beträgt 10–15%. Als Emulgatoren werden Lecithine verwendet, die aus der Sojabohne oder dem Eigelb gewonnen werden. Antioxidanzien erhöhen die Stabilität der Präparation. Als Lösungsmittel dient Wasser für Injektionszwecke, dem meist Glucose oder Sorbitol zugesetzt wird. Die Homogenisierung erfolgt mit Ultraschall, Ultra-Turrax, Kolloidmühlen bzw. speziellen hochtourigen Homogenisierungseinrichtungen, die eine Dispergierung auf den erforderlichen Feinheitsgrad gewährleisten. Fettemulsioninfusionszubereitungen sind ohne Qualitätsminderung autoklavierbar. Vor dem Einsatz in der Humanmedizin erfolgen Prüfungen auf Keim- und Pyrogenfreiheit, sowie histologische Untersuchungen an Tieren (Lipofundin MCT®, Lipovenös®, Intralipid®).

20.14
Radiopharmaka

20.14.1
Allgemeines

Radiopharmaka, auch als Nuklearpharmaka oder radioaktive Arzneimittel bezeichnet, werden in der Nuklearmedizin zu diagnostischen und therapeutischen Zwecken verwendet. Die wichtigste Stellung unter den Radiopharmaka nehmen i.v. zu applizierende Injektionslösungen ein. Für sie gelten die generellen Anforderungen, die an Injektions- und Infusionslösungen gestellt werden. Das Prinzip einer nuklearmedizinischen Anwendung besteht in der Applikation eines radioaktiven Tracers an den Patienten und Messungen der an einem bestimmten Organ angereicherten Radioaktivität. Der Begriff „Tracer" bringt dabei zum Ausdruck, daß es sich bei der applizierten Dosis um äußerst geringe Substanzmengen handelt. Eine pharmakologische Wirkung ist nicht zu erwarten, Organspezifität liegt jedoch vor.

Die meisten Radiopharmaka sind Diagnostika. Sie müssen eine radioaktive Strahlung mit ausreichender Durchdringungsfähigkeit besitzen, damit sie nach ihrer Inkorporation außerhalb des Körpers gemessen werden können. Zum Einsatz kommen hierbei vor allem γ-Strahler, deren Energie im geeigneten Energiebereich liegt. Unter γ-Strahlung versteht man nichtpartikuläre elektromagnetische Strahlung.

β-Strahlung dagegen besteht aus Elektronen und besitzt auf Grund der korpuskulären Eigenschaften eine geringe Reichweite. Sie wird daher außer bei bestimmten diagnostischen Fragestellungen hauptsächlich zur Therapie eingesetzt. Des weiteren finden β-Strahlen Einsatz in der *In-vitro*-Diagnostik.

Die wichtigsten Bedingungen für die Auswahl eines diagnostischen Radionuklids sind: Die Strahlenbelastung des Patienten muß so gering wie möglich sein. Aus diesem Grund sind Radionuklide mit kurzer physikalischer Halbwertszeit und Radiotracer mit kurzer biologischer Halbwertszeit einzusetzen. Als biokinetische Parameter sind weiterhin zu berücksichtigen die Aufnahme im Zielorgan, Verteilung im Ganzkörper, Abbau und Bildung markierter Fragmente, Elimination. Eine wichtige Kennzahl ist die effektive Halbwertszeit, die sich aus biologischer und physikalischer Halbwertszeit ergibt.

Die zur Verfügung stehenden Radionuklide besitzen nur im Ausnahmefall eine genügende Organotropie. Im allgemeinen muß das Radionuklid erst in einen Radiotracer überführt werden, um auf Grund bestimmter Molekülgröße, -geometrie und chemischer bzw. physikalischer Eigenschaften in einem bestimmten Organ angereichert zu werden.

Zur Herstellung wird die reine chemische Substanz als Target eingesetzt und entweder im Kernreaktor einer Neutronenbestrahlung unterworfen, oder es erfolgt im Zyklotron ein Beschuß mit geladenen Partikeln, gewöhnlich Protonen. Radioaktive Materialien, die α-Partikel aussenden, sind für die Medizin nicht interessant, da die radioaktive Toxizität der entsprechenden Elemente zu hoch ist.

20.14.2 Herstellung

Die Forderung nach möglichst kurzer physikalischer Halbwertszeit beinhaltet, daß die verwendeten Radionuklide direkt beim Anwender gewonnen werden müssen. Dies wurde durch die Entwicklung von Radionuklidgeneratoren möglich. Grundlage eines Generators ist der genetische Zusammenhang zwischen bestimmten Radionukliden, der als Mutter-Tochter-Beziehung bezeichnet wird und ein radioaktives Gleichgewicht nach relativ kurzer Zeit beinhaltet. Die Generatoren enthalten das Mutternuklid an einer Adsorbersäule nichteluierbar fixiert. Das nuklearmedizinisch interessierende Tochternuklid, das durch Zerfall des Mutternuklids entsteht, wird durch periodische Elution dieser Säule gewonnen.

Das zur Zeit am häufigsten verwendete Radionuklid ^{99m}Tc ist über einen solchen Generator zu erhalten. ^{99m}Tc hat für nuklearmedizinische Untersuchungen ideale Eigenschaften. Es besitzt eine reine γ-Strahlung und eine physikalische Halbwertszeit von 6 Stunden.

Zur Erzielung einer ausreichenden Organotropie wird ^{99m}Tc in verschiedene Komplexe überführt. Zur Herstellung derartiger Komplexe existieren vorgefertigte Kits (inaktive Markierungseinheiten), die alle zur Komplexbildung notwendigen Substanzen lyophilisiert enthalten. Kurz nach der Applikation ist der gewünschte Tracer durch Zugabe des entsprechenden kurzlebigen Radionuklids herzustellen. Der Radiotracer liegt sehr verdünnt vor, und die Lösungen reagieren daher sehr empfindlich gegenüber jeder Veränderung, insbesondere des pH-Wertes. Um dem zu begegnen, ist es üblich, Carrier hinzuzufügen, z. B. eine Lösung der entsprechenden nicht radioaktiven Verbindung als Partner, um die Stabilität zu verbessern und die Radiolyse oder die Adsorption an Verpackungsmaterialien zu senken. Bei der Herstellung von kolloiden Lösungen werden Stabilisatoren, wie Gelatine, Polyvinylpyrrolidon, Dextran oder Mannitol, eingesetzt.

Beim Umgang mit radioaktivem Material ist das Einhalten der entsprechenden gesetzlichen Bestimmungen über den Verkehr mit radioaktiven Präparaten wichtigste Voraussetzung. Zum Schutz für das Personal wird die kumulative Dosis mit einem Dosimeter gemessen. Ein Kontaminationsmonitor wird eingesetzt, um nach Abschluß der Arbeiten Hände und Finger des Personals auf Spuren an radioaktivem Material zu überprüfen.

Mehrdosenbehältnisse (Glasgefäße), die zur Aufnahme der Injektionslösungen dienen, müssen genormte Abmessungen aufweisen, um basierend auf Intensitätsmessungen in der Ionisationskammer eine exakte Deklaration vornehmen zu können.

Transport und Aufbewahrung der Gefäße erfolgen in Bleibehältern.

20.14.3 Konservierung

Da die radioaktive Strahlung des Pharmakons eine Radiolyse des Konservierungsmittels hervorrufen kann, ist ein Konservierungsmittelzusatz bei radioaktiven Injektionslösungen nicht generell möglich. Am häufigsten kommt Benzylalkohol zur Anwendung, der gegenüber radioaktiver Zerstörung relativ stabil ist. Ein weiterer Vorteil besteht in der hohen Einsatzkonzentration, die bis zu 1% beträgt. Da die Injektionslösungen im allgemeinen in sehr geringen Volumina hergestellt werden, erleichtert diese Konzentration die genaue Konservierungsmitteldosierung. Als Radiolyseprodukt entsteht aus Benzylalkohol durch Oxidation Benzoesäure, die ebenfalls bakteriostatische Eigenschaften aufweist, jedoch eine geringe Löslichkeit besitzt (Niederschlagbildung). Weiterhin kommt Phenylethylalkohol (0,3–0,6%) zur Anwendung.

Einige Pharmakopöen lehnen die Zugabe von Konservierungsmitteln zu therapeutischen Injektionen mit hoher Energie ab; zu diagnostischen Präparationen können Konservierungsmittel dagegen zugesetzt werden.

20.14.4
Prüfung

Die radioaktiven Injektionslösungen müssen den Anforderungen der Pharmakopöen an diese Lösungen entsprechen. Die geforderte *Prüfung auf Sterilität* bereitet bei radioaktiven Injektionslösungen Schwierigkeiten. Die geringe physikalische Halbwertszeit der Radionuklide ist mit den etwa 7 Tage beanspruchenden Arzneibuchmethoden kaum vereinbar. Einige Pharmakopöen erlauben daher die Verteilung und Anwendung der Präparate vor Beendigung des Sterilitätstests. Eine sinnvolle Maßnahme zur mikrobiellen Überprüfung kurzlebiger Radionuklide ist die tägliche Kontrolle des mikrobiellen Wachstums im Kulturmedium, das mit der zu testenden Substanz beimpft ist. Auf diese Weise liegen die entsprechenden Prüfergebnisse vor der Verteilung bzw. Anwendung der Injektionslösung vor. Ein weiteres Problem stellt die kleine Behältniszahl je Charge dar.

Bedingt durch die Schwierigkeiten der Sterilitätsprüfung kommt bei der Herstellung dieser Lösungen der Kontrolle der ordnungsgemäßen Funktion des Sterilisators mittels Indikatoren, deren Farbumschlag in Abhängigkeit von der Temperatureinwirkung erfolgt, eine ganz besondere Bedeutung zu.

Der Pyrogentest für radioaktive Zubereitungen wird mit dem Limulus-Test durchgeführt.

20.15
Hämodialyselösungen

Hämodialyselösungen finden in der „Künstlichen Niere" Anwendung, der das Prinzip der Dialyse des Patientenblutes in einem geschlossenen System semipermeabler Membranen gegen eine Hämodialyselösung zugrunde liegt. Das Blut wird einer Arterie entnommen und durch ein Schlauchsystem in einen Dialysator geleitet, in dem es von einer durch einen Thermostaten auf konstanter Temperatur gehaltenen Spülflüssigkeit umströmt wird. Der Dialyseeffekt ist von folgenden Faktoren abhängig: wirksame Membranoberfläche und Porenweite der Membran, Umlaufgeschwindigkeit des Blutes und der Spülflüssigkeit, Konzentrationsgefälle zwischen Blut und Spülflüssigkeit, Temperatur der Spülflüssigkeit.

Die Zusammensetzung der Hämodialyselösung soll den normalen Blutwerten möglichst nahe kommen und eine Gesamtosmolarität zwischen 300 und 400 mosm/l aufweisen.

Beispiel

Die Standardzulassung für *Acetat-Hämodialyse-Konzentrat* schreibt folgende Zusammensetzung für die gebrauchsfertige Lösung vor:

Na^+	120–155 mmol/l
K^+	0–4,5 mmol/l
Ca^{2+}	0–2,5 mmol/l
Mg^{2+}	0–2,5 mmol/l
Cl^-	90–130 mmol/l
Acetat	25–45 mmol/l
Glucose	0–6 g/l

Die Belieferung der Dialysezentren mit gebrauchsfertigen Hämodialyselösungen ist aus Gründen der Rationalität (Transportprobleme) nicht sinnvoll. Daher wird zweckmäßigerweise vom Pharmazeuten eine konzentrierte Hämodialyselösung hergestellt, die mit Wasser für Hämodialyselösungen zum Verdünnen des Konzentrats auf den geforderten Gehalt eingestellt wird. Das Wasser wird insbesondere auf die Abwesenheit von Aluminiumionen geprüft. Aluminiumionen stehen im Verdacht unerwünschter neurotoxischer Wirkungen. Für die Heimdialyse kann auch Trinkwasser verwendet werden, wobei dann aber die im Wasser enthaltenen Ionen zu berücksichtigen sind. Durch intensive Filtration sind Verunreinigungen zu entfernen und ein keimarmes bis keimfreies Filtrat zu erzielen. Die Verdünnung des Konzentrats erfolgt im medizinischen Bereich mittels Mischeinrichtungen mit Wasser zum Verdünnen konzentrierter Hämodialyselösungen. Die so hergestellte Hämodialyselösung läßt sich im Bedarfsfall durch Zusätze verändern.

Spüllösungen ähnlicher Zusammensetzung werden weiterhin für die *Peritonealdialyse* verwendet, die gleichfalls bei urämischen Zuständen sowie bei Intoxikationen eingesetzt wird, um harnpflichtige oder toxische Stoffe aus dem Blut über das Peritoneum, das als semipermeable Membran fungiert, zu eliminieren. Da diese Lösungen in die Bauchhöhle infundiert (und nach einem bestimmten Zeitintervall wieder abgezogen) werden, sind es Infusionslösungen und müssen – im Gegensatz zu den extrakorporal zur Anwendung kommenden Spüllösungen der „Künstlichen Niere" – im Autoklaven sterilisiert werden.

20.16
Immunsera und Impfstoffe

Immunsera und Impfstoffe dienen zur *Immunisierung*. Die Immunität ist das Resultat der Auseinandersetzung eines Organismus mit einem *Antigen* (Infektionserreger, Schlangengift), die zur Bildung von *Antikörpern* geführt hat.

Eine *passive Immunisierung* erfolgt mit Hilfe des Serums von Lebewesen, denen zu einem früheren Zeitpunkt Antigene einverleibt wurden, die zur Bildung von Antikörpern führten. Immunsera, worunter flüssige oder gefriergetrocknete Zubereitungen zu verstehen sind, die Immunglobuline (*heterologe Antikörper*) aus dem Serum von Tieren enthalten, bewirken einen sofortigen Impfschutz. Er ist allerdings zeitlich begrenzt und bewahrt nicht vor einer Zweiterkrankung. Dieser Typ der Immunisierung stellt vor allem eine therapeutische Maßnahme dar. Sie wird bei Botulismus, verschiedenen Gasbrandformen, bei Vergiftungen mit tierischen Giften (Schlangen, Skorpione) angewandt. Da die „fremden" Antikörper ihrerseits nunmehr antigen wirken, sind bei einer wiederholten Immunisierung durch das artfremde, meist tierische Eiweiß Allergien nicht völlig auszuschließen. Sofern möglich werden daher in zunehmendem Maße speziell Immunglobuline, die aus dem Serum immunisierter Menschen gewonnen werden, eingesetzt (s. 20.11).

Eine *aktive Immunisierung* liegt dann vor, wenn dem Impfling modifizierte Antigene in Form von abgetöteten oder abgeschwächten Bakterien, Viren oder Toxoiden (mit Hilfe von Formaldehyd oder Hitzebehandlung in ein Toxoid umgewandeltes Toxin) injiziert werden, die im menschlichen Organismus zur Antikörperbildung (*homologe Antikörper*) führen. Da die Antikörper erst im Körper gebildet werden müssen, besteht der Impfschutz nicht sofort. Der Impfschutz ist dann bis zu 10 Jahre gegeben. Der Schutz kann durch Nachimmunisierung beliebig verlängert werden. Diese Methodik wird in Form einer prophylaktischen Schutzimpfung gegen viele Infektionskrankheiten praktiziert.

Bei Impfstoffen für den Menschen werden üblicherweise folgende Arten unterschieden:

- *Bakterielle Impfstoffe*, deren Gewinnung durch Kultur geeigneter Stämme auf flüssigen oder festen Nährböden erfolgt. Sie stellen flüssige oder gefriergetrocknete Zubereitungen dar, die inaktivierte Bakterien (Totimpfstoffe) oder lebende Bakterien (Lebendimpfstoffe) enthalten.
- *Toxoid-Impfstoffe* stellen in der Regel Adsorbatzubereitungen dar, die bakterielle Toxoide an einen Träger, wie z. B. Aluminiumhydroxid, Aluminium- oder Calciumphosphat, gebunden enthalten. Diese Träger sind oft Adjuvantien, d. h. sie verstärken die antigene Wirkung des Toxoids.
- *Virusimpfstoffe* bestehen aus lebenden oder inaktivierten Viren oder deren immunisierenden Subunits und werden aus Tieren, Zellkulturen oder Geweben gewonnen.

Immunsera und Impfstoffe in Einzeldosisbehältnissen dürfen, solche in Mehrdosenbehältnissen müssen konserviert werden. Als Konservierungsmittel werden bevorzugt Phenol (Maximalkonzentration 0,25 %), Phenolderivate, aber auch Thiomersal und Benzalkoniumsalze verwendet. Als biologische Produkte sind Immunsera und Impfstoffe zersetzungsgefährdet und müssen vor Licht geschützt im Kühlschrank bei 2–8 °C, aber frostgeschützt, gelagert werden. Die Dauer der Verwendbarkeit richtet sich nach dem biologischen Ursprung und nach der Art der Zubereitungen. Sie beträgt in der Regel 2–5 Jahre. Einige Impfstoffe, wie z. B. Gelbfieber-, Hepatitis-B- und Röteln-Lebendimpfstoff, sind so instabil, daß während des Transports eine lückenlose Kühlkette gewährleistet sein muß.

20.17
Prüfung

20.17.1
Dichtigkeit

Feine, makroskopisch oft nicht sichtbare Risse und Sprünge, insbesondere an der Verschlußstelle der Ampullen, bilden eine Gefahrenquelle für eine Kontamination der Injektionslösung. Nach ausreichender Abkühlung werden die noch warmen Ampullen in eine sterile Methylenblaulösung eingebracht, wobei darauf zu achten ist, daß sie vollständig von Farbstofflösung bedeckt sind. Durch schnelle Abkühlung der Lösung entsteht in den Ampullen ein Vakuum, das bei Undichtigkeit Farbstofflösung einsaugt. Nach Abwaschen sind fehlerhafte Ampullen an der Verfärbung des Inhalts erkennbar. Die Prüfung läßt sich auch so gestalten, daß in einem Farbbad befindliche kalte Ampullen in eine Vakuumkammer eingebracht werden. Durch Evakuierung und anschließende Aufhebung des Vakuums tritt bei Vorliegen von Kapillarrissen die Farblösung gleichfalls in die Ampullen ein.

Ampullen mit gefärbten Arzneimittellösungen setzt man zur Prüfung auf Dichtigkeit einem Vakuum aus, wobei die Arzneistofflösung gegebenenfalls ausfließt. Bei braunem Ampullenglas empfiehlt sich die Behandlung mit einer fluoreszierenden Lösung und anschließende Betrachtung im UV-Licht.

Moderne Prüfautomaten, Pinhole-Detektoren, arbeiten mit einem elektrischen Hochspannungsfeld. Beim Einbringen jeder einzelnen Ampulle zwischen insgesamt 4 Elektroden fließt über den Ampullenkörper ein Strom bestimmter Stromstärke. Eine undichte Ampulle wird bei gleichbleibender Spannung durch eine Erhöhung der Stromstärke erkannt.

20.17.2
Ungelöste Verunreinigungen, Schwebstoffe

Die Sichtprüfung betrifft ungelöste Verunreinigungen, insbesondere Schwebstoffe und Glassplitter. Selbst bei korrekter Arbeitsweise ist eine Produktion absolut fremdstoffpartikelfreier Injektions- und Infusionslösungen technisch nicht realisierbar. Die Kontaminationsquellen sind vielfältig. *Endogene Verunreinigungen* entstehen in ursprünglich klaren Lösungen durch Molekülaggregate bei Alterungs-, Übersättigungs-, Polymerisations- und Wechselwirkungsprozessen. *Exogene Verunreinigungen* gelangen dagegen während der Herstellung in die Lösung. Sie stammen von den verwendeten Geräten, Filtermaterialien, Primärpackmitteln sowie aus der Umgebungsluft (airborne particles). Bei Ampullen bilden Glassplitterchen ein Problem. Sie widerstehen häufig intensiven Reinigungsoperationen. Fest am Glaskörper fixierte Glasteilchen werden oftmals erst durch die Hitzesterilisation abgelöst. Beim Öffnen der Ampulle können Glassplitterchen in den Ampullenkörper gelangen. Mit Hilfe der Phasenkontrastmikroskopie ließ sich der Beweis erbringen, daß in jeder Ampulle Glasteilchen bis zu 100 μm Größe vorkommen. Ausfällungen und Schwebstoffe können aber auch erst bei der Applikation der Lösung durch Manipulationen des medizinischen Personals geschehen. Durch Zumischen oder Zuspritzen weiterer Arzneistoffe durch den Arzt können Inkompatibilitäten auftreten, die zu Ausfällungen führen können.

Die möglichen Gefahren für den Patienten, dem eine schwebstoffhaltige Lösung injiziert wird, werden ebenfalls sehr unterschiedlich beurteilt. Interessant ist, daß im Tierversuch eine i. v.-Injektion einer Aufschwemmung von Ampullenglassplittern keine nachteiligen Folgen erkennen läßt. Andererseits fand man in der Lunge von Patienten, denen über lange Zeit große Mengen von Lösungen infundiert worden waren, zahlreiche unlösliche Bestandteile, die von den Infusionslösungen herrühren sollen. Teilchen <5µm können durch Eliminationsmechanismen des Körpers aus dem Blutkreislauf entfernt werden. Zusammenhänge zwischen größeren, im Organismus verbleibenden Teilchen und hierdurch hervorgerufenen Spätfolgen dürften auch in Zukunft schwerlich zu belegen sein.

Drei Methoden zur Prüfung auf Partikelkontamination sind in der Ph. Eur. aufgeführt. *Nichtsichtbare, nicht komplett transparente Partikel* werden durch ein Lichtblockadegerät erfaßt. Hierbei unterbrechen die Partikel einen definierten Strahlengang. Mittels einer Photodiode ist eine automatische Bestimmung von Partikelgröße und -zahl möglich. *Sichtbare Partikelkontaminationen* werden durch visuelle Betrachtung gegen einen mattweißen und schwarzen Hintergrund nach definierter Beleuchtung der Probe geprüft. Des weiteren ist eine *mikroskopische Methode* beschrieben, bei der nach Filtration der Lösung durch ein Membranfilter dieses mikroskopisch betrachtet wird. Ein Blindversuch wird durchgeführt. Es erfolgen Auszählung und Vermessung der gefundenen Partikel unter dem Mikroskop.

Das Prinzip der Sichtprüfung ist wie folgt. Die Ampullen (bzw. Infusionsflaschen) werden bei seitlicher Beleuchtung vor einem dunklen Hintergrund wiederholt um 180° vertikal gedreht. Dadurch fallen Glassplitterchen, die sich zunächst am Boden der Ampulle gesammelt haben, herunter, Schwebstoffe leuchten im Licht auf. Als Beleuchtungskörper dienen Atherman-Lampen oder Projektionslampen, z.T. werden Lupen zur Betrachtung vorgeschrieben. Diese Methode dürfte den Gegebenheiten weitgehend Rechnung tragen. Da anzunehmen ist, daß die Arzneimittellösungen einer Charge wegen ihrer gleichartigen Herstellung auch im Hinblick auf das Vorhandensein von Schwebstoffen weitgehende Übereinstimmung zeigen, wird eine Sichtprüfung aller Behältnisse nicht als erforderlich angesehen, sondern die Prüfung wird lediglich an einer Stichprobe durchgeführt.

Die meisten Arzneibücher fordern eine Sichtprüfung. Bei einer visuellen Kontrolle (ohne optische Hilfsmittel) liegt die Erfassungsgrenze bei etwa 40–50µm. Das USP läßt auf partikuläre Verunreinigungen durch elektronische Partikelzählung und eine mikroskopische Auszählung der Partikel prüfen. Die Grenzwerte sind in Tabelle 20.7 aufgeführt.

Mit dem Coulter-counter (s. 2.1.4.5) lassen sich Schwebstoffe quantitativ ermitteln.

Weitere vom menschlichen Auge unabhängige elektronische Geräte mit hoher Empfindlichkeit sind zur Prüfung auf Partikelfreiheit entwickelt worden. Sie basieren auf sehr unterschiedlichen Prinzipien. International fehlen verbindliche Meßmethoden.

Bei der Transmissionsmessung wird ein Lichtstrahl, der die Ampulle durchleuchtet, auf ein Sensorsystem projiziert. Die Ampulle wird rotiert und dann abgebremst. Verunreinigungen in der Lösung bleiben dann weiter in Bewegung, so daß auf die Phototransistoren der Sensoren ein Schatten fällt. Die Änderungen der Lichtintensität werden erfaßt und zur Auswertung herangezogen. Probleme können sich durch das Erfassen und Fehlinterpretieren von Luftblasen ergeben. Daher muß das System entsprechend optimiert werden, um Fehlmessungen zu verhindern. Gleichzeitig kann auch noch die Füllhöhe der Ampullen ermittelt werden.

20.17.3
Weitere Prüfungen

Sie betreffen die *Inhaltsmenge* von Ampullen und sichern, daß in den Behältnissen die vor-

Methode	Mikroskopie		Partikelzähler	
Größe	≥10 µm	≥25 µm	≥10 µm	≥25 µm
Injektion			6000 pro Gefäß	600 pro Gefäß
Infusion	12 pro ml	2 pro ml	25 pro ml	3 pro ml

Tab. 20.7: Anforderungen an partikuläre Verunreinigung in Parenteralia nach USP XXIII

geschriebene Menge an Lösung, Suspension, Emulsion oder Trockensubstanz (Nominalinhalt und Mehrvolumen) vorliegt. Das vom Nominalinhalt sowie von der Art der Ampulleninhalte abhängige Mehrvolumen bzw. das Mindestvolumen ist aus Tabellen zu entnehmen.

Eine Prüfung auf *Konsistenz* ist bei öligen Injektionslösungen oder -suspensionen erforderlich. Sie gewährleistet die „Spritzbarkeit" derartiger Zubereitungen. Als Kriterium dient die Zeit, die festgelegte Volumina einer solchen Zubereitung zum Auslaufen aus einer senkrecht aufgehängten Injektionsspritze mit normiertem Ansatzstutzen benötigen.

Eine Prüfung auf *Homogenität* gilt für Suspensionen, die nach dem Aufschütteln eine fixierte Zeit äußerlich homogen erscheinen müssen.

Prüfungen auf *Sterilität* erfolgen mikrobiologisch unter Verwendung eines vorgeschriebenen Kulturmediums. Die Anzahl der je Charge zu prüfenden Behältnisse ist in den einzelnen Arzneibüchern unterschiedlich festgelegt. Eine Kennzeichnung „steril" darf nur erfolgen, wenn unter den Bedingungen der Prüfung auf Sterilität (Ph. Eur. 2.6.1) kein Keimwachstum nachgewiesen werden konnte. Sofern keine Sterilitätskontrolle durchgeführt wurde, sind Angaben über durchgeführte Sterilisationsmaßnahmen erforderlich (z. B. „Dampfsterilisiert", „Heißluftsterilisiert", „Bakterienfrei filtriert" usw.).

Auf *pyrogene Verunreinigungen* erfolgt die Prüfung durch den Limulus-Test, gegebenenfalls tierexperimentell am Kaninchen (s. 20.5.1.1.5).

Augenarzneien

21.1 Allgemeines

Unter Augenarzneien (Ophthalmika) sind Augentropfen (Guttae ophthalmicae), Augensalben (Unguenta ophthalmica) (s. 15.13), Augenbäder (Collyria) und einige wenig gebräuchliche spezielle Applikationsformen (Lamellen und Augensprays) sowie als Depotform Inserte zu verstehen, die zur Anwendung am verletzten oder intakten Auge bestimmt sind. Kontaktlinsenpflegemittel, die trotz ihrer weiten Verbreitung bisher keinen Eingang in Arzneibücher gefunden haben, werden auf Grund gleicher mikrobieller Reinheitsanforderungen den Augenarzneien zugeordnet.

Augenarzneien werden zu diagnostischen und therapeutischen Zwecken eingesetzt. Pharmakologische Wirkungen sind meist lokal auf das Auge und das angrenzende Gewebe beschränkt. Es ist jedoch zu beachten, daß auch systemische Wirkungen auftreten können. Beispielsweise können Parasympathomimetika zu kardiovaskulären Nebenwirkungen führen.

Folgende Arzneistoffgruppen finden in der Ophthalmologie Anwendung:
- pupillenerweiternde Pharmaka (Mydriatika): Atropin, Scopolamin, Phenylephrin und Epinephrin,
- pupillenverengende Pharmaka (Miotika): Pilocarpin, Physostigmin, Neostigmin, Betablocker,
- Antiinfektiva: Silbersalze, Antibiotika (z. B. Chloramphenicol, Tyrothricin) und Virustatika,
- Lokalanästhetika (Cocain, Tetracain) sowie
- Antiphlogistika (Zinksulfat, Corticosteroide).

Das Auge stellt eines der empfindlichsten Organe des Menschen dar. Es ist daher gerechtfertigt, daß an Augenarzneien verschärfte Qualitätsforderungen gestellt werden. Augentropfen müssen eine gute Wirksamkeit, physiologische Verträglichkeit (Schmerzfreiheit, Reizlosigkeit) und Sterilität aufweisen.

21.2 Augentropfen

21.2.1 Wäßrige Lösungen

21.2.1.1 Anforderungen

Zur Herstellung gut verträglicher Zubereitungen sind folgende Faktoren zu beachten:
- Sterilität
- Klarheit (Schwebstofffreiheit bzw. Schwebstoffarmut)
- Konservierung
- Tonizität
- Stabilität

Darüber hinaus kommen der Einstellung eines optimalen pH-Wertes (Pufferung) und der Viskosität Bedeutung zu.

21.2.1.2 Sterilität

Infolge Verwendung mikrobiell kontaminierter Augentropfen ist es wiederholt zu schwerwiegenden Zwischenfällen gekommen. Nach Literaturberichten traten nach Applikation mikroorganismenhaltiger Lösungen schwere Reizzustände auf, die in mehreren Fällen zum Verlust der Sehkraft bzw. zu bleibenden Augenschädigungen führten. Die Mikroorganismen werden durch die Arznei- und Hilfsstoffe, durch nicht aseptische Arbeitsweise und durch eine fehlende Schlußsterilisation sowie durch die stattfindende Rekontamination während der Applikation eingeschleppt. Pathogene Erreger sind selbst in Lösungen mit Silberverbindungen (Targesin®) oder Antibiotika, die lange Zeit als autosteril galten, lebensfähig. Besonders gefürchtet sind aus der Gruppe der Bakterien *Pseudomonas aeruginosa,* das ein Korneakollagen abbauendes Enzym besitzt, *Escherichia coli, Pyocyaneus* und Vertreter der *Subtilis*-Gruppe. Von den niederen Pilzen wird hauptsächlich *Aspergillus fumigatus* für Infektionen verantwortlich gemacht. Auch Viren (Adeno-Viren) führen zu krankhaften Zuständen am Auge (Keratokonjunktivitis). Die unverletzte Hornhaut stellt eine gute Barriere gegen Mikroorganismen dar. Sie ist aber als guter Mikroorganismennährboden anzusehen.

Alle modernen Arzneibücher fordern daher für Ophthalmika Sterilität. Die Bereitung von Augentropfen hat unter Einhaltung der Grundregeln des aseptischen Arbeitens zu erfolgen, wobei der Verwendung von Wasser für Injektionszwecke sowie sterilisiertem Behältnis- und Verschlußmaterial besondere Bedeutung zukommt. Da Augentropfen in weit geringeren Mengen als andere sterile Arzneiformen hergestellt werden, ist das Vorhandensein eines keimarmen Raumes (Sterillabor) für die vorschriftsmäßige Bereitung nicht unbedingt erforderlich. Sterilkästen sind als ausreichend anzusehen. Optimal ist die Verwendung von Laminarstromboxen (s. 29.3.4). Wenn die Zubereitung ausreichend stabil ist, muß eine Schlußsterilisation erfolgen. Auf jeden Fall ist eine Sterilfiltration durchzuführen.

21.2.1.3
Klarheit (Schwebstofffreiheit bzw. Schwebstoffarmut)

Die Forderung nach partikelfreien bzw. partikelarmen Lösungen soll möglichen mechanischen Reizungen durch Feststoffe vorbeugen. Durch Filtration unter Verwendung von Papierfiltern oder Watte sind schwebstofffreie Lösungen nicht erzielbar. Als Filtermaterialien finden daher Glasfritten, z.B. Jenaer-Fritten der Porengröße G 3–G 5 Verwendung. Eine optimale Lösung des Filtrationsproblems von Arzneilösungen, aber auch anderer kleiner

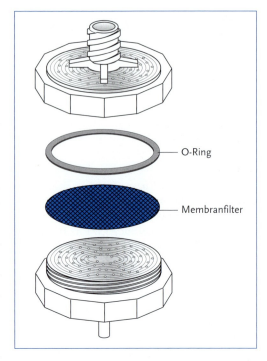

Abb. 21.1: Filtrationseinheit

Flüssigkeitsmengen, stellt die Kombination herkömmlicher Injektionsspritzen mit einem Filtervorsatz dar (Abb. 21.1). Durch den Einsatz geeigneter Membranfilter lassen sich alle Filtrationsmöglichkeiten ausschöpfen.

Bewährt haben sich Dosierspritzen (Pistolenform) in Kombination mit Filtrationsvorsätzen, die durch Betätigung eines Hebels bereits bei leichtem Handdruck eine Sterilfiltration sowie eine Dosierung in einem Arbeitsgang ermöglichen.

Von Filterherstellern werden zu diesem Zwecke auch sterilisierte und kontaminationssicher verpackte Kunststoff-Filtrationsvorsätze zum einmaligen Gebrauch (Einweg-Filtrationseinheiten) angeboten.

Für größere Volumina sind die bekannten Unterdruck- und Überdruckfiltrationsgeräte zur Herstellung von Injektions- und Infusionslösungen einsetzbar (s. 1.4.1).

21.2.1.4
Konservierung

Mit Ausnahme der Zubereitungen, die am verletzten Auge oder bei chirurgischen Eingriffen verwendet werden und die als Eindosenarzneimittel herzustellen sind, müssen Augentropfen konserviert werden. Die hierfür verwendeten Stoffe müssen die unter 26.5.2.3 aufgeführten Forderungen erfüllen, wobei der sicheren Wirkung gegen Problemkeime *(Pseudomonas aeruginosa)* besondere Bedeutung zukommt. Aus der umfangreichen Palette pharmazeutisch genutzter Konservierungsmittel haben sich vor allem Thiomersal (0,002 %), Phenylquecksilbersalze (0,002 %), Alkonium- und Benzalkoniumsalze (0,002–0,01 %) in Kombination mit Natriumedetat (0,1 %), weiterhin auch Chlorhexidin (0,005–0,01 %), Chlorbutanol (0,5 %) und Benzylalkohol (0,5–1 %) bewährt. Bei der Wahl des Konservierungsmittels und der Festlegung der Konzentration sind die Verträglichkeit mit den Arznei- und Hilfsstoffen sowie dem Behältnis- und Verschlußmaterial und der pH-Wert der Zubereitung zu berücksichtigen. Gegebenenfalls sind sorptionsbedingte Verluste durch Erhöhung der Konservierungsmittelkonzentration auszugleichen.

21.2.1.5
Tonizität

Bedingt durch ihren Elektrolyt- und Kolloidgehalt, besitzt die Tränenflüssigkeit einen osmotischen Druck, der mit dem des Blutes und der Gewebsflüssigkeit zahlenmäßig gleich ist. Er beträgt 0,65–0,8 MPa (6,5–8 bar), was einer Gefrierpunktserniedrigung gegenüber Wasser von $\Delta T = 0,52$ K bzw. der Konzentration einer 0,9%igen wäßrigen Natriumchloridlösung entspricht. Das Auge besitzt einen recht hohen Tonizitätstoleranzbereich, in dem keine bzw. nur geringfügige, noch akzeptable physiologische Beeinflussungen auftreten. So werden Lösungen mit einem Tonizitätsbereich von $\Delta T = 0,4–0,8$ K, entsprechend Konzentrationen von 0,7–1,45 % Natriumchlorid, schmerzfrei vertragen und verursachen keinen Tränenfluß, der ein Ausspülen des Arzneistoffs zur Folge haben würde. Hypertonische Lösungen sind relativ besser verträglich als hypotonische. Da zudem Arzneilösungen nur in recht kleinen Quantitäten (ein Tropfen) zur Anwendung kommen, kann die Einstellung auf *annähernde Isotonie* für die meisten Augentropfen als ausreichend angesehen werden. Lösungen, die am verletzten oder operierten Auge angewendet werden, sollten jedoch isotonisch sein. Zur Bereitung annähernd isotonischer Lösungen wird die vorgeschriebene Menge Arzneistoff in einem isotonisch oder leicht hypotonischen Medium gelöst. Hierzu finden meist vorrätig gehaltene sterilisierte Lösungen von Natriumchlorid (0,7–0,9 %) bzw. Borsäure (1,5–1,9 %), bei Anwesenheit von silberhaltigen Stoffen Kaliumnitrat (1,2–1,6 %) Verwendung. Werden Kombinationspräparate mit mehreren Arzneistoffen in relativ hohen Konzentrationen gefordert, so ist diese Verfahrensweise problematisch, da oft hypertonische Lösungen entstehen. In diesen Fällen ist die Kenntnis der Gefrierpunktserniedrigung unerläßlich. Sie kann mit den bereits für Injektions- und Infusionslösungen erörterten Verfahren errechnet, aus Tabellen bzw. Graphiken entnommen oder experimentell bestimmt werden (s. 20.5.3.3). Gleiches gilt für die Berechnung und Einstellung exakter Isotonie.

Des weiteren kann der Wirkstoff auch in Wasser bis zur Isotonie gelöst werden. Auf das erforderliche Volumen wird dann mit isotonischer Basislösung (z. B. 0,9%ige Natriumchloridlösung) aufgefüllt. Die Wassermenge, die notwendig ist, um eine exakt isotonische Arzneistofflösung zu erhalten, kann aus Tabellen entnommen werden. Bedingt eine hohe Wirkstoffkonzentration das Entstehen hypertonischer Lösungen, so ist selbstverständlich von jeglichem Salzzusatz abzusehen und die Lösung mit Wasser zu bereiten.

21.2.1.6
pH-Wert

Die Pufferkapazität des Auges ist im Vergleich zu der des Blutes vermindert. Das ist dadurch bedingt, daß dem Auge das Hämoglobin-Oxyhämoglobin-Puffersystem fehlt. Die Pufferung erfolgt nur durch Carbonat- und Phosphat-Puffer, sowie durch Proteine. Auch der pH-Wert beträgt wie der des Blutes 7,4, kann aber durch entweichendes Kohlendioxid bis zum pH-Wert 8–9 ansteigen. Der pH-Toleranzbereich des unversehrten Auges wird in der Literatur unterschiedlich angegeben. Als völlig schmerzfrei bei der üblichen tropfenweisen Applikation sind Lösungen vom pH-Wert 7,3–9,7 anzusehen. pH-Bereiche von 5,5–11,4 gelten als noch akzeptabel.

Augentropfen werden aus sehr unterschiedlichen Gründen gepuffert, z. B. zur Haltbarkeitsverbesserung (Penicillin), zur Optimierung der Wirkung (z. B. Oxytetracyclin) oder zur Erreichung einer befriedigenden Löslichkeit (z. B. Chloramphenicol).

Die Einstellung der Lösungen auf Isohydrie (pH 7,4) wäre zur Erreichung völliger Reizlosigkeit wünschenswert, sie ist jedoch in den meisten Fällen nicht zu realisieren, da die Löslichkeit und Stabilität der Arzneistoffe und z. T. auch der Hilfsstoffe, aber auch das Wirkungsoptimum neben dem physiologischen Aspekt (Verträglichkeit) eine dominierende Rolle spielen. Diese Aspekte sind aber nur selten beim physiologischen pH-Wert optimal. Der günstigste pH-Wert, auf den die Lösung einzustellen ist, stellt einen Kompromiß zwischen den genannten Faktoren dar. Er wird als *euhydrischer Wert (Euhydrie)* bezeichnet; z. B. besitzen die meisten als Augenarzneien gebräuchlichen Alkaloidsalze maximale Stabilität im pH-Bereich 2–4, der jedoch völlig unphysiologisch ist. Bei den gleichfalls für die Augentherapie bedeutsamen Lokalanästhetika (Stabilitätsmaximum beim pH-Wert 2,5–4,5) liegen die Verhältnisse vergleichbar ungünstig. Hinzu kommt, daß letztere mit steigendem pH-Wert auf Grund der besseren Korneapenetration eine höhere Wirksamkeit zeigen. Unter Berücksichtigung der physiologischen Angleichung werden diese Lösungen auf pH-Werte von 5,5–6,5 eingestellt.

Die pH-Angleichung erfolgt durch Säure- bzw. Basezusatz oder Pufferung. Als Pufferlösungen werden vor allem Natriumacetat-Borsäure-Puffer (im sauren Bereich) und Phosphatpuffer (im neutralen Bereich) verwendet. Liegt der aus Stabilitätsgründen diktierte pH-Wert außerhalb des akzeptablen physiologischen Bereichs, so ist auf eine Pufferung zu verzichten und die pH-Einstellung durch Säure- bzw. Laugezusatz vorzunehmen. Derartig bereitete Lösungen weisen praktisch keine Pufferkapazitäten auf und werden daher von der Tränenflüssigkeit besser an die physiologischen Werte angeglichen als gepufferte Lösungen. Zwischen Isotonie und Euhydrie besteht in gewissen Grenzen eine Relation hinsichtlich physiologischer Verträglichkeit. Ist nämlich eine Lösung annähernd isotonisch, so wird sie selbst bei ungünstigem pH-Wert noch reizlos verträglich sein.

21.2.1.7
Viskosität

Wäßrige Augentropfen haben den Nachteil, daß sie durch die Augenlidbewegung aus dem Konjunktivalsack herausgedrückt werden. Dadurch wird die Kontaktzeit am Auge herabgesetzt. Durch Erhöhung der Viskosität sind eine bessere Verteilung des Wirkstoffs und eine längere Kontaktzeit zu erreichen. Zudem besitzen diese Zubereitungen schmierende Eigenschaften und bewirken eine Verminderung von Reizungen. Sie sind daher insbesondere bei der Behandlung der Keratokonjunktivitis angezeigt. Als viskositätserhöhende Zusätze finden Celluloseether, Polyacrylsäure und Polyvinylpyrrolidon (PVP) Verwendung. Besonders bewährt hat sich ein 1–2%iger Zusatz von niedrig polymerem Polyvinylalkohol (PVA). Die Viskosität der Zubereitungen sollte 25 mPa · s nicht übersteigen, da sonst mit einer Verstopfung des Tränenkanals gerechnet werden muß. Gebräuchlich sind Lösungen mit Viskositätswerten von 2–15 mPa · s.

21.2.2
Ölige Lösungen

Ölige Lösungen nehmen gegenüber den wäßrigen stark an Bedeutung ab. Ölige Lösungen besitzen eine lange Kontaktzeit an der Kornea, werden nicht ausgewaschen, haben aber den Nachteil der Sichttrübung. Aus Lipoidvehikeln erfolgt eine Arzneimittelresorption langsamer, so daß auf diesem Wege auch eine Erzielung von Depoteffekten möglich wird. Für ölige

Zubereitungen sind Isotonie und Isohydrie bedeutungslos. Ölige Medien bilden keinen Nährboden für Mikroorganismen, können aber Sporen enthalten. Daher ist eine Sterilisation erforderlich, aber keine Konservierung. Als Lösungsmedien dienen hochgereinigte peroxidarme Pflanzenöle mit niedriger Säurezahl, insbesondere Erdnußöl und Rizinusöl.

21.2.3
Suspensionen

Die Bereitung von Suspensionspräparaten ist angezeigt, wenn der Arzneistoff (z. B. Corticosteroide) in den für Augenarzneien geeigneten Trägern eine ungenügende Löslichkeit aufweist oder wenn ein Depoteffekt angestrebt wird.

Sowohl an wäßrige als auch an ölige Suspensionen wird als Hauptforderung eine begrenzte Teilchengröße gestellt. Prinzipiell sind mikronisierte Pulver zu verwenden, die mechanische Reizungen am Auge ausschließen und die Wirkung sichern. Die meisten Arzneibücher fordern für Suspensionen, die am Auge zur Anwendung kommen, Teilchengrößen von < 30 µm. Wegen des möglichen Kristallwachstums industriell gefertigter Produkte während der Lagerung ist eine oftmalige Teilchengrößenkontrolle unbedingt erforderlich. Zur Stabilisierung der Suspensionen werden Viskositätserhöher (s. 19.4) eingesetzt. Trotz dieser Stabilisierungsmaßnahme gelingt es oft nicht, stabile Zubereitungen herzustellen. In diesen Fällen kommt der Aufschüttelbarkeit des Sediments größte Bedeutung zu. Die Homogenität der aufgeschüttelten Zubereitung muß zumindest für die Dauer der Applikation gewährleistet sein, um eine exakte Dosierung zu garantieren.

21.2.4
Behältnisse und Aufbewahrung

Augentropfen können in Einzeldosisbehältnisse oder Mehrdosenbehältnisse abgefüllt werden. *Einzeldosisbehältnisse* enthalten nur eine zum einmaligen Gebrauch bestimmte Arzneidosis. Als Behältnisse finden Kunststoffampullen (Ophthiole®, Flexiole®) oder kleine Kunststoffampullenfläschchen Verwendung (bottle pack). Als *Mehrdosenbehältnis* finden Fläschchen mit nach außen gerichteter Tropfspitze Anwendung. Ein Deckhütchen dient dem Schutz der Tropfspitze während der Aufbewahrung. Die Lösung wird durch einfaches Kippen des Behältnisses oder Druck über die flexible Tropfspitze direkt in den Bindehautsack eingebracht. Des weiteren gibt es auch Augentropfflaschen aus Kunststoff. Beachtet werden muß bei diesem Primärpackmittel aber die Adsorption von Konservierungsmitteln am Kunststoffmaterial und die hier problematische Dampfsterilisation.

Ähnliche Probleme betreffen auch die Verwendbarkeit der Verschlußmaterialien. Sie sollen kein bzw. nur ein geringes Adsorptionsvermögen für Arznei- und Hilfsstoffe besitzen und dürfen keine Fremd- oder Ballaststoffe an die Arzneistofflösung abgeben. Außerdem müssen sie sterilisierbar sein, ohne daß ihre elastischen Eigenschaften beeinträchtigt werden.

Allgemein wird für Augentropfen eine Haltbarkeitslimitierung vorgeschrieben, die international zwischen 4–6 Wochen nach erfolgtem Anbruch liegt. Aus Gründen der Arzneistofflabilität können Kühllagerung und kürzere Verwendbarkeitsfristen erforderlich sein. Flüssige, unkonservierte Augentropfen müssen nach Anbruch innerhalb von 24 Stunden aufgebraucht oder verworfen werden.

21.3
Augenbäder

Augenbäder, auch als Augenwässer (Collyria) bezeichnet, sind wäßrige Lösungen, die zur Spülung oder Waschung des Auges bestimmt sind. Sie finden zur Behandlung von Verätzungen und Verbrennungen (Erste Hilfe), aber auch als desinfizierende Spüllösungen Verwendung. Augenwässer sind nach den bei Augentropfen ausgeführten Grundsätzen herzustellen und müssen die gleiche mikrobielle Reinheit aufweisen.

Augenwässer sind vor Licht geschützt in keimdicht verschlossenen Behältnissen und gegebenenfalls kühl aufzubewahren. Die Verwendbarkeitsfrist darf nach erfolgtem Anbruch 4 Wochen nicht überschreiten.

21.4 Kontaktlinsenpflegelösungen

21.4.1 Kontaktlinsen

Als Material werden bevorzugt hydrophile Kunststoffe, vor allem Copolymere aus Hydroxyethylmethacrylat (HEMA) und N-Vinylpyrrolidon (NVP) oder Methacrylsäure (MA) verwendet. Statt HEMA kann Methylmethacrylat (MMA) für die Polymerisation eingesetzt werden. Harte Linsen werden aus Copolymeren von MMA mit fluor- und/oder silikonhaltigen Methacrylaten gefertigt. Sie haben einen geringen Wassergehalt und sind weniger flexibel. Bei den neueren Materialen ist das weniger ausgeprägt als bei früher verwendeten Polymethylmethacrylat-Linsen (PMMA), weshalb diese Linsen auch als „Hart-flexible-Linsen" bezeichnet werden. Der Tragkomfort dieser Linsen hat deutlich zugenommen. Bestimmte Fehlsichtigkeiten sind nur mit harten Kontaktlinsen zu korrigieren und hierbei ist auch die Gefahr der Kontamination mit Viren, Bakterien und Pilzen geringer. Aus HEMA-Copolymeren werden die weichen hydrophilen Kontaktlinsen gefertigt, die flüssigkeitsreiche Gele von elastischer Beschaffenheit darstellen. Sie zeichnen sich durch gute Trageeigenschaften, hohe mechanische Festigkeit (Flexibilität), hohen Wassergehalt und große Sauerstoffdurchlässigkeit aus. Die Eigenschaften können über die verwendeten Copolymere gesteuert werden. Der Einsatz von Glycerolmethacrylat sorgt für eine hohe Wasseraufnahmefähigkeit der Linsen, die wesentlich mehr Tränenflüssigkeit als harte Kontaktlinsen binden. Bei einem Mangel an Tränenflüssigkeit kann es aber zum gestörten Sauerstofftransport in die Hornhaut führen. Darüber hinaus neigen Kontaktlinsen mit höherem Wassergehalt eher zu Ablagerungen. Es ist wichtig, diese Ablagerungen (Lipide, Mucine, Proteine) zu entfernen, denn diese Substanzen stellen eine Nahrungsquelle für Mikroorganismen dar, die sich in diesem Biofilm gut entwickeln können.

Risikofaktoren für Erkrankungen des Auges, bedingt durch Kontaktlinsentragen, sind mangelhafte Reinigung und eine mangelhafte Desinfektion der Linsen. Da der Aufbewahrungsbehälter ebenfalls durch Bakterien kontaminiert sein kann, sind wirkungsvolle Desinfektions- und Reinigungsmaßnahmen sowohl der Kontaktlinsen als auch der Behälter notwendig.

Kontaktlinsenhygienesysteme müssen eine ausreichend antimikrobielle Wirkung zeigen, dürfen aber nicht toxisch sein, falls Bestandteile mit dem Auge in Kontakt kommen. Sie sollten einen minimalen Effekt auf die Eigenschaften der Kontaktlinse ausüben. Für sie gelten die gleichen mikrobiellen Reinheitsanforderungen wie für Augenbäder. Auch Kontaktlinsenpflegelösungen können mikrobiell kontaminiert werden, oft durch Einsaugen von Mikroorganismen aus der Luft. Der Fingerkontakt mit der Flaschenöffnung, das Offenstehenlassen der Flaschen, sowie der Kontakt der Flaschenöffnung mit kontaminierten Oberflächen sind weitere Ursachen der Kontamination.

Es werden Systeme mit unterschiedlichen Aufgaben verwendet: Abspüllösungen, Tensid-Reiniger, Enzym-Reiniger, Desinfektionsmittel, Aufbewahrungslösungen.

21.4.2 Reinigung

Die mechanische Oberflächenreinigung erfolgt durch Reiben der Linse zwischen den Fingern und Abspülen mit Spüllösung (isotonische Kochsalzlösung). Diese Reinigung sollte täglich nach dem Tragen erfolgen.

Tensid-Reiniger entfernen locker anhaftende Beläge und Gewebstrümmer, inklusive der Mikroorganismen, sie sollten Lipide, Mucine und Proteine wirksam beseitigen. Zähe Beläge, besonders gebundene Proteine, erfordern einen Enzym-Reiniger, der die Proteine hydrolysiert, die nach einer Tensidreinigung zurückbleiben.

Die strengen Anforderungen der Augenarzneiformen gelten natürlich auch für die Kontaklinsenpflegelösungen.

21.4.2.1 Desinfektionsmittel

Die Desinfektion beinhaltet die Zerstörung von Mikroorganismen durch einen Angriff auf deren Zellwände und/oder das Inhibieren der

Proteinbiosynthese. Kontaktlinsen können mit physikalischen oder chemischen Mitteln desinfiziert werden. Es gibt zwei Arten der chemischen Desinfektion: chemische Lösungen und Wasserstoffperoxid. Die antimikrobielle Wirksamkeit von Wasserstoffperoxid beruht auf der oxidativen Zerstörung wichtiger Zellkomponenten durch hochaktiven Sauerstoff, der aus Wasserstoffperoxid entsteht. Konservierung der Lösung ist deshalb auch nicht notwendig. Wasserstoffperoxid darf selbst natürlich nicht in das Auge gelangen, kann jedoch einfach inaktiviert werden. Bei diesem Neutralisationsprozeß entstehen Wasser und Sauerstoff. Das Neutralisieren kann durch Austausch der Lösung oder durch Zugabe einer Tablette stattfinden.

Als chemische Desinfektionssysteme werden desinfizierend wirkende Polymere, wie Dymed, Tris Chem und Polyquats, verwendet.

Unter den physikalischen Desinfektionsmethoden ist Hitze die verbreitetste. Andere umfassen Mikrowellen, Ultraschall-Reinigung, UV-Licht und stehende Wellen.

21.4.2.2
Kombilösungen

Diese Lösungen sind Reinigungs- und Aufbewahrungslösungen in einem. Hier wird die Desinfektion durch Molekülstrukturen bewirkt, die für das Auge verträglich sind. Da der Reinigungseffekt geringer ist, müssen die Linsen zusätzlich anderweitig gereinigt werden (Proteinentfernung oder Oberflächenreinigung).

21.5
Biopharmazeutische Aspekte

Augenarzneimittel (Ophthalmika) werden zur Erzielung therapeutischer Effekte im vorderen Augenbereich, der von Kornea, Bindehaut, Iris, Linse und Ziliarkörper gebildet wird, aber auch für diagnostische Zwecke, wie z. B. Fluorescein-Natrium zur Sichtbarmachung von Korneadefekten, genutzt (Abb. 21.2).

Außerordentlich bedeutsam sind Ophthalmika zur Behandlung des Glaukoms, die den pathologisch erhöhten intraokularen Druck herabsetzen. Weitere am Auge oft applizierte Arzneistoffe besitzen antiphlogistische, antibiotische, antivirale oder lokalanästhetische Wirkung. Der Applikationsort für ophthalmische Darreichungsformen ist der von der Bindehaut und Kornea gebildete spaltförmige Bindehautsack, der etwa 30 µl Tränenflüssigkeit enthält. Er vermag lediglich einen Tropfen Flüssigkeit bzw. sehr geringe Mengen Salbe aufzunehmen. Da die Tränenflüssigkeit ständig erneuert wird, kommt es nach der Applikation von wäßrigen Augentropfen bereits innerhalb von etwa 8–10 min zu einem beträchtlichen Abfall der Arzneistoffkonzentration, so daß nur etwa 10–30 % der verabfolgten Wirkstoffmenge ausgenutzt werden. Arzneistoffe, die in der Augenkammer ihre Wirkung entfalten sollen, müssen durch die Kornea in das Kammerwasser permeieren. Die Kornea ist aus drei Schichten aufgebaut. Sie besteht aus dem hydrophilen Stroma, das von einem mehrschichtigen Epithel und einem einschichtigen Endothel begrenzt ist. Die beiden Grenzschichten besitzen lipophilen Charakter. Für die Arzneistoffpermeation, die durch passive Diffusion erfolgt, stellt das mit dem Tränenfilm benetzte Epithel die Hauptbarriere dar. Der transkorneale Arzneistofftransport unterliegt den bekannten Abhängigkeiten vom Lipid-Wasser-Verteilungskoeffizienten. Obgleich der Stofftransport durch die Kornea gering ist, werden im Kammerwasser therapeutisch wirksame Konzentrationen erreicht, die höher liegen als nach systemischer Darreichung durch i.v.-Injektion. Ein Arzneistoffübertritt in den Glaskörper findet hingegen praktisch nicht statt. Die Arzneistoffverfügbarkeit läßt sich durch Viskositätserhöhung bei wäßrigen Arzneitropfen nur in begrenztem Maße beeinflussen. Derartige Zubereitungen sorgen jedoch dafür, daß der Arzneistoff nicht durch Tränenfluß verstärkt ausgeschwemmt wird, und sie sind besser verträglich. Die Akzeptanz durch den Patienten wird auf diesem Wege verstärkt. Beachtliche Depoteffekte erbringen hingegen Inserte und Ocuserts. Ein Zusatz von Tensiden zu wäßrigen Augentropfen, der zur Löslichkeitsverbesserung von Problemarzneistoffen oder zur Verbesserung der Benetzbarkeit bei Suspensionsaugentropfen erforderlich sein

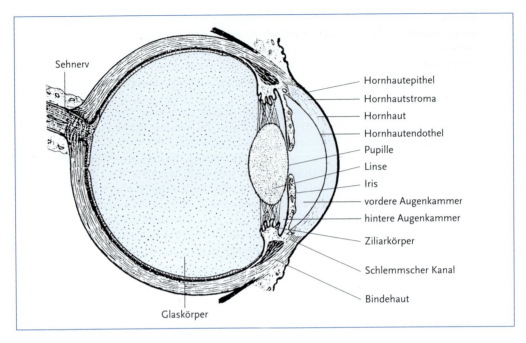

Abb. 21.2: Querschnitt durch das Auge

kann, bedarf einer gründlichen Überprüfung der physiologischen Unbedenklichkeit. Auch ist zu beachten, daß durch Tenside das Tropfvolumen verändert wird, was zu Fehldosierungen führen kann, und durch Mizelleinschluß die wirksame Konzentration von Arzneistoffen und Konservierungsmitteln herabgesetzt wird.

Eine Wirkungsverlängerung wird durch Verabfolgung von Arzneistoffen als ölige Lösungen oder wäßrige bzw. ölige Suspensionen, vor allem aber als Augensalbe, erreicht. Sowohl ölige Augentropfen als auch Augensalben führen zu Sehbeeinträchtigungen.

21.6 Prüfung von Augentropfen

Folgende Prüfungen sind an flüssigen Augenarzneien vorzunehmen:

- Prüfung auf Klarheit oder Schwebstofffreiheit, bei der nur einzelne Fasern, aber keine ungelösten Partikel nachweisbar sein dürfen
- Prüfung auf Sterilität nach den Prüfvorschriften des Arzneibuches
- Tonizität durch Bestimmung der Gefrierpunktserniedrigung gegenüber reinem Wasser
- Teilchengröße von Suspensionen durch mikroskopische Partikelmessung (s. 2.1.4.2)

Arzneiformen

	Seite
Die Arzneiform	71
Feste Arzneiformen	151
Halbfeste Arzneiformen	289
Flüssige Arzneiformen	337
Gasförmige Arzneiformen	421
22. Inhalanda, Aerosole	423
Durch Drogenextraktion gewonnene Arzneiformen	437
Neuzeitliche Arzneiformen und Entwicklungstendenzen	457
Generelle Aspekte der Arzneiformung	475

Inhalanda, Aerosole

22.1 Inhalanda

Schon die Priesterin Pythia des Orakels von Delphi atmete betäubende Dämpfe von Kräutern ein, um sich in einen Rauschzustand zu versetzen. Bis heute nutzen indianische Stämme in den Regenwäldern Südamerikas primitive Einrichtungen zur Erzeugung berauschender Dämpfe bei religiösen Zeremonien. Alle Kulturen haben seit alters her pflanzliche Inhaltsstoffe zum Inhalieren als Volksmedizin verwendet. Die Behandlung von Krankheiten der Atmungsorgane durch Inhalation ist seit dem Altertum bekannt. Bis in die heutige Zeit hat sich die Kamillendampfbehandlung und die Applikation von ätherischen Ölen und deren Bestandteilen (Campher, Menthol), oft vernebelt mit Hilfe sog. Inhalatoren, gehalten.

Inhalanda liegen vor, wenn Arzneistoffe, entweder gelöst in Wasser in Tröpfchenform oder als Trockensuspensionen, meist mit Luft gemischt, über die Atmungsorgane dem Organismus zugeführt werden. Zubereitungen zur Inhalation sind flüssige oder feste Darreichungsformen, die als Dampf, Aerosol oder Pulver im Respirationstrakt angewendet werden, um eine lokale oder systemische Wirkung zu erzielen. Die Ph. Eur. unterscheidet folgende Zubereitungen zur Inhalation:
- flüssige Zubereitungen zur Inhalation,
- Flüssigkeiten zur Zerstäubung,
- Zubereitungen in Druckgas-Dosierinhalatoren und
- Pulver zur Inhalation.

22.1.1 Zubereitungen zur Inhalation

Flüssige Zubereitungen können heißem Wasser zugesetzt werden und dann als Dampf inhaliert werden. Eine Überführung in Aerosole durch geeignete Zerstäuber ist auch möglich. Anwendung finden hier unter Druck stehende Gase, Ultraschallvibrationen oder andere Methoden. Pulver zur Inhalation werden mit der Hilfe von Pulverinhalatoren verabreicht.

22.2 Aerosole

22.2.1 Allgemeines

Sind die zu applizierenden Arzneiformen nicht gasförmig und lassen sich auch nicht einfach durch Verdampfen einatmen, so sind sie als Aerosol (auch Synonym für Spray) zu verabreichen. Unter einem Aerosol ist ein kolloidales System aus Luft und darin verteilten kleinen festen oder flüssigen Teilchen zu verstehen. Sind die dispergierten Teilchen fest, so handelt es sich um Staubaerosole (Rauch enthält feste und gasförmige Komponenten), sind sie flüssig, so hat man Nebelaerosole (Dampf enthält flüssige und gasförmige Komponenten).

Sie werden mit Hilfe von Zerstäubern auf die Schleimhäute der Nase, des Mundes, des Rachens und der Luftröhre aufgebracht oder eingeatmet. Hauptanwendungsgebiet sind allergische, chronisch obstruktive oder entzündliche Atemwegserkrankungen (allergischer Schnupfen, Asthma bronchiale, chronische Bronchitis, Mukoviszidose).

Entscheidend für das Erreichen des Zielgewebes in der Lunge und damit den therapeutischen Erfolg sind zwei Parameter: die Teilchengröße und die Geschwindigkeit, mit der die Tröpfchen bzw. Partikel in den sich verästelnden Bronchialraum eingebracht werden. Sind die Teilchen zu groß, lagern sich diese in den oberen Luftwegen ab. Zu kleine Teilchen werden dagegen nicht in der Lunge zurückgehalten, sondern wieder ausgeatmet. Ist die Geschwindigkeit der Teilchen zu groß, werden sie zum größten Teil in Rachen, Larynx und Trachea aufprallen. Wird eine minimale Einatmungsgeschwindigkeit nicht erreicht, kann oft das Inhalationsgerät nicht aktiviert werden.

Folgende Ablagerungsmechanismen werden unterschieden (s. Abb. 22.1):

Impaktion (Prallabscheidung)

Abscheidung der großen und schnellen Partikel, die den Richtungsänderungen des Luftstromes nicht folgen, sondern sich auf Grund ihrer Trägheit und der einwirkenden Zentrifugalkräfte gradlinig fortbewegen. Dadurch kommt es zu einer Abscheidung an Gabelungen oder Verengungen. Partikel über 10 µm werden überwiegend im Mund- und Rachenraum, im Kehlkopf oder in den oberen Bronchialästen durch Impaktion abgelagert.

Bei Sprays für den Nasen-, Mund- oder Rachenraum sollte die Teilchengröße deshalb > 30 µm sein, um zu verhindern, daß Arzneistoffe in die Lunge gelangen. Andere Verhältnisse liegen vor, wenn die Arzneistoffe die feinsten Verästelungen der Lunge durch Einatmen erreichen sollen. Der optimale Teilchenbereich liegt zwischen 0,5–5 µm.

Sedimentation

Partikel im Größenbereich von 1–5 µm werden, beeinflußt durch die Gravitationskraft, hauptsächlich durch Sedimentation abgeschieden. Dies findet in den peripheren Lungenbereichen, den Bronchiolen, Alveolargängen und Alveolen statt und ist somit der erwünschte Mechanismus für die Aerosoldeposition.

Diffusion

Aerosolpartikel unter 0,5 µm werden durch die Stöße der Gasmoleküle bewegt (Brown-Molekularbewegung). Bewegen sich die Teilchen als Kollektiv, so wird dies als Diffusion bezeichnet. Je kleiner die Teilchen sind, desto effektiver ist die Abscheidung durch Diffusion. Da pharmazeutische Aerosole eine monodisperse Größenverteilung nur sehr selten erreichen, finden meist alle Mechanismen nebeneinander statt, und deshalb wird nur ein Teil des Aerosols an den tatsächlich gewünschten Ort innerhalb des Respirationstraktes gelangen.

Neben dem wichtigsten Einflußfaktor, der Teilchengröße, sind für die erfolgreiche Deposition Partikelgeschwindigkeit, Inhalationstechnik, Verweildauer der Partikel im Respirationstrakt und die Geometrie der Atemwege entscheidend. So können durch langsamere Inhalation größere Teilchen in tiefere Regionen vordringen und durch Anhalten der Luft nach dem Einatmen die Abscheidung durch Sedimentation und Diffusion begünstigt werden.

Aus diesen Faktoren leiten sich Anforderungen an das Aerosolapplikationssystem ab:
- möglichst großer Anteil an Partikeln unter 5 µm,
- konstante Dosierung,
- hohe Dosiergenauigkeit,
- keine Beeinflussung des Partikelspektrums durch Luftfeuchtigkeit, Temperatur, Lagerung und Inhalationstechnik,
- einfach und sicher bedienbar, transportabel, umweltfreundlich, preiswert.

Man unterscheidet folgende Verfahren zur Aerosolerzeugung:
- treibgashaltige Dosieraerosole,
- Vernebelung von in Wasser gelösten Arzneistoffen und
- Trockenzerstäubung von pulverförmigen Arzneistoffen.

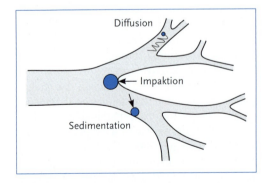

Abb. 22.1: Depositionsmechanismen

Die Zerteilung des Arzneistoffs zum Aerosol erfolgt durch Dispersion beim Versprühen von Flüssigkeiten oder durch Zerstäuben von Feststoffen (Aufwirbeln von Staubsedimenten, mechanische Bearbeitung fester Stoffe). Andere Verfahren zur Erzeugung von Aerosol durch Kondensation (Abkühlen unter die Dampfsättigung oder chemische Reaktion zwischen gasförmigen Phasen) haben für pharmazeutische Präparate nur untergeordnete Bedeutung.

Treibgashaltige Dosieraerosole = MDI (= „metered dose inhaler"). Der Wirkstoff befindet sich vorwiegend suspendiert, aber auch gelöst in Treibgas, in einer Überdruckdose, aus der beim Öffnen eines Ventils Substanz als Aerosol entweicht.

Verneblung von in Wasser gelösten oder suspendierten Arzneistoffen. Düsen- und Ultraschallvernebler werden eingesetzt, um aus Arzneistofflösung oder -suspension Flüssigkeitströpfchen freizusetzen, die inhaliert werden können.

Trockenzerstäubung von pulverförmigen Arzneistoffen = DPI (= „dry powder inhaler"). Hierbei werden pulverförmige Arzneistoffe durch die Inhalation freigesetzt und dispergiert. Seit neuestem befindet sich auch ein Trockeninhalator (Maghaler®) auf dem Markt, der das Pulver in situ durch Aktuierung einer Klinge erzeugt, die eine genau dosierte Menge in einer bestimmten Teilchengröße von der Oberfläche einer isobarisch verpreßten Tablette abreibt.

22.2.2
Aerosolpackung, treibgashaltige Dosieraerosole

Durch Entwicklung geeigneter Treibmittel, Behältnisse und Dosiereinrichtungen ist es gelungen, feine Verneblungen und Zerstäubungen von Flüssigkeiten, Emulsionen und Suspensionen zu erzielen. Die Dosieraerosole erfüllen die Anforderungen konstanter Dosierung, hoher Dosiergenauigkeit, keinerlei Beeinflussung des Partikelspektrums durch äußere Einflüsse und Inhalationstechnik in vollstem Maße. Dennoch wird auf diesem Gebiet weiter intensiv gearbeitet, da die bisher verwendeten Treibgase ökologisch bedenklich sind, indem sie zum Ozonabbau und Treibhauseffekt beitragen.

In den Aerosolpackungen liegt der Arzneistoff mit einer Flüssigkeit, die einen Siedepunkt unterhalb der Zimmertemperatur aufweist, und dem Treibgas in einem druckdichten Behältnis vor. In der Packung herrscht ein Überdruck. Durch Öffnen des Ventils wird der Arzneistoff in Form einer Lösung oder feinst verteilten Suspension herausgepreßt. Dabei verdampft das Lösungsmittel explosionsartig, und der Arzneistoff wird dispergiert. Die Aerosolwolke verläßt das Ventil mit einer sehr hohen Anfangsgeschwindigkeit (30–50 m/s) und besteht aus Treibmitteltröpfchen und Arzneistoffpartikeln, die von Treibmittel umgeben sind. Diese Primärpartikel haben einen großen Durchmesser (30–50 μm), der durch die Verdampfung des Treibgases rasch abnimmt. Bedingt durch Verdunstungskälte und Volumenexpansion des Treibmittels kühlt die Aerosolwolke stark ab.

Bei diesen treibgasgetriebenen Dosieraerosolen treten zwei Probleme auf, die bei vielen Patienten, aber vor allem in der geriatrischen und pädiatrischen Patientenpopulation, für einen therapeutischen Mißerfolg verantwortlich sind:
1. Durch die Größe der Partikel wird ein großer Anteil im Mund-Rachenraum abgeschieden. Dies kann zu Nebenwirkungen führen. Insbesondere bei Glucocorticoiden ist die Gefahr eines Mundsoors beträchtlich.
2. Die hohe Geschwindigkeit des Aerosols erfordert die Synchronisation von Auslösung des Sprühstoßes und Inhalation durch den Patienten. Der Patient ist hier oft überfordert, was wiederum zur Abscheidung des Materials im Mund-Rachenraum führt. Der Kältereiz kann zudem einen Reflexhustenreiz oder bei Asthmapatienten einen weiteren Asthmaanfall auslösen. Der Anwendung der Dosieraerosole muß deshalb ein Beratungsgespräch vorausgehen, denn 70% der Patienten begehen Anwendungsfehler und beeinträchtigen so den Therapieerfolg.

Das Dosieraerosol wird zur Suspensionshomogenisierung vor der Anwendung geschüttelt. Der Patient atmet vollständig aus, umschließt das Mundstück mit den Lippen und atmet langsam und tief ein. Dabei löst er den Sprühstoß aus und atmet weiter tief ein. Anschließend hält er die Luft möglichst 10 s an, um die Verweildauer der Partikel im Respirationstrakt zu erhöhen. Danach kann er normal ausatmen. Sprühkopf und Auslaßöffnung müssen regelmäßig mit warmem Wasser gereinigt werden. Zur Inhalation von glucocorticoidhaltigen Aerosolen muß ein Spacer (s. 22.2.2.3) verwendet und anschließend der Mund ausgespült werden.

Anwendungsbeispiele

In Aerosolform applizierte Arzneistoffe werden im allgemeinen wegen der großen Gesamtoberfläche sowohl über die Lunge als auch über die Haut außerordentlich schnell resorbiert. Sprays in Druckdosen haben darüber hinaus vielfache Anwendungsmöglichkeiten, insbesondere in der Kosmetik, im Haushalt und auf vielen technischen Gebieten, gefunden.

Inhalationsaerosole werden überwiegend zur topischen Behandlung von Bronchialerkrankungen eingesetzt. Sie besitzen eine lokale Wirkung auf die Schleimhäute der Luftwege oder auf die Entspannung der Bronchialmuskeln (antiasthmatische Aerosole). Hierbei werden zur Akuttherapie der Bronchialobstruktion β_2-Mimetika oder Anticholinergika eingesetzt. Die antiinflammatorische Therapie bei Asthma bronchiale wird durch inhalierbare Steroide, wie Beclometason und Budenosid, erreicht.

Eine systemische Wirkung kann mittels Inhalation ebenfalls erzielt werden, erleichtert doch die große innere Oberfläche die Resorption. Pulmonale Resorption wird bei Arzneistoffen ausgenutzt, die im Gastrointestinaltrakt der Zerstörung unterliegen oder dort nur schlecht resorbiert werden. Diese bisher selten durchgeführte Therapie könnte in Zukunft durch die Verarbeitung von Peptiden an Bedeutung gewinnen. Mit Arzneistoffen, wie Ergotamintartrat, Insulin oder Octylnitrit, wird bereits eine systemische Wirkung nach Inhalation erreicht.

Aerosole zur kutanen Anwendung – hierzu zählen *Verbandmittel* (spray bandages), die die erkrankte Haut durch Ausbildung von elastischen Membranen vor äußeren Einwirkungen schützen. Die Membranen müssen sich innerhalb von maximal 30s ausbilden und wasserdampfdurchlässig sein, um eine normale Regeneration unter dem Verband zu sichern. Sie können mit Wasser abwaschbar (Polyvinylpyrrolidon, Cellulosederivate) oder nichtabwaschbar (Acrylharze) sein und gegebenenfalls Arzneistoffe, wie Antibiotika oder Antiseptika, enthalten. Besonders bei Wunden, die mit traditioneller Verbandtechnik schwer abzudecken sind (Wunden im Hals-, Gesichts-, Kopf-, Achselhöhlen- und Analbereich), eignen sich Aerosolverbände. Spezielle chirurgische Präparate enthalten Ester der 2-Cyanacrylsäure, die bei Anwesenheit von Feuchtigkeitsspuren in kürzester Zeit polymerisieren und blutungsstillende Filme erzeugen, die zu einem Verkleben von Wundrändern führen.

Die eigentlichen *dermatologischen Aerosole* umfassen antiseptische, antimykotische, antiphlogistische, antipruriginöse, antiallergische und zur Behandlung von Verbrennungen dienende Präparate. Mit ihrer Hilfe lassen sich Lösungen, Suspensionen, Schäume, Salben und Puder auf die Haut aufbringen. Eine besondere Gruppe von Aerosolen ist zur Anwendung in Körperhöhlen bestimmt, z. B. zur Behandlung der Mundhöhle und des Rachens (Infektionen), des Rektums (Juckreiz, Hämorrhoiden) und zur intravaginalen Anwendungen (Kontrazeptiva).

Schließlich werden Aerosole zur Oberflächenanästhesie, zu diagnostischen Zwecken sowie zur Desinfektion der Luft, des Operationsfeldes und des chirurgischen Instrumentariums eingesetzt.

22.2.2.1
Behältnisse

Als Behältnismaterialien finden unterschiedliche Werkstoffe Verwendung, die Vor- und Nachteile aufweisen.

Verzinntes Blech (Weißblech) zählt wohl zu

dem am häufigsten gebrauchten Material. Es ist haltbar und von relativ geringem Gewicht. Wegen einer zu befürchtenden Korrosion (Angriff durch saure und alkalische Agenzien, gegebenenfalls kann Chlorwasserstoff aus dem Treibmittel abgespalten werden) durch das Treibmittel ist eine Innenschutzlackierung erforderlich (eingebrannte Epoxidharze). Ein ausreichender Schutz soll auch durch Zusatz von Gelatine und anderen hochmolekularen Stoffen zu erhalten sein.

Schwarzblech ist zwar billiger, doch muß wegen des von außen angreifenden Rostes und einer Korrosionsmöglichkeit im Innern eine beiderseitige Schutzlackierung der Behälter durchgeführt werden.

Aluminium hat als Dosenmaterial eine weite Verbreitung gefunden, allerdings unterliegt es in noch stärkerem Maße einer Korrosion. Die Dosen werden daher lackiert oder eloxiert (Aufziehen einer Aluminiumoxidschicht auf elektrolytischem Wege).

Glas schätzt man wegen seiner weitgehenden Indifferenz. Die Wanddicke ist allerdings entsprechend stark zu wählen, um den Überdruck im Behälter zu kompensieren. Im übrigen ist eine Plastikumhüllung als Schutz gegen die bei einer Explosion auftretenden Splitter unerläßlich.

Kunststoffe haben sich als Behältnismaterial bisher nicht durchsetzen können. Voraussetzung ist, daß sowohl Druckbeständigkeit, Undurchlässigkeit gegenüber Gasen und Flüssigkeiten als auch Temperaturstabilität gewährleistet sind.

Man unterscheidet ein-, zwei- und dreiteilige Dosen. Bei dreiteiligen Dosen wird das Blech zylindrisch zusammengerollt und überlappend zusammengeschweißt oder gelötet. Der nach innen gewölbte Boden und der Deckel (Dom) werden angerollt. Bei zweiteiligen Dosen wird das Blech tiefgezogen und der Boden doppelt aufrollt. Einteilige Dosen (Aluminium) werden aus einem Block fließgepreßt (Monoblock). Hierdurch entfallen Nahtstellen. Die Volumina der Behältnisse betragen 10–600 ml.

22.2.2.2
Ventilsysteme

Das Ventilsystem besteht aus dem auf einem Ventilteller aufsitzenden Ventilgehäuse mit mechanischer Vorrichtung, dem Steigrohr, das in die Sprayflüssigkeit hineinragt, und dem aufgesetzten Sprühkopf (Abb. 22.2). An das Ventilsystem werden besondere Anforderungen gestellt. Dichtigkeit und exakte Arbeitsweise sind für die Aerosolpackung entscheidend. Das Material und die erforderlichen Dichtungen müssen indifferent gegenüber dem Doseninhalt sein. Man bevorzugt Kunststoffe (Nylon®, Niederdruckpolyethylen), für die in vielen Systemen vorhandene Feder rostfreien Stahl. Durch Betätigung des Ventils mittels Fingerdruck wird ein Kanal freigegeben, so

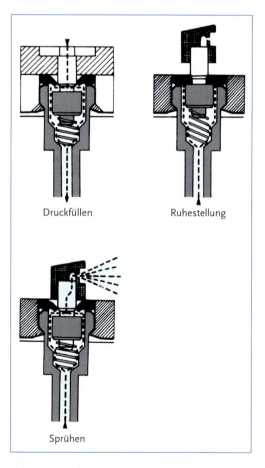

Abb. 22.2: Ventilsystem

daß das Treibmittel die Wirkstofflösung durch das Steigrohr in den Sprühkopf drückt und die Zerstäubung erfolgt. Entscheidend ist aber, daß sich nach Betätigung des Ventils dieses wieder unverzüglich automatisch schließt. Der Feinheitsgrad des Sprühguts wird im wesentlichen durch den Durchmesser der Ventilöffnung, durch den Druck und durch den Bau des Sprühkopfs festgelegt.

Bei der Applikation von Arzneistoffen soll oftmals eine bestimmte Dosierung gewährleistet sein. Hierzu sind Spezialventile erforderlich, die eine Dosierkammer besitzen. Diese steht mit dem Doseninhalt in Verbindung und enthält ein bestimmtes Volumen Flüssigkeit. Bei Betätigung des Ventils wird die Verbindung geschlossen und gleichzeitig die Dosierkammer nach außen geöffnet, so daß eine exakte Menge Arzneistoff versprüht wird. Eine Kunststoffkappe schützt das Ventil vor Beschädigung und verhindert ein unbeabsichtigtes Versprühen.

22.2.2.3
Hilfsmittel zur Verbesserung der Anwendung

Durch die nicht ganz unproblematische Handhabung der klassischen treibgashaltigen Dosieraerosole wurden einige Hilfsmittel entwickelt.

Verlängerungsstücke und Spacer sind röhrenartige Hohlkörper mit einem Volumen zwischen 50 und 900 ml, die auf das Mundstück aufgesteckt werden und so den Abstand zum Mund vergrößern. Zusätzlich kann sich ein Rückschlagventil an dem Mundstück des Spacers befinden. Innerhalb des Spacers sinkt die Geschwindigkeit des Aerosols, sowohl die Impaktionsrate im Mund-Rachenraum wie auch der Kältereiz werden vermindert und die Koordination von Auslösung des Sprühstoßes und Inhalation ist nicht so kritisch. Nachteilig sind die physikalische Größe dieser Hilfsmittel sowie die mögliche elektrostatische Wirkstoffdeposition am Spacer.

Atemzugsausgelöste Dosierventile setzen das Aerosol erst frei, wenn der inspiratorische Luftstrom durch den entstehenden Unterdruck einen Sperrmechanismus löst (Autohaler®).

Vor der Inhalation wird durch einen Hebel Wirkstoff vordosiert und erst durch das Einatmen aus dem Behältnis freigesetzt. Damit entfällt die sonst notwendige Synchronisation der Inhalation mit dem Auslösen des Sprühstoßes.

Ein computergesteuertes Hilfsgerät (Smart-Mist®, Aradigm Corp.), in das konventionelle MDI eingesetzt werden können, erlaubt die Freisetzung einer Dosis nur, wenn die notwendige Atmungsfrequenz erreicht ist. Das Gerät speichert die Anzahl der ausgelösten Dosen und die Dosierungsfrequenz und kann auch so programmiert werden, daß Dosen (z. B. im Falle von Narkotika) nur in Minimalintervallen abgegeben werden. Compliance und Auswertung klinischer Daten werden dadurch signifikant verbessert.

22.2.2.4
Treibmittel

22.2.2.4.1
Allgemeines

Voraussetzung für die Verwendung von Treibmitteln ist ihre physiologische Unbedenklichkeit bei beabsichtigter oder auch unbeabsichtigter Inhalation. Sie müssen gute Hautverträglichkeit aufweisen. Auch dürfen beim Erhitzen keine toxischen Produkte entstehen. Ein Kriterium für die Verträglichkeit ist die maximale Arbeitsplatzkonzentration (MAK). Der *MAK-Wert* gibt an, wieviel ppm (Volumenanteile auf 1 Million Volumenteile oder cm/m^3) der Mischung während eines 8-Stunden-Tages und einer 5-Tage-Woche ohne Gesundheitsschäden auf Haut oder Schleimhaut bzw. beim Einatmen vertragen werden. Treibmittel müssen bei Raumtemperatur einen hohen Dampfdruck besitzen und dürfen keine Wechselwirkungen mit den Arzneistoffen und den Behälter- und Ventilmaterialien eingehen. Sie sollen weder brennbar noch explosiv sein. Die Treibmittel sollten eine gewisse Löslichkeit im Arzneilösungsmedium besitzen, um eine Aufrechterhaltung des Binnendrucks und eine gute Versprühbarkeit zu gewährleisten. Treibmittel werden eingeteilt in komprimierte und verflüssigte Gase.

22.2.2.4.2
Komprimierte Gase

Es finden vor allem Stickstoff, Kohlendioxid und Distickstoffoxid Verwendung.

Stickstoff. Indifferenz, Geschmacklosigkeit, geringer Preis und leichte Füllbarkeit der Behältnisse werden als Vorteile geschätzt. Nachteilig wirkt sich aus, daß sich das Gas in den Lösungsmitteln praktisch nicht löst, eine feine Verneblung kaum erreichbar ist und während des Sprühvorgangs die Dose nicht waagerecht gehalten werden darf (sofortiges Entweichen des Stickstoffs). Stickstoff wird für Salben- und Pasten-Druckgaspackungen verwendet.

Kohlendioxid. Auch Kohlendioxid ist indifferent, geschmacklos und preisgünstig. Von Vorteil ist weiterhin seine Löslichkeit in den verschiedensten Lösungsmitteln. Hierdurch findet kein starker Druckabfall bei der Benutzung der Dose statt. Der Spüheffekt ist günstiger als bei Stickstoff. Wegen der relativ geringen Lösungsgeschwindigkeit ist der Füllvorgang aufwendiger.

22.2.2.4.3
Verflüssigte Gase

Hierunter sind Flüssigkeiten mit sehr tiefem Siedepunkt zu verstehen, die bei Zimmertemperatur gasförmig, im Aerosolbehältnis infolge der vorliegenden Druckverhältnisse teilweise verflüssigt sind. Es besteht zwischen Flüssigkeit und Gas, die nebeneinander in der Dose vorliegen, ein Gleichgewicht. Entweicht durch einen Sprühstoß Gas, so wird dieses durch Phasenübergang von flüssig zu gasförmig wieder ergänzt. Die Anwendung solcher Verbindungen (niedere Kohlenwasserstoffe, chlorierte Kohlenwasserstoffe und fluorierte Chlorkohlenwasserstoffe) garantiert auf diese Weise einen konstanten Doseninnendruck bis zur Leerung.

Niederkettige Kohlenwasserstoffe. n-Propan (Sdp. −42 °C, Druck bei Raumtemperatur etwa 0,8 MPa, 8 bar) und n-Butan (Sdp. 0,5 °C, Druck bei Raumtemperatur etwa 0,25 MPa, 2,5 bar) sind physiologisch indifferent und billig. Von Nachteil sind die Brennbarkeit und die Explosionsgefahr. Auch Vinylchlorid (Sdp. −13,9 °C, Druck bei Raumtemperatur etwa 0,25 MPa, 2,5 bar) ergibt mit Luft explosive Gemische. Diese Kohlenwasserstoffe bewähren sich jedoch in Mischung mit fluorierten Kohlenwasserstoffen, zumal sie in dieser Kombination die genannten Nachteile nicht mehr aufweisen.

Fluorierte Chlorkohlenwasserstoffe (FCKW). Unbrennbarkeit und Mischbarkeit mit aliphatischen und aromatischen Kohlenwasserstoffen und den meisten organischen Lösungsmitteln sind die Vorzüge fluorierter Chlorkohlenwasserstoffe, die heute die dominierende Rolle als Treibstoffe spielen. Sie sind physiologisch indifferent und weisen nur sehr niedrige Toxizität auf. Mit steigendem Fluorgehalt und abnehmendem Gehalt an Wasserstoff sinkt das Lösungsvermögen. Der große Nachteil von Fluorchlorkohlenwasserstoffen ist ihre Umweltschädlichkeit. Sie gelangen durch Diffusion bis in die Stratosphäre, wobei durch Sonneneinstrahlung radikalische Zerfallsprodukte entstehen. Diese zerstören allmählich die Ozonschicht, die die Erde umgibt und sie vor intensiver UV-Einstrahlung schützt. Zudem leisten sie einen hohen Beitrag zum Treibhauseffekt. Den sich hieraus ableitenden potentiellen Gefahren für die Menschheit und den Möglichkeiten ihrer Verhinderung gelten derzeitige Forschungen. Das 1. Montrealer Protokoll von 1987 sieht vor, die FCKW-Produktion bis zum Jahr 1999 um die Hälfte zu vermindern. Die EU-Staaten einigten sich auf eine Ausstiegsfrist bis zum 31.12. 1995. Dieses Ziel ist bis heute nicht erreicht. Da die benötigten Mengen an FCKW für medizinische Aerosol-Präparate (im Gegensatz zur technischen Anwendung) denkbar gering sind und ein Verzicht ohne therapeutische Nachteile gegenwärtig nicht gegeben ist, werden Ausnahmegenehmigungen erteilt, die einen begrenzten Einsatz im pharmazeutisch-medizinischen Bereich über das genannte Datum hinaus zulassen.

Dimethylether. Aus den oben genannten Gründen gewinnen die oben angeführten niederkettigen Kohlenwasserstoffe trotz ihrer Brennbarkeit wieder an Bedeutung. Als bereits erprobter möglicher Ersatzstoff gilt weiterhin der umweltfreundlichere, da schnell abbaubare, mit Wasser partiell mischbare Dimethylether, der allerdings gleichfalls in reiner Form brennbar ist. Die Brennbarkeit läßt sich jedoch durch zugeführte Wasseranteile verringern.

Fluorkohlenwasserstoffe oder Hydrofluoralkane (HFA). Diese werden als Alternative zu FCKW eingesetzt. Durch die Substitution des Chlors tragen sie nicht zum Abbau der Ozonschicht bei, leisten wohl aber einen Beitrag zum Treibhauseffekt. Ihre physikochemischen Eigenschaften unterscheiden sich von denen der FCKW, so daß die Umstellung der Produktion nicht ohne Probleme erfolgen kann. Es gibt bereits mehrere Dosieraerosole auf dem Arzneimittelmarkt, die mit HFA befüllt sind (Epaq®, Sultanol® N, Atemur® N 250, Flutide® N 250, Broncho Spray Novo®; alle mit HFA 134a, F_3C-CFH_2 befüllt).

22.2.3
Phasenaerosole

22.2.3.1
Zweiphasenaerosol

Ist das Treibmittel mit der Wirkstofflösung mischbar, liegt ein Zweiphasenaerosol vor (Abb. 22.3a). Entscheidend für den Feinheitsgrad der Zerstäubung ist das Mengenverhältnis Treibmittel zu Wirkstofflösung, die Dampfspannung des Gemisches und die Löslichkeit des Treibmittels in der Wirkstoffmischung. Der als Gasphase vorliegende Anteil des Treibmittels preßt bei Zweiphasenaerosolen die flüssige Treibgasphase, in der der Wirkstoff gelöst vorliegt, durch das Ventil. Durch eine schnelle Verdampfung erfolgt eine mehrhundertfache Volumenvergrößerung und feinste Zerstäubung. Der Wirkstoffanteil beträgt etwa 5–15 %. Zur Herstellung von Lösungen sind wegen der Mischbarkeit nur organische Lösungsmittel anwendbar, insbesondere bewähren sich Ethanol bzw. Ethanol-Wasser-Mischungen. Bei Suspensionen werden Teilchen von 2–5 µm Durchmesser eingesetzt. Im übrigen

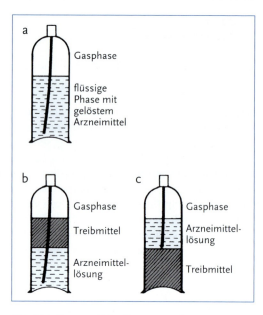

Abb. 22.3: Zwei- und Dreiphasenaerosol

sind alle Kriterien dieser Arzneiform zu beachten (Sedimentation, Aufrahmen, Teilchenvergrößerung). Ein Zusatz von Stabilisierungsmittel kann erforderlich sein (Lecithin als Emulgator).

22.2.3.2
Dreiphasenaerosol

Ist die Wirkstofflösung in dem Treibmittel nicht oder nur in geringem Ausmaß löslich, liegt ein Dreiphasenaerosol vor (Gasphase, Wirkstofflösung, flüssiges Treibmittel). Ist die Dichte des verflüssigten Treibmittels größer als die der Wirkstofflösung (z.B. fluorierte Chlorkohlenwasserstoffe), so bildet der flüssige Anteil des Treibmittels die unterste Phase (Abb. 22.3b). In diesem Falle darf das Steigrohr nicht bis zum Boden der Sprühdose geführt sein. Leichtere Kohlenwasserstoffe befinden sich oberhalb der Wirkstofflösung (Abb. 22.3c). Im letzteren Fall ist eine sehr feine Aerosolisierung nicht gegeben. Da bei Dreiphasensystemen das Treibgas nur zur Druckwirkung dient und im Moment des Ausstoßens aus dem Behälter ohne Einfluß auf die Versprühung ist, werden spezielle Sprühköpfe mit mechanischer Durchwirbelung angewandt.

22.2.3.3
Puderaerosole

Sie enthalten häufig Antibiotika oder Antimykotika und haben weite Anwendung als Körper- und Fußspray gefunden. Ihre Formulierung bereitet in mehrfacher Hinsicht Schwierigkeiten.

Die Feststoffe einschließlich der notwendigen Hilfsstoffe (als Pudergrundlagen dienen modifizierte Stärken, Talkum, Kaolin) müssen auf eine Teilchengröße von <30–40 µm gebracht werden und in einer Flüssigkeit, die mit dem Treibmittel mischbar ist, homogen verteilt sein. Die Feststoffkonzentration beträgt im allgemeinen 10–15%, um Ventilverstopfungen zu vermeiden. Der Treibstoffanteil ist demnach bei Puderaerosolen sehr hoch (etwa 90%). Allerdings läßt sich durch weitere Teilchenreduzierung (Teilchengröße <10 µm) der Feststoffgehalt steigern.

Bei hoher Feststoffkonzentration werden häufig mit dem Füllgut Glas- oder Metallkugeln zur Verbesserung der Aufschüttelbarkeit beigefügt.

22.2.3.4
Schaumaerosole

Schaumaerosole bestehen im allgemeinen aus einer O/W-Emulsion. Die dispergierte Phase wird von einem flüssigen Treibmittel, das in einer Lipoidkomponente (pflanzliches Öl oder flüssiges Paraffin) gelöst vorliegt, gebildet. Als Emulgatoren dienen anionische oder nichtionogene Tenside. Isopropylmyristat und -palmitat verbessern die Spreitbarkeit. Die Emulsion wird beim Entweichen aus einem speziellen Schaumventil, das wegen der Anwesenheit von Wasser im Füllgut einen besonders korrosionsbeständigen Ventilträger besitzen muß, durch die Expansion des in der inneren Phase gelösten Treibgases aufgebläht. In Abhängigkeit von der Zusammensetzung ergeben sich stabile oder auch instabile wäßrige Schäume.

Mit Hilfe der Treibgaskonzentration, die in Schaumaerosolen in der Regel wesentlich niedriger liegt als bei anderen Aerosolpräparaten (3–12%), und durch die Wahl des Emulgators lassen sich alle gewünschten Schaumeigenschaften erzielen (da keine Versprühung von Lösung in feinste Partikel erfolgt, ist die allgemein übliche Bezeichnung Schaumaerosol nicht korrekt).

22.2.4
Füllen und Verschließen der Behältnisse

Komprimierte Gase müssen unter Druck eingefüllt werden. Bei verflüssigten Gasen bedient man sich zweier Verfahren. Bei der *Kaltfüllung* wird das unterkühlte Treibmittel und Sprühgut als Flüssigkeit eingeführt, anschließend erfolgt das Verschließen der Dose. Zur *Druckfüllung* wird zunächst der zu versprühende Wirkstoff eingefüllt, die Luft entfernt und der Behälter mit dem Ventil verschlossen. Die Druckgaspackung ist jetzt fertig zusammengesetzt. Das unter Druck stehende flüssige Treibmittel wird dann durch das Ventil eingepreßt. Schließlich kann nach einem weiteren Verfahren (*Under-the-cup-Füllung*) das Behältnis mit Wirkstofflösung gefüllt und nach Anhebung des Ventils und Luftevakuierung das unterkühlte Treibmittel unter Druck zugegeben werden. Durch Aufsetzen des Ventils erfolgt der Verschluß.

22.2.5
Zweikammer-Druckgaspackungen

Der Innenraum der Zweikammer-Druckgaspackungen wird durch einen flexiblen Kunststoffbeutel (Hochdruckpolyethylen) in zwei Kammern getrennt. Der Beutel wird mit dem Füllgut beschickt, das Einpressen des komprimierten Gases (Stickstoff oder Luft) erfolgt über das Bodenloch, das mit einem verformbaren Gummistopfen zu verschließen ist.

Beim Öffnen des Ventils übt das Treibgas auf den Beutel einen Druck aus, der das Füllgut aus der Packung preßt. In Abhängigkeit von Ventil und Sprühkopfsystem kann es zur Ausbildung eines Sprühnebels, eines Flüssigkeitsstrahls oder eines Salbenstrangs kommen. Da sich während der Entleerung der Dose das Volumen des Beutels verringert, sinkt der Betriebsdruck ab, so daß nach Leerung des Beutels nur noch ein Restdruck verbleibt.

Derartige Zweikammer-Druckgaspackungen haben den Vorteil, daß zwischen Füllgut,

Behälter und/oder Treibgas keine Inkompatibilitäten zu befürchten sind. Dennoch werden sie die Flüssiggas-Aerosole nicht verdrängen können, denn eine vergleichbare Feinheit der Sprühteilchen und deren Konstanz wird nicht zu erreichen sein. Ein anderer Nachteil ist der Kostenaufwand durch erhöhten Materialeinsatz und komplizierte Abfülltechnologie. Sie eignen sich auch nicht zur Applikation von Pudern oder Schäumen.

22.2.6
Vernebler

Die Verneblung von in Wasser gelösten oder suspendierten Arzneistoffen kann durch Druckluft oder Ultraschall erfolgen. Das resultierende Partikelspektrum ist in seiner Lungengängigkeit den Treibgas- und Pulveraerosolen überlegen. Durch die geringe Wirkstoffkonzentration ist eine Inhalationszeit von 10–20 min notwendig. Diese Inhalationsart eignet sich für schwere Asthmaformen und ist, bedingt durch die einfache Inhalationstechnik, auch für Kinder und Patienten mit Problemen bei der Atemzugskoordination geeignet. Es gibt sowohl stationär einsetzbare Geräte, als auch Kleinapparate für unterwegs. Diese sind natürlich immer noch größer als MDI's und DPI's. Unbedingt notwendig ist Hygiene im Umgang mit den Geräten, sonst ist das Infektionsrisiko sehr groß. Mundstück und Verneblerkopf müssen gereinigt und sterilisiert werden. Die einsetzbaren Arzneiformen beschränken sich auf mikrobiologisch einwandfreie, wäßrige, isotonische und pH-neutrale Lösungen oder Suspension.

Düsenvernebler. Seit längerer Zeit finden zur Zerteilung von Lösungen einfache Geräte Verwendung, bei denen ein kräftiger Luftstrom über die Öffnung eines Kapillarröhrchens geleitet wird, durch das die Lösung gesaugt wird (Prinzip Parfümzerstäuber). Bei Handzerstäubern aus Glas (Nebulisator) wird der Luftstrom durch Zusammendrücken eines Gummiballs oder durch Pumpen (Pumpzerstäuber) erzeugt. Neuere stationäre Geräte zur Aerosoltherapie sind mit Druckluft arbeitende Vernebler, die einen Anteil von über 50 % im optimalen Größenbereich (1–5 µm) erzeugen können. Druckluft wird über eine Düse beschleunigt und reißt Arzneistofflösung durch Kapillaren mit (Bernoulli-Effekt), die dabei dispergiert wird. Eine hinter der Düse befindliche Prallplatte dient zusätzlich der Zerkleinerung. Besondere Sperrvorrichtungen sorgen dafür, daß nur die kleinsten Partikel entweichen, während die größeren in das Reservoir zurückfließen und erneut vernebelt werden können. Während der Inhalation kommt es zur starken Verdunstung, was, bedingt durch die Verdunstungskälte, zu einem kühlen Aerosol und einer Aufkonzentrierung der Wirkstofflösung führt.

Ultraschallvernebler. Ein Piezokristall wird durch hochfrequente Wechselspannung zu Schwingungen angeregt, die über ein Übertragermedium auf die Wirkstofflösung übertragen werden und aus ihr feinste Flüssigkeitströpfchen freisetzen, aber auch die Flüssigkeit dabei erwärmen. Ein tragbares Gerät mit einer Sprühzeit von nur 1,2 sec kommt demnächst auf den Markt. Diese Methode ist aber nicht für Suspensionen geeignet.

22.2.7
Pulverinhalatoren

22.2.7.1
Allgemeines

Pulverinhalatoren setzen das Aerosol durch den Inhalationsvorgang frei, wobei die Energie für die Dispergierung durch den inspiratorischen Fluß gewonnen wird. Diese Art der Aerosolerzeugung stellt besondere Anforderungen an die Pulververarbeitung. Um lungengängige Partikelgrößen zu erzeugen, muß das Pulver mikronisiert werden. Die extreme Zerkleinerung der Teilchen führt dabei zu einer Zunahme der Oberfläche und der Oberflächenenergie der Partikel. Dadurch kommt es zur Bildung von Agglomeraten, die schlecht fließfähig, nicht lungengängig sind und deshalb desagglomeriert werden müssen. Dazu dienen besondere Bauteile der Pulverinhalatoren (Ventilator, Verwirbelungskanäle). Die nötige Energie wird auch hierfür durch den in-

spiratorischen Fluß zugeführt. Es ergeben sich daraus folgende Nachteile des Pulverinhalators:
- der inspiratorische Fluß des Patienten muß ausreichend groß sein, um ein lungengängiges Partikelspektrum zu erzeugen,
- das Pulver verliert durch Feuchtigkeit seine feine Verteilung und muß deshalb davor durch aufwendige Verpackung geschützt werden.

Verbesserungen der Dosierung können durch folgende Schritte erreicht werden:
- *Interaktive Pulvermischungen* enthalten einen inerten, wesentlich gröberen Trägerstoff (Lactose), an den sich der mikronisierte Wirkstoff anlagert. Dadurch werden die Anziehungskräfte der mikronisierten Partikel untereinander durch wesentlich schwächere Bindungen zum Träger ersetzt. Während der Inhalation verbleibt der Träger im Mund-Rachenraum, der Wirkstoff löst sich ab und gelangt in den gewünschten Teil des Respirationstraktes.
- *Kontrollierte Agglomeration* überführt den mikronisierten Wirkstoff in Pellets, die nicht zur Agglomeration neigen und während der Dosierung in die ursprüngliche Größe zerfallen (Turbohaler®, pharma-Stern, Abb. 22.5).

Elektromechanische, d.h. batteriebetriebene Impeller, die via eingeatmete Luft bzw. die Einatmungsgeschwindigkeit aktiviert werden, verbessern die verfügbare Dosis und die Dosiergenauigkeit (Spiros®, Dura).

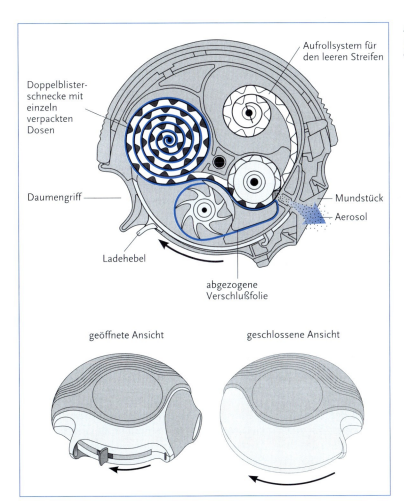

Abb. 22.4: Der Diskus® (Glaxo Wellcome GmbH & Co, Hamburg)

22.2.7.2
Einzeldosissysteme

Diese Pulverinhalatoren enthalten immer nur eine Wirkdosis, die sich in einer Hartgelatinekapsel befindet. Im Bedarfsfall wird die Kapsel angestochen und das Pulver inhaliert. Dabei wird das Pulver innerhalb des Inhalators dispergiert. Geräteabhängig handelt es sich um Propellersysteme (Spinhaler®) oder Verwirbelungskanäle. Je nach Wirkstoffmenge ist ein Träger notwendig. Der Dosisanteil an Pulver, der die Kapsel verläßt und vernebelt werden kann, ist sehr variabel (30–60%) und beeinflußt dementsprechend die Dosiergenauigkeit.

22.2.7.3
Einzeldosierte Mehrdosensysteme

Wiederverwendbare Systeme. Hier kann der Pulverinhalator mit mehreren Einzeldosen gleichzeitig bestückt werden, das Pulver kann in Kapseln (Inhalator M®) oder Blistern (Diskhaler®) abgepackt vorliegen. Kapseln und Blister werden nach Entleerung ersetzt.

Einmalsysteme. Der Pulverinhalator Diskus® (Abb. 22.4) enthält das Pulver in einem Blisterband mit 60 Einzeldosen, das aufgerollt im Inhalator vorliegt. Über einen Transportmechanismus wird das Band transportiert, das obere Blisterband entfernt und je eine Dosis vor den Luftkanal bewegt. Der entleerte Teil des Blisters wird erneut aufgerollt. Die noch enthaltenen Dosen können über ein Zählwerk abgelesen werden. Nach Entleerung des Blisters muß der gesamte Inhalator weggeworfen werden.

22.2.7.4
Mehrdosensysteme

Der Pulverinhalator enthält eine Pulvermenge für 200 Einzeldosen in einem Vorratsbehälter. Dabei kann das Pulver über ein Dosierrad durch Druck auf das Oberteil in den Inhalationskanal dosiert werden (Easyhaler®) oder durch einmaliges Hin- und Herdrehen des Dosierrades am unteren Teil des Inhalators dosiert und in den Verwirbelungskanal transportiert werden (Turbohaler®, Abb. 22.5).

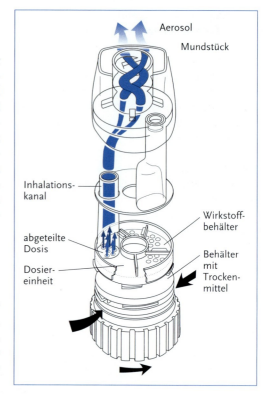

Abb. 22.5: Der Turbohaler® (pharma-stern GmbH, Wedel)

22.2.8
Mikrobiologische Anforderungen

Aerosole müssen eine hohe mikrobielle Reinheit aufweisen. Für Präparate, die in der Chirurgie oder Ophthalmologie Anwendung finden, wie auch für Wund- und Verbrennungsverbände, wird Sterilität gefordert. Die Erzielung der Sterilität ist bei Aerosolen recht kompliziert. Hier können zwei Methoden eingesetzt werden: Die einzelnen Bestandteile, d.h. Behältnis, Ventil, Wirkstoffe, werden einzeln sterilisiert und die Packung unter aseptischen Bedingungen gefüllt. Die Packung kann aber auch unter Beachtung eines hohen Reinheitsgrades gefüllt und danach das Präparat sterilisiert werden (z.B. γ-Strahlen). Bei der Wahl der Methode ist die Art der Dichtungen und der Schutzhüllenmaterialien sowie der Resistenzgrad des Lackes und des Wirkstoffs zu berücksichtigen.

22.2.9
Prüfungen und gesetzliche Bestimmungen

Für Zubereitungen in Druckbehältnissen und zur Inhalation sind umfangreiche Prüfungen vorgeschrieben. Sie erstrecken sich auf die einzelnen Bestandteile, auf den Doseninhalt und auf das fertige Produkt. Besonders hervorgehoben seien die Prüfungen der Behältnisse auf Dichtigkeit und Verunreinigungen durch Fremdpartikel.

Die Behältnisse werden auf Innendruckbelastbarkeit (mindestens 1 MPa, 10 bar), auf Qualität und auf Vollständigkeit der Innenlackierung und der Ventile (Größe der Bohrung, Formbeständigkeit, Funktionstüchtigkeit, Dichtigkeit) untersucht.

Die gefüllten Behälter unterliegen einer Innendruck-, Fall- und Dichtigkeitskontrolle. Mehrere Prüfungen betreffen die Brennbarkeit der fertigen Produkte, Sprühtests sichern Funktionstüchtigkeit, weitere Tests überprüfen das Druckhaltevermögen, die Dosierung und die Feinheit der Zerstäubung. Schließlich sind Prüfungen auf physiologische Verträglichkeit (Hautreizung, Reizung der Nasen-, Rachen- und Augenschleimhäute) erforderlich.

Zur Verhinderung von Brand- und Explosionsschäden durch Spraydosen existieren Sicherheitsbestimmungen für den Transport und die Lagerung. Darüber hinaus sind gegebenenfalls besondere Kennzeichnungen und Hinweise auf den Dosen anzubringen: Behälter steht unter Druck, nicht über 50 °C erwärmen; nicht gewaltsam öffnen oder beschädigen; vor direkter Sonneneinstrahlung schützen; nur in völlig entleertem Zustand wegwerfen; auch leere Behälter nicht ins Feuer werfen (Explosionsgefahr); nicht in die offene Flamme oder auf heiße Flächen sprühen (Bildung toxischer Zersetzungsprodukte).

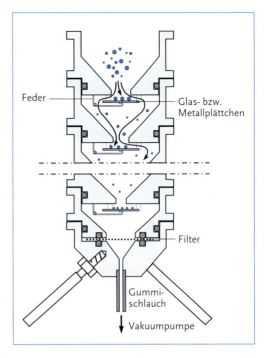

Abb. 22.6: 5-Stufen-Kaskadenimpaktor. Das Aerosol wird unter physiologischer Luftflußrate eingebracht (60 l/min). Größere Teilchen schlagen sich im oberen Bereich nieder, kleinere in den unteren Kaskaden. Die Analyse der Teilchenverteilung geschieht mittels chemischer, photometrischer oder gravimetrischer Methoden

Die Ph. Eur. läßt die Größe der zu inhalierenden Aerosolteilchen (Aerodynamische Beurteilung Ph. Eur. 2.9.18), die Gleichförmigkeit der Dosis und die Anzahl der Sprühstöße je Behältnis prüfen. Neben dem Twin-Impinger (Brit. Pharm.) findet besonders in der Industrie der Kaskadenimpaktor Anwendung (Abb. 22.6), da hier in gewissem Rahmen die Physiologie der Lungenatmungswege simuliert wird.

Arzneiformen

	Seite
Die Arzneiform	71
Feste Arzneiformen	151
Halbfeste Arzneiformen	289
Flüssige Arzneiformen	337
Gasförmige Arzneiformen	421
Durch Drogenextraktion gewonnene Arzneiformen	437
23. Wäßrige Auszüge, Tinkturen, Extrakte	439
Neuzeitliche Arzneiformen und Entwicklungstendenzen	457
Generelle Aspekte der Arzneiformung	475

APPENDICES

Wäßrige Auszüge, Tinkturen, Extrakte

23.1 Allgemeines

Seit Urzeiten dienen pflanzliche und tierische Drogen bzw. hieraus durch Extraktion hergestellte Arzneizubereitungen zur Heilung von Mensch und Tier. Auch wenn die moderne Pharmakotherapie immer mehr chemisch und pharmakologisch eindeutig charakterisierbare Arzneimittel einsetzt, werden Drogen immer noch in großem Umfang verwendet. Neben der Reinigung der Inhaltsstoffe und der anschließenden Verarbeitung als chemisch reine Substanzen werden auch aus den Drogen gewonnene Auszüge, Tinkturen und Extrakte zur Herstellung von Arzneimitteln eingesetzt. Zahlreiche Zubereitungsformen müssen als nicht mehr zeitgemäß betrachtet werden, da Haltbarkeit von Wirkstoffen und Stabilität der Arzneiform nicht sicherzustellen sind. Während die Abgabe von Arzneidrogen für Teezubereitungen in der Praxis eine große Rolle spielt, ist die Anwendung in Form von eingestellten Drogenpulvern (Pulveres titrati) sehr selten. Weiterhin werden Arzneidrogen als Fertigpräparate in Tabletten-, Kapsel- oder Drageeform auf den Markt gebracht. Des weiteren dienen pflanzliche Drogen der Herstellung folgender Arzneiformen: *Aufgüsse, Dekokte, Mazerate, Tinkturen, Extrakte, aromatische Wässer, Arzneispirituosse, Arzneiöle, Arzneiweine, Sirupe, Auszugssalben*. Diese stellen dann entweder anwendbare Zubereitungen dar oder werden als Zwischenprodukt für die Herstellung weiterer Arzneiformen verwendet. Die Herstellung zeitgemäßer Arzneiformen, die Arzneistoffe aus pflanzlichem oder tierischem Material beinhalten, setzt die Einhaltung folgender Forderungen voraus:

- Sicherung der Gewinnung der Wirkstoffe in möglichst unveränderter Form aus hochwertigem und gleichförmigem Ausgangsmaterial, das den Arzneibuchanforderungen entspricht
- Erzielen hoher Ausbeutewerte
- Gewährleisten einer langfristigen Erhaltung des Wirkstoffgehalts (Stabilität der Wirkstoffe während des Herstellungsprozesses und während der Lagerung) durch Wahl geeigneter Herstellungstechnologien und entsprechender Arzneiformen
- Schaffung einer standardisierten Arzneiform

23.2 Die Droge als Ausgangsmaterial für Arzneiformen

Als Ausgangsmaterialien zum Herstellen von pflanzlichen Arzneiformen dienen *Frischpflanzen, getrocknete Pflanzen, Pflanzenteile* sowie *pflanzliche Rohprodukte* (Harze, Milchsäfte). Voraussetzung für das Schaffen vollwertiger Arzneiformen ist eine hohe Qualität der Drogen, die fest in den Monographien der Arzneibücher fixiert ist. Darüber hinaus geben die Arzneibücher Hinweise zum Aufbewahren der einzelnen Drogen. Besondere Lagervorschriften existieren für Drogen, die ätherische Öle enthalten. Sie dürfen nicht in Pulverform vorrätig gehalten werden, im übrigen verhindern Blechverpackungen oder ein Aufbewahren in Perlon®-Beuteln, daß sich Anteile der ätherischen Öle verflüchtigen.

23.3 Vorbehandlung der Droge

Bei der Ernte angebauter oder beim Sammeln wildwachsender Arzneipflanzen wie auch bei deren Trocknen können die Drogen vielfältige Verunreinigungen erfahren, die vor dem Weiterverarbeiten zu beseitigen sind. Noch immer gilt die visuelle Kontrolle und das Handverlesen am laufenden Band als günstigste Methode zum Erkennen und Entfernen von Verfälschungen, Verwechslungen und Beimischungen fremder Bestandteile. Anwesende Metallteile werden durch Metalldetektoren angezeigt und ausgesondert.

Die Drogen enthalten stets mehr oder weniger natürlich vorkommende apathogene und pathogene Mikroorganismen und Schadinsekten (Staubläuse, Käfer, Motten) sowie deren Larven und Eier. Eine Keimreduzierung und eine Entwesung ist somit aus hygienischen, aber auch aus ökonomischen Gründen zur Vermeidung von Verlusten bei der Drogenlagerung angezeigt. Früher wurde Ethylenoxid angewendet, dessen Vorteil darin besteht, daß es eine keimreduzierende und zugleich entwesende Wirkung besitzt. Problematisch ist die Entfernung von Restmengen des Gases sowie die Analytik auf Gasspuren in der Droge. Veränderungen der Drogeninhaltsstoffe durch Reaktion mit Ethylenoxid lassen sich durch geeignete Begasungsbedingungen, die durch Vorversuche zu ermitteln sind, zwar weitgehend verringern, wohl aber kaum völlig ausschließen. Ethylenoxid ist im Gemisch mit Luft explosiv, stark haut- und schleimhautreizend und kanzerogen. *Seine Anwendung zur Begasung von Drogen ist seit 1988 verboten.* Auch weiteren Verfahren, wie dem Einsatz von ionisierenden Strahlen, von Alkoholdämpfen oder der Dampfdrucksterilisation, haftet der Nachteil einer Veränderung der Droge an. Die CO_2-Druckbehandlung (**PEX**-Verfahren, **P**ressure, **Ex**pansion) wird in letzter Zeit empfohlen. Bei einer kurzzeitigen Druckbehandlung (10–30 bar) mit schnellem anschließenden Entspannen werden Käfer und ihre Larven abgetötet. Die Eier der Insekten erfordern einen höheren Druck (20–50 bar) oder eine längere Einwirkzeit. Vorteile dieses Verfahrens sind:

- keine gesundheitsschädlichen Restmengen in der Droge
- keine Veränderungen der Drogeninhaltsstoffe
- kostengünstig
- umweltfreundlich

23.4 Prinzipien zur Ausschaltung der Enzymaktivität (Drogenstabilisierung)

23.4.1 Allgemeines

Während enzymatische Prozesse in der lebenden Pflanze notwendig sind, da sie zu wertvollen therapeutisch genutzten Pflanzeninhaltsstoffen führen, haben sie während der Trocknung und Lagerung der Drogen im wesentlichen wertmindernden Charakter. Das gilt besonders für solche enzymatische Reaktionen, die zur partiellen oder gänzlichen Inaktivierung pharmakologisch aktiver Verbindungen führen. Alle Maßnahmen, die auf eine Verhinderung, zumindest aber auf eine Verminderung derartiger enzymatisch gesteuerter Prozesse abzielen und somit zur Erhaltung der genuinen Pflanzeninhaltsstoffe während der Aufbewahrung dienen, werden als *Drogenstabilisierung* bezeichnet. Wasserhaltige Auszüge und Preßsäfte müssen stabilisiert werden. Enzyme beschleunigen biologische Vorgänge und zeichnen sich durch hohe Wirkungs- und Substratspezifität aus. Alle Enzyme besitzen aktive Zentren, die für die chemischen Reaktionen verantwortlich sind. Typisch ist ihre Empfindlichkeit gegenüber höheren Temperaturen (>60 °C) und Alkoholen. Hieraus ergeben sich folgende Möglichkeiten zur Inaktivierung oder irreversiblen Schädigung der Enzyme. Die speziellen Eigenschaften der Enzyme werden zu deren Inaktivierung ausgenutzt.

23.4.2 Inaktivierung

Durch Inaktivierung werden die Enzyme arbeitsunfähig. Die Inaktivierung ist reversibel.

Wasserentzug. Wird Wasser durch Wärmezufuhr entfernt, so ist es wichtig, daß das Temperaturoptimum der Enzyme schnell übersprungen wird. Enzyme sind außerdem in getrockneten Präparaten gegen hohe und tiefe Temperaturen wesentlich unempfindlicher.

Verreiben einer enzymhaltigen Flüssigkeit mit wasseraufsaugenden Stoffen. Durch Verreiben frischer Heilpflanzen oder enzymhaltiger Flüssigkeiten mit Lactose oder Saccharose werden homöopathische Zubereitungen hergestellt. Löst man derartige lagerungsstabile Präparate in Wasser, so werden die Enzyme wieder reaktivierbar.

Änderung des pH-Wertes. Durch Einstellen eines geeigneten pH-Wertes von Präparaten kann die Reaktionsfähigkeit der Enzyme verringert oder aufgehoben werden.

Ausfällen und Entfernung der Enzyme. Von der Ausfällung der Enzyme wird bei der Gewinnung von Naturstoffen weitgehend Gebrauch gemacht. Die Fällung kann z. B. mit Ammoniumsulfat (z. B. bei der Gewinnung von Reinglykosiden) oder durch organische mit Wasser mischbare Lösungsmittel erfolgen. Bei Verwendung von organischen, wasserfreien Solvenzien zur Extraktion von Pflanzenstoffen werden Enzyme nicht erfaßt.

23.4.3 Irreversible Schädigung

Destruktoren sind Stoffe, die das Coenzym angreifen oder das Enzymeiweiß irreversibel denaturieren.

Hitze. Das Wirkungsoptimum von Enzymen ist im allgemeinen bei Raumtemperatur. So werden sie in wäßrigen Lösungen bei Temperaturen über 60 °C irreversibel geschädigt.

Ethanol. Ethanol denaturiert Enzyme. Eine derartige Wirkung weist bereits kalter Alkohol auf. Besser geeignet sind siedender Alkohol bzw. Alkoholdämpfe. Die Schweizer Pharmakopöe läßt auf diese Weise einige Drogen stabilisieren (Baldrianwurzel, Wermutkraut). Ausländische Arzneibücher, z. B. Ph. Franc. IX, führen stabilisierte Alkoholaturen auf. Unzerkleinerte, frische Pflanzenteile werden hierbei zunächst mit siedendem Ethanol etwa 20 min stabilisiert, wobei bereits eine Teilextraktion erfolgt. Nach anschließendem Zerkleinern des Drogenmaterials wird unter Verwendung desselben Ethanols die Hauptextraktion durch weiteres 20minütiges Erhitzen vorgenommen.

Enzymgifte (Enzyminhibitoren). Enzymgifte sind solche chemischen Verbindungen, die Enzyme irreversibel schädigen und somit ganz allgemein Enzymreaktionen hemmen. Für pharmazeutische Zwecke sind sie wenig geeignet. Sie dürfen auf alle Fälle nur in Konzentrationen eingesetzt werden, die mit Sicherheit nicht gesundheitsschädigend sind. Neben Formaldehyd sind starke Säuren und Laugen zu nennen und alle eiweißfällenden Substanzen, z. B. Trichloressigsäure. Viele Enzyminhibitoren sind allgemeine Katalysatorengifte.

23.5 Die Droge als Vielstoffsystem

Bei der Überführung der Drogeninhaltsstoffe in Arzneiformen fallen unterschiedliche Gruppen von Naturstoffen an, die die Wirksamkeit des Präparats mehr oder weniger oder überhaupt nicht beeinflussen.

Wirkstoffe. Die Wirkstoffe können eingeteilt werden in Hauptwirkstoff und Nebenwirkstoffe. Insbesondere Alkaloide und Glykoside werden in Pflanzen in zahlreichen chemischen Variationen synthetisiert, so daß hier eine Unterteilung erfolgen kann (Hauptalkaloid/Nebenalkaloide bzw. Hauptglykosid/Nebenglykoside).

Nebenstoffe. Als Nebenstoffe werden solche Verbindungen bezeichnet, die den therapeutischen Effekt der Haupt- und Nebenwirkstoffe beeinflussen können (z. B. Saponine, die resorptionsbeschleunigend wirken).

Ballaststoffe. Ballaststoffe sind selbst völlig unwirksam. Sie gelangen durch den Herstellungsprozeß zwangsläufig in die Arzneiform. Ihre Anwesenheit ist unerwünscht, u. U. können sie sogar die Arzneimittelwirkung negativ beeinträchtigen. Häufiger ist allerdings, daß sie lediglich von Einfluß auf Farbe, Geruch und Geschmack der Arzneiform sind, durch Trübungen das Aussehen des Präparats beeinträchtigen und oftmals dessen Stabilität verringern. Auch stören sie die analytische Erfassung der Wirkstoffe häufig erheblich. Zu den Ballaststoffen zählen Chlorophyll, Eiweiß- und Fettstoffe, Schleime, Harze usw.

Gerüststoffe. Während die vorher angeführten Stoffe in die Arzneiform gelangen können, bleiben die Cellulosegerüstsubstanzen im Pflanzenmaterial zurück.

23.6
Hinweise zur Überführung von Pflanzeninhaltsstoffen in Arzneiformen

Pflanzliche Arzneiformen können durch Preßverfahren oder Extraktionsverfahren hergestellt werden.

23.6.1
Preßverfahren

Preßverfahren dienen zur Gewinnung von Preßsäften. Als Ausgangsmaterialien dienen weitgehend zerkleinerte Frischpflanzen. Als Beispiel seien Möhren- und Tomatenpreßsäfte genannt. Fruchtsäfte dienen zur Bereitung einiger offizineller Sirupe. Preßsäfte sind wäßrige Lösungen und weisen alle in der Frischpflanze enthaltenden wasserlöslichen Stoffe im gleichen Verhältnis wie im Ausgangsmaterial auf. Zurück bleiben lediglich nicht gelöste Stoffe.

Zur Gewinnung der Preßsäfte verwendet man neben Spindelpressen zumeist hydraulische Pressen. Der Preßsaft wird zur Klärung, insbesondere zur Entfernung von Eiweißbestandteilen, Dekantier-, Zentrifugier- oder Filtrationsprozessen unterworfen und anschließend zur Keimreduzierung einer *Uperisation* (Ultrakurzzeiterhitzung) zugeführt. Hierbei wird der Saft unter Druck durch Dampfinjektion für 2–3 s auf 150 °C erhitzt und anschließend bei etwa 70 °C in keimfreie Behältnisse gefüllt, die sofort einen Kühltunnel passieren. Auf diese Weise wird die Temperaturbelastung gering gehalten.

23.6.2
Extraktionsverfahren

Extraktionsverfahren haben eine große Bedeutung für die Herstellung von Zubereitungen aus Arzneipflanzen. Zerkleinerte Frischpflanzen oder getrocknete pflanzliche Materialien werden mit einer Auszugsflüssigkeit behandelt. Welche *Extraktionsart* und welche *Extraktionsmittel* (*Extraktionsflüssigkeit, Menstruum*) zur Anwendung kommen, hängt vor allem von der Löslichkeit der Inhaltsstoffe sowie von deren Stabilität ab.

Obwohl Preßsaft und die die Extraktivstoffe enthaltende Extraktflüssigkeit Vielstoffsysteme darstellen, unterscheiden sie sich wesentlich. Während im ersten Falle alle im Zellsaft enthaltenen Stoffe im gleichen Mengenverhältnis schließlich auch im Preßsaft vorliegen, hängen Menge und Art der in die Extraktionsflüssigkeit übergehenden Verbindungen vom Typ und der Zusammensetzung der Auszugsflüssigkeit ab. Es können somit einzelne im Preßsaft vorhandene Stoffe fehlen oder auch andere in der Pflanze vorliegende Stoffe in Lösung gehen. Zur Gewinnung entsprechender Arzneiformen dienen zumeist Ethanol-Wasser-Mischungen als Extraktionsflüssigkeit.

23.6.3
Zerkleinerungsgrad der Drogen

Voraussetzung für die Gewinnung pflanzlicher Inhaltsstoffe ist eine entsprechende Zerkleinerung des Ausgangsmaterials. Mit zunehmender Zerkleinerung vergrößert sich die Oberfläche und damit die Angriffsfläche für die Extraktionsflüssigkeit. Drogenpulver besitzen somit eine besonders große Oberfläche und zudem in Abhängigkeit vom Pulverisierungsgrad eine Vielzahl verletzter Zellen, deren Inhalt direkt vom Lösungsmittel aufgenommen werden kann. Trotzdem ist eine besonders feine Pulverisierung der Droge nicht sinnvoll, weil sich das Auszugsmittel nach erfolgter Extraktion nur schwer vom Rückstand abtrennen läßt. Darüber hinaus werden Wirkstoffe sorptiv recht hartnäckig gebunden.

Verständlicherweise ist die Extraktion von Wirkstoffen aus Drogen von deren anatomischem Bau abhängig. Eine Arzneistoffdiffusion wird nur in sehr vermindertem Ausmaß möglich sein, wenn die äußeren Schichten der Droge für Wasser wenig durchlässig sind. Dies trifft insbesondere bei Epidermen mit dicker

Cuticula und verkorkten Zellschichten zu. Daher ist eine entsprechende Zerkleinerung von Holz-, Rinden-, Samen-, Frucht-, Wurzel- und Wurzelstockdrogen unbedingt erforderlich. Das gleiche gilt auch für Drogen, deren lipophile Wirkstoffe (z. B. ätherische Öle) sich in Exkretzellen und Exkretbehältern mit meist wenig durchlässigen Wänden in tieferen Gewebeschichten befinden. Ätherisches Öl in Drüsenschuppen und Drüsenhaaren ist dagegen leichter zugänglich. Bei Blättern sind die Extraktionsbedingungen von vornherein erleichtert, da das Extraktionsmittel durch die Spaltöffnungen in das Innere gelangen kann.

Die in toto oder in zerschnittener Form (jedoch nicht als Pulver!) gelagerte Droge wird entsprechend den Angaben des Arzneibuches auf den zur Bereitung der einzelnen Arzneiformen geforderten Zerkleinerungsgrad gebracht.

23.6.4
Angaben zur Löslichkeit und Stabilität pflanzlicher Inhaltsstoffe

Aus technologischer Sicht sind Löslichkeit und Stabilität pflanzlicher Inhaltsstoffe wesentliche Eigenschaften, deren Berücksichtigung zur Gewinnung entsprechender Arzneiformen unerläßlich ist. Da viele Pflanzenstoffe wasserlöslich oder alkohollöslich sind, werden Wasser oder Ethanol bevorzugt als Auszugsflüssigkeit eingesetzt.

Lipophile Lösungsmittel. Lipoidlösliche Naturstoffe lassen sich mit Lipoidlösungsmitteln extrahieren. Auszugsöle und Auszugssalben werden durch Extraktion mit fetten Ölen und geschmolzenen Fetten erhalten. Beispiele sind Johanniskrautöl, das durch Extraktion der löslichen Bestandteile mit Olivenöl gewonnen wird, und Majoransalbe.

Wasser. Wasser besitzt zwar eine beträchtliche Extraktionskraft für zahlreiche therapeutisch genutzte Drogeninhaltsstoffe, ist aber zugleich auch in der Lage, erhebliche Mengen an Ballaststoffen aufzunehmen. Nachteilig wirkt sich weiterhin aus, daß hydrolytische und enzymatische Spaltungsreaktionen zum schnellen Abbau von Wirkstoffen führen können. Wäßrige Lösungen unterliegen zudem leicht einem mikrobiellen Befall. Schließlich besteht gelegentlich auch die Gefahr, daß die Quellung zu stark sein kann, so daß Wirkstoffe vom Drogenmaterial hartnäckig zurückgehalten werden.

Ethanol. Ethanol führt nicht zu einer Quellung der Zellmembranen und stabilisiert gelöste Arzneistoffe. Des weiteren fällt Ethanol Proteine und hemmt somit auch die Aktivität von Enzymen.

Meist dienen als Extraktionsflüssigkeiten Mischungen verschiedener Lösungsmittel, insbesondere *Ethanol-Wasser-Mischungen*. Mit Ethanol (70% [V/V]) läßt sich sehr häufig eine optimale Wirkstoffausbeute erzielen, wobei Ballaststoffe nur in geringem Ausmaß in die Extraktionsflüssigkeit übergehen.

Alkaloide. Alkaloide und andere stickstoffhaltige Basen sind im allgemeinen in lipophilen, deren Salze in hydrophilen Lösungsmitteln löslich. In den Pflanzen liegen die Alkaloide meist als Salze organischer Säuren (Tartrate, Citrate) vor.

- Die *Alkaloidsalze* können direkt aus der Pflanze mit hydrophilen Lösungsmitteln (Wasser, Ethanol) isoliert werden. Zur Überführung von Alkaloidsalzen in Arzneiformen dienen im allgemeinen Ethanol-Wasser-Mischungen.
- Nach *Laugenzusatz* liegen die Alkaloide in der Basenform vor. Die Extraktion erfolgt dann mit lipophilen Lösungsmitteln (Ether, Chloroform, Dichlormethan).
- Liegen die Alkaloide an Gerbstoffe oder an solche Pflanzensäuren gebunden vor, deren Salze schwer wasserlöslich oder unlöslich sind, lassen sie sich durch Zufügen eines Überschusses von Säuren (Salzsäure, Weinsäure, Citronensäure, Milchsäure) in wasser- bzw. ethanollösliche Salze überführen.

Auf Grund der heterogenen chemischen Strukturen der Alkaloide können keine allgemeinen Aussagen über deren Stabilität gemacht werden.

Glykoside. Glykoside sind im allgemeinen in Wasser und Ethanol gut, in Lösungsmitteln wie Ether, Chloroform oder Benzol aber vielfach unlöslich. Aus wäßriger Lösung lassen sich Glykoside durch Tanninlösung, durch Bleiessig oder durch eine wäßrige Lösung von Bariumhydroxid (Barytwasser) ausfällen. Verdünnte Säuren und Alkalien, Enzyme und oftmals schon das Erwärmen einer wäßrigen Lösung führen zur Spaltung der Glykoside.

Saponine. In ähnlicher Weise wie Glykoside verhalten sich die Saponine, die kolloidlöslich sind und Glykosidcharakter besitzen. Hauptsächlich die Spirostanole sind durch Cholesterol ausfällbar.

Gerbstoffe. Gerbstoffe sind in Wasser, Aceton und Essigester leicht löslich, weniger gut in Ether, Chloroform und Benzol. In wäßriger Lösung können Gerbstoffe assoziieren und dann teilweise als Mizellkolloide vorliegen. Alkalien, Säuren, Luft- und Sauerstoffeinwirkung führen zu Abbauprozessen.

Bitterstoffe. Die Löslichkeit von Bitterstoffen ist auf Grund ihrer heterogenen chemischen Struktur sehr unterschiedlich. Einige sind in Wasser leicht löslich. Andere sind in organischen Lösungsmitteln löslich, wobei meistens Ethanol verwendet wird.

Ätherische Öle. Sie sind in absolutem Ethanol, Ether, Petrolether und Chloroform sowie in fetten Ölen leicht, in Wasser dagegen sehr wenig löslich. In verdünntem Ethanol ist die Löslichkeit sauerstoffhaltiger Bestandteile (Carbonsäuren, Alkohole, Ketone, Aldehyde) größer als die der Terpenkohlenwasserstoffe. Unter Licht-, Luft- und Wärmeeinfluß treten sehr leicht Veränderungen auf, insbesondere Polymerisationsvorgänge.

Ballaststoffe. *Wäßrige Auszüge* aus Pflanzen und Pflanzenteilen können aus der Gruppe der Neben- bzw. Ballaststoffe auf Grund ihrer Löslichkeit Zucker, Schleimstoffe, Amine, Vitamine, organische Säuren, anorganische Salze sowie Eiweißabbauprodukte enthalten. *Ethanolische Auszüge* enthalten Harze, Balsame und Chlorophyll, aber teilweise auch organische Säuren, anorganische Salze und Zucker.

23.7 Prinzipien der Pflanzenextraktion

23.7.1 Extraktionsphasen

Beim Extraktionsprozeß sind grundsätzlich zwei Phasen zu unterscheiden: Auswaschphase und Extraktionsphase (Abb. 23.1).

Auswaschphase. Bei Vereinigung der Extraktionsflüssigkeit mit dem Drogenmaterial sind die durch Zerkleinerungsoperationen beschädigten oder zertrümmerten Zellen dem Lösungsmittel ohne weiteres zugänglich. Die hier vorliegenden Zellbestandteile werden somit von diesem leicht aufgenommen oder ausgewaschen. Hieraus folgt, daß in dieser ersten Phase der Extraktion ein Teil der Wirkstoffe nahezu schlagartig in das Lösungsmittel übergeht. Je feiner das Drogenpulver ist, desto größer ist die Bedeutung der Auswaschphase.

Extraktionsphase. Komplizierter sind die weiteren Vorgänge, da das Lösungsmittel zur Lösung der Bestandteile in den unverletzten Zellen in diese erst eindringen muß. Die in der Droge vorhandene eingetrocknete und geschrumpfte Zellwand muß zunächst in einen Zustand versetzt werden, der ein Passieren des Lösungsmittels in das Zellinnere gestattet. Das geschieht durch Quellung, wo die Zellwand durch Aufnahme von Lösungsmittelmolekülen

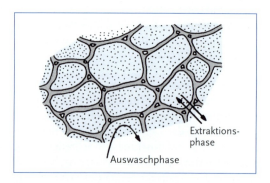

Abb. 23.1: Auswasch- und Extraktionsphase

eine Volumenvergrößerung erfährt. Die Fähigkeit der Cellulosegerüstsubstanzen, Flüssigkeitsmoleküle zu binden, führt dazu, daß die Gerüststruktur aufgelockert wird, so daß Intermizellarräume entstehen, die es dem Extraktionsmittel gestatten, in den Zellinnenraum zu gelangen. Diese Quellvorgänge werden in besonders hohem Maße durch Wasser hervorgerufen. Alkohol-Wasser-Mischungen, wie sie bevorzugt zur Herstellung pharmazeutischer Zubereitungen angewendet werden, haben sich auch deshalb als besonders günstig erwiesen.

Beim Trocknen der Frischpflanzen ist das Protoplasma weitgehend geschrumpft. Im getrockneten Zustand der Pflanze bildet es nur noch eine dünne Schicht. Die Zellinhaltsstoffe werden abgeschieden und liegen in kristalliner oder amorpher Form vor. Durch das in den Zellraum eingeströmte Lösungsmittel kommt auch das Protoplasma zur Quellung, und die Zellinhaltsstoffe werden entsprechend ihrer Löslichkeit gelöst. Sie wandern, soweit sie molekular gelöst sind, infolge Diffusion durch die Intermizellarräume. Die treibende Kraft ist das vorhandene Konzentrationsgefälle zwischen der Lösung in der Zelle und der sie umgebenden zunächst noch wirkstofffreien Auszugsflüssigkeit. Die Zellinhaltsstoffe gelangen nunmehr solange durch Diffusion durch die Membran in die Außenflüssigkeit, bis ein Konzentrationsgleichgewicht zwischen der Lösung innerhalb und außerhalb der Zelle besteht. Inwieweit Kolloide durch die Zellmembran transportiert werden können, hängt von der Porenweite ab. Die dargelegten Prozesse spielen sich im grundsätzlichen bei allen noch zu erörternden Extraktionsverfahren ab. Auf spezielle Vorgänge wird im einzelnen hingewiesen.

23.7.2
Mazeration und hiervon abgeleitete Extraktionsverfahren

23.7.2.1
Mazeration

Die *Mazeration* (macerare = wässern, einweichen) ist das einfachste Auszugsverfahren. Das entsprechend den Arzneibuchvorschriften zerkleinerte Drogengut (meist geschnitten oder grob gepulvert) wird mit dem Extraktionsmittel versetzt. Der Ansatz wird vor direktem Licht geschützt (Verhinderung lichtkatalysierter Reaktionen oder Farbänderungen) aufbewahrt und wiederholt geschüttelt. Die Mazerationszeit ist unterschiedlich, die einzelnen Pharmakopöen sehen 4–10 Tage vor. Etwa 5 Tage reichen erfahrungsgemäß aus, um die dem Verfahren zugrunde liegenden oben erörterten Vorgänge des Auswaschens und Extrahierens ablaufen zu lassen. Nach dieser Zeit hat sich ein Gleichgewicht zwischen den zu extrahierenden Stoffen im Zellinnern und der Flüssigkeit eingestellt. Voraussetzung hierfür ist aber ein wiederholtes Schütteln des Ansatzes (etwa dreimal täglich). Durch diese Maßnahme wird ein schneller Konzentrationsausgleich der Extraktivstoffe in der Flüssigkeit gewährleistet. Ein Ruhezustand während der Mazeration bedingt ein Absinken des Wirkstoffübergangs. Theoretisch ist bei einer Mazeration eine erschöpfende und somit absolute Extraktion nicht möglich. Je größer das Verhältnis Droge zur Extraktionsflüssigkeit, um so günstiger liegen die Ausbeuten. Nach der Mazeration wird der Ansatz koliert (Koliertuch) und der Rückstand ausgepreßt. Hierzu verwendet man sog. Tinkturenpressen (Spindelpressen) oder hydraulische Pressen. Die Mazerationsflüssigkeit und die durch Pressung gewonnene Flüssigkeit werden vereinigt und durch Nachwaschen des Preßrückstands mit dem Extraktionsmittel auf den vorgeschriebenen Gehalt gebracht. Der Nachwaschprozeß dient zur Gewinnung zurückgehaltener Extraktivstoffe und zum Ausgleich der beim Kolieren und Auspressen auftretenden Verdunstungsverluste. Der Auszug wird einige Tage kühl aufbewahrt, danach wird die Flüssigkeit filtriert.

23.7.2.2
Dimazeration

Wird die Droge mit dem gleichen Lösungsmittel zweimal mazeriert, d. h. zunächst nur mit der einen Hälfte, dann mit der anderen, so spricht man von Dimazeration. Sie erbringt kaum bessere Ausbeuten. Günstiger wird das Verfahren beurteilt, wenn das Drogengut zunächst mit 20% des Lösungsmittels und anschließend mit dem verbleibenden Rest ausgezogen wird.

Auch Polymazerationen verbessern die Extraktionsleistung nur geringfügig.

23.7.2.3 Digestion

Unter Digestion ist eine *Mazeration bei erhöhter Temperatur* (30–50 °C) zu verstehen. Hiermit kann die Wirkstoffausbeute erhöht werden, doch scheiden sich nach Abkühlung des Ansatzes auf Raumtemperatur oft in großem Ausmaß Extraktivstoffe ab. Aufgüsse bzw. Abkochungen können als Sonderform einer Digestion angesehen werden.

23.7.2.4 Schüttelmazeration

Durch intensives Schütteln des Ansatzes unter Benutzung einer Schüttelmaschine lassen sich zwar keine besseren Extraktionsergebnisse erzielen, durch Beschleunigung des Konzentrationsausgleichs ist es aber möglich, kürzere Extraktionszeiten zu erreichen. In Einzelfällen wird berichtet, daß ein Konzentrationsausgleich innerhalb von 10–30 min erfolgte.

23.7.2.5 Turboextraktion (Wirbelextraktion)

Bei diesem Verfahren wird die Droge nach Zusatz des Extraktionsmittels mit hochtourigen, mit Schlagmessern versehenen Mischgeräten (etwa 10 000 U/min) behandelt. Durch das intensive Wirbeln der Extraktionsflüssigkeit und der Droge werden die Lösungs- und Diffusionsvorgänge extrem beschleunigt, so daß eine Extraktionszeit von 5–10 min ausreicht. Das Verfahren ist besonders für kleinere Ansätze geeignet. Die rotierenden Schlagmesser sorgen für eine weitere Zerkleinerung des Drogenmaterials. Es ist darauf zu achten, daß durch geeigneten Verschluß des Ansatzgefäßes ein Verlust von Flüssigkeit ausgeschlossen ist. Die Temperatur darf während der Extraktion 40 °C nicht übersteigen. Die Turboextraktion liefert Auszüge, die den nach den Mazerations- oder

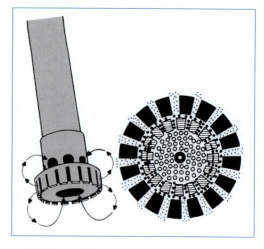

Abb. 23.2: Ultra-Turrax, Wirkungsweise (Janke & Kunkel GmbH & Co KG IKA-Labortechnik, Staufen)

Perkolationsverfahren hergestellten Auszügen vergleichbar oder sogar höherwertig sind.

23.7.2.6 Ultra-Turrax-Extraktion

Bei Ultra-Turrax-Geräten (Abb. 23.2) wird das Produkt in eine Wirbelkammer gesaugt, in der regelbare hochfrequente Scher-, Schlag- und Pralleffekte sowie hochfrequente, hydrodynamische Potentialgefälle und hochwirksame Turbulenz einwirken und einen wirtschaftlichen Aufschluß vegetabilischer und animalischer Materialien sichern. Ultra-Turrax-Geräte werden in sehr unterschiedlichen Größen angeboten. Die kleinsten dienen zur Verwendung im Reagenzglas, Geräte für die Industrie vermögen Mengen von 10 000 l Flüssigkeit zu bearbeiten.

23.7.2.7 Ultraschallextraktion

Bereits eine Behandlung von Extraktionsansätzen mit Normalschall kann die Ausbeute positiv beeinflussen. Verständlicherweise hat ein derartiges Verfahren wegen der hiermit verbundenen Lärmbelästigung keinerlei praktische Bedeutung. Wesentlich günstiger ist die Anwendung von Ultraschall zu beurteilen. Vom menschlichen Ohr wird Schall von

16–20 000 Hz wahrgenommen. Schallwellen mit Schwingungszahlen, die oberhalb des menschlichen Hörbereichs liegen, werden als Ultraschall bezeichnet. Moderne Apparaturen können Ultraschallwellen bis zu Frequenzen von 1 GHz erzeugen.

Mit Ultraschall können in 5–15 min pflanzliche Extraktlösungen hergestellt werden. Allerdings muß in jedem Falle überprüft werden, ob die Wirkstoffe während der Ultrabeschallung nicht chemischen Veränderungen unterliegen. Hohe Wirkstoffausbeuten sprechen im übrigen nicht unbedingt für die Zweckmäßigkeit des Verfahrens. Durch Ultraschall gewonnene Naturstoffe erwiesen sich in ihren Auszugsflüssigkeiten oftmals gegenüber hydrolytischen und oxidativen Prozessen als besonders anfällig.

23.7.3 Perkolation und hiervon abgeleitete Extraktionsverfahren

23.7.3.1 Perkolation

Die *Perkolation* (percolare = durchtropfen) wird in zylindrischen oder konischen Gefäßen (Perkolatoren) durchgeführt, die geeignete Zu- und Ablaufvorrichtungen besitzen (Abb. 23.3). Das von oben kontinuierlich zugeführte Extraktionsmittel strömt langsam durch die im allgemeinen grob gepulverte Droge. Durch ständige Erneuerung des Lösungsmittels erfolgt praktisch eine vielstufige Mazeration. Während bei der einfachen Mazeration eine völlige Erschöpfung der Droge nicht zu erreichen ist, da sich schließlich ein Konzentrationsgleichgewicht zwischen der Lösung in der Zelle und der sie umgebenden Flüssigkeit einstellt, ist bei der Perkolation durch ständige Zuführung neuen Lösungsmittels und mit der damit verbundenen Neueinstellung des Konzentrationsgefälles eine Totalextraktion theoretisch möglich. In der Praxis können 95% der extrahierbaren Stoffe gewonnen werden. Bei stark quellenden oder sehr voluminösen Drogen ist das Verfahren weniger geeignet.

Lange Extraktionszeiten sichern eine gute Wirkstoffausbeute. Vor der Füllung des Perkolators wird die Droge mit Menstruum durch-

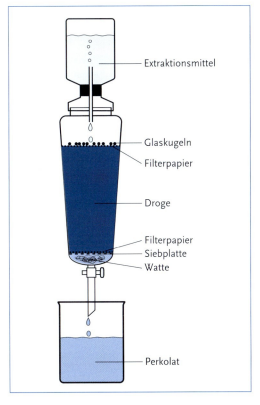

Abb. 23.3: Perkolation

feuchtet und der Quellung überlassen, um ein Eindringen des Extraktionsmittels in die Zellverbände während der Perkolation zu erleichtern. Würde nämlich die Vorquellung im Perkolator selbst durchgeführt werden, könnte der Perkolator verstopfen. Das Füllen des Perkolators erfordert einiges Fingerspitzengefühl.

Einerseits dürfen im Füllgut keine Hohlräume vorhanden sein. Diese würden die Gleichförmigkeit des Flüssigkeitsstroms stören und zur Verringerung der Extraktionsausbeuten führen. Andererseits kann eine zu kompakte Füllung den Durchfluß des Menstruums behindern oder gar verhindern. Nach Zuführung des Extraktionsmittels in der im Arzneibuch angegebenen Weise ist abzuwarten, bis die Extraktlösung abzutropfen beginnt, dann wird die Ablaufvorrichtung geschlossen und erst wieder geöffnet, wenn das Extraktionsmittel 1–2 cm über der Drogenschicht steht. Während dieser Zeit erfolgen eine Nachquellung und eine Mazeration. Erst jetzt schließt sich die eigentliche Perkolation an, wobei die Tropfgeschwindigkeit so geregelt wird, daß je Zeiteinheit gleichviel Tropfen zu- und ablaufen. Nach Beendigung der Perkolation wird die Droge ausgepreßt und die gewonnene Flüssigkeit dem Perkolat zugefügt und dann auf den erforderlichen Gehalt eingestellt.

Zur Gewinnung eines Trockenextraktes wird der Auszug eingedampft. Bei der Herstellung eines Fluidextraktes erfolgt eine mehrtägige Aufbewahrung, danach wird die Flüssigkeit abgegossen und filtriert.

Hohe Wirkstoffausbeuten, extraktreiche Auszüge und somit eine optimale Ausnutzung der Droge sowie kurze Herstellungszeiten gelten als Vorteile der Perkolation, allerdings erfordert sie eine kontinuierliche Wartung und Beobachtung.

23.7.3.2 Reperkolation

Das in einigen Arzneibüchern, insbesondere zur Herstellung von Fluidextrakten aus ätherische Öle enthaltenden Drogen, aufgenommene Verfahren ist dadurch gekennzeichnet, daß die Droge in mehrere Teile aufgeteilt wird. Der erste Teil wird perkoliert, man fängt einen Vorlauf und einen Nachlauf auf. Der zweite Teil wird dann mit dem Nachlauf perkoliert. Wieder gewinnt man einen Vorlauf und einen Nachlauf, wobei der Nachlauf wiederum zur Extraktion des dritten Teiles Verwendung findet. Die jeweils aus Teil 1, 2 und 3 gewonnenen Vorläufe werden vereinigt und bilden das fertige Perkolat.

23.7.3.3 Soxhletverfahren

Das zu extrahierende Drogengut befindet sich in einer Extraktionshülse (Papier, Pappe usw.) innerhalb eines kontinuierlich arbeitenden gläsernen Extraktionsapparats. Das die Hülse enthaltende Glasgefäß ist zwischen einen Destillierkolben und einen Rückflußkühler gesetzt und durch ein Heberohr mit dem Kolben verbunden. Der Kolben enthält das Lösungsmittel, dieses verdampft und gelangt durch das Heberohr in den Rückflußkühler, in dem es kondensiert, auf das Extraktionsgut tropft und den zu extrahierenden Stoff herauslöst. Die Lösung sammelt sich in dem Glasgefäß an und wird nach Erreichen der größten Höhe automatisch in den Kolben gehebert, wo sich somit durch fortwährendes Verdampfen des reinen Lösungsmittels die extrahierte Substanz anreichert (Abb. 23.4). Bei diesem Verfahren benötigt man sehr wenig Lösungsmittel, auch wird der Droge stets neues, d.h. wirkstofffreies Lösungsmittel zugefügt (stete Erneuerung des Konzentrationsgefälles). Nachteilig wirkt sich allerdings aus, daß im allgemeinen eine vielstündige Extraktion notwendig ist und somit der Energieverbrauch hoch ist. Weiterhin erwärmt sich die Droge im Mittelteil der Apparatur, der ja direkt mit dem Kolben verbunden ist, aus dem das Lösungsmittel verdampft wird. Die Erwärmung, die von der Extraktionsdauer,

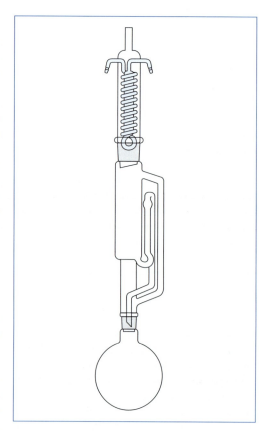

Abb. 23.4: Soxhletapparatur

insbesondere aber vom Siedepunkt des verwendeten Lösungsmittels abhängt, kann sich negativ auf die Stabilität temperaturempfindlicher Inhaltsstoffe (Glykoside, Alkaloide) auswirken. Auch sind die sich im Kolben anreichernden extrahierten Stoffe einer langfristigen Wärmebelastung ausgesetzt. Obgleich das Soxhletverfahren häufig in Forschungslaboratorien zur Pflanzenextraktion herangezogen wird, hat es zur Herstellung pflanzlicher Arzneiformen keine Bedeutung erlangt.

23.7.3.4
Gegenstromextraktion

Als kontinuierlich arbeitendes Extraktionsverfahren für den industriellen Bereich bietet sich die Gegenstromextraktion an (Abb. 23.5). Über eine Dosiereinrichtung wird hier die Droge einem Extraktionstrog zugeführt, in dem sie langsam von einer Förderschnecke mit regulierbarer Drehgeschwindigkeit vorwärts bewegt wird, und zwar gegen einen Strom der Extraktionsflüssigkeit, der vom hinteren Ende über ein Dosierventil eintritt und am vorderen Teil als Extrakt über ein Sieb abläuft. Die extrahierte Droge wird am Trogende ausgetragen. Die von ihr adsorbierte Flüssigkeit kann durch Abschleudern oder Abpressen zurückgewonnen werden. Bei speziellen Anlagen ist der Extraktionstrog ummantelt und kann beheizt oder gekühlt werden.

In zunehmendem Maße ist man bestrebt, die Gesetzmäßigkeiten der Extraktionsprozesse mathematisch zu formulieren. Auch diese Bemühungen werden dazu beitragen, die Verfahren technisch weiterzuentwickeln und zu optimieren.

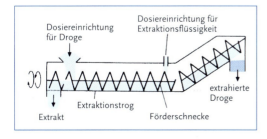

Abb. 23.5: Gegenstromextraktionsanlage

23.7.3.5
Extraktion mit überkritischen Gasen

Gase besitzen nur ein sehr geringes Lösevermögen. Es läßt sich jedoch durch Komprimieren der Gase beträchtlich steigern, so daß diese zur Extraktion von Naturstoffen herangezogen werden können.

Bekanntlich lassen sich Gase unter geeigneten Bedingungen (Druck, Temperatur) verflüssigen. Oberhalb der sog. kritischen Temperatur ist dies allerdings selbst bei stärkster Druckanwendung nicht mehr möglich. Der der kritischen Temperatur entsprechende Druck ist der kritische Druck.

Oberhalb der kritischen Temperatur wird durch Druckerhöhung über den kritischen Druck hinaus ein überkritischer Zustand des Gases herbeigeführt. Durch die dabei auftretende beachtliche Erhöhung der Dichte und der Dielektrizitätskonstanten (diese kennzeichnet die Löseeigenschaft) läßt sich das Lösungsvermögen steigern und durch Druckminderung wieder herabsetzen.

Geeignete Gase sind CO_2, NH_3, N_2O und auch Edelgase. Kohlendioxid steht im Vordergrund des Interesses, da es umweltfreundlich, unbrennbar und preisgünstig ist. Man arbeitet überwiegend im überkritischen Bereich zwischen 35 und 40 °C und im Druckbereich zwischen 7,3 und 35 MPa.

Extrahierbar sind lipophile organische Verbindungen mit relativ geringer Polarität (Ester, Ether, Lactone) bereits im Druckbereich zwischen 7,0 und 10 MPa. Verbindungen mit stark polaren funktionellen Gruppen (OH-, COOH-Gruppen) erschweren die Extrahierbarkeit, doch sind z. B. Benzolderivate mit drei phenolischen Gruppen oder mit einer COOH-Gruppe und zwei OH-Gruppen noch extrahierbar, nicht aber mit einer COOH- und drei und mehr OH-Gruppen. Gleichermaßen sind stark polare Substanzen, wie Zucker und Aminosäuren, nicht mehr extrahierbar. Bei Substanzen mit stärkeren Polaritätsunterschieden ist durch Änderung des Druckes eine Fraktionierung möglich.

Das neue Verfahren der Extraktion mit überkritischen Gasen *(Fluidextraktion)* hat erfolgreiche Anwendung gefunden bei der Gewinnung von Fetten und fetten Ölen (Sojaöl, Kakaobutter) und von Inhaltsstoffen aus Arzneipflanzen (Kamillenblüten, Baldrianwurzeln, Mohnkapseln) sowie zum Entkoffeinieren von Kaffeebohnen.

23.8
Arzneiformen

23.8.1
Wäßrige Drogenauszüge

23.8.1.1
Allgemeines

Aus Drogen bereitete wäßrige Auszüge zählen zu den ältesten Arzneibuchzubereitungen überhaupt. Da sie häufig mikrobiell stark kontaminiert sind und zudem viele Wirkstoffe im wäßrigen Medium nur eine sehr begrenzte Haltbarkeit aufweisen, ist die Bedeutung der Arzneizubereitung stark rückläufig. Oft fehlen deshalb in modernen Arzneibüchern entsprechende Verweise. Auch bei der Teebereitung wird ein heißer wäßriger Pflanzenauszug gewonnen. Wenn nicht anders vorgeschrieben, werden wäßrige Auszüge im allgemeinen aus 1 Teil Droge und 10 Teilen Wasser hergestellt. Für verschreibungspflichtige Drogen gelten besondere Vorschriften. Zur Herstellung werden Dampfapparate, sog. *Dekoktorien*, verwendet, wobei sich der Auszug in meist aus Glas, Porzellan oder Steingut hergestellten Infundierbüchsen befindet, die vom Dampf umströmt werden. Die Auszüge sind frisch zu bereiten, vor Licht geschützt aufzubewahren und vor Gebrauch zu schütteln.

23.8.1.2
Aufgüsse, Abkochungen, Mazerate

Aufgüsse (Heißaufgüsse, Infusa). Hierbei wird die Droge nach vorgeschriebener Zerkleinerung mit einer geringen Menge Wasser durchgeknetet und nach einer festgelegten Standzeit mit zum Sieden erhitztem Wasser übergossen. Das Gemisch wird 5 min unter wiederholtem Umrühren im Wasserbad belassen. Nach dem Erkalten bzw. nach Abkühlen auf etwa 30 °C wird koliert. Zur Erzielung des vorgeschriebenen Gehalts ist gegebenenfalls der Drogenrückstand mit der erforderlichen Menge kalten Wassers zu übergießen und schwach auszupressen.

Ein Durcharbeiten der mit Wasser vorgefeuchteten Droge bezweckt eine Quellung der geschrumpften Zellen und damit eine Verbesserung der Diffusion der Zellinhaltsstoffe. Bei Drogen, die ätherische Öle oder Glykoside enthalten, findet Ethanol (meist 70 % [V/V]) Verwendung. Durch Zusatz organischer Säuren werden die meist in gebundener Form (z. B. an Gerbstoffe) vorliegenden Alkaloide in die wasserlösliche Form überführt. Aus Geschmacksgründen wird oft Citronensäure verwendet.

Abkochungen (Decocta). Die Droge wird wie vorgeschrieben zerkleinert und anschließend – je nach Angaben in dem Arzneibuch – entweder mit kaltem oder 90 °C heißem Wasser angesetzt. Sie wird 30 min unter wiederholtem Umrühren im Wasserbad belassen.

Mazerate (Macerata). Die Droge wird nach vorgeschriebener Zerkleinerung mit Wasser von Raumtemperatur übergossen und unter gelegentlichem Umrühren 30 min lang bei Raumtemperatur stehengelassen. Nach dieser Zeit wird koliert und durch Nachspülen mit Wasser auf den vorgeschriebenen Gehalt eingestellt. Nach diesem Verfahren werden Auszüge aus schleimführenden Drogen (Eibischwurzel, Leinsamen) ohne jede Wärmebelastung gewonnen, die zu einer Verkleisterung der Zubereitung führen würde.

23.8.2
Tinkturen

23.8.2.1
Allgemeines

Die Bezeichnung Tinctura wird vom Lateinischen (tingere = benetzen, anfeuchten, eintauchen, färben) abgeleitet. Im antiken Griechenland verstand man unter Tinkturen Färbemittel. Nachdem später von Avicenna über Tinkturen im Zusammenhang mit der Heilkunst berichtet wurde, erfolgte ihre Einführung in die Therapie durch Paracelsus. Seit dem 17. Jahrhundert sind sie in den Pharmakopöen aufgeführt (Dispensatorium des Valerius Cordus, 1666). Der Begriff Tinktur hat allerdings im Laufe der Jahrhunderte manche Veränderung, insbesondere Einengung, erfahren. Unter Tinkturen versteht man heute im allgemeinen ethanolische Auszüge aus pflanzlichem oder tierischem Material. Manche Pharmakopöen führen auch andere Extraktionsmittel, wie z. B. Ether, an. Die Tinkturen werden vorzugsweise mit Ethanol (70% [V/V]) hergestellt, das Verhältnis Droge zu Auszugsflüssigkeit beträgt zumeist 1:5 oder 1:10. Der Ethanolgehalt der erhaltenen Tinkturen ist unterschiedlich, bedingt durch Reste der Extraktionsflüssigkeit im Drogenrückstand.

Die Herstellung erfolgt nach Mazerations-, Perkolations- oder Turboextraktionsverfahren. Des weiteren werden Tinkturen durch Verdünnen von Extrakten mit Extraktionsflüssigkeit hergestellt.

Für Trübungen oder Niederschläge bei Tinkturen sind unterschiedliche Faktoren verantwortlich. Bei kühler Aufbewahrung kann die Löslichkeitsgrenze von Stoffen überschritten werden, wobei es zu einer Abscheidung kommt. Das gleiche kann auftreten, wenn Ethanolverluste durch Verdunstung entstehen. Nicht zuletzt bedingen auch chemische Veränderungen (z. B. hydrolytische, oxidative Prozesse) Trübungen oder Bodensatzbildungen. Da Lichteinwirkung derartige Alterungsvorgänge fördert, sind zur Aufbewahrung meistens Flaschen aus braunem Glas vorgeschrieben. Temperaturbedingte „Kellertrübungen" verschwinden bei Raumtemperaturlagerung. Es ist daher falsch, diese durch laufende Filtration zu entfernen. Abgesehen vom Filtrationseffekt würden die Tinkturen auch durch Adsorption am Filtermaterial wirkstoffärmer werden. Da nach Ph. Eur. Tinkturen jedoch bei der Abgabe klar sein sollten, werden sie erst bei Raumtemperatur filtriert.

23.8.2.2
Prüfung

23.8.2.2.1
Sinnes-, Identitäts- und Reinheitsprüfung

Die in den Arzneibüchern angeführten Sinnesprüfungen auf Farbe, Geruch und Geschmack dienen zwar zur Kennzeichnung der Tinkturen, doch ist zu berücksichtigen, daß derartige Angaben nicht nur individuell unterschiedlich ausgelegt werden können, sondern daß auch bei den Tinkturen selbst erhebliche Differenzierungen zu beobachten sind. Bereits die Ausgangsdroge unterliegt in Abhängigkeit von Herkunft, Erntetermin, Trocknungsverfahren, Aufbewahrung usw. Schwankungen, die zwangsläufig zu Zubereitungen mit unterschiedlichen organoleptisch wahrnehmbaren Eigenschaften führen. Es treten aber auch bei der Lagerung der Tinktur mitunter Änderungen im Farbton und Geruch auf. Durch allmähliche Zersetzung des Chlorophylls geht z. B. dessen grüne Farbe in braun über.

In relevanten Arzneibüchern ist eine dünnschichtchromatographische Identitätsprüfung vorgesehen. Meist dient die Dünnschichtchromatographie auch zur Prüfung auf Reinheit. Weitere Prüfungen bei Drogenzubereitungen betreffen Gehalts- bzw. Wertbestimmungen.

23.8.2.2.2
Bestimmung des Verdampfungsrückstands

Der Verdampfungsrückstand dient zur Qualitätsbestimmung von Pflanzenauszügen (Tinkturen, Fluidextrakten). Der nach dem Verdampfen des Lösungsmittels verbleibende Rückstand charakterisiert die Extraktionskraft des Auszugsmittels und gibt Aufschluß über die Leistungsfähigkeit des Extraktionsverfahrens.

Zur Bestimmung werden 3–5 g Tinktur genau gewogen und in einem bei 105 °C getrockneten, verschließbaren Wägegläschen bestimmter Höhe und Breite auf dem Wasserbad zur Trockne eingedampft. Der Rückstand wird 2 h lang im Trockenschrank bei 105 °C getrocknet. Sehr genaue Einhaltung aller Bedingungen ist unbedingt erforderlich, da bereits Größe und Form des Wägegläschens von Einfluß auf das Ergebnis sind. Das Wägeglas muß verschließbar sein, um eine Verdunstung des Alkohols während des Wägens sowie ein Anziehen von Luftfeuchtigkeit zu vermeiden.

Ein Trocknen bis zur Massekonstanz bei höheren Temperaturen ist nicht möglich, da sich die organischen Substanzen verflüchtigen oder unter Verminderung ihrer Masse zersetzen würden.

23.8.2.2.3
Bestimmung des Ethanolgehalts

Alle Pharmakopöen enthalten Vorschriften zur Bestimmung des Alkoholgehalts von Tinkturen und Fluidextrakten. Als optimales Verfahren wird die Ermittlung der Dichte nach Abtrennung des Ethanols durch Destillation angesehen. Hierzu wird eine vorgeschriebene Apparatur verwendet. Als Vorlage dient ein Enghalsmeßkolben. Die Ermittlung der Dichte erfolgt mit diesem Enghalsmeßkolben oder einem Pyknometer. Der Wert für den Ethanolgehalt der Ethanol-Wasser-Mischung wird aus einer in den Arzneibüchern angeführten Tabelle abgelesen. Die Angabe des Ethanolgehalts erfolgt normalerweise in Volumenprozent.

23.8.3
Extrakte

23.8.3.1
Einteilung

Wird bei pflanzlichen Auszügen das meist ethanolische Extraktionsmittel teilweise oder gänzlich verdampft, so erhält man Extrakte, die nach ihrer Beschaffenheit untergliedert werden in:

- *Dünnextrakt (Extractum tenue):* Derartige Zubereitungen besitzen Honigkonsistenz und sind genießbar. Sie sind heute obsolet.
- *Zähflüssiger Extrakt, Dickextrakt (Extractum spissum):* Diese Zubereitungen sind in kaltem Zustand zäh und nicht genießbar. Der Wassergehalt beträgt bis zu 30 %. Auch diese Arzneiform entspricht im allgemeinen nicht mehr den heutigen Anforderungen. Der hohe Wassergehalt bedingt eine Instabilität der Arzneiform (Bakterienbefall) und gegebenenfalls der Wirkstoffe (chemische Zersetzung). Des weiteren lassen sich Dickextrakte schlecht dosieren. Bedeutung besitzt nach wie vor der dickflüssige Süßholzextrakt.
- *Trockenextrakt (Extractum siccum):* Er besitzt trockene Konsistenz und ist leicht verreibbar. Durch Verdampfen der Extraktionsflüssigkeit und Trocknen des Rückstands entsteht ein Produkt, das nicht mehr als 5 % Feuchtigkeitsgehalt aufweisen soll.
- *Fluidextrakt (Extractum fluidum):* Hierunter ist ein flüssiger Extrakt zu verstehen, der so hergestellt wird, daß ein Teil Extrakt im allgemeinen einem Teil Fluidextrakt entspricht.

Trockenextrakte und Fluidextrakte sind nach wie vor Arzneiformen, die Bestandteil vieler Pharmakopöen sind.

23.8.3.2
Trockenextrakte

23.8.3.2.1
Gewinnung der Extraktflüssigkeit

Trockenextrakte, Extracta sicca, sind pulverförmige Zubereitungen, die aus Drogenauszügen durch Verdampfen des Lösungsmittels hergestellt werden.

Trockenextrakte werden im allgemeinen durch Perkolation gewonnen. Als Extraktionsflüssigkeit dient Ethanol unterschiedlicher Konzentration und Wasser. Im Kleinbetrieb kommen zumeist Glasperkolatoren zur Anwendung. In der Industrie sind die Perkolatoren aus Steingut, Porzellan oder auch Metall oder Kunststoff. Großperkolatoren können auch zu Perkolatorbatterien vereinigt sein.

Im allgemeinen ist die Perkolation beendet, wenn aus 1 Teil Droge 4 Teile Auszug gewonnen sind. Hiermit hat zwar keine erschöpfende Extraktion der Droge stattgefunden, doch ist der überwiegende Teil der Extraktivstoffe in die Auszugsflüssigkeit gelangt. Zur Erschöpfung der Droge wäre die Gewinnung einer Anzahl weiterer Teilperkolate notwendig. Der Arbeits- und Energieaufwand, der zur Einengung derselben erforderlich wäre, steht jedoch in keinem Verhältnis zur Menge der auf diesem Wege zusätzlich gewinnbaren Wirkstoffe.

23.8.3.2.2
Verdampfen der Extraktionsflüssigkeit

Zum Verdampfen unter vermindertem Druck auf einem Wasserbad von höchstens 50 °C sind Apparaturen mit einem Destilliergefäß zu verwenden, das einen flachen Boden besitzt, aus dem der eingedickte Extrakt leicht zu entnehmen ist. Es ist weiterhin dafür zu sorgen, daß eine übermäßige Erhitzung, insbesondere des nur noch geringe Feuchtigkeitsanteile enthaltenden Produkts (oder gar ein Anbrennen), nicht stattfindet. Man beginnt grundsätzlich das Verdampfen mit dem letzten Perkolat, um die wirkstoffreicheren ersten Teilperkolate nicht mehr als erforderlich der Wärmeeinwirkung auszusetzen. Am vorteilhaftesten ist es, wenn die einzuengende Extraktflüssigkeit kontinuierlich in gleichem Maße dem Destilliergefäß zugeführt wird, wie andererseits die Flüssigkeit verdampft.

Beim *Vakuum-Rotationsverdampfer* (Abb. 23.6) bildet sich durch Drehung des Kolbens in einem Heizbad an der Kolbenwand ein feiner Film der zu verdampfenden Flüssigkeit. Durch die Vergrößerung der Verdampfungsoberfläche erfolgt das Eindampfen in kurzer Zeit. Durch Regulierung der Eintauchtiefe in das Wasserbad, der Badtemperatur, des Vakuums und der Kühltemperatur lassen sich jeweils optimale Bedingungen schaffen.

Bei *Dünnschichtverdampfern,* die im industriellen Bereich Verwendung finden, handelt es sich um oft mehrere Meter lange, senkrecht stehende, beheizte Zylinder, die unter Vakuum stehen, an deren Innenwand die Extraktlösung in dünner Schicht abwärts fließt. Durch umlaufende Wischblätter kann darüber hinaus dafür Sorge getragen werden, daß der Film die gesamte Innenfläche des Zylinders gleichmäßig bedeckt. Infolge der großen Oberfläche der Extraktflüssigkeit können bei schnellem Durchlauf in etwa 30 s bei einer Temperatur von nur 30–50 °C Konzentrate erhalten werden. Bei anderen Verdampfertypen wird die Oberflächenvergrößerung der zu verdampfenden Flüssigkeit dadurch erreicht, daß das einzudampfende Gut unter Vakuum stehende, mit Glaswolle oder entsprechendem Material ausgestattete Zylinder durchläuft. Die angeführten Verfahren eignen sich in besonderem Maße für Extraktlösungen mit thermolabilen und schäumenden Stoffen. Restfeuchte ist durch weitere Trocknungsprozesse zu entziehen. Die einfachste Möglichkeit hierzu besteht in der Entfernung des Wassers durch Aufbewahrung der eingedickten Extraktflüssigkeit in Trockenschränken. Zur Erzielung eines wasserfreien Produkts sind allerdings recht lange Trocknungszeiten bzw. entsprechend hohe Temperaturen erforderlich, selbst dann, wenn das zu trocknende Gut in einer dünnen Schicht ausgebreitet wird. Die letzte Phase des Trocknungsprozesses stellt daher eine nicht geringe Belastung für thermolabile Wirkstoffe dar. Vakuumtrocknungsanlagen und -schränke (s. 1.5.2.4) sind vorzuziehen sowie Walzentrockner oder Vakuumwalzentrockner (s. 1.5.2.5). Noch schonender läßt sich ein Trockenextrakt durch Gefriertrocknung (s. 1.5.3) erhalten. Die Trocknung benötigt zwar einige Stunden, doch kann eine Wärmeanwendung umgangen werden. Besonders zweckmäßig ist die Zerstäubungstrocknung [Sprühtrocknung (s. 1.5.5)], da sie eine schonende Trocknung darstellt. Bei ihr wird in einem Arbeitsgang der Extrakt sehr schnell in ein Trockenpräparat überführt. Ein besonderes Verfahren zur Gewinnung von Extrakten in Pulver- oder Granulatform führt zu Instant-Präparaten. Die *Instantisierung* (engl. instant = Augenblick) führt zu leicht benetzbaren und sich schnell und vollständig ohne Klumpenbildung in Wasser auflösenden Pro-

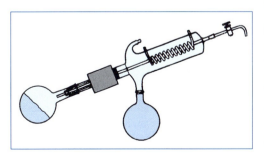

Abb. 23.6: Vakuum-Rotationsverdampfer

dukten. Die Instanteigenschaften ergeben sich durch die Kapillarwirkung des hochporösen Körpers, der die Flüssigkeit aufzieht. Die Instantisierung erfolgt durch Wiederbefeuchtung von im Sprühverfahren (oder durch Walzentrocknung) aus wäßrigen Extraktlösungen gewonnenem Pulver und anschließender Trocknung nach speziellen Verfahren oder in einem Einphasenprozeß durch besondere Sprühtechniken bzw. durch spezielle Vakuumtrocknung. Als Füllmittel dienen Saccharose, Lactose oder Dextrine, deren Anteil zwischen 50–90 % betragen kann.

Instant-Extrakte von Heilpflanzen erfreuen sich als „Pulvertees" großer Beliebtheit. Instant-Tees von ätherischen Öldrogen lassen sich wegen der Flüchtigkeit des ätherischen Öls nicht ohne weiteres herstellen. Aus diesem Grunde wird das ätherische Öl dem sprühgetrockneten Pulver nachträglich meist in Form von Mikrokapseln zugefügt.

23.8.3.2.3
Komplikationen beim Verdampfen der Extraktionsflüssigkeit

Das Einengen des Drogenauszugs erfolgt nach Arzneibuchvorschriften grundsätzlich mit dem letzten Perkolat. Beim Nachfüllen weiterer Perkolatanteile ist sehr vorsichtig zu verfahren, um ein Überschäumen zu vermeiden. Neu zugefügte Anteile des Auszugs weisen einen höheren Alkoholgehalt auf als die Flüssigkeit im Destilliergefäß. Sie sieden daher bei tieferer Temperatur. Bei Zugabe größerer Anteile kann ein Siedeverzug auftreten. Es empfiehlt sich daher, die Extraktflüssigkeit langsam und kontinuierlich mittels eines Hahnes tropfenweise zuzufügen. Kommt es beim Nachfüllen oder auch Einengen der Flüssigkeit zu kräftiger Schaumentwicklung, so verringert man vorübergehend das Vakuum. Besonders lästige Schaumbildung tritt beim Einengen von Extraktlösungen auf, die Saponine oder Eiweißstoffe enthalten. Sie kann so intensiv werden, daß ein Abdestillieren der Flüssigkeit unmöglich wird. Die Ausbildung von Schaum verstärkt sich während des Destillationsvorgangs, da mit der Abführung des Ethanols die Extraktflüssigkeit zunehmend wäßriger wird, und hiermit die Effekte der oberflächenaktiven Stoffe stärker zum Tragen kommen. Mit einer Verringerung des Vakuums wird man nicht immer die Schaumbildung unterdrücken können, zumal die Destillation hierdurch erheblich verlängert wird und die Siedetemperatur ansteigt. Gläserne Einrichtungen, die als sog. Schaumfänger in die Vakuumdestillationsanlage eingebaut werden, können sinnvoll sein. Günstiger wird ein Zusatz von Schaumzerstörern (Entschäumer, Antischaummittel) beurteilt, worunter man Verbindungen zu verstehen hat, die meist selbst oberflächenaktiv sind, sich an der Grenzfläche Flüssigkeit/Gas anreichern und dadurch die Stabilität der Schaumlamellen, die von der Oberflächenspannung und der Oberflächenviskosität abhängt, stark herabsetzen (z. B. Span®-Typen). Der Zusatz von Entschäumern bringt allerdings neue Probleme mit sich, so muß z. B. sichergestellt werden, daß sie nicht in den Trockenextrakt gelangen und diesen verunreinigen. Bewährt hat sich Octylalkohol, der mit abdestilliert, so daß zur Verminderung der Schaumbildung kontinuierlich erneute Zusätze notwendig werden. Besondere Vorteile bieten Siliconemulsionen. Sie sind bereits in Verdünnungen von 1:10000–1:20000 wirksam. Eine Entfernung aus dem Destillationsrückstand erscheint daher nicht zwingend. Grundsätzlich müssen zur Vermeidung des „Stoßens" der Flüssigkeit beim Arbeiten unter vermindertem Druck Tonscherben in das Destillationsgefäß eingelegt werden. Bei der Herstellung von Extrakten erscheinen die sonst beim chemischen Arbeiten üblichen Glasperlen nicht vorteilhaft, weil ihre Kleinheit die spätere Entfernung aus dem eingeengten Produkt erschwert.

23.8.3.2.4
Einstellen des Extrakts auf Wirkstoffgehalt und Aufbewahrung

Im gepulverten und nachgetrockneten Trockenextrakt wird der Wirkstoffgehalt bestimmt. Anschließend wird der Extrakt mit Lactose oder einem anderen Verdünnungsmittel auf den vorgeschriebenen Wirkstoffgehalt eingestellt und über einem Trockenmittel (Silicagel) vor Licht geschützt aufbewahrt.

Trockenextrakte sind meist hygroskopisch. Unkorrekte Lagerung kann somit leicht zu feuchten Präparaten führen. Dichte Verschlüsse sind daher unbedingt erforderlich. Während von der Industrie luftdichtverschlossene, oft vakuumverpackte Behältnisse (Blech- oder Glaspackungen) verwendet werden, sind in der Apotheke Glasstandgefäße mit Hohlstopfen, die mit einem Trockenmittel gefüllt sind, üblich. Auch hat sich ein Eintauchen des Gefäßoberteils in geschmolzenes Paraffin und der dadurch erhaltene Überzug als günstig erwiesen. Werden Trockenextrakte vorschriftsmäßig gelagert, stellen sie sehr wirkstoffstabile Arzneiformen dar.

Als indifferente nicht hygroskopische Verdünnungsmittel zur Einstellung des Wirkstoffgehalts sind in den Arzneibüchern weiterhin Dextrin, Saccharose, Glucose, Stärke und Arabisches Gummi genannt. Als Trockenmittel für die Aufbewahrung von Trockenextrakten finden auch gebrannter Kalk und Calciumchlorid Verwendung. Standardisierte und haltbare Trockenextrakte mit entsprechender Löslichkeit stellen nach Angaben der Ph. Eur. und des DAB Ausgangsprodukte zur Herstellung von Tinkturen dar. Die Trockenextrakte werden hierzu in Ethanol vorgeschriebener Konzentration gelöst.

23.8.3.2.5
Prüfung

Die Arzneibücher enthalten für Extrakte zumeist eine Beschreibung der Arzneiform (Farbe, Geruch, Geschmack), eine dünnschichtchromatographische Identitätsprüfung, eine Bestimmung des Trocknungsverlustes und gegebenenfalls eine Bestimmung des Wirkstoffgehalts.

Zur Bestimmung des Trocknungsverlustes wird 1 g gepulverter Trockenextrakt in einem bei 105 °C getrockneten, verschließbaren Wägegläschen vorgeschriebener Größe und Form genau gewogen und 2 h bei 105 °C getrocknet. Man läßt es in einem Exsikkator erkalten und wägt erneut.

Der Trocknungsverlust (Feuchtigkeitsgehalt) wird von den meisten Pharmakopöen auf 3–5 % begrenzt.

23.8.3.3
Fluidextrakte

Fluidextrakte, Extracta fluida, sind Auszüge aus Drogen, die mit Ethanol verschiedener Konzentration, gegebenenfalls mit bestimmten Zusätzen, so hergestellt wurden, daß 1 Teil Droge 1 Teil oder 2 Teilen Fluidextrakt entspricht. Fluidextrakte werden im allgemeinen durch Perkolation gewonnen.

Viele Arzneibücher schreiben vor, daß der zunächst erhaltene Auszug als Vorlauf beiseite gestellt wird. Dieser Vorlauf besteht aus 85 Teilen Fluidextrakt, wenn das eingesetzte getrocknete Pflanzenmaterial 100 Teilen entspricht. Nach Gewinnung von Nachläufen durch weitere Perkolation werden diese Nachläufe schließlich eingeengt und mit dem Vorlauf vereinigt, so daß schließlich 1 Teil Droge 1 Teil Fluidextrakt entspricht. Eine erschöpfende Extraktion der Droge ist aus wirtschaftlichen Gründen nicht vorgesehen, da das Einengen größerer Mengen an Nachläufen unökonomisch ist. Im allgemeinen wird daher die Perkolation nach Erhalt von vier Nachläufen abgebrochen. Dies sichert einen weitgehenden Übertritt der Pflanzenstoffe.

Andere Arzneibücher verzichten auf eine Gewinnung von Nachläufen und damit auf jegliches Einengen von Teilperkolaten. Hiernach wird solange perkoliert, bis auf 1 Teil Droge 1 Teil oder 2 Teile Auszugsflüssigkeit erhalten werden. 1 Teil Droge entspricht demnach 1 Teil oder 2 Teilen Fluidextrakt.

Arzneiformen

	Seite
Die Arzneiform	71
Feste Arzneiformen	151
Halbfeste Arzneiformen	289
Flüssige Arzneiformen	337
Gasförmige Arzneiformen	421
Durch Drogenextraktion gewonnene Arzneiformen	437
Neuzeitliche Arzneiformen und Entwicklungstendenzen	457
24. Therapeutische Systeme (TS)	459
25. Moderne und potentielle Arzneiformen	467
Generelle Aspekte der Arzneiformung	475

Therapeutische Systeme (TS)

24.1 Allgemeines

Trotz des beträchtlichen Fortschritts, der mit Depotpräparaten erzielt worden ist, ergeben sich bei deren Anwendung begrenzende Faktoren. Im allgemeinen beschränkt sich ihre Wirkungsdauer auf einige Stunden, gelegentlich auf einige Tage. Zum anderen erfordert ihr sinnvoller Einsatz vom Patienten ein hohes Maß an Zuverlässigkeit bei der Einhaltung des Therapieplans. Diese unbedingt notwendige Kooperationsbereitschaft (Compliance) des Patienten ist – wie Studien ergaben – bei 40–60 % der Patienten jedoch nicht gegeben, so daß bei Nichteinhaltung der vorgeschriebenen Applikationsintervalle der therapeutische Effekt ausbleibt oder aber toxische Wirkungen zu befürchten sind.

Ausgehend von der Erkenntnis, daß eine Arzneimittelwirkung über längere Zeiträume nicht durch chemische Veränderung des Arzneistoffmoleküls, sondern nur durch technologische Maßnahmen möglich ist, haben Bemühungen in den letzten Jahrzehnten zur Entwicklung völlig neuartiger Applikationssysteme geführt, die mit höchster Präzision über längere Zeiträume kontinuierlich Arzneistoff freisetzen. Die Arzneistoffliberation erfolgt hier mit einer Kinetik 0. Ordnung (im Gegensatz zu den traditionellen Darreichungsformen, wo eine Freigabekinetik 1. Ordnung vorliegt). Hierdurch ist nicht nur eine Reduzierung der zu applizierenden Arzneistoffmenge, sondern darüber hinaus eine Erhöhung der Therapiesicherheit möglich, zumal auch unerwünschte Nebenwirkungen auf diesem Wege zu reduzieren sind. Die Applikationsform wird als Therapeutisches System (TS) bezeichnet und ist eine arzneistoffenthaltende Vorrichtung bzw. Darreichungsform, die einen Arzneistoff oder mehrere Arzneistoffe in vorausbestimmter Rate kontinuierlich über einen festgelegten Zeitraum an einen festgelegten Anwendungsort abgibt.

Während die konventionellen Arzneiformen durch ihren Arzneistoffgehalt gekennzeichnet sind, werden TS durch ein exaktes Behandlungsprogramm charakterisiert, nämlich durch die Abgabe eines Arzneistoffes (oder mehrerer) je Zeiteinheit und die Gesamtdauer der Arzneistoffabgabe.

Das TS besteht aus dem Arzneistoff, der Arzneistoffabgabeeinheit, dem Trägerelement und dem therapeutischen Programm. Die Arzneistoffabgabeeinheit setzt sich aus vier Elementen zusammen: dem Arzneistoffreservoir, dem Abgabekontrollelement (es überwacht für die Dauer der Funktion des Therapeutischen Systems die Einhaltung der programmierten Abgaberate), der Energiequelle (sie hält den Transport der Arzneistoffmoleküle vom Reservoir zur Abgabeöffnung aufrecht) und der Abgabeöffnung (durch die der Arzneistoff austritt; Größe und Gestalt der Öffnung entsprechend der jeweiligen therapeutischen Aufgabe). Arzneistoffabgabeeinheit wie auch Trägerelemente sind aus synthetischen Materialien. Die kontinuierliche Arzneistoffabgabe wird häufig über polymere Membranen realisiert, durch deren Mikroporen die Arzneistoffmoleküle hindurchtreten. Die Durchtrittszeit hängt von der Zahl der Mikroporen und somit von der Dichte der Membran ab.

Folgende Steuerungsmechanismen für die Liberation können bei TS unterschieden werden:
- Bei der *Diffusionssteuerung* findet eine membranpermeationskontrollierte, matrixdiffusionskontrollierte, mikroreservoirkontrollierte oder chemisch kontrollierte Freisetzung statt.

- Bei einer *Aktivierungssteuerung* erfolgt die Aktivierung durch osmotischen, hydrodynamischen oder Dampfdruck, durch Ultraschall, Magnetismus oder unter dem Einfluß des pH-Wertes oder der Ionenstärke.

Mit TS lassen sich sowohl systemische als auch lokale Effekte erzielen.

24.2 Perorale Therapeutische Systeme

Beim Peroralsystem Oros® *(Einkammersystem)*, das die Form einer konventionellen Tablette besitzt, dringt Wasser in konstanter Strömung durch eine selektive Membran (meist Celluloseacetat) in den Formling ein, erreicht den in fester Form vorliegenden Arzneistoff und löst ihn auf. Der Wirkstoff selbst erzeugt den osmotischen Druck. Die Membran läßt lediglich Wassermoleküle passieren und verhindert den Eintritt von Magensäure. Die Abgaberate ist unabhängig von der Azidität und Motilität des Magen-Darm-Trakts. Das Oros-System verändert sich bei der Magen-Darm-Passage in seiner Gestalt nicht und wird schließlich ausgeschieden. Die Abgaberate ist proportional zum Quadrat der Löslichkeit des Wirkstoffs. Bei einer zu geringen Löslichkeit reicht der erzeugte osmotische Druck für eine ausreichende Wirkstoffabgabe nicht aus. Andererseits wird bei zu hoher Löslichkeit die gesättigte Lösung zu rasch verdünnt, wobei die Pumpgeschwindigkeit gleichfalls absinkt. Eine Löslichkeit zwischen 20 und 40% sichert genügend hohe Abgaberaten und einen entsprechend hohen osmotischen Druck. Entscheidend für die Präzision derartiger Pumpsysteme ist die Austrittsöffnung, die mittels Lasertechnik in die Membran eingebrannt wird (Ø 100–250 nm) (Abb. 24.1).

Als weiteres Beispiel sei ein als Einkammersystem konzipiertes Phenylpropanolaminhydrochlorid-Tablettenpräparat (Appetitzügler) angeführt. Es ist mit einer Cellulosetriacetatmembran überzogen, die eine mittels Laserstrahl erzielte Freigabeöffnung besitzt. Das System besitzt weiterhin eine Überzugsschicht mit Arzneistoff, die bei Kontakt mit Magenflüssigkeit die Initialdosis entläßt und zugleich die Freigabeöffnung freigibt und damit eine kontrollierte kontinuierliche Freisetzung der Erhaltungsdosis über 16 h sichert (in den USA: Acutrim®-Tablette).

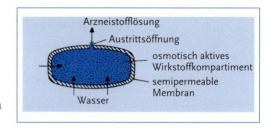

Abb. 24.1: Schematische Darstellung eines Einkammersystems

Da nicht immer geeignete Wirkstoffsalze zur Verfügung stehen, die die genannten Bedingungen erfüllen, wird häufig statt der erörterten Einkammersysteme unter Verwendung von osmotisch aktiven Hilfsstoffen (Natriumchlorid, Mannit) ein *Zweikammersystem* (Push-pull-System) eingesetzt, dessen Arbeitsweise Abbildung 24.2 verdeutlicht. Anwendungsmöglichkeiten wurden bei der Behandlung des Bluthochdrucks mit Nifedipin realisiert.

Über eine Dauer von 12 h bei einer Kinetik 0. Ordnung erfolgt auch die Freisetzung bei einem Kapselpräparat mit Diazepam als Wirkstoff (in den USA & GB: Valrelease®), bei dem sich die Gelatinehülle im Magen löst, nicht jedoch die in ihr enthaltene wirkstoffhaltige

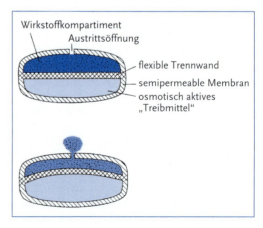

Abb. 24.2: Schematische Darstellung eines Zweikammersystems, push-pull Oros® (oben) in Funktion (unten)

Matrix, die auf Grund ihrer Dichte auf dem Mageninhalt schwimmen soll und den Arzneistoff entläßt (s. 12.7.3).

Eine Anzahl weiterer Peroralsysteme, die meist Varianten der dargelegten Prinzipien verkörpern, sind bereits als Markenpräparate in verschiedenen Ländern im Handel oder in der klinischen Prüfung.

24.3
Transdermale Therapeutische Systeme (TTS)

24.3.1
Allgemeines

Der Aufbau der Haut charakterisiert diese als Schutz- weniger als Resorptionsorgan. Die Hauptbarriere, die ein Eindringen von Arzneistoffen in die Haut behindert, bildet das Stratum corneum (s. 15.14). Die folgenden Prinzipien verdeutlichen den Aufbau von TTS. Mit einem TTS, das einem Pflaster ähnelt, und auf eine vorgesehene Hautfläche (z. B. hinter das Ohr, auf die Brust) vom Patienten selbst aufgebracht wird, ist es möglich, aus einem Arzneistoffreservoir kontrolliert bestimmte Arzneistoffmengen pro Zeiteinheit mittels Diffusion durch die intakte Epidermis über die Kapillaren dem Blutkreislauf zuzuführen. Die im Reservoir vorliegende Arzneistoffkonzentration hat keinen direkten Einfluß auf die Plasmaspiegelwerte. Nur bei hochwirksamen Wirkstoffen mit ausreichender Lipophilie wird ein therapeutisch erforderlicher Blutspiegel zu erzielen sein. Voraussetzung für die Funktion der Steuermechanismen des Systems ist, daß die Freisetzung des Wirkstoffs geringer ist als seine Permeationsrate durch die Haut. Die Applikationsdauer der TTS ist unterschiedlich, sie beträgt 24, 72, gelegentlich auch 96 h oder 1 Woche.

Als Vorteile für die TTS sind die Umgehung des Magen-Darm-Traktes, die Verringerung eines First-pass-Metabolismus, vor allem aber die Steuerbarkeit des Resorptionsgeschehens zu sehen. Ein Vorzug besteht auch darin, daß mit dem Entfernen des TTS die Wirkstoffaufnahme durch den Körper gegebenenfalls unterbrochen werden kann. Als Nachteile sind zu vermerken: Es können irritierende und allergische Reaktionen auf der Haut auftreten, der Wirkungseintritt erfolgt meist verzögert und vor allem ist die Zahl der Arzneistoffe, die mit diesen Darreichungsformen ausreichend hohe Blutspiegel erbringen, sehr gering. Bisher haben u.a. folgende Arzneistoffe eine transdermale Anwendung gefunden: Scopolamin (Reisekrankheit), Nitroglycerol (Angina pectoris), Clonidin (Hypertonie), Estradiol (Menopausesyndrom, Osteoporose), Nicotin (Raucherentwöhnung), einige weitere sind in der Entwicklung oder befinden sich in der klinischen Prüfung. Umfangreiche Versuche, mit Enhancern (s. 15.14.3) die Permeationsrate so zu steigern, daß die Palette der Arzneistoffe für eine TTS-Anwendung wesentlich erweitert werden kann, führten zu keinem entscheidenden Erfolg.

24.3.2
Membransysteme

Das Membransystem (auch als Resorptionssystem bezeichnet) besitzt einen mehrschichtigen Aufbau, der schematisch in Abbildung 24.3 dargestellt wird.
- Die Stützschicht ist eine wasserdampf- und arzneistoffundurchlässige Folie, die das Arzneistoffreservoir nach außen hin abdichtet. Sie besteht z. B. aus Polyethylenterephthalat/Aluminiumfolie/Propylen- bzw. Polyvinylchlorid- oder Polyethylen-Laminat. Die Aluminiumfolie schafft Okklusionsbedingungen, die zur Quellung der Haut und zur Erhöhung der Permeationsrate – oft um ein Vielfaches – führen.

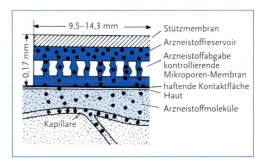

Abb. 24.3: Schematische Darstellung eines TTS, Typ Membransystem

- Im Arzneistoffreservoir liegt der Arzneistoff gelöst oder suspendiert in einem flüssigen oder festen Medium vor.
- Das Abgabekontrollelement als Steuermembran kann nichtporös, mikroporös oder semipermeabel gestaltet sein (z. B. aus Polypropylen oder Polyvinylchlorid oder Celluloseacetat oder einem Ethylen/Vinylacetat-Copolymer).
- Die Adhäsivschicht verbindet pflasterartig das System mit der Hautoberfläche.
- Eine arzneistoffundurchlässige Schutzfolie ist vor der Applikation zu entfernen.

Bei einer nichtporösen Steuermembran mit Adhäsivschicht gilt für die Freigaberate aus dem Reservoir nach Einstellung des Fließgleichgewichts folgende mathematische Beziehung:

$$\frac{dQ}{dt} = \frac{Cr}{1/Pm + 1/Pa} \quad (24.1)$$

Cr Wirkstoffkonzentration im Reservoir (g · cm^{-3}),
Pm Permeabilitätskoeffizient der Membran (cm · s^{-1}),
Pa Permeabilitätskoeffizient Adhäsivschicht (cm · s^{-1})

Durch Einsetzen von

$$P_m = \frac{K_{m/r} \cdot D_m}{h_m} \quad \text{und} \quad P_a = \frac{K_{m/a} \cdot D_a}{h_a} \quad (24.2)$$

$K_{m/r}$ Verteilungskoeffizient Membran/Reservoir,
$K_{m/a}$ Verteilungskoeffizient Membran/Adhäsivschicht,
D_m Diffusionskoeffizient Membran (cm^2 · s^{-1}),
D_a Diffusionskoeffizient Adhäsivschicht (cm^2 · s^{-1})
h_m Dicke der Membran (cm),
h_a Dicke der Adhäsivschicht (cm)

ergibt sich

$$\frac{dQ}{dt} = \frac{K_{m/r} \cdot K_{a/m} \cdot D_m \cdot D_a \cdot C_r}{K_{m/r} \cdot D_m \cdot h_a + K_{a/m} \cdot D_a \cdot h_m} \quad (24.3)$$

Bei porösen Membranen mit Adhäsivschicht ist beim Membran-Diffusionskoeffizienten der Porositätsgrad ε und bei der Membrandicke der Gewundenheitsfaktor τ für die Poren (Verhältnis von effektiver zu linearer Porenlänge) zu berücksichtigen. Unter Sink-Bedingungen ist mit diesem System eine Freigabekinetik 0. Ordnung zu realisieren. Während die membrankontrollierte Freigabe eine hohe Dosiergenauigkeit gewährleistet, ein eindeutiger Vorteil dieses TTS-Typs, kann eine mechanische Beschädigung des Kontrollelements zu einer Spontanfreisetzung des Arzneistoffs führen (dose dumping). Berichtet wurde auch, daß bei längerer Lagerung, insbesondere bei hohen Temperaturen, Arzneistoff die Membran absättigen und in die Adhäsionsschicht gelangen kann, so daß eine unkontrollierte Initialfreisetzung erfolgt. Andererseits ist eine erhöhte Arzneistoffliberation nach Applikation des Systems als Initialdosis durchaus erwünscht, um das Fließgleichgewicht schneller zu erreichen und die Bindungsstellen in der Haut abzusättigen. Einige Handelspräparate besitzen daher in der Adhäsivschicht eine kalkulierte Initialdosis.

Beispiele für Membransysteme: Estraderm® (Estradiol), Nitroderm® (Glyceroltrinitrat).

24.3.3
Matrixsysteme

Das Arzneistoffreservoir besteht bei diesem TTS-Typ aus einer hydrophilen oder lipophilen Matrix, die den überwiegenden Teil des Wirkstoffs homogen dispergiert in Form von festen Partikeln enthält, ein geringerer Anteil liegt molekulardispers vor (Abb. 24.4). Wenn Sink-Bedingungen gegeben sind und der stationäre Zustand erreicht ist, wird die Freisetzungsrate durch die Diffusion des Arzneistoffs in der Matrix bestimmt, wie nachfolgende Beziehung zum Ausdruck bringt:

$$Q = \sqrt{D_p \cdot t \cdot C_p \cdot 2 \cdot (C_0 - C_p)} \quad \text{und bei } C_0 \gg C_p$$

$$\frac{Q}{\sqrt{t}} = \sqrt{2 \cdot D_p \cdot C_p \cdot C_0} \quad (24.4)$$

Q zur Zeit t pro Flächeninhalt freigesetzte Wirkstoffmenge (g · cm^{-2}).
D_p Diffusionskoeffizient der Polymermatrix (cm^2 · s^{-1}),
t Freisetzungszeit (s),
C_p Sättigungskonzentration in der Polymermatrix (g · cm^{-3}),
C_0 Wirkstoffkonzentration in der Polymermatrix (g · cm^{-3}).

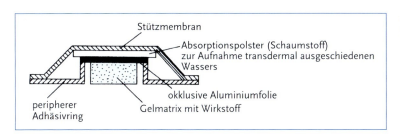

Abb. 24.4: Schematische Darstellung eines TTS, Typ Matrixsystem

Obgleich die Formel verdeutlicht, daß eine Kinetik 0. Ordnung mit diesem Prinzip nicht ohne weiteres erzielt werden kann (mit speziellen Maßnahmen ist jedoch eine Annäherung an diese Kinetik möglich), gelten diese Matrixsysteme als besonders sicher, da ein Dosedumping nicht zu befürchten ist.

Im Handel befindliche TTS-Systeme enthalten als Wirkstoff Glyceroltrinitrat, wobei die Matrix unterschiedlich gestaltet ist. So kann der an Lactose adsorbierte Wirkstoff zusammen mit Natriumcitrat, Glycerol und Wasser in einem Polyvinylalkohol/Polyvinylpyrrolidon-Gerüst verarbeitet sein (CH: Nitro-Dur I®). In einer anderen Version befindet sich der Wirkstoff dispergiert in einer Lösung von Klebstoff (z.B. auf Acrylatbasis) direkt auf der Stützschicht (CH: Nitro-Dur II®). Schließlich bildet ein Multischichtenlaminat, bestehend aus einer Anzahl von wirkstoffhaltigen Polymerlagen, auf der Basis eines Polyisobutylen/Harz-Gemisches das Reservoir. Während in den oberen, hautabgewandten Schichten an Lactose gebundener Wirkstoff vorliegt, verringert sich der Anteil des so fixierten Wirkstoffs von Schicht zu Schicht, so daß in den hautnahen Schichten überwiegend molekulardisperser Wirkstoff enthalten ist. Dieses Schichtsystem ist über eine Polymerschicht nach außen an eine okkludierende Aluminiumfolien-Stützschicht fixiert, während eine Adhäsivschicht einen engen Kontakt mit der Hautoberfläche bewerkstelligt (Deponit®).

24.3.4
Mikroreservoirsysteme

Bei diesem TTS-Typ enthält eine feste Polymermatrix zahlreiche wirkstoffhaltige Mikrokompartimente (Größenordnung ≤100 µm), die als Mikroreservoire anzusprechen sind (microsealed drug delivery systems, MDD-Prinzip). Die Darreichungsform besitzt Freigabemechanismen sowohl nach dem Reservoir- als auch nach dem Matrixprinzip. Man bezeichnet sie als Hybrid-Systeme.

Abbildung 24.5 zeigt den schematischen Aufbau eines Mikroreservoirsystems. Gegebenenfalls kann durch eine zusätzliche poröse Membran die Freisetzung weiterhin modifiziert werden. Bei Nitradisk® (USA: Nitrodisc®) ist eine Suspension, bestehend aus einer Glycerolnitrat/Lactose-Verreibung in einer wäßrigen Lösung von 40% Polyethylenglykol 400 unter Zusatz von Isopropylpalmitat (Penetrationsverbesserer), dispergiert. Die Dispersion wird mittels einer Hochenergiedispersionstechnik in ein viskoses Siliconelastomer eingearbeitet, das durch einen zugefügten Katalysator eine feste Matrix ergibt. Die in der Matrix vorliegenden Mikrokompartimente enthalten die Wirkstoffpartikel in einer Polymerlösung. Einflußnahme auf die Wirkstofffreisetzung kann über den Lösungsvorgang innerhalb der Mikrokompartimente sowie über den Verteilungs- bzw. Diffusionskoeffizienten in der Matrix genommen werden. Ob die Freisetzung

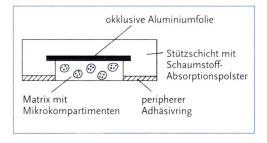

Abb. 24.5: Schematische Darstellung eines TTS, Typ Mikroreservoirsystem

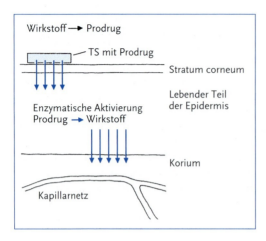

Abb. 24.6: Schematische Darstellung einer transdermalen Prodrug-Aufnahme

aus einem MDD-System verteilungs- oder matrixkontrolliert erfolgt, hängt vom Größenverhältnis der Parameter Löslichkeit des Wirkstoffs im flüssigen Mikrokompartiment und Löslichkeit des Wirkstoffs in der Polymermatrix ab.

24.3.5 Prodrug-Systeme

Wirkstoffen fehlen oft die molekularen Voraussetzungen, um in solchen Konzentrationen durch die Haut zu gelangen, die eine systemische Wirkung ermöglichen. Werden durch Derivatisierung die Bedingungen für den Hautdurchtritt verbessert, resultieren höhere Permeationsraten. Bisher wurde dieses Prinzip (Abb. 24.6) erfolgreich bei Estradiol und Metronizadol angewendet. Die Arzneistoffe werden in lipophilere Esterderivate überführt, die als inaktive Prodrugs das Stratum corneum leichter passieren. Nach Durchquerung der Hornschicht erfolgt durch körpereigene Enzyme die Esterspaltung und damit die Reaktivierung der Wirkstoffe (enzymatisch kontrollierte Systeme).

24.4 Oculare Therapeutische Systeme

Der erste therapeutische Einsatz eines TS erfolgte in der Ophthalmologie durch Ocusert® bei der Dauerbehandlung von Glaukomen. Heute ist dieses TS noch in den USA und in GB als Ocusert® Pilo-20 oder Pilo-40 erhältlich. Das zum Einlegen in den Unterlidsack bestimmte, ellipsenförmige, flexible und durchsichtige System enthält als den Augeninnendruck senkenden Wirkstoff Pilocarpin in einer Membran aus Alginsäure eingebettet (Arzneistoffreservoir). Die die Arzneistoffabgabe kontrollierende Membran besteht aus Ethylen-Vinyl-Acetat-Copolymer. Ein weißer Rand aus Titandioxid der Plattform dient zur Ortung der Einheit im Auge (Abb. 24.7). Aus diesem System werden bei der Glaukombehandlung bei Ocusert® P 20 20 µg/h und bei Ocusert® P 40 40 µg/h Pilocarpin nach einer kurzen erhöhten Initialabgabe in konstanten Mengen über mindestens 7 d in die Tränenflüssigkeit freigesetzt. Das sind für die beiden Ocuserttypen 3,4 mg bzw. 6,7 mg. Damit die konstante Arzneistoffliberation nach dem Diffusionsprinzip aufrechterhalten bleibt, muß im Reservoir ein Arzneistoffüberschuß vorhanden sein. Die Ocuserts enthalten insgesamt 5,0 bzw. 11,0 mg Pilocarpin. Um den gleichen therapeutischen Effekt zu erzielen, sind nach der traditionellen Tropfmethode (Pilocarpin-Augentropfen 2%, 4 × tgl.) in 7 d 28 mg Arzneistoff erforderlich. Darüber hinaus reduziert die durch Ocusert erfolgende verminderte Arzneistoffzuführung Nebenwirkungen. Durch Einbetten von Pilocarpin in einen Polyvinylalkoholfilm (NODS®, **n**ew **o**phthalmic **d**elivery **s**ystem) konnte mit diesem neuen System eine achtfach höhere Bioverfügbarkeit gegenüber Augentropfen erzielt werden.

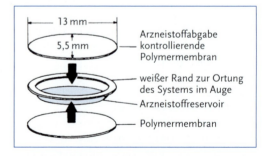

Abb. 24.7: Schematische Darstellung des TS Ocusert®

24.5 Intrauterine und intravaginale Therapeutische Systeme

Die Geschichte der intrauterinen Kontrazeptiva datiert an den Anfang dieses Jahrhunderts, als deutsche Ärzte einen Nickel-Bronze-Draht um eine Darmsaite wanden und entsprechend einsetzten. Das erste arzneistoffhaltige intrauterine System wurde von Alza entwickelt und ist heute noch in den USA und in Frankreich auf dem Markt (Progestasert®). In Deutschland wurde dieses System (Biograviplan®) wegen dokumentierter Reizerscheinungen vom Markt genommen. Es bestand aus Ethylen-Vinyl-Acetat-Copolymer (EVA) und enthielt 24 mg Progesteron, von dem täglich 65 µg etwa ein Jahr lang in das Uteruslumen abgegeben wurde. In dem im Stamm lokalisierten Reservoir (Abb. 24.8) befindet sich das Hormon (insgesamt 38 mg). Es ist in Siliconöl dispergiert und zur röntgenologischen Erkennbarkeit mit Bariumsulfat versehen. Die Diffusionskontrolle erfolgt über eine EVA-Copolymermembran. Die Nylonfäden dienen zur Erleichterung der Einlage des Systems mittels Führungssonde.

Als intravaginales TS zur Kontrazeption dient ein vaginal applizierter Ring (Dual-Release®, Vaginal contraceptive ring), der in einem Siliconpolymer gleich zwei Arzneistoffe, nämlich Etynodioldiacetat (Gestagen) und Mestranol (Estrogen) enthält. Mit einer Kinetik 0. Ordnung werden beide Arzneistoffe, jedoch mit unterschiedlicher Liberationsrate, freigesetzt.

24.6 Implantierbare Therapeutische Systeme

Eine implantierbare, osmotische Miniaturpumpe (Verschiebepumpe Alzet®) (Alza Corp. Palo Alto/USA) – für pharmakologische Untersuchungen an kleinen Versuchstieren entwickelt – hat eine umfangreiche Anwendung in der Grundlagenforschung gefunden (Abb. 24.9). Durch eine permeable, starre Membran kann nach der Applikation Wasser in das System in einer kontrollierten Rate einströmen. Eine osmotisch aktive Substanz nimmt das Wasser auf und engt über eine flexible, impermeable Membran das Reservoir, in dem sich der Wirkstoff als Lösung, Emulsion oder Dispersion befindet, ein, wodurch der Arzneistoff über die Abgabeöffnung austritt. Wassereinstrom- und Arzneistoffaustrittsrate sind konstant, solange ein Überschuß an Substanz vorhanden ist. Die Pumpe kann mit einer Spritze und Nadel selbst erneut nachgefüllt werden. Die Minipumpen haben eine Kapazität von 200 µl und eine konstante Abgaberate von 1 µl/h bei einer Lebenszeit von 1 oder 2 Wochen. Vergleichbare osmotische Systeme mit höherer Kapazität (2 ml) und Abgaberate (bis 10 µl/h) sowie einer Lebenszeit bis zu 4 Wochen sind bekannt.

In den USA sind andere, mit Treibgas gefüllte, implantierbare Pumpen für die Humantherapie bereits zugelassen. Mit einer Abgabe-

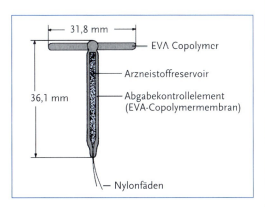

Abb. 24.8: Schematische Darstellung des intrauterinen kontrazeptiven TS Biograviplan®

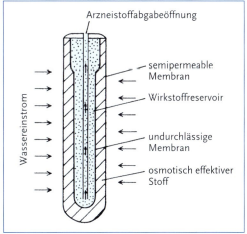

Abb. 24.9: Verschiebepumpe Alzet®

rate bis zu 3 ml/d finden sie zur Applikation von Zytostatika und Morphin in der Krebstherapie Anwendung.

24.7
Therapeutische Systeme zur Infusionstherapie

Auch für die langfristige Infusionstherapie sind TS konzipiert worden. Der Arzneistoff befindet sich in einem unter Druck stehenden Reservoir (max. 60 ml Wirkstofflösung) und wird vorprogrammiert kontinuierlich über 24 h intravenös über ein Schlauchsystem abgegeben. Das System wird relativ unauffällig am Ober- oder Unterarm getragen. Es ist vor allem für die Antikoagulationsbehandlung, für die antibiotische Therapie bei chronischen Nieren- und Harnwegsinfektionen und für die zytostatische Therapie anwendbar (z. B. Travenol®). Besonderes Interesse an tragbaren TS besteht für die Insulinverabreichung. In wenigen Jahren ist die Zahl derartiger Geräte weltweit beträchtlich angestiegen.

Gegenwärtig existieren TS mit einem geschlossenen Regelkreis, das sind solche, die über Sensor, Rechner und Rückkoppelung verfügen, noch nicht in anwendungsbereiter Form, doch werden derartige Entwicklungen in der Zukunft für durchaus erreichbar gehalten. So gilt z. B. als realisierbares konzipiertes Fernziel, Glucosesensoren zu implantieren, die über einen Rechner aus einem TS dem Organismus bedarfsweise Insulin zuführen. Solche Entwicklungen würden die Diabetes-Behandlung revolutionierend beeinflussen.

Über weitere potentielle Applikationsformen s. 25.

24.8
Probleme bei der Anwendung von TS und Ausblick

TS stellen einen beachtlichen Fortschritt in der Arzneiformenentwicklung und medizinischen Therapie dar. Rückschläge in den 2 Jahrzehnten ihrer Anwendung sind allerdings nicht ausgeblieben. So wurde z. B. in Einzelfällen von einer notwendig gewordenen operativen Entfernung ocularer Systeme berichtet. Peroralsysteme mit Indometacin mußten wegen schwerwiegender Nebenwirkungen vom Markt genommen werden, die offensichtlich, durch die hohe örtliche Konzentration des falsch gewählten Hilfsstoffs Kaliumchlorid im Gastrointestinaltrakt hervorgerufen, zur Darmperforation führten („Schneidbrennereffekt"). Bei Anwendung von Insulinpumpen waren Todesfälle zu beklagen. Zweifelsohne sind die TS durch Forschungserfolge der letzten Jahre wesentlich sicherer geworden, dennoch ist eine abschließende Bewertung dieser Darreichungsformen auch heute noch nicht möglich. Auch Fragen der Toleranzentwicklung und die Zweckmäßigkeit einer kontinuierlichen Arzneistofffreisetzung bleiben für einige Systeme bestehen.

Kapitel 25

Moderne und potentielle Arzneiformen

25.1
Allgemeines

Der Besuch des „Freischütz" (Oper von Carl Maria von Weber) inspirierte Paul Ehrlich (1854–1915) zur Idee der Zauberkugel („magic bullet"), die den Arzneistoff an allem gesunden Gewebe vorbei direkt an den Ort der Krankheit bringt. Diese Idee ist bis heute Motivation der Forschung in der modernen Galenik, doch trotz vieler Anstrengungen scheint das Ziel heute noch in weiter Ferne, mit einer derartigen Arzneiform Wirkstoffe optimal auszunutzen und gleichzeitig deren Nebenwirkungen zu minimieren.

Die Aufgabe, die sich dem Galeniker dabei stellt, ist auch nicht leicht: dieser treffliche Arzneistoffträger soll den eingeschlossenen Wirkstoff vom Applikationsort bis zum Zielort von der Körperumgebung abschirmen, am Zielort selbst (krankes Organ, kranke Zellen) soll der Arzneistoffträger den Wirkstoff freisetzen (*drug targeting*). Wünschenswert ist es auch, daß bei den stets an Bedeutung zunehmenden biotechnologischen Wirkstoffen diese auch noch durch den Arzneistoffträger direkt in die kranken Zellen eingeschleust werden, da viele dieser neuartigen Wirkstoffe nicht passiv durch die Zellmembran diffundieren können.

Ebenfalls weitgehend ungelöst ist das Problem, wie der Arzneistoffträger die Zielorte „finden" soll. Die naheliegende Überlegung, an der Außenseite des Trägers Antikörper von Oberflächenantigenen der Zielzellen zu plazieren, die dann bei genügend langer Zirkulation des Trägers ihr Ziel finden, hat bisher zu keinen marktreifen Produkten geführt. Es scheint in diesem Falle so, als ob das Immunsystem den Antikörper als „fremd" erkennt und den komplexen Arzneistoffträger mitsamt dem Arzneistoff abfängt, bevor das Ziel erreicht ist oder die Wirkung einsetzen kann.

Eine nähere Analyse dieser Probleme zeigt, daß neben der Barrierewirkung der zahlreichen Zellmembranen (man überlege nur, wie viele Zellmembranen ein Arzneistoff wie Diazepam auf dem Weg vom Gastrointestinaltrakt bis zum Wirkort im ZNS überqueren muß) auch die strukturelle Komplexität des zielorientierten Arzneistoffträgers (oder auch moderne Arzneistoffe) einer einfachen Entwicklung zuwiderlaufen. Diese komplexen Gebilde fordern geradezu eine Immunantwort des Körpers heraus, die dem gewünschten Effekt (mit Ausnahme z. B. bei immunstimulierenden Wirkstoffen) entgegenstehen.

All diese Schwierigkeiten kulminieren zur Zeit bei der Entwicklung von Arzneistoffträgern („Vektoren") in der Gentherapie, bei der ein hochmolekularer und hochpolarer Arzneistoff, die DNA, gezielt *in* Zellen, ja sogar in den Zellkern, eingebracht werden muß.

Andere Entwicklungen in der pharmazeutischen Technologie weisen in die Richtung lokaler Therapie, bei der Wirkstoffe im Trägersystem näher an den Ort der Krankheit gebracht werden und damit weniger Barrierestufen überwinden müssen. Weiterhin sind Fortschritte in der physikalisch-chemischen Galenik zu erkennen, die sowohl die Löslichkeit wie auch die Barrieregängigkeit von Arzneistoffen zu verbessern scheinen.

Auch wenn noch viel der zukünftigen Forschung anvertraut werden muß, sollen neben den modernen Arzneiformen, die sich Teilaspekten der geschilderten Probleme annehmen und zum Teil schon marktfähig sind, hier auch potentielle Arzneiformen vorgestellt werden, um auch in einem Lehrbuch auf die möglichen Entwicklungen in der pharmazeutischen Technologie hinzuweisen.

25.2 Liposomen

Liposomen werden aus Phospholipiden (z.B. Eilecithin oder Sojalecithin) durch Dispergieren in wäßrigen Medien gebildet. Durch anschließende Bearbeitung dieser so gebildeten multilamellaren Vesikelsuspension mit verschiedenen Methoden (z.B. Ultraschall, Extrusion durch Nuclepore®-Filter (s. 1.4.1.4)) entstehen Liposomen mit definiertem Durchmesser, der zwischen 25 nm und mehreren 100 nm liegen kann. Die kleineren Liposomen (25 – ca. 200 nm) bestehen meistens nur aus einer Phospholipidmembrandoppelschicht, während die größeren (ca. 100 nm – 1 µm) mehrere dieser Doppelschichten aufweisen (Zwiebelschalenmodell, s. Abb. 25.1). Die Vielzahl verfügbarer Lipide mit unterschiedlichen Kopfgruppen und Fettsäureresten erlaubt eine große Variation der Lipidkomposition der Liposomen, die sich in den unterschiedlichen Eigenschaften der Liposomen äußern, wie pH-Stabilität, gel-/flüssigkristalliner Zustand. Die Oxidation der Lipide kann durch einen 0,1%igen α-Tocopherol-Zusatz in der Suspension verhindert werden, während die geringe Lipidhydrolyse vom pH der Suspension abhängt.

Liposomen sind pharmazeutisch interessant, da hydrophile Arzneistoffe in das wäßrige Innenvolumen wie auch in die wäßrigen Zwischenschichten und hydrophobe Arzneistoffe in die Lipidschichten eingebaut werden können. Cholesterin stabilisiert, wie in Zellen, auch in Liposomen die Membranen und beeinflußt so die Arzneistoffliberation. Nach i.v.-Injektion werden die Liposomen schnell im Organismus verteilt und insbesondere von der Leber und der Milz aufgenommen.

Liposomen als Transportvehikel (Carrier) üben gegenüber den eingeschlossenen Arzneistoffen eine Schutzfunktion hinsichtlich des enzymatischen Abbaus während des Aufenthaltes im Körper aus. Diesem Vorteil steht allerdings der Nachteil gegenüber, daß die Liposomenphospholipide denselben Abbaumechanismen ausgesetzt sind wie körpereigene Zellmembranlipide.

Die Haltbarkeit liposomaler Suspensionen ist begrenzt (max. bisherige Stabilität ca. 6 Monate), während gefriergetrocknete Präparate eine gute Haltbarkeit aufweisen. Damit bei der Resuspension Aggregatbildung vermieden wird, müssen bei der Gefriertrocknung geeignete Hilfsstoffe (z.B. Lactose oder Trehalose) in der Suspension vorhanden sein.

Während der Kosmetikmarkt mit Liposomenpräparaten, vor allem für Hautglättung,

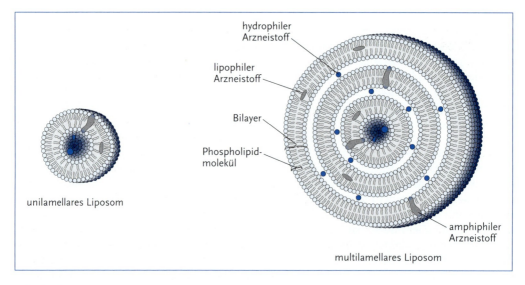

Abb. 25.1: Liposomen

überschwemmt wird, ist die therapeutische Nutzung liposomaler Arzneimittel erst am Anfang. Als erstes i.v.-Präparat wurde in Deutschland eine Formulierung des Antimykotikums Amphotericin B (Ambisome®) zugelassen, die eine deutlich bessere Verträglichkeit gegenüber der bisherigen Formulierung (Amphotericin B in einer mizellaren Desoxycholsäure-Lösung) in Patienten zeigt. Doxil® und DaunoXome® sind liposomale Formulierungen der Zytostatika Doxorubicin und Daunomycin, die in diesen liposomalen Arzneiformen besser in das Tumorgewebe gelangen als in konventionellen Arzneiformen.

Ausblick. Liposomen zeigen Oberflächenmerkmale wie Zellmembranen oder auch manche Virushüllen. Durch Modifikation der Liposomenoberfläche mit z.B. Antikörpern hofft man, kranke Zellen zielgerichtet erreichen zu können. Durch Beschichtung der Liposomenoberfläche mit Polymeren (z.B. Polyethylenglykol) erreicht man eine höhere Verweildauer im Blut. Mit intensiven Forschungen wird versucht, diese Effekte zu kombinieren, um das sog. „drug targeting" zu verbessern oder um Liposomen im Blutstrom kreisend die Wirkstoffe kontinuierlich freisetzen zu lassen. Auch in der Gentherapie werden Liposomen als Trägersysteme für DNA in zunehmendem Maße erprobt.

25.3
Nanosysteme

25.3.1
Nanokapseln

Unter Nanoverkapselung versteht man das Umhüllen von mizellaren Systemen (Mizellpolymerisation) oder kolloidalen Feststoffen (Grenzflächenpolymerisation) zu ultrafeinen Partikeln mit einem festen Überzug (Abb. 25.2). Die umhüllten Teilchen, deren Größe im Nanometerbereich (30–300 nm) liegt, lösen sich kolloidal. Die bisher erzielten Ergebnisse und die noch laufenden Überprüfungen lassen vermuten, daß nanoverkapselte Arzneistoffe, aber auch Antigene, Antikörper und Toxine, für Injektionspräparate mit verlängerter Wirksamkeit eingesetzt werden können.

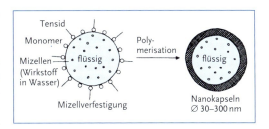

Abb. 25.2: Nanokapseln

Eines der möglichen Herstellungsprinzipien ist folgendes: Die wäßrige Wirkstofflösung wird in einer tensidhaltigen, hydrophoben Flüssigkeit (z.B. n-Hexan) durch intensives Rühren zerteilt, wobei feinste Tröpfchen in der Größenordnung von Nanometern entstehen. Mit der Zugabe eines geeigneten filmbildenden Monomers, eines Katalysators sowie von Vernetzungsmitteln, die sich an der Wasser/Lipoidlösungsmittel-Grenzschicht anlagern, wird eine Polymerisation eingeleitet. Nach Ersatz der als Dispersionsmittel dienenden hydrophoben Phase durch Wasser werden die Nanokapseln abgetrennt (Ultrafiltration, Zentrifugation) und einem Waschprozeß unterworfen. Die Dichte der vernetzten Gelumhüllung ist steuerbar.

25.3.2
Nanopartikel

Zur Herstellung werden Wirkstoffe mit Makromolekülen (z.B. Gelatine, Albumin, feste Lipide, Polymere) in Lösung assoziiert. Durch Zugabe von hydrophilen Stoffen z.B. mittels Elektrolyten, Alkoholen (sog. Salting-out-Verfahren) und Aceton (sog. Solvent-disposition-Verfahren), die Lösungsmittelmoleküle dem Solsystem entziehen, erfolgt eine Desolvatation, die eine ultrafeine Koazervation bewirkt, wobei die Arzneistoffe in die als enges Knäuel vorliegenden Nanopartikel (Abb. 25.3) eingeschlossen werden. Durch mikroskopische Überwachung und Steuerung wird in diesem Zustand (Präkoazervation) durch Zugabe von quervernetzenden Stoffen eine Härtung bewirkt (bei festen Lipiden als Ausgangssubstanz nicht notwendig). So wird z.B. eine wäßrige Albuminlösung in Dichlormethan dispergiert;

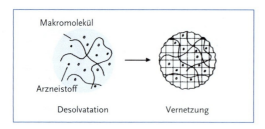

Abb. 25.3: Nanopartikel

durch Behandlung in einem Ultraschallbad aggregiert das Albumin zu Nanopartikeln, während bei festen Lipiden (SLN=solid lipid nanoparticles) das als Wachs vorhandene Ausgangsmaterial mittels Hochdruckhomogenisator verarbeitet wird. Manchmal werden die Nanopartikel durch zugesetzte Tenside oder Polymere stabilisiert. Die nach Anreicherung und Reinigung mittels Ultrafiltration erhaltenen Nanopellets (150–500 nm) sind nach Gefriertrocknung lagerfähig und in wäßrigen Systemen redispergierbar. Angestrebt wird eine intravenöse Verabreichung, die zu einer Anreicherung der Nanopartikel in Leber und Milz führt. Aktive Targetprinzipien sind (s. 25.1) ebenfalls in Erprobung. Die Wirkstoffe werden durch Abbau des Trägermaterials freigesetzt.

Ausblick. Es ist zu erwarten, daß diese Arzneiform auf dem Markt erscheinen wird, wenn die Bedenken gegen die Trägermaterialien (z. B. Toxizität der Trägersubstanz oder der Metabolite, Probleme der Bioabbaubarkeit) ausgeräumt werden können.

25.4 Mikropartikel

Durch Einsatz von Mikropartikeln aus Humanserumalbumin als kolloidale Trägerstoffe (<1µm) könnte eine Verwendung von Radiopharmaka in der Nuklearmedizin als Diagnostikum möglich werden, da Radiopharmaka in derartigen Trägerpartikeln sehr schnell einer Metabolisierung unterliegen und so zu einer Verringerung der Strahlungsdosen führen. Albuminmikropartikel (Abb. 25.4) haben sich physikalisch und chemisch als recht stabil erwiesen. Sie könnten als Träger für antikanzerogene Arzneistoffe Anwendung finden, besonders mit dem Ziel einer endozytotischen Aufnahme durch die maligne Zelle; dies ist aber nur mit Partikeln < 200 nm zu erreichen.

Durch spezielle Polymerisationsverfahren (Emulsions-, Suspensions- und Partikelpolymerisationsverfahren) erfolgt neuerdings die Bildung von Polymermikropartikeln. Das sind kugelförmige Kunststoffträger, die je nach Verfahrensführung in Größenbereichen von 0,1–100 µm bis 1 mm anfallen. Als Polymere sind bisher Acrylate, Acrylamide, Dextran, Styrol, Cellulosederivate sowie Polylactide (PL) und Polylactid-Coglycolide (PLGA) untersucht worden. Die beiden letztgenannten Polymere zeichnen sich durch genügende Bioabbaubarkeit und Verträglichkeit aus. Mit diesen Polymeren sind bereits Depot-Arzneiformen auf dem Markt erschienen (z. B. Profact Depot® (Arzneistoff: Buserelin), Parlodel LA® (Bromocriptin), Enantone Depot® (Leuprorelin)).

Ausblick. Es sind weitere Polymere für eine Vielzahl von Arzneistoffen in der Entwicklung. Probleme ergeben sich für verschiedene Polymere durch die ungenügende Bioabbaubarkeit, gegebenenfalls auch durch die Toxizität der Metabolite.

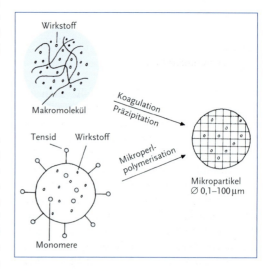

Abb. 25.4: Mikropartikel

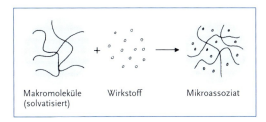

Abb. 25.5: Mikroassoziate

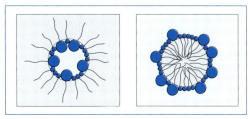

Abb. 25.6: Mikroemulsion

25.5 Mikroassoziate

Durch chemische und physikalische Bindung von Arzneistoffen an ultrafeine organische Polymere (untersucht sind Polymethacrylsäure, Polyvinylacetat, Celluloseacetat sowie Ether- und Esterbindung der Stärke) entstehen makromolekulare Assoziate kolloidaler Größenordnung (Abb. 25.5). Aus den schwerlöslichen Assoziaten kann der Wirkstoff als makromolekularer Komplex oder, nach Freisetzung aus der Bindung, auch durch enzymatische Spaltung wirksam werden. Assoziate mit Analgetika, Antibiotika, Sympathomimetika und Antimalariamitteln sind bekannt. In der Krebsforschung werden kolloidale Zytostatikaassoziate seit einiger Zeit studiert. Die langsame Biodegradation und Exkretion der makromolekularen Trägerstoffe läßt zur Zeit eine Anwendung nur in geringer Dosierung bei einer Kurzzeitbehandlung als denkbar erscheinen.

25.6 Mikroemulsionen

Mikroemulsionen werden seit vielen Jahren in der Ölförderung und der Wachstechnik angewandt, stellen also kein neues System dar. Sie werden in der Pharmazie aber erst seit etwa 15 Jahren eingesetzt. Ihre Stellung zwischen Emulsionen (Mikroemulsionen haben Teilchengrößen meist kleiner 100 nm) und kolloider Lösung (keine meßbare Oberflächenspannung) machen Mikroemulsionen für die Pharmazie interessant.

Zur Herstellung von Mikroemulsionen sind generell zwei verschiedene Tenside (Tensid und Kotensid, s. Abb. 25.6) notwendig. Wenn diese geeignet gewählt werden, ordnen sie sich so geschickt an der Oberfläche an, daß die Grenzflächenspannung (s. 2.6.1) bis auf Werte nahe Null zurückgeht. Dies führt zu einer thermodynamischen (*also andauernden*) Stabilität, während klassische Emulsionen nur kinetisch (*also nur für eine begrenzte Zeit*) stabil sind. Wegen der eben beschriebenen geringen Grenzflächenspannung bilden sich Mikroemulsionen auch spontan aus, wenn z. B. das konzentrierte Tensid/Wirkstoff-Gemisch in wäßriger Lösung verdünnt wird und dann insgesamt als einphasiges, transparentes oder opaleszierendes System vorliegt.

Mikroemulsionen besitzen naturgemäß einen hohen Tensidanteil, der bis jetzt die Anwendung in der Pharmazie auf perorale und topische Anwendungen beschränkt. Bei der Entwicklung von Mikroemulsionen ist auch zu beachten, daß sich der Arzneistoff zwischen den Tensidmolekülen anreichern kann und somit die Mikroemulsionsbildung beeinflußt. Der Arzneistoff muß deshalb bei der Entwicklung dieser Arzneiform berücksichtigt werden.

Mikroemulsionen vermögen sowohl hydrophile Verbindungen (z. B. Elektrolyte) zu lösen als auch lipophile Substanzen in bemerkenswertem Ausmaß zu solubilisieren.

So konnte die Bioverfügbarkeit des lipophilen Cyclosporins durch den Einsatz einer Mikroemulsion (Sandimmun® Optoral) verbessert werden. Die niedrige Grenzflächenspannung erlaubt bei topischen Anwendungen eine rasche Penetration in die oberen Schichten der Haut, so daß zugesetzte Wirkstoffe (z. B. Zinkpyrion) ebenfalls besser in die Haut eindringen können (z. B. Capsoft®).

Ausblick. Dieses besondere System wird sicher für weitere Arzneistoffe eingesetzt werden. Unter Umständen ist bei Ausnutzung des delikaten Zusammenspiels von Tensid, Kotensid, Wirkstoff und Lösungsmittel eine gesteuerte Freisetzung des Wirkstoffs denkbar. Mit geeigneten Tensiden könnten auch parenterale Arzneiformen möglich werden.

25.7
Schleimhaut-Adhäsivformen

Neben Haftformen mit angestrebter Lokalisierung im Magen-Darm-Trakt (s. 12.7.3) wird versucht, den nasalen, bukkalen oder auch vaginalen Applikationsweg zur Erzielung systemischer Wirkungen zu nutzen. Die hohe Bedeutung derartiger Forschungen resultiert aus der Einschätzung, daß Peptide, Proteine, ihre Derivate und Analoga in der Zukunft die Therapie revolutionierend verändern werden. Aus Stabilitätsgründen ist allerdings nur in Ausnahmefällen eine perorale Applikation möglich, so daß die Suche nach neuen Darreichungsmöglichkeiten zwingend notwendig erscheint.

Im Mittelpunkt von Forschungsbemühungen steht der nasale Applikationsweg und hierbei auch die Suche nach Penetrationsenhancern (s. 15.15.3), die auch bei Daueranwendung nicht ziliotoxisch sind. Trotz gewisser Fortschritte erscheint es fraglich, ob es z. B. einmal möglich sein wird, Insulin ständig nasal Diabetikern zuzuführen. Das gilt gleichermaßen für Systeme, die bukkal appliziert eine systemische Wirkung erbringen sollen. Neben anderen Arzneiformen (z. B. Sprays) sind Adhäsionsformen (kleine Tabletten oder Laminate) in der Überprüfung, von denen erwartet wird, daß sie einige Stunden auf der Schleimhaut haften. Eine dentale Adhäsivpaste (Solcoseryl®) ist bereits auf dem Markt.

Ausblick. Grundsätzlich wird von einer Bioadhäsivschicht auf Polymerbasis erwartet, daß diese mit den Polymeren des Glykoproteinmantels der Schleimhaut Wechselwirkungen eingeht (ionische, van-der-Waals-, Wasserstoffbrückenbindungen). Andererseits muß die Arzneiform wieder ohne Beschädigung der Schleimhaut entfernbar sein. Toxizität und Irritationen müssen ausgeschlossen werden. Hier liegen derzeit die Hauptprobleme. Zu bedenken ist in diesem Zusammenhang auch, daß solche Haftformen eine ständige Sekretion von Mucus sowie eine fortlaufende Erneuerung des Epithels verursachen. Intensive Anstrengungen, biologisch basierte Moleküle (z. B. Lektine) für die Adhäsion verwendbar zu machen, werden zur Zeit unternommen.

25.8
Iontophoretische, magnetische und schallkontrollierte Systeme

Unter *Iontophorese* versteht man ein Verfahren, bei dem ionogene Arzneistoffe unter dem Einfluß des elektrischen Stromes transdermal in den Körper gebracht werden können. Eine Stromquelle liefert hierbei einen Gleichstrom (der auch über größere Zeiträume zur Anpassung an zirkadiane Rhythmen entsprechend geregelt sein kann; s. 12.1). Eine Elektrode enthält ein Wirkstoffreservoir, die zweite Elektrode besitzt eine leitfähige Gelschicht (Abb. 25.7). Beim Aufsetzen der beiden Elektroden auf die Haut schließt sich der Stromkreis, und unter dem Einfluß des elektrischen Feldes wird die sonst geringe Permeabilität der Haut wesentlich erhöht, Wirkstoffionen können bis in das Kapillarnetz der Dermis wandern und systemisch aufgenommen werden.

Die erforderliche Stromstärke beträgt höchstens $600\,\mu A/cm^2$, die Ausgangsspannung 0,5–10 Volt, je nach sich ausbildendem Berührungswiderstand zwischen Elektroden und Haut. Nach diesem Prinzip lassen sich Wirkstoffe mit wesentlich höheren relativen Molekülmassen durch die Epidermis schleusen als mit anderen Trägersystemen. Wegen der Vielzahl der Einflußgrößen (Elektrolytkonzentration, Ionenstärke, Größe, Art, Zusammensetzung und Viskosität des Elektrodenmaterials, Stromstärke und -dauer, Hautwiderstand) ist die Festlegung der Permeationsrate mit Unsicherheiten verbunden.

Durch *magnetisch kontrollierte Systeme* lassen sich mehrfach pulsierende Freisetzungen erreichen. Polymere sind hierbei mit kleinen Eisenmagneten beschickt. Beim Anlegen eines

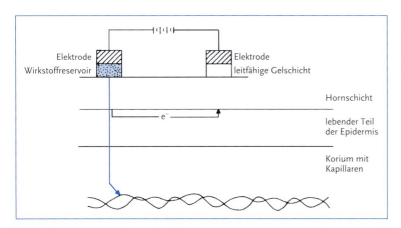

Abb. 25.7: Schematische Darstellung einer transdermalen Arzneistoffaufnahme durch Iontophorese

magnetischen Wechselfeldes steigt die Freisetzungsgeschwindigkeit, beim Abschalten sinkt sie.

Ultraschall (etwa 1 W/cm^2) ist ebenfalls in der Lage, verstärkt Arzneistoffe transdermal durch die Haut zu bringen. Eine bis zu 20fache Steigerung der Arzneistoffdiffusion ist mit Schallfrequenzen bis zu 3,6 MHz erreicht worden.

25.9 Gesteuerte Systeme

25.9.1 Allgemeines

Dem Patienten eine individuell angepaßte Wirkstoffdosierung während einer Therapie zukommen zu lassen, erfordert heute noch eine Wirkstoffspiegel-Einstellung am Patienten mit zeit- und kostenintensiven Kontrollen. Der naheliegende Gedanke, elektronische Systeme (womöglich mit wirkstoffspiegelgesteuerter Arzneistofffreisetzung) einzusetzen, konnte trotz beträchtlichem Forschungsaufwand noch nicht bis zur Serienreife entwickelt werden. Einige vielversprechende Ansätze sollen trotzdem vorgestellt werden. Weitergehende Überlegungen zu biologischen Rückkopplungsmechanismen (z.B. Implantate mit insulinproduzierenden Zellen, deren Insulinsezernierung glucosekonzentrationsgesteuert ist) haben zwar noch zu keinem Durchbruch in der Praxis geführt, aber sie zeigen zumindest eine der möglichen Entwicklungen in der pharmazeutischen Technologie auf.

25.9.2 Elektronische Freisetzungssteuerung

Die rasante technologische Entwicklung auf dem Gebiet der Herzschrittmacher (geringe Größe, Leistungsfähigkeit, Steuerung durch vorhandene Herzimpulse, Steuerung von außen) läßt auch zahlreiche Labors an ähnlichen Implantat-Systemen zur kontrollierten Arzneistofffreisetzung arbeiten. Hauptproblem ist hier die Konstruktion eines Sensors (z.B. Glucosesensor in der Diabetestherapie), der zwangsläufig in direktem Kontakt mit Körperflüssigkeiten oder Zellen stehen muß. Damit ist er den Abwehrreaktionen des Körpers ausgesetzt, die den Sensor in kurzer Zeit unbrauchbar machen, während bei den Herzschrittmachern eine einfache Elektrode ausreicht. Hingegen scheint die Miniaturisierung der Computersteuerung der Arzneistofffreisetzung keine großen Probleme mehr zu bereiten.

25.9.3 Inhalanda

Eine neue Generation von Verneblern, die eine Dosis blisterverpackten wäßrigen Volumens durch die Einwirkung eines komprimierten Luftstoßes als Bolus ausstoßen, ist zur Zeit in technologischer und klinischer Entwicklung (AERx®, Aradigm Corp.). Die Flüssigkeit wird durch homogene Poren definierten Durchmessers ausgestoßen. Das Gerät produziert damit eine homogene Aerosolsäule von definierter Tröpfchengröße, deren Aufprall in bestimmten Lungenabschnitten auf Grund der reproduzierbaren Tröpfchengröße damit praktisch programmiert werden kann. Das Gerät wird über einen Computerchip gesteuert und nur aktiviert, wenn der Patient in der Lage ist, eine Einatmungsgeschwindigkeit innerhalb gewisser Unter- und Obergrenzen zu erzeugen. Ein Fehlverhalten wird durch akustische (Pfeifton) und visuelle (rot/grün) Warnsignale angezeigt.

Arzneiformen

	Seite
Die Arzneiform	71
Feste Arzneiformen	151
Halbfeste Arzneiformen	289
Flüssige Arzneiformen	337
Gasförmige Arzneiformen	421
Durch Drogenextraktion gewonnene Arzneiformen	437
Neuzeitliche Arzneiformen und Entwicklungstendenzen	457
Generelle Aspekte der Arzneiformung	**475**
26. Stabilität und Stabilisierung	477
27. Inkompatibilitäten	511
28. Verpackungsmaterialien und Technologie	523

Stabilität und Stabilisierung

26.1 Allgemeines

Fragen der Stabilität und Stabilisierung von Arzneistoffen und Arzneiformen haben in den letzten Jahrzehnten immer größere Bedeutung erlangt. Das hat seinen Grund in der verstärkten Einführung moderner, hochwirksamer, leider aber oft instabiler Arzneistoffe, wie Antibiotika, Enzyme und Hormone, sowie in der verstärkten industriellen Produktion von Fertigarzneimitteln, die zur Gewährleistung der Lagerhaltung und unter Berücksichtigung des Transportweges eine befriedigende Haltbarkeit aufweisen müssen. Aber auch die uns heute zur Verfügung stehenden empfindlichen Analysenverfahren haben wesentlich dazu beigetragen, Stabilitätskriterien strenger zu fassen und erhöhte Haltbarkeitsforderungen zu stellen. Zudem sind Stabilitätsuntersuchungen nicht nur Grundlage für die Bestimmung und Festlegung von Haltbarkeitsfristen, sondern sind darüber hinaus für eine exakte Auswertung biopharmazeutischer Versuche unbedingte Voraussetzung.

Stabilitätsuntersuchungen sind daher bereits bei der Entwicklung neuer Arzneimittel unerläßlich. Erste orientierende Versuche, die mit der Substanz und der gelösten Substanz durchgeführt werden, haben zum Ziel abzuklären, ob die Verbindung so stabil ist, daß weitere Entwicklungsarbeiten vertretbar sind, und sollen Fehlinterpretationen der Ergebnisse der pharmakologischen und technologischen Testung ausschließen. Die zweite Stufe stellt ein Screening zur Auffindung der möglichst optimalen Rezeptur dar. Hier kommt es darauf an, die Stabilität des Arzneistoffs in Anwesenheit von Hilfsstoffen und unter Berücksichtigung der Herstellungstechnologie abzuklären und gegebenenfalls geeignete Stabilisierungsmaßnahmen aufzufinden. Als rationelle Methode bietet sich die faktorielle Versuchsplanung an (s. 6.6). Schließlich muß das formulierte Arzneimittel einer abschließenden Stabilitätsprüfung unterzogen werden. Unter Stabilität ist zu verstehen, daß sich das Arzneimittel (Arzneistoff, Arzneizubereitung), aufbewahrt unter definierten Lagerbedingungen, in seiner für die Lagerung und den Verkehr bestimmten Verpackung sowie in seinen wesentlichsten Qualitätsmerkmalen nicht oder nur in einem zulässigen Ausmaß verändert.

Wesentliche Qualitätsmerkmale sind der Wirkstoffgehalt, der galenische Zustand, einschließlich der sensorisch wahrnehmbaren Eigenschaften, die mikrobiologische und toxikologische Beschaffenheit und die therapeutische Aktivität. Das zulässige Ausmaß der Veränderungen ist für offizinelle Arzneimittel in den Arzneibüchern festgelegt. Für Fertigarzneimittel (Spezialitäten) und nichtoffizinelle Arzneimittel gelten die in den Gütevorschriften gemachten Angaben. Den Wirkstoffgehalt betreffend ist es international üblich, einen Rückgang von 10%, d.h. auf 90% des deklarierten Gehalts, zu tolerieren, sofern durch entstehende Zersetzungsprodukte die Gesamttoxizität nicht erhöht wird.

Für industriell hergestellte Fertigarzneimittel, die lange Lagerungszeiten durchlaufen, wird ein Haltbarkeitszeitraum von 5 Jahren angestrebt. Er sollte im ungünstigsten Falle 3 Jahre betragen. Rezepturmäßig hergestellte Arzneien, die meist sofort den Patienten erreichen, sollten eine Stabilität für mindestens einige Monate aufweisen. Für letztere Präparate wäre jedoch eine Limitierung der Aufbewahrungszeit zu begrüßen, denn die Apothekenbetriebsordnung schreibt nur den Hinweis „begrenzt haltbar" vor. Der Kommentar der Apothekenbetriebsordnung und das Neue

Rezepturformularium (NRF) nennen Richtlinien zur Aufbewahrungsdauer für jede Arzneiform.

Die Ursachen, die die Instabilität der Arzneiformen bedingen, sind zweifacher Natur. Einmal ist es die Labilität der Arznei- und Hilfsstoffe selbst, die letztlich aus ihrem chemischen und physikalisch-chemischen Bau resultiert, zum anderen sind es die äußeren Faktoren, wie Temperatur, Feuchtigkeit, Luft und Licht, die wertmindernde Reaktionen induzieren oder beschleunigen. Besondere Bedeutung kommt der Verpackung zu, vor allem dann, wenn es sich um Kunststoffbehältnisse handelt (s. 28.3.5). Das Ausmaß, in dem die genannten Faktoren wirksam werden, ist in hohem Maße vom galenischen Typ der Zubereitung abhängig. In festen Arzneien, wie Pulvern, Pudern und Tabletten, verlaufen haltbarkeitsbeschränkende Reaktionen oft so langsam, daß sie in dem interessierenden Zeitraum keine oder nur untergeordnete Stabilitätsprobleme aufwerfen. Hingegen sind flüssige, wäßrige Präparationen, wie Injektions- und Infusionslösungen, Augen- und Nasenarzneien, Mixturen, Suspensionen und Emulsionen, aber auch wasserhaltige Systeme unterschiedlicher Konsistenz, wie Salben und Extrakte, für Zersetzungen prädestiniert.

Aus didaktischen Gründen wird zwischen physikalischen, chemischen und mikrobiellen Veränderungen unterschieden. Praktisch ist die exakte Zuordnung einer Instabilität zu einer dieser Kategorien oft nicht möglich, da es sich meist um ein komplexes Geschehen handelt, dessen Ergebnis erfaßbar oder wahrnehmbar wird. So ist z. B. die Verfärbung einer Epinephrinlösung ihrem Erscheinungsbild nach eine physikalische Veränderung, die aber ihre Ursache in der Bildung gefärbter Zersetzungsprodukte hat, und die daher den chemischen Veränderungen zuzuordnen ist.

26.2
Methoden zur Stabilitätsbestimmung

Unabhängig vom Charakter der ablaufenden Zersetzungsprozesse (chemische, physikalische, mikrobiologische Veränderungen) ist es wichtig zu wissen, für welche Zeit der Arzneistoff bzw. das Arzneistoffsystem unter bestimmten Umweltbedingungen die angeführten Forderungen erfüllt. Zur Erfassung der Stabilitätsverhältnisse sind zwei Methoden gebräuchlich.

26.2.1
Langzeit-Haltbarkeitstest

Bei diesem „klassischen" Test geht man so vor, daß das Arzneimittel während des interessierenden Zeitraums unter den geforderten bzw. angestrebten Lagerbedingungen (Temperatur, Licht, Luft, Feuchtigkeit) in einem Klimaschrank oder Klimaraum aufbewahrt wird. In geeigneten Zeitabständen und am Versuchsende werden der Arzneistoffgehalt bzw. der Wirkwert, die mikrobiologische Beschaffenheit sowie der sensorisch und mit physikalischen Methoden erfaßbare galenische Zustand kontrolliert. Das Verfahren ist langwierig – in der Regel 5 Jahre – und läßt im allgemeinen keine Schlüsse auf den Zersetzungsmodus zu. Unter Verwendung der nach einjähriger Lagerung erhaltenen Versuchsergebnisse kann durch Hochrechnung eine Haltbarkeitsprognose für 5 Jahre getroffen werden.

26.2.2
Beschleunigte Haltbarkeitstests

Seit etwa 1950 werden beschleunigte Haltbarkeitstests (Streßtests), insbesondere solche unter thermischer Belastung, durchgeführt. Hierbei macht man sich reaktionskinetische Gesetzmäßigkeiten nutzbar, indem man die Zersetzung bei höheren Temperaturen als der Raumtemperatur studiert und dann auf die Aufbewahrungstemperatur extrapoliert. Bei dem üblichen *Streßtest unter isothermen Bedingungen* wird das Arzneimittel bei verschiedenen höheren, aber während des Versuches gleichbleibenden Temperaturen aufbewahrt. In geeigneten Zeitintervallen wird die Konzentration der Zersetzungsprodukte oder der Wirkstoffgehalt bestimmt. Als erste wichtige Grundgröße wird die Konzentrationsabhängigkeit der Zersetzungsgeschwindigkeit, als zweite die Temperaturabhängigkeit der Reaktionsgeschwindigkeit ermittelt.

Eine Weiterentwicklung stellt der *Streßtest unter nichtisothermen Bedingungen* dar, bei dem während des Versuchs die Temperatur kontinuierlich erhöht wird. Hierdurch ist es möglich, bereits aus den Ergebnissen einer einzigen Versuchsreihe Haltbarkeitsvorhersagen zu treffen. Die Methode ist mit einem erheblichen apparativen und Rechenaufwand verbunden. Sie wurde bisher nur an Lösungen erprobt.

Berechnungen der physikalischen Stabilität unter Nutzung der Ergebnisse beschleunigter Versuche sind nur in Ausnahmefällen möglich. Oft werden aber aus derartigen Streßversuchen wertvolle Hinweise zum Trend der Veränderungen erhalten.

26.2.2.1
Ermittlung der Reaktionsgeschwindigkeitskonstanten unter isothermen Bedingungen

Die Reaktionsgeschwindigkeit (v) eines chemischen Systems ist definiert als Konzentrationsveränderung (dc) der Reaktionspartner in Abhängigkeit von der Zeit (t).

$$v = \frac{dc}{dt} \tag{26.1}$$

Die Konzentrationsveränderung kann als Abnahme der Ausgangsstoffkonzentration (Reaktanden) oder als Konzentrationszunahme der Reaktionsprodukte erfaßt werden.

$$v = \frac{-dc_{\text{Reakt.}}}{dt} \quad \text{bzw.} \quad v = \frac{dc_{\text{Prod.}}}{dt} \tag{26.2}$$

Für eine Reaktion vom Typ
A → B + C
nimmt somit – unter der Voraussetzung, daß B und C die Reaktionsgeschwindigkeit nicht beeinflussen und die Abnahme der Konzentration der Reaktanden erfaßt wird – die Reaktionsgeschwindigkeit folgenden Ausdruck an

$$v = -\frac{d[A]}{dt} = k[A] \tag{26.3}$$

[A] Konzentration von A [mol · l^{-1}],
k Reaktionsgeschwindigkeitskonstante,
t Reaktionszeit.

Die Geschwindigkeit der Reaktion ist proportional der Konzentration von A. Bei isothermen Bedingungen (bei gleicher Temperatur) stellt k eine Konstante dar, die zur Charakterisierung der Reaktionsgeschwindigkeit geeignet ist.

Durch Integration unter den Bedingungen, daß die Konzentration von A zur Zeit $t = 0$ [A]$_0$ und die Konzentration zur Zeit $t = [A]$ ist, wird aus obiger Gleichung die explizite Beziehung erhalten

$$\int_{[A]_0}^{[A]} \frac{d[A]}{[A]} = -k \int_0^t dt$$

$$\ln \frac{[A]}{[A]_0} = -k \cdot t \tag{26.4}$$
$$\ln [A] = -k \cdot t + \ln [A]_0$$

Nach Umwandlung der natürlichen in die dekadischen Logarithmen wird erhalten:

$$\lg [A] = -\frac{k}{2{,}303} t + \lg [A]_0 \tag{26.5}$$

Da bei reaktionskinetischen Untersuchungen die Konzentrationsabnahme des Reaktanden meist als die Menge A erfaßt wird, die zur Zeit t bereits reagiert hat, also der Differenzbetrag von Ausgangskonzentration und der Konzentration zur Zeit t (bezeichnet als Umsatzvariable $x = [A]_0 - [A]$), läßt sich formulieren:

$$\lg ([A]_0 - x) = -\frac{k}{2{,}303} t + \lg [A]_0$$

$$k = \frac{2{,}303}{t} \lg \frac{[A]_0}{[A]_0 - x} \tag{26.6}$$

Stellt man $\lg[A]$ bzw. $\lg([A]_0 - x)$, die durch Konzentrationsbestimmungen experimentell zugänglich sind, als Funktion der Zeit, in einem Koordinatensystem (Abszisse = t, Ordinate = c) dar, so entsteht eine Gerade, deren Anstieg tan $\alpha = -k/2{,}303$ und deren Schnittpunkt mit der Ordinate $\lg[A]_0$ entspricht (Abb. 26.1).

Anstelle der Reaktionsgeschwindigkeitskonstanten wird oft eine anschaulichere Größe, die *Halbwertszeit* ($t_{1/2}$), benutzt. Die Halbwertszeit ist diejenige Zeit, in der die Hälfte des Ausgangsstoffs reagiert hat.

$$t_{1/2} = \frac{\ln 2}{k} = \frac{2{,}303 \cdot \lg 2}{k}$$

$$t_{1/2} = \frac{0{,}693}{k} \tag{26.7}$$

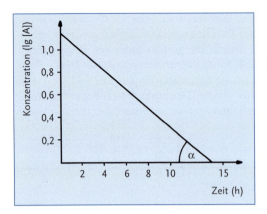

Abb. 26.1: Konzentrations-Zeit-Diagramm für eine Reaktion 1. Ordnung

Die abgeleiteten Gesetzmäßigkeiten gelten für *Reaktionen 1. Ordnung*. Tabelle 26.1 gibt zusammenfassend die grundlegenden Geschwindigkeitsgesetze für verschiedene Reaktionsordnungen wieder, deren mathematische Ableitung den Rahmen dieser Darlegungen sprengen würde, und die in jedem einschlägigen Fachbuch für physikalische Chemie zu finden ist.

Für viele Arzneistoffzersetzungen, die keine monomolekularen Reaktionen darstellen (vor allem Hydrolysen), hat das Zeitgesetz für Reaktionen 1. Ordnung dennoch Gültigkeit. Sie treten auf, wenn ein Reaktionspartner in großem Überschuß vorliegt und daher während der Reaktion keine maßgebliche Konzentrationsänderung erfährt (z. B. Wasser bei der Invertierung von Saccharose) oder wenn die Konzentration eines Reaktionsteilnehmers konstant gehalten wird, und werden auch manchmal als Reaktionen pseudoerster Ordnung bezeichnet. Um aus den empirisch ermittelten Daten (Konzentrationsveränderung als Funktion der Reaktionszeit) die Reaktionsordnung und damit auch das für diese Reaktion gültige Zeitgesetz zu ermitteln, sind verschiedene Verfahren in Gebrauch, von denen zwei erwähnt seien.

Substitutionsverfahren

Die Versuchsdaten (t und c) werden in die integrierten Gleichungen für die verschiedenen Reaktionsordnungen eingesetzt. Die mathematische Gleichung, bei der die k-Werte – unter Berücksichtigung einer angemessenen Fehlergrenze – konstant sind, gibt die Reaktionsordnung an.

Graphische Methoden

Bei dieser Methode trägt man verschiedene Funktionen der Konzentration (Ordinate) gegen die Zeit (Abszisse) auf. Diejenige graphische Darstellungsform, bei der die Meßpunkte auf einer Geraden liegen, entspricht der Reaktionsordnung. Aus ihrem Anstieg (tan α) läßt sich die Geschwindigkeitskonstante errechnen.

Tab. 26.1: Geschwindigkeitsgleichungen für Reaktionen 0., 1., 2., und 3. Ordnung

Ordnung	Ausgangskonzentration	Differentialquotient	integrierte Gleichung ($x=0$, wenn $t=0$)	Halbwertszeit	Gleichung für die Gerade	Steigung
0	a	$\dfrac{dx}{dt}=k$	$k=\dfrac{x}{t}$	$t_{1/2}=\dfrac{a}{2k}$	$x=kt$	k
1	a	$\dfrac{dx}{dt}=k(a-x)$	$k=\dfrac{2{,}303}{t}\lg\dfrac{a}{a-x}$	$t_{1/2}=\dfrac{0{,}693}{k}$	$\lg(a-x)=\lg a-\dfrac{kt}{2{,}303}$	$-\dfrac{k}{2{,}303}$
2	$a=b$	$\dfrac{dx}{dt}=k(a-x)^2$	$k=\dfrac{1}{t}\left(\dfrac{1}{a-x}-\dfrac{1}{a}\right)$	$t_{1/2}=\dfrac{1}{ak}$	$\dfrac{1}{a-x}=\dfrac{1}{a}+kt$	k
2	$a\neq b$	$\dfrac{dx}{dt}=k(a-x)(b-x)$	$k=\dfrac{2{,}303}{t(a-b)}\lg\dfrac{b(a-x)}{a(b-x)}$		$\lg\dfrac{a-x}{b-x}=\lg\dfrac{a}{b}+kt\dfrac{a-b}{2{,}303}$	$\dfrac{k(a-b)}{2{,}303}$
3	$a=b=c$	$\dfrac{dx}{dt}=k(a-x)^3$	$k=\dfrac{1}{2t}\left[\dfrac{1}{(a-x)^2}-\dfrac{1}{a^2}\right]$	$t_{1/2}=\dfrac{3}{2}\cdot\dfrac{1}{a^2k}$	$\dfrac{1}{(a-x)^2}=\dfrac{1}{a^2}+2kt$	$2k$

Eine weitere Möglichkeit ist durch rechnerische oder graphische Ermittlung der Halbwertszeiten gegeben.

26.2.2.2
Ermittlung der Temperaturabhängigkeit der Reaktionsgeschwindigkeitskonstanten

Es ist allgemein bekannt, daß mit steigender Temperatur die Reaktionsgeschwindigkeit zunimmt. Als Faustregel gilt die Van't-Hoff-Beziehung, wonach bei einer Temperaturerhöhung von 10 K die Reaktionsgeschwindigkeit durchschnittlich um das Zwei- bis Vierfache ansteigt. Zur Ermittlung des Stabilitätszeitraums ist diese Regel ungenau. Die exakte Gesetzmäßigkeit für die Temperaturabhängigkeit der Reaktionsgeschwindigkeit ist durch die von Arrhenius gefundene Beziehung gegeben.

$$k = A e^{-\frac{E}{R \cdot T}}$$

$$\ln k = \ln A - \frac{E}{R \cdot T}$$

$$\lg k = \lg A - \frac{E}{2{,}303 \cdot R} \cdot \frac{1}{T}$$

$$\lg k = -\frac{E}{2{,}303 \cdot R} \cdot \frac{1}{T} + \lg A \tag{26.8}$$

- E Aktivierungsenergie [J · mol^{-1}],
- A Frequenzfaktor, Stoßzahlfaktor,
- R universelle Gaskonstante,
- T absolute Temperatur [K]
- e Basis des natürlichen Logarithmus (2,718),
- k Reaktionsgeschwindigkeitskonstante.

Zur Ermittlung der Temperaturabhängigkeit der Reaktionsgeschwindigkeit werden die Werte für k bei mehreren verschiedenen Temperaturen, mindestens jedoch bei drei, bestimmt. Beim Auftragen des Logarithmus der Reaktionsgeschwindigkeitskonstanten ($\lg k$ = Ordinate) als Funktion der reziproken Temperatur ($1/T$ = Abszisse) wird eine Gerade erhalten (Abb. 26.2), deren Anstieg

$$\tan \alpha = -\frac{E}{2{,}303 \cdot R} \tag{26.9}$$

ist. Dieser Ausdruck erlaubt die Aktivierungsenergie E zu berechnen, mit deren Hilfe der Stoßfaktor A zugänglich ist.

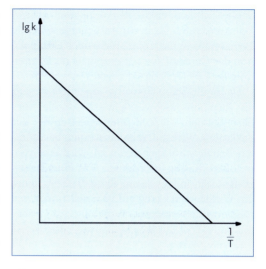

Abb. 26.2: Temperaturabhängigkeit der Reaktionsgeschwindigkeit

$$\lg A = \lg k_t + \frac{E}{2{,}303 \cdot R \cdot T} \tag{26.10}$$

Bei Kenntnis dieser beiden thermodynamischen Größen ist es möglich, die Reaktionsgeschwindigkeit für unterschiedliche Temperaturen zu erhalten. Sie macht eine Aussage über das Ausmaß der Zersetzung.

$$\lg k = -\frac{E}{2{,}303 \cdot R \cdot T} + \lg A \tag{26.11}$$

Es kann auch so vorgegangen werden, daß zur Berechnung von E die Arrhenius-Gleichung in abgewandelter Form, unter Zugrundelegung zweier unterschiedlicher Temperaturwerte (T_1 und T_2), herangezogen wird.

$$\lg k_1 = -\frac{E}{2{,}303 \cdot R \cdot T_1} + \lg A$$

$$\lg k_2 = -\frac{E}{2{,}303 \cdot R \cdot T_2} + \lg A \tag{26.12}$$

Durch Subtraktion der beiden Gleichungen erhält man

$$\lg \frac{k_1}{k_2} = \frac{E}{2{,}303 \cdot R} \left(\frac{1}{T_2} - \frac{1}{T_1} \right) \tag{26.13}$$

- k_1 Reaktionsgeschwindigkeitskonstante bei der Temperatur T_1,
- k_2 Reaktionsgeschwindigkeitskonstante bei der Temperatur T_2.

Schließlich können die Reaktionsgeschwindigkeitskonstanten für bestimmte interessierende Temperaturen nach entsprechender Extrapolation der Geraden aus der graphischen Darstellung ($\lg k = f(1/T)$ direkt abgelesen werden.

Da für die Stabilitätsvorhersage nicht so sehr die Reaktionsgeschwindigkeitskonstante, sondern vielmehr die Zeit interessiert, in der der deklarierte Wirkstoffgehalt um einen bestimmten Betrag zurückgegangen ist, wird eine weitere Berechnung erforderlich. Für eine Zersetzungsreaktion 1. Ordnung kann die Zeit, in der ein Wirkstoffrückgang auf 90% stattfindet, wie folgt ermittelt werden:

$$t_{90\%} = \frac{\ln 1{,}11}{k} = \frac{0{,}105}{k} \qquad (26.14)$$

Beschleunigte Haltbarkeitstests sind zur Stabilitätsvoraussage nicht universell einsetzbar. Sie besitzen nur dann Aussagekraft, wenn die Zersetzung bei höheren Temperaturen nach dem gleichen Mechanismus wie bei der Lagertemperatur erfolgt und die Aktivierungsenergie etwa 42–126 kJ · mol^{-1} (10–30 kcal · mol^{-1}) beträgt. In vielen Fällen sind diese wichtigen Kriterien jedoch nicht erfüllt. Da reaktionskinetische Gesetzmäßigkeiten nur für homogene Systeme (z. B. Lösungen) strenge Gültigkeit haben, ist ihre Anwendung auf Mehrphasensysteme, wie es die meisten Arzneiformen sind, nicht oder nur bedingt möglich. Zudem erfahren die meisten Arzneiformen bei der notwendigen thermischen Belastung nicht akzeptable Zustandsveränderungen (z. B. Veränderung der Konsistenz von Salben und Pasten, Beeinträchtigung des dispersen Zustands von Emulsionen und Suspensionen). In derartigen Fällen ist der Stabilitätsnachweis bzw. die Ermittlung des Haltbarkeitszeitraums nur als Langzeittest durchführbar.

26.3
Physikalische Veränderungen

26.3.1
Stabilitätsbeeinträchtigende Vorgänge

Die folgende Übersicht faßt, ohne Anspruch auf Vollständigkeit zu erheben, die wichtigsten Instabilitäten dieser Art zusammen.

Änderung der Kristallstruktur

Viele Arzneistoffe zeigen polymorphes Verhalten (s. 7.6.2.3), d.h., sie sind befähigt, in verschiedenen Modifikationen aufzutreten. Während der Lagerung können, bedingt durch Milieuveränderungen in der Arzneiform, polymorphe Umwandlungen stattfinden, die organoleptisch nicht wahrnehmbar sind, aber meist Veränderungen im Liberations- und Resorptionsverhalten bedingen. Als Beispiele für Stoffe, bei denen Kristallstrukturveränderungen möglich sind, seien genannt: Barbitursäurederivate, Steroide (Cortison und Prednisolon) und Antibiotika (Chloramphenicol, Rifamycin). Die Bildung von Prednisolonhydrat in wasserhaltigen Salben, die zu einer beachtlichen Teilchenvergrößerung führt, ist ein Beispiel für Pseudopolymorphie.

Änderung des Verteilungszustands

Durch das Wirksamwerden der Gravitation kommt es bei flüssigen Mehrphasensystemen zu Entmischungserscheinungen, die sich anfänglich nur als mikroskopisch wahrnehmbare Dispersitätsgradverschiebung bemerkbar machen, im fortgeschrittenen Stadium aber auch makroskopisch als Sedimentation oder Aufrahmung sichtbar werden. Bekannte Beispiele sind das Brechen von Emulsionen und Sedimentationserscheinungen bei Suspensionen. Durch diese Veränderungen ist eine exakte Dosierbarkeit der Wirkstoffe nicht mehr gegeben.

Den Dispersitätsgradveränderungen ist weiterhin das Teilchenwachstum in Suspensionssalben, Pasten und flüssigen Suspensionen zuzuordnen.

Hiermit muß gerechnet werden, wenn der suspendierte Feststoff ein breites Korngrößenspektrum aufweist. Bedingt durch die höhere Löslichkeit kleiner Partikel (s. 2.2.1.3) kommt es in deren Umgebung zur Ausbildung eines höher konzentrierten Sättigungszustands als bei großen, der sich durch Diffusionsvorgänge ausgleicht und schließlich zur Übersättigung in der Umgebung der großen Teilchen und damit zum Kristallwachstum führt. Das Suspensionssystem verarmt ständig an kleinen Teilchen, während die größeren Partikel anwachsen.

Als weiteres Beispiel sei die Rekristallisation von Arzneistoffen bei Lösungssalben genannt, die bei nahezu gesättigten Zubereitungen auftritt.

Kolloide Lösungen zeigen beim Lagern meist Alterungserscheinungen, die sich als Ausflockungen zu erkennen geben.

Änderung der Konsistenz bzw. des Aggregatzustands

Halbfeste Arzneiformen, wie Salben und Pasten, erleiden während der Aufbewahrung eine Nachhärtung, die im Extremfall zu einer Verfestigung und damit zu einer Einbuße der Applikationsfähigkeit führt. Aber auch feste Arzneistoffsysteme, wie Tabletten, Dragees und Suppositorien, unterliegen Alterungsvorgängen, die sich nachteilig in verlängerten Zerfalls-, Auflösungs- bzw. Durchschmelzzeiten äußern.

Änderung der Löslichkeitsverhältnisse

Bei molekulardispersen Systemen (z. B. Arzneistofflösungen) kann es durch Konzentrationsveränderungen infolge der Verdunstung des Lösungsmittels (ungenügend verschlossene oder gasdurchlässige Behältnisse) oder durch Temperaturveränderungen zur Überschreitung des Löslichkeitsprodukts und damit zur Abscheidung (Kristallisation, Ausfällung) der gelösten Stoffe kommen. Diese Gefahr ist besonders bei annähernd gesättigten Lösungen gegeben.

Änderung der Hydratationsverhältnisse

Durch Aufnahme bzw. Abgabe von Wasser werden die Hydratationsverhältnisse von Verbindungen und damit ihre Eigenschaften maßgeblich beeinflußt. Das markanteste Beispiel ist wohl die Verflüssigung bzw. das Schmierigwerden von Trockenextrakten infolge der ausgeprägten Hygroskopizität dieser Zubereitungen. Aber auch viele Arznei- und Hilfsstoffe sind mehr oder weniger hygroskopisch und zeigen in Abhängigkeit von der herrschenden Luftfeuchtigkeit unterschiedliche Wassergehalte. Salze, die in verschiedenen kristallwasserhaltigen Formen auftreten, können gleichfalls in Abhängigkeit von der relativen Luftfeuchtigkeit einen unterschiedlichen Wasseranteil besitzen.

26.3.2
Stabilisierungsmaßnahmen

Zur Stabilisierung physikalisch labiler Systeme werden physikalische Methoden und physikalische Stabilisatoren eingesetzt. So läßt sich z. B. die Sedimentation von Suspensionen durch extreme Stoffzerteilung, Dichteangleichung beider Phasen und durch Zusätze viskositätserhöhender Stoffe das Brechen von Emulsionen durch Homogenisieren und Beigabe geeigneter Emulgatoren in optimalen Konzentrationen beheben bzw. zurückdrängen. Die Hygroskopizität von Substanzen ist durch Zugabe sorptionsaktiver Hilfsstoffe, wie z. B. hochdispersem Siliciumdioxid, bis zu einem gewissen Grade zu beseitigen.

Welche Stabilisierungsmaßnahmen als optimal anzusehen sind, läßt sich nicht allgemeingültig beantworten. Ihre Wahl ist vielmehr abhängig von der Art der Arzneistoffe, des galenischen Systems und dem Verwendungszweck. In vielen Fällen (z. B. Alterung von Gelen, Nachhärten von Tabletten) ist es nach dem Stand unseres heutigen Wissens nicht oder nur in recht unzulänglichem Maße möglich, physikalisch bedingten Instabilitäten zu begegnen.

26.4
Chemische Veränderungen

26.4.1
Allgemeines

Haltbarkeitsbeeinträchtigende chemische Reaktionen, wie Hydrolysen, Oxidationen, Reduktionen, sterische Umlagerungen, Decarboxylierungen, Polymerisationen u. a., können in homogenen Systemen (z. B. Lösungen) oder in heterogenen Systemen (Mehrphasensysteme, wie z. B. Emulsionen, Suspensionen und Salben) ablaufen. Während erstere, sofern es sich um Zersetzungen mit überschaubaren Mechanismen handelt, reaktionskinetischen Untersuchungen zugänglich sind, lassen sich Reaktionsabläufe in Mehrphasensystemen nicht oder nur bedingt erfassen. Man ist hier darauf angewiesen, durch empirische Verfahren (Erfassung der Veränderungen, die während der Lagerung auftreten) Aufschlüsse über die Haltbarkeit zu gewinnen.

Aber auch Arzneistoffzersetzungen in homogenen Systemen stellen oft ein komplexes Geschehen von unterschiedlichen Reaktionstypen dar, die als Folgereaktionen nacheinander oder als Simultanreaktionen (Parallelreaktionen) nebeneinander ablaufen. Als Beispiel eines aufgeklärten, komplexen Zersetzungsmechanismus sei die Degradation von Barbitursäurederivaten angeführt.

$$\begin{array}{c} R^1 \diagdown \\ R^2 \diagup \end{array} C \begin{array}{c} \diagup COOH \\ \diagdown CONHCONH_2 \end{array} \longrightarrow \begin{array}{c} R^1 \diagdown \\ R^2 \diagup \end{array} C \begin{array}{c} \diagup H \\ \diagdown CONHCONH_2 \end{array}$$

Malonursäure (I) → Monoacetylharnstoff (II)

$$\left[\begin{array}{c} R^1 \diagdown \\ R^2 \diagup \end{array} C \begin{array}{c} \diagup CONH_2 \\ \diagdown CONHCOOH \end{array} \right] \longrightarrow \begin{array}{c} R^1 \diagdown \\ R^2 \diagup \end{array} C \begin{array}{c} \diagup CONH_2 \\ \diagdown CONH_2 \end{array}$$

(III) → Malonsäurediamid (IV)

Die ersten beiden Reaktionen stellen Simultanreaktionen (Hydrolysen) dar. Die beiden Spaltprodukte (I, III) erfahren durch Folgereaktionen (Sekundärreaktionen) eine Decarboxylierung zu II und IV.

Ähnlich komplizierte Abbaumechanismen sind auch für andere Arzneistoffe (z. B. Vitamine, Hormone und Antibiotika) bekannt.

26.4.2
Hydrolytische Vorgänge

26.4.2.1
Allgemeines

Dieser Typ der Instabilität stellt neben den oxidativen wertmindernden Veränderungen wohl die wichtigste Zersetzungsreaktion dar. Die nachfolgende Übersicht informiert über hydro-

lytische Abbaureaktionen einiger pharmazeutisch wichtiger Stoffe.
- *Ester.* Acetylcholin, Acetylsalicylsäure und deren Ester, Lokalanästhetika vom Typ der p-Aminobenzoesäureester (z. B. Benzocain, Procain, Oxyprocain, Tetracain, Dimethocain), Cocain; Esteralkaloide (z. B. Atropin, Hyoscyamin, Scopolamin) u. a.
- *Amide und Thioamide.* Nicotinamid, Chloramphenicol, Ethionamid, Barbitursäurederivate (z. B. Barbital, Phenobarbital), Glutethimid, Thalidomid, Phenytoin, Cinchocain, Lidocain, Penicillin und seine Derivate, Trimethadon, Thiamin, Pantothensäure.
- *Ether, Glykoside.* Diphenhydramin, Streptomycin, Glykoside (z. B. Digitalisglykoside, Rutin).
- *Lactone und Lactame.* Penicilline, Cycloserin, Ascorbinsäure und ihre Derivate.

Hydrolytische Zersetzungsreaktionen laufen nach mehr oder minder gleichen Reaktionsmechanismen ab. Prinzipiell ist zwischen säure- und basekatalysierter Hydrolyse zu unterscheiden.

Während die saure Hydrolyse eine Gleichgewichtsreaktion darstellt, verlaufen basekatalysierte Hydrolysen infolge Bildung eines ladungsstabilisierten Säureanions nur in einer Richtung. Säureamide, die im Vergleich zur Estergruppierung eine geringe Elektronegativität besitzen, erweisen sich gegenüber hydrolytischen Einflüssen als beständiger. Etherhydrolysen verlaufen nur säurekatalysiert, d. h., Ether sind im alkalischen Milieu beständig.

Hydrolysebedingte Degradationsvorgänge sind also stark pH-abhängig.

26.4.2.2
Einflußgrößen und Stabilisierungsmaßnahmen

26.4.2.2.1
pH-Wert und pH-Wert-Einstellung

Eine der wichtigsten Stabilisierungsmaßnahmen hydrolysegefährdeter Systeme besteht in der Einstellung eines optimalen pH-Wertes. Am Beispiel einer intensiv untersuchten Ester-

Säurekatalysierte Esterhydrolyse:

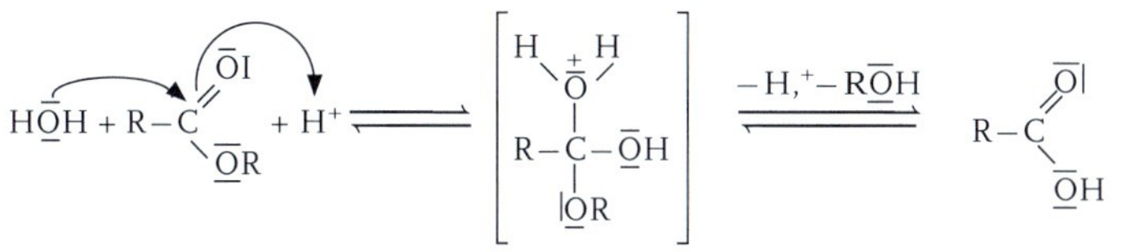

Basekatalysierte Esterhydrolyse:

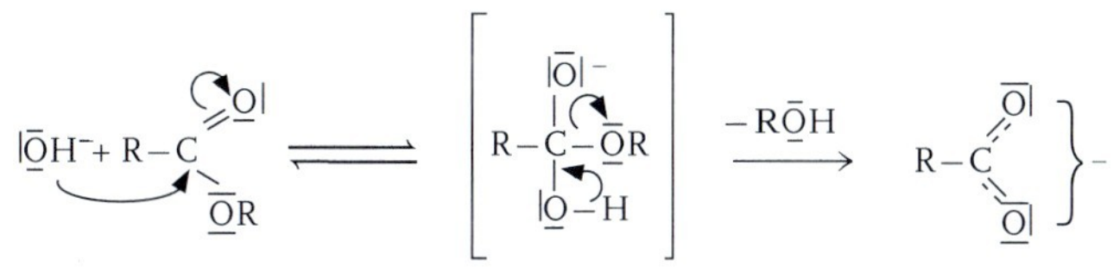

hydrolyse, der Procainzersetzung, sei die Problematik verdeutlicht. Procain erleidet in wäßriger Lösung eine hydrolytische Spaltung in p-Aminobenzoesäure und Diethylaminoethanol.

$$H_2N-C_6H_4-\overset{O}{\underset{}{C}}-O-CH_2-CH_2-N(C_2H_5)_2 \xrightarrow{H^+/OH^-} H_2N-C_6H_4-COOH + HOCH_2-CH_2-N(C_2H_5)_2$$

Aus dem in Abbildung 26.3 dargestellten pH-Zersetzungsdiagramm (Abhängigkeit der Hydrolysegeschwindigkeit vom pH-Wert) ist ersichtlich, daß die Zersetzungskurve ein Minimum bei pH 3,5 aufweist, d.h., die Stabilität ist bei diesem pH-Wert am größten. Die Einstellung dieses pH-Wertes würde somit maximale Stabilität gewährleisten. Das ist jedoch nur in den wenigsten Fällen realisierbar, da der pH-Wert des Stabilitätsmaximums oft nicht im akzeptierbaren physiologischen Bereich liegt oder andere wichtige Faktoren, wie Löslichkeit und Wirksamkeit oder gleichfalls ablaufende Zersetzungen, berücksichtigt werden müssen. Der optimale pH-Wert für die Stabilisierung stellt somit einen Kompromiß zwischen allen für die Arzneiform wichtigen Aspekten dar.

Die pH-Einstellung wird meist mit Pufferlösungen vorgenommen. Bei deren Auswahl ist zu beachten, daß Hydrolysereaktionen durch die Puffersubstanzen eine allgemeine Säure-Base-Katalyse erfahren können. Unter allgemeiner Katalyse ist zu verstehen, daß nicht nur Hydroxyl- und Hydroniumionen katalytisch wirksam sind, sondern daß darüber hinaus auch die Salzkomponenten des Puffers, die im Sinne der Brönstedt-Theorie auch Säuren und Basen darstellen, einen katalysierenden Effekt besitzen können. Die allgemeine Katalyse ist daran erkenntlich, daß die Zersetzung bei konstantem pH-Wert und gleicher Ionenstärke in Anwesenheit verschiedener Salze bzw. Salzgemische (Puffer) unterschiedliche Geschwindigkeitswerte aufweist.

Ein typisches Beispiel für eine hydrolytische Zersetzung, die der allgemeinen Säure-Base-

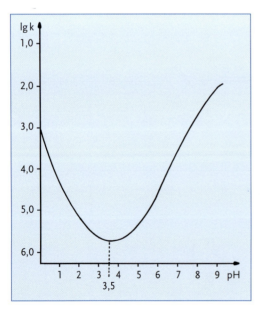

Abb. 26.3: pH-Abhängigkeit der Procain-Zersetzung (wäßrige Lösung)

Katalyse unterliegt, ist Chloramphenicol. Chloramphenicol wird in wäßriger Lösung in Dichloressigsäure und die entsprechende Aminoverbindung (1-[4-Nitrophenyl]-2-aminopropandiol-(1,3)) gespalten.

$$O_2N-C_6H_4-CH(OH)-CH(NH-CO-CHCl_2)-CH_2OH \xrightarrow{H^+/OH^-} O_2N-C_6H_4-CH(OH)-CH(NH_2)-CH_2OH + Cl_2CH-COOH$$

Während Salzsäure und Citronensäure bei gleichem pH-Wert keinen Einfluß auf die Hydrolysegeschwindigkeit haben, sinkt die Halbwertszeit bei Anwesenheit von Essigsäure bzw. Hydrogenphosphat auf 6 bzw. 3 h (Tab. 26.2).

Vor einer kritiklosen Verwendung von Puffern bzw. Salzzusätzen muß daher gewarnt werden. Der allgemeinen Säure-Base-Katalyse unterliegen vor allem Säureamide, während sie bisher bei pharmazeutisch verwendeten Estern nicht beobachtet wurde.

Tab. 26.2: Einfluß von Elektrolyten auf die Zersetzungsgeschwindigkeit von Chloramphenicol

Elektrolyt	$t_{1/2}$ (h)
HCl	10,5
$C_6O_7H_8$ (Citronensäure)	10,5
CH_3COOH	6,0
HPO_4^{2-}	3,0

26.4.2.2.2
Temperatur

Bei Temperaturerhöhung kommt es erwartungsgemäß zu einem Anstieg der Hydrolysegeschwindigkeit. Werden wäßrige Systeme (z. B. Injektions- bzw. Infusionslösungen) einer thermischen Belastung (z. B. Sterilisation) ausgesetzt, so ist neben der temperaturbedingten Geschwindigkeitserhöhung eine verstärkte hydrolytische Zersetzung registrierbar, die ihre Ursache in der Veränderung der Dissoziationsverhältnisse des Wassers hat. Mit steigender Temperatur nimmt nämlich die Ionisation des Wassers stark zu. So ist Wasser bei 100 °C 110mal stärker ionisiert als bei 20 °C, so daß Base-Säure-katalysierte Reaktionen in der Hitze beschleunigt ablaufen. Bei organischen Arzneistoffen mit entsprechenden funktionellen Gruppen kann sich der pK-Wert in der Hitze bis zu 1,5 Einheiten verringern und damit die Reaktionsfähigkeit des Arzneistoffes stark erhöhen. Bei wäßrigen gepufferten Zube-

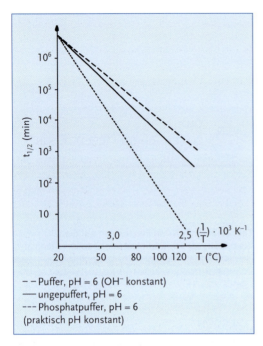

Abb. 26.4: Einfluß verschiedener Puffer auf die Zersetzung von Panthesin® bei thermischer Belastung

reitungen kommen weitere Einflußgrößen hinzu. So ist hier das Zusammenspiel zwischen der temperaturabhängigen Ionisierung des Wassers, der temperaturabhängigen pK-Verschiebung beim Arzneistoff und die Temperaturabhängigkeit des Puffersystems für eine degradationsarme Sterilisierung wichtig. Deshalb ist eine Verwendung eines der üblichen Puffersysteme nicht immer sinnvoll. Zum Beispiel führt die Anwendung eines auch bei höheren Temperaturen pH-konstanten Phosphatpuffers (aber entsprechend der Ionisation des Wassers höherer OH^--Konzentration) bei Panthesin® zu einem schnelleren Abbau in der Hitze (pH 6, 100 °C, Halbwertszeit des Zerfalls $t_{1/2}$ = 83,4 min) als bei einem Puffer, bei dem die OH^--Konzentration im System weniger zunimmt ($t_{1/2}$ = 8 d, siehe Abb. 26.4). In diesem Fall ist sogar eine ungepufferte Lösung günstiger ($t_{1/2}$ = 76 h) als das Phosphatpuffersystem! Gegebenenfalls kann nach erfolgter ungepufferter Hitzesterilisierung eine sterile isohydrische Pufferlösung beigegeben werden.

26.4.2.2.3
Polarität des Mediums und Ionenstärke

Die Polarität des Lösungsmittels, ausgedrückt als Dielektrizitätskonstante, nimmt Einfluß auf die Reaktionsgeschwindigkeit und oft auch auf die Gleichgewichtslage von Reaktionen. Wie Tabelle 26.3 ausweist, ist der Effekt je nach der Polarität der Reaktionspartner differenziert. Eine Stabilisierung von Arzneiformen durch Apolarisierung des Mediums (z. B. Austausch des Wassers gegen Alkohol oder Polyalkohole) ist somit, entgegen früheren Vorstellungen, nicht in jedem Falle gegeben. Bei Reaktionen zwischen Ionen muß außerdem die Ionenstärke der Lösung unbedingt berücksichtigt werden.

26.4.3
Oxidative Vorgänge

26.4.3.1
Allgemeines

Neben Hydrolysen sind es vor allem oxidative Vorgänge, die Zersetzungen von Arzneistoffen und Arzneistoffsystemen bedingen. Oxidationsgefährdete Arzneistoffe gehören vor allem folgenden Verbindungsklassen an:
- *Phenole*: Resorcinol, Hydrochinon, Naphthole, Epinephrin, Physostigmin u. a.

Tab. 26.3: Einfluß der Dielektrizitätskonstanten und der Ionenstärke auf die Reaktionsgeschwindigkeit

Reaktionstypus	Einfluß der Zunahme der Dielektrizitätskonstanten	Ionenstärke
Dipol-Dipol → polares Produkt Ion-Ion	Zunahme	keine
gleiches Vorzeichen	Zunahme	Zunahme
entgegengesetzte Vorzeichen	Abnahme	Abnahme
Ion + Neutralmoleküle	Abnahme	Zunahme

- *Olefine*: Polyene (z. B. Carotine, Vitamin A), ungesättigte Fettsäuren und ihre Derivate, ätherische Öle (z. B. Terpene)
- *Endiole*: Ascorbinsäure
- *Ether*: Diethylether, Polyethylenglykole
- *Hydroxymethylketone*: Prednisolon und seine Derivate
- *Amine*: Morphin, Atropin

Insbesondere unterliegen *Alkaloide* (z. B. Morphin, Apomorphin, Physostigmin und Reserpin) einer oxidativen Zersetzung.

Als Folge oxidativer Reaktionen entstehen Zersetzungsprodukte, die meist keine oder nur eine geminderte Wirksamkeit besitzen und zudem toxischer Natur sein können. Die entstehenden Abbaustoffe führen, oft bedingt durch Folgereaktionen, zu Veränderungen der wahrnehmbaren Eigenschaften, wie Geschmack, Geruch und Aussehen. So färben sich z. B. wäßrige Apomorphinlösungen in kurzer Zeit grün. Die Feinmechanismen der oxidativen Zersetzungsreaktionen sind noch weitgehend unbekannt. In vielen Fällen handelt es sich um radikalische Reaktionen vom Autoxidationstyp (s. 26.4.3.2).

Die Bereitschaft, mit der ein Oxidationsvorgang abläuft, findet ihren Ausdruck im Nernst-Redoxpotential, das für oxidative Arzneistoffzersetzungen, die meist mit einem Protonenübergang verbunden sind, wie folgt zu formulieren ist:

$$E = E_0 + \frac{R \cdot T}{n \cdot F} \ln \frac{[Ox] \cdot [H^+]^m}{[Red]} \quad (26.15)$$

Nach Umformung unter Berücksichtigung der Zahlenwerte von R und F wird das Redoxpotential für 25 °C ($T = 298$ K) erhalten

$$E = E_0 + \frac{0,059}{n} \lg \frac{[Ox] \cdot [H^+]^m}{[Red]} \quad (26.16)$$

E Redoxpotential [V],
E_0 Normalpotential [V] (konzentrationsunabhängige Größe),
R universelle Gaskonstante,
n Anzahl der überführten Ionen,
m Anzahl der Protonen,
T absolute Temperatur [K],
F Faraday-Konstante.

Aus der Gleichung ist zu entnehmen, daß das Redoxpotential von der Konzentration der Reaktionspartner, der Temperatur und vor allem von der Wasserstoffionenkonzentration, also vom pH-Wert, abhängig ist.

26.4.3.2
Fettverderb

Fragen der Fettzersetzung sind aus mehrfachen Gründen für die Arzneiformung von Interesse. Fette und Öle sind wichtige Grund- und Hilfsstoffe, deren einwandfreie Beschaffenheit für die Arzneistoffstabilität Voraussetzung ist. Die beim Fettverderb entstehenden Spaltprodukte führen nicht nur durch das organoleptisch wahrnehmbare Erscheinungsbild, die Ranzigkeit, zur Ablehnung derartiger Produkte, sondern es kann darüber hinaus durch unkontrollierte Reaktionen mit Arznei- und Hilfsstoffen zu Wertminderungen kommen. Zum anderen sind die im Zuge des Fettabbaus entstehenden Spalt- und Folgeprodukte physiologisch nicht indifferent. Sie vermögen Sensibilisierungen und krankhafte Hautveränderungen hervorzurufen. Die Kenntnis der beim Fettverderb ablaufenden Reaktion ist aber auch wichtig zur Lösung von Stabilisierungsfragen von Arzneistoffen mit Polyenstruktur (z. B. Vitamin A, Carotine), die auf Grund ihres ähnlichen chemischen Baues einen analogen Abbau erfahren.

Beim Fettverderb handelt es sich um ein komplexes Geschehen von chemischen Umsetzungen (Hydrolysen, Oxidationen) und mikrobiologischen bzw. biochemischen Vorgängen (Tab. 26.4). Sowohl bei den rein chemischen als auch bei den biologischen bzw. enzymatischen Prozessen laufen hydrolytische und oxidative Vorgänge teils nacheinander, teils nebeneinander ab.

Hydrolytische Zersetzung

Wie alle Verbindungen von Esterstruktur unterliegen auch Triglyceride bei Anwesenheit von Wasser einer hydrolytischen Spaltung, wobei schließlich Glycerol und freie Fettsäuren entstehen. Letztere bedingen das sog. Sauerwerden der Fette.

Tab. 26.4: Hauptwege des Fettverderbs

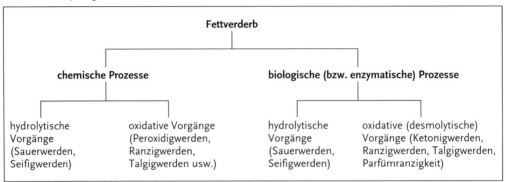

Die durch Lipasen bedingte enzymatische Hydrolyse führt gleichfalls zu den erwähnten beiden Endprodukten. Hydrolasen können dem tierischen und pflanzlichen Fettgewebe (biochemische Hydrolyse) entstammen oder native Bestandteile von Mikroorganismen (mikrobielle Hydrolyse) sein. Besonders reich an Lipasen sind Pilze der Gattung *Penicillium* und *Aspergillus*. Optimale Bedingungen für eine enzymatische Hydrolyse existieren bei 37 °C und im pH-Bereich von etwa 7. Je ungesättigter die Fettsäuren der Triglyceride sind, um so forcierter erfolgt die hydrolytische Spaltung.

Oxidative Zersetzung

Öle und Fette, insbesondere solche mit einem hohen Gehalt an ungesättigten Fettsäuren, unterliegen weiterhin einer oxidativen Zersetzung. Die hierbei entstehenden Endprodukte, vor allem Ketone, Säuren und Aldehyde geringer Kettenlänge, zeichnen sich durch intensiven Geruch und Geschmack aus. Bereits minimalste Mengen (μg-Mengen) reichen aus, um das Erscheinungsbild der Ranzigkeit augenfällig werden zu lassen.

Hinweise auf qualitätsmindernde oxidative Veränderungen von Fetten, fetten Ölen und anderen in Betracht kommenden Substanzen gibt die *Peroxidzahl*. Die Peroxidzahl gibt die Peroxidmenge in Milliäquivalenten aktivem Sauerstoff an, die in 1000 g Fett, fettem Öl usw. enthalten sind. Die Bestimmung wird meist iodometrisch vorgenommen. Mit dieser Kennzahl erfaßt man den peroxidisch gebundenen Sauerstoff (vor allem der Hydroperoxide). Da aber die Peroxide als labile Zwischenprodukte einem weiteren Zerfall unterliegen, sind mit der Peroxidzahl nur bedingt, vor allem in den Anfangsstadien der Autoxidation, Aussagen über das Ausmaß des Verdorbenseins erhältlich.

Der oxidative Fettabbau wurde in seinen Anfangsstadien als radikalisch verlaufende Autoxidation erkannt (s. nachfolgendes Formelschema).

In der ersten Stufe (I), der Initialphase, wird an dem durch Energieeinwirkung (Licht, Wärme) aktivierten, einer Doppelbindung benachbarten Kohlenstoffatom (α-Stellung) ein H-Atom unter Bildung von Alkylradikalen abgelöst. In der zweiten Stufe (II) reagiert das Diradikal Sauerstoff unter Bildung von Alkylperoxidradikalen, die unter Einbeziehung eines weiteren intakten Fettsäuremoleküls zu Alkylperoxiden umgewandelt werden, während das entstandene Radikal die Kettenfortführung bewirkt. In der dritten Stufe (III), dem Molekülabbau, kommt es schließlich zum Zerfall der energiereichen Alkylhydroperoxide, wobei als Endprodukte der Zersetzung Aldehyde (Aldehydbildung), Ketone (Ketonbildung), Säuren (Sauerwerden), Hydroxy- und Ketosäuren (Talgigwerden), Alkohole u. a. entstehen. In dieser Phase kann zusätzlich ein Molekülaufbau durch Polymerisations- und Kondensationsvorgänge stattfinden, der zur Verdickung und Firnisbildung der Produkte führt.

Enzymatisch-oxidativer Fettabbau

Er ist zweifacher Natur. Beim biochemischen Abbau werden Lipoxidasen wirksam, die im pflanzlichen Ausgangsmaterial enthalten sind. Diese fettspaltenden Enzyme greifen spezifisch nur mehrfach ungesättigte Fettsäuren an. Sie sind auch bei niedrigen Temperaturen noch aktiv. Eine weitere oxidative Zersetzung findet durch die in Schimmelpilzen *(Aspergillus, Penicillium)* enthaltenen Enzyme statt, die nach dem Schema einer β-Oxidation verläuft. Als Zersetzungsprodukte entstehen verschiedene, geruchlich wahrnehmbare Methylketone (Parfümranzigkeit).

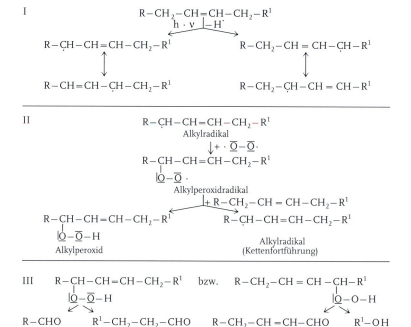

26.4.3.3
Einflußgrößen und Stabilisierungsmaßnahmen

26.4.3.3.1
pH-Wert und pH-Wert-Einstellung

Auch für die Stabilisierung oxidationsgefährdeter Arzneistoffe kommt der Einstellung eines möglichst niedrigen pH-Wertes große Bedeutung zu. Je höher der pH-Wert der Lösung ist, desto niedriger ist nach der Nernst-Gleichung das Redoxpotential, d.h. desto schneller und vollständiger verlaufen Oxidationsreaktionen. So ist z. B. die oxidative Zersetzung des Epinephrin, die zur Bildung von Adrenochrom und damit zur Verfärbung der Lösungen führt, durch Einstellung auf pH 3,0 zu minimieren.

Ein niedrigerer pH-Wert ist aus physiologischen Gründen und wegen der gleichfalls stattfindenden Razemisierung, die bei pH-Werten <3 stark zunimmt, nicht akzeptabel. So ist die Wahl des pH-Wertes immer ein Kompromiß zwischen allen Einflußfaktoren.

26.4.3.3.2
Licht und Lichtschutz

Da radikalisch verlaufende Reaktionen durch Licht, insbesondere durch kurzwellige Strahlung, initiiert werden, ist die Aufbewahrung oxidationsempfindlicher Stoffe in lichtundurchlässigen Behältnissen (Porzellankruken, Behältnisse aus braunem Glas) unbedingt erforderlich. Andere Energieträger, wie Ultraschall und ionisierende Strahlen, die zur Bereitung bzw. Sterilisation von Arzneiformen Verwendung finden, sind gleichfalls beim Vorliegen oxidationsgefährdeter Stoffe zu meiden.

26.4.3.3.3
Luftsauerstoff und seine Beschränkung

Das Ablaufen oxidativer Zersetzungsreaktionen ist, bis auf wenige Ausnahmen, an die Anwesenheit von Sauerstoff gebunden. Ein wirksamer Schutz besteht daher in dem Ausschluß bzw. in einer Beschränkung des Luftzutritts. In Tabelle 26.5 sind die gebräuchlichen Methoden, die zur Reduzierung des Sauerstoffgehalts wäßriger Arzneiformen (Injektions- und Infusionslösungen, Augentropfen) Verwendung finden, angeführt. Wie ersichtlich, ist das Auskochen des Wassers wenig effektiv, da sich während des Abkühlungsvorgangs mehr als die Hälfte des Luftsauerstoffs reversibel löst.

Zu befriedigenden Resultaten führt die Schaffung einer Inertgasatmosphäre in bzw. über dem Arzneipräparat. Als Schutzgase sind vor allem CO_2 und N_2 gebräuchlich. An sich ist Kohlendioxid günstiger als Stickstoff zu beurteilen, da es eine wesentlich bessere Löslichkeit in Wasser (CO_2 1690 mg/l, N_2 18,6 mg/l Wasser bei 20 °C) besitzt, und somit recht schnell in der Lösung befindliche Luft zu verdrängen vermag. Als weiterer Vorteil kann seine größere Dichte im Vergleich zu Luft angesehen werden, so daß es die Luft aus den Ampullen leicht herausdrücken kann. Leider verleiht Kohlendioxid wäßrigen Lösungen eine saure Reaktion, die nicht von allen Arzneistoffen vertragen wird, so daß Zersetzungen und Niederschlagsbildungen die Folge sein können. Schließlich ist zu bedenken, daß saure parenterale Lösungen erst vom Blut auf den physiologischen pH-Wert gebracht werden müssen. Aus diesem Grunde verwendet man Kohlendioxid im allgemeinen nur bei solchen Injektionslösungen, die lediglich in wenigen Millilitern zur Applikation gelangen.

Zur technischen Durchführung der Fremdbegasung sind verschiedene Apparaturen entwickelt worden. Abbildung 26.5 zeigt eine Vorrichtung zum Abfüllen von Injektionslösungen unter Schutzgasatmosphäre. Allen Apparaturen ist gemeinsam, daß sowohl das Arzneibehältnis als auch die abzufüllende Lösung während und nach der Filtration intensiv vom Fremdgas durchströmt werden. In Abbildung 26.6 ist der stabilisierende Effekt einer CO_2-Begasung am Beispiel der Epinephrinzersetzung demonstriert.

Autoxidationsempfindliche Verbindungen (Fette, ätherische Öle und Salben mit entsprechenden Bestandteilen) sind zur Verminderung der Luftatmosphäre in bis zum Rand gefüllten, dicht schließenden Gefäßen aufzubewahren. Auch sollte die freie Oberfläche so klein wie möglich gehalten werden.

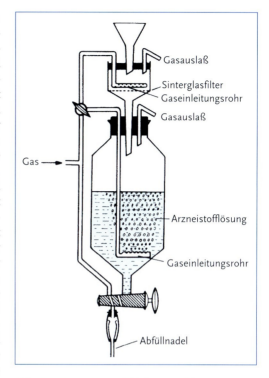

Abb. 26.5: Apparatur zur Abfüllung von Lösungen unter Schutzgasatmosphäre

Verfahren	Sauerstoffgehalt (ml/l)
mit Sauerstoff gesättigt	6,4
aus Metall- oder Glasapparatur destilliert	6,0
destilliert, 5–15 min ausgekocht	2,2
destilliert, mit Stickstoff gesättigt	1,1
destilliert, mit Kohlendioxid gesättigt	0,5

Tab. 26.5: Methoden zur Reduzierung des Sauerstoffgehalts von Wasser

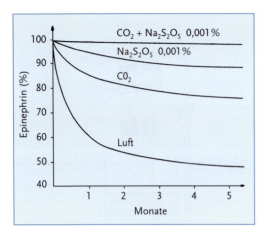

Abb. 26.6: Effektivität von Stabilisierungsmaßnahmen (Schutzgas, Antioxidans) bei Epinephrin (Procain 0,01 g, Epinephrin 0,0002 g, Wasser zur Injektion ad 1,0 ml sterilisiert)

26.4.3.3.4
Schwermetallionen

Schwermetallionen, vor allem Cu^{2+}-, $Fe^{2+/3+}$- und Mn^{2+}-Ionen, besitzen einen ausgeprägten prooxidativen katalytischen Effekt, der bereits in Spuren zum Tragen kommt. Schwermetallionen werden durch Arznei- und Hilfsstoffe (vor allem Wasser, das aus Kupferapparaturen destilliert wurde), durch Arbeitsgeräte und Behältnisse in die Arzneiform eingeschleppt. Zur Entfernung von Schwermetallionenspuren sind die üblichen in der anorganischen Analyse gebräuchlichen Fällungsreaktionen nicht geeignet. Auch durch wiederholte Destillation gelingt es infolge Bildung wasserdampfflüchtiger Metallhydride nicht, Spuren von Schwermetallen aus Wasser zu entfernen. Ihre Inaktivierung wird mit Komplexbildnern vorgenommen. Als pharmazeutisch wichtige Schwermetallionenfänger, die befähigt sind, den ionogenen Charakter dieser Verbindungen aufzuheben, seien Weinsäure, Citronensäure, 8-Hydroxychinolin, Phosphate und Polyphosphate und Ethylendiamintetraessigsäure (EDTA) genannt. Vor allem das Dinatriumsalz der EDTA, Natriumedetat (Chelaplex III®, Titriplex®), hat sich als besonders antikatalytisch wirksam erwiesen. Es bildet im sauren Milieu stabile Metallchelate. Natriumedetat soll neben seinen guten sequestrierenden Eigenschaften auch resorptionsfördernd wirken. Dieser Effekt wird mit einer Komplexbindung der die Gefäße abdichtenden Calciumionen erklärt. In den angewendeten Konzentrationen von 0,01–0,07% zeigt es keine Nebenwirkungen.

26.4.3.3.5
Antioxidanzien

Allgemeines

Der wirksamste, aber auch problematischste Schutz oxidationsempfindlicher Systeme besteht in der Zugabe von Antioxidanzien. Antioxidanzien sind Stoffe, die geeignet sind, Oxidationsvorgänge zu hemmen, da sie, bedingt durch ihr niedriges Redoxpotential, bevorzugt oxidiert werden. Darüber hinaus fungieren sie als Wasserstoffdonatoren, wodurch, gemäß dem Massenwirkungsgesetz, das Gleichgewicht des Arzneistoffsystems nach links verschoben wird.

Arzneistoffsystem: $\text{Red} \rightleftharpoons \text{Ox} + 2\,\text{H}$

Antioxidanssystem: $\text{Red} \rightleftharpoons \text{Ox} + 2\,\text{H}$

Die zur Stabilisierung wäßriger Zubereitungen eingesetzten Antioxidanzien müssen ein wesentlich niedrigeres Redoxpotential besitzen als das zu schützende Arzneistoffsystem. Die antioxidative Aktivität im nichtwäßrigen Milieu ist mit dem Redoxpotential nicht erklärbar. Antioxidanzien von phenolischem Charakter, wie z. B. einfache Diphenole (Hydrochinon), sind befähigt, in den Radikalmechanismus der Autoxidation direkt einzugreifen, indem sie die gebildeten Radikale abfangen und in stabile Produkte überführen (Inhibitoren, Radikalfänger). Das Prinzip des Kettenabbruchmechanismus besteht im Übergang eines Wasserstoffatoms auf das Alkylperoxidradikal. Hierdurch werden die zur Kettenfortführung benötigten Radikale abgefangen.

Im folgenden Reaktionsschema ist der antioxidative Wirkungsmechanismus des Hydrochinons dargestellt.

Der erste Schritt besteht in der Bildung eines Semichinonradikals, das mit einem weiteren Alkylperoxidradikal zu einem stabilen Produkt reagiert. Die Wirkung der Antioxidanzien ist stoffspezifisch und milieubedingt. Das optimal geeignete Antioxidans muß daher für jedes Arzneistoffsystem experimentell ermittelt werden. Beim Einsatz von Antioxidanzien ist zu berücksichtigen, daß sie im Verlauf der Oxidation verbraucht werden.

Einteilung und Charakterisierung

Eine Einteilung der pharmazeutisch wichtigen Antioxidanzien gibt Tabelle 26.6. Antioxidanzien müssen physikalisch und chemisch indifferent und frei von physiologischen Nebenwirkungen sein. Je nach dem vorgesehenen Verwendungszweck sind an ihre organoleptischen Eigenschaften (Aussehen, Geruch, Geschmack) unterschiedliche Anforderungen zu stellen.

Antioxidanzien für hydrophile Arzneistoffsysteme. Ascorbinsäure und ihr Natriumsalz besitzen mit einem Redoxpotential von −0,04 V (pH 7,30) gute stabilisierende Eigenschaften. Sie wirken gleichzeitig als Synergisten. Ascorbinsäure ist physiologisch unbedenklich und eignet sich in Konzentrationen von 0,01–0,1 % zur Stabilisierung von parenteralen und kutanen Arzneiformen und von peroralen Zubereitungen. Sie ist eines der meist verwendeten Antioxidanzien.

Ascorbinsäure

Anorganische und organische schwefelhaltige Verbindungen. Weniger häufig verwendet werden, wegen des schlechten Geruchs und Geschmacks und der möglichen Reaktion mit Wirkstoffen, anorganische und organische schwefelhaltige Verbindungen.
- Anorganische schwefelhaltige Verbindungen: Typische Vertreter dieser Gruppe sind Sulfite und Disulfite:

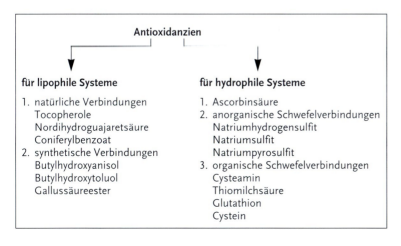

Tab. 26.6: Einteilung der Antioxidanzien

Antioxidanzien

für lipophile Systeme	für hydrophile Systeme
1. natürliche Verbindungen Tocopherole Nordihydroguajaretsäure Coniferylbenzoat 2. synthetische Verbindungen Butylhydroxyanisol Butylhydroxytoluol Gallussäureester	1. Ascorbinsäure 2. anorganische Schwefelverbindungen Natriumhydrogensulfit Natriumsulfit Natriumpyrosulfit 3. organische Schwefelverbindungen Cysteamin Thiomilchsäure Glutathion Cystein

> NaHSO₃, KHSO₃
> Natrium- bzw. Kaliumhydrogensulfit
>
> Na₂S₂O₅, K₂S₂O₅
> Natrium- bzw. Kaliumpyrosulfit
>
> Na₂SO₃, K₂SO₃
> Natrium- bzw. Kaliumsulfit

Die Verbindungen zerfallen in saurer Lösung in schweflige Säure, die das eigentlich wirksame Agens darstellt. Sie besitzen daher alle dasselbe Redoxpotential von +0,12 V. Durch ihren unangenehmen Geruch und Geschmack sind sie zur Stabilisierung peroraler Arzneiformen nicht geeignet. Als Nachteil sei auf die relativ leichte Flüchtigkeit der schwefligen Säure aufmerksam gemacht. Eine Verwendung für Zubereitungen, die einer thermischen Belastung (Sterilisation) ausgesetzt werden, ist daher problematisch. Auch gelten Sulfite nicht als chemisch indifferent (Sulfonierung, z. B. beim Epinephrin, s. 27.3.2). Die gebräuchliche Konzentration beträgt 0,05–0,15 %. Diese Verbindungen sind wegen der verbreiteten Sulfitintoleranz nicht mehr gebräuchlich.

- Organische schwefelhaltige Verbindungen: Es finden Verwendung:

> HS-CH₂-CH₂-NH₂
> Cysteamin, 2-Aminothioethanol

Verwendung als Hydrochlorid oder Hydrogentartrat (Cystagon®, Mylan, USA)

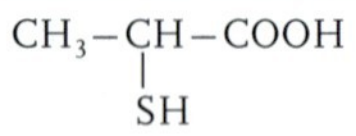

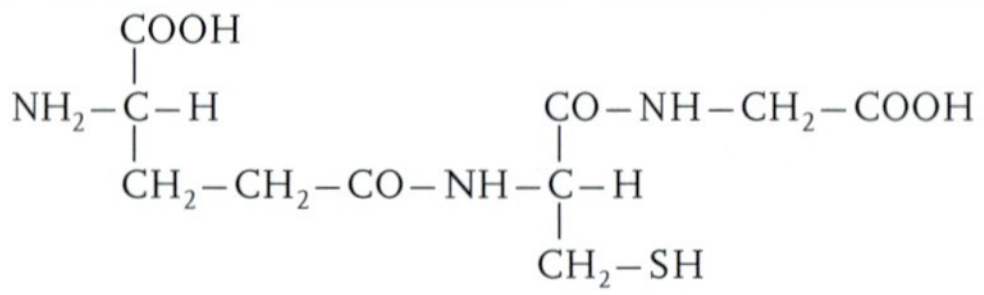

> CH₃–CH–COOH
> |
>   SH
> Thiomilchsäure

> COOH
> |
> NH₂–C–H   CO–NH–CH₂–COOH
> | |
> CH₂–CH₂–CO–NH–C–H
> |
>   CH₂–SH
>
> Glutathion

> CH$_2$–CH–COOH
> | |
> SH NH$_2$
>
> Cystein

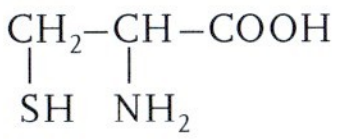

Ihre Wirkung beruht auf dem leichten Übergang (Redoxpotential -0,14 V, pH 7; 25 °C) in die entsprechende Dithioverbindung (z. B. Cystein-Cystin).

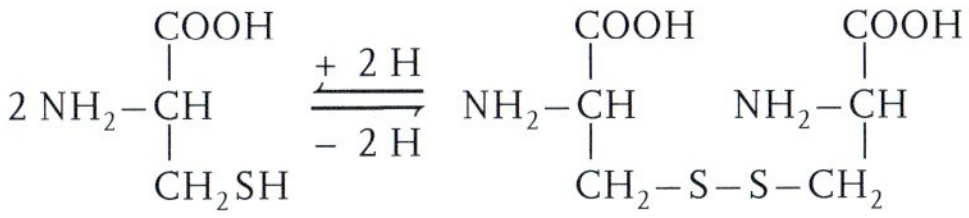

$$2\ \underset{\underset{CH_2SH}{|}}{\overset{\overset{COOH}{|}}{NH_2-CH}} \underset{-2H}{\overset{+2H}{\rightleftharpoons}} \underset{\underset{CH_2-S-S-CH_2}{|}}{\overset{\overset{COOH\quad\quad COOH}{|\quad\quad\quad\quad |}}{NH_2-CH\quad NH_2-CH}}$$

Die gebräuchlichen Konzentrationen betragen 0,05–0,15%. Von Nachteil sind der widerwärtige Geruch und Geschmack, die eine Anwendung für perorale und kutane Zubereitungen verbieten.

Antioxidanzien für lipophile Arzneistoffsysteme. Die angeführten Verbindungen finden neben ihrem spezifischen Einsatz in der Pharmazie vor allem als Stabilisatoren für Fette und Öle in der Lebensmitteltechnologie Verwendung.

Natürliche Antioxidanzien
- *Tocopherole:* Tocopherole werden aus pflanzlichen Ölen gewonnen. Für Konservierungszwecke wird meist das Isomerengemisch (α- bis δ-Tocopherol) in Konzentrationen von 0,05–0,075% verwendet. In höheren Konzentrationen können Tocopherole prooxidativ wirksam werden. Sie eignen sich vor allem zur Stabilisierung tierischer Fette (Schweinefett), ätherischer Öle (z. B. Orangeöl) und Vitamin A. Tocopherole sind physiologisch unbedenklich.

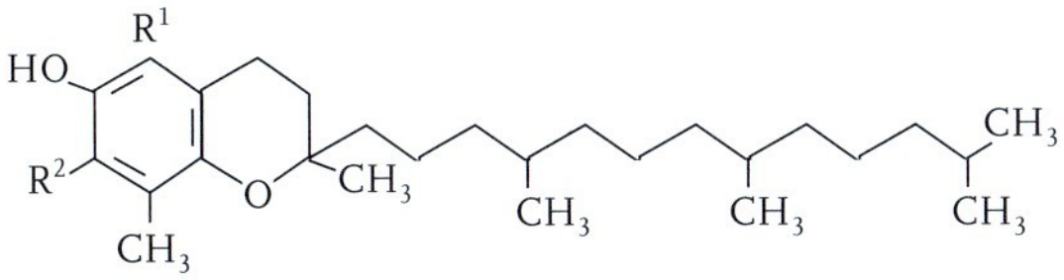

> [Strukturformel Tocopherol mit Substituenten R^1, R^2 am Chromanring, CH$_3$ und Isoprenoid-Seitenkette mit CH$_3$-Gruppen]
>
> R^1, R^2 H bzw. CH$_3$

- *Nordihydroguajaretsäure (NDGA):* Diese bis zu 7% im amerikanischen Kreosotstrauch (*Larrea divaricata*) vorkommende Verbindung eignet sich vor allem zum Oxidationsschutz tierischer Fette, ätherischer Öle und Fischöle (Lebertran). Die gebräuchliche Konzentration beträgt 0,01–0,025%. Die Verbindung ist nicht als physiologisch unbedenklich anzusehen. Als Antioxidans für Fettstoffe wird sie vom Canadian Food and Drug Directorate nicht mehr zugelassen.

- *Weitere Verbindungen:* In beschränktem Umfang finden natürliche Pflanzeninhaltsstoffe, wie Flavonoide (Rutin, Quercetin, Quercitrin), Guajakharz, und die Kofereninhaltsstoffe Coniferin und Conidentrin zur Stabilisierung tierischer Fette Verwendung. Da die Standardisierbarkeit Schwierigkeiten bereitet, bleibt ihre Anwendung auf spezielle Präparationen beschränkt.

Synthetische und partialsynthetische Antioxidanzien
- *Ascorbinsäureester:* Verwendung finden das lipoidlösliche Ascorbinsäuremyristat, -palmitat und -stearat zum antioxidativen Schutz von Pflanzenölen (Sonnenblumen-, Oliven-, Baumwollsamen- und Erdnußöl) in Konzentrationen von 0,01–0,015%. Ascorbinsäureester sind wenig geeignet zur Stabilisierung von Schweinefett.
- *Gallussäureester (Gallate):* Gebräuchlich sind vor allem der Propyl-, Octyl- und Dodecylester in Konzentrationen von 0,05–0,1% zur Stabilisierung von Schweinefett und Rindertalg. Neben ihrem antioxidativen Effekt, der durch Beigabe von Synergisten (Citronensäure, Lecithin) wesentlich erhöht wird, besitzen sie auch schwach fungistatische Eigenschaften.

	Propylester	R	C_3H_7
	Octylester	R	C_8H_{17}
	Dodecylester	R	$C_{12}H_{25}$

- *Butylhydroxyanisol (BHA):* Die Substanz stellt ein Gemisch aus den 2- und 3-Isomeren dar, wobei dem 3-Isomer die höhere Wirksamkeit zukommt. Butylhydroxyanisol zeigt bereits in geringen Konzentrationen von 0,005–0,02% ausgeprägtes antioxidatives Verhalten. Es wird vorwiegend zur Haltbarmachung tierischer Fette und zur Stabilisierung von Vitamin A herangezogen. In den angegebenen Konzentrationen gilt es als physiologisch unbedenklich.

- *Butylhydroxytoluol (BHT):* Die Verbindung ähnelt dem Butylhydroxyanisol und wird in analogen Konzentrationen (0,01–0,02%) und zu ähnlichen Stabilisierungszwecken herangezogen. Besonders wirksam soll Butylhydroxytoluol zur Haltbarmachung von Vitamin A und Carotinen sein. Die Verbindung ist offensichtlich physiologisch nicht so indifferent wie bisher angenommen wurde.

26.4.3.3.6
Synergisten

Die Wirkung der Antioxidanzien wird durch die Beigabe von Synergisten unterstützt. Synergisten sind Verbindungen, die die Aktivität eines Antioxidans überadditiv zu steigern vermögen. Ihre Wirkung wird auf die Regenerierung verbrauchter Antioxidanzien, die Schaffung eines günstigen pH-Milieus und die z.T. vorhandenen komplexierenden Eigenschaften (Inaktivierung von Schwermetallionen) zurückgeführt. Ihre Eignung ist milieu- und stoffspezifisch, sowohl in bezug auf das zu stabilisierende System als auch hinsichtlich des eingesetzten Antioxidans. Tabelle 26.7 gibt einen Überblick über die wichtigsten pharmazeutisch gebräuchlichen Synergisten und ihre Anwendungskonzentrationen.

26.4.4
Sterische Umlagerungen

26.4.4.1 Allgemeines

Die pharmakologische Wirksamkeit vieler Arzneimittel ist an ihren stereospezifischen Bau gebunden. Oft ist es nur eine isomere Form, der eine hohe Wirkungsstärke zukommt, während die andere nur wenig aktiv ist. Als wertmindernde, sterische Umlagerungen sind bei Arzneistoffen insbesondere Razemisierungen zu beachten. Konformeren-Umlagerungen und cis-trans-Isomerisierungen kommen untergeordnete Bedeutung zu.

Razemisierungsreaktionen laufen über eine symmetrische Zwischenstufe, aus der sich zu gleichen Teilen die beiden optischen Antipoden (Razemat) bilden. Als Beispiele für Razemisierungen seien L-Epinephrin, L-Hyoscyamin, L-Cocain und L-Methadon angeführt.

Eine zweifache stereomere Umlagerung können Mutterkornalkaloide (Ergotamin, Ergometrin, Alkaloide der Ergotoxingruppe) erleiden.

$$\text{D-Lysergsäurederivate} \rightleftarrows \text{D-Isolysergsäurederivate}$$
$$\downarrow\uparrow \qquad\qquad\qquad \downarrow\uparrow$$
$$\text{aci-Lysergsäurederivate} \rightleftarrows \text{aci-Isolysergsäurederivate}$$

Neben der Epimerisierung, die zu den pharmakologisch äußerst wenig wirksamen D-Isolysergsäurederivaten (Ergotaminin, Ergometrinin usw.) führt, findet unter Säureeinfluß eine Umlagerung im Peptidteil der Mutterkornalkaloide statt, die als aci-Umlagerung bezeichnet wird. Die entstandenen aci-Formen sind gleichfalls von geringer Wirksamkeit.

26.4.4.2
Einflußgrößen und Stabilisierungsmaßnahmen

Razemisierungsvorgänge sind als pH-abhängige Reaktionen durch Einstellen auf einen günstigen pH-Wert zurückdrängbar. Allerdings lassen sich keine generellen Aussagen über die pH-Stabilitätsbeziehung treffen. Vielmehr muß für jedes Arzneimittel auf empirischem Wege die günstigste Wasserstoffionenkonzentration ermittelt werden.

Im Falle von L-Epinephrin wurde der pH-Wert optimaler Stabilität zu 3,5 – 5,5 ermittelt. Bei der pH-Einstellung müssen die gleichfalls stattfindende oxidative Zersetzung wie auch die physiologische Verträglichkeit berücksichtigt werden. Die Polarität des Lösungsmittels spielt für Umlagerungen meist eine nicht zu

Tab. 26.7: Pharmazeutisch gebräuchliche Synergisten

Verbindung	gebräuchliche Konzentration (%)	Bemerkungen
Citronensäure	0,005–0,01	besonders wirksam
Citraconsäure	0,03–0,45	bei pflanzlichen Ölen
Weinsäure	0,01–0,02	
Phosphorsäurederivate: neutrale und saure Monophosphate	0,005–0,01	besonders wirksam in Kombination mit BHA,
Polyphosphate	0,005–0,01	BHT und NDGA
organische Phosphate	0,005–0,01	insbesondere Dodecylphosphat und Hexosephosphat

unterschätzende Rolle. So erfährt die angeführte Epimerisierung von Ergotamin zu Ergotaminin in der Reihenfolge Aceton < Methylenchlorid < Chloroform < Ethanol eine Zunahme. Mehrwertige Alkohole, z. B. Glycerol, üben sowohl auf die Razemisierung als auch auf die aci-Umlagerung einen stabilisierenden Einfluß aus.

26.4.5
Weitere Reaktionen

Neben den bisher genannten Zersetzungsvorgängen können Wertminderungen auch durch Decarboxylierungen und Polymerisationen bedingt sein.

26.4.5.1
Decarboxylierungen

Als Beispiel einer Decarboxylierungsreaktion sei die Zersetzung von p-Aminosalicylsäure angeführt. Die Substanz erfährt, insbesondere unter thermischer Belastung, einen Abbau zum Aminophenol, das toxisch ist und infolge oxidativer polymerisierender Vorgänge zu einer Gelbfärbung der Lösungen führt.

Decarboxylierungen sind pH-abhängig. Eine Stabilisierung ist durch Einstellen der Lösungen auf den pH-Bereich minimaler Zersetzung, durch Lichtschutz und durch Vermeidung jeglicher Wärmeeinwirkung (keine Hitzesterilisation, sondern keimfreie Filtration) möglich. Decarboxylierungen sind vor allem als Folgereaktionen hydrolytischer Abbauvorgänge (z. B. Acetylsalicylsäure, Derivate der p-Aminobenzoesäure, Barbitursäurederivate) bedeutungsvoll.

26.4.5.2
Polymerisationen

Polymerisationsvorgänge als Sekundärreaktionen hydrolytischer und autoxidativer Reaktionen sind in zahlreichen Fällen für das Entstehen gefärbter Abbauprodukte verantwortlich. Während die Feinmechanismen dieser kompliziert ablaufenden Reaktionen schwer zu erfassen sind, wurden Dimerisationsprodukte erkannt, die z. B. im Zuge der radikalisch verlaufenden Morphinzersetzung (Pseudomorphin) oder im Falle der Atropinzersetzung (Belladonnin) entstehen. Auch die Verfärbung von Glucoselösungen ist wahrscheinlich auf eine Polymerisation der Spaltprodukte zurückzuführen. Zur Stabilisierung derartiger Systeme muß das Augenmerk auf das Zurückdrängen der Primärreaktionen gerichtet werden. Des weiteren ist strenger Lichtschutz erforderlich. Im Falle der Bildung von Paraformaldehyd in wäßrigen Lösungen des Formaldehyds liegen die Verhältnisse überschaubarer. Die Polymerisation des Formaldehyds verläuft nach einem anionoiden Ionenkettenmechanismus.

$$H_2C=O \xrightarrow{+OH^-} HO-CH_2-O^- \xrightarrow{+n\,CH_2=O} HO-[CH_2-O-]_n CH_2-O^-$$

Die Bildung der linear gebauten Umwandlungsprodukte, die sich als weißer Niederschlag zu erkennen geben, wird durch Methanolzusatz (5–15%) weitgehend zurückgedrängt.

26.5
Mikrobielle Veränderungen

26.5.1
Allgemeines

Durch das ubiquitäre Vorkommen von Mikroorganismen (Bakterien, Hefen, Pilze) ist während der Herstellung, Abpackung, Lagerung und Anwendung von Arzneimitteln die Gefahr der mikrobiellen Verunreinigung gegeben, wobei Mensch, Umgebung (Räume, Luft), Arznei- und Hilfsstoffe, Arbeitsgeräte (Maschinen) und primäre Packmittel Hauptkontaminationsquellen darstellen.

Je nach der Zusammensetzung und dem physikalischen Zustand sind die Arzneiformen unterschiedlich für einen mikrobiellen Befall prädestiniert. Insbesondere flüssige und halbfeste Arzneizubereitungen, vor allem wasserhaltige Systeme, bieten Mikroorganismen gute Lebensbedingungen. Als Beispiele seien Emulsionen, Salben, Mixturen, Suspensionen, Parenteralia u.a. genannt. Bei festen peroralen Arzneiformen reicht ein Wassergehalt von 12–20% für das Überleben von Mikroorganismen aus. Bakterien treffen im pH-Bereich 6–8, Pilze bei 4–6 optimale Wachstumsbedingungen an, vermögen aber in einem breiten pH-Bereich (etwa 1,5–11) zu überleben.

Mikroorganismen verursachen mannigfaltige unerwünschte Veränderungen der Arzneiformen. Neben dem Auftreten von Schimmel, Trübungen, Geruchsbildungen und Gärungen ist eine direkte Infektionsgefahr durch pathogene Mikroorganismen und das Entstehen toxischer Stoffwechselprodukte (Pyrogene) gegeben. Zudem sind Bakterien und niedere Pilze befähigt, chemische Veränderungen an Arznei- und Hilfsstoffen herbeizuführen oder aber zumindest zu induzieren bzw. zu forcieren (z.B. ranzigwerden), was gleichfalls zu einer verminderten Stabilität führen kann.

Wesentliche Maßnahmen zur Verminderung des Keimgehalts bestehen im Fernhalten (Produktionshygiene), Beseitigen (Filtration) und Inaktivieren (physikalische und chemische Verfahren) von Mikroorganismen. Zur Aufrechterhaltung der produzierten mikrobiologischen Reinheit während der Aufbewahrung und Anwendung ist eine Stabilisierung mit antimikrobiellen Stoffen (Konservierung) erforderlich. Das gilt in besonderem Maße für sterilisierte Mehrdosenarzneimittel. Aber auch Zubereitungen, an die geringere mikrobielle Reinheitsanforderungen gestellt werden, die aber für Mikroorganismen günstige Wachstumsbedingungen bieten, müssen konserviert werden.

26.5.2
Konservierungsmittel

26.5.2.1
Wirkungsmechanismen

Die Fähigkeit chemischer Stoffe, auf Mikroorganismen schädigend zu wirken, ist auf ihre primäre Toxizität, d.h. auf ihre allgemeine Zellgiftwirkung zurückzuführen, die sie an der Zellwand oder auch im Zellinnern entfalten. Je nach der vorliegenden Konservierungsmittelkonzentration lassen sich verschiedene Stadien unterscheiden.

- In sehr geringen Konzentrationen findet eine Anreicherung der Stoffe an der Zellmembran statt, die zu einer erhöhten Permeabilität der Zytoplasmabarriere führt, ohne daß ein zellschädigender Effekt auftritt. Oft kommt es sogar durch die verbesserte Membrandurchlässigkeit zu einer erhöhten Lebenstätigkeit der Mikroorganismen.
- In mikrobistatischen Konzentrationen, d.h. in Konzentrationen, die eine Wachstumsblockierung verursachen, sind die Zellmembranveränderungen toxischer Natur. Offensichtlich führt die Permeationserhöhung zu einer verstärkten Anhäufung des antimikrobiellen Stoffes in der Zellmembran, evtl. auch im Zellinnern.
- In mikrobiziden Konzentrationen, d.h. in Konzentrationen, die den Zelltod herbeiführen, ist die Durchlässigkeit der Zellmembranen derart fortgeschritten, daß die ins Zellinnere eingedrungenen Konservierungsmittel eine Desorganisierung des kolloid-physikalischen Systems (Desemulgierung, Koagulation, Präzipitation) bewirken, die im extremen Fall zur Autolyse (Austritt intrazellulärer Bestandteile) führt.

Zu diesen für alle Konservanzien gültigen Wirkungsmechanismen kommen zudem noch spezifische Reaktionen, wie z. B. bei den quecksilberhaltigen Konservanzien, die Blockierung lebenswichtiger Enzymsysteme.

26.5.2.2
Aktivitätsbeeinflussung

Verteilungsverhalten

Das Verteilungsverhalten der Konservierungsmittel ist von dominierender Bedeutung für ihre Wirkung. Sie müssen eine amphiphile Struktur aufweisen; die Hydrophilie sichert, daß die Substanzen an die Mikroorganismenmembran transportiert werden; die Lipophilie hingegen ist die Voraussetzung für ihr Eindringen in bzw. Durchdringen der Zytoplasmaschranke. Antimikrobika müssen daher ein ausgewogenes Lipophilie-Hydrophilie-Verhältnis besitzen. Eine hohe Affinität zur lipophilen Phase, gekennzeichnet durch einen großen Verteilungskoeffizienten (7.6.2.6), führt bei Mehrphasensystemen zu erheblichen Konzentrationsminderungen des Konservierungsmittels in der wäßrigen Phase, die den mikrobiellen Schutz in Frage stellt.

So wird die Konzentration von Chlorocresol in der wäßrigen Phase im System Erdnußöl/Wasser (1:1) infolge des ungünstigen Verteilungskoeffizienten von 117 von ursprünglich 0,1 % auf 0,0017 % herabgesetzt.

pH-Wert

Bei Konservierungsmitteln, die sowohl im undissoziierten als auch im dissoziierten Zustand existent sind, ist der Dissoziationsgrad im starken Maße vom pH-Wert abhängig (s. 7.6.2.5). Da dem undissoziierten Anteil die höhere Lipophilie zukommt, ist die zu beobachtende pH-Wert-Wirkungsbeziehung mit der Verschiebung des Verteilungskoeffizienten erklärbar. Sehr ausgeprägt tritt dieser Effekt bei den organischen Säuren und phenolischen Antimikrobika auf.

Die Regel, daß dem nichtdissoziierten, d.h. dem lipophileren Teil höhere Wirksamkeit zukommt, hat jedoch keine absolute Gültigkeit, sondern scheint auch von der vorliegenden Mikroorganismenspezies abhängig zu sein. So wurde bei Phenolen, entsprechend dieser Regel, im sauren Bereich gegenüber gramnegativen Bakterien die größte Wirksamkeit gefunden, gegenüber grampositiven Formen aber, entgegen dem zu erwartenden Effekt, tritt im alkalischen Milieu (pH 8,5) eine höhere Aktivität auf.

Konzentration

Der Zusammenhang zwischen Konzentration und antimikrobieller Aktivität wird mit dem Verdünnungskoeffizienten charakterisiert.

$$\left(\frac{c_1}{c_2}\right)^n = \frac{t_2}{t_1} \qquad (26.17)$$

n Verdünnungskoeffizient,
t_1 bzw. t_2 erforderliche Zeit zur 99 %igen Reduzierung der Keimzahl bei der Konzentration c_1 bzw. c_2

Der Verdünnungskoeffizient ist von der chemischen Struktur des Konservierungsmittels abhängig und weist beträchtliche Unterschiede von $n = 0,5$ für organische Quecksilberverbindungen bis $n = 6$ für Phenole auf. So führt bei phenolischen Verbindungen eine Konzentrationsherabsetzung auf die Hälfte zu einer beträchtlichen Aktivitätsminderung, die sich in einer 64fachen Verlängerung der Abtötungszeit ausdrückt. Derartige Konzentrationsminderungen sind bei Emulsionszubereitungen leicht möglich und daher praktisch bedeutsam. Hervorgerufen werden sie durch ungünstige Verteilung des Konservierungsmittels zwischen lipophiler und zu konservierender hydrophiler Phase, durch Sorption von Konservanzien an elastische Verschlußmaterialien und Kunststoffbehältnisse, durch Bindung an makromolekulare Hilfsstoffe oder Einschluß in Tensidmizellen.

Temperatur

Mit steigender Temperatur nimmt die Wirksamkeit in Abhängigkeit von der Natur der Konservierungsmittel generell zu. Zur Charakterisierung dieses Effekts wird der Temperaturkoeffizient (Verkürzung der erforderlichen Einwirkungszeit bei einer Temperaturerhöhung um 10 K) herangezogen. Der wirkungssteigernde Effekt wird bei der chemothermischen Behandlung praktisch genutzt.

26.5.2.3
Anforderungen und Klassifizierung

An chemische Substanzen, die zur mikrobiellen Stabilisierung von Arzneiformen Verwendung finden, sind folgende Anforderungen zu stellen:

- physiologische Verträglichkeit: In den gebräuchlichen Konzentrationen dürfen keine toxischen, allergischen und Sensibilisierungserscheinungen auftreten.
- Kompatibilität mit den Wirk- und Hilfsstoffen: Hierunter ist auch die Forderung nach keiner bzw. nur geringfügiger Inaktivierung durch Behälter- und Verschlußmaterialien wie auch durch tensidbedingten Mizelleinschluß zu verstehen (s. 2.2.3.8.2).
- chemische Stabilität: Erwünscht ist eine gewisse Hitzestabilität.
- Geruch und Geschmack: Konservanzien, die für Zubereitungen zum peroralen Gebrauch bestimmt sind, sollen geschmack- und geruchlos sein.
- Wirkungsspektrum: Konservanzien sollen sowohl bakteriostatisch bzw. bakterizid als auch fungistatisch bzw. fungizid wirksam sein. Die Aktivität soll in kurzer Zeit eintreten und geringe pH-Wert-Abhängigkeit aufweisen.

Nach ihrem chemischen Bau werden die pharmazeutisch gebräuchlichen Konservierungsmittel in fünf Gruppen eingeteilt:
- Phenol und Phenolderivate
- aliphatische und aromatische Alkohole
- organische Quecksilberverbindungen
- quartäre Ammoniumverbindungen
- Carbonsäuren

26.5.2.4
Chemische und pharmazeutisch-technologische Charakterisierung

26.5.2.4.1
Phenole

Phenol und seine Derivate (Tab. 26.8) gehören zu den ältesten antimikrobiell (bakterizid, fungizid) eingesetzten Substanzen. Ihr antimikrobieller Effekt ist an die freie phenolische Gruppe gebunden. Durch Alkylierung und Chlorierung, die zu Cresolen bzw. Chlorocresolen führt, ist eine wesentliche Wirkungssteigerung zu erzielen. Alle Vertreter dieser Verbindungsklasse, mit Ausnahme der p-Hydroxybenzoesäureester, besitzen einen intensiven Geruch und Geschmack, was ihre Gebrauchsfähigkeit stark einschränkt. Auf Schleimhäuten rufen sie leichtes Brennen hervor. Phenolische Verbindungen finden vorrangig als Desinfektionsmittel, in geringem Umfang auch als Zusatz zu Impfstoffen und Seren, Verwendung. Die antimikrobielle Aktivität ist stark vom pH-Wert abhängig. Der undissoziierten Verbindung (saurer Bereich) kommt die größere Wirksamkeit zu, das Phenolation ist offensichtlich unwirksam.

Die Wirkung ist auf die allgemeine Toxizität zurückzuführen. Phenole stellen typische Zellgifte dar, die in hohen Konzentrationen das Zelleiweiß koagulieren. Die chlorierten Verbindungen (z. B. Chlorocresol, Hexachlorophen) sind zur Konservierung von parenteralen und kutanen Arzneiformen bedingt geeignet. Chlorierte Phenole besitzen gegenüber Elastomeren eine ausgeprägte Sorptionsneigung.

Die Wirkung der p-Hydroxybenzoesäureester, die früher als universell einsetzbare Konservanzien angesehen wurden, ist in den üblichen Konzentrationen nicht zuverlässig. p-Hydroxybenzoesäureester sind peroral gegeben unbedenklich, sie sind zur Konservierung von Lebensmitteln zugelassen. Allerdings besteht bei ihrer Anwendung das Risiko einer Paragruppen-Allergie (Lokalanästhetika). Auf Schleimhäuten kann es bei ständiger Anwendung zu Kontaktekzemen und Sensibilisierungen kommen. Ihr Einsatz zur Konservierung von Augenarzneien und topischen Präparaten

Tab. 26.8: Phenole als Konservierungsmittel

Formel	chemische Bezeichnung	Arzneibuch	gebräuchliche Konzentration [%]	bevorzugte Verwendung
(Phenol-Struktur)	Phenol	Ph. Eur. 97 Monographie	max. 0,25 bei Impfstoffen	Seren, Impfstoffe, sonst obsolet, da zu schwach wirksam und zu toxisch
(Cresol-Struktur)	Cresol	Ph. Eur. NT 1999 Reagenz	0,2–0,4	Seren, Desinfektion wäßrige Injektionspräparate
(Methylparaben-Struktur)	Methyl-4-hydroxy-benzoat	Ph. Eur. NT 1999 Monographie	0,15–0,2	perorale Arzneiformen, O/W- und W/O-Emulsionen, Schleime und Dermatika, Aqua conservans (NRF 12. Erg. 95)
(Propylparaben-Struktur)	Propyl-4-hydroxy-benzoat	Ph. Eur. NT 1999 Monographie	0,03	perorale Arzneiformen, O/W- und W/O-Emulsionen, Schleime und Dermatika, Aqua conservans (NRF 12. Erg. 95)
(Chlorocresol-Struktur)	Chlorocresol	Ph. Eur. NT 1999 Monographie	0,1–0,2	parenterale Arzneiformen, Desinfektion

erscheint daher nicht ratsam. Wie alle Phenole besitzen sie im Sauren ihr Wirkungsoptimum. p-Hydroxybenzoesäureester werden nur in geringem Umfang an Elastomere absorbiert, ihre durch Tenside und Makromoleküle, vor allem Polyethylenglykole, bedingte Wirkungsminderung ist jedoch beträchtlich.

26.5.2.4.2
Aliphatische und aromatische Alkohole

Die Wirkung der aliphatischen und aromatischen Alkohole sowie die ihrer stärker aktiven chlorhaltigen Derivate ist ähnlich wie bei den Phenolen auf ihre primäre Toxizität zurückzuführen. Bereits die kurzkettigen aliphatischen Alkohole, wie Ethanol (wirksam ab etwa 15%), besitzen einen konservierenden Effekt. Die in Tabelle 26.9 aufgeführten Verbindungen weisen Eigengeruch und Geschmack sowie eine gewisse lokalanästhetische Wirkung auf. In den gebräuchlichen Konzentrationen sind sie als physiologisch reizlos anzusehen, in höheren Konzentrationen kann es – vor allem bei der Applikation auf Schleimhäuten – zu Reizerscheinungen kommen. Sie sind daher zur Konservierung von Augenarzneien nur bedingt geeignet. Die chlorierten Verbindungen werden von Elastomeren weitgehend adsorbiert. Da Chlorobutanol eine äußerst geringe chemi-

Tab. 26.9: Alkohole als Konservierungsmittel

Formel	chemische Bezeichnung	Arzneibuch	gebräuchliche Konzentration [%]	bevorzugte Verwendung
H$_3$C–C(OH)(CCl$_3$)–CH$_3$	Chlorobutanol	Ph. Eur. 97 Monographie	0,5	parenterale und ophthalmologische Arzneiformen
C$_6$H$_5$–CH$_2$OH	Benzylalkohol	Ph. Eur. 1997 Monographie	1,0–2,0	wäßrige und ölige kutane, parenterale, z. T. ophthalmologische Arzneiformen

sche Stabilität aufweist, flüchtig ist und daher keiner Hitzebehandlung unterworfen werden kann, ist es nur für spezielle Zubereitungen verwendbar. Das Wirkungsoptimum der Verbindungen liegt im sauren Bereich. Chlorobutanol ist bei pH > 6 unwirksam.

26.5.2.4.3
Organische Quecksilberverbindungen

Organische Quecksilberverbindungen (Tab. 26.10) stellen Konservierungsmittel von hoher Aktivität dar, die bereits in äußerst geringen Konzentrationen von 0,001–0,002 % bakteriostatisch und fungistatisch wirksam sind. Der Wirkungseintritt erfolgt bei Zimmertemperatur recht zögernd (3–24 h). Ihre Aktivität ist auf spezifische Reaktionen mit Thiolgruppen der Mikroorganismenfermente zurückzuführen. Die Blockierung ist allerdings durch Zugabe thiolgruppenhaltiger Verbindungen wieder rückgängig zu machen. Die Wirkung ist stark pH-abhängig. Kationische Verbindungen vom Typ des Phenylquecksilbers besitzen ihr Wirkungsoptimum im alkalischen Bereich, während das anionische Thiomersal nur im sauren Milieu (pH <7) voll wirksam ist. Die Phenylquecksilberverbindungen zeigen befriedigende chemische Stabilität. Sie müssen jedoch unter Lichtschutz aufbewahrt werden, da sonst Quecksilber abgespalten wird, das die beobachteten Verfärbungen der Lösungen bedingt. Thiomersal ist zudem im neutralen und basischen Bereich wenig stabil. Organische Quecksilberverbindungen finden zur Konservierung von ophthalmologischen, rektalen und kutanen Arzneiformen Verwendung. Teilweise werden sie auch zur mikrobiellen Stabilisierung von Injektionslösungen eingesetzt.

Phenylquecksilberverbindungen sind unverträglich mit anionenaktiven Wirk- bzw. Hilfsstoffen, vor allem mit Halogeniden, wobei unlösliche Phenylquecksilberhalogenide entstehen. Während bei Anwesenheit von Chloridionen erst in relativ hohen Konzentrationen Niederschläge auftreten, ist das bei Anwesenheit von Iodid- und Bromidionen bereits in den zur Konservierung gebräuchlichen Konzentrationen der Fall. Desgleichen entstehen mit Tetracyclin und Chlortetracyclin, in hohen Konzentrationen auch mit Barbituraten, Theophyllin und Sulfathiazol, nach einigen Tagen Trübungen und Fällungen. Thiomersal zeigt geringe Inkompatibilitätsneigung. Lediglich mit Silbernitrat und Schwermetallsalzen sowie sauer reagierenden Verbindungen kommt es zu Fällungen.

In heterogenen Arzneistoffsystemen, insbesondere in Suspensionen und Emulsionen, ist mit einer Aktivitätsminderung infolge Sorption an die Phasengrenzflächen zu rechnen. Es besteht ausgeprägte Sorptionsneigung an Gummi und Kunststoffe.

26.5.2.4.4
Quartäre Ammoniumverbindungen

Quartäre (quaternäre) Ammoniumverbindungen (Invertseifen bzw. Quats) sind kationenaktive Tenside. Die antimikrobielle Wirkung ist auf ihre Oberflächenaktivität zurückzuführen, die sie dazu befähigt, sich an der Zytoplasmamembran anzulagern und deren Permeabi-

Tab. 26.10: Organische Quecksilberverbindungen als Konservierungsmittel

Formel	chemische Bezeichnung	Arzneibuch	gebräuchliche Konzentration [%]	bevorzugte Verwendung
Ph–Hg–O–C(=O)–CH$_3$	Phenylmercuriacetat	USP XXIII, NF 18 Monographie	0,002–0,005	nasale, auriculare, rektale, vaginale, ophthalmologische Arzneiformen
(Ph–Hg–O)$_2$B–OH	Phenylmercuriborat	Ph. Eur. 1997 Monographie	0,002–0,005	nasale, auriculare, rektale, vaginale, ophthalmologische Arzneiformen
Ph–Hg–NO$_3$	Phenylmercurinitrat	Ph. Eur. 1997 Monographie	0,002–0,005	nasale, auriculare, rektale, vaginale, ophthalmologische Arzneiformen
[2-(COO$^-$)-C$_6$H$_4$-S-Hg-C$_2$H$_5$] Na$^+$	Thiomersal	USP XXIII Monographie Thimerosal	0,002	nasale, auriculare, ophthalmologische, parenterale Arzneiformen

litätsverhältnisse im toxischen Ausmaß zu verändern. Auch ist ein Eingreifen in die Enzymsysteme der Zellatmung und des Kohlenhydratstoffwechsels anzunehmen.

Quartäre Ammoniumverbindungen besitzen ein breites Wirkungsspektrum, das Bakterien, Protozoen und niedere Pilze umfaßt. Eine sporozide Aktivität ist wahrscheinlich nicht vorhanden. Der Wirkungseintritt erfolgt schnell, in der Regel während einiger Stunden. In den üblichen Konzentrationen wirken sie mikrobistatisch bis mikrobizid. Die geringe Wirksamkeit gegenüber gramnegativen Bakterien (vor allem *Pseudomonas aeruginosa*) läßt sich durch Kombination mit Natriumedetat beheben. Quartäre Ammoniumverbindungen zeigen nur geringe Wirkungsabhängigkeit von der Wasserstoffionenkonzentration. Ihre Aktivität ist im neutralen und schwach alkalischen Bereich besser als im stark sauren Milieu.

Als Kationen weisen die quartären Ammoniumverbindungen zahlreiche Unverträglichkeiten auf, die einer universellen Verwendung entgegenstehen.

- Mit anionenaktiven Agenzien, wie Seifen, Phenolen (z. B. p-Hydroxybenzoesäureester, Salicylsäurederivate), Benzoe-, Citronen- und Weinsäure und deren Salzen, bestehen larvierte und z. T. auch manifeste Inkompatibilitäten.
- Elektrolyte (z. B. Nitrate, Silicate, Iodide, Zink-, Eisen- und Silbersalze) führen zu wirkungsmindernden Komplikationen.
- Durch Oxidationsmittel, wie Iod, Kaliumpermanganat und Wasserstoffperoxid, werden sie, vor allem bei Wärmeanwendung, oxidativ zerstört.
- Mit nichtionogenen Tensiden vom Typ der Tween® und Span® und auch mit Ephedrin, Pilocarpin und Saponinen bestehen konzentrationsabhängige Unverträglichkeiten.

In flüssigen Mehrphasenarzneistoffsystemen, z. B. in Suspensionen und Emulsionen, muß, bedingt durch die Orientierung und Anreicherung des amphiphilen Konservierungsmittels an den Grenzflächen, stets mit einer Aktivitätseinbuße gerechnet werden. Eine Wirkungsminderung findet auch in Anwesenheit makromolekularer Stoffe (z. B. Cellulosederivate) durch Komplexbildung statt.

Die physiologische Verträglichkeit der Verbindungen ist in den für Konservierungszwecke gebräuchlichen Konzentrationen als gut zu bezeichnen. Quartäre Ammoniumverbindungen werden vor allem zur mikrobiellen Stabilisierung von Arzneiformen, die auf Schleimhäute appliziert werden, wie Nasen- und Augentropfen, aber auch von Salben und anderen kutanen Zubereitungen eingesetzt. Die allen oberflächenaktiven Stoffen eigene mehr oder weniger ausgeprägte hämolytische Wirksamkeit verbietet im allgemeinen ihre Verwendung in Injektionsarzneien.

Die Palette der als Konservanzien geeigneten und im Handel befindlichen oberflächenaktiven Stoffe ist äußerst reichhaltig. Im allgemeinen kann behauptet werden, daß den Produkten gleiche bzw. ähnliche Eigenschaften und Einsatzgebiete zukommen. Die Übersicht (Tab. 26.11) berücksichtigt nur die wichtigsten Vertreter dieses Typs.

26.5.2.4.5
Carbonsäuren

Für pharmazeutische Belange werden vor allem Benzoesäure und Sorbinsäure eingesetzt, in der Lebensmittelchemie finden auch Ameisen-, Propion- und z.T. Salicylsäure Verwendung. Die antimikrobielle Wirkung der Carbonsäuren ist auf ihre primäre Toxizität zurückzuführen, insbesondere auf ihr Eingreifen in die elementaren Stoffwechselvorgänge der Mikroorganismenzelle. So wird für die Wirkung der Sorbinsäure eine Hemmung der Fumarautoxidation diskutiert. Das Wirkungsspektrum dieser Verbindungen ist recht eng und beschränkt sich im wesentlichen auf niedere Pilze und bestimmte Bakterien, im Falle der Sorbinsäure nur auf katalaseaktive Mikroorganismen. Von Vorteil sind die physiologische Unbedenklichkeit und die Geruch- und Geschmacklosigkeit. Sie sind daher prädestiniert zur Konservierung wäßriger und öliger peroraler Arzneiformen, finden aber auch Verwendung bei kutanen Zubereitungen. Der konservierende Effekt der Carbonsäuren ist sehr stark pH-abhängig. Eine antimikrobielle Wirkung kommt in den zur Konservierung gebräuchlichen Konzentrationen nur den freien Säuren zu, so daß sich eine Anwendung im neutralen und alkalischen Bereich verbietet.

Sorbinsäure

$$CH_3-CH=CH-CH=CH-COOH$$
Sorbinsäure

Tab. 26.11: Quartäre Ammoniumverbindungen als Konservierungsmittel

Formel $\left[CH_3-\overset{CH_3}{\underset{R^2}{N^+}}-R_1\right]X$	chemische Bezeichnung	Arzneibuch	gebräuchliche Konzentration [%]	bevorzugte Verwendung
R^1 $CH_2-\langle\bigcirc\rangle$ R^2 C_8H_{17} bis $C_{18}H_{37}$ X Cl^-	Benzalkoniumchlorid	Ph. Eur. NT 1999 Monographie	0,002–0,02	wäßrige, ophthalmologische, nasale, auriculare und kutane Arzneiformen
R^1 CH_3 R^2 $C_{16}H_{33}$ X Br^-	Cetrimoniumbromid	Ph. Eur. NT 1998 Reagenz	0,005–0,01	wäßrige, ophthalmologische, nasale, kutane und perorale Arzneiformen
$\left[\langle\bigcirc\rangle N^+-(CH_2)_{15}-CH_3\right]Cl^-$	Cetylpyridiniumchlorid	Ph. Eur. 1997 Monographie	0,001–0,01	wäßrige, kutane und ophthalmologische Arzneiformen

Sorbinsäure (Hexa-2,4-diencarbonsäure) wirkt in Konzentrationen von 0,05–0,2% (pH < 4,5) fungistatisch und bakteriostatisch. Das Wirkungsspektrum ist jedoch nicht sehr breit. Sorbinsäure wird zur Konservierung von peroralen und kutanen Arzneiformen herangezogen. Die oxidationsgefährdete Substanz ist „Vor Licht geschützt" aufzubewahren.

Benzoesäure

Benzoesäure (Benzolcarbonsäure), bevorzugt als Natriumbenzoat verwendet, dient ähnlich wie Sorbinsäure zur Konservierung wäßriger und öliger peroraler und kutaner Arzneiformen. Die gebräuchliche Konzentration beträgt 0,1–0,2% (pH <4,5). Die Aufbewahrung muß unter Lichtschutz erfolgen.

26.5.2.4.6
Weitere Verbindungen

Chlorhexidin

Chlorhexidin (Bis-[p-Chlorphenyldiguanidol-1,6-hexandihydrochlorid bzw. -diacetat, Hibitane®) ähnelt in seinen Eigenschaften den quartären Ammoniumverbindungen, sein Tensidcharakter ist jedoch nicht so stark ausgeprägt. Es besitzt ein breites Wirkungsspektrum, wenn auch einige Bedenken wegen mangelhafter Wirkung gegen Problemkeime der gramnegativen Gruppe bestehen. Chlorhexidin dient vor allem zur Konservierung wäßriger Arzneiformen (Augentropfen, kutane und perorale Zubereitungen) in Konzentrationen von 0,001–0,01%. Es weist ähnliche Inkompatibilitäten wie die quartären Ammoniumverbindungen auf. Auch wurde über eine zunehmende Allergisierung berichtet.

26.5.3
Prüfung

26.5.3.1
Prüfung auf ausreichende Konservierung

Moderne Pharmakopöen fordern den Nachweis einer ausreichenden Konservierung (Konservierungsbelastungstest). Die mikrobiologische Prüfung (insbesondere im Rahmen der Präparateentwicklung) wird durch Kontamination der Zubereitung im Endbehältnis mit Bakterien und Pilzen vorgenommen. Nach Ph. Eur. dienen als Test-Mikroorganismen *Escherichia coli, Pseudomonas aeruginosa, Staphylococcus aureus, Candida albicans* und *Aspergillus niger*, wobei die Keimdichte auf 10^5–10^6 Mikroorganismen je Milliliter oder Gramm der Zubereitung einzustellen ist. Diese hohe Keimdichte hat arbeitsmethodische Gründe und orientiert sich nicht am Keimgehalt der Präparate, der wesentlich niedriger liegt. Der konservierende Effekt der bei 25°C aufbewahrten Zubereitungen wird durch die Bestimmung der Zahl der koloniebildenden Einheiten (KBE) erfaßt. Die antimikrobielle Wirksamkeit ist ausreichend, wenn eine Verminderung der Keimzahl entsprechend aufgeführten Tabellen der Ph. Eur. erreicht wird. Dabei unterscheidet man Parenteralia und Ophthalmika, Zubereitungen zur topischen Anwendung und Zubereitungen zur oralen Anwendung.

26.5.3.2
Mikrobiologische Qualität pharmazeutischer Zubereitungen

Dieser Abschnitt dient zur Information und als Empfehlung und ist kein verbindlicher Teil des Arzneibuchs. Mikrobiologische Reinheitsanforderungen an pharmazeutische Zubereitungen sind in Tabelle 26.12 aufgelistet.

Tab. 26.12: Mikrobiologische Qualität pharmazeutischer Zubereitungen

Kategorie	Zubereitung Typ	Anforderungen
1	Zubereitungen, die gemäß Monographie steril sein müssen	müssen der „Prüfung auf Sterilität" (Ph. Eur. NT 1999 2.6.1) entsprechen
	andere Zubereitungen, die als steril gekennzeichnet sind z. B.: Parenteralia, Ophthalmika	
2	Zubereitungen zur topischen Anwendung und zur Anwendung im Respirationstrakt, mit Ausnahme von Zubereitungen, die steril sein müssen.	je Gramm oder Milliliter: höchstens 10^2 aerobe Bakterien und Pilze (2.6.12) höchstens 10 Enterobakterien und bestimmte andere gramnegative Bakterien (2.6.13) kein *Pseudomonas aeruginosa* (2.6.13) kein *Staphylococcus aureus* (2.6.13)
		Prüfung nach Ph. Eur. NT 1999 Keimzahl (2.6.12) spezifische Mikroorganismen (2.6.13)
3A	Zubereitungen zur oralen oder rektalen Anwendung	je Gramm oder Milliliter: höchstens 10^3 aerobe Bakterien (2.6.12) höchstens 10^2 Pilze (2.6.12) kein *Escherichia coli* (2.6.13)
3B	Zubereitungen zur oralen Anwendung, die Rohmaterial natürlicher Herkunft enthalten (für die eine antimikrobielle Vorbehandlung nicht möglich ist und für die die zuständige Behörde eine Keimzahl des Rohmaterials von mehr als 10^3 vermehrungsfähigen Einheiten je Gramm oder Milliliter zuläßt). Die unter Kategorie 4 beschriebenen pflanzlichen Arzneimittel sind ausgenommen	höchstens 10^4 aerobe Bakterien (2.6.12) höchstens 10^2 Pilze (2.6.12) höchstens 10^2 Enterobakterien und bestimmte andere gramnegative Bakterien (2.6.13) keine Salmonellen (2.6.13) kein *Escherichia coli* (2.6.13) kein *Staphylococcus aureus* (2.6.13)
4A	pflanzliche Arzneimittel, denen vor der Anwendung siedendes Wasser zugesetzt wird	je Gramm oder Milliliter: höchstens 10^7 aerobe Bakterien (2.6.12) höchstens 10^5 Pilze (2.6.12) höchstens 10^2 *Escherichia coli* (2.6.13)
4B	pflanzliche Arzneimittel, denen vor der Anwendung kein siedendes Wasser zugesetzt wird	je Gramm oder Milliliter: höchstens 10^5 aerob wachsende Bakterien (2.6.12) höchstens 10^4 Pilze (2.6.12) höchstens 10^3 Enterobakterien und andere gramnegative Bakterien (2.6.13) kein *Escherichia coli* (2.6.13) keine Salmonellen (2.6.13)

26.6 Allgemeine Stabilisierungsmaßnahmen

Die Spezifität der Arzneistoffe und Arzneiformen macht verständlich, daß es keine Maßnahmen gibt und geben kann, die für alle Arzneistoffsysteme eine befriedigende Haltbarkeit gewährleisten, d. h., die Frage nach optimal wirksamen Stabilisierungsmaßnahmen stellt sich für jede Präparation erneut. Die folgenden Angaben sind daher als allgemeine Hinweise zu werten, die im speziellen Fall einer Präzisierung bedürfen.

26.6.1 Vorschrift der Aufbewahrungsbedingungen und Limitierung der Aufbewahrungszeit

Eine Verbesserung der Haltbarkeit ist durch Aufbewahrung bei tiefen Temperaturen (Verringerung der Zersetzungsgeschwindigkeit) möglich. Alle Arzneibücher schreiben daher für stabilitätsgefährdete Arzneistoffe und Arzneiformen verbindliche Lagerungstemperaturen vor. Der Aufbewahrung bei tiefsten Temperaturen sind jedoch in der Praxis durch stattfindende Veränderungen des physikalischen Zustands der Arzneiformen (z. B. Zerstörung des dispersen Zustands von Emulsionen und Suspensionen usw.) Grenzen gesetzt.

Da viele Zersetzungen durch Licht eine wesentliche Beschleunigung erfahren, müssen Arzneistoffe und deren Präparationen gegebenenfalls unter Lichtschutz aufbewahrt werden. Nicht nur Oxidations- und Polymerisationsvorgänge werden durch Licht induziert bzw. gefördert, auch Hydrolysen, Isomerisierungen usw. stellen oft photochemische, wertmindernde Reaktionen dar. Manchmal ist durch die angeführten speziellen und allgemeinen Schutzmaßnahmen nur eine zeitlich begrenzte Haltbarkeit zu erreichen. In diesen Fällen muß Frischherstellung erfolgen, oder die Aufbewahrungs- bzw. Gebrauchsdauer muß limitiert werden. Arzneipräparate mit beschränkter Haltbarkeit (z. B. Augentropfen) sind mit einem Verfallsdatum oder einer anderen geeigneten Signatur (z. B. Herstellungsdatum mit dem Hinweis, daß die Zubereitung nach einer bestimmten Zeit zu verwerfen ist) zu versehen.

26.6.2
Pharmazeutisch-technologische Maßnahmen

Schließlich gelingt es auch durch technologische Maßnahmen und Verfahren, eine Stabilisierung vorzunehmen. Durch Mizelleinschluß ist es möglich, hydrolysebedingte Degradationsvorgänge zurückzudrängen (s. 2.2.3.8.2). Oxidationsgefährdete Pharmaka, wie z. B. Vitamin A, Linol- und Linolensäure, lassen sich durch Klathratbildung mit Harnstoff oder anderen geeigneten Substanzen stabilisieren (s. 5.3.2.1). Auch die gebräuchlichen Umhüllungsverfahren, wie z. B. die Mikroverkapselung, sind als Schutzmaßnahmen geeignet. Es ist jedoch zu beachten, daß durch derartige Maßnahmen meist auch das biopharmazeutische Verhalten eine Veränderung erfährt.

Da Zersetzungsreaktionen bevorzugt in flüssigen Medien ablaufen, besteht ein wesentliches Stabilisierungsverfahren im Wasserentzug. Sehr labile Arzneiformen, wie z. B. flüssige und dickflüssige Extrakte, lassen sich durch Überführung in einen Trockenextrakt stabilisieren. Allerdings ist damit die Preisgabe der ursprünglichen Arzneiform verbunden. In einigen Fällen, wie z. B. bei Trockenampullen (z. B. Phenobarbitalampullen), erfolgt die „Frischbereitung" der applizierfähigen Arzneiform, d. h. der injizierbaren Lösung, erst unmittelbar vor der Applikation. Bereits während der Herstellung derartiger Trockenpräparate muß jede thermische Belastung vermieden werden. So ist anstelle einer Wärmetrocknung die Gefriertrocknung anzuwenden.

26.6.3
Stabilitätsausgleich durch Mehrgehalt

Viele Arzneistoffe, wie Antibiotika und Vitamine, weisen ungenügende Stabilität auf, der nach dem Stand heutiger wissenschaftlicher Erkenntnisse nicht befriedigend begegnet werden kann. In solchen Fällen ist es möglich, durch Fabrikationszuschläge, auch Mehrgehalt genannt, einen Stabilitätsausgleich, d. h. einen Ausgleich der während der Lagerung auftretenden Wirkstoffgehaltsabnahme vorzunehmen. Diese Verfahrensweise ist nur dann gerechtfertigt, wenn es sich um nicht stark wirksame Pharmaka handelt, keine wirksamen Stabilisierungsmaßnahmen bekannt bzw. praktizierbar sind und aus dem erhöhten Wirkstoffgehalt wie auch durch die entstehenden Zersetzungsprodukte keine Zunahme der Gesamttoxizität resultiert. Die Höhe des Mehrgehalts sollte so gering wie möglich sein. Der Fabrikationszuschlag muß bei der Zulassung des Arzneimittels angegeben und genehmigt werden.

Inkompatibilitäten

27.1 Allgemeines

Unter Inkompatibilitäten im pharmazeutischen Sprachgebrauch sind Wechselwirkungen zwischen zwei oder mehreren Bestandteilen einer Zubereitung zu verstehen, die den therapeutischen Erfolg des Präparates in Frage stellen oder zunichte machen. Es handelt sich bei Inkompatibilitäten somit um wertmindernde, nicht beabsichtigte Veränderungen, die die Wirkung beeinträchtigen, eine exakte Dosierung nicht gewährleisten oder das Erscheinungsbild der Arzneizubereitung so nachteilig beeinflussen, daß aus ästhetischen Gründen solche Präparate abzulehnen sind. Unverträglichkeitsreaktionen können zwischen Wirkstoffen, Hilfsstoffen, Wirk- und Hilfsstoffen sowie zwischen Wirk- bzw. Hilfsstoffen und den Behältnissen und Verschlußmaterialien auftreten. Nicht immer sind es jedoch die Arznei- und Hilfsstoffe an sich, die Unverträglichkeiten hervorrufen. In manchen Fällen sind diese auf Verunreinigungen oder Begleitstoffe der zur Arzneiformung eingesetzten Substanzen zurückzuführen. Sie sind vermeidbar durch Verwendung von hochgereinigten Produkten. Beispiele hierfür sind die Trübung öliger Lösungen bei Verwendung kristallwasserhaltiger Verbindungen, die Oxidation von phenolischen Verbindungen durch die im Arabischen Gummi enthaltenen Oxidasen und Peroxidasen sowie reduktive Veränderungen von Arzneistoffen in Anwesenheit peroxidenthaltender Polyethylenglykole bzw. ethoxilierter Tenside.

Nach der Art der Verursachung und der Äußerung ist zu unterscheiden zwischen:
- physikalischen Inkompatibilitäten
- chemischen Inkompatibilitäten
- physikalisch-chemischen Inkompatibilitäten
- therapeutischen Inkompatibilitäten

Zwischen diesen einzelnen Typen bestehen gleitende Übergänge. Eine Inkompatibilität, die sich durch Veränderung der physikalischen Eigenschaften der Zubereitung zu erkennen gibt, wie z. B. die Störung des dispersen Zustands einer Emulsion, kann ihre Ursache in einer chemischen Reaktion mit dem Emulgator haben. Auch ist eine scharfe Abgrenzung der Inkompatibilitäten von den Instabilitäten nicht möglich. Im folgenden werden Vorgänge, die durch die in der Zubereitung anwesenden Komponenten einschließlich der mit der Arzneizubereitung im direkten Kontakt stehenden Verpackung bedingt sind, als Inkompatibilitäten angesehen. Durch Umweltfaktoren (äußere Faktoren), wie Luft, Licht, Temperatur usw., ausgelöste Vorgänge sind den Stabilitätsproblemen zuzuordnen (s. 26.1).

Inkompatibilitäten können manifest oder larviert auftreten. *Manifeste Inkompatibilitäten* sind Veränderungen, die sich durch wahrnehmbare Erscheinungen, wie Löslichkeits- und Dispersitätsveränderungen (z. B. Trübung, Fällung, Koagulation, Aggregierung), Viskositäts- und Konsistenzveränderungen (z. B. Verfestigung, Verflüssigung) und Verfärbung, Geruchs- und Geschmacksveränderung (z. B. Gasentwicklung, Mißfärbung), zu erkennen geben.

Larvierte (unsichtbare) Inkompatibilitäten sind Veränderungen, die durch Sinnesprüfung nicht wahrnehmbar sind. Ihr Nachweis ist nur mit geeigneten Aktivitäts- und Liberationstests möglich, wie z. B. mit dem Agarplattentest. Vor allem die physikalisch-chemischen wertmindernden Vorgänge (Bildung löslicher Komplexe und Assoziate, Sorptionen) stellen larvierte Unverträglichkeiten dar.

Aussagen über Kompatibilität und Inkompatibilität sind stets konzentrationsbezogen. Zwei Stoffe, die in höheren Konzentrationen unverträglich sind, können in niedrigeren Konzentrationen durchaus verträglich sein. Des weiteren ist zu beachten, daß manifeste Inkompatibilitäten bei Verringerung der Stoffkonzentration in larvierte Inkompatibilitäten übergehen können.

27.2
Physikalische Inkompatibilitäten

27.2.1
Viskositäts- und Konsistenzveränderungen

27.2.1.1
Veränderung des rheologischen Verhaltens hydrokolloidhaltiger Zubereitungen

Zubereitungen, die als viskositätssteigernde Hilfsstoffe organische und anorganische Hydrokolloide enthalten, erfahren durch mannigfaltige Zusätze meist drastische Viskositätsveränderungen.

Einfluß von Ethanol. Während Ethanol in höheren Konzentrationen meist eine Ausflockung der Hydrokolloide in wäßrigen Zubereitungen bewirkt, führen Ethanolzusätze unterhalb der Fällungskonzentration im Falle von Natriumcarboxymethylcellulose- und Dextrinschleimen zu einer leichten Erhöhung, im Falle der Methylcellulose bei Ethanolzusätzen < 30% zu einem wesentlichen Anstieg der Quasiviskosität. Bei höheren Ethanolkonzentrationen ist ein erheblicher Viskositätsrückgang zu beobachten. Viskositätssteigernde Eigenschaften für Methylcellulosezubereitungen kommen auch dem Glycerol zu.

Einfluß des pH-Wertes. Arzneiformen mit semisynthetischen Cellulosederivaten, wie Methyl-, Hydroxyethyl- und Natriumcarboxymethylcellulose, zeigen im pH-Bereich 3–11 praktisch keine Veränderung ihrer Quasiviskosität. Zubereitungen aus Arabischem Gummi, wie auch solche mit Tragant und Polyacrylsäure, sind wesentlich pH-empfindlicher. Präparationen mit Arabischem Gummi reagieren auf Lauge- und Säurezusatz mit einer Viskositätserniedrigung. Das Viskositätsoptimum liegt für Tragantschleime bei pH 7–8 und für Polyacrylsäurezubereitungen bei pH 6–8.

Einfluß verschiedener Elektrolytzusätze. Beim Zusatz von Elektrolyten muß mit Dehydratisierungseffekten gerechnet werden. Zudem können die zugesetzten Ionen auf Grund ihrer mehr oder weniger ausgeprägten Hydratationsaffinität eine Desolvatation der Hydrokolloide bewirken. Beide Vorgänge führen zu einer Entquellung, die einen Viskositätsrückgang nach sich zieht. Bei höheren Salzkonzentrationen erfolgt eine Fällung des Schleimstoffs. So bewirken mehrwertige Ionen, wie Ca^{2+}- und Mg^{2+}-Ionen, bei fast allen Schleimstoffen eine Viskositätsminderung. Besonders ausgeprägt ist der viskositätsreduzierende Effekt von Natriumcitrat (1%) auf Natriumcarboxymethyl- und in geringerem Ausmaß auch auf Methylcellulosezubereitungen. Elektrolyte können aber auch die Viskosität erheblich steigern. So bewirkt ein Zusatz von Aluminiumchlorid zu Präparationen aus Arabischem Gummi eine deutliche Viskositätszunahme.

Einfluß von Konservierungsmitteln und Tensiden. Antimikrobiell wirksame Stoffe und Tenside nehmen gleichfalls Einfluß auf die Viskosität. Ihr Effekt ist jedoch meist nicht stark ausgeprägt, sofern es nicht zu Fällungsreaktionen kommt (s. 27.3.1.3). Im allgemeinen wird durch konservierende Stoffe die Grundviskosität lediglich in geringem Umfang herabgesetzt. Gleiches gilt für nichtionogene Tenside vom Typ der Tween®. Quartäre Ammonium- und Pyridiniumverbindungen besitzen jedoch gegenüber Aerosil®-Zubereitungen einen differenzierten Effekt auf das rheologische Verhalten. Im Bereich der kritischen Mizellbildungskonzentration steigt die Quasiviskosität stark an, während sie bei weiter erhöhtem Zusatz auf den ursprünglichen Wert zurückgeht.

Einfluß anderer Hydrokolloide. Mischungen von Hydrokolloiden führen in der Regel zu Zubereitungen, die eine geringere Viskosität aufweisen als die zu erwartende Zähigkeit. Oft ist die Viskosität niedriger als die der Einzelkomponenten. Verträgliche Mischungen stellen Zubereitungen von Polyacrylsäure mit Hydroxyethylcellulose und von Polyacrylsäure mit Tragant dar.

27.2.1.2
Veränderung des rheologischen Verhaltens von Salben

Einige Arzneistoffe beeinflussen das rheologische Verhalten der Salben in nicht zu erwartender Weise. Durch Einarbeitung von Bituminosulfonaten (Ichthyol®, Tumenol®) in Konzentrationen von mehr als 5% in hydriertes Erdnußöl wird die Quasiviskosität der reinen Grundlage um ein Mehrfaches überschritten. Nach dreimonatiger Lagerung haben die Salben ihre Streichfähigkeit vollständig eingebüßt.

Während Benzocainsalbe (10%), bereitet mit hydriertem Erdnußöl, an der Grenze der Streichfähigkeit liegt, zeigt die gleichkonzentrierte Zubereitung mit Polyethylenglykolsalbe eine um die Hälfte niedrigere Quasiviskosität als die reine Salbengrundlage. Andererseits bewirkt ein 1%iger Zusatz von Hydrocortisonacetat zu Polyethylenglykolsalbe das Entstehen eines nicht mehr streichbaren Präparates.

Die Ursachen dieser unterschiedlichen Viskositätsbeeinflussung sind unbekannt. Sie sind wahrscheinlich auf das Lösungsverhalten der Arzneistoffe in der Grundlage und auf physikalische Wechselwirkungen zurückzuführen.

27.2.2
Beeinträchtigung bzw. Zerstörung des dispersen Zustands

Emulsionen, sowohl flüssige Zubereitungen als auch Emulsionssalben, können durch Anreicherung von Arznei- und Hilfsstoffen an die Grenzphasen eine Beeinträchtigung ihres dispersen Zustands erfahren. Im Extremfall kommt es hierdurch zu einem vollständigen Zusammenbruch des Emulsionssystems (Phasentrennung). Die Ursachen für das Brechen von Emulsionssystemen lassen sich im allgemeinen auf eine der beiden nachfolgend beschriebenen Ursachen zurückführen.

- Der Emulgator reagiert mit einem Arzneibestandteil unter Bildung eines schwerlöslichen Salzes. So ist z. B. der in der wasserhaltigen emulgierenden Salbe enthaltene anionische Emulgator (Natriumalkylsulfat) mit kationischen Verbindungen, wie quartären Ammoniumbasen, Ephedrinhydrochlorid, Codeinphosphat, Procain- und Tetracainhydrochlorid, inkompatibel, da er durch die Bildung eines schwerlöslichen Salzes seine emulgierenden Eigenschaften einbüßt. Diese Unverträglichkeit kann durch die Verwendung nichtionogener Emulgatoren umgangen werden.
- Arzneistoffe von Tensidcharakter treten in Konkurrenz mit dem an der Grenzfläche fixierten Emulgator und bewirken so eine Schwächung des Emulgatorfilms. Ein typisches Beispiel hierfür ist die Unverträglichkeit des anionischen Ammoniumsulfobituminats mit anionenaktiven Tensiden (z. B. Natriumalkylsulfate). Aber auch mit Emulsionssystemen vom Typ W/O, die nichtionogene Tenside enthalten, sind phenolische Körper, wie das bereits angeführte Ammoniumsulfobituminat und des weiteren auch Tumenol® und Teere, unverträglich.

27.2.3
Beeinträchtigung der Löslichkeit

27.2.3.1
Zusatz ungeeigneter Solvenzien zu Zubereitungen makromolekularer Stoffe

Durch Zugabe von polaren Lösungsmitteln, vor allem von Ethanol und Aceton, zu wäßrigen Zubereitungen makromolekularer Stoffe findet eine Flockung des Hydrogelbildners statt. Diese Ausfällung ist auf Dehydratisierung der Makromoleküle zurückzuführen. So tritt die Flockung von Polyacrylsäure bereits bei 35%–40% Ethanol auf, während z. B. Hydroxyethylcellulose erst bei ca. 80–90% Ethanol (abhängig vom Konsistenz- und Substitutionsgrad der Cellulose) ausflockt.

27.2.3.2
Zusatz von Elektrolyten zu Zubereitungen makromolekularer Stoffe

Ähnlich wie Alkohole bewirken Salze in höheren Konzentrationen infolge dehydratisierender Vorgänge eine Ausfällung des makromolekularen Stoffes. Dieser Aussalzeffekt folgt der lyotropen Ionenreihe nach Hofmeister, d.h., gut hydratisierbare Ionen besitzen einen stärker ausgeprägten Aussalzeffekt als solche, die nur geringfügig zur Hydratation befähigt sind. So führt z. B. Gerbsäure bei einer ausgewählten Methylcellulose bereits bei einer 20fach geringeren Konzentration als Natriumsulfat zu Aussalzeffekten des Makromoleküles. Darüber hinaus kann es bei makromolekularen Stoffen, die Carboxylgruppen besitzen, wie z. B. Natriumcarboxymethylcellulose, Natriumcarboxymethylamylopectin und Polyacrylsäure, auch durch Bildung schwerlöslicher Salze zu einer Ausfällung kommen.

27.2.4
Veränderung des Aggregatzustands

Feuchtwerden bzw. Verflüssigung von Pulvermischungen infolge Ausbildung eines Eutektikums

Einige Gemische von Arzneistoffen sind durch die Ausbildung eines Eutektikums charakterisiert. Unter einem *Eutektikum* (eutektos = leicht schmelzend) ist ein charakteristisches Gemenge aus zwei oder mehreren, im flüssigen Zustand vollständig mischbaren, im festen Zustand jedoch nicht mischbaren Stoffen zu verstehen, das bei einer bestimmten Temperatur erstarrt. Wie aus Abbildung 27.1 ersichtlich ist, weist das Zustandsdiagramm des Systems Propyphenazon/Acetylsalicylsäure ein Eutektikum auf, das durch ein bestimmtes Mischungsverhältnis beider Komponenten (eutektisches Gemisch) und eine bestimmte Schmelztemperatur (eutektische Temperatur), die stets niedriger liegt als die Schmelzpunkte beider Einzelverbindungen, charakterisiert wird. Für das angeführte Beispiel beträgt die Zusammensetzung des eutektischen Gemisches 1:1, die eutektische Temperatur 55°C.

Liegt der Schmelzpunkt des eutektischen Gemisches in der Nähe oder unterhalb der Zimmertemperatur bzw. der Arbeitstemperatur, so findet eine Verflüssigung bzw. ein Feuchtwerden der Mischung statt. In Tabelle 27.1 sind einige pharmazeutisch wichtige eutektische Gemische aufgeführt. Ein sehr ausgeprägtes Eutektikum besitzt das System Thymol/Campher. Die Mischung liegt im Konzentrationsbereich von 30–70% (m/m) Thymol noch bei −15°C in verflüssigter Form vor.

Die Ausbildung eutektischer Gemische ist meist mit einer Änderung der physikalischen und physikalisch-chemischen Eigenschaften der Systeme verbunden, die oft auch ein verändertes biopharmazeutisches Verhalten nach sich zieht.

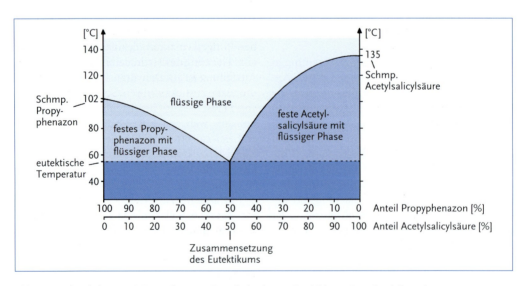

Abb. 27.1: Schmelzdiagramm Propyphenazon/Acetylsalicylsäure (Ausbildung eines Eutektikums)

Tab. 27.1: Eutektische Gemische

Komponente I	Komponente II	Konzentration der Komponente I (Gew.-%)	eutektische Temperatur (°C)
Propyphenazon	Acetylsalicylsäure	50,0	55,0
Propyphenazon	Paracetamol	35,0	65,0
Thymol	Harnstoff	95,5	43,0
Thymol	Acetanilid	65,0	16,5
Thymol	Phenol	48,2	6,7
Thymol	Salol	37,5	15,6
Thymol	Salicylsäure	96,2	46,2

Das Feuchtwerden von Pulvern muß nicht immer auf die Bildung eines Eutektikums zurückzuführen sein. Auch die Freisetzung von Wasser aus kristallwasserhaltigen Salzen, die Bildung von Wasser als Ergebnis chemischer Umsetzungen oder ein ausgeprägtes hygroskopisches Verhalten der Substanzen kommen als Ursachen in Frage (s. 26.3.1).

27.3
Chemische Inkompatibilitäten

27.3.1
Bildung schwerlöslicher Verbindungen

27.3.1.1
Fällung schwacher schwerlöslicher Säuren und Basen infolge pH-Wert-Verschiebung

Eine schwache schwerlösliche Säure (HA) erfährt in Wasser eine Protolyse zu

$$HA + H_2O \rightleftharpoons H_3O^+ + A^-$$

Die Gleichgewichtskonstante dieses nach dem Massenwirkungsgesetz formulierten Vorgangs stellt die Dissoziationskonstante (K_S) dar

$$K_S = \frac{[H_3O^+] \cdot [A^-]}{[HA]}$$

$$[A^-] = \frac{[HA] \cdot K_S}{[H_3O^+]} \quad (27.1)$$

Da die Konzentration der nichtdissoziierten Säure in einer gesättigten Lösung konstant ist, ergibt sich die Löslichkeit (L) zu

$$L = [HA] + [A^-]$$

Durch Einsetzen von (27.1) ergibt sich nach entsprechender mathematischer Umformung

$$L = [HA] + \frac{K_S \cdot [HA]}{[H_3O^+]} \quad (27.2)$$

Aus der Gleichung ist zu entnehmen, daß mit fallender Hydroniumionenkonzentration (steigendem pH-Wert) die Löslichkeit infolge der Änderung des Dissoziationsgrads ansteigen muß. Durch weitere Umformung ist schließlich derjenige pH-Wert rechnerisch zugänglich, bei dem eine Ausfällung der schwerlöslichen Säure erfolgt.

$$pH = pK_S + \lg \frac{L - [HA]}{[HA]} \quad (27.3)$$

Kommen Salze schwacher Säuren zur Anwendung, was bei der Arzneiformung meist der Fall ist, wie z.B. Natriumsalicylat, Natriumbenzoat, Phenobarbital-Natrium u.a., so ist deren Löslichkeit so hoch, daß die geringe Löslichkeit der undissoziierten Säure praktisch vernachlässigt werden darf. Unter dieser Bedingung ($L \gg [HA]$) vereinfacht sich die Gleichung zu

$$pH = pK_S + \lg \frac{L}{[HA]} \quad (27.4)$$

Der Fällungs-pH-Wert, auch kritischer pH-Wert genannt, d.h. der pH-Wert, bei dem die schwerlösliche Säure abgeschieden wird, ist somit bei Kenntnis des pK-Wertes der Verbindung, der Konzentration [HA] und der maximalen Löslichkeit rechnerisch zugänglich und kann zur Inkompatibilitätsvoraussage genutzt werden.

Wie aus der letzten Gleichung hervorgeht, ist

Tab. 27.2: Abhängigkeit der Löslichkeit von schwachen schwerlöslichen Säuren vom pH-Wert

Säure	pK_S-Wert	Löslichkeit (g/l H_2O) a	benötigter pH-Wert für eine Löslichkeit von			
			a	$2a$	$11a$	$101a$
p-Aminosalicylsäure	3,6	1	< 2,9	3,7	4,7	5,7
Barbital	7,9	6	< 6,9	7,9	8,9	–
Benzoesäure	4,2	3	< 3,2	4,2	5,2	6,2
Hexobarbital	8,2	0,3	< 7,2	8,2	9,2	10,2
Morphinhydrochlorid	9,8	0,2	< 8,8	9,8	10,8	11,8
Phenobarbital	7,3	0,9	< 6,3	7,3	8,3	9,3
Salicylsäure	3,0	2	< 2,4	3,2	4,1	5,1
Sulfanilamid	10,6	5	< 9,6	10,6	11,6	–
Sulfapyridin	8,5	0,3	< 7,5	8,5	9,5	10,5
Sulfathiazol	7,2	0,3	< 6,2	7,2	8,2	9,2
Theobromin	10,0	0,6	< 9,0	10,0	11,0	12,0
Theophyllin	8,6	5	< 7,6	8,6	9,6	–

der kritische pH-Wert eine von der Stoffkonzentration abhängige Größe. Nimmt die Konzentration um eine Zehnerpotenz zu, so steigt der Fällungs-pH-Wert um eine Einheit. Tabelle 27.2 informiert über die pH-abhängige Löslichkeit einiger pharmazeutisch wichtiger schwacher schwerlöslicher Säuren. Bei Unterschreitung des angegebenen pH-Wertes fällt die schwerlösliche Säure aus. In analoger Weise ist die Ableitung des Fällungs-pH-Wertes für schwache schwerlösliche Basen (B) möglich.

$$\text{pH} = pK_S + \lg \frac{[B]}{L - [B]} \quad (27.5)$$

Wird berücksichtigt, daß beim Vorliegen der wasserlöslichen Salze (z. B. Alkaloidhydrochloride) die Bedingung $L \gg [B]$ erfüllt ist, vereinfacht sich die Gleichung zu

Tab. 27.3: Abhängigkeit der Löslichkeit von schwachen schwerlöslichen Basen vom pH-Wert

Säure	pK_S-Wert	Löslichkeit (g/l H_2O) a	benötigter pH-Wert für eine Löslichkeit von			
			a	$2a$	$11a$	$101a$
Atropin	9,7	1,5	> 10,7	9,7	8,7	7,7
Dihydrocodein	8,0	1,3	> 9,0	8,0	7,0	–
Ephedrin	9,6	50,0	> 10,6	9,6	(8,6)	–
Codein	8,0	8,0	> 9,0	8,0	(7,0)	–
Cocain	8,4	1,2	> 9,4	8,4	7,4	6,4
Methadon	9,5	0,1	> 10,5	9,5	8,5	7,5
Morphin	9,8	0,2	> 10,8	9,8	8,8	7,8
Narcotin	6,2	0,02	> 7,2	6,2	5,2	4,2
Papaverin	6,4	0,02	> 7,4	6,4	5,4	4,4
Pethidin	8,7	3,8	> 9,7	8,7	7,7	6,7
Procain	9,0	1,3	> 10,0	9,0	8,0	7,0
Tetracain	8,5	0,16	> 9,5	8,5	7,5	6,5

Tab. 27.4: pH-Werte einiger sauer reagierender Arzneistoffe in wäßriger Lösung (Arzneistoffkonzentration 1%)

Arzneistoff	pH-Wert	Arzneistoff	pH-Wert
Ammoniumchlorid	5,0	Isoniazid	6,5
Ascorbinsäure	2,5	Methadonhydrochlorid	5,0
Chininhydrochlorid	6,1	Morphinhydrochlorid	4,8
Citronensäure	2,0	Nicotinsäure	3,1
Cocainhydrochlorid	4,5	Papaverinhydrochlorid	4,0
Codeinphosphat	5,0	Pilocarpinhydrochlorid	4,0
Coffein-Natriumsalicylat	6,2	Procainhydrochlorid	5,4
DL-Ephedrinhydrochlorid	5,4	Quecksilber(II)-chlorid	4,5
Ethylmorphinhydrochlorid	5,0	Thiaminhydrochlorid	2,8

$$pH = pK_S + \lg \frac{[B]}{L} \qquad (27.6)$$

Auch für schwache schwerlösliche Basen ist somit die Voraussage pH-bedingter Fällungsinkompatibilitäten möglich. Die Gleichung erlaubt abzulesen, daß der kritische pH-Wert von der Konzentration der Verbindung abhängt. Nimmt die Konzentration um eine Zehnerpotenz zu, so nimmt der Fällungs-pH-Wert um eine Einheit ab. In Tabelle 27.3 sind einige pharmazeutisch wichtige schwache schwerlösliche Basen und ihre pH-abhängige Löslichkeit aufgeführt. Beim Überschreiten des angegebenen pH-Wertes findet Ausfällung der schwerlöslichen Base statt.

pH-Veränderungen von Lösungen sind nicht nur durch direkten Säuren- bzw. Laugenzusatz möglich. pH-bedingte Fällungen werden insbesondere durch Zusätze von sauer oder basisch reagierenden Salzen zu Arzneistofflösungen verursacht. Zur Voraussage und Klärung von Inkompatibilitätsreaktionen ist somit die Kenntnis der pH-Verhältnisse erforderlich.

Die Tabellen 27.4 und 27.5 informieren über die pH-Werte einiger sauer bzw. basisch reagierender Arzneistoffe in 1%iger wäßriger Lösung.

27.3.1.2
Fällung infolge gleichionigen Zusatzes

Bei Zubereitungen, die als gesättigte oder nahezu gesättigte Lösung vorliegen, kann es durch einen Zusatz von Salzen, die ein Ion mit der gelösten Verbindung gemeinsam haben, zum Überschreiten des Löslichkeitsprodukts des Salzes und damit zur Fällung kommen. Die Möglichkeit ist z. B. bei der Herstellung hydrochlorid- bzw. nitrathaltiger Lösungen, die durch Natriumchlorid bzw. Natriumnitrat isotonisiert werden, zu beachten. Auch durch fremdionigen Zusatz ist eine Ausfällung infolge Überschreitung der Löslichkeitsgrenze des Salzes prinzipiell möglich (*Aussalzeffekt*). Oft wird jedoch durch Salzzusatz auch eine Verbesserung der Substanzlöslichkeit erzielt (*Einsalzeffekt*).

27.3.1.3
Fällung infolge Bildung schwerlöslicher Salze

Dieser Typ der Inkompatibilität ist durch eine Ionenreaktion der in dem Arzneistoffsystem enthaltenen Komponenten verursacht, die zur Bildung eines schwer bzw. wenig löslichen Salzes führt, das durch Überschreitung seines

Tab. 27.5: pH-Werte einiger alkalisch reagierender Arzneistoffe in wäßriger Lösung (Arzneistoffkonzentration 1%)

Arzneistoff	pH-Wert
Barbital-Natrium	9,2
Dinatriumhydrogenphosphat	8,5
Methenamin	8,3
Phenobarbital-Natrium	8,5
Theobromin-Natriumsalicylat	9,8
Theophyllin-Natriumacetat	9,6

Löslichkeitsprodukts einen Niederschlag oder eine Trübung hervorruft. Oft ist das Auftreten einer Fällung auf eine chemische Reaktion (doppelte Umsetzung) zurückzuführen. Reaktionen dieser Art sind als Ursachen für Inkompatibilitäten insofern von großer Bedeutung, da viele wichtige Arzneistoffe in Salzform verarbeitet werden, deren Anionen bzw. Kationen mit ionogenen Arznei- und Hilfsstoffen schwerlösliche Salze bilden können. Als Beispiele seien genannt:

Bildung schwerlöslicher Alkaloidsalze

Alkaloide werden häufig in Form ihrer Hydrochloride oder Nitrate zur Arzneibereitung verwendet. Da die entsprechenden Hydrobromide und Hydroiodide eine geringere Löslichkeit als diese besitzen, führen Zusätze derartiger Ionen infolge der Überschreitung des Löslichkeitsprodukts zu Ausfällungen. Desgleichen können Salicylat-, Acetat-, Benzoat-, Tannat-, Citrationen u.a. die Bildung schwerlöslicher Alkaloidsalze bedingen.

Bildung schwerlöslicher Salze synthetischer Stickstoffbasen, insbesondere quartärer Ammoniumverbindungen

Die als Konservierungsmittel und Tenside verwendeten kationogenen stickstoffhaltigen Verbindungen vom Typ der Invertseifen und des Cetylpyridiniums können mit anorganischen und organischen Anionen schwerlösliche Salze bilden. So reagiert Benzalkoniumchlorid mit Nitraten, Salicylaten und Iodiden unter Ausfällung. Gleiches gilt für Cetylpyridiniumchlorid. Benzalkoniumsalze sind weiterhin inkompatibel mit Fluorescein-Natrium, Benzylpenicillinsalzen und Natriumlaurylsulfat u.a.

Bildung schwerlöslicher Verbindungen mit Phenylquecksilberderivaten

Phenylquecksilbernitrat, -acetat und -borat geben Fällungen mit Iodiden und Bromiden. Bereits in Konzentrationen der Konservierungsmittel von etwa 0,005 % kommt es zur Ausfällung von sehr schwer löslichem Phenylquecksilberiodid bzw. -bromid.

Bildung schwerlöslicher Verbindungen mit anionogenen Tensiden vom Typ des Natriumlaurylsulfats

Natriumlaurylsulfat, wie auch andere anionogene Tenside, sind unter Niederschlagsbildung inkompatibel mit kationenaktiven Arzneistoffen, wie Ephedrinhydrochlorid, Codeinphosphat, Procainhydrochlorid, Tetracainhydrochlorid, mit Calcium-, Barium- und Schwermetallionen sowie mit Acriflavin.

Offensichtlich kann Natriumlaurylsulfat durch Bildung eines schwerlöslichen Kaliumsalzes gleichfalls ausgefällt werden. Teilweise sind die Niederschläge in einem Überschuß an Natriumlaurylsulfat, wahrscheinlich infolge Komplexbildung, wieder löslich.

Diese wenigen Beispiele sollen für viele ähnliche Inkompatibilitätsreaktionen stehen. Auf eine Aufzählung ladungsbedingter Inkompatibilitäten von anorganischen Verbindungen wurde bewußt verzichtet. Sie müssen als chemisches Grundwissen vorausgesetzt werden.

Auch die Bildung schwerlöslicher Komplexe (z.B. Chelate von Tetracyclin mit Calciumionen) ist als Inkompatibilitätsreaktion zu berücksichtigen.

27.3.2
Weitere Reaktionen

Neben den aus der anorganischen Chemie bekannten Redoxreaktionen sind vor allem Veresterungs- und Substitutionsreaktionen als Inkompatibilitäten zu berücksichtigen.

Als Beispiele seien genannt:
- Bildung von Prednisolonacetat aus Prednisolon in Anwesenheit von Acetylsalicylsäure
- Entstehen eines unwirksamen Procainglykosids in glucosehaltigen Procainhydrochloridlösungen
- Reaktion von Procainhydrochlorid mit Natriumformaldehydsulfoxylat (Antioxidans) in wäßriger Lösung zu einem unwirksamen Substitutionsprodukt
$$R-NH_2 + HO-CH_2-SO_2Na \longrightarrow$$
$$R-NH-CH_2-SO_2Na + H_2O$$
- Sulfonierung von Epinephrin u.ä. Verbindungen durch Sulfite (Antioxidanzien)

- Spaltung von Thiamin durch Hydrogensulfite

Wie bedeutungsvoll das Beachten chemischer Reaktionsfähigkeit scheinbar inerter Hilfsstoffe ist, zeigten in der Vergangenheit auf den ersten Blick überraschende Verfärbungen bei der Arzneiformung. So führt die Mischung von Isoniazid und Lactose zu gelber Verfärbung und braunfleckigem Aussehen. Die Begründung ist die bekannte Reaktion von Säurehydraziden mit Aldehyden. Desgleichen verursachen Amine, wie z.B. Amphetamin oder Thiamin, mit Lactose (Maillard-Reaktion) in Anwesenheit alkalisch wirkender Mengen Magnesium- bzw. Natriumstearat Verfärbungen.

27.4
Physikalisch-chemische Inkompatibilitäten

27.4.1
Allgemeines

Makromolekulare Hilfsstoffe, wie Polyvinylpyrrolidon, Polyethylenglykole, semisynthetische Cellulosederivate, natürliche Hydrokolloide, aber auch Tenside und Kunststoffe, sind zur Bildung intermolekularer Assoziate mit Arznei- und Hilfsstoffen befähigt. Nach Art der wirksamwerdenden zwischenmolekularen Kräfte, wie auch nach der Struktur der Assoziate, ist zu unterscheiden zwischen Molekülkomplexen, Einschlußverbindungen und Mizellassoziaten (s. 5.3.2). Da Einschlußverbindungen im wäßrigen Medium keine oder nur geringe Stabilität aufweisen, kommen sie als Inkompatibilitäten kaum in Frage.

Trotz intensiver Forschungen sind die molekularen Mechanismen der Inkompatibilitätserscheinungen weitgehend unverstanden und nicht vorhersagbar. Dies liegt zum großen Teil an den komplexen, sich oft überlagernden Prozessen, die dazu schlecht meß- und simulierbar sind.

27.4.2
Tensidbedingte Wertminderung

Die Fähigkeit grenzflächenaktiver Verbindungen, durch Mizelleinschluß, aber auch durch Bildung einfacherer Assoziate Arznei- und Hilfsstoffe zu binden (s. 2.2.3.8), führt oft zu einer mehr oder minder ausgeprägten Wirkungseinbuße. Die Auswirkung der Assoziierung auf das Resorptionsverhalten wird als biopharmazeutisches Problem abgehandelt (s. 7.6.3). Die Minderung der antimikrobiellen Aktivität von Konservierungs- und Desinfektionsmitteln stellt hingegen ein echtes Inkompatibilitätsproblem dar. Besonders aufschlußreich sind Untersuchungen über die Abschwächung des antibakteriellen Effekts phenolischer Konservierungs- und Desinfektionsmittel.

Nichtionogene Tenside vom Typ des Tween® setzen die Hemmwirkung von Hexachlorophen, p-Hydroxybenzoesäurederivaten (Methyl- bzw. Propylparaben) und p-Chlorxylenol wesentlich herab. So erfahren Methyl- bzw. Propylhydroxybenzoat in wäßrigen Lösungen mit 5% Tween 80® eine etwa 80%ige bzw. 90%ige Inaktivierung. Neben Mizelleinschluß ist dieser Effekt auf Wasserstoffbrückenbildung zwischen der phenolischen Hydroxylgruppe des Konservans und dem Sauerstoff der Polyoxyethylengruppe des Tensids zurückzuführen. Auch mit anderen nichtionogenen Tensiden treten wertmindernde intermolekulare Assoziatbildungen auf. Polyethylenglykolstearate besitzen in Konzentrationen oberhalb der kriti-

Tab. 27.6: Erforderliche Erhöhung der Konzentration phenolischer Verbindungen zur Aufrechterhaltung gleicher antibakterieller Wirksamkeit in Gegenwart von Polyethylenglykolstearaten (5%)

Phenole	Polyethylenglykol-X-stearat		
	X = 400	X = 900	X = 2200
	erforderliche Erhöhung (Vervielfältigungsfaktor)		
Phenol	1,9	2,3	2,0
Cresol	4,3	4,9	4,1
o-Chlor-m-cresol	8,5	10	7
Thymol	39	34	18
o-Chlor-m-xylenol	42	45	26
Hexachlorophen	500	840	1000

schen Mizellbildungskonzentration einen ausgeprägten Hemm- bzw. Inaktivierungseffekt auf die antibakterielle Wirksamkeit phenolischer Substanzen. Um die antibakterielle Wirksamkeit zu gewährleisten, ist eine wesentliche Erhöhung der Konservierungsmittelkonzentration erforderlich (Tab. 27.6).

27.4.3
Wertminderung durch Adsorption an Hydrokolloide

Unter Adsorption ist die Anlagerung von Stoffen an die Phasengrenzfläche eines anderen Stoffes zu verstehen. Es entstehen Adsorptionskomplexe, deren mehr oder minder ausgeprägte Stabilität durch das Wirksamwerden unspezifischer Bindungskräfte und Wasserstoffbrückenbindungen, im Falle der Ionenaustauschadsorption durch Coulomb-Kräfte, bedingt ist. Das Ausmaß der Adsorption ist von der Natur des Adsorbens und des Sorptivs (z. B. Elektronegativität bzw. Polarität), vor allem aber von den Milieufaktoren, wie pH-Wert, Polarität, Oberflächenspannung u. a., abhängig.

27.4.3.1
Bildung von Adsorptionskomplexen mit anorganischen Hydrokolloiden

Anorganische Hydrokolloide, wie hochdisperses Siliciumdioxid, weißer Ton und Bentonit, die in der Arzneiformung als Viskositätserhöher, Thixotropierungsmittel, Zerfalls- und Gleitmittel wie auch als Grund- und Hilfsstoffe zur Bereitung von Hydrogelsalben mannigfache Verwendung finden, sind zur Assoziatbildung mit Arznei- und Hilfsstoffen befähigt.

Hochdisperses Siliciumdioxid besitzt eine hohe Affinität zu Wasser. Ausgeprägte Inaktivierungsprozesse sind daher im allgemeinen nicht zu befürchten, da gebundene Stoffe in Anwesenheit von Wasser sofort von der Grenzfläche des Adsorbens verdrängt werden. Allerdings findet eine weitgehend reversible Bindung von kationischen Tensiden (Invertseifen) in Konzentrationen oberhalb der kritischen Mizellbildungskonzentration statt, die die bakteriostatische Wirksamkeit verringert bzw. eine verzögerte Abgabe bedingt. Die Sorption ist mit der Ausbildung von Wasserstoffbrücken, hydrophoben Wechselwirkungen und durch die schwachen Kationenaustauschereigenschaften der negativ geladenen Oberfläche des kolloiden Siliciumdioxids erklärbar. Auf ähnliche Ursachen ist die beobachtete Bindung von kationischen Farbstoffen (Malachitgrün, Kristallviolett und Ethacridin) zurückzuführen. Tyrothricin und Bacitracin erleiden als stark basische Polypeptide eine vollständige Inaktivierung. Ton weist nur geringe Sorptionsneigung auf. Die äußerst geringe Bindung von Invertseifen gehorcht einer Langmuir-Adsorptionsisotherme.

Die ausgeprägte wertmindernde Adsorption von organischen, kationischen Arzneistoffen an Bentonit ist vor allem auf Kationenaustausch zurückzuführen. Kationische Konservanzien erfahren bereits bei Bentonitkonzentrationen von 1–2% eine vollständige Inaktivierung. Hingegen ist das Bindungsvermögen des Bentonits für anionische und nichtionogene Verbindungen gering.

27.4.3.2
Bildung von Adsorptionskomplexen mit organischen Hydrokolloiden

Makromolekulare Hydrogelbildner vom ionogenen Typ, wie Natriumcarboxymethylcellulose, Alkalisalze der Alginsäure und Polyacrylsäure, weisen ladungsbedingte Inkompatibilitäten mit organischen, kationischen Substanzen auf. Hierdurch kann es zur Viskositätsverringerung, in höheren Konzentrationen sogar zur Ausfällung kommen. Bereits unterhalb der Fällungskonzentration treten Komplexbildungen auf, die eine Wertminderung der Wirk- und Hilfsstoffe bedingen können. Im Agardiffusionstest erwiesen sich kationische Antiseptika vom Typ der quartären Ammoniumverbindungen und Acridinderivate mit Natriumcarboxymethylcellulose als inkompatibel. Wie Abbildung 27.2 zeigt, ist in 1%igen Zubereitungen von Natriumcarboxymethylcellulose ein Rückgang der antibakteriellen Wirkung von 80–90% zu verzeichnen. Auch nichtkationische Verbindungen, wie z. B. das anionische Sulfisomidin-Natrium, Ethylmercurithiosalicylat-Natrium, und nichtionogene Körper, wie z. B. Nitrofural, werden an Natriumcarboxymethylcellulose unter wesentlicher Reduzierung ihres antibakteriellen Effekts gebunden. Die Bindungsmöglichkeit bleibt somit nicht auf ionisierte Verbindungen beschränkt.

Polyvinylpyrrolidon, Methylcellulose und andere nichtionogene semisynthetische Cellulosederivate besitzen gleichfalls nicht zu vernachlässigende Assoziationstendenzen. Methylcellulose besitzt zwar einen geringeren Einfluß auf die antibakterielle Wirksamkeit verschiedener Antiseptika als Natriumcarboxymethylcellulose, sie ist jedoch nicht indifferent, wie lange Zeit angenommen wurde. Vor allem gegenüber den kationischen Invertseifen zeigt Methylcellulose ein ausgeprägtes Bindungsvermögen, während das anionische Thiomersal zum Beispiel in geringerem Maße eine Wirkungsbeeinflussung erfährt.

27.4.4
Wertminderung durch Sorption an Kunststoffe

Kunststoffe gewinnen als moderne Packmittel für Arzneiformen, vor allem für flüssige Zubereitungen wie Injektions-, Infusions- und Augenarzneien, immer mehr an Bedeutung.

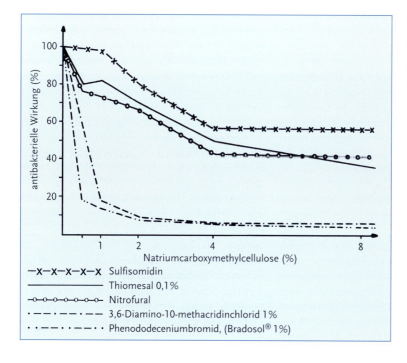

Abb. 27.2: Minderung der antibakteriellen Wirkung von Antiseptika und Chemotherapeutika durch Natriumcarboxymethylcellulose

Tab. 27.7: Konservierungsmittelverluste (%) bei der Aufbewahrung von Lösungen in Behältnissen aus Polyvinylchlorid (PVC) und Polyethylen (PE) Lagerung: 12 Wochen bei 20 °C

Verbindung	Konz. (%)	PVC	PE
Benzalkoniumchlorid	0,1	0,2	2,5
Benzylalkohol	2,0	1,3	15,5
Chlorcresol	0,1	8,3	57,8
Chlorhexidindiacetat	0,05	0	2,2

Einer universellen Verwendung dieser Stoffe sind jedoch, nicht zuletzt durch die bestehenden Inkompatibilitätserscheinungen, Grenzen gesetzt. Ähnlich wie Hydrokolloide sind viele Kunststoffe befähigt, Arznei- und Hilfsstoffe (z. B. Konservierungsmittel, Antioxidanzien) sorptiv zu binden. Hierdurch kann es zu beträchtlichen Aktivitätsminderungen der Arznei- und Hilfsstoffe kommen (Tab. 27.7).

Neben der sorptionsbedingten Inaktivierung sind Inkompatibilitäts- und Instabilitätserscheinungen auf die aus den Kunststoffen in die Arzneilösungen gelangenden Extraktivstoffe zurückzuführen.

27.5
Vermeiden bzw. Beheben von Inkompatibilitäten

Das Vermeiden bzw. Beseitigen von Inkompatibilitäten setzt die Kenntnis der ablaufenden wertmindernden Vorgänge voraus. Da die meisten Arzneiformen komplizierte Mehrkomponentensysteme darstellen und die Reaktionen von schwer überschaubarer komplexer Natur sind, lassen sich allgemeine Regeln für das Ausschalten von Inkompatibilitäten verständlicherweise nicht geben. Ausgehend von theoretischen Erwägungen müssen die Störfaktoren auf empirischem Wege ermittelt und beseitigt werden.

Oft ist die Behebung durch zweckentsprechende Auswahl geeigneter Hilfsstoffe möglich, wie z. B. durch Austausch eines ionogenen Hilfsstoffs gegen einen nichtionogenen Stoff beim Vorliegen ladungsbedingter Unverträglichkeiten, oder im Falle fällungsbedingter Inkompatibilitäten der Austausch des Arzneistoffsalzes gegen ein solches, das mit den anwesenden Verbindungen keine Fällung zeigt. Auch durch die Wahl einer geeigneten Herstellungstechnologie können Inkompatibilitäten vermieden werden (z. B. getrennte Granulierung unverträglicher Arzneistoffe).

In anderen Fällen müssen drastischere Maßnahmen ergriffen werden. Da Inkompatibilitätsreaktionen vor allem in flüssigen, insbesondere wäßrigen Systemen ablaufen, gelingt es, durch Entfernen des Solvens bzw. Dispersionsmittels eine Qualitätsverbesserung herbeizuführen. Das bedeutet jedoch, daß die ursprüngliche Arzneiform verlorengeht. Anstelle einer Lösung wären z. B. die unverträglichen Arznei- bzw. Hilfsstoffe als Pulver zu verabfolgen. Zum anderen ist das Feuchtwerden von Pulvermischungen durch das Bereiten einer Lösung zu umgehen.

Zudem stehen heute moderne pharmazeutisch-technologische Verfahren zur Verfügung, die auch zum Beheben von Inkompatibilitäten herangezogen werden können. Zwei miteinander unverträgliche Stoffe lassen sich als Komprimat verarbeiten, wenn man Schicht- oder Manteltabletten herstellt (s. 12.6). Die Stoffe befinden sich getrennt durch eine Isolierschicht in den verschiedenen Schichten bzw. im Kern und Mantel der Tablette. Eine weitere Möglichkeit ist das Umhüllen (z. B. durch Mikroverkapseln, s. 11.6). Bei Zäpfchen ist in analoger Weise das Herstellen von Schichtsuppositorien möglich. Es muß jedoch beachtet werden, daß durch diese Verfahren das biopharmazeutische Verhalten verändert wird.

Ist durch die angeführten Maßnahmen kein befriedigendes Beheben der Unverträglichkeit möglich, so müssen die Arzneistoffe getrennt appliziert werden. Erweisen sich z. B. zwei Arzneistoffe, die zu einer Infusion verarbeitet werden sollen, als unverträglich, so muß auf das Herstellen einer Mischinfusionslösung verzichtet werden. Es sind zwei getrennte Lösungen zu bereiten, die nacheinander zu infundieren sind. Falls akzeptabel, kann natürlich auch ein Austausch des inkompatibilitätsverursachenden Arzneistoffs gegen ein therapeutisch gleich wirksames und verträgliches Pharmakon vorgenommen werden.

Verpackungsmaterialien und -technologie

28.1 Allgemeines

Unter *Verpackung* versteht man das Behältnis, den Verschluß und die äußere Umhüllung, d.h. die Gesamtheit der *Packmittel,* mit denen das Arzneimittel in den Verkehr gebracht und/oder gelagert wird. Die Packung ist die Vereinigung von *Packgut* (= Füllgut) und Verpackung. Packmittel, die direkten Kontakt mit dem Packgut haben, werden als *Primärpackmittel* bezeichnet, im Gegensatz zu den weiteren Umhüllungen, wie Faltschachteln, Kartons usw. (*Sekundärpackmittel*). Um die Produktstabilität und Schutz vor Verlust des Inhalts sowie vor äußeren Einflüssen zu gewährleisten, müssen besonders strenge Anforderungen an Primärpackmittel gestellt werden, die häufig, so bei allen flüssigen und halbfesten Füllgütern, mit diesen eine Einheit bilden. Sekundärpackmittel haben im allgemeinen auf die Haltbarkeit keinen wesentlichen Einfluß.

Als Packmittel genutzte Materialien sind sehr unterschiedlicher Natur. Verwendet werden Glas, Porzellan, Metalle, Celluloseprodukte (Papier, Pappe, Zellglas), Gummiarten, Kork, Kunststoffe u.a. Die wichtigsten werden in den nächsten Kapiteln vorgestellt.

Als besonderer Verpackungstyp sind *kindergesicherte Packungen* anzusprechen. Sie haben die Aufgabe, eine Entnahme von Arzneimitteln durch Kleinkinder zu verhindern bzw. zu erschweren und damit die Gefahr von Arzneimittelvergiftungen zu verringern. Bei kindergesicherten Packungen soll das Öffnen und Schließen für Erwachsene ohne weiteres möglich sein, während Kindern der Zugriff zum Arzneimittel verwehrt ist. Diese Forderung wird z.B. bei Tropflösungen durch vielfältige, oft patentierte Verschlußmechanismen, bei festen Peroralpräparaten mittels Durchdrückpackungen (s. 28.3.6.6), bei denen das Öffnen eine gewisse Kraft erfordert, realisiert. Bestimmungen, die in den einzelnen Ländern differieren und eine ständige Erweiterung erfahren, legen fest, bei welchen Arzneistoffen eine kindergesicherte Packung notwendig ist.

28.2 Glas

28.2.1 Allgemeines

Glas wird durch Zusammenschmelzen von Soda, Kalkstein und Quarz gewonnen und stellt eine unterkühlte Schmelze dar, die aus einem Gitter von SiO_4-Tetraedern besteht, in dessen Zwischenräume Na^+- und Ca^{2+}-Ionen eingelagert sind. Das normale Natronkalkglas besteht aus etwa 75% SiO_2, 15% Na_2O und 10% CaO. Zur Herstellung von Ampullenglas und von Infusionsbehältnissen ist das Natronkalkglas nicht zu verwenden, da es gegen Wasser und wäßrige Lösungen nur eine geringe Resistenz aufweist. Es gibt Na^+-Ionen an das Wasser ab und nimmt H^+-Ionen des Wassers auf. Die Alkaliionen bedingen eine alkalische Reaktion des Wassers und verursachen einen Bruch des Siliciumskeletts an der Oberfläche des Glases, so daß nun neue Glasschichten dem Angriff der wäßrigen Lösung ausgesetzt werden. Glas fungiert somit als Ionenaustauscher. In geringen Quantitäten können auch andere Bestandteile des Glases, z.B. Calcium- und Kieselsäureionen, gegen H^+-Ionen des Wassers oder gegen in einer wäßrigen Lösung vorliegende Kationen ausgetauscht werden. Trübungen, die in Lösungen von Alkalicitrat, -tartrat oder -phosphat auftreten, sind gleichfalls auf einen Ionenaustausch (Na^+ der Lösungen gegen Ca^{2+} des Glases) zurückzuführen. Dabei bilden sich schwerlösliche Calciumsalze, die sich abscheiden.

Die Oberflächenresistenz des Natronkalkglases läßt sich durch Änderung der prozentualen Zusammensetzung des Glases günstig beeinflussen, wobei die Anteile an Oxiden (Na_2O und CaO) wesentlich zugunsten von Zuschlägen an Borsäure, Aluminiumoxid, Zinkoxid sowie weiterer Bestandteile in meist geringen Prozentsätzen verringert werden. Solche Glassorten finden vielfältige Verwendung, z. B. als Geräte- und Apparategläser in der Chemie und Technik (Jenaer Fiolaxglas, Jenatherm-Glas, Jenaer Geräteglas 20, Jenaer Duran-Glas, Pyrex-Gläser u. a.), und sind zur Aufnahme von Injektions- und Infusionslösungen geeignet. Zwar ist auch hier ein Ionenaustausch nicht völlig zu unterbinden, doch werden beim mehrmaligen Spülen mit Wasser zunächst Na^+-Ionen vom Glas abgegeben, wodurch die Oberfläche des Glases allmählich saurer wird. Auf diese Weise kommt bei Qualitätsgläsern ein weiterer Auslaugprozeß allmählich zum Stillstand.

Die Abgabe von Alkali aus dem Glas beeinträchtigt die Haltbarkeit gelöster Arzneistoffe in mehrfacher Weise. Bereits durch die resultierenden pH-Verschiebungen können Alkaloide aus ihren Salzen zur Fällung oder Oxide aus Salzlösungen zur Abscheidung gebracht sowie Ester und Glykoside gespalten werden. Auch ist mit Razemisierungs- und Umlagerungsprozessen sowie verstärkt mit Oxidationsreaktionen zu rechnen. Auf die Möglichkeit einer Inaktivierung von Antibiotika sei besonders hingewiesen.

Die unterschiedlichen Glasqualitäten werden in *hydrolytische Klassen* oder *Resistenzgruppen* eingeteilt. Diese Güteklassen legen die Verwendungsart der Gläser fest.

Durch Oberflächenbehandlung läßt sich die hydrolytische Resistenz von Gläsern wesentlich verbessern (vergüten). Die Alkaliabgabe ist durch Ausschwefeln der Gläser mit Schwefeldioxid oder Behandlung mit Wasserdampf (Ausdämpfen) bei hohen Temperaturen stark zu reduzieren. Einfacher ist eine mehrstündige Einwirkung von Mineralsäure (insbesondere Salzsäure und Schwefelsäure). Konzentrierte Natronlauge, die zur Reinigung von Ampullengläsern vorgeschlagen wurde, ist abzulehnen. Das gleiche gilt für alle alkalisch reagierenden Reinigungsmittel, da hierbei ein gegenteiliger Effekt erzielt wird. Siliconüberzüge werden durch Behandlung der von der Reinigung noch feuchten Gefäße mit einer Siliconemulsion, die anschließend eingebrannt wird, erhalten. Sie vermindern zwar die Alkaliabgabe, doch wird ihre Zweckmäßigkeit im Hinblick auf Erhöhung der Resistenz unterschiedlich beurteilt. Eine Siliconisierung kann sinnvoll sein, wenn durch die Herabsetzung der Benetzbarkeit des Glases eine restlose Entleerung der Ampulle (z. B. bei teuren Arzneistofflösungen) gewährleistet sein soll. Am Rande sei erwähnt, daß Siliconüberzüge auf der Außenfläche der Ampullen geeignet sind, ihre Bruchfestigkeit zu erhöhen.

Gefärbte Gläser, die zur Aufbewahrung lichtempfindlicher Arzneistoffe dienen, erhält man durch Zusätze an Metalloxiden.

28.2.2
Prüfung

Die Alkaliabgabe aus Gläsern läßt sich nach verschiedenen Verfahren erfassen. Vor allem werden hierzu zwei Methoden eingesetzt: die *Glaspulvermethode* (Grießmethode) und die *Oberflächenmethode*. Bei der Glaspulvermethode wird das Glas gepulvert, mit Aceton geschlämmt, nach Zusatz von Wasser R einer Hitzebehandlung im Autoklaven unterworfen und nach Zugabe eines Indikators (Methylrot) mit 0,01 M Salzsäure titriert.

Bei der Oberflächenmethode werden die Glasbehältnisse mit Wasser gefüllt und nach einem genau vorgegebenen Verfahren autoklaviert. Die Auslaugflüssigkeit wird nach Zugabe des Indikators Methylrot mit 0,01 M Salzsäure titriert. In Abhängigkeit von der Glasqualität darf nur ein bestimmtes Volumen Salzsäure bis zum Farbumschlag verbraucht werden. Mit dieser Methode kann man auf Glasqualität I/II und III prüfen, nicht jedoch Glasqualität I und II unterscheiden. Zur Unterscheidung der Glasarten I und II wird zusätzlich die Glasoberfäche mit Flußsäure behandelt und dann erneut die Oberflächenmethode durchgeführt. Sind die Ergebnisse beider Prüfungen identisch, handelt es sich um Glasqualität I, unterscheiden sie sich, ist es Glasqualität II.

Zur Erfassung der Alkalität läßt sich auch die Leitfähigkeitsmessung heranziehen.

28.3
Thermoplaste, Duroplaste

28.3.1
Allgemeines

Unter *Kunststoffen* wird eine große Gruppe von Hochpolymeren verschiedener physikalischer und chemischer Eigenschaften zusammengefaßt. Es sind Werkstoffe, die halbsynthetisch durch Veränderung hochmolekularer Naturprodukte (z.B. Cellulose) oder vollsynthetisch aus reaktionsfreudigen Grundverbindungen hergestellt werden. Mit ihrer Synthese wird bezweckt, die Eigenschaften eines Naturstoffs nachzuahmen. Es ist möglich, den Kunststoff durch bestimmte Modifikationen seinem Verwendungszweck anzupassen, wodurch er vielfach dem Naturprodukt überlegen sein wird.

Kunststoffe sind feste, vorwiegend aus hochmolekularen, organischen Substanzen bestehende, unter bestimmten Bedingungen plastisch verformbare Stoffe oder auch daraus hergestellte Gegenstände. Für das physikalische Verhalten der Kunststoffe ist neben der Größe des Polymerisationsgrads die Art des Molekülaufbaus von entscheidender Bedeutung. Es werden Thermoplaste (z.B. Polyvinylchlorid, Polyethylen, Polyamide) und Duroplaste (z.B. Phenol-, Polyesterharze) unterschieden. *Thermoplaste* werden durch Erwärmen plastisch und können in diesem Zustand in die gewünschte Gestalt gebracht werden. Beim Abkühlen erstarrt der Werkstoff und ist dann formstabil. Bei den *Duroplasten* werden unvernetzte Vorprodukte in beheizten Formen einem Druck ausgesetzt, wobei infolge chemischer Reaktionen eine Vernetzung und damit eine Härtung erfolgt und sie die endgültige Form erhalten. Duroplaste spielen in der Verpackungstechnologie eine untergeordnete Rolle. Sie dienen zur Fertigung von Dichtungen, Verschlußkappen usw.

Kunststoffe werden in steigendem Maße als Verpackungsmaterial verwendet, obwohl die herkömmlichen Materialien, wie z.B. Glas und Metall, viele Vorzüge haben. Für die Kunststoffe sprechen u.a. geringe Masse, Unzerbrechlichkeit, z.T. hohe chemische Indifferenz und Preisgünstigkeit. Nachteilig können sich allerdings eine Durchlässigkeit in beiden Richtungen auswirken, die Möglichkeit eines Übergangs von Kunststoffbestandteilen und -hilfsstoffen an das Packgut wie auch umgekehrt eine Adsorption von Stoffen durch das Kunststoffmaterial. Schließlich kann in manchen Fällen durch chemische oder physikalische Reaktionen zwischen den Bestandteilen des Kunststoffs und dem Inhalt eine Niederschlagsbildung bzw. Verfärbung oder eine Deformierung des Behältnisses resultieren. Dabei ist zu beachten, daß das Packgut über längere Zeit und bei verschiedenen äußeren Bedingungen (z.B. Temperatur, Luftfeuchtigkeit, Licht) mit dem Kunststoff in direktem Kontakt steht und somit unerwünschte Wechselwirkungen zwischen Kunststoff und Arzneimittel ohne weiteres möglich sind.

Kunststoffe sind aus mehr oder weniger struktureinheitlichen Makromolekülen aufgebaut, die Bindungsart der einzelnen Atome entspricht den Hauptvalenzkräften der niedermolekularen Verbindungen. Kunststoffe sind amorph, allerdings tritt oft eine gewisse Nahordnung der Moleküle auf, die sich mittels Röntgenstrukturanalyse als kristalliner Bereich darstellt. Synthetische Hochpolymere bestehen niemals aus Molekülen völlig gleicher Größe und Struktur. Polymolekularität, Verzweigung, Art der Verknüpfung der Monomere und die Endgruppen ergeben eine Vielfalt von Variationsmöglichkeiten.

Homopolymere liegen vor, wenn sie aus gleichartigen Monomeren hervorgegangen sind. Demgegenüber können *Heteropolymere* aus einem Monomer und einem Comonomer aufgebaut werden *(Copolymerisat)* bzw. aus verschiedenen Monomerbausteinen bestehen. Sind die Monomere in einem Copolymer regelmäßig abwechselnd angeordnet, spricht man von *alternierenden* (A-B-A-B-A-B), bei gemischter statistischer Reihenfolge (A-B-B-A-B-A-A-B) von *statistischen Copolymerisaten,* bei blockweise miteinander verbundenen Monomeren (A-A-A-A-B-B-B-B) von *Blockcopolymeren* (s. 18.4.4.8) und bei linearer Anordnung gleichartiger Monomere (A) zu einer Kette, wobei das Comonomere (B) mit dieser in Form von Seitenketten verbunden ist, von *Pfropfcopolymeren*.

Nach ihrer Bildung unterscheidet man bei Kunststoffen Polymerisations-, Polyadditions- und Polykondensationsprodukte. Bei der *Polymerisation* lagern sich die ungesättigten Monomere nach Aktivierung der Mehrfachbindung durch Initiatoren zu polymeren Molekülen zusammen. Dabei wird die überwiegend verwendete Doppelbindung zu einer Einfachbindung umgesetzt. Dieser Vorgang stellt eine Kettenreaktion dar, deren Geschwindigkeit und Ausmaß über die Wahl der Reaktionsbedingungen gesteuert werden kann. Bei Verwendung mehrfach ungesättigter Ausgangssubstanzen können auch Kettenverzweigungen auftreten. Polymerisationsprodukte sind z. B. Polyethylen, Polypropylen, Polyvinylchlorid.

Die Polymerisation kann in *homologer Phase* ablaufen. Das ist bei der *Substanzpolymerisation* der Fall, bei der das reine unverdünnte Monomer direkt polymerisiert wird. Zur Polymerisation in *heterogener Phase* zählen demgegenüber folgende Verfahren: Bei der *Lösungsmittelpolymerisation* erfolgt die Polymerisation in einem Lösungsmittel, in dem das Monomer und auch das entstehende Polymer gelöst vorliegen, während die *Fällungspolymerisation* gleichfalls in einem Lösungsmittel vonstatten geht, in dem zwar die Monomere gelöst enthalten sind, nicht jedoch das sich bildende Polymer. Bei der *Perl- oder Suspensionspolymerisation* findet der Polymerisationsprozeß in einer flüssigen Phase (vorwiegend Wasser) statt, wobei Monomere in Form feinster Partikel unter starkem Rühren suspendiert werden. Dispergiermittel bzw. Schutzkolloide sorgen dafür, daß die sich bildenden Perlpolymerisate in suspendiertem Zustand gehalten werden. Genutzt wird diese Methode auch zum Einschluß von Arzneistoffen in ein Perlpolymerisat, wobei sich Möglichkeiten zur Entwicklung von Retardpräparaten ergeben. Die *Emulsionspolymerisation* hat gleichfalls pharmazeutisch-technologische Bedeutung, vor allem zur Gewinnung von wäßrigen Filmbildnerdispersionen für die Überzugstechnik bei festen Arzneiformen (s. 10.5.3.1.2).

Die *Gasphasenpolymerisation*, eine Polymerisation in der Gasphase bei hohem Druck und hoher Temperatur, findet nur noch selten Anwendung (bei Ethylen und Acrylnitril).

Durch *Polyaddition* entstehen u. a. Polyurethane und Epoxidharze. Bei diesem Herstellungsprozeß lagern sich niedermolekulare, polyfunktionelle Verbindungen unter Umlagerung bestimmter Molekülbestandteile zu Makromolekülen zusammen. Niedermolekulare Reaktionsprodukte werden dabei nicht abgespalten. Die Reaktion verläuft so lange, bis ein Additionspartner aufgebraucht ist.

Bei der *Polykondensation* erfolgt die Verknüpfung zweier Monomere stets unter Austritt eines niedermolekularen Reaktionsprodukts (z. B. HCl, NaCl, NH_3, H_2O). Es entstehen stufenweise Zwischenprodukte, die sowohl isolierbar als auch weiter kondensationsfähig sind. Mit fortschreitender Reaktionsdauer nimmt der Kondensationsgrad der Verbindung zu. Vertreter der Polykondensate sind z. B. Phenoplaste, Aminoplaste, Polyester und einige Polyamide. Polymerisation und -kondensation unterscheiden sich dadurch, daß beim Fortschreiten der erstgenannten Reaktion die Anzahl der Makromoleküle zunimmt, während bei der Polykondensation der Polymerisationsgrad der einzelnen Moleküle wächst.

Ganz allgemein sind Polykondensate und Polyadditionsverbindungen für medizinische und pharmazeutische Belange besser geeignet als die Polymerisate, da nur wenig oder gar keine Zusatzstoffe benötigt werden, so daß vorwiegend die Toxizität der Ausgangsstoffe zu berücksichtigen ist.

In vielen Fällen ist die Anwendung von Weichmachern und Stabilisatoren unvermeidlich. Dadurch wird das an sich breite Spektrum der Kunststofftypen für den pharmazeutischen Bereich stark eingeschränkt und darüber hinaus eine umfassende Prüfung des jeweiligen Kunststoffmaterials vor dem Einsatz unumgänglich.

28.3.2
Hilfsstoffe

Zur Herstellung von Hochpolymeren sind häufig Katalysatoren und Polymerisationsregler erforderlich. Darüber hinaus sind in der Regel Hilfsstoffzusätze erforderlich, um einen Kunststoff zu erzielen, der den Gegebenheiten seines Einsatzes entspricht. Da eine Anzahl dieser Hilfsstoffsubstanzen physiologisch nicht unbedenklich ist, kommt es bei Kunststoffen für pharmazeutische und medizinische Zwecke sowie für solche, die in der Lebensmittelindustrie Verwendung finden, darauf an, die Zuschläge grundsätzlich so gering wie möglich zu halten und nur derartige Stoffe auszuwählen, die möglichst keine oder doch nur geringe Toxizität aufweisen.

Weichmacher

Sie dienen zur Erzeugung der notwendigen Plastizität, Dehnbarkeit und Biegsamkeit. Hierzu zählen Glycerol, Glykol, höhere Alkohole, Ester von Dicarbonsäuren (Phthalsäure, Adipinsäure, Sebacinsäure). Für pharmazeutische Zwecke wird das früher verwendete Tricresylphosphat wegen seiner Toxizität nicht mehr eingesetzt.

Weichmacher gehen in der Regel keine chemische Bindung mit den Makromolekülen ein. Leicht aus den Kunststoffen herauslösbare Weichmacher können die Migration anderer Hilfsstoffe begünstigen. Sie können weiterhin die Permeabilität des Materials für Wasserdampf und Gase wesentlich beeinflussen. Polyethylene benötigen keine Weichmacher.

Stabilisatoren

Sie dienen zum Schutz gegen Licht, Wärme, Sauerstoff, Feuchtigkeit, ionisierende Strahlung sowie zur Verbesserung der Alterungsbeständigkeit. Sie wirken als Antioxidanzien und als Hemmstoffe für eine Entmischung der Kunststoffe. Verwendung finden anorganische Alkali- und Erdalkalisalze, Salze von Fettsäuren, Dialkylzinnverbindungen (Organozinnstabilisatoren werden vor allem bei der Herstellung glasklarer PVC-Erzeugnisse verwendet), Harnstoffderivate, β-Aminocrotonsäureester, aliphatische Alkohole, substituierte Phenole, aromatische Amine und epoxidierte Fette.

Füllstoffe

Eingesetzt werden z. B. Titandioxid und vor allem Calciumcarbonat, letzteres, um die Kosten zu senken. Unter Umständen können derartige Hilfsstoffe auf Grund ihrer Hydrophilie dazu führen, daß durch Wasseranlagerung die makromolekularen Ketten auseinandergedrückt werden und daß die Permeabilität für hydrophile Stoffe gesteigert wird.

UV-Absorber

Sie setzen die Permeabilität für große Bereiche des UV-Lichts herab und sind ein Schutz für UV-empfindliche Arzneistoffe. Zur Anwendung kommen Benzotriazol-, Benzophenon-, Salicylsäurederivate und substituierte Acrylnitrile.

Farbstoffe

Vorrangige Bedeutung besitzen Pigmente.

Als weitere Hilfsstoffe können Katalysatoren, Tenside und Härtemittel enthalten sein.

28.3.3
Herstellungstechnologie

Die Verarbeitung von Thermoplasten erfolgt im wesentlichen durch Spritzgießen, Extrudieren und Extrusionsblasen.

Beim *Spritzgießen* gelangt das Rohstoffgranulat durch einen Fülltrichter dosiert in einen beheizten Zylinder, in dem der Kunststoff geschmolzen wird. Ein Kolben, der zugleich den Rohstoffzufluß unterbricht, preßt dann die plastische Masse in eine kalte Form, in der das Formstück erstarrt. Die Plastifizier- bzw. Spritztemperatur beträgt je nach Kunststoff 100–300 °C bei einer Kurzzeitbelastung von nur etwa 3 s. Automaten liefern bis zu 100 000 Formlinge/h.

Beim *Extrudieren* wird durch einen Extruder – hierunter ist eine rotierende Schnecke (Schneckenpresse) in einem beheizbaren Zylinder zu verstehen – das durch einen Fülltrichter zugeführte Material vorwärts transportiert, komprimiert, plastifiziert und durch ein Mundstück gepreßt. Die Schmelzwärme wird nur zum Teil von außen zugeführt, zum anderen entsteht sie durch innere Reibung im Zylinder.

Das *Extrusionsblasen* stellt das wichtigste Verfahren zur Herstellung von Hohlkörpern dar. Der Extruder preßt hierbei die plastische Masse durch eine Ringdüse, so daß ein Schlauch entsteht, der sich durch Einblasen von Preßluft an die Wandung von Hohlformen anlegt und so zu Behältnissen geformt wird (s. 28.3.6.2.1).

Die Herstellung von Folien kann ebenfalls mittels Schneckenpresse unter Verwendung von Breitschlitzdüsen, nach dem Schlauchblasverfahren sowie durch Kalandrieren (vorplastifizierte Masse wird durch den Spalt achsenparalleler, gegenläufiger Walzen gegeben) oder durch Gießverfahren (in Lösungsmittel gelöster Kunststoff gelangt über einen Gießrahmen auf ein endloses Metallband, Lösungsmittel verdampft in einem Trockenkanal) erfolgen.

Thermoplaste lassen sich durch Wärmeeinwirkung miteinander verbinden (verschweißen). Im einfachsten Fall erwärmt man die Berührungszonen beider Flächen über die Fließtemperatur des Kunststoffs und drückt sie zusammen. Oft verwendet man zur Bildung von Schweißnähten Heizelemente.

28.3.4
Kunststofftypen

28.3.4.1
Polyolefine

28.3.4.1.1
Typen

Polyolefine sind organische Hochpolymere, deren Bildung darauf beruht, daß die Kohlenstoffatome des Olefinmoleküls fähig sind, sich fortlaufend zu langen Kettenmolekülen zu verbinden.

Polyethylen (PE)

$$\{CH_2-CH_2\}_n$$

Polyethylen (PE)
z. B. Hochdruck-PE: Lupolen H®
Niederdruck-PE: Lupolen N®, Hostalen®

Je nach dem Herstellungsverfahren entsteht Hochdruck- oder Niederdruckpolyethylen (HPE oder NPE). Die nach dem Hochdruckverfahren hergestellten Polymerisate bestehen aus gesättigten, methylverzweigten Paraffinen. Sie zeichnen sich durch hohe Elastizität und Biegsamkeit aus und sind meist ohne Zusatz von Weichmachern in der Wärme verformbar. Das Hochdruck-PE wird auch als Weich-PE bezeichnet.

Die Niederdruckpolymerisationsverfahren führen zu linearen Ketten mit 3–5 bzw. 1–2 Verzweigungen je 1000 Kohlenstoffatome. Das Niederdruck- oder Hart-PE besitzt größere Härte und Thermostabilität als das Weich-PE.

Die chemische Zusammensetzung und die atomaren Bindungen sind weiterhin maßgebend für ihr Verhalten gegenüber Chemikalien, elektrischen und optischen Einflüssen sowie gegen Witterungseinflüsse. An den Verzweigungspunkten in linearen Polyolefinketten befinden sich sog. Schwachstellen der Kette (tertiäre C-Atome), die gegen Alterung empfindlich sind. Die Molekülketten des PE können sich beim Übergang von der Schmelze zum festen Zustand zu kristallinen Bereichen ordnen. Der Kristallinitätsgrad ist um so größer, je mehr Ketten sich einander nähern können, d. h. je geringer der Verzweigungsgrad ist. Kristalline Bereiche verursachen eine Erhöhung der Dichte gegenüber dem amorphen Anteil (Tab. 28.1).

Artikel aus PE sind leicht, fest, steif, zäh, unzerbrechlich und gegen kochendes Wasser beständig. Sehr hochmolekulares PE zeichnet sich durch unübertreffliche Schlagzähigkeit auch bei tiefen Temperaturen aus. Bei der Schlagzähigkeit handelt es sich um den Widerstand des Materials gegen einen durch einen Schlag oder Aufprall hervorgerufenen Bruch. Sie ist die Kenngröße für die Festigkeit eines Materials unter Gebrauchsbedingungen. Unter anderem hängt die Schlagzähigkeit von der Dissipation der durch den Schlag erzeugten Spannung ab. Polymere mit nicht verhakten Polymerketten, d. h. mit niedrigen Molmassen, weisen eine sehr niedrige Schlagzähigkeit auf. Durch Verhakungen können auftretende Spannungen elastisch relaxieren.

Tab. 28.1

	Kristallinitätsgrad (%)	Dichte (g/cm^3)
Hochdruck-PE	40–50	0,915–0,930
Niederdruck-PE	60–80	0,942–0,965

In der Medizin wird PE unter anderem für die Herstellung von Blutplasmabehältnissen verwendet.

Polypropylen (PP)

$$\{CH_2-CH\}_n$$
$$\quad\quad |$$
$$\quad\quad CH_3$$

Polypropylen (PP)
z. B. Hostalen PP®, Dapten®, Nacrolen®

Polypropylen bietet bei der Polymerisation die Möglichkeit verschiedener sterischer Anordnungen der Methylgruppe. Daraus ergeben sich Produkte mit unterschiedlichen Eigenschaften. Nach dem Eingasverfahren unter Verwendung stereospezifischer Katalysatoren entsteht das *isotaktische Polypropylen* mit symmetrischem Aufbau und hohem Kristallinitätsgrad. Alle Methylgruppen befinden sich geordnet auf der gleichen Seite der Kohlenstoffkette. Beim *syndiotaktischen PP* liegen die CH$_3$-Gruppen in regelmäßiger Folge abwechselnd auf verschiedenen Seiten der Kohlenstoffkette, während sie beim *ataktischen PP* regellos angeordnet sind. Syndiotaktisches und ataktisches PP werden bisher technisch nicht verwendet.

Polypropylen ist weitgehend kristallin aufgebaut und zeigt deshalb eine ausgezeichnete Thermostabilität. Mit 0,910 g/cm^3 hat dieser Kunststoff die niedrigste Dichte der Polyolefine. Er zeichnet sich durch Festigkeit, Härte, Steifigkeit und Formbeständigkeit in der Wärme aus. Sogar kurzfristiges Erwärmen bis 140 °C soll möglich sein. Der Nachteil einer Versprödung bei 0 °C läßt sich durch geeignete Copolymerisation von Propylen mit Ethylen beseitigen. Pharmazeutische Verwendung findet Polypropylen als Behältnismaterial. Beim Einsatz für Arzneischachteln wird die Möglichkeit geschätzt, Ober- und Unterteil in einem Stück, verbunden durch sog. Filmscharniere, herstellen zu können.

Polytetrafluorethylen (PTFE)

$$\{CF_2-CF_2\}_n$$

Polytetrafluorethylen (PTFE)
z. B. Teflon®

Die Moleküle des Polytetrafluorethylens sind weitgehend linear gebaut. Die Substanz hat eine hohe Dichte (2,2 g/cm^3), ist außerordentlich temperaturresistent (bis 280 °C) und beständig gegen chemische Einflüsse. Da ihre Oberfläche von wachsartiger Beschaffenheit ist, nimmt sie keine Feuchtigkeit auf. Polytetrafluorethylen wird als Verschlußmaterial für Infusionsflaschen (Dichtungsplatte unter der Schraubkappe) verwendet. Bei Vialstopfen ist es nur als Überzugsschicht über Elastomere geeignet, da das Material eine zu geringe Haftfähigkeit und Dehnbarkeit besitzt.

28.3.4.1.2
Eigenschaften

Die physikalischen und chemischen Eigenschaften der Polyolefine werden durch den Verzweigungsgrad (Dichte, Kristallinität) und den Polymerisationsgrad bestimmt. Mit steigender Dichte nehmen Zugfestigkeit, Härte, Steifigkeit, Chemikalienbeständigkeit und Undurchlässigkeit für Gase und Dämpfe zu; Transparenz und Widerstand gegen Spannungskorrosion nehmen dagegen ab. Innerhalb des gleichen Dichtebereichs steigt der Widerstand gegen Spannungskorrosion mit wachsender Molekülmasse. Damit wird jedoch das Verarbeiten schwieriger. Es werden deshalb bevorzugt PE-Typen mit niederer Molekülmasse verarbeitet. Die physikalischen Eigenschaften der Polyolefine zeigt Tabelle 28.2. Die Dichtigkeit von Kunststoffbehältnissen ist abhängig von der Wanddicke, vom Verhältnis von Oberfläche zu Inhalt, vom Partialdruckunterschied, von der Temperatur, der Zeit und der Art des Gases. Die Durchlässigkeit kann z. B. durch Lackieren oder Ka-

Tab. 28.2: Physikalische Eigenschaften von Polyolefinen

Eigenschaften	Einheit	Polyethylen		Polypropylen
		Hochdruck (weich)	Niederdruck (hart)	
Dichte	(g/cm^3)	0,914–0,925	0,94-0,96	0,91
Zugfestigkeit an der Streckgrenze	(N/mm^2)	9,5	24,0	31,0
Elastizitätsmodul (Zug-E-Modul)	(N/mm^2)	450	1000	1200
max. Gebrauchstemperatur ohne mechanische Beanspruchung	(°C)	80	100 (für $\varrho = 0{,}94$) 110 (für $\varrho \sim > 0{,}96$)	140
sterilisierbar		nein	ja	ja
Verhalten gegen Kälte		zäh	zäh	bei 0 °C Hochpolymere Versprödung

schieren im gewünschten Sinne beeinflußt werden. Alle unbehandelten Polyolefine weisen für leicht flüchtige Stoffe und niedrig siedende Lösungsmittel, wie Ether, Aceton, Benzin usw., eine relativ hohe Durchlässigkeit auf. Die Durchlässigkeit für Wasserdampf ist gering.

Für Polyethylen nimmt die Gasdurchlässigkeit in der Reihenfolge CO_2, O_2, N_2 ab, allerdings muß hierbei der Einfluß der Dichte des PE-Typs beachtet werden. Transparente Polymere müssen gegen einen Lichtabbau geschützt werden. Im UV-Bereich absorbieren zwar nur Mehrfachbindungen (Beispiel Polystyrol). Diese Polymere können direkt von UV-Licht unter Bildung von Radikalen abgebaut werden, aber auch im Dunkeln geht der Prozeß weiter. Gesättigte Polymere (Polyethylen) sollten daher weder durch UV-Licht noch durch Licht einen Abbau erleiden. Die verwendeten Polymere absorbieren jedoch immer UV-Licht, hervorgerufen durch Strukturfehler oder Verunreinigungen.

Gegen diesen Abbau können UV-Absorber zugesetzt werden. Sie müssen bei Wellenlängen unterhalb von 420 nm absorbieren. Die Ph. Eur. läßt einige Antioxidanzien mit dieser Funktion zu, außerdem sieht sie eine Prüfung der Absorption der Kunststoffe zwischen 220 und 340 nm vor und limitiert sie auf 0,2. Zum Lichtschutz darf einzelnen Kunststoffen Titandioxid zugesetzt werden.

Auch durch andere energiereiche Strahlung werden Polyolefine geschädigt.

In reiner Form sind Polyolefine physiologisch unbedenklich. Wie alle Kunststoffe enthalten sie jedoch Zusatzstoffe (Antioxidanzien, UV-Stabilisatoren, Gleitmittel u. a.), die die physiologische Unbedenklichkeit entscheidend beeinträchtigen können.

Die Chemikalienbeständigkeit der Polyolefine als hochmolekulare Kohlenwasserstoffe ist besonders ausgeprägt. Sie sind bis zu 60 °C in allen Lösungsmitteln praktisch unlöslich. Polare Flüssigkeiten (Alkohole, organische Säuren, Ester, Ketone) führen bei Raumtemperatur nur zu geringer Quellung, aliphatische und aromatische Kohlenwasserstoffe und deren Halogenderivate zu stärkerer Quellung, ebenso Öle, Fette und Wachse. Die mechanische Festigkeit nimmt durch Quellung ab. Nach dem Verdunsten dieser Stoffe stellen sich jedoch die ursprünglichen Werte wieder ein. Die Quellung ist bei Polyethylen um so größer, je höher die Dichte ist.

28.3.4.2 Polyvinylverbindungen

Die Polymerisationsprodukte des Vinylchlorids haben als Kunststoffe große wirtschaftliche Bedeutung. Sie sind vorwiegend als PVC-Kunststoffe bekannt geworden.

Polyvinylchlorid (PVC)

$$\{CH_2-CH_2\}_n$$
$$|$$
$$Cl$$

Polyvinylchlorid (PVC)
z. B. Ekadur®, Hostalit®

Vinylchlorid, das unter Normalbedingungen gasförmig ist, wird in Druckkesseln polymerisiert. Die Polymerisation wird durch freie Radikale ausgelöst (Peroxide, Redoxsysteme). Der Polymerisation bei tiefen Temperaturen (unter 0 °C) kommt steigende Bedeutung zu, weil man Polymerisate mit regelmäßiger sterischer Anordnung erhält. Das Tieftemperatur-PVC hat außerdem einen höheren Erweichungspunkt und eine verbesserte Thermostabilität als das PVC, das beispielsweise nach dem Suspensions- oder Emulsionsverfahren hergestellt wird. Durch spezielle Führung der Polymerisation (Initiatorkonzentration, Polymerisationstemperatur, Reglerzusatz) können die Molekülmasse und die Kornstruktur des Produkts dem Verwendungszweck angepaßt werden.

PVC ist hart, steif und mäßig spröde. Es erweicht beim Erwärmen bei etwa 80 °C ohne scharfen Schmelzpunkt. Beim Erhitzen unter Sauerstoff- und Lichteinwirkung spaltet PVC Chlorwasserstoff ab. Chlorwasserstoffakzeptoren oder Antioxidanzien dienen als Stabilisatoren (Harnstoffderivate, Stearate, epoxidierte Pflanzenöle, Dialkylzinnverbindungen). Mit fallender Temperatur wird es spröder, mit steigender Molekülmasse nimmt die Zähigkeit zu. Reines PVC besitzt eine ausgezeichnete Transparenz, die durch Zusatzstoffe meist ungünstig beeinflußt wird. Hydrophile Zusätze können durch Wasseraufnahme eine Trübung des Kunststoffmaterials hervorrufen. Kristalline Strukturbereiche liegen, abgesehen vom Tieftemperatur-PVC, nicht vor.

Gegen pflanzliche und mineralische Öle, Alkohol und anorganische Chemikalien ist PVC sehr beständig, nur stark oxidierende Stoffe und starke Basen greifen das Material an. Ester, einige Ketone und Ether sowie aromatische oder halogenierte Kohlenwasserstoffe quellen oder lösen es.

In Abhängigkeit vom Herstellungsverfahren muß zwischen Hart- und Weich-PVC unterschieden werden. Hart-PVC spielt vorwiegend im Apparatebau eine Rolle, während Weich-PVC als Verpackungsmaterial (Flaschen, Dosen, Folien) Bedeutung erlangt hat. Bei Behältern für alkoholische und ölige Flüssigkeiten muß besonders geprüft werden, ob nicht evtl. Verarbeitungshilfsstoffe herausgelöst werden können. Allerdings wird PVC in steigendem Maße verdrängt, weil die Entsorgung in Müllverbrennungsanlagen und auf Deponien problematisch ist.

Polyvinylidenchlorid (PVDC)

$$Cl$$
$$|$$
$$\{CH_2-C\}_n$$
$$|$$
$$Cl$$

Polyvinylidenchlorid (PVDC)

Die Polymerisation des Vinylidenchlorids erfolgt in ähnlicher Weise wie beim Vinylchlorid. Für technische Zwecke wird meist eine Mischpolymerisation des Vinylidenchlorids mit anderen Vinylverbindungen durchgeführt.

Aus Polyvinylidenchlorid bestehen Schrumpfkapseln, die in feuchtem Zustand weich sind und sich über Stopfen und Verschlüsse ziehen lassen. Nach dem Trocknen werden sie hart und schließen völlig gas- und wasserdampfdicht ab.

28.3.4.3
Polyester

Polyester werden durch Mischpolykondensation verschiedener Dicarbonsäureanhydride mit verschiedenen zweiwertigen Alkoholen hergestellt. Sie sind sterilisierbar, beständig gegen Kälte und Chemikalien. Härtbare, ungesättigte Polyester sind besonders nach Verstärkung mit Glasfasern mechanisch stark belastbar (Trevira®, Diolen®, Dacron®). Medizinisch dienen sie als Material für orthopädische Prothesen, als chirurgisches Nahtmaterial und als Blutgefäßersatz. Polyester können zu Folien verarbeitet werden.

Polyethylenterephthalat (PETP)

$$\{O-C-\underset{O}{\underset{\|}{C}}-\bigcirc-\underset{O}{\underset{\|}{C}}-O-CH_2-CH_2\}_n$$

Polyethylenterephthalat (PETP)

Polyethylenterephthalsäureester ist als dünne Folie (0,05 mm) im Handel und hat viele Vorzüge: Die Folie ist glasklar, glänzend, beständig gegen mechanische Einflüsse, Chemikalien, Kälte, sterilisierbar, wasserunempfindlich, öl- und fettdicht, geruch- und geschmacklos, weichmacherfrei und physiologisch unbedenklich.

28.3.4.4
Polycarbonate (PC)

$$\{O-\bigcirc-\underset{R_2}{\overset{R_1}{\underset{|}{\overset{|}{C}}}}-\bigcirc-O-\underset{O}{\underset{\|}{C}}\}_n$$

R_1, R_2 H bzw. organische Reste
z. B. Makrolon®, Makrofol®, Merlon®

Polycarbonate stellen Ester der Kohlensäure dar. Das handelsübliche Polycarbonat hat eine extrem hohe Molekülmasse (>1 Mill.). Es ist gegen physikalische Veränderungen in einem breiten Temperaturbereich (von −215°C bis 275°C) resistent und wurde wegen seiner außerordentlichen Stabilität, hohen Bruchfestigkeit, Resistenz gegenüber Farbstoffen, der niedrigen Wasserabsorption und Transparenz bekannt. Allerdings besitzt Polycarbonat eine relativ hohe Gas- und Wasserdampfdurchlässigkeit (WDD). Nachteilig bei der industriellen Verarbeitung ist die schlechte Schweißfähigkeit der Polycarbonate. Ursprünglich wurde die Ansicht vertreten, daß Polycarbonate völlig amorph sind, neuerdings ist jedoch auch hier ein bestimmter Kristallinitätsgrad festgestellt worden. Es dient zur Herstellung von Flaschen.

28.3.4.5
Polyamide (PA)

$$\{NH-(CH_2)_{n1}-NH-CO-(CH_2)_{n1}-CO\}_n$$

z. B. Perlon®, Nylon®

Das Charakteristikum dieses Kunststofftyps ist, daß im Molekülaufbau in periodisch wiederkehrenden Abständen die Peptidgruppierung enthalten ist. Diese hochmolekularen, seidenartigen Kunstfasern weisen ähnliche mechanische Eigenschaften auf wie Naturseide. Polyamide sind temperaturbeständig, sterilisierbar, zugfest und resistent gegen chemische Einflüsse. In dünner Schicht zeichnen sie sich durch weitgehende Transparenz und große Geschmeidigkeit aus. Weiterhin sind sie öl- und fettdicht. Einen erheblichen Nachteil stellt ihre Wasserdampf- und Gasdurchlässigkeit dar. Es findet Verwendung zur Herstellung von Behältnissen und Folien.

28.3.4.6
Polystyrol (PS)

$$\{CH_2-CH\}_n$$
$$\qquad |$$
$$\qquad \bigcirc$$

z. B. Polystyrol BW, P60, P70®, Styrofan®, Styroflex®, Vestyron®, Stiromer®, Stirocell®

Polystyrol ist als einer der ältesten Kunststoffe bekannt. Polystyrol ist aus Homopolymeren des Styrol aufgebaut und wird durch Polymerisation von Styrol in Gegenwart geeigneter Katalysatoren (z. B. Peroxide) dargestellt. Es ist ein harter amorpher Stoff von glasartiger Transparenz, der sich aufschäumen läßt (Styropor®). Polystyrol darf nur bis etwa 75°C erhitzt werden. Bei 95°C wird es weich und kittähnlich. Durch verschiedene Strukturveränderungen kann entweder eine Erhöhung oder Erniedrigung der Erweichungstemperatur erzielt werden. Die Sprödigkeit des gebräuchlichen Polystyrols kann z. B. durch Vereinigung mit verschiedenen Gummisorten beseitigt werden. Allerdings ist dieser Prozeß mit einem Verlust der Transparenz verbunden. Die Beständigkeit des Polystyrols gegen Chemikalien, organische Lösungsmittel, Fette und Öle bedarf einer genauen Überprüfung. Seine Wasserdampf- und Gasdurchlässigkeit ist extrem hoch. Besondere Empfindlichkeit zeigt es gegenüber chlorierten Kohlenwasserstoffen. Auch mit einzelnen Bestandteilen von Emulsionssalben sollen Inkompatibilitäten auftreten. Es ist Ausgangsmaterial für Behältnisse, Folien und Injektionsspritzen.

28.3.4.7
Polyacrylate, Polymethacrylate (PMMA)

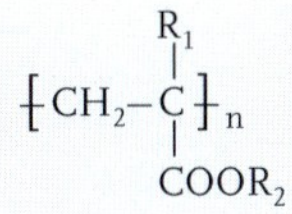

$$\{CH_2-\underset{COOR_2}{\overset{R_1}{C}}\}_n$$

R_1 H bzw. CH_3
R_2 CH_3, C_2H_5, C_3H_7

z. B. Plexiglas®

Diese Verbindungen finden in der Orthopädie, als Zahnprothesen, Zahnfüllmaterial sowie als Verbandfixiermittel, Pflasterklebstoff, Dragierlack und als Ionenaustauscher Anwendung. Monomere vermögen auf Geweben zu polymerisieren und werden als Gewebekleber in der Chirurgie eingesetzt.

28.3.4.8
Phenolharze, Melaminharze

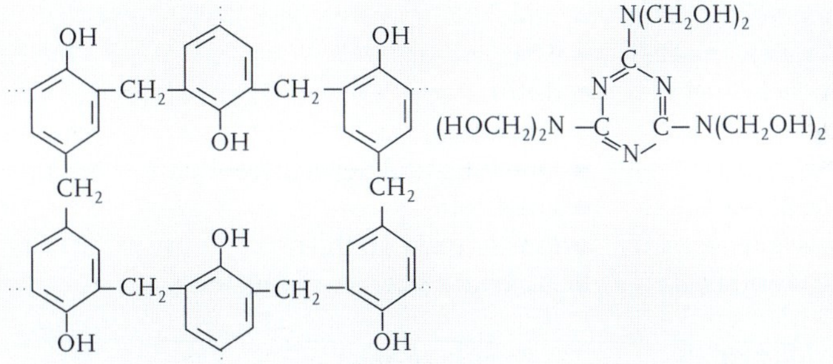

z. B. Plastadur®, Meladur®, Doroplast®, Melardor®, Trolitan®, Albamit®

Sie dienen zur Herstellung von Schraubverschlüssen für Arzneigläser.

28.3.4.9
Epoxidharze (EP)

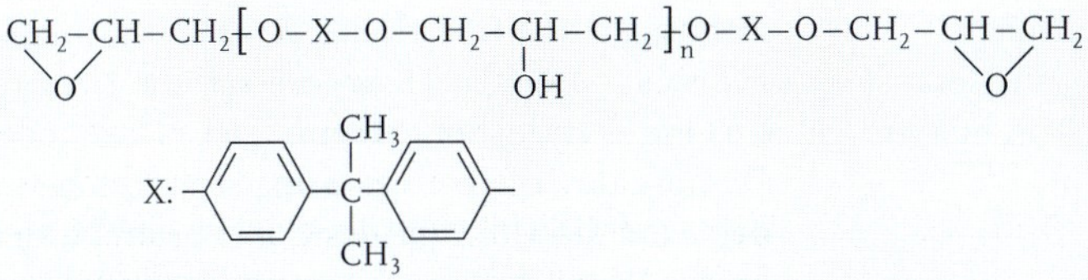

$$CH_2-CH-CH_2\{O-X-O-CH_2-CH-CH_2\}_n O-X-O-CH_2-CH-CH_2$$
$$\phantom{CH_2-CH-CH_2\{O-X-O-CH_2-}\underset{OH}{|}$$

X:

z. B. Epolix®, Widox®

Diese Duroharze entstehen durch Umsetzen von Epichlorhydrin mit aromatischen Hydroxyverbindungen unter Zusatz von Alkalilauge. Als Harze oder Lacke finden sie zahlreiche technische Verwendung, u.a. in der pharmazeutischen Industrie als lufttrocknende korrosionsfeste Anstriche bzw. als Grundbestandteil hochbeanspruchter Rohrleitungen oder Behälter.

28.3.4.10
Polyurethane (PUR)

$$\{O-X-O-OC-NH-Y-NH-CO\}_n$$

X z. B. $(CH_2)_4$ Y z. B. $(CH_2)_6$,

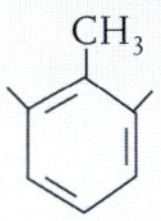

z. B. Moltopren®

Es sind Thermoplaste, die durch Polyaddition von Diisocyanaten und hydroxylgruppenhaltigen Verbindungen (mehrwertige Alkohole) gewonnen werden. Sie dienen als Faserstoffe, Schaumstoffe, Lacke oder Festkörper. Polyurethane können auch zur Herstellung von Elastomeren (s. 28.4) dienen.

28.3.4.11
Silicone (SI)

Als makromolekulare, siliciumorganische Verbindungen sind zu unterscheiden: Siliconharze (Duroplaste), Siliconöle (Fluidoplaste) und Siliconkautschuk (s. 28.4). Silicone finden als Lacke, Wärmeübertragungsflüssigkeiten, Schmiermittel, Isoliermittel, Entschäumer sowie als Hydrophobisierungsmittel für Glas (z. B. für Ampullen [s. 28.2]), Fasern und Gewebe (z. B. Pflaster) und als Bestandteil von Salben (s. 15.11.4.2) sowie zur Hydrophobisierung von Packmaterialien Verwendung.

28.3.5
Eigenschaften und pharmazeutische Eignung

Die Anwendung der Kunststoffe auf pharmazeutischem und medizinischem Sektor setzt eine genaue Kenntnis der Materialeigenschaften sowie die Beachtung möglicher Wechselbeziehungen mit dem Füllgut voraus.

Zu berücksichtigen sind:
- mechanische Eigenschaften (z. B. bei starren oder flexiblen Behältnissen),
- optische Eigenschaften (bei lichtempfindlichen Substanzen),
- Temperatur- und Druckbeständigkeit, die mit einer Permeabilität für Gase, Wasserdampf und flüchtige Stoffe verbunden ist.

Die zahlreichen möglichen Wechselwirkungen zwischen Verpackungsmaterial und Füllgut sind außerdem abhängig von:
- den physikalischen und chemischen Eigenschaften des Füllguts,
- den physikalischen und chemischen Eigenschaften des Verpackungsmaterials,
- der Größe und Kontaktfläche von Füllgut und Packmittel,
- der Dauer des Kontakts,
- der Temperatur.

Die Stabilität von Pharmaka kann bei der Lagerung weiterhin durch viele Faktoren ungünstig beeinflußt werden.

In den nachfolgenden Abschnitten werden die wesentlichsten Faktoren erörtert, die die Gebrauchseigenschaften von Kunststoffmaterialien bedingen.

28.3.5.1
Permeabilität

Die Permeabilität von Kunststoffen kann zu Verlusten von Arzneistoffen führen. Weiterhin ist eine Reihe äußerer Faktoren (Einwirkung von z. B. Wasser, Gasen, Strahlung, Mikroorganismen) von Bedeutung. Hierin liegt einer der Hauptvorteile der Glasbehältnisse gegenüber solchen aus Kunststoffen. Glasbehältnissen fehlt jegliche Permeation von Molekülen aus dem Inhalt durch das Glas oder umgekehrt, während sie bei Kunststoffbehältnissen in beiden Richtungen auftritt. Auf die Durchlässigkeit der Hochpolymeren nehmen folgende Faktoren Einfluß:
- Konzentrationsgefälle
- molekularer Aufbau des Kunststoffs
- Temperatur
- diffundierender Stoff (Hydrophilie, Lipophilie)
- Quellung und Solvatation
- Hilfsstoffe
- ionisierende Strahlen
- Dicke der Kunststoffschicht

Konzentrationsgefälle

Hauptursache für den Durchtritt von Stoffen durch Kunststoff ist das Bestehen eines Konzentrationsunterschieds zwischen den beiden Außenseiten der Kunststoffschicht. Meist permeieren Stoffe durch intakte Kunststofffilme nur als Gase oder Dämpfe. In diesen Fällen sind der Gas- bzw. Dampfdruck und seine Beziehungen zur Oberfläche des Materials, ausgedrückt durch das Henry-Gesetz, die Ursache für die Permeation. Wenn sich Gase oder Dämpfe innerhalb eines Kunststofffilms befinden, sind die Moleküle des Gases bestrebt, sich an der Oberfläche des Films zu lösen und hindurch zu diffundieren. Die Permeation ist um so größer, je größer das Konzentrationsgefälle ist. Mathematisch wird diese Beziehung zwischen Permeation und Konzentrationsgefälle durch das Gesetz nach Fick ausgedrückt.

Molekularer Aufbau, Temperatureinfluß

Die langen, kettenförmigen Moleküle der Hochpolymere werden durch Nebenvalenzkräfte zusammengehalten. Die Kräfte können z. B. Wasserstoffbrücken oder van-der-Waals-Kräfte sein. Die Permeation wird wesentlich durch die Kristallinität beeinflußt. Nicht alle hochpolymeren Verbindungen können sich jedoch kristallin ordnen. Meist tritt die Kristallinität nur in einer Anzahl von kristallinen Bezirken auf, zwischen denen mehr oder weniger freie Räume bestehen. Außerdem ist die Kristallinität bei vollsynthetischen Werkstoffen temperaturabhängig. Bei Temperatursteigerung kann die Energie der Partikel so weit zunehmen, daß durch Zusammenbruch der Ordnungskräfte die Kristallinität gestört wird und sich der amorphe Zustand bildet. Grundsätzlich ist die Permeabilität bei kristallinen Polymeren kleiner als bei den entsprechenden amorphen Verbindungen. Mit höherem Kristallinitätsgrad nimmt also die Dichte des Polymers zu.

Hydrophilie, Lipophilie des diffundierenden Stoffes

Sowohl die einzelnen Packgüter als auch die verschiedenen Kunststoffe weisen unterschiedliche hydrophile und lipophile Eigenschaften auf. Die Polymere sind teils mehr lipophil (z. B. Polyolefine), teils mehr hydrophil (z. B. Celluloseetherfolien, Zellglas, Polycarbonate). Hydrophile Kunststoffe zeigen erhöhte Permeabilität für hydrophile Stoffe und lipophile entsprechend für lipophile Verbindungen. So ist z. B. in einem hydrophilen Kunststoffbehälter die Permeabilität für das polare Wasser groß, in einem lipophilen Gefäß ist sie dagegen für apolare Stoffe (z. B. Benzol) erhöht.

Quellung, Solvatation

Wirken auf Kunststoffe Dämpfe oder Gase von ähnlicher Lipophilie oder Hydrophilie ein, so werden Dampfmoleküle durch Nebenvalenzkräfte an das Kunststoffmolekül angelagert. Diese Erscheinung führt zur Quellung, deren Ausmaß nicht unbedingt von den Polaritäten der Quellmittel abhängt. Chloroform ist z. B. wegen seiner Chloratome stärker polar, wirkt aber bedeutend stärker quellend auf gewisse apolare Polymere als das weniger polare Benzol.

Hilfsstoffe

Vielfach erreichen Kunststoffe bei der Herstellung erst unter Verwendung bestimmter Hilfs- und Zusatzstoffe die gewünschten Eigenschaften. Weichmacherzusätze (z. B. Glycerol, Glykol) steigern die Beweglichkeit der Kettenmoleküle des Kunststoffs und dadurch dessen Permeabilität.

Über den Einfluß von Stabilisatoren (z. B. Zinn) auf die Durchlässigkeit ist bisher wenig bekannt. Füllstoffe erhöhen die Permeabilität, können sie aber auch erniedrigen. Sie wirken je nach ihrer Art, Form und Wechselbeziehung zum Polymer und zum Permeanten verschiedenartig.

Ionisierende Strahlen

Ionisierende Strahlen führen zu einer Vernetzung der Makromoleküle unter Bildung von C-C-Brücken. Gleichzeitig entstehen unter Freisetzung von Wasserstoff und niedermolekularen Kohlenstoffketten Unterbrechungen in Haupt- und Seitenketten sowie Doppelbindungen, was u. U. zu Porenvergrößerungen führen kann. In der Regel wird jedoch die Gaspermeabilität durch Bestrahlung mit ionisierenden Strahlen infolge Vernetzung erniedrigt.

Dicke der Kunststoffschicht

Die Dicke der Kunststoffwand spielt für die Permeabilität eine wesentliche Rolle. Während dünne Folien z. T. durchlässig sind, kann die gleiche Folie in größerer Schichtdicke u. U. als undurchlässig gelten; z. B. wachsen Keime durch 40 µm dicke Folien hindurch, nicht aber durch 100 µm dicke Folien. Im allgemeinen gilt, daß die Durchlässigkeit homogener Kunststoffolien von der Foliendicke und der Stoffklasse abhängig ist. Bei gleicher Qualität sind die Durchlässigkeitswerte umgekehrt proportional zur Foliendicke. Auffallend sind bei allen Materialien die erheblichen Differenzen zwischen den Durchlässigkeitswerten für die verschiedenen Gase (O_2, N_2, CO_2). Die O_2-Durchlässigkeit liegt etwa 3–5mal so hoch wie die N_2-Permeabilität. Daraus folgt, daß die O_2-Durchlässigkeit einer Kunststoffpackung stets 2–3mal stärker als ihre Luftdurchlässigkeit sein muß. Hochdruck-, Niederdruckpolyethylen und Polypropylen können als durchlässiges, weichmacherfreies Hart-PVC und Polyamid dagegen als kaum sauerstoffdurchlässiges Material bezeichnet werden (Tab. 28.3). Die Werte der Wasserdampfdurchlässigkeit (WDD) beziehen sich auf eine 40 µm starke Folie und eine Versuchsdauer von 24 h bei 20 °C und 85 % relatives Luftfeuchtigkeitsgefälle. Die übrigen Gasdurchlässigkeitswerte beziehen sich auf eine 40 µm starke Folie und eine Versuchsdauer von 24 h bei 20 °C und ein Druckgefälle von 101,3 kPa (~1 bar). Die WDD (g/m²) läßt sich nach folgender Formel errechnen:

$$WDD = \frac{\Delta m \cdot 24 \cdot 10\,000}{t \cdot F} \qquad (28.1)$$

Δm Massedifferenz (g) von zwei in der Zeit t aufeinanderfolgenden Wägungen,
t Zeit (h) zwischen zwei Wägungen, aus denen die Massedifferenz Δm gebildet wird,
F Prüffläche der Probe (cm²).

Eine allgemeine Methode zur Verringerung der Permeabilität ist die Anwendung von Verbundfolien. Dabei kann beispielsweise ein lipophiler mit einem hydrophilen Kunststoff durch Verschweißen oder Verkleben verbunden werden. Als Verbundmaterialien finden Verwendung: Zellglas-Polyethylen, Zellglas-PVDC, Polyethylen-Polyamid, Polyethylen-Polyvinylchlorid.

28.3.5.2
Adsorption

Unter Adsorption ist die Anlagerung von Gasen, Dämpfen oder gelösten Stoffen an die Oberfläche der Kunststoffbehältnisse zu verstehen. Die Sorption wird beeinflußt von
- der Struktur des Kunststoffmaterials,
- der Größe der inneren Oberfläche des Behältnisses,
- der Konzentration, der Art der Bestandteile und vom pH-Wert der Lösung,
- der Temperatur.

Der bestimmende Schritt dieses Vorgangs ist die Diffusion. Zur Ermittlung der adsorbierten Flüssigkeitsmenge wird vor und nach dem Kontakt mit der Lösung eine Differenzwägung durchgeführt. Die Differenz zwischen beiden Wägungen stellt die adsorbierte Menge dar. Die Adsorption von Arzneistoffen aus der Lösung führt zu einer Abnahme des Gehalts. Bei Fertigspritzen wurde z. B. gefunden, daß bei Verwendung von Nylon®-Zylindern bereits nach einwöchiger Lagerung der überwiegende Teil des Konservierungsmittels gebunden war. Bei Ersatz von Nylon® durch Polyethylen oder

Tab. 28.3: Unterschiedliche Wasserdampf (WDD)- bzw. Gaspermeabilität der einzelnen Kunststofftypen

Material	WDD (g/m²)	Luft (cm²/m²)	O_2 (cm²/m²)	CO_2 (cm²/m²)	N_2 (cm²/m²)	Sterilisierbarkeit (Dampf)
HPE	2,9	2600	5700	28000	1900	nur bei hoher Dichte
NPE	0,8	700	1500	7000	450	nur bei hoher Dichte
PP	1,4	500	1500	4800	300	ausgezeichnet
PVC	5	40	130	250	40	nur bestimmte Sorten
PVDC	0,4	3	10	30	3	ausgezeichnet
PS	33	750	2900	20500	500	nicht geeignet
PETP	5,3	10	35	150	7	geeignet

Polystyrol traten mit dem gleichen Konservierungsmittel dagegen keine Verluste auf.

Eine Sorption von Konservierungsmitteln in Kunststoffbehältern war weiterhin weder bei den stark O_2-durchlässigen Materialien HPE, NPE und PP noch bei den weniger O_2-durchlässigen Stoffen Hart-PVC und Polyamid zu beobachten. Weichmacherzusätze wirken sich auch auf die Sorption negativ aus, wie vergleichende Untersuchungen mit weichmacherhaltigem und -freiem PVC zeigten.

28.3.5.3
Chemische Reaktivität, Alterung

Verfärbungen im Kunststoffmaterial können das Ergebnis von Reaktionen der Kunststoffzusatzstoffe mit Bestandteilen der Lösung sein, wobei sich auch die Lösung selbst verfärben kann. Besonders bei PVC sind Unverträglichkeiten mit Arzneimitteln möglich. Einige sind in der Lage, Polystyrol zu lösen. Den gleichen lösenden Effekt üben ölige Produkte auf Polyethylen aus. Vorgänge wie Permeation, Sorption und chemische Reaktivität haben zweifellos Einfluß auf die physikalischen Eigenschaften der Kunststoffe. Bei Polyethylen ist ein Quellen oder ein teilweises Zusammenfallen infolge Wanderung von Gas oder Dampf aus dem Inhalt zu beobachten. Ebenso können Temperaturveränderungen den Alterungsprozeß der Kunststoffe beschleunigen, wodurch das Material spröde, rissig oder weich wird.

28.3.5.4
Sterilisierbarkeit

In der pharmazeutischen Verpackungstechnologie stellt die Sterilisierbarkeit der Packstoffe ein großes Problem dar. In vielen Fällen wird von Arzneibüchern eine Sterilisation im gespannten Wasserdampf vorgeschrieben. Verständlicherweise sind nur solche Kunststoffe für die Sterilisation geeignet, deren plastische Bereiche bzw. Erweichungspunkte über den geforderten Sterilisationstemperaturen liegen. Folgende Typen kommen in erster Linie in Frage:
- Niederdruck-Polyethylen, Polycarbonat
- Polypropylen, Polyester (Polyterephthalsäureester)
- Polyamid, Polyvinylchloride (bes. Hart-PVC)

Die maximale Temperaturbeständigkeit der einzelnen Kunststoffe ist insofern problematisch, als sie weitgehend von den während der Erwärmung auftretenden Beanspruchungen abhängig ist. Feste, pastenförmige oder flüssige Füllgüter haben eine gewisse tragende, formerhaltende Wirkung, durch die einerseits eine Deformation der Packung vermieden wird, andererseits bei leicht flüchtigen Füllgütern zusätzlich Druckkräfte innerhalb der Verpackung auftreten können.

Die Sterilisation dünnwandiger Kunststoffpackungen in der Hitze ist schwierig, da durch den beim Abkühlen herrschenden Überdruck Deformationen und Zerstörungen (besonders an den Nähten) auftreten können. Auch ein Gas- bzw. Dampfverlust ist durch Herausdiffundieren möglich. Dadurch entsteht beim Abkühlen in der Packung ein Unterdruck, der durch unerwünschte Verformung bemerkbar wird. Außerdem kommt es in der Packung zu einem Volumenschwund, der mit einer unerwünschten Konzentrationsänderung verbunden ist. Dünnwandige Packungen sind ohne Deformation sterilisierbar, wenn das sog. Druckkühlungsverfahren angewendet wird.

Bei der Sterilisation tritt besonders das Problem der Durchlässigkeit flüchtiger Stoffe in Abhängigkeit von den physikalischen Eigenschaften des Materials in den Vordergrund. Für PE wurde festgestellt, daß der Verlust flüchtiger Bestandteile bei 115°C doppelt so groß ist wie bei 100°C. Bei der Sterilisation im Autoklaven beträgt er ungefähr 30%.

Für eine Dampfsterilisation ist NPE geeignet, dessen maximale thermische Belastung bei etwa 125°C liegt. Bei 121°C ist selbst eine einstündige Sterilisation möglich, ohne daß erkennbare Schäden auftreten. Dennoch sind die Auffassungen über die Eignung von NPE als Behältnismaterial für Infusionslösungen unterschiedlich. Mit steigender Sterilisationstemperatur verringert sich nämlich die Durchsichtigkeit des Materials und damit die Möglichkeit, Schwebeteilchen in der Lösung zu erkennen. HPE weist diesen Nachteil nicht auf, ist aber über 100°C nicht sterilisierbar.

PP verträgt sogar eine noch höhere Temperatur als NPE. Unter Anwendung des Druckkühlungsverfahrens ist es möglich, z. B. Ampullen aus HPE, das mit geringen Mengen NPE verschnitten ist, zu sterilisieren.

Eine Sterilisation von Polyesterfolien bis 121 °C ist möglich, während die in der Literatur angeführten Temperaturen bis zu 140 °C für Weich-PVC angezweifelt werden.

Im Hinblick auf die Sterilisierbarkeit, Gasdichte und Geschmacksbeeinflussung hat sich eine Kombination aus PVC-Mischpolymerisation, Aluminium und Polyethylenterephthalsäureester am besten bewährt.

Für die Heißluftsterilisation (180 °C) scheiden nahezu alle Kunststoffe aus. Für zahlreiche Kunststoffe bietet sich eine Ethylenoxidsterilisation an. Voraussetzung hierfür ist, daß Ethylenoxid in das zu sterilisierende Material eindringt und sich anschließend wieder daraus entfernen läßt. In zunehmendem Maße werden auch ionisierende Strahlen (insbesondere γ-Strahlen) zur Sterilisation eingesetzt. Die Sterilisationsdosis wird unterschiedlich angegeben. Es muß sichergestellt sein, daß die zur Keimabtötung notwendige Strahlendosis nicht zu Veränderungen des Kunststoffmaterials führt.

28.3.6
Einsatz von Kunststoffen als pharmazeutische Packmittel

28.3.6.1
Forderungen an pharmazeutisch verwendete Kunststoffe

- Kunststoffmaterialien müssen so dickwandig sein, daß eine Durchwanderung für Mikroorganismen nicht möglich ist. Sie sollten undurchlässig für Dämpfe und Gase sein.
- Sie müssen im leeren und gefüllten Zustand gegebenenfalls sterilisierbar sein.
- Sie dürfen bei der Lagerung und Sterilisation keine Fremdstoffe an den Inhalt abgeben (Migration) oder Stoffe dem Inhalt entziehen (Adsorption, Absorption). Toxische oder andere Bestandteile des Kunststoffs dürfen höchstens in so geringen Mengen in den Inhalt übergehen, daß sie nicht schaden.
- Sie sollen eine absolute Beständigkeit gegenüber Arzneistoffen, galenischen Hilfsstoffen und Lösungsmitteln aller Art aufweisen. Konservierungsmittel dürfen nicht sorbiert werden, so daß ihre Konzentration zur Konservierung nicht mehr ausreicht.
- Es darf keine Konzentrationsänderung eintreten, die den therapeutischen Effekt des Präparats beeinflußt.
- Kunststoffe für Injektionslösungen müssen wegen der Sichtkontrolle eine gute Transparenz besitzen.
- Der Kunststoff muß je nach Verwendungszweck eine ausreichende Elastizität, Druck- oder Reißfestigkeit haben und alterungsbeständig sein.
- Der Kunststoff muß gut verschweißbar sein.
- Er muß billig herstellbar sein.

Alle diese Forderungen werden von keinem Verpackungsmaterial erfüllt. Aus diesem Grunde muß jeweils berücksichtigt werden, was abgefüllt werden soll. Wäßrige Lösungen stellen andere Anforderungen als ölige Lösungen, Tabletten oder Salben. So gliedert sich die Erprobung von Arzneibehältern aus Kunststoffen in Sichtung und Prüfung der zur Verfügung stehenden Materialien und in eine Prüfung auf Beständigkeit des Arzneimittels während der Lagerung. Die Eigenschaften des Packguts müssen zur Auswahl eines geeigneten Kunststoffs genau bekannt sein, besonders dessen Empfindlichkeit gegen Licht, Luft, Feuchtigkeit und Wärme. Weitere Beachtung verdienen die Lagerdauer und die Umweltbedingungen. Bei Lösungen ist weiterhin die Berücksichtigung des pH-Wertes notwendig.

28.3.6.2
Lösungen

Von einem Kunststoffbehältnis wird gefordert, daß es das Arzneimittel selbst bei ungünstigen äußeren Bedingungen und längerer Lagerzeit nicht in nachteiliger Weise beeinflußt. Bei flüssigen Arzneimitteln bzw. Arzneistofflösungen ist eine Überwachung von Wechselbeziehungen zwischen Verpackungsmaterial und Lösung besonders wichtig. Ein besonderes Problem stellt der Verschluß dar. Bei Glasflaschen ist als Vorteil anzusehen, daß ihre kritischste Stelle, der Gummistopfen, nur eine kleine Oberfläche gegenüber dem Inhalt hat und diese außerdem bei aufrechter Lagerung nicht in direktem Kontakt mit dem Inhalt steht. Bei Kunststoffbehältnissen ist dagegen die Berührungsfläche und -zeit zwischen Lösung und Wandmaterial sehr groß.

28.3.6.2.1
Blutkonserven, Injektions- und Infusionslösungen

Allgemeines

Bei kleinvolumigen Behältnissen, wie Ampullen, hat Neutralglas sich gegenüber Kunststoff behaupten können. Die Unzerbrechlichkeit wäre zur Zeit wohl als größtes Positivum für Kunststoff zu werten. Dagegen setzt sich Kunststoff als Behältnismaterial für Infusionslösungen immer stärker durch. Sind die Behältnisse aus weichem Kunststoffmaterial hergestellt, so besitzen sie Beutelform, bei Verwendung härterer Materialien und einer stärkeren Wanddicke Flaschen- oder Kanisterform. Sie werden im Hinblick auf ihre lediglich einmalige Verwendung als „Wegwerfbeutel" oder „Einwegflasche" bezeichnet. Während bei Infusionsflaschen aus Glas ein Belüftungsröhrchen notwendig ist, um am Krankenbett einen kontinuierlichen Ausfluß zu gewährleisten, ist bei Kunststoff-Behältnissen eine solche Einrichtung nicht notwendig, da der Luftdruck hier das Material beim Ausfließen deformiert. Gegebenenfalls lassen sich auch derartige Behältnisse mit der Hand leicht zusammendrücken.

Polyethylengefäße eignen sich als Behälter für Parenterallösungen, sofern die Sterilisation dieser Materialien beherrscht wird. Hart- und Weichpolyethylen sind weitgehend beständig gegen organische und anorganische Chemikalien, wasserunempfindlich, geruch- und geschmacklos und physiologisch indifferent. Außerdem wirkt sich als weiterer Vorzug aus, daß sie ohne Weichmacher hergestellt werden und sich gut verschweißen lassen. Hochdruckpolyethylen ist zwar transparenter, geschmeidiger und kälteresistenter ($-50\,°C$) als Niederdruckpolyethylen, ist ihm aber bezüglich der Sterilisierbarkeit unterlegen, da nur Temperaturen bis $80\,°C$ vertragen werden, im Gegensatz zu etwa $120\,°C$ bei Niederdruckpolyethylen. Gleichzeitig besitzt Hochdruckpolyethylen auch eine große Durchlässigkeit für Fette, Öle und Aromastoffe.

Zur Aufbewahrung von Injektions- und Infusionslösungen wird deshalb ein Gemisch von Hochdruck- und Niederdruckpolyethylen empfohlen, das transparent und sterilisierbar (bei $115\,°C$) ist. Auch bei starker und langer thermischer Belastung werden keine Stoffe über das zulässige Maß hinaus aus dem Packmittel extrahiert. Bei PVC-Folien hingegen ist mit einer Extraktion zu rechnen, die etwa das 50fache der zulässigen Menge an extrahierten Stoffen übersteigt. Aus diesem Grunde sind lediglich sehr wenige Typen von PVC-Folien als Material für Injektions- und Infusionsbehältnisse geeignet. Zu der nachteiligen Fremdstoffabgabe kommt eine hohe Wasserdampf- und Gasdurchlässigkeit des Weich-PVC hinzu. Bei einjähriger Lagerung bei Zimmertemperatur wurden Flüssigkeitsverluste bis zu 10% ermittelt. Als führendes Verpackungsmaterial für Infusionslösungen gilt derzeit EVA. Die Kennzeichnung steht für elastomere Copolymere aus Ethylen und Vinylacetat.

Nicht nur für Glasflaschen, sondern auch für Kunststoffflaschen, die zur Aufnahme von Infusionslösungen bestimmt sind, bleibt das Problem eines geeigneten Verschlusses bestehen.

Immer stärker setzen sich Kunststoffspritzen (Zylinder, Kolben, Stempel) durch, die leer und steril in den Handel kommen. Ihr Herstellungspreis ist sehr niedrig (weniger als $0,10\,DM$). Sie können auch mit Injektionsnadel komplettiert geliefert werden. Problemreicher sind Kunststoffspritzen, die mit Injektionsflüssigkeit gefüllt spritzfertig sind oder erst durch eine Injektionsnadel vervollständigt werden müssen. Kunststoffspritzen sind vorwiegend aus Polypropylen/Polyethylen oder aus Polystyrol/Silicongummi gefertigt.

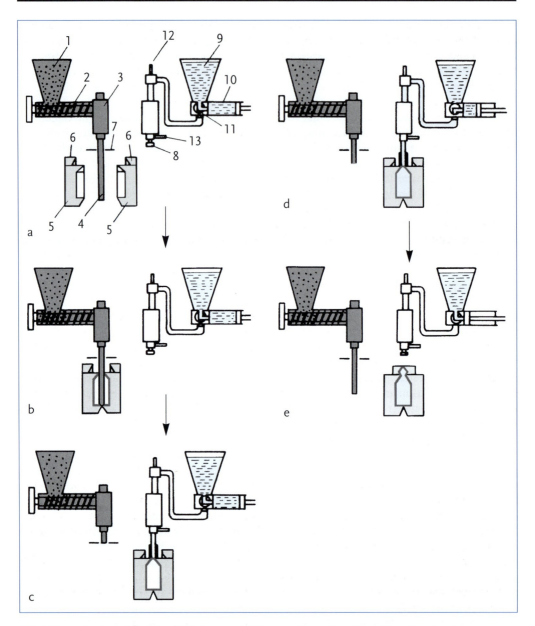

Abb. 28.1 a–e: Bottle-pack-Verfahren (Arbeitsphasen): **1** Kunststoffgranultattrichter, **2** Extruderschnecke, **3** Schlauchkopf, **4** heißer Kunststoffschlauch, **5** Flaschenunterform, **6** Flaschenkopfform, **7** Messer, **8** Blas- und Fülldorn, **9** Füllguttrichter, **10** Kolbendosiermaschine, **11** Dreiwegehahn, **12** Blasluftanschluß, **13** Abluftleitung

Bottle-pack-Verfahren

Große industrielle Bedeutung bei der Verpackung von Lösungen im pharmazeutischen Bereich, insbesondere von Infusionslösungen, hat das Bottle-pack-Verfahren erlangt. Es stellt eine besonders rationelle Methode der Flüssigkeitskonfektionierung dar. In Bottle-pack-Automaten erfolgt sowohl die Herstellung von Kunststoffbehältnissen als auch die Füllung und der Verschluß derselben. Es ergeben sich im einzelnen folgende Arbeitsgänge.

Ein Extruder wird mit dem thermoplastischen Kunststoffmaterial (z. B. mit Polyethylen) gespeist und erzeugt in einem Schlauchkopf kontinuierlich einen Kunststoffschlauch entsprechender Länge und Stärke (Abb. 28.1a). Unter dem Schlauchkopf bewegt sich eine vierteilige Flaschenblasform, die aus zwei Unterformhälften zur Bildung des Flaschenrumpfes und zwei Kopfbackenformen besteht. Die Unterformen schließen sich und nehmen den noch heißen Kunststoffschlauch in sich auf. Eine Schneideeinrichtung trennt den Schlauch vom Schlauchkopf ab. Ein Formwagen fährt zur Füllstation (Abb. 28.1b), wo ein Fülldorn in den offengehaltenen noch heißen Kunststoffschlauch einfährt, so daß er dem konisch gehaltenen Halsteil der Flaschenform aufsitzt. Der Fülldorn besteht aus drei Kanälen, einem Blasluftkanal (zum Aufblasen des Schlauchs), einem Füllkanal (durch den die Flüssigkeit gefüllt wird) und einem Abluftkanal (durch den Luft und eventuell Schaum entweicht). Die Bildung der Flasche erfolgt durch einen Luftstoß, wobei sich der heiße, plastische Kunststoffschlauch an die Flaschenform anschmiegt. Das erfolgt in 0,5 s (Abb. 28.1c). Nun gelangt durch den Füllkanal des Fülldorns die in einer Dosiermaschine abgemessene Füllflüssigkeit in die geformte Flasche und kühlt diese dabei ab. Die in der Flasche befindliche Luft entweicht durch den Abluftkanal (Abb. 28.1d). Nach der Füllung hebt sich der Fülldorn und gibt den Platz frei für die Kopfbacken, die über zwei Schließzylinder zusammenfahren und dabei die Flasche dicht verschließen und unter Vakuum einen Kopf anformen (Abb. 28.1e). Wenn der Kopf eine ausreichende Formstabilität erreicht hat, öffnet sich die Form und trennt den Bodenabfall von der Flasche. Die gefüllte Flasche verläßt über einen Ausfallschacht die Maschine. In der Zwischenzeit hat der Extruder wieder ein Schlauchstück gebildet, und der Vorgang wiederholt sich.

Viele Arbeitsgänge, z. B. die Vorbehandlung der Flaschen (Waschen, Sterilisieren), entfallen, da unter diesen Arbeitsbedingungen sterile Behältnisse hergestellt werden. Es stehen unterschiedliche Maschinentypen zur Verfügung, die eine Abfüllung in den verschiedensten Gebindegrößen ermöglichen. In der Standardmaschine (Bottle-pack-301) können beispielsweise Ampullen von 3–10 ml Inhalt mit einer Stundenleistung von etwa 2500 Stück, Flaschen von 50–200 ml Inhalt mit einer Stundenleistung von etwa 800–900 Stück und Flaschen von 700–1000 ml mit einer Stundenleistung von etwa 500 Stück hergestellt und gefüllt werden.

28.3.6.2.2
Lösungen, die nicht zur parenteralen Applikation bestimmt sind

Für diesen Zweck werden Kunststoffflaschen aus Hochdruck-Niederdruckpolyethylen eingesetzt. Wenn Behältnisse aus Hochdruckpolyethylen mit einer Wandstärke von 0,8–1,2 mm verwendet werden, bewegen sich die unerwünschten Eigenschaften noch in Grenzen, und die Vorteile (geringe Masse, Bruchfestigkeit, Chemikalienbeständigkeit) überwiegen. Durch vorsichtiges Zusammendrücken der Hohlkörperwandungen können genau abgemessene Volumina tropfenweise entnommen werden. Die Möglichkeit einer exakten Dosierung ist besonders für stark wirkende Arzneimittel von Bedeutung.

Ophthiolen sind z. B. PE-Fläschchen für wäßrige Augentropfen. Sie sind selbst für längere Lagerung auch unter tropischen Bedingungen geeignet. Eine Stoffabgabe aus der Wandung an den Inhalt kann nicht erfolgen, ebensowenig eine Stoffaufnahme durch die Wandung. Auch die Wasserverdunstung kann vernachlässigt werden.

Als Behälter für ölige Lösungen verwendet, nimmt die Wand 5–10% ihrer Masse an Öl auf, welches dann als Weichmacher wirkt. Eine weitere Aufnahme erfolgt dann nicht mehr. Diese Menge kann vernachlässigt werden. Bei festen Fetten findet keine Wanderung statt, da sich zwischen dem Fett und dem Polyethylen eine Luftschicht ausbildet. Die Flexibilität, Unzerbrechlichkeit und Möglichkeit besonderer Sterilisiermethoden zeigen, daß vor allem für wäßrige Lösungen das Material für Ophthiolen Vorzüge gegenüber Glas aufweist.

28.3.6.3
Zäpfchen

In steigendem Maße ist man in der industriellen Fertigung bemüht, für Zäpfchen solche Verpackungen auf den Markt zu bringen, die nicht nur ansprechend sind, sondern darüber hinaus den Formlingen auch einen Schutz gegenüber mechanischer Beanspruchung verleihen und ihnen Formbeständigkeit sichern. Ein einfaches Einwickeln in Zellglas usw. reicht im allgemeinen nicht aus, um den zuletzt genannten Forderungen zu genügen. Kriterium für eine zweckmäßige Verpackung durch Umhüllen mit Folien verschiedenster Art (Aluminium-, Polyethylen-, PVC-Folien) muß sein, daß diese die Zäpfchen „hauteng", umhüllen und damit Verformungen durch erhöhte Temperatur während des Transports, bei der Lagerung oder bei Versand in tropische Länder verhindert werden.

Meist werden als lichtundurchlässige und gasdichte Packmittel Verbundfolien benutzt, bei denen konventionelle Packstoffe, wie Aluminium, Papier oder Zellglas, zur Verbesserung ihrer Eigenschaften mit Kunststoffen (PE, PP, PVC, PVDC) beschichtet, kaschiert oder lackiert sind. Bei Verwendung von PE als Packstoff ist zu beachten, daß in Suppositorien inkorporierte Arzneistoffe, wie Campher und ätherische Öle, durch den Kunststoff diffundieren können. Zu berücksichtigen ist weiterhin die geringe Wärmeleitfähigkeit des Materials, die eine oft erhebliche Verzögerung der Erstarrungszeit bedingt.

28.3.6.4
Drogen

Halbsynthetische und vollsynthetische Stoffe in Form von Folien und Beuteln als Verpackungen von Drogen verhalten sich in bestimmten Punkten teilweise anders als die traditionellen Packmaterialien. Es handelt sich dabei um direkte Wechselwirkungen mit Drogen und deren Wirkstoffen, die Durchlässigkeit von hydrophilen und lipophilen Stoffen sowie die Auswirkungen von Energie (UV-Licht, Wärme). Die Wechselbeziehungen zwischen Droge und dem Kunststoff setzen erst bei der Lagerung ein, da die pflanzlichen Wirkstoffe selten auf der Oberfläche liegen, sondern meistens von mehreren Zellschichten bedeckt werden. Außerdem ergibt sich durch die unregelmäßige Oberfläche der Droge ein unmittelbarer Kontakt mit dem Behälter nur an bestimmten Punkten. Die Kontaktfläche ist allerdings abhängig vom Feinheitsgrad der Droge. Das Behältnismaterial kann den Wirkstoffgehalt in folgender Weise beeinflussen:
- durch eventuelle Durchlässigkeit und Speicherfähigkeit des Materials für die Wirkstoffe,
- durch die Durchlässigkeit des Materials für Energie sowie für Wasserdampf, Sauerstoff und für andere gasförmige Stoffe.

Kunststoffbeutel zur Drogenaufbewahrung sind praktisch unzerreißbar. Sie lassen sich gut beschriften und bedrucken und bieten Schutz vor Insektenbefall und Staubeinwirkung.

Besondere Aufmerksamkeit gilt der Aufbewahrung von Drogen, die ätherisches Öl enthalten. Kunststoffe vermögen hier durchaus die bisher üblichen Blechbehältnisse zu verdrängen. Bei vergleichenden Untersuchungen erwies sich Polyamid und mit PVDC beschichtetes Papier (Diofan®-Papier) als sehr geeignetes Material, während PE und PVC erhebliche Mengen ätherischen Öls aufnehmen. Das Ausmaß des Ölverlustes ist stark abhängig von der chemischen Zusammensetzung des ätherischen Öls und von der anatomischen Lokalisation der Öldrüsen. Generell läßt sich feststellen, daß stark lipophile Kunststoffe (besonders PE) zu größeren Wirkstoffverlusten führen als weniger lipophile (Polyamid, Cellophan®). Völlig ungeeignet für die Lagerung derartiger Drogen sind Papierbeutel.

28.3.6.5
Fette und Öle

Ein Verpackungsmaterial für Fette und Öle soll möglichst undurchlässig für Sauerstoff sein, da diese Lipoidstoffe einer Autoxidation unterliegen, die zur Bildung von Aldehyden und Ketonen führt (Ranzigwerden). Stabilitätsprüfungen von pflanzlichen fetten Ölen in verschiedenen Kunststoffbehältern bei unterschiedlichen Temperaturen zeigen, daß die Peroxidzahlen in Abhängigkeit von der O_2-Durchlässigkeit des Kunststoffs anstiegen. Bei Neutralöl (Miglyol 812®) erfolgte keine Veränderung der Peroxidzahlen, doch wirkt sich hier die Wasserdampfdurchlässigkeit der Kunststoffe negativ auf die Lagerfähigkeit aus.

28.3.6.6
Tabletten, Kapseln und Dragees

Für Röhrchen und Dosen zur Aufnahme peroraler Arzneiformen wird vorzugsweise Polystyrol verwendet, das ohne Füll- oder Farbstoffe eine einwandfreie Transparenz besitzt. Eine Reinigung der Behälter mit Wasser kann hier entfallen, wenn vom Hersteller eine staubdichte Verpackung erfolgt. Bruchverluste, die für Glasröhrchen gewöhnlich nicht unerheblich sind, fallen nicht mehr an. Nachteilig macht sich bei empfindlichen und hygroskopischen Produkten die Wasserdampfdurchlässigkeit des Polystyrols bemerkbar, die sich durch entsprechende Dimensionen der Wandstärke vermindern, aber nicht beseitigen läßt. Auch für perorale Arzneiformen gibt es kein Kunststoffmaterial, das den Idealforderungen entspricht. In jedem Falle sind entsprechende Eignungsprüfungen durchzuführen.

Tabletten, Kapseln und Drogen werden häufig in Folien eingesiegelt. Neben Folien aus Zellglas, Aluminium und Papier haben sich besonders Folien aus Kunststoffen gut bewährt. Im allgemeinen dient PE (Polymerisationsgrad von 3000–4000) als Material für derartige Packmittel. Es besitzt eine geringe Wasserdampfdurchlässigkeit, ist frei von Zusätzen und gut siegelfähig. Da unbeschichtete PE-Folien hohe Durchlässigkeiten für Gase und Sauerstoff aufweisen, werden vielfach Verbundfolien benutzt. Der Verbund Aluminiumfolie mit Kunststoffolie (PP, Polyester, Polyamid) hat als Aluminiumblisterstreifenpackung (Servac®) dank hoher Dehnbarkeit, Wasserdampf-, Sauerstoff- und Geruchsdichte weite Anwendung gefunden. Das Prinzip der Einsiegelung von Tabletten oder Dragees verdeutlicht die Abbildung 28.2.

Bewährt haben sich zur Verpackung von Tabletten und Dragees (aber auch Zäpfchen) Durchdrückpackungen, bei denen auf eine Kunststoffolie beispielsweise eine Aluminiumfolie aufgesiegelt ist. Die zwischen beiden Folien befindlichen Arzneikörper lassen sich zur Entnahme durch die nur eine geringe Dehnbarkeit aufweisende Aluminiumfolie leicht hindurchdrücken.

An Bedeutung gewinnen Schrumpfpackungen. Ausgangsmaterial hierfür sind Schrumpffolien, die als „gereckte" Folien aufzufassen sind. Werden sie auf die für sie charakteristische Schrumpftemperatur gebracht, so werden die Molekülfäden beweglich und kehren in ihre geknäuelte Ausgangslage zurück, die Folie schrumpft. Das Prinzip dieser Verpackungstechnologie ist wie folgt: Das Packgut wird zwischen zwei Folienbänder gebracht und mittels Trennahtschweißung beutelartig umhüllt. An-

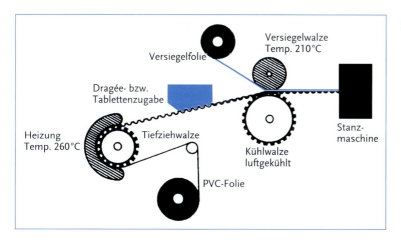

Abb. 28.2: Schema der Versiegelung

schließend durchläuft die Packung einen Tunnel mit Heißluftstrom, in dem der Schrumpfprozeß erfolgt, so daß sich die Folie schließlich an das Packgut anschmiegt. Damit lassen sich nicht nur Sekundärpackungen mit einem Klarfilm gegen Verschmutzen schützen, sondern auch elegant Bündelpackungen herstellen.

28.3.6.7
Dickflüssige und pulverförmige Arzneimittel

Im Gegensatz zu Flüssigkeiten oder Gasen ist bei dickflüssigen oder pulverförmigen Arzneistoffen (Feinchemikalien) eine wechselseitige Beeinflussung von Behältermaterial und Füllgut nicht so ausgeprägt. Lediglich bei sehr hygroskopischen Substanzen ist u. U. mit einem Feuchtwerden oder Zusammenbacken zu rechnen. Deshalb sollten nur Kunststoffe mit geringer Wasserdampfdurchlässigkeit eingesetzt werden. Der Kunststoff der Wahl für Sprühpuderflaschen ist PP („squeeze bottles") wegen seiner hohen Rückstellkraft (Rückgang in die ursprüngliche Form). Für diesen Zweck werden Polypropylengefäße mit Wandstärken von 0,5 mm hergestellt.

28.4
Elastomere

28.4.1
Allgemeines

Elastomere dienen auf pharmazeutischem Sektor vor allem als Verschlüsse für Infusions- und Durchstechflaschen sowie für Schlauchmaterialien (auch für die Infusionstherapie).

Elastomere sind feste, vorwiegend aus hochpolymeren, organischen Substanzen bestehende Stoffe, die ein kautschukelastisches Verhalten aufweisen. Zu ihnen zählen alle Produkte aus natürlichem und synthetischem Kautschuk sowie kautschukähnliche Stoffe. Die Kautschukelastizität läßt sich wie folgt charakterisieren: Durch relativ geringe äußere Zugkräfte (0,1–1 N/mm^2) erfolgt eine starke Dehnung von etwa 800–1000%, wobei eine 10–100fache Verfestigung eintritt. Die Dehnung bleibt für längere Zeit erhalten, ohne daß die anliegende Endspannung abnimmt. Bei Aufhebung der angreifenden Kräfte geht der Körper in Bruchteilen einer Sekunde praktisch vollständig in seinen Ausgangszustand zurück (reversible Dehnbarkeit). Bleibende Verformungen (Differenz zwischen unbeanspruchtem Zustand und Zustand nach Zugbelastung) liegen unterhalb 1% (Formänderungsrest). Elastomere sind im ungedehnten Zustand amorph, bei Dehnung treten Kristallisationserscheinungen auf. Entscheidend für das kautschukelastische Verhalten eines Hochpolymers ist die Existenz langer Molekülketten, die unter sich verknäuelt sind, jedoch bei mechanischer Beanspruchung beliebige Gestalt annehmen können. Zugkräfte führen zur Streckung und zu einer Parallelausrichtung der kettenförmigen Makromoleküle.

Die mechanisch oder durch Wärmeeinwirkung erfolgende Verformung des Rohkautschuks ist nur z. T. reversibel (Übergang in den plastischen Zustand infolge Depolymerisation) und führt zur Klebrigkeit. Deshalb erfolgt eine Vulkanisierung mit Schwefel (Heißluftvulkanisation) bzw. mit Dischwefeldichlorid (Kaltvulkanisation), die zur Bildung von Disulfidbrücken zwischen den Molekülen führt. Die intermolekulare Brückenausbildung vermehrt die Haftstellen und verringert die Beweglichkeit der Molekülketten. Die Verformung ist nunmehr begrenzt und es sind dafür größere Kräfte notwendig, aber sie ist reversibel. Zur Vulkanisierung anderer Elastomere dienen Oxide, Peroxide und zweiwertige Metalle (Einführung von Etherbrücken). Bei synthetischen Produkten läßt sich die chemische Bindung zwischen den makromolekularen Ketten während des Polymerisationsprozesses durch vernetzende Verbindungen erreichen. Zuschläge an Ruß, Siliciumdioxid u. a. bewirken darüber hinaus durch Ausbildung kristalliner Bereiche eine Verstärkung der physikalischen Bindung.

28.4.2
Hilfsstoffe

Durch Vulkanisieren von Rohgummi, d. h. durch Zusatz von Schwefel und Erhitzen unter Druck, erhält Gummi seine Elastizität, Festigkeit und Widerstandsfähigkeit gegen Hitzeeinwirkung, wobei sich in Abhängigkeit vom Schwefelzusatz Weich- (5–10% Schwefel) und Hartgummi (30–50% Schwefel) herstellen lassen. Auch synthetische Kautschukprodukte können vulkanisiert werden. Gleichzeitig werden eine Reihe von Stoffen zugesetzt, die für die Qualität des Endprodukts entscheidend sind. Vor allem sind zu nennen:

Katalysatoren. Sie beschleunigen den Polymerisationsprozeß (z. B. Peroxide als Sauerstoffüberträger).

Vulkanisationsbeschleuniger. Hierzu zählen organische Stickstoff- oder Schwefelverbindungen, wie sekundäre Amine, Xanthogenate, Dithiocarbamate, Thiazole, oder anorganische Stoffe, wie Magnesiumoxid, Calciumhydroxid, Antimontri- oder -pentasulfid.

Inhibitoren. Sie beenden den katalytisch gesteuerten Vulkanisierungsprozeß nach Erreichen der gewünschten Härte (z. B. Blei-, Nickel- und Eisensalze).

Stabilisatoren bzw. Alterungsschutzmittel (Antioxidanzien). Es finden insbesondere Phenole und Amine, z. B. Hydrochinon, Pyrogallol, Phenylnaphthylamin, Phenylendiamin, Verwendung.

Modifikatoren. Sie fungieren als Härtungsmittel, Weichmacher oder Porenabdichter, z. B. flüssiges Paraffin, Teer, Phthalate, Sebazate, und haben wesentlichen Einfluß auf die Beschaffenheit des Endprodukts.

Füllstoffe. Sie finden zum Teil lediglich als Streckmittel Verwendung, verbessern oft aber auch die mechanischen Eigenschaften, wie Festigkeit, Kerbzähigkeit, Abriebbeständigkeit. Beispiele sind Kreide, Ruß, Sand, kolloidales Siliciumdioxid, Zinkoxid und Bariumsulfid.

Farbstoffe. Hierher gehören die Pigmente und echten Farbstoffe. Darüber hinaus können noch Lichtschutzmittel, geruchverbessernde und in speziellen Fällen schwer brennbare Mittel den Produkten zugeschlagen werden.

28.4.3
Eigenschaften und pharmazeutische Eignung

Den hervorragenden Eigenschaften des Naturgummis, insbesondere seiner Elastizität, stehen erhebliche Schwierigkeiten bei seiner Standardisierung gegenüber. Als Naturprodukt ist die Zusammensetzung des Rohgummis je nach Herkunftsland unterschiedlich, sie variiert oft schon von Plantage zu Plantage. In dieser Hinsicht sind synthetische Kautschukarten (z. B. Polymerisationsprodukte des Butadiens, Methylbutadiens, 2-Chlorbutadiens) exakter zu definieren. Auch Kunstgummiarten werden gehärtet und zur Erreichung der gewünschten Eigenschaften mit Zuschlägen von solchen Hilfsstoffen versehen, die auch bei der Naturkautschukverarbeitung zur Anwendung kommen.

Voraussetzung für die Eignung als Verschlußmaterial bei Behältnissen für Injektions- und Infusionslösungen ist, daß die Gummi- (bzw. Kunststoff-) Arten eine genügende Elastizität aufweisen und damit einen hermetischen Abschluß der Behältnisse garantieren und gegen Temperatureinflüsse (Hitzesterilisation, Kältelagerung, Gefriertrocknung) weitgehend beständig sind. Insbesondere muß bei Verschlüssen für Durchstechflaschen gefordert werden, daß beim Einführen der Injektionsnadel keine Stopfenteilchen in die zu injizierende Flüssigkeit gelangen und daß die Durchstechstelle sich nach Herausziehen der Kanüle wieder fest schließt, so daß die Sterilität der Lösung gesichert bleibt. Besondere Schwierigkeiten ergeben sich bei der Erfüllung der Forderung, daß die Stopfenmaterialien keine Substanzen an die Lösung abgeben und andererseits aus dieser keine aufnehmen dürfen. Besonders unter Einfluß der Hitzesterilisation besteht erhöhte Gefahr, daß Vulkanisierhilfsstoffe aus dem Verschluß in die Lösung gelangen, wo sie chemische Reaktionen auslösen können, die die Stabilität der Arzneistoffe (Fällungen, Verfärbungen) beeinträchtigen. Derartige Reaktionen können zudem zu toxischen Verbindungen führen. Bekannt ist, daß aus Gummistopfen durch die sie berührende Lösung auch Stoffe herausgelöst werden können, die Fieber erzeugen. Derartige Verbindungen gelangen gegebenenfalls auch aus dem Innern des Stopfens beim Durchstechen in die Lösung. Hierbei handelt es sich um Eiweißprodukte (bei Naturgummi) oder um Schwermetallionen. Veränderungen am Gummi treten durch Aufnahme von Stoffen aus der Lösung auf. Wasser führt zur Quellung, was in wesentlich stärkerem Maße bei Kontakt mit öligen Lösungen der Fall ist. Diese Quellung führt schließlich zur Zerstörung des Gummimaterials. So müssen an Verschlüsse für Behältnisse, die zur Aufnahme von Lipoidflüssigkeiten dienen, ganz besonders hohe Anforderungen gestellt werden. Sehr zahlreiche Arzneistoffe können auch durch das Verschlußmaterial sorbiert werden. Besonders von Konservierungsmitteln ist bekannt, daß sie an Gummi gebunden werden.

28.4.4
Elastomertypen

28.4.4.1
Naturkautschuk

$$\{CH_2-C=CH-CH_2-CH_2-C=CH-CH_2\}_n$$
$$\quad\quad\; |\quad\quad\quad\quad\quad\quad\quad\; |$$
$$\quad\quad CH_3\quad\quad\quad\quad\quad\quad CH_3$$

Die Zusammensetzung des Naturkautschuks ist nicht einheitlich. Rohkautschuk besteht zu 93,3–93,6% aus Kohlenwasserstoffen. Alle Naturkautschukarten stellen chemisch Polyisopren (C_5H_8) mit einer fast 100%igen cis-1,4-Konfiguration dar und weisen eine Molekülmasse zwischen 300000 und 700000 auf.

Die Gewinnung des Rohkautschuks erfolgt aus dem Latex (Milchsaft) von *Hevea brasiliensis* und anderer Euphorbiaceae. Kautschukliefernde Pflanzen gehören auch den Familien der Apocynaceae, Maroceae und Asteraceae an.

28.4.4.2
Umwandlungsprodukte des Naturkautschuks

Chlorkautschuk

Chlorkautschuk erhält man durch Chlorierung von in Kohlenstofftetrachlorid gelöstem Rohkautschuk bei Temperaturen von 80–110°C.

Der Chlorgehalt beträgt bis 65%. Bei Temperaturen über 80°C erfolgt Zersetzung (HCl-Abspaltung). Sein Vorteil besteht in der Härte, Unentflammbarkeit und in guter Alkali- und Säurebeständigkeit.

Cyclokautschuk

$$H_2C\begin{matrix}\cdots-CH_2\\ \;\;C-CH_3\\ \;\;C-CH_2-\cdots\\ \;\;C\\ H_2C\;\;\;\;C-CH_3\\ \;\;C\\ H_2\end{matrix}$$

Cyclokautschuk

Zyklisierungsprodukte entstehen durch Erhitzen des Rohkautschuks mit Sulfonsäure oder Sulfochloriden. Cyclokautschuk ist gegen Fette, verdünnte Säuren und Alkalien beständig, wird jedoch von aliphatischen und aromatischen Kohlenwasserstoffen angegriffen. Er findet Verwendung zur Herstellung von Überzügen, z. B. bei Verpackungsmaterialien.

28.4.4.3
Synthesekautschuk

Synthetische Kautschuke ähneln dem Naturkautschuk im chemischen Aufbau oder sie entsprechen in ihren physikalisch-chemischen Eigenschaften dem Naturprodukt. Auch im Gemisch mit Naturkautschuk finden sie Verwendung.

- **Polybutadien und Butadienmischpolymerisate:**

$$\{CH_2-CH=CH-CH_2-CH_2-CH=CH-CH_2\}_n$$

Polybutadien

$$\{CH_2-CH=CH-CH_2-CH_2-CH\}_n$$
$$\quad\quad\quad\quad\quad\quad\quad\quad\quad\quad\quad\;\; |$$
$$\quad\quad\quad\quad\quad\quad\quad\quad\quad\quad\;\;\; C_6H_5$$

Butadien-Styrol-Polymerisate

$$\{CH_2-CH=CH-CH_2-CH_2-CH\}_n$$
$$\quad\quad\quad\quad\quad\quad\quad\quad\quad\quad\quad\;\; |$$
$$\quad\quad\quad\quad\quad\quad\quad\quad\quad\quad\;\;\; C\equiv N$$

Butadien-Acrylnitril-Polymerisate

Ausgangsprodukt für Polybutadienkautschuk ist 1,3-Butadien. Im Gegensatz zum Naturkautschuk existieren im Kunstprodukt 1,2- und 1,4-Verknüpfungen, so daß gerade und verzweigte Kettenglieder nebeneinander vorliegen. Wegen der geringen Festigkeit des Produkts und aus ökonomischen Erwägungen finden heute fast ausschließlich Mischpolymerisate Anwendung. Von besonderer Bedeutung sind Butadien-Styrol- und Butadien-Acrylnitril-Polymerisate. Diese Produkte zeigen gute mechanische Widerstandsfähigkeit, eine mittlere Wasserdampf- und Gasdurchlässigkeit, z.T. auch eine gute Beständigkeit gegen fette Öle und Paraffine. Sie finden in der Gummiindustrie vielfache Verwendung. Pharmazeutisch sind sie besonders als Schlauch- und Verpackungsmaterialien interessant.

- **Polychlorbutadien** (Chloroprenkautschuk): Die Herstellung erfolgt durch Polymerisation des Chloroprens (2-Chlor-1,3-butadien). Die Produkte weisen eine große Härte auf, sie sind beständig gegen oxidative Einflüsse, gegen Mineralöle, fette Öle, verdünnte Säuren und Basen. Die Wasser- und Gasdurchlässigkeit ist nur gering. Sie erweichen bereits bei etwa 60 °C.

$$\left[CH_2-\underset{\underset{Cl}{|}}{C}=CH-CH_2-CH_2-\underset{\underset{Cl}{|}}{C}=CH-CH_2 \right]_n$$

- **Polyisopren** (Isoprenkautschuk, Methylkautschuk): In den Eigenschaften und der Verwendung weitgehend identisch mit Naturkautschuk, entsteht Polyisopren durch Polymerisation von Isopren.

$$\left[CH_2-\underset{\underset{CH_3}{|}}{C}=CH-CH_2-CH_2-\underset{\underset{CH_3}{|}}{C}=CH-CH_2 \right]_n$$

- **Polyisobutylen** (Butylkautschuk): Butylgummi gewinnt man durch Mischpolymerisation von Isobuten (M) mit wenig Isopren oder Butadien in Methylenchlorid bei Temperaturen um etwa −100 °C. Die Produkte sind witterungs- und oxidationsbeständig, weisen nur geringe Wasserdampf- und Gasdurchlässigkeit auf und werden von verdünnten Säuren und Basen nicht angegriffen.

$$\cdots -CH_2-\underset{\underset{}{|}}{\overset{\overset{CH_3}{|}}{C}}=CH-CH_2-CH_2-\underset{\underset{CH_3}{|}}{\overset{\overset{CH_3}{|}}{C}}-\cdots$$

- **Polysulfidkautschuk:** Thioelaste stellen Polykondensate aus Alkalipolysulfiden und aliphatischen Dihalogeniden dar. Sie besitzen eine Quellbeständigkeit gegenüber Lösungsmittel, sind alterungs- und oxidationsbeständig, ihre mechanische Festigkeit ist relativ gering.

$$\left[CH_2-CH_2-\overset{\overset{S}{\|}}{S}-\overset{\overset{S}{\|}}{S} \right]_n$$

- **Siliconkautschuk:** Siliconkautschuk ist beständig gegenüber Ölen und Fetten sowie temperaturunempfindlich. Die Gasdurchlässigkeit ist extrem hoch. Er wird u.a. eingesetzt für medizinisch und pharmazeutisch genutzte Schlauchmaterialien und Stopfen sowie für Kunststoffteile zur Implantation.

$$\left[\underset{\underset{CH_3}{|}}{\overset{\overset{CH_3}{|}}{Si}}-O \right]_n$$

- **Polyurethane:** Kautschukähnliche Polyurethane gewinnt man durch Umsetzung von Diisocyanaten mit langkettigen, hydroxylgruppenhaltigen Polyestern und anschließende Vernetzung. Sie sind nicht beständig gegenüber Säuren, Laugen und siedendem Wasser, besitzen aber hohe Öl- und Abriebfestigkeit.

28.5 Prüfungen

Das in der Ph. Eur. enthaltene neue Kapitel Behältnisse läßt zwei Kategorien prüfen: die Ausgangsstoffe zur Herstellung der Behältnisse und die Behältnisse selbst. Dabei werden die Materialien und Behältnisse aufwendig geprüft, die verwendeten Materialien müssen der Monographie entsprechen. Andere Materialien dürfen nur noch im Einzelfall nach Genehmigung der zuständigen Behörde verwendet werden.

Die Prüfung der Ausgangsstoffe erfolgt auf Identität und Reinheit. Hier wird, neben den üblichen Prüfungen, mit Hilfe von Kunststoffadditiven als Referenzsubstanzen auf Zusatzstoffe geprüft. Die Prüfung der Behältnisse enthält insbesondere Prüfungen auf notwendige Eigenschaften, wie Reißfestigkeit, Dichtigkeit, Entleerung unter Druck und Widerstand gegenüber Temperaturveränderungen.

Zum Nachweis toxischer Substanzen reichen physikalische und chemische Prüfungen nicht aus, so daß biologische Prüfungen erforderlich werden.

Sterilisation von Arzneiformen
Verfahren zur Verminderung der Keimzahl

29.1 Allgemeines

Arzneiformen, die dem Organismus nicht über den Magen-Darm-Trakt zugeführt werden, müssen sehr oft steril sein. Dazu zählen insbesondere die Injektions- und Infusionslösungen; aber auch für andere wird stets oder bei besonderer Indikation Sterilität gefordert, z. B. bei Lösungen für Blasenspülungen, Augentropfen, Salben, Puder. Sterilität wird weiterhin verlangt für Spritzen, Kanülen, Verbandstoffe, Wäsche usw. Schließlich müssen auch die Behältnisse, die zur Aufnahme steriler Arzneimittel und Arzneiformen vorgesehen sind, sterilisiert sein.

Mikroorganismen der verschiedensten Art sind Krankheitserreger. Ihr Wachstum und ihre Vermehrung setzen entsprechende Lebensbedingungen voraus (Nährstoffe, Temperatur, pH-Wert, osmotischer Druck, Sauerstoffgehalt, Feuchtigkeit, Licht u. a.). Sind diese Voraussetzungen nicht gegeben, kommt es im allgemeinen zu ihrem Tod. Einige Mikroorganismen (aerobe Bacillus-Arten, anaerobe Clostridien) sind in der Lage, Sporen zu bilden. Sporen sind Dauerformen, die gegenüber äußeren Einflüssen eine hohe Widerstandsfähigkeit besitzen und sich bei günstigen Umweltbedingungen als Fortpflanzungsformen wieder zu vegetativen Bakterienzellen entwickeln, die sich dann durch Teilungsvorgänge vermehren.

Die Resistenz der Mikroorganismen gegenüber schädlichen Einwirkungen ist sehr differenziert. Um Mikroorganismen abzutöten, bedient man sich verschiedenartiger Verfahren. Im Vordergrund stehen solche, bei denen hohe Temperaturen zur Anwendung kommen. Zum Erfolg führen trockene Hitze und im stärkeren Maße feuchte Hitze (Wasserdampf).

Die abtötende Wirkung höherer Temperaturen auf Mikroorganismen wurde Ende des 18. Jahrhunderts von Spallanzani nachgewiesen. Eine praktische Nutzung dieser Sterilisierversuche erfolgte allerdings nicht, wobei zu berücksichtigen ist, daß zu jener Zeit noch nicht bekannt war, daß Mikroorganismen Erreger von Infektionskrankheiten sein können. Pasteur wandte um 1860 erstmalig die Heißluftsterilisation an, doch unternahmen erst Koch und Wolffhügel 1881 systematische Versuche zur Sporenabtötung. Koch erkannte auch, daß strömender Wasserdampf bei der Abtötung von Mikroorganismen Vorteile aufweist gegenüber trockener und ruhender Heißluft, die eine längere Einwirkzeit erfordert. Die Anwendung von trockener Heißluft in der chirurgischen Praxis erfolgte erstmalig 1884 durch den Franzosen Terrilon, während sein Landsmann Redard 1887 gespannten, gesättigten Wasserdampf einsetzte.

Eine Abgrenzung der Methoden, die zur Abtötung, Beseitigung und Fernhaltung von Mikroorganismen bzw. zur Verhütung einer mikrobiellen Ansteckung herangezogen werden, ergibt sich aus den folgenden Definitionen.

Sterilisieren heißt Abtöten oder Entfernen der an Stoffen, Zubereitungen und an Gegenständen vorkommenden lebensfähigen Formen von Mikroorganismen. Als steril dürfen Stoffe, Zubereitungen oder Gegenstände nur dann bezeichnet werden, wenn sie frei sind von lebensfähigen Formen von Mikroorganismen, die unter den Züchtungsbedingungen einer Prüfung auf Sterilität nachgewiesen werden können.

Diese Definition wird in den meisten Arzneibüchern dahingehend konkretisiert, daß die Verfahren und Maßnahmen derart sein sollen, daß die Wahrscheinlichkeit für Unsterilität $\leq 10^{-6}$ ist, d.h. bei einer Charge von 1 Million sterilisierten Einheiten (z. B. Infusionsbehältnissen) darf nicht mehr als 1 Behältnis kontaminiert sein. Bei der Berechnung und Bewertung der Wirksamkeit von Sterilisationsverfahren wird diese auch international akzeptierte hohe Sicherheit für die Sterilität zugrunde gelegt.

Desinfizieren heißt totes oder lebendes Material in den Zustand versetzen, daß es nicht mehr infizieren kann. Die Desinfektion ist im Gegensatz zur Sterilisation eine Maßnahme zur Verhinderung der Infektion durch pathogene Mikroorganismen. Die Definition beinhaltet nicht die Zerstörung von Sporen.

Bei der Wahl des Desinfektionsmittels sind das Wirkungsspektrum, insbesondere die Aktivität gegen Problemkeime (Pseudomonaden, Salmonellen, Staphylokokken), die erforderliche Einwirkungszeit, aber auch die Materialverträglichkeit und der Grad der Umweltbelastung zu berücksichtigen. Um einer Selektion resistenter Keime vorzubeugen, sollte die Art des Desinfektionsmittels monatlich gewechselt werden.

Zur Händedesinfektion werden bevorzugt aliphatische Alkohole (Ethanol, Propanol), Formaldehyd und quartäre Ammoniumverbindungen enthaltende Mittel eingesetzt.

Zur Desinfektion von Arbeitsflächen und Geräten stehen phenolische Verbindungen, Peressigsäurezubereitungen und Aldehyde in Kombination mit quartären Ammoniumverbindungen im Vordergrund, wobei die arbeits- und zeitsparende desinfizierende Flächenreinigung, d. h. Reinigen und Desinfizieren in einem Arbeitsgang, bei geringem Verschmutzungsgrad vertretbar ist.

Zur Keimverarmung der Luft wird neben Triethylenglykol und Formaldehyd heute vor allem Wasserstoffperoxid eingesetzt.

Unter *Antiseptik* wird die Abtötung von Mikroorganismen auf Schleimhäuten und Wunden mit Desinfektionsmitteln verstanden, während der Begriff *Aseptik* eine Fülle von Maßnahmen beinhaltet, die das Ziel haben, Mikroorganismen von lebenden Geweben fernzuhalten, und damit zur Verhütung einer mikrobakteriellen Ansteckung geeignet sind. Aseptisches Arbeiten ist für den Arzt (Verwendung steriler Instrumente, Gummihandschuhe, Verbandmaterialien, Operationsklei-

dung, Mundschutz, Desinfektion der Luft, des Operationsraumes usw.) in vielen Fällen genauso unerläßlich wie für den Pharmazeuten (Herstellung aseptischer Zubereitungen).

Unter *Entwesung* versteht man die Vernichtung von schädlichen Kleintieren und Insekten, z. B. Ratten, Mäuse, Läuse, Flöhe, Wanzen, Fliegen, Mücken, die oftmals als Überträger von Krankheiten fungieren.

Hitze spielt bei der Sterilisation eine dominierende Rolle. Bei hohen Temperaturen werden Mikroorganismen infolge Eiweißdenaturierung abgetötet. Wesentlich ist die Dauer der Hitzeeinwirkung, Alter und Dichte der Bakterienkultur, der pH-Wert des Mediums, die Gegenwart chemischer Substanzen, die Anwesenheit von Blut, Eiter (Umhüllung der Keime, dadurch Veränderung der Hitzeresistenz). Feuchte Hitze (Wasserdampf) ist der trockenen Hitze (Heißluft) in der Sterilisierkraft überlegen. Gründe hierfür sind folgende: im feuchten Zustand nehmen Stoffe wesentlich schneller die Umgebungstemperatur an als im trockenen, auch erfolgt die Koagulation des Eiweißes schneller. Heißluft benötigt vergleichsweise eine beachtlich längere Zeitspanne, um das Objekt zu durchdringen. Allgemein gilt, daß Mikroorganismen gegenüber schädlichen Einwirkungen, insbesondere gegenüber Hitze, eine erhöhte Resistenz besitzen, wenn sie im getrockneten Zustand vorliegen. Die unterschiedliche Widerstandsfähigkeit der Mikroorganismen gegenüber feuchter Hitze wird durch vier Resistenzstufen gekennzeichnet (Tab. 29.1).

Wenn physikalische oder chemische Noxen auf Mikroorganismen einwirken, werden nicht alle sofort abgetötet. Die Abtötung unterliegt biologischen Gesetzmäßigkeiten, die durch die Absterbeordnung gekennzeichnet sind. Diese ist von der Art (z. B. Temperatur, Strahlung) und Intensität der Noxen, deren Einwirkzeit, von der Widerstandsfähigkeit der verschiedenen Arten und Formen der Mikroorganismen und von der Anzahl derselben abhängig.

Tab. 29.1: Widerstandsfähigkeit von Mikroorganismen gegenüber Sterilisationsbedingungen

Resistenz-stufe	Widerstandsfähigkeit	Mikroorganismen
1	sofortige Abtötung im strömenden Wasserdampf (100 °C)	nichtsporenbildende Bakterien vegetative Formen der Sporenbildner
2	Abtötung innerhalb von 20 min im strömenden Wasserdampf (100 °C)	Milzbrandsporen Kultursporen von apathogenen Sporenbildnern (Hoffmann-Sporen)
3	keine Abtötung innerhalb von 20 min in strömendem Wasserdampf, jedoch nach 5 min in gespanntem, gesättigtem Wasserdampf bei 121 °C	Erdsporen (native und genuine Sporen)
4	Abtötung in strömendem Wasserdampf (100 °C) praktisch nicht möglich und in gespanntem, gesättigtem Wasserdampf bei 134 °C erst nach etwa 30 min	höchstresistente native Sporen thermophiler Sporenbildner

29.2 Verfahren

29.2.1 Allgemeines

Die Arzneibücher führen verschiedene Entkeimungsverfahren an. Generell ist zu unterscheiden zwischen Verfahren, die eine sichere Sterilisation im Endbehältnis gewährleisten, und Verfahren zur Entkeimung von Gütern, deren Sterilisation im Endbehältnis nicht möglich ist.

Zur Sterilisation im pharmazeutischen und medizinischen Bereich sind die folgenden Methoden üblich:

- *Dampfsterilisation:* Behandlung mit gespanntem, gesättigtem Dampf im Autoklaven bei 121 °C während 15 min (Standardverfahren) oder bei anderen geeigneten Temperatur-Zeit-Kombinationen.
- *Sterilisation mit trockener Hitze:* Behandlung mit trockener Hitze (Heißluft) bei 160, 170 bzw. 180 °C während 120, 60 bzw. 30 min oder einer anderen geeigneten Temperatur-Zeit-Kombination. Hingewiesen sei auf das *Ausglühen* (Rotglut von etwa 500 °C) als einfache und sichere, aber materialbelastende Maßnahme zur Keimfreimachung von Impfösen, Spateln u. a. und auf das *Abflammen (Flambieren)*, worunter ein mehrfaches langsames Durchziehen von hitzebeständigen Arbeitsgeräten (Spatel, Pinzetten, einfache Glas- oder Steingutgeräte) zu verstehen ist. Das Abflammen stellt keine wirksame Entkeimungsmaßnahme dar und ist daher abzulehnen.
- *Sterilisation mit mikrobiziden Gasen:* Behandlung mit Ethylenoxid oder Formaldehyd im Gassterilisator.
- *Strahlensterilisation:* Behandlung mit γ-Strahlen oder Elektronenstrahlen.

Verfahren, die eingesetzt werden müssen, wenn eine Sterilisation im Endbehältnis aus Gründen der Materialverträglichkeit, insbesondere bei unzureichender thermischer Stabilität der Güter nicht möglich ist, sind stets Bestandteil eines aseptischen Regimes. Sie besitzen nicht die hohe Sicherheit der Sterilisationsverfahren und sind eher als Behelfsmaßnahmen anzusehen, auf deren Einsatz mangels besserer Verfahren nicht verzichtet werden kann.

Zu diesen Verfahren gehören:

- *Entkeimungsfiltration:* Filtration durch bakterienzurückhaltende Filter unter Einhaltung aseptischer Arbeitsbedingungen.
- *aseptische Herstellung:* Komplexe Maßnahmen zur Vermeidung des Einschleppens von Keimen während des Herstellungsprozesses.
- *thermische Behelfsverfahren:* Hierunter sind Methoden zu verstehen, die bei niedrigeren

Temperaturen als thermische Sterilisationsverfahren zu einer deutlichen, aber oft selektiven Abtötung von Mikroorganismen führen. Beim *Pasteurisieren*, das bevorzugt zur Haltbarmachung von Lebensmitteln dient, werden die Zubereitungen einer Temperatur von 80–85 °C während 5 s (Hochpasteurisierung) ausgesetzt. Eine weitere Methode stellt die *Tyndallisation (fraktionierte „Sterilisation")* dar, die gleichfalls im pharmazeutischen Bereich lediglich als Zusatzmaßnahme in Sonderfällen zur Anwendung kommt. Hierbei geht man so vor, daß die zu entkeimende Zubereitung an mindestens vier aufeinanderfolgenden Tagen auf etwa 100 °C erhitzt und in den Zwischenzeiten bei Raumtemperatur aufbewahrt wird, damit vorhandene Sporen keimen bzw. so weit quellen, daß sie bei der erneuten Wärmebehandlung abgetötet werden. Bei der *chemothermischen Behandlung*, die zur Keimverarmung von Konservierungsmittel enthaltenden Lösungen herangezogen werden kann, wird die Zubereitung im siedenden Wasserbad oder strömenden Wasserdampf während etwa 30 min einer Hitzeeinwirkung ausgesetzt. Durch die Temperaturerhöhung kommt es zu einer wesentlichen Aktivitätssteigerung des Konservierungsmittels.

- *Entkeimung mit mikrobiziden Flüssigkeiten:* Behandlung (Einlegen) von Gegenständen und Geräten mit Lösungen von mikrobiziden Stoffen, wie Peressigsäure, Formaldehyd oder Glutaraldehyd.

29.2.2
Berechnung und Bewertung der Wirksamkeit von Sterilisationsverfahren

Die Abtötung von Mikroorganismen bei einer bestimmten Temperatur folgt den Gesetzmäßigkeiten einer Reaktion 1. Ordnung (s. 26.2.2.1), d.h. es besteht ein linearer Zusammenhang zwischen dem Logarithmus der Keimzahl (N) und der Zeit (Abb. 29.1). Zur Charakterisierung der Geschwindigkeit des Abtötungsprozesses wird üblicherweise der D-Wert herangezogen. Der D-*Wert* (Dezimalreduktionszeit) ist die Zeit, die erforderlich ist,

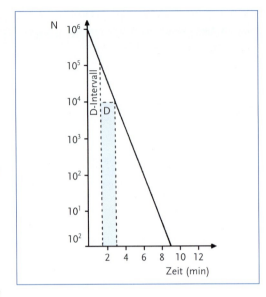

Abb. 29.1: Definition des D-Wertes am Beispiel der Abtötungskurve für *Bacillus stearothermophilus* (Sporen) in gespanntem und gesättigtem Wasserdampf bei 121°C

um die Keimzahl um eine Zehnerpotenz zu reduzieren. Bei der Strahlensterilisation dient als Bewertungsgröße für den D-Wert unter analog definierten Bedingungen die absorbierte Strahlendosis. Der D-Wert stellt ein keim- und verfahrensspezifisches Charakteristikum dar und

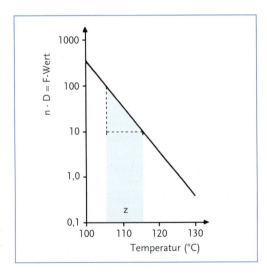

Abb. 29.2: Definition des z-Wertes am Beispiel der Abtötungskurve für *Bacillus stearothermophilus* (Sporen) in gespanntem und gesättigtem Wasserdampf

Bakterienart (Sporen)	D-Wert (min) bei 115 °C	D-Wert (min) bei 121 °C	z-Wert (K)
Bacillus stearothermophilus	10–24	1,5–4,0	6–7
Bacillus subtilis	2,2	0,4–0,7	8–13
Clostridium sporogenes	2,8–3,6	0,8–1,4	13
Clostridium botulinum		0,2	10

Tab. 29.2: D- und z-Werte für einige Bakteriensporen bei der Behandlung mit gespanntem, gesättigtem Wasserdampf

ist nur dann aussagekräftig, wenn die genauen experimentellen Bedingungen bekannt sind.

Zur Beschreibung der Temperaturabhängigkeit des Abtötungsprozesses einer Mikroorganismenpopulation dient der gleichfalls keim- und verfahrensspezifische z-Wert (Temperaturkoeffizient). Er stellt die Temperatur in K (Kelvin) dar, die erforderlich ist, um den D-Wert um den Faktor 10 zu verändern (Abb. 29.2). In Tabelle 29.2 sind die D- und z-Werte für einige sporenbildende Bakterien für die Dampfsterilisation bei 115 °C und 121 °C aufgeführt. Beide Kenngrößen ermöglichen, die Wirksamkeit (Effektivität, Letalität) von (thermischen) Sterilisationsverfahren als F-Wert (min) nach

$$F = (\log N_0 - \log N) \cdot D = \log \frac{N_0}{N} \cdot D = n \cdot D \quad (29.1)$$

zu berechnen, wobei N_0 die Ausgangskeimzahl, N die Keimzahl am Ende der keimtötenden Behandlung und n die Gesamtzahl an Zehnerpotenzen für die Keimzahlreduktion bedeuten. Da für die Sterilisationsverfahren eine Sicherheit von 10^6 gefordert wird, d.h. $N = 10^{-6}$ beträgt, nimmt die obige Formel folgenden Ausdruck an:

$$F = (\log N_0 - \log 10^{-6}) \cdot D \quad (29.2)$$

Bei einer Dampfsterilisation wird der F-Wert mit einem D-Wert von 1 min und einer mikrobiologischen Grundlast (bioburden) der zu sterilisierenden Produkte von 10^6 Keimen/Behälter folgendermaßen berechnet:

$$F = (\log 10^6 - \log 10^{-6}) \cdot 1,0 \text{ min} = 12 \text{ min} \quad (29.3)$$

Die erforderliche Sterilisationszeit beträgt somit 12 min. Sterilisationsverfahren, die unter Zugrundelegung eines D-Wertes von 1 min eine Herabsetzung der Keimzahl von mindestens 12 Zehnerpotenzen (n = 12) bewirken, werden international als Overkill-Verfahren bezeichnet. Gemäß dieser Auffassung stellt die von den meisten Arzneibüchern als Standard- und Referenzverfahren favorisierte Dampfsterilisation bei 121 °C während 15 min ein derartiges Verfahren dar. Erfahrungsgemäß ist im pharmazeutischen Bereich mit der Anwesenheit von mesophilen Keimen zu rechnen, die einen D-Wert von < 1 min besitzen, so daß das Standardverfahren und Äquivalenzverfahren, die bei anderen Temperatur-Zeit-Kombinationen arbeiten, aber die gleiche (äquivalente) Effektivität wie das Standardverfahren besitzen, eine hohe Sicherheit gewährleisten.

Für Äquivalenzverfahren errechnet sich der F-Wert (F_T-Wert) als erforderliche Sterilisierzeit unter den gewählten Temperaturbedingungen zu

$$F_T = \frac{F_{121}}{10^{\frac{T-121}{z}}} \quad (29.4)$$

Alternativverfahren, die eingesetzt werden müssen, wenn die Hitzelabilität der Güter eine Behandlung bei den Temperaturen des Standard- bzw. der Äquivalenzverfahren nicht zuläßt, weisen bei gleicher Sterilisationssicherheit von 10^6 eine geringere Effektivität auf. Der Einsatz von Alternativverfahren setzt voraus, daß die mikrobiologische Grundlast der zu sterilisierenden Güter hinsichtlich Art, Menge und Temperaturempfindlichkeit der Keime ermittelt werden muß, was mit einem hohen Arbeitsaufwand verbunden ist.

Die Wirksamkeit von kontinuierlichen Sterilisationsverfahren und solchen, bei denen die Anheiz-, Ausgleichs- und Abkühlzeit neben der eigentlichen Sterilisierzeit in den Keimabtötungsprozeß mit einbezogen werden sollen, errechnet sich zu

$$F = \Sigma L \cdot \Delta t \qquad (29.5)$$

Hierbei stellt L den Letalitätsgrad dar, der als die keimtötende Wirksamkeit bei einer bestimmten Temperatur in bezug zur keimtötenden Wirksamkeit der Bezugstemperatur (meist 121 °C) definiert ist.

Eine rationale Berechnung der Gesamtletalität ist mit Computerprogrammen möglich. Derartige Computer berechnen aus den während der Behandlung durch Temperaturfühler in kurzen Zeitabständen von etwa 10 s erfaßten Temperaturen die einzelnen Teilletalitätsraten und summieren diese zur Gesamtletalität.

Bei F-Wert-gesteuerten Dampfsterilisatoren werden derartige Programme zur Prozeßsteuerung genutzt.

29.2.3 Validierung und Kontrolle von Sterilisationsverfahren

Da der Sterilisationserfolg maßgeblich von der Ausgangskeimzahl der Produkte abhängt, ist durch GMP-gerechte Gestaltung des gesamten Herstellungsprozesses zu gewährleisten, daß die mikrobielle Verunreinigung von Ausgangsstoffen (Arznei- und Hilfsstoffe), der Herstellungsausrüstung und aller weiteren verwendeten Materialien so niedrig wie möglich ist und die mikrobiologisch kontrollierten Arbeitsbedingungen so beschaffen sind, daß ein Einschleppen und Vermehren von Keimen vermieden wird. Besondere Aufmerksamkeit ist hierbei solchen Ausgangsstoffen zu schenken, die als besonders mikrobiell gefährdet angesehen werden müssen (Tab. 29.3).

Jedes Sterilisationsverfahren ist produktbezogen zu validieren. Hierunter ist zu verstehen, daß durch geeignete Prüfmethoden der Nachweis erbracht wird, daß das Entkeimungsverfahren für den vorgesehenen Zweck geeignet ist und bei Einhaltung der ermittelten methodisch-apparativen Bedingungen Sterilität sichert.

Die Validierung des Verfahrens beinhaltet als *Qualifizierung* den Nachweis der technischen Funktionstüchtigkeit des Sterilisators, einschließlich des Kalibrierens der Meß-, Steuer- und Regeleinrichtungen.

Die Validierung ist periodisch zu wiederholen, wobei der Zeitabstand in Abhängigkeit von der Art des Produktes und dem Sterilisationsverfahren festzulegen ist (Revalidierung). Eine Revalidierung ist erforderlich, wenn wesent-

Tab. 29.3: Mikrobielle Reinheitsforderung für Arznei- und Hilfsstoffe (Ph. Eur.) [MO: Mikroorganismen; KBE: koloniebildende Einheiten]

	aerobe MO max. KBE/g Substanz	Abwesenheit von
Agar	10^3	Salmonellen *Escherichia coli*
Aluminiumoxid, wasserhaltig	10^3	Enterobakterien bestimmte andere gramnegative Bakterien *Escherichia coli*
Arabisches Gummi	10^4	*Escherichia coli*
Gelatine	10^3	*Escherichia coli* Salmonellen
Lactose	10^2	*Escherichia coli*
Pankreaspulver	10^4	*Escherichia coli* Salmonellen
Stärken	10^3 10^2	*Escherichia coli* Pilze
Tragant	10^4	*Escherichia coli* Salmonellen
Weißer Ton	10^3	

liche Veränderungen der Zusammensetzung oder der Herstellung der Produkte, des Sterilisiermodus (Größe der Sterilisatorladung u.a.) oder Reparaturen am Sterilisator, insbesondere an Meß-, Regel- und Steuereinrichtungen, vorgenommen worden sind.

Zur Validierung werden vor allem *Bioindikatoren* verwendet. Unter Bioindikatoren sind Sporen von Mikroorganismen zu verstehen, die eine hohe Resistenz gegen das keimtötende Agens aufweisen. Meist handelt es sich um Zubereitungen, die auf einem geeigneten Träger (Papier-, Glas- oder Metallblättchen) eine definierte Menge von möglichst nicht pathogenen Mikroorganismen enthalten (Tab. 29.4). Die Indikatoren, die deutlich erkennbar gekennzeichnet sein müssen, um Verwechslungen mit dem Sterilisiergut auszuschließen, sind an solchen Stellen der Sterilisatorladung zu plazieren, die erfahrungsgemäß von dem keimtötenden Agens nur schwer erreicht werden. Nach Beendigung des Sterilisierprozesses werden die Träger auf ein Nährmedium gebracht und bebrütet. Bioindikatoren als Testampullen, die bereits das Nährmedium enthalten, stellen eine wesentliche Arbeitserleichterung dar.

Zur Validierung und insbesondere zur Prozeßkontrolle sind auch physikalische Meßmethoden geeignet und meist besser zu handhaben als Bioindikatoren. Für thermische Sterilisationsverfahren werden vorteilhaft Thermofühler eingesetzt, die zur Ermittlung der Temperaturverteilung im Nutzraum des Sterilisators bzw. zur Lokalisierung des „Kältepunktes" der Ladung an den thermisch kritischen Stellen positioniert werden. Zur Verfah-

Tab. 29.4: Bioindikatoren zur Überprüfung von Sterilisationsmethoden (Ph. Eur. 5.1.2)

Methode	Testkeim (Sporen)		Sporen/ Indikatoreinheit	D-Wert	Abtötungsverhalten
Dampfsterilisation	*Bacillus stearothermophilus*		$>5 \cdot 10^5$	1,5 min (121 °C)	Wachstum nach 6 min Behandlung kein Wachstum nach 15 min Behandlung
Sterilisation durch trockene Hitze	*Bacillus subtilis* (z. B. var. *niger*)		$>10^5$	5–10 min (160 °C)	
	hitzeresistente Bakterienendotoxin-Zubereitung				Reduzierung über 3 log-Stufen
Sterilisation durch ionisierende Strahlen	*Bacillus pumilus*		$>10^7$	$>1,9$ kGy	kein Wachstum nach Behandlung mit 25 kGy (geringste absorbierte Dosis)
Sterilisation durch mikrobiozide Gase	Wasserstoffperoxid	*Bacillus stearothermophilus*	$>5 \cdot 10^5$		
	Peressigsäure				
	Ethylenoxid	*Bacillus subtilis* (z. B. var. *niger*)		$>2,5$ min bei 54 °C und 60 % rF für 1 Testzyklus mit 0,6 g/l	kein Wachstum nach 1 Testzyklus für 60 min. Wachstum nach 1 Testzyklus für 15 min bei 30 °C
	Formaldehyd				

rens- und In-Prozeß-Kontrolle der Strahlensterilisation sind Dosimeter geeignet, mit denen die absorbierte Strahlendosis unmittelbar im bzw. am Sterilisiergut gemessen wird.

Im Unterschied zu Bioindikatoren zeigen *Sichtindikatoren* als nicht biologische Materialien lediglich an, daß die Produkte dem Sterilisationsprozeß unterworfen worden sind. Sie werden eingesetzt, um Verwechslungen zwischen sterilisierten und nicht sterilisierten Gütern vorzubeugen.

29.2.4
Hitzesterilisation

29.2.4.1
Dampfsterilisation

29.2.4.1.1
Allgemeines

Bei der Dampfsterilisation kommt gespannter, gesättigter und im allgemeinen luftfreier Wasserdampf zur Anwendung. Die Sterilisation erfolgt in Dampfsterilisatoren (Sterilisierautoklaven). Die Dampfsterilisation beruht auf folgenden physikalischen Grundlagen: Der Siedepunkt des Wassers hängt bekanntlich vom Luftdruck ab, so siedet Wasser in einem offenen Gefäß bei 0,1 MPa (760 mm Hg) bei 100 °C und geht in den gasförmigen Zustand über. Andere Verhältnisse liegen vor, wenn Wasser in einem geschlossenen Gefäß erhitzt wird. Hier steigt die Temperatur des Wassers und des Dampfes auf über 100 °C an, gleichzeitig steigt der Dampfdruck (Spannung), und es liegt *gespannter Dampf* vor. Während der Dampf von offen siedendem Wasser (*strömender Dampf*) einen Druck von 0,1 MPa (1 bar) aufweist, besitzt gespannter Dampf von 120 °C einen Druck von 0,2 MPa (2 bar). Von *gesättigtem Dampf* (*Sattdampf*) spricht man, wenn Wasserdampf mit Wasser unmittelbar in Berührung steht. Solange Wasser vorhanden ist, das verdampfen kann, nimmt bei steigender Temperatur der Dampfdruck zu. *Ungesättigter Dampf* liegt dann vor, wenn ein mit Wasserdampf gesättigter Raum, der kein Wasser mehr enthält, vergrößert wird, da der gesättigte Dampf nunmehr auch den zusätzlichen Raum füllt und dabei in ungesättigten Dampf übergeht, dessen Spannkraft nicht mehr der gegebenen Temperatur entspricht. *Überhitzter Dampf* (*Heißdampf*) entsteht in einem gegebenen Raum, in dem keine Flüssigkeit mehr vorhanden ist, durch weitere Wärmezufuhr. Ungesättigter und insbesondere überhitzter Dampf besitzen gegenüber Mikroorganismen nur noch eine ungenügende Tötungskraft. Kondensiert ein Teil des gesättigten Dampfes bei der Abkühlung an den Wandungen der Sterilkammer bzw. auf dem Sterilisiergut, so liegt *Naßdampf* vor.

Die Sterilisation wird mit *gespanntem und gesättigtem Wasserdampf* durchgeführt, der folgendermaßen im Dampfdrucktopf erreicht wird:
- In der Anheiz- und Steigzeit bleibt das Dampfventil des Autoklaven offen, so daß die Luft aus dem Sterilisierraum entweichen kann,
- wenn ein kräftiger Dampfstrahl aus dem Dampfventil austritt, läßt man das Ventil noch 5 Minuten geöffnet, so daß Restluft aus dem Sterilisierraum verdrängt wird,
- das Dampfventil wird geschlossen. Daraufhin steigen Druck und Temperatur an. Es wird gewartet, bis der Druck 2 bar und die Temperatur 121 °C beträgt.

Nur luftfreier Dampf erreicht auch wirklich diese Druck-Temperatur-Kombination. Ist noch Restluft im Sterilisierraum vorhanden, so dehnt sich diese aus. Die Folge ist, daß der Druck schneller als die Temperatur steigt. Weiterhin muß genügend Wasser in den Autoklaven eingefüllt sein, damit sich ein Gleichgewicht zwischen flüssigem und gasförmigem Wasser ausbilden kann. Der Sterilisationseffekt ist vermindert, wenn noch Luft im Sterilisierraum vorhanden ist.

Dampfphase und wäßrige Phase stehen miteinander in einem Kondensations-Verdampf-Gleichgewicht. Die bei der Kondensation von Wasser auf dem Sterilisiergut freiwerdende Wärme ist der Energieüberträger bei der Sterilisation, der zur Abtötung der Mikroorganismen führt.

Da Luft-Wasserdampf-Gemische bei einer bestimmten Temperatur einen höheren Druck als luftfreier Dampf besitzen, ist es durch gleichzeitige Kontrolle der Thermometer- und Manometerwerte möglich, Aussagen zum Luftgehalt des gespannten Dampfes zu erhalten, wobei ein zu hoher Druck auf eine unvollständige Entfernung der Luft hinweist.

Bevorzugt findet die Dampfsterilisation Anwendung für Verbandstoffe, Zellstoff, Papier, Wäsche, Arbeitskleidung, Instrumente, Leergefäße usw. (Oberflächensterilisation), Wasser und wäßrige Lösungen thermostabiler Substanzen (Sterilisation verschlossener Behältnisse).

29.2.4.1.2
Apparate

Einfache und kleine Dampfdrucksterilisatoren sind einwandig (Abb. 29.3). Das im unteren Teil befindliche Wasser ist vom eigentlichen Sterilisierraum durch eine Siebplatte, die gleichzeitig Bodenplatte für das zu sterilisierende Gut ist, abgetrennt. Die Beheizung erfolgt – wie auch bei größeren Autoklaven – grundsätzlich elektrisch. Das entstehende Dampf-Luft-Gemisch, das von unten her zunächst die Sterilisierkammer durchströmt, wird durch das zumeist oben angebrachte Ventil abgelassen, bis etwa 5 min lang ein kräftiger Dampfstrahl austritt. Nun kann damit gerechnet werden, daß eine weitgehende Verdrängung der Luft erfolgt ist. Erst jetzt wird das Ventil geschlossen, wobei der Druck und die Temperatur ansteigen.

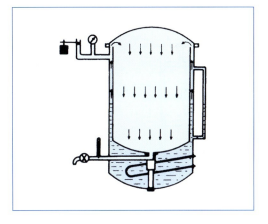

Abb. 29.4: Autoklav, doppelwandig

Von wesentlich größerer Bedeutung sind doppelwandige Dampfsterilisatoren, deren Bauprinzipien daher eingehender erörtert sein sollen (Abb. 29.4). Das zur Dampfentwicklung dienende Speisewasser befindet sich im unteren Teil des Mantelgefäßes. Ein Wasserstandglas dient zur Kontrolle, daß sich eine ausreichende Menge Wasser im Autoklaven befindet. Der Dampf strömt von oben her in den Sterilisierraum ein und ermöglicht dadurch eine sichere Austreibung der spezifisch schweren Kaltluft, die sich im unteren Teil ansammelt und über einen hier angebrachten Luft- und Dampfablaßhahn ausströmen kann. Zu den weiteren Bauelementen zählen ein Manometer, das an verschiedenen Stellen montiert sein kann (meist am Deckel oder am Luft-Dampf-Ablaßstutzen) und eine Kontrolle des Überdrucks gestattet, ein Thermometer und ein Sicherheitsventil. Bei anspruchsvolleren Autoklaven sorgen Temperaturfühler und Regelmechanismen für eine automatische Energiezufuhr. Die Luftaustreibung wird begünstigt durch Luftabscheider, die manche Konstruktionen aufweisen (Abb. 29.5). Hierbei handelt es sich um eine Kühlschlange, durch die der Dampf geleitet wird, bevor er über den Luft- und Dampfablaßhahn den Autoklaven verläßt. Hier kondensiert sich der Wasserdampf unter Volumenverminderung, wobei ein Sog entsteht, der Luft aus dem Sterilisierraum heraussaugt. Bei derartigen Geräten wird das Ventil geschlossen, sobald Wasserdampf austritt. Eine Vakuumluft-

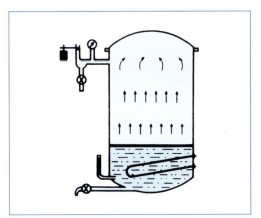

Abb. 29.3: Autoklav, einwandig

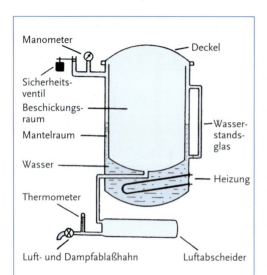

Abb. 29.5: Autoklav mit Luftabscheider

absaugung läßt sich mittels Vakuumpumpe (Vorvakuumautoklav) erzielen. Der Unterdruck sollte mindestens 55 mbar betragen.

Größere Autoklaven besitzen zur Trocknung des Sterilisierguts Einrichtungen zum Absaugen des Dampfes in der Abkühlungsphase und zum Durchsaugen heißer steriler Luft. Problematisch ist die lange Abkühlungszeit der Autoklaven, die mehrere Stunden betragen kann. Dadurch ist die Gesamtsterilisation mit einem hohen Zeitaufwand verbunden, und eine sofortige Neubeschickung des Autoklaven nach Beendigung der Abtötungszeit ist nicht möglich. Außerdem unterliegen die Arzneistoffe dadurch zwangsläufig einer langen Thermobelastung, die zu einer Zersetzung führen kann. Größere Autoklaven verfügen aus diesem Grund über Kühl- und Druckausgleichseinrichtungen. Die Abkühlung kann erreicht werden mittels Durchlauf von kaltem Wasser durch in die Autoklavenwandung eingebaute Rohrsysteme. Dieses Prinzip ist jedoch ohne weiteres nur für die Oberflächensterilisation anwendbar. Bei der Sterilisation von Injektionslösungen würde hierdurch infolge des schnellen Druckabfalls im Dampfraum erhöhte Bruchgefahr auftreten, sofern nicht durch gleichzeitige Zufuhr von Druckluft ein Ausgleich erzielt wird. Wenn es das Sterilisiergut zuläßt, sind daher solche Konstruktionen günstiger einzuschätzen, bei denen durch Düsen Wasser in den Nutzraum und damit auf die Injektionsbehältnisse gesprüht wird. Auch hierbei kann – zumindest bis in den Gefäßen 100 °C erreicht sind – ein Einblasen von Druckluft zweckmäßig sein, um dem langsameren Druckabfall in den Behältnissen gegenüber dem im Nutzraum Rechnung zu tragen. Eine Sterilisation von Lösungen in Kunststoffflaschen ist unter den genannten Bedingungen nicht möglich, da mit steigender Temperatur der sich verstärkende Innendruck zu einem Aufreißen der Behältnisse führen würde. Zur Erzeugung eines entsprechenden Gegendrucks füllt man daher den Innenraum des Autoklaven mit Wasser, das auf die Sterilisationstemperatur bei gleichzeitiger Umwälzung erhitzt wird. Durch Preßluft wird darüber hinaus der temperaturabhängige Innendruck der Behältnisse kontinuierlich ausgeglichen. Auch in der Abkühlungsphase, in der eine Heißwasserab- und Kaltwasserzuführung und eine Preßluftabführung erfolgt, wird für einen Druckausgleich Sorge getragen.

Für Industriebetriebe, Sterilzentren und Krankenhausapotheken sind Dampfsterilisierautomaten geeignet. Diese enthalten oftmals Sterilisatoren verschiedener Leistung, die nach dem Baukastenprinzip zu einem System zusammengefügt sind. Besonders zweckmäßig für den Arbeitsablauf sind solche Typen, die als Durchgabesterilisatoren konstruiert und in eine Wand eingebaut sind. Von einem Raum aus erfolgt die Beschickung des Autoklaven, von einem anderen die Entnahme des Sterilguts. Der Betriebsablauf kann programmiert werden.

Großraumautoklaven sind mit Temperatur- und Druckmeßeinrichtungen ausgerüstet, die eine lückenlose Erfassung und Registrierung dieser wichtigen Prozeßparameter gewährleisten.

Als Verfahren, die anstelle von gespanntem, gesättigtem Dampf mit Wasser oder Dampf-Luft-Gemischen als Wärmeüberträger arbeiten, haben Heißwasserberieselungs-Verfahren (DIN-Code: DHBV) und Dampf-Luft-Gemisch-Verfahren (DIN-Code: DLGV) Bedeutung erlangt. Bei diesen Verfahren wird durch Kreislauf- und Verteilersysteme (Umwälzpumpen bzw. Gebläse) eine gleichmäßige Temperaturverteilung im Nutzraum und eine wesentliche Verkürzung der Abkühlzeit erreicht. Das Heißwasserberieselungs-Verfahren weist eine hohe Temperatur-Regelgenauigkeit auf und eignet sich daher zur Entkeimung von Flüssigkeiten in geschlossenen Behältnissen, insbesondere zur Sterilisation von Zubereitungen in Kunststoffbehältnissen.

29.2.4.1.3
Durchführung

Für die Durchführung der Sterilisation ist die Kenntnis der Definition einiger Begriffe, die den Betriebsablauf charakterisieren, hilfreich.

Die *Betriebszeit* als der Zeitabschnitt vom Beginn des Sterilisationsprozesses bis zu seiner Beendigung setzt sich aus folgenden Phasen zusammen:

- *Anheizzeit*: Zeit vom Beginn der kontinuierlichen Wärmezufuhr bis zum Erreichen der vorgeschriebenen Sterilisationstemperatur am Meßort des Anzeigethermometers.
- *Ausgleichszeit*: Zeitspanne, die erforderlich ist, um an allen Stellen des zu sterilisierenden Gutes die geforderte Temperatur zu erreichen.
- *Sterilisierzeit*: Zeit, während der die Sterilisiertemperatur auf das zu sterilisierende Gut einwirkt. Die Sterilisierzeit beginnt erst nach Ablauf der Ausgleichszeit und stellt den von den Arzneibüchern geforderten Zeitwert für ein bestimmtes Verfahren dar. Traditionsgemäß setzt sich die Sterilisierzeit aus der Abtötungszeit und einem Sicherheitszuschlag, der meist 50 % der Abtötungszeit beträgt, zusammen.
- *Abkühlzeit*: Zeitspanne von der Beendigung der Energiezufuhr bis zur Entnahme des Gutes.

Besondere Bedeutung kommt der Ausgleichszeit zu, die je nach Art der Sterilisiergüter, dem Beladungsgrad und der Beschaffenheit der Ladung unterschiedlich ist und mit Hilfe von Bioindikatoren oder Temperaturmeßfühlern ermittelt und berücksichtigt werden muß. Abbildung 29.6 zeigt ein Temperatur-Zeit-Diagramm für eine Dampfsterilisation. Die Ausgleichszeit beträgt für einen Autoklaven mit 12 Liter Nutzraum, welcher mit zwei 500-ml-Infusionsflaschen beschickt ist, 8 Minuten. Für dünnwandige Glasbehältnisse mit 10 ml Fassungsvermögen sind etwa 3–5 min, für dickwandige großvolumige Glasbehältnisse mit einem Volumen von 1000 ml etwa 18–20 Minuten als Ausgleichszeit zu berücksichtigen.

Nach beendeter Sterilisierzeit und Abschaltung der Energiezufuhr läßt man zunächst bei weiterhin geschlossenem Ventil erkalten, bis das Thermometer für den Nutzraum 95 °C anzeigt. Nun wird das Ventil geöffnet und eine weitere Abkühlung abgewartet. Abbildung 29.6

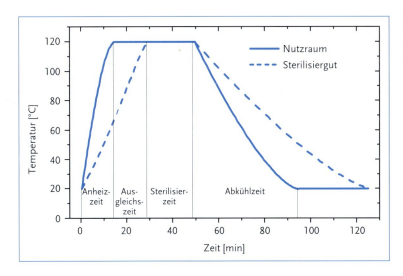

Abb. 29.6: Temperatur-Zeit-Diagramm des Verlaufs der Hitzesterilisation (schematisch)

demonstriert, daß der Temperaturabfall im Nutzraum beachtlich schneller erfolgt als in der Kontrollflasche. Verständlicherweise können kleinere Ampullen und Oberflächenmaterial bald entnommen werden, während das bei Infusionslösungen erst erfolgen darf, wenn die Temperatur im Nutzraum auf 50 °C abgesunken ist.

Vorfälle in der Praxis geben Veranlassung, mit besonderem Nachdruck darauf hinzuweisen, daß ein Öffnen des Autoklavs und eine Entnahme des Gutes nur nach entsprechender Abkühlungszeit statthaft ist. Da Infusionslösungen in Flaschen eine höhere Temperatur aufweisen, als das Thermometer des Dampfraumes anzeigt, stehen sie unter einem erhöhten Druck. Kommt es beim Öffnen des Autoklaven zu einem Glasbruch, so besteht Gefahr, daß hiervon nicht nur eine Flasche betroffen wird, sondern daß sich die Explosion in Form einer Kettenreaktion fortsetzt und eine Anzahl oder alle im Autoklaven befindlichen Flaschen erfaßt. Abgesehen vom auftretenden Sachschaden weiß die Literatur über sehr ernste Verletzungen zu berichten (tödliche Verletzungen, Schnittverletzungen, Verlust des Augenlichts usw.), die sich bei Explosionsunfällen durch Nichtbeachtung der erforderlichen Wartezeit vor Herausnahme des Gutes ereigneten.

Besonders lange Zeiten erfordern sterilisierte Infusionslösungen, die einen zusätzlichen CO_2-Druck aufweisen, z.B. Natriumhydrogencarbonatlösungen. Sie sind daher vollständig auf Raumtemperatur abzukühlen. Dann ist weitere 2 h zu warten, bis der Autoklav geöffnet werden darf. Die Druckverhältnisse, die bei wäßrigen Lösungen in fest verschlossenen Gefäßen zu berücksichtigen sind, stellt Tabelle 29.5 dar. Der sich beim Erhitzen bildende Innendruck setzt sich additiv aus den Teildrücken des Wasserdampfs, der Luft und der sich ausdehnenden Flüssigkeit zusammen. Ist eine Flasche >95 % gefüllt, so steigt der Druck gegen „unendlich" an. Bis zu einem Füllgrad der Flaschen von 90 % werden die auftretenden Druckdifferenzen zum Nutzraum, sofern keine Materialfehler im Glas enthalten sind, zu keinem Glasbruch führen.

Bei Oberflächenmaterial sind Sterilisierumhüllungen zu verwenden, die dampfdurchlässig, aber keimdicht sind und eine Kontaminierung des sterilen Gutes nicht zulassen. Hierzu eignen sich dichte Baumwollgewebe, Papier sowie Cellophan®- und Nylon®-Folien. Die Umhüllung der Gegenstände soll aus Sicherheitsgründen bei Papier und Folien doppelt, bei Textilien vierfach erfolgen. Bewährt haben sich auch verschließbare Blechkästen und Trommeln mit perforierten Deckeln. Leergefäße werden zum Verdrängen der Luft mit der Öffnung nach unten in den Autoklaven eingebracht. Sie können mit einem lose aufgesetzten Mull-Watte-Bausch verschlossen werden, doch erscheint die Anwendung lose aufgesetzter Kappen aus Aluminiumfolie vorteilhafter.

Die Verfahrenskontrolle erfolgt mit Temperaturmeßfühlern in mindestens 2 Behältnissen oder Bioindikatoren. Hierzu sind auch Thermoindikatoren, wie der Vier-Felder-Farbindikator (Abb. 29.7), geeignet, die durch Farbumschlag der einzelnen Felder eine Aussage zur Einwirkungsdauer der Sterilisiertemperatur machen.

29.2.4.1.4
Kontinuierliche Sterilisation

In der pharmazeutischen Industrie finden seit einigen Jahren statt Autoklaven vollautomatische, kontinuierlich arbeitende Sterilisatoren

Tab. 29.5: Binnendruck und Druckdifferenz zum Nutzraum bei der Sterilisation im Autoklaven bei 120 °C und 2 bar in Abhängigkeit von der Gefäßfüllung

Füllung des Gefäßes (%)	Binnendruck bei 120 °C (MPa)	Druckdifferenz zum Nutzraum (MPa)
50	0,34	0,14
68	0,35	0,15
85	0,4	0,2
90	0,48	0,28
> 95	→ ∞	→ ∞

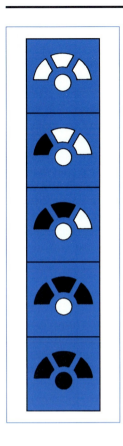

Abb. 29.7: Vierfelder-Farbindikator

(Hydromatic) Verwendung. Auch hier werden zu sterilisierende Lösungen mit Sattdampf behandelt. Die Konstruktion eines Kontinu-Sterilisators beruht auf dem hydrostatischen Prinzip. Der Druck in der Sterilisierabteilung steht im Gleichgewicht mit der Höhe der angrenzenden Wassersäulen. Durch Wahl der Höhe der Wassersäulen und Einstellung der gewünschten Durchlaufgeschwindigkeit durch die Sterilisierzone läßt sich für jedes Erzeugnis eine optimale Behandlung erzielen. Die Regelung von Sterilisierdruck und -temperatur erfolgt automatisch.

Der Prozeß findet in etwa 17 m hohen Türmen statt. Die zu sterilisierenden Behältnisse durchlaufen mittels Endlosketten (Paternosterprinzip) einige Temperaturzonen mit den Medien Wasser, Dampf oder Luft (Abb. 29.8). Während des Durchlaufs erfolgt Vorwärmung, Sterilisation und anschließend Abkühlung. Die Sterilisationstemperatur kann auf jeden Wert zwischen 105 und 130 °C eingestellt werden. Durch Veränderung der Wassersäulenhöhe läßt sich der Druck und damit die Temperaturhöhe verändern. Die Wassersäulen dienen zugleich zur Vorwärmung und zur Abkühlung der Behältnisse. Durch Veränderung der Lauf-

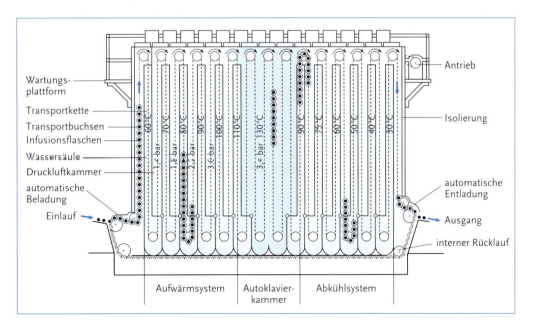

Abb. 29.8: Kontinu-Sterilisator (Hydromatic)

geschwindigkeit der Transportketten ist der Verbleib der Behälter in der Sterilisierzone zu steuern. Kontinu-Sterilisatoren sind mit Stundenleistungen zwischen 1000–12000 1-l-Flaschen verfügbar.

29.2.4.2
Sterilisation durch trockene Hitze

29.2.4.2.1
Apparate

Konventionelle Heißluftsterilisatoren sind schrankförmige Apparate, die eine runde oder rechteckige Kammer besitzen und zur Kontrolle der Temperatur im Nutzraum mit einem Thermometer ausgerüstet sind. Die Beheizung erfolgt meist elektrisch. Größere Heißluftsterilisatoren verfügen über Meß- und Regeleinrichtungen, die über Temperaturmeßfühler eine kontinuierliche Überwachung und Dokumentation der Prozeßführung gewährleisten. Die Sterilisatoren müssen mit Ventilationseinrichtungen versehen sein, die durch aktive Luftumwälzung eine gleichmäßige Hitzeverteilung im gesamten Sterilisiergut sichern. Die mechanische Luftbewegung wird entweder durch außerhalb des Nutzraumes installierte Ventilatoren oder durch im oberen Teil der Kammer befindliche Rotoren realisiert.

Kleingeräte, insbesondere solche älterer Bauart, die meist keine derartigen Einrichtungen besitzen, sind für pharmazeutische Zwecke ungeeignet. Infolge der lediglich thermisch bedingten Luftbewegung erwärmt sich das Sterilisiergut nur langsam und ungleichmäßig, wobei es meist zur Ausbildung von „Kaltluft-Inseln" kommt, die im Vergleich zur Thermometeranzeige eine bis zu 30 K niedrigere Temperatur aufweisen.

Heißluftsterilisatoren, die mit Laminarstromtechnik ausgerüstet sind, gewährleisten eine Sterilisation und Entpyrogenisierung bei gleichzeitigem Schutz der Sterilisiergüter vor partikulären Verunreinigungen. Meist werden Doppelkammer-Sterilisatoren eingesetzt, die aus einer laminar belüfteten Heiz- und Abkühlkammer bestehen.

29.2.4.2.2
Durchführung

Der Prozeßablauf ist durch die bei der Dampfsterilisation (s. 29.2.4.1.3) beschriebenen Phasen charakterisiert. Besondere Beachtung kommt der Ausgleichszeit zu, die in Abhängigkeit von der Art der Sterilisiergüter und der Beschickung des Nutzraumes infolge der schlechten Wärmeübertragung beträchtlich sein kann und bei Pulvern, Fetten und fetten Ölen ein Mehrfaches der Sterilisierzeit beträgt. Zur Verkürzung der Ausgleichszeit sollten derartige Güter daher vor dem Einbringen in den Sterilisator erwärmt werden. Das trifft besonders für Pulver zu, die zudem in möglichst dünner Schicht (z. B. in Petrischalen) sterilisiert werden sollten. Öle sind vor der Sterilisation durch Erhitzen auf etwa 120 °C zu entwässern. Bei Beschickung des Nutzraumes ist eine lockere Packung der Sterilisiergüter zu gewährleisten und eine Überbelegung zu vermeiden. Die Sterilisation von Instrumenten (Pinzetten, Kanülen, Spritzen, Pipetten) erfolgt in Metallbehältnissen, die eine Rekontamination nicht zulassen.

Bei der Verfahrenskontrolle, die mit Bioindikatoren oder Temperaturmeßfühlern (an mindestens 2 Punkten) vorgenommen werden sollte, ist zu berücksichtigen, daß der von den Arzneibüchern vorgeschriebene Bioindikator (Sporen von *Bacillus subtilis* var. *niger*) nur für Prozeßtemperaturen bis etwa 180 °C geeignet ist, da der D-Wert oberhalb dieser Temperatur auf Grund seines niedrigen Wertes nicht mehr exakt erfaßt werden kann. In derartigen Fällen sind Endotoxine, die gleichzeitig eine Aussage zum Entpyrogenisierungseffekt erlauben, günstiger einzuschätzen.

Bevorzugter Anwendungsbereich ist die Sterilisation von leeren Glasbehältnissen (Ampullen, Injektionsfläschchen und Infusionsflaschen), Geräten und Instrumenten (Injektionsspritzen, Operationsbestecke, Glas-, Porzellan- und Metallgegenstände), thermostabilen Pulvern (Pudergrundlagen), Fetten, fetten Ölen, Paraffinen, Wachsen (z. B. auch Salbengrundlagen). Gummi- und Kunststoffmaterialien, Wäsche, Watte und Mull sowie die meisten Arzneizubereitungen sind auf Grund der hohen Temperaturbelastung durch trockene Hitze nicht sterilisierbar.

29.2.4.2.3
Trocknungs- und Sterilisiertunnel

In der pharmazeutischen Industrie haben sich kontinuierlich arbeitende Trocknungs- und Sterilisiertunnel zur Sterilisation und Entpyrogenisierung von Leerbehältnissen für parenterale Zubereitungen bewährt.

In Abbildung 29.9 ist der Aufbau eines *Heißluftsteriltunnels* dargestellt. Die Beschickung der Anlage mit den zu sterilisierenden Hohlkörpern (Injektions- und Infusionsflaschen) erfolgt entweder kontinuierlich durch eine vorgeschaltete Reinigungsmaschine oder von Hand in der Einlaufzone auf einem Transportband.

In der Aufheiz- und Sterilisationszone werden die Behältnisse getrocknet und 3 min einer Hitzeeinwirkung von ≥ 300 °C unterworfen, die zu einer sicheren Keimabtötung und Zerstörung von Endotoxinen führt. Als Wärmequelle dienen quer zur Laufrichtung des Transportbandes installierte stabförmige Infrarot-Quarzglasstrahler, die zur Erhöhung des Strahlungs- und Wärmewirkungsgrades rückseitig vergoldete Reflektorflächen besitzen. Die Hohlkörper durchlaufen anschließend eine Kühlzone, wo sie auf eine zur Weiterverarbeitung geforderte Temperatur gekühlt werden, und gelangen schließlich über einen Drehtisch zur Füllmaschine.

Sowohl Einlauf als auch Kühlzone sind mit Laminarstromeinrichtungen ausgerüstet. Durch diese laminare Belüftung und die Führung der über HEPA-Filter (s. 29.2.7.1) aufbereiteten Luft aus der Kühlzone in Richtung Tunneleinlauf (counter flow) werden extrem partikelarme Bedingungen im gesamten Tunnelbereich realisiert.

Meß- und Registriereinrichtungen, die in einem separaten Schaltschrank installiert sind, gewährleisten durch Erfassung und Regelung

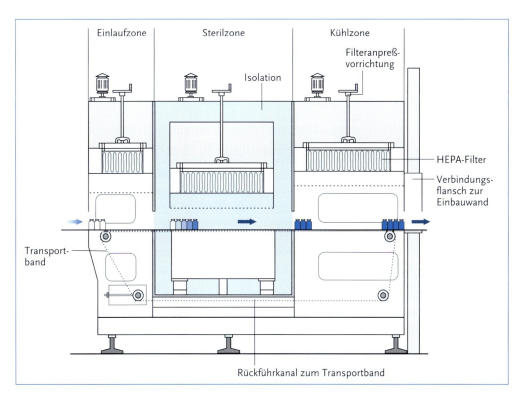

Abb. 29.9: Heißluftsteriltunnel

der Temperatur in der Aufheiz- und Sterilisationszone und der Messung der Geschwindigkeit des laminaren Luftstromes in der Kühlzone eine kontinuierliche Prozeßüberwachung. Auch ist eine In-Prozeß-Partikelmessung über eingebaute Luftabsaugröhrchen mit separaten Meßgeräten (Partoscop) möglich.

Die Maximalleistung wird für kleindimensionierte Behältnisse mit etwa 36 000 Einheiten/h angegeben.

Gleichfalls zur kontinuierlichen Sterilisation und Entpyrogenisierung von leeren Glasbehältnissen wird in der Pharmaindustrie der *Heißluft-Tunnel* (Laminar-flow-Heißluft-Tunnel) eingesetzt. Im Unterschied zum Sterilisiertunnel erfolgt hier die Wärmeübertragung durch 250–350 °C heiße, über HEPA-Filter entkeimte Luft, die in turbulenzarmer Strömung als Fallstrom mit etwa 0,7 m/s durch die Sterilisationszone geführt wird.

29.2.5
Strahlensterilisation

Von den ionisierend wirkenden Korpuskularstrahlen (α- und β-Strahlen) und Elektronenstrahlen (γ- und Röntgenstrahlen) werden bevorzugt γ-Strahlen und in untergeordnetem Umfang β-Strahlen für Sterilisationszwecke genutzt. Die Vorzugstellung der γ-Strahlen ist auf ihr besseres Eindringvermögen zurückzuführen. Während β-Strahlen mit einer Energie von 1 MeV in eine Wasserschicht nicht tiefer als 5 mm einzudringen vermögen, erfahren γ-Strahlen gleicher Energie durch eine 30 cm dicke Wasserschicht lediglich eine Abschwächung von 50 %. Beide Strahlenarten besitzen ähnliche mikrobizide Wirksamkeit gegen Bakterien, Pilze und Viren, wobei Viren mit *D*-Werten von bis zu 4 kGy (Enzephalitisviren) und sporenbildende Bakterien mit *D*-Werten bis zu 3 kGy (*Bacillus subtilis*) eine hohe Strahlenresistenz aufweisen. Strahlung wird in Energiedosen gemessen. Sie ist ein Maß für die von einem Material aufgenommene Strahlenenergie. Diese kann in lebendem Gewebe nicht direkt gemessen werden. 1 Gray (Gy) Strahlung bedeutet, daß 1 kg Material eine Energie von 1 J aufgenommen hat. Diese aufgenommene Energiemenge läßt sich kalorimetrisch bestimmen, indem die Erwärmung des bestrahlten Gutes gemessen wird. Der Keimabtötungseffekt hängt zudem von einer Vielzahl von Faktoren ab. Als wichtigste seien Art und Alter der Keime, Keimdichte, Sauerstoffkonzentration (bei Anwesenheit von Sauerstoff etwa 2–3mal empfindlicher) und der Feuchtigkeitsgehalt genannt.

Einige Stoffe, wie z. B. Proteine, Aminosäuren, Thioharnstoff und Sulfite, besitzen eine Strahlenschutzwirkung, so daß bei ihrer Anwesenheit mit einer Abschwächung des Abtötungseffektes gerechnet werden muß.

Die erforderliche Strahlendosis sollte produkt- und prozeßbezogen ermittelt werden. Auch muß die mikrobiologische Grundlast der Sterilisiergüter so niedrig wie möglich gehalten werden, um die Sterilitätssicherheit von 10^6 bei der meist verwendeten Strahlendosis von 25 kGy zu gewährleisten.

Zur praktischen Durchführung der Sterilisation wird das zu entkeimende Gut an der Strahlenquelle mittels eines Transportbandes vorbeigeführt. Für die Erzeugung von Elektronenstrahlen dient der van-de-Graaff-Beschleuniger, als γ-Strahler wird fast ausschließlich das Radionuklid ^{60}Co eingesetzt. Während des Sterilisationsprozesses sollte die absorbierte Strahlendosis unmittelbar im bzw. am Sterilisiergut mit Dosimeterverfahren kontrolliert werden. Eine derartige Prüfung ist auch bei einer Änderung der Strahlungsquelle, mindestens aber einmal im Jahr vorzunehmen.

Die Strahlensterilisation eignet sich zur Entkeimung von thermolabilen Produkten und wird zur Behandlung von chirurgischen Nahtmaterialien, Verbandstoffen, Transplantaten, Implantaten u.ä. herangezogen. Von Vorteil ist, daß die Sterilisation in der Endverpackung vorgenommen werden kann. Allerdings ist zu beachten, daß es durch die Bestrahlung zu Materialschädigungen und radiolytischen Zersetzungen kommen kann, die sich oft in Verfärbungen äußern. So erleiden bei der üblichen Strahlendosis von 25 kGy Glas und einige Kunststoffe (Polypropylen = PP, Polyvinylidenchlorid = PVDC) Verfärbungen und Versprödungen. Andere Kunststoffe, wie Epoxidharze und Polystyrol, unterliegen keiner Wertminderung. Des weiteren können bestimmte thermolabile Arzneistoffe (Benzylpenicillin, Streptomycin, Polymyxin sowie Atropin) als Pulver oder verarbeitet in einer Salbengrundlage sterilisiert werden.

Bei der Zulassung von Arzneimitteln ist nachzuweisen, daß keine anderen Sterilisationsverfahren angewendet werden können. Für das Herstellen klinischer Prüfmuster ist die Sterilisation mit ionisierenden Strahlen erlaubt.

29.2.6
Sterilisation mit mikrobiziden Gasen

29.2.6.1
Ethylenoxid

Ethylenoxid (Oxiran), das bevorzugt zur Gassterilisation herangezogen wird, ist ein farb- und geruchloses, sehr reaktives Gas, das in Konzentrationen ab 3–80 Vol.-% mit Luft explosible Gemische bildet. Die Verbindung ist kanzerogen, verursacht bereits in geringen Konzentrationen Reizungen der Haut und Schleimhäute und führt zu Übelkeit, Kopfschmerzen und Erbrechen. Die letale Dosis für den Menschen wird mit 100–200 mg/l Luft angegeben.

Ethylenoxid wirkt sowohl gegen Vegetativformen und Sporen von Bakterien als auch gegen Pilze und Viren. Der Letaleffekt ist von der Ethylenoxidkonzentration, dem Druck (mit steigendem Druck nimmt die mikrobizide Wirkung zu), der Temperatur und von der Gutfeuchte abhängig, die mindestens 55% (rel. Feuchte) betragen sollte. Meist muß das Sterilisiergut zu Beginn des Sterilisierprozesses auf diese Feuchte konditioniert werden, da sonst der keimtötende Effekt in Frage gestellt ist.

Für Entkeimungszwecke werden meist Ethylenoxid-Kohlendioxid-Gemische eingesetzt, z.B. eine Mischung aus 90% (V/V) Ethylenoxid und 10% (V/V) Kohlendioxid (T-Gas). Die Behandlung erfolgt in schrankähnlichen geschlossenen und explosionsgeschützten Geräten, die mit Normal-, Unter- oder Überdruck betrieben werden. Ein Arbeiten mit Überdruck ist bei Verwendung von niedrigkonzentriertem Ethylenoxidgas unverzichtbar. Die Wirksamkeit des Verfahrens ist im Rahmen von Validierungsmaßnahmen mittels Bioindikatoren möglichst für jede Charge zu erbringen. Auch fordern Pharmakopöen und Richtlinien, daß die Verfahrensparameter gemessen und aufgezeichnet werden müssen.

Besondere Bedeutung kommt der Entfernung von Ethylenoxid aus den sterilisierten Gütern zu. Durch ausreichend lange Desorptionszeiten ist zu sichern, daß Ethylenoxidrückstände und Ethylenoxid-Abwandlungsprodukte, insbesondere Ethylenchlorhydrin, so weit entfernt worden sind, daß die Produkte gefahrlos verwendet werden können. In Deutschland wird gefordert, daß bei Einsatz von validierten Analysenmethoden mit einer Nachweisempfindlichkeit von mindestens 1 ppm kein Ethylenoxid nachweisbar ist und der Restgehalt an halogenierten Verbindungen 150 ppm nicht überschreitet. Die notwendigen Desorptionszeiten sind materialabhängig und können bei Gummi und Kunststoffen bis zu 70 h betragen. Durch Desorption unter vermindertem Druck läßt sich diese Zeit wesentlich verkürzen.

Ethylenoxid ist geeignet zur Sterilisation von medizinischen Geräten, chirurgischen Instrumenten, Infusionsbestecken, Entkeimungsfiltern sowie von Behältnis- und Verschlußmaterialien aus Kunststoff, weniger zur Entkeimung von Arzneistoffen, da auf Grund der Reaktivität des Gases oft chemische Wertminderungen (Alkylierungsreaktionen) auftreten. Ein wesentlicher Vorteil der Ethylenoxidsterilisation ist die Behandlung von Produkten, die in gas- und wasserdampfdurchlässige Folien direkt in der Abgabepackung eingeschweißt sind. Als Umhüllungsmaterialien sind Folien aus Weichpolyethylen (Dicke etwa 100 µm) geeignet.

Die Ph. Eur. schreibt vor, daß eine Sterilisation mit Ethylenoxid nur erfolgen darf, wenn kein anderes geeignetes Sterilisationsverfahren zur Verfügung steht (s. 29.3.2).

29.2.6.2
Formaldehyd

Formaldehyd wird als Gas-Luft-Gemisch zur Sterilisation von Behältnis- und Verschlußmaterialien in Konzentrationen von 1,6–2,0 mg/l empfohlen. Von Vorteil sind die Nichtbrennbarkeit der Gasgemische und die geringe Sorptionsneigung gegenüber Kunststoffen, von Nachteil die äußerst geringe Tiefenwirkung und chemische Reaktivität. Die Sterilisation muß daher – ähnlich wie beim Arbeiten mit Ethylenoxid – in geschlossenen Systemen durchgeführt werden.

29.2.7
Entkeimungsfiltration

29.2.7.1
Allgemeines

Die Entkeimungsfiltration, auch als *bakterienfreie Filtration, Filtration durch Bakterien zurückhaltende Filter* oder *Sterilfiltration* bezeichnet, wird erforderlich, wenn die Arzneistofflösungen auf Grund der Thermolabilität der Wirk- und Hilfsstoffe keinem Hitzesterilisationsverfahren unterzogen werden können. Sie wird weiterhin zur Reduzierung der Ausgangskeimzahl von Injektions- und Infusionslösungen, die eine Schlußsterilisation erfahren, zur Vermeidung der Bildung von Pyrogenen genutzt.

Die Abtrennung der Keime erfolgt durch mechanischen Siebeffekt oder/und durch Adsorption. Viren sowie zellwandlose Mikroorganismen (Mykoplasmen) werden meist nicht zurückgehalten. Die Abtrennung von pyrogen wirkenden bakteriellen Endotoxinen ist mit sorptiv wirksamen Filtern möglich. Filtrationsmethoden sind geeignet zur Entkeimung von niedrigviskosen echten Lösungen. Ungeeignet ist die Filtration für kolloidale und hochviskose, flüssige Zubereitungen.

Eine gewisse Sonderstellung nimmt die Entkeimungsfiltration der Luft ein, die von großer Bedeutung für die Keimverarmung der Zuführungsluft für aseptische Arbeitsräume und Laminarstromeinrichtungen ist (s. 29.3.4). Zur Filtration werden aus plissierten Glasfaservliesen bestehende **H**ochleistungsschwebstofffilter (Hosch-Filter), englisch als **H**igh **E**fficiency **P**articulate **A**ir Filter (HEPA-Filter) bezeichnet, verwendet, die ein hohes Rückhaltevermögen (Partikel $\geq 0,5\,\mu m$ Durchmesser werden zu 99,99% zurückgehalten) besitzen. Diese außerordentlich hohe Abscheiderate ist auf Siebeffekte (Partikel $> 1\,\mu m$), Trägheitseffekte (Partikel von $0,2–1\,\mu m$) und Diffusionseffekte (Partikel $< 0,2\,\mu m$) zurückzuführen.

29.2.7.2
Geräte

Zur bakterienfreien Filtration werden die bereits beschriebenen Geräte eingesetzt (s. 1.4.1). Die Auswahl des Apparatetyps richtet sich nach Art und Menge der zu filtrierenden Lösung. Im Kleinbetrieb finden Geräte aus Glas oder Metall (z. B. aus nichtrostendem Stahl) Verwendung, im industriellen Maßstab meist mehrschichtige Filter (Filterpressen). Für den Routinebetrieb, z. B. zur Filtration größerer Mengen von Infusionslösungen, werden vorteilhaft kontinuierlich arbeitende Durchflußfiltrationsvorrichtungen (Filtriergeräte der Firmen Sartorius, Millipore u.a.) benutzt, die gleichzeitig eine Filtration direkt in das Aufnahmegefäß ermöglichen. Hierdurch entfällt ein Umfüllen, und die Kontaminationsgefahr wird herabgesetzt. Da beim Arbeiten mit Unterdruck maximal eine Druckdifferenz von 0,1 MPa (1 bar) zu erreichen ist, wird der Druckfiltration meist der Vorzug gegeben. Als Druckgase sind gereinigte Druckluft, zur Filtration von Lösungen, die oxidationsempfindliche Arzneistoffe enthalten, Stickstoff oder Kohlendioxid gebräuchlich. Durch Druckfiltration lassen sich zudem leicht flüchtige Flüssigkeiten, wie Ether und Alkohole, zur Schaumbildung neigende Lösungen und höher viskose Medien filtrieren. Die Filtrationsgeschwindigkeit nimmt nach längerem Gebrauch der Filter ab. Es ist daher vorteilhaft, mit relativ niedrigen Anfangsdrücken von 0,12–0,15 MPa zu arbeiten und den Druck bis maximal 0,25–0,3 MPa zu steigern.

Alle Filtrationsgeräte, wie auch die Filter, sind vor ihrem Gebrauch zu sterilisieren. Die geeigneten Sterilisierbedingungen und Verfahren werden von den Hersteller- und Lieferwerken mitgeteilt. In den meisten Fällen führt ein Autoklavieren der mit dem Filter versehenen Geräte, die in geeigneter Weise mit Papier umhüllt sind, bei 120 °C zum Erfolg. Filter und Geräte, die zur Filtration von öligen Lösungen dienen, sind durch Heißluft zu sterilisieren.

29.2.7.3
Filtermaterialien

Von den bekannten Filtern finden vor allem Membran-, Glassinter-, Cellulose- sowie Cellulose-Kieselgur-Filter Verwendung. Von untergeordneter Bedeutung sind Keramikfilter.

Membranfilter zur bakterienfreien Filtration dürfen einen Porendurchmesser von nicht größer 0,2–0,22 µm aufweisen. Bei der Bewertung des Keimrückhaltevermögens ist zu berücksichtigen, daß die vom Hersteller angegebenen Porenweiten errechnete Werte unter Zugrundelegung idealisierter Bedingungen sind. Alle Filter enthalten aber produktionsbedingt auch größere Poren als die deklarierten, die eine Passage kleiner Keime ermöglichen, wie Überprüfungen von Membranfiltern der Porenweite 0,2 µm mit dem Testkeim *Pseudomonas diminuta* bzw. mit Polystyroleichpartikeln vom Durchmesser 0,23 µm belegen. Zunehmend werden deshalb auch von der FDA 0,1 µm Filter gefordert.

Doppelschichtfilter, die Kombinationen von zwei Filtern mit unterschiedlichen Porenweiten, z. B. eines Filters der Porenweite 0,2 µm mit einem Filter der Porenweite 0,45 µm oder 0,65 µm, darstellen, gewährleisten infolge der partiellen Abdeckung der „großen" Poren eine praktisch vollständige Abtrennung von Bakterien. Die nach diesem Prinzip hergestellten Schichtfilter und Filterkerzen (z. B. Sartobran® II) besitzen zudem eine hohe Durchflußleistung und Belastbarkeit, da die obere größerporige Membran wie ein Vorfilter wirkt. Cellulosenitrat- und Celluloseacetatfilter sind mit einigen Lösungsmitteln, wie Ethern, Ketonen und Estern, unverträglich. In diesen Fällen müssen Filter aus regenerierter Cellulose, Polytetrafluorethylen (PTFE) oder Polyamid Verwendung finden. Die Sterilisation wird zusammen mit dem Filtrationsgerät durch Autoklavieren bei 120°C (20 min) vorgenommen. Um ein vorzeitiges Verstopfen des Entkeimungsfilters zu vermeiden, ist es vorteilhaft, bei stark verunreinigten Lösungen ein Vorfilter (Porendurchmesser etwa 10–12 µm) zu benutzen.

Asymmetrische Filter bestehen aus einem homogenen Material, dessen Porengröße innerhalb der Schicht abnimmt, z. B. von 10 µm auf 0,1 µm, wodurch die oberen Schichtebenen wie ein Vorfilter wirken und diesen Filtern ein hohes Rückhaltevermögen bei guten Durchflußleistungen verleihen.

Bei *Zeta-Plus-Filtern,* die über ein positives elektrisches Potential verfügen, wird der mechanische Siebeffekt an der Filteroberfläche durch Adsorption der negativ geladenen Mikroorganismen und bakterieller Endotoxine in der Filtermatrix ergänzt.

Glassinterfilter (s. 1.4.1.2) zeichnen sich durch hohe Thermoresistenz und große chemische Widerstandsfähigkeit aus. Als Ganzglasfilter sind bei ihnen keine Gefahrenquellen durch eventuell unsachgemäße Dichtungen und ähnliches gegeben. Sie besitzen als Aufgußfilter nur ein geringes Fassungsvermögen (maximal 1l), was sich z. B. bei der Filtration größerer Mengen von Infusionslösungen nachteilig bemerkbar macht. Für Entkeimungszwecke sind nur Fritten mit einer fiktiven Porenweite von <1,6 µm verwendbar. Die Sterilisation der Geräte ist mit gespanntem Dampf oder mit Heißluft möglich. Glasfilter sind nach entsprechender gründlicher Reinigung und Sterilisation wiederholt einsetzbar.

Die früher verwendeten *Cellulose-Asbest-Filter* sind Adsorptionsfilter, die auch pyrogen wirkende bakterielle Endotoxine zurückhalten können. Auf Grund der Abgabe von Asbestfasern findet dieses Filtermaterial heute keine Anwendung mehr.

Heute werden asbestfreie *Cellulose-Kieselgur-Filter* (Seitz® EK-1) und Verbundfilter eingesetzt. Diese weisen ein ähnliches Rückhaltevermögen für Keime und pyrogen wirkende bakterielle Endotoxine auf. Diese Filtermaterialien sind ebenfalls dampfsterilisierbar.

29.2.7.4
Prüfung von Filtern und Filtrationssystemen

Zur Prüfung von Entkeimungsfiltern auf ordnungsgemäße Qualität dient der *Blasendrucktest* (Bubble point test). Der Bubble point (B.P.) entspricht dem Druck, der erforderlich ist, um durch die wassergefüllten Poren des Filters Luft derart zu drücken, daß ein deutlicher Luftblasenstrom zu erkennen ist. Dieser Druck ist von der Oberflächenspannung des Wassers, der Porenweite und dem Benetzungswinkel Wasser/Filtermaterial abhängig:

$$p = \frac{4\,k\,\sigma \cdot \cos\vartheta}{d} \qquad (29.6)$$

k   Formkorrekturfaktor,
p   Blasendruck,
d   Porendurchmesser,
σ   Oberflächenspannung,
ϑ   Benetzungswinkel.

Der Blasendruck stellt für jeden Filtertyp in Abhängigkeit vom Material und der Herstellungstechnologie eine charakteristische Größe dar (Tab. 29.6) und gibt einen Hinweis auf den Durchmesser der „größten Pore".

Zur Integritätsprüfung der Filtrationseinrichtungen (sterilisiertes Filtrationsgerät mit eingebautem Filter) als In-Prozeß-Kontrolle wird bevorzugt der *Druckhaltetest* herangezogen, der sowohl vor als auch nach erfolgter Entkeimungsfiltration durchzuführen ist. Hierbei läßt man auf das nasse Filter von der unsterilen Seite her während 3–5 min einen Druck, der etwa 60% des Blasendruckes beträgt, einwirken. Bei nichtordnungsgemäßer Beschaffenheit des Filtrationssystems (Lecks durch defekte oder verrutschte Dichtungen, mechanische Beschädigung des Filters, defekte Klebestellen bei Filterkerzen u.ä.) tritt ein deutlicher Druckabfall ein.

Eine weitere Möglichkeit zur Integritätsprüfung des Filtrationssystems stellt der *„Forwardflow"-Test* dar, bei dem gleichfalls ein Prüfdruck, der etwa 80% des Blasendruckes entspricht, auf das nasse Filter einwirkt. Als Meßgröße dient die Geschwindigkeit, mit der die Luft durch die Filterporen diffundiert. Da zur Bestimmung der Gas-flow-Rate das Luftvolumen nach Passage des Filters auf der „Sterilseite" gemessen werden muß und zudem zuverlässige Werte nur bei großflächigen Filtern erhalten werden, ist die Methode meist weniger gut geeignet als der Druckhaltetest.

Zur rationellen Durchführung der angeführten Tests stehen selbstregistrierende Geräte zur Verfügung (z. B. Sartochek®).

Als mikrobiologische Methode zur Beurteilung der Effektivität von Entkeimungsfiltern ist der *Bakterienrückhaltetest* gebräuchlich. Bei diesem Test wird mit Mikroorganismen geeigneter Größe bestimmt, um wieviel Zehnerpotenzen die Ausgangskeimzahl durch den Filtrationsprozeß vermindert wird. Für die meist verwendeten Entkeimungsfilter der Porenweite 0,2 μm sollte die mit *Pseudomonas diminuta* bestimmte Rückhaltequote mindestens $10^7/cm^2$ Filterfläche betragen.

29.3
Aseptisches Arbeiten

29.3.1
Allgemeines

Läßt die Thermolabilität der Arzneistoffe eine Hitzesterilisation nicht zu, wird das Arbeiten unter keimarmen Bedingungen erforderlich, das auch bei der Herstellung von Produkten, die einer keimtötenden Schlußbehandlung unterzogen werden, einzusetzen ist, um die Keimdichte von Anfang an möglichst niedrig zu halten. Nach aseptischen Gesichtspunkten sind z. B. Augenarzneien (Tropfen, Salben, Wässer), Injektions- und Infusionslösungen sowie bestimmte Puder und Antibiotikazubereitungen herzustellen.

Unter aseptischer Herstellung von Arzneizubereitungen ist zu verstehen, daß die notwendigen Arznei- und Hilfsstoffe, soweit das möglich ist, sterilisiert zum Einsatz kommen und daß ihre Verarbeitung mit sterilisierten Gerätschaften und das Abfüllen in sterilisierte Behältnisse erfolgt. Alle diese Arbeitsgänge

Tab. 29.6: Blasendruckwerte für Membranfilter

Nennporenweite (μm)	Filtermaterial	Bubble point (bar)
0,1	Celluloseacetat Cellulosenitrat Polycarbonat	4,2 9,0 >7,0
0,2	Celluloseacetat Cellulosenitrat Polycarbonat	3,4 4,8 4,2
0,45	Celluloseacetat Cellulosenitrat Polyamid	>2,0 3,1 2,3

sind in keimarmer, d.h. fast keimfreier Atmosphäre durchzuführen, um die während des Fertigungsprozesses zwangsläufig auftretenden Asepsislücken möglichst gefahrlos zu überbrücken. Alle aseptischen Maßnahmen sind also darauf ausgerichtet, die Gefahr einer Kontamination, die durch die Keimquellen (nicht sterilisierbarer Arzneistoff, manipulierender Mensch und Arbeitszone, in der die Herstellung der Arznei erfolgt) gegeben sind, zu mindern oder auszuschalten. Hieraus ergeben sich hohe Anforderungen an die räumliche und apparative Ausstattung sowie die Arbeitsvorbereitung und Arbeitsdurchführung. Bei der aseptischen Herstellung wird ein Kontaminationsrisiko von 10^{-3} akzeptiert, d.h. von 1000 zubereiteten Flaschen darf eine unsteril sein. Für sterilisierte Zubereitungen wird eine Sicherheit von 10^{-6} gefordert. Es darf jedoch nur dann als „Steril" bezeichnet werden, wenn der Nachweis der Keimfreiheit erbracht ist. Anderenfalls sind Arzneimittel als „Aseptisch hergestellt" zu deklarieren und unterliegen besonderen Aufbewahrungsbestimmungen.

29.3.2
Räumliche und apparative Voraussetzungen

Die Forderungen, die im Hinblick auf den Gehalt der Luft an unbelebten Partikeln und Keimen bei der Herstellung und Abfüllung von Zubereitungen erfüllt sein müssen, sind in Standards und Richtlinien festgelegt. Nach der PIC-Richtlinie zur Herstellung von sterilen Produkten werden vier Reinheitsklassen unterschieden (Tab. 29.7).

Für Arbeiten im kleineren Umfang bewähren sich *sterile Kammern* (Sterilkästen, Sterilkapellen). Ihre Abmessungen und Konstruktionen sind unterschiedlich. Diese mit großen Glas- oder Plexiglaswänden ausgerüsteten Metall-, Leichtmetall- oder Kunststoffschränke sorgen für einen luftdichten Abschluß, so daß keine Mikroorganismen aus dem Arbeitsraum in die Kammer hineingelangen können. Sie besitzen an der Vorderseite zwei Öffnungen, an denen keimdicht Stulpen oder Gummihandschuhe befestigt sind, mit deren Hilfe man in den Kasten hineingreifen kann, um die nötigen aseptischen Arbeiten durchzuführen. Durch zu öffnende Seiten- oder Oberteile werden die zuvor sterilisierten Gerätschaften für die Arzneibereitung (Waagen, Reibschalen, Trichter, Löffel u. a.) sowie die zu verarbeitenden Arzneimittel nebst Hilfsstoffen eingebracht, nachdem die Kammer durch Versprühen mit Desinfektionsmittel behandelt wurde. Der Innenraum enthält weiterhin eine UV-Lampe, deren Strahlung für die Entkeimung Sorge trägt. Auch die bei radioaktiven Arbeiten gebräuchlichen Manipulierboxen ähnlicher Konstruktion sind geeignet.

Aseptische Herstellungsabteilungen, die in Krankenhausapotheken und pharmazeutischen Fabrikationsstätten unentbehrlich sind, verfügen

Tab. 29.7: Klassifizierung reiner Räume nach PIC

Klasse	Belüftung	max. Partikelzahl/m³		max. Keimzahl/m³	Herstellungsschritt
		> 0,5 µm	> 5 µm		
A	Laminarstrom vertikal: 0,3 m/s horizontal: 0,45 m/s	3 500	0	< 1	Zubereitungen, die nicht im Endbehältnis sterilisiert werden können
B	keimarme Belüftung[1]	3 500	0	5	– Pulver – Suspensionen zur Injektion – Filtration in das Endbehältnis
C	keimreduzierte Belüftung[1]	350 000	2 000	100	im Endbehältnis sterilisierbare Zubereitungen – Infusionen
D	konventionelle Belüftung[1]	3 500 000	20 000	500	filtrierbare Lösungen, die aseptisch abzufüllen sind

[1] Luftwechsel 5–20 mal/h

neben dem aseptischen Produktionsbereich über arbeitsvorbereitende Räume, in denen die Reinigung aller zur aseptischen Herstellung von Arzneiformen erforderlichen Behältnisse, Arbeitsgeräte und Materialien erfolgt. Derartige Räume müssen so beschaffen sein, daß eine leichte Sauberhaltung gewährleistet ist (Kachelwände, abwaschbare Decke, Riffelfliesen für Fußböden). Es müssen Warm- und Kaltwasser, Spüleinrichtungen, des weiteren Arbeitstische, fahrbare Tische sowie Ventilatoren, die für die Entfernung von Wasserdampf sorgen, vorhanden sein.

An die bauliche Beschaffenheit des aseptischen Raumes sind folgende grundlegende Forderungen zu stellen:

- Wände, Decken und Fußböden (letztere möglichst gekachelt) sowie die Arbeitsflächen müssen glatte, leicht zu reinigende und zu desinfizierende Oberflächen aufweisen.
- Fenster und Türen müssen dicht verschließbar sein und während des Produktionsprozesses geschlossen gehalten werden.
- Der Zutritt zum aseptischen Bereich muß über Doppelschleusen erfolgen, wobei in der Vorschleuse (Grauzone) die Straßenkleidung abgelegt und in der zweiten Schleuse (Weißzone) nach gründlicher Reinigung und Desinfektion der Hände und Unterarme sterilisierte Arbeitskleidung aus nicht faserndem Material angelegt wird.
- Die Tür zur Vorschleuse und die zum aseptischen Raum müssen zwangsverriegelt sein.
- Die Belüftung muß mit keimfrei filtrierter und klimatisierter Luft erfolgen, wobei die Luftführung so zu regulieren ist, daß im Produktionsraum ein leichter Überdruck (mindestens 15 Pa) herrscht, der ein Eindringen von keimhaltiger Luft minimiert.
- Der Materialtransport sollte über gesonderte, mit UV-Strahlern ausgerüstete Schleusen (Mauerdurchbrüche) erfolgen.
- Um die Funktionstüchtigkeit der Abteilung auch bei Stromausfällen zu gewährleisten, sollten sie in ihrer Energieversorgung betriebsautark sein.

Das *Hygieneregime* ist in Arbeitsanordnungen, die den betriebsspezifischen Belangen Rechnung tragen, festzulegen.

Generell ist zu fordern, daß Fußböden und Arbeitsflächen mindestens täglich, Wände, Türen und Beleuchtungskörper etwa monatlich bis vierteljährlich einer gründlichen Naßreinigung und Desinfektion unterzogen werden.

Zur Verminderung des Keimgehalts der Luft im aseptischen Bereich haben sich die Aerosolierung von Triethylenglykol bzw. die Begasung mit Peressigsäure oder Wasserstoffperoxid als sehr wirksame Maßnahmen erwiesen, während die UV-Bestrahlung auf Grund des von vielen Faktoren abhängigen Effekts als unterstützende Maßnahme zu werten ist (s. 29.2.5).

Bakterien sind normalerweise $500\,nm-1\,\mu m$ groß, *Bacillus*-Arten bis $5\,\mu m$. Die Keime können sich in der Luft auf Staubpartikeln befinden. Feste oder flüssige Partikel in der Luft (Gesamtschwebestaub) haben einen Durchmesser von $20\,nm-100\,\mu m$. Es besteht allerdings keine Korrelation zwischen Keimzahl und Schwebstoffgehalt der Luft.

Die Bestimmung der Partikelzahl in der Luft erfolgt durch *Laserpartikelzähler*. Zur Bestimmung des mikrobiellen Status der Luft werden folgende Methoden durchgeführt:

- Bei der *Filtration* wird Luft durch ein Filter gesaugt und dann das Filter inkubiert (s. 29.4.2). Dieses Verfahren erlaubt eine quantitative Bestimmung der Keimzahl und wird oft eingesetzt.
- Mittels *Impaktoren* (s. 22.2.9) werden die keimhaltigen Partikel auf Agarplatten bzw. Gelatinemembranfilter niedergeschlagen und anschließend inkubiert. Mit dieser Methode ist eine Aussage über die Verteilung der Keime in Abhängigkeit von der Partikelgröße möglich.
- Beim *Reuter-Centrifugal-Sampler* wird die Luft durch einen engen Schlitz angesaugt, die Keime werden auf einen gebrauchsfertigen Universal- oder Selektivnährboden, der sich auf einer langsamdrehenden Trommel befindet, geschleudert. Keimzahlgrenzen von $<1\,KBE/m^3$ können nachgewiesen werden.

- Beim *Sedimentationsverfahren* werden Agarplatten ausgestellt. Durch Sedimentation fallen die Keime auf die Agarplatten. Nach Bebrüten der Platte kann dann die Auswertung erfolgen, wobei eine quantitative Keimzahlbestimmung der Luft mit dieser Methode nicht möglich ist, da das Niedersinken der Keime auf die Platten von der Größe der sedimentierenden Partikel abhängig ist (s. 2.1.4.3). Nur Keime oder Staubteilchen, die größer als ca. 1 µm sind, werden sich durch Sedimentation niederschlagen. Kleinere Partikel oder Bakterien neigen nicht zur Sedimentation. Mit dieser Methode werden erfahrungsgemäß nur 30–40% der Keime erfaßt.

Es gibt keine Vorschriften, die bestimmen, wie oft der Keimgehalt der Luft zu bestimmen ist. Die Frequenz liegt im Verantwortungsbereich des Arzneimittelherstellers. Eine Untersuchung im Rhythmus von zwei Wochen ist sinnvoll.

29.3.3
Personalhygiene

Die größte Kontaminationsquelle im aseptischen Bereich ist der Mensch, der für eine große Zahl verschiedener Mikroorganismen ein ausgezeichnetes Lebensmilieu darstellt und ständig Keime an seine Umwelt abgibt (Tab. 29.8).

Es ist daher eine Reihe von Maßnahmen erforderlich, die das Kontaminationsrisiko minimiert, wobei die Erziehung der Mitarbeiter zu produktionsgerechtem Verhalten und einem hohen Hygienebewußtsein sowie sorgfältige Planung aller Produktionsschritte zur Gewährleistung eines zügigen Arbeitsablaufs von grundlegender Bedeutung sind.

Auf die Einhaltung der folgenden Maßnahmen ist besonders zu achten:
- Waschen und Desinfizieren der Hände und Unterarme vor Arbeitsbeginn und nach Arbeitsunterbrechungen
- Tragen von sterilisierter Arbeitskleidung einschließlich Kopf- und Mundschutz. Letzterer muß Mund und Nase bedecken und ist nach mindestens 2 h zu wechseln
- Verwendung von sterilisierten Einmalgebrauchshandtüchern und Taschentüchern, die nach Benutzung in verschließbare Abfallbehältnisse geworfen werden
- Vermeidung von Niesen, Husten und unnötigem Sprechen
- Verbot des Tragens von Schmuckgegenständen und Armbanduhren an Händen und Unterarmen

Tab. 29.8: Keimabgabe und Keimgehalt des Menschen

	Anzahl der Keime
Fingerkuppe	20–100/cm²
Hand	1000–6000
Speichel	10^6–10^8/ml
Nasensekret	10^6–10^7/ml
1 × Niesen	10^4–10^6

29.3.4
Laminarstromprinzip

Einen revolutionierenden Fortschritt in der aseptischen Arbeitstechnik brachte das in den Jahren 1961/62 bei der Raumfahrtindustrie entwickelte und in die Praxis überführte Laminar-flow-System (Laminar air flow). Mit ihm lassen sich sterile Arbeitszonen in einem unsterilen Bereich schaffen.

Bei diesem System bewegt sich durch ein Hochleistungsschwebstofffilter (Hosch-Filter) fast partikelfrei und somit fast mikroorganismenfrei filtrierte Luft in laminarer Strömung mit gleichförmiger Geschwindigkeit durch einen abgeschlossenen Bereich (Abb. 29.10). Die Strömungsgeschwindigkeit soll etwa 0,45 m/s betragen, entsprechend einem Luftwechsel von etwa 170–200mal je Stunde, der jedoch nicht als Zugluft empfunden wird. Bei turbulenter Strömung (herkömmliche Sterilraumbelüftung) ist dagegen bereits ein 20facher Wechsel je Stunde als unangenehm wahrnehmbar. Der laminare Luftstrom – exakter ist die Bezeichnung turbulenzarme Verdrängungsströmung – führt innerhalb von Sekunden emittierte Partikel kontinuierlich ab und verhindert ihr Eindringen von außen. Die außerordentliche Leistungsfähigkeit dieses Verfahrens sei an ei-

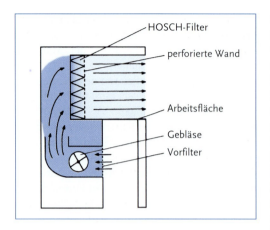

Abb. 29.10: Laminarbox

nigen Zahlen verdeutlicht. Außenluft in Städten weist je nach Jahreszeit und Standort eine Partikelzahl der Größenklasse 0,5 µm von etwa 50–200 Millionen/m³ auf, die Konzentration an belebten Partikeln beträgt etwa 100–500/m³. In geschlossenen Räumen muß hingegen in Abhängigkeit vom Personenbesatz mit einer Keimzahl von 500–2000/m³ Luft gerechnet werden. In konventionellen, turbulenzbelüfteten Sterilräumen muß die Anzahl der Partikel, die $\geq 0,5\,\mu m$ sind, mit 10000–3000000/m³, die Keimzahl mit 20–50 Keimen/m³ veranschlagt werden. Mit Laminarstromeinrichtungen gelingt es, den Partikelgehalt der Luft auf etwa 3500 Teilchen $\geq 0,5$ µm und die Zahl der Keime auf 3,5/m³ zu reduzieren.

Der laminare Luftstrom kann vertikal, d. h. die Strömung verläuft von der Decke zum Boden (Fallstrom, down-flow), oder horizontal, d. h. die Strömung verläuft von der einen zur gegenüber liegenden Seite (Querstrom, cross flow), geführt werden. Der Luftstrom kann zudem aktiv abgesaugt werden, oder er verläßt passiv den aseptischen Bereich. Ersteres System mit zusätzlich installiertem Abluftfilter ist einzusetzen, wenn mit toxischem oder infektiösem Material gearbeitet wird.

Laminarstromeinrichtungen sind je nach Verwendungszweck unterschiedlich konstruiert. Neben ortsveränderlichen Einrichtungen, die ohne Mühe zu mikrobiell gefährdeten Zonen, wie z. B. Abfüllstationen von Ampulliereinrichtungen, transportiert werden können

und dort eine aseptische Arbeitsatmosphäre schaffen, sind für die aseptische Herstellung von Arzneiformen im subindustriellen Maßstab (Bereitung von Augenarzneien und parenteralen Darreichungsformen) sowie zur Sterilitätsprüfung *Laminarboxen* (reine Werkbänke, clean benches) geeignet. Beim Arbeiten an Laminarboxen, insbesondere Querstromeinrichtungen, ist bei sorgfältigem Manipulieren Sterilkleidung nicht erforderlich. Das Aufstellen der Box ist in Räumen mit normalem Reinheitsgrad ohne bauliche Veränderungen möglich. Es ist jedoch zu beachten, daß wärmespendende Geräte (Bunsenbrenner) Luftturbulenzen verursachen können. Auch sollte sich in einer Laminarbox nur das unbedingt erforderliche Arbeitsgerät befinden, da sonst der laminare Luftstrom merklich gestört wird und eine kontinuierliche Abführung der Keime nicht mehr gewährleistet ist. Die übrigen Grundsätze des aseptischen Arbeitens, vor allem Händedesinfektion, Sterilisation der benötigten Geräte, Materialien und Behältnisse sowie eine regelmäßige Naßreinigung und Desinfektion der Arbeitsfläche und der Seitenwände der Box sind selbstverständlich einzuhalten.

Zur Überwachung der Funktionstüchtigkeit derartiger Einrichtungen sind die Strömungsgeschwindigkeit der Luft mit Anemometern (Flügelrad- oder besser Hitzdrahtanemometer), die Parallelität des Luftstroms mit geeigneten Rauchentwicklern und der mikrobielle Status der Luft mit Membranfiltergeräten (notfalls Fangplatten) zu bestimmen.

29.4
Prüfungen auf Sterilität und mikrobielle Verunreinigungen

29.4.1
Allgemeines

Im Hinblick auf *mikrobielle Reinheit* untergliedert man die Arzneiformen in 2 Gruppen:

Gruppe 1: Sterilprodukte (sie müssen den Sterilitätsanforderungen der Arzneibücher entsprechen)

Gruppe 2: Produkte mit begrenzter Keimzahl (sie müssen bestimmten mikrobiologischen Reinheitsanforderungen entsprechen)

Einer Empfehlung der FIP (Fédération International Pharmaceutique) zufolge werden die Arzneiformen nach den mikrobiellen Reinheitsanforderungen in Kategorien eingeteilt, wobei *Kategorie I* sterile Arzneiformen enthält (z. B. alle Parenteralia). Die *Kategorie II* (z. B. Dermatika, Zubereitungen für Nase und Ohren) und *Kategorie III* (Peroralia) müssen frei von bestimmten Keimen (*Pseudomonas aeruginosa*, *Staphylococcus aureus* und *Escherichia coli* als Fäkalindikator) sein. Die aeroben Keime dürfen 10^2/g (Kategorie II) bzw. 10^4/g (Kategorie III) nicht überschreiten. Diese Empfehlungen haben in modifizierter Form Eingang in die Ph. Eur. gefunden (Tab. 26.12).

29.4.2
Prüfung auf Sterilität

29.4.2.1
Allgemeines

Stoffe, Zubereitungen oder Gegenstände dürfen nur dann als steril bezeichnet werden, wenn sich bei der Prüfung auf Sterilität kein Wachstum von Mikroorganismen unter den genannten Versuchsbedingungen nachweisen läßt.

Die Prüfung auf Sterilität erlaubt nur eine stark eingeschränkte Aussage über den tatsächlichen mikrobiologischen Qualitätszustand einer Charge. Da zur Kontrolle lediglich eine Stichprobe (meist n = 20) herangezogen werden kann, ist die Übertragung des Testergebnisses auf die gesamte Charge problematisch und nur dann erlaubt, wenn jede Einheit der Charge in allen Phasen der Herstellung und Behandlung den gleichen Maßnahmen ausgesetzt war. Aus statistischer Sicht beträgt die Wahrscheinlichkeit, bei der Überprüfung eine Stichprobe von n = 20 einer Charge, die einen Kontaminationsgrad von 2% aufweist, diese als nicht steril zu erkennen und die Charge abzulehnen, lediglich etwa 33%.

Die Aussagekraft der registrierten physikalischen Kenngrößen eines validierten Sterilisationsprozesses ist in bezug auf die Sterilität einer Charge größer als das Ergebnis eines Steriltestes.

Nach wie vor ist aber die Prüfung auf Sterilität in den Arzneibüchern aufgeführt und hat für aseptisch hergestellte Produkte ihre Berechtigung.

In den Arzneibüchern werden für die Sterilitätsprüfung mehrere Kulturmedien (Nährmedien) vorgeschrieben, die erforderlich sind, da die unterschiedlichen Bakterien, Pilze und Hefen sehr differenzierte Anforderungen an das Substrat stellen. Da Bakterien normalerweise bei 37 °C optimal wachsen und Pilze bei 20–25 °C, wird die Bebrütungstemperatur entsprechend vorgeschrieben.

Da bestimmte Arzneistoffe (Antibiotika, Zytostatika), Konservierungsmittel, aber auch Schwermetallspuren, die in der Zubereitung vorliegen, eine Hemmwirkung auf das Wachstum von Mikroorganismen ausüben, müssen derartige keimhemmende Substanzen durch besondere Prüfung erkannt und gegebenenfalls entfernt oder durch Verdünnung inaktiviert werden. Die Prüfung auf Sterilität erfordert aseptisches Arbeiten.

Die Auswertung erfolgt durch makroskopische Prüfung auf sichtbares Wachstum von Mikroorganismen. Wiederholungsprüfungen sind nach in Abbildung 29.11 dargestelltem Schema erlaubt.

Membranfiltermethode

Eine besondere Variante der Prüfung auf Sterilität ist die Membranfiltermethode, die sich in einer Reihe von Anwendungsgebieten sehr vorteilhaft einsetzen läßt. Die Apparatur besteht aus einem abgeschlossenen Aufgußraum, der durch ein Membranfilter (Porenweite $\leq 0{,}45\,\mu m$) vom Auffanggefäß getrennt ist. Die komplette Filtrationseinrichtung ist dampfsterilisierbar. Die zu prüfende Substanz muß in einer sterilen Flüssigkeit gelöst oder suspendiert vorliegen. Die Membranfiltermethode eignet sich für wäßrige Lösungen, lösliche Pulver, Öle und Salben nach Verdünnung mit Isopropylmyristat. Nach erfolgter Filtration durch das sterile Membranfilter wird das Filter auf ein halbfestes Nährmedium aufgelegt oder in ein flüssiges Nährmedium eingebracht. Ergeben die makroskopischen Überprüfungen während und nach Beendigung der Inkubationszeit kein Wachstum von Mikroorganis-

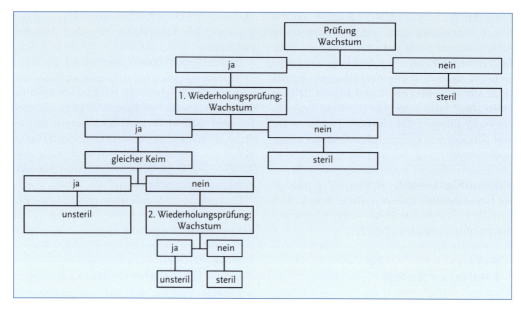

Abb. 29.11: Schema der Auswertung des Steriltests nach Ph. Eur.

men, gilt die Probe als steril. Es besteht die Möglichkeit, das Filter mit einer sterilen Schere zu zerschneiden und Filterfragmente in verschiedenen Nährmedien zu prüfen.

Direktbeschickungsmethode

Die Direktbeschickung kann mit wäßrigen Lösungen, löslichen Pulvern und suspendierbaren bzw. emulgierbaren unlöslichen Zubereitungen erfolgen. Bei öligen Lösungen wird als Emulgator Polysorbat 80 zugesetzt, wobei in Blindproben zu zeigen ist, daß der Emulgator keine antimikrobiellen Eigenschaften aufweist. Ist das Produkt antimikrobiell, so wird mit Nährmedium verdünnt, bis die Zubereitung keine antimikrobiellen Eigenschaften mehr aufweist. Eine aseptisch hergestellte Verdünnung der zu prüfenden Substanz wird direkt in das Nährmedium überführt. Anschließend erfolgt eine Bebrütung für mindestens 14 Tage.

29.4.3
Prüfung auf mikrobielle Verunreinigung bei nichtsterilen Produkten

29.4.3.1
Bestimmung der Keimzahl

Die Keimzahl ist ein Kriterium für die mikrobiologische Reinheit von Stoffen, Zubereitungen oder Gegenständen. Für alle Arzneiformen, bei denen Sterilität nicht vorgeschrieben ist, wird eine Begrenzung der Keimzahl und die Abwesenheit spezieller Keime gefordert.

Bei der Bestimmung der Keimzahl werden die gesamten, vermehrungsfähigen und aerob wachsenden Keime erfaßt, wobei als Methoden Membranfiltration, Zählung auf Agarplatten und Zählung mit Hilfe von Verdünnungsreihen vorgeschrieben sind. Die Membranmethode ist die Methode mit der besseren Nachweisempfindlichkeit und der Möglichkeit, störende Einflüsse auszuschließen.

Probenvorbereitung. Die Bestimmung muß natürlich unter aseptischen Bedingungen erfolgen, um das Einschleppen von Keimen zu verhindern. Das zu prüfende Produkt wird durch Lösen, Suspendieren oder Emulgieren aseptisch verdünnt. Dabei ist auch sicherzustellen, daß antimikrobielle Eigenschaften des Produktes durch den Verdünnungsschritt aufgehoben werden. Polysorbat 80 kann als Benetzer bei Suspensionen zugesetzt werden. Fettartige Produkte werden bis maximal 45 °C erhitzt und mit dem Medium emulgiert, wobei der Zusatz eines Emulgators nicht vorgeschrieben ist.

Membranfiltermethode. Das entsprechend vorbereitete Produkt wird durch ein 0,45 µm-Membranfilter filtriert, das Membranfilter wird auf Agarmedium gelegt, und nach Inkubation werden die Bakterien- und Pilzkolonien ausgezählt. Es sind zwei Prüfungen durchzuführen, eine für Bakterien und eine für Pilze, mit unterschiedlichen Medien und Inkubationsbedingungen.

Zählung auf Agarplatten. Das Produkt wird so verdünnt, daß maximal 300 Bakterienkolonien bzw. 100 Pilzkolonien auf einer Agarplatte wachsen. Als Keimzahl wird die Anzahl der koloniebildenden Einheiten (KBE) bezeichnet, die unter Prüfbedingungen in 1 ml bzw. 1 g der geprüften Substanz ermittelt wird. Hier wird ebenfalls in zwei Parallelversuchen auf Bakterien und Pilze geprüft.

Zählung mit Hilfe von Verdünnungsreihen. Das vorbereitete Produkt wird 1:10, 1:100 und 1:1000 verdünnt. Von jeder Verdünnung werden 3 Proben in Kulturröhrchen überführt und dabei erneut 1:10 verdünnt. Es wird eine Blindkontrolle mit dem Verdünnungsmedium als Dreifachbestimmung mitgeführt. Aus der Anzahl der getrübten Röhrchen kann dann die wahrscheinliche Anzahl der Keime nach Tabelle 29.9 abgelesen werden.

29.4.3.2
Prüfung auf Abwesenheit bestimmter Keime

Neben einer Beschränkung der Keimzahl in nichtsterilen Produkten wird auch die Abwesenheit von bestimmten Keimen gefordert, die auf Grund ihrer Pathogenität in keinem Falle in einer Arzneiformulierung anwesend sein dürfen:

Tab. 29.9: Wahrscheinliche Zahl der Mikroorganismen (Ph. Eur.)

Zahl der Röhrchen, in denen ein mikrobielles Wachstum in jeder Gruppe bezogen auf die angegebene Menge des Produktes beobachtet wurde			Wahrscheinliche Zahl der Mikroorganismen je Gramm oder Milliliter
100 mg oder 0,1 ml je Röhrchen	10 mg oder 0,01 ml je Röhrchen	1 mg oder 0,001 ml je Röhrchen	
3	3	3	>1100
3	3	2	1100
3	3	1	500
3	3	0	200
3	2	3	290
3	2	2	210
3	2	1	150
3	2	0	90
3	1	3	160
3	1	2	120
3	1	1	70
3	1	0	40
3	0	3	95
3	0	2	60
3	0	1	40
3	0	0	23

- Enterobakterien und bestimmte andere gramnegative Bakterien
- *Escherichia coli*
- Salmonellen
- *Pseudomonas aeruginosa*
- *Staphylococcus aureus*
- Clostridien

Die Substanz wird, erforderlichenfalls wie zur Bestimmung der Keimzahl, gelöst, emulgiert oder suspendiert und unter Verwendung von selektiven Kulturmedien geprüft.

Sowohl bei der Bestimmung der Keimzahl als auch bei der Prüfung auf Abwesenheit spezieller Keime müssen durch die Prüfbedingungen eine Hemmwirkung auf das Wachstum der Mikroorganismen ausgeschlossen und die Eignung der Nährmedien im Vorversuch nachgewiesen werden.

Anhang

	Seite
Arzneibücher kompakt	
Teil I: Allgemeine Vorschriften und Methoden	579
Teil II: Grund-, Hilfsstoffe und Lösungsmittel	591
Teil III: Monographien über Darreichungsformen	605
Homöopathisches Arzneibuch 1. Ausgabe	637

Die Quellenangabe erfolgt in Klammern hinter den entsprechenden Angaben, fehlt die Angabe, wird die Ph. Eur. zitiert.

Der Anhang faßt Vorschriften, Methoden, Prüfungen und Monographien der geltenden Arzneibücher zusammen. Grundlage sind die 3. Ausgabe des Europäischen Arzneibuches (Ph. Eur. 1997), die jährlich herauskommenden Nachträge der Ph. Eur. 1997 (NT 1998 und 1999) und das Deutsche Arzneibuch (DAB 1999). Mit der Ph. Eur. 1997 wurde die Trennung in die deutsche Ausgabe Ph. Eur. 1997 und in das, nur für die Bundesrepublik Deutschland geltende, Deutsche Arzneibuch (DAB) vollzogen. Abgeschlossen ist sie mit dem Erscheinen des DAB 1999. Das DAB 1999 enthält nur noch ausschließlich für Deutschland gültige Monographien, greift zur Prüfung der darin beschriebenen Arzneistoffe aber weitgehend auf die allgemeinen Methoden der Ph. Eur. zurück. Von daher könnte man das DAB auch als ein nationales Ergänzungsbuch zur Ph. Eur. ansehen. Das Europäische Arzneibuch wird als gebundenes Buch herausgegeben und durch jährliche Ergänzungsbände erweitert, das DAB liegt als Loseblattsammlung vor. Ebenfalls zusammengefaßt wird das Homöopathische Arzneibuch (HAB 1991), ein Neudruck ist unter dem Arbeitstitel Homöopathisches Arzneibuch 1998 in Vorbereitung.

Ergänzende Methoden, Monographien und Rezepturen werden von der Bundesvereinigung Deutscher Apothekerverbände (ABDA) als Deutscher Arzneimittel-Codex veröffentlicht. Er besteht aus einer Loseblattsammlung in 4 Bänden, 2 Bände DAC mit Methoden, Reagenzien und Monographien bearbeitet von der Kommission Deutscher Arzneimittel-Codex, 2 Bände mit der Bezeichnung Neues Rezeptur-Formularium (NRF), die Rezepturen enthalten und unter fachlicher Beratung der Arzneimittelkommission der Deutschen Apotheker erarbeitet werden. Auf den DAC wird im Anhang jedoch nicht weiter eingegangen.

Quellenangaben finden sich hinter den entsprechenden Methoden oder Monographien:
- Ph. Eur. 1997: Europäisches Arzneibuch
- NT 1998 oder 1999: jährliche Ergänzungsbände des Europäischen Arzneibuches (NT 1999 enthält NT 1998)
- DAB 1999: Deutsches Arzneibuch

Anhang

Teil I
Allgemeine Vorschriften und Methoden

1.1
Allgemeine Vorschriften (Ph. Eur. 1997 1)

1.1.1
Konzentrationsangaben (Ph. Eur. 1997 1.2)

Bei Konzentrationsangaben wird der Ausdruck „Prozent" entsprechend einer der beiden Bezeichnungen verwendet:
- Prozent (m/m) (Prozentgehalt Masse in Masse) bedeutet die Anzahl Gramm einer Substanz in 100 g Endprodukt
- Prozent (V/V) (Prozentgehalt Volumen in Volumen) bedeutet die Anzahl Milliliter einer Substanz in 100 ml Endprodukt
- Unter dem Ausdruck „Teile je Million" (ppm: parts per million) sind, wenn nichts anderes angegeben ist, Masseverhältnisse (m/m) zu verstehen

1.1.2
Temperaturangaben (Ph. Eur. 1997 1.2)

Allgemeine Ausdrücke zur Temperaturbeschreibung der Ph. Eur. 1997 gibt Tabelle A.1 an.

1.1.3
Löslichkeit (Ph. Eur. NT 1999)

Löslichkeitsangaben, die in der Monographie unter „Eigenschaften" genannt werden, beziehen sich auf eine Temperatur zwischen 15 und 25°C und haben die in der Tabelle A.2 aufgelistete Bedeutung.

Tab. A.1

Bezeichnung	Temperatur
tiefgekühlt	unterhalb −15°C
Kühlschrank	2 bis 8°C
kalt	8 bis 15°C
Raumtemperatur	15 bis 25°C

Tab. A.2

Bezeichnung	ungefähre Anzahl Volumenteile Lösungsmittel für 1 Masseteil Substanz
sehr leicht löslich	weniger als 1 Teil
leicht löslich	von 1 Teil bis 10 Teile
löslich	über 10 Teile bis 30 Teile
wenig löslich	über 30 Teile bis 100 Teile
schwer löslich	über 100 Teile bis 1000 Teile
sehr schwer löslich	über 1000 Teile bis 10000 Teile
praktisch unlöslich	mehr als 10000 Teile

1.1.4
Lagerung

1.1.4.1
Allgemeine Vorschriften (Ph. Eur. NT 1999 Monographien 1.3)

- „Vor Feuchtigkeit geschützt" bedeutet, daß das Arzneimittel in einem dicht verschlossenen Behältnis zu lagern ist. Die Öffnung des Gefäßes bei hoher Luftfeuchte erfordert Vorsichtsmaßnahmen. Falls benötigt, darf in dem Behältnis ein Trockenmittel vorhanden sein.
- „Vor Licht geschützt" bedeutet, daß das Behältnismaterial genügend Licht absorbiert, um den Inhalt vor strahlenbedingten Veränderungen zu schützen; oder daß das Behältnis eine äußere Umhüllung erhält; oder daß die Lagerung an einem Ort erfolgt, wo schädigendes Licht ausgeschlossen ist

1.1.4.2
Behältnisse (Ph. Eur. 1997 3.2)

- „Gut verschlossen" bedeutet, daß der Inhalt vor Verunreinigungen durch fremde, feste und flüssige Stoffe und vor Beeinträchtigung unter Normalbedingungen der Lagerung und des Transports geschützt ist
- „Dicht verschlossen" bedeutet, daß ein Behältnis unter normalen Bedingungen der Lagerung und des Transports undurchlässig für feste, flüssige und gasförmige Stoffe ist. Behältnisse zur Mehrfachentnahme müssen nach dem Wiederverschließen die geforderte Dichtigkeit erfüllen.

1.2
Allgemeine Methoden
(Ph. Eur. 1997 2.1 Geräte)

1.2.1
Siebe (Ph. Eur. 1997 2.4.1)

Der Zerkleinerungsgrad wird in der Monographie durch die Siebnummer, die die lichte Maschenweite (µm) bezeichnet, in Klammern hinter der Substanzbezeichnung angegeben. Die Tabelle A.3 gibt die Siebgrößen der Ph. Eur. 1997 an.

Tab. A.3

nominelle Siebnummer	Maschenweite [µm]			Drahtdurchmesser [µm]	
	Höchsttoleranz der Maschenweite +X	Toleranz der mittleren Maschenweite +/−Y	Zwischenraumtoleranz +Z	empfohlene nominelle Dimension d	zulässige Grenzen d_{max}/d_{min}
11200	770	350	560	2500	2900/2100
8000	600	250	430	2000	2300/1700
5600	470	180	320	1600	1900/1300
4000	370	130	250	1400	1700/1200
2800	290	90	190	1120	1300/ 950
2000	230	70	150	900	1040/ 770
1400	180	50	110	710	820/ 600
1000	140	30	90	560	640/ 480
710	112	25	69	450	520/ 380
500	89	18	54	315	360/ 270
355	72	13	43	224	260/ 190
250	58	9,9	34	160	190/ 130
180	47	7,6	27	125	150/ 106
125	38	5,8	22	90	104/ 77
90	32	4,6	18	63	72/ 54
63	26	3,7	15	45	52/ 38
45	22	3,1	13	32	37/ 27
38	–	–	–	30	35/ 24

1.3
Methoden der pharmazeutischen Technologie (Ph. Eur. 1997 2.9)

1.3.1
Zerfallszeit von Tabletten und Kapseln (Ph. Eur. 1997 2.9.1)

Durch die Zerfallsprüfung wird festgelegt, ob die Tabletten oder Kapseln innerhalb der vorgeschriebenen Zeit unter den vorgeschriebenen Bedingungen in einem flüssigen Medium zerfallen.

Der Zerfall ist erfolgt, wenn:
- kein Rückstand mehr auf der Siebplatte verbleibt, oder
- wenn ein Rückstand verbleibt, darf er nur aus einer weichen Masse bestehen, die keinen fühlbar festen, trockenen Kern enthält, oder
- lediglich Bruchstücke eines ungelösten Überzugs (Tabletten), oder lediglich Bruchstücke der Hülle (Kapsel) auf der Siebplatte, oder wenn eine Plastikscheibe eingesetzt wurde, an deren Unterseite haften bleiben (Kapseln).

Beschreibung des Apparates siehe Kapitel 9.9 und Ph. Eur. 1997

Methode. In jedes der sechs Prüfröhrchen wird eine Tablette oder Kapsel gebracht und falls vorgeschrieben eine Plastikscheibe gegeben. Das Gerät wird in einem geeigneten Gefäß, das die vorgeschriebene Flüssigkeit enthält, aufgehängt. Der Apparat wird die vorgeschriebene Zeit betätigt, das Gerät herausgenommen und der Zustand der Tabletten oder Kapseln beurteilt. Die Prüfung ist erfüllt, wenn alle sechs Proben zerfallen sind.

1.3.2
Zerfallszeit von Suppositorien und Vaginalzäpfchen (Ph. Eur. NT 1999 2.9.2)

Durch die Prüfung der Zerfallszeit wird bestimmt, ob die Zäpfchen oder Vaginalzäpfchen innerhalb der vorgeschriebenen Zeit erweichen oder zerfallen, wenn sie unter den unten beschriebenen Prüfbedingungen in ein flüssiges Medium gebracht werden.

Ein Zerfall ist eingetreten, wenn innerhalb der vorgeschriebenen Zeit:
- eine vollständige Auflösung stattgefunden hat,
- die Zerfallsprodukte sich trennen: die geschmolzenen Fettbestandteile zur Wasseroberfläche gestiegen sind und die unlöslichen Pulver zu Boden gesunken sind und lösliche Bestandteile sich aufgelöst haben,
- die Probe erweicht und gleichzeitig eine erkennbare Änderung der Form eintritt ohne eine vollständige Trennung der Bestandteile, wobei die Zäpfchen oder Vaginalkugeln keinen festen Kern mehr einschließen, der einem Glasstab Widerstand leistet,
- die Hülle von Rektal- oder Vaginalkapseln aufreißt und den Kapselinhalt freigibt,
- kein Rückstand auf den Lochscheiben zurückbleibt oder, wenn ein Rückstand bleibt, dieser nur aus einer weichen oder schaumigen Masse ohne einen festen Kern, der einem Glasstab Widerstand leistet, zurückbleibt (Vaginaltabletten).

Beschreibung des Apparates siehe Kapitel 13.10 und Ph. Eur. NT 1999

Methode. Drei Suppositorien oder Vaginalkugeln werden auf die untere Lochplatte gelegt; der Prüfzylinder wird alle 10 min, ohne ihn aus dem Wasser zu nehmen, um 180° gedreht. Die Beschaffenheit der Zäpfchen und Vaginalkugeln ist nach der in der Monographie vorgeschriebenen Zeit zu prüfen.

Zerfallszeit von Vaginaltabletten (Ph. Eur. NT 1999 2.9.2)

Zur Prüfung von Vaginaltabletten wird ebenfalls die in „Zerfallszeit von Suppositorien und Vaginalzäpchen" beschriebene Apparatur benutzt, jedoch steht die Apparatur umgekehrt auf den Haltern. Sie wird in ein Becherglas gestellt und das Becherglas mit Wasser von 36–37°C so weit gefüllt, bis ein gleichmäßiger Film die Löcher der Lochscheibe bedeckt.

Zur Prüfung werden drei Vaginaltabletten eingesetzt. Jede Tablette wird einzeln auf die obere Lochplatte einer Apparatur gelegt und diese zur Erzielung der geeigneten Feuchtigkeitsbedingungen mit einer Glasplatte bedeckt. Die Beschaffenheit der Prüfmuster ist nach der vorgeschriebenen Zeit zu beurteilen. Zur Erfüllung der Prüfbedingungen müssen alle Prüfmuster zerfallen sein.

Eine Übersicht über die Zerfallsprüfungen zeigt Tabelle A.4.

Tab. A.4

Arzneiform	Apparatur	Prüfflüssigkeit	Anzahl der Proben	Zerfallszeit [min]	Bemerkungen
Compressi					
nichtüberzogene Tabletten	I mit Plastikscheibe	Wasser R 36–38 °C	6	15	
überzogene Tabletten	I überzogene Tabletten	Wasser R 36–38 °C, wenn nach 60 min nicht zerfallen, Wiederholung mit 0,1 M Salzsäure (analog dazu bei Filmtabletten)	6 weitere 6	60	
	Filmtabletten			30	
Brausetabletten	250 ml Becherglas	200 ml Wasser R 15–25 °C	6	5	
Tabletten zur Herstellung einer Lösung		Wasser R 15–25 °C		3	
magensaftresistente Tabletten	I ohne Plastikscheibe mit Plastikscheibe	0,1 M Salzsäure 36–38 °C Phosphatpufferlösung pH 6,8 36–38 °C	6	kein Zerfall 60	Proben dürfen innerhalb von 2 h weder Zeichen des Zerfalls noch Risse zeigen
Tabletten mit modifizierter Freisetzung					Durchführung einer geeigneten Prüfung, um die angemessene Freisetzung des Wirkstoffs nachzuweisen
Tabletten zur Anwendung in der Mundhöhle					Durchführung einer geeigneten Prüfung, um die angemessene Freisetzung des Wirkstoffs nachzuweisen Ausnahme: Kautabletten
Capsulae					
Hartkapseln	I	Wasser R 36–38 °C	6	30	in begründeten Einzelfällen kann als Prüfflüssigkeit Salzsäure 0,1 M oder künstlicher Magensaft R verwendet werden

Tab. A.4 *(Fortsetzung)*

Arzneiform	Apparatur	Prüfflüssigkeit	Anzahl der Proben	Zerfallszeit [min]	Bemerkungen
Capsulae *(Fortsetzung)*					
Weichkapseln	I mit Plastikscheibe	Wasser *R* 36–38 °C	6	30	in begründeten Einzelfällen kann als Prüfflüssigkeit Salzsäure 0,1 M oder künstlicher Magensaft *R* verwendet werden
magensaftresistente Kapseln	I ohne Plastikscheibe	0,1 M Salzsäure 36–38 °C	6	kein Zerfall	Proben dürfen innerhalb von 2 h weder Zeichen des Zerfalls noch Risse zeigen; die Widerstandsdauer ist abhängig von der Zusammensetzung der zu prüfenden Kapsel, normal 3 h aber nicht weniger als 1h
	mit Plastikscheibe	Phosphatpufferlösung pH 6,8; 36–38 °C Zusatz von Pankreaspulver möglich		60	
Kapseln mit modifizierter Wirkstofffreigabe					
Rectalia					
Suppositorien	II	Wasser *R* 36–37 °C	3	60 wasserlösliche Masse 30, fetthaltige Masse	außer bei modifizierter Wirkstofffreigabe oder mit verlängerter lokaler Wirkung
Rektalkapseln	II	Wasser *R* 36–37 °C	3	30	siehe Suppositorien
Pulver und Tabletten zur Herstellung von Rektallösungen oder -suspensionen		Wasser *R* 15–25 °C	3		
Vaginalia					
gegossene Vaginalzäpfchen	II	Wasser *R* 36–37 °C	3	60	siehe Suppositorien
Vaginaltabletten	II*	Wasser *R* 36–37 °C	3	30	siehe Suppositorien
Vaginalkapseln	II	Wasser *R* 36–37 °C	3	30	siehe Suppositorien

* Die Vorrichtung steht auf den Halterungen
I Gerät zur Bestimmung der Zerfallszeit von Tabletten und Kapseln (Ph. Eur.1997 2.9.1)
II Gerät zur Bestimmung der Zerfallszeit von Suppositorien und Vaginalzäpfchen (Ph. Eur. NT 1999 2.9.2)

1.3.3
Wirkstofffreisetzung aus festen Arzneiformen (Ph. Eur. 1997 2.9.3)

Diese Prüfung dient zur Bestimmung der Freisetzungsgeschwindigkeit von Wirkstoffen aus festen Arzneiformen wie Tabletten, Kapseln oder Zäpfchen.

Abgesehen von Ausnahmefällen kann entweder die
- Blattrührer- oder die
- Drehkörbchenapparatur verwendet werden.

In bestimmten Fällen kann auch die Durchflußzellenapparatur verwendet werden.

Beschreibung der Apparaturen: s. Kap. 9.9 und Ph. Eur. 1997 2.9.3.

Zu einer oder mehreren festgelegten Zeiten oder kontinuierlich wird das vorgeschriebene Volumen der Prüfflüssigkeit entnommen und nach Vorschrift auf den Gehalt geprüft.

1.3.4
Wirkstofffreisetzung aus transdermalen Pflastern (Ph. Eur. NT 1999 2.9.4)

Diese Prüfung dient der Bestimmung der Freisetzungsgeschwindigkeit von Wirkstoffen aus transdermalen Pflastern.

Apparaturen. Freisetzungsscheibe, Extraktionszelle in der Blattrührerapparatur oder der Rotierende Zylinder. Die Gehaltsbestimmung erfolgt nach jeder Probeentnahme, wobei das entnommene Volumen, falls notwendig, berücksichtigt wird. Die Prüfung wird mit weiteren Pflastern durchgeführt. Wenn die aus dem Pflaster freigesetzte Wirkstoffmenge bezogen auf die Fläche und die Zeit innerhalb der vorgeschriebenen Grenzen liegt, gelten die Anforderungen als erfüllt.

1.3.5
Gleichförmigkeit der Masse einzeldosierter Arzneiformen (Ph. Eur. 1997 2.9.5)

20 willkürlich nach dem Stichprobenverfahren entnommene Einheiten oder bei Zubereitungen in Einzeldosisbehältnissen der Inhalt von 20 Behältnissen werden einzeln gewogen. Hierauf wird deren Einzelmasse errechnet. Die Einzelmasse von höchstens 2 der 20 Einheiten darf um einen höheren Prozentsatz von der Durchschnittsmasse abweichen als derjenige, welcher in der Tabelle A.5 angegeben ist, jedoch darf bei keiner Einheit die Masse um mehr als das Doppelte dieses Prozentbetrages abweichen.

Kapseln. Man wägt eine unbeschädigte Kapsel, öffnet die Kapsel, ohne daß etwas von der Hülle verlorengeht, und entleert den Inhalt möglichst vollständig. Bei Weichgelatinekapseln wird die Hülle mit Ether oder einem anderen geeigneten Lösungsmittel ausgewaschen und so lange stehengelassen, bis der Geruch des Lösungsmittels nicht mehr wahrnehmbar ist. Dann wird die Hülle gewogen. Die Masse des Inhalts ergibt sich aus der Differenz der beiden Wägungen. Dieser Vorgang ist mit weiteren 19 Kapseln zu wiederholen.

Pulver zur Herstellung von Parenteralia. Papieretiketten sind vom Behälter vollständig zu entfernen, dann wird die Außenseite gewaschen und getrocknet. Der Behälter wird geöffnet und mit Inhalt sofort gewogen. Der Behälter wird unter leichtem Klopfen möglichst vollständig geleert, falls nötig wird mit Wasser R und Ethanol 96% R abgespült und bei 100–105°C 1 h lang getrocknet. Wenn die Behälterart ein Erhitzen auf diese Temperatur nicht zuläßt, wird bei einer niedrigeren Temperatur bis zur Massekonstanz getrocknet. Nachdem Abkühlen im Exsikkator wird gewogen. Die Masse des Inhalts entspricht der Differenz beider Wägungen. Dieser Vorgang ist mit weiteren 19 Behältern durchzuführen. Eine Übersicht der Prüfungen der Ph. Eur. 1997 zeigt Tabelle A.5.

1.3.6
Gleichförmigkeit des Gehaltes einzeldosierter Arzneiformen (Ph. Eur. 1997 2.9.6)

Diese Prüfung beruht auf der Bestimmung des einzelnen Wirkstoffgehaltes einer Anzahl einzeldosierter Einheiten. Es wird festgestellt, ob der Einzelgehalt innerhalb der festgesetzten

Arzneiform	Durchschnittsmasse [m]	höchstzulässige Abweichungen von der Durchschnittsmasse [%]
nichtüberzogene Tabletten, Filmtabletten	m ≤ 80 mg 80 mg < m < 250 mg m ≥ 250 mg	10 7,5 5
Kapseln, nichtüberzogene Granulate und Pulver	m < 300 mg m ≥ 300 mg	10 7,5
Pulver zur Herstellung von Parenteralia	mehr als 40 mg	10
Suppositorien und Vaginalkugeln	ohne Unterscheidung der Massen	5

Tab. A.5

Wenn die Durchschnittsmasse gleich oder kleiner als 40 mg ist, wird das Präparat nicht dieser Prüfung auf Gleichförmigkeit der Masse, sondern einer geeigneten Gehaltsbestimmung unterzogen.

Grenzen liegt, bezogen auf den Durchschnittsgehalt eines Musters. In 10 willkürlich nach dem Stichprobenverfahren entnommenen Einheiten wird einzeln in geeigneter Weise der Wirkstoffgehalt bestimmt.

Bei Tabletten, Pulver zur Herstellung von Parenteralia und Suspensionen zur Injektion entspricht die Zubereitung der Prüfung, wenn jeder einzelne Gehalt zwischen 85 und 115 Prozent und bei Kapseln, Pulver und Granulaten zur oralen Anwendung, Suppositorien und Vaginalkugeln, wenn nicht mehr als ein Einzelgehalt außerhalb der Grenzen von 85–115 Prozent des Durchschnittsgehaltes und keiner außerhalb der Grenzen von 75–125 Prozent des Durchschnittsgehaltes liegt. Bei Abweichungen außerhalb dieser Grenzen werden weitere Prüfmethoden angewendet. Bei transdermalen Pflastern entsprechen die Zubereitungen, wenn der Durchschnittsgehalt von 10 Zubereitungen zwischen 90 und 110 Prozent und der Einzelgehalt zwischen 75 und 125 Prozent des Durchschnittgehalts liegt.

1.3.7
Friabilität von nichtüberzogenen Tabletten (Ph. Eur. 1997 2.9.7)

1.3.8
Bruchfestigkeit von Tabletten (Ph. Eur. 1997 2.9.8)

1.3.9
Prüfung der Konsistenz durch Penetrometrie (Ph. Eur. 1997 2.9.9)

1.3.10
Ethanolgehalt und Ethanolgehaltstabelle (Ph. Eur. 1997 2.9.10)

1.3.11
Prüfung auf Methanol und 2-Propanol (Ph. Eur. 1997 2.9.11)

1.3.12
Siebanalyse (Ph. Eur. 1997 2.9.12)

1.3.13
Bestimmung der Teilchengröße durch Mikroskopie (Ph. Eur. 1997 2.9.13)

Eine geeignete Menge Pulver wird in 10 ml einer geeigneten Flüssigkeit, in der das Pulver unlöslich ist, evtl. Zusatz eines Netzmittels, suspendiert. Mit Hilfe einer Zählkammer wird die Probe unter dem Mikroskop untersucht.

1.3.14
Bestimmung der spezifischen Oberfläche durch Luftpermeabilität (Ph. Eur. NT 1999 2.9.14)

1.3.15
Schütt- und Stampfvolumen
(Ph. Eur. 1997 2.9.15)

1.3.16
Fließverhalten (Ph. Eur. 1997 2.9.16)

1.3.17
Entnehmbares Volumen
(Ph. Eur. 1997 2.9.17)

1.3.18
Zubereitungen zur Inhalation –
Aerodynamische Beurteilung feiner Teilchen
(Ph. Eur. NT 1999 2.9.18)

1.3.19
Partikelkontamination – Nichtsichtbare Partikel (Ph. Eur. 1997 2.9.19)

1.3.20
Partikelkontamination – Sichtbare Partikel
(Ph. Eur. NT 1999 2.9.20)

1.3.21
Partikelkontamination – Mikroskopie
(Ph. Eur. 1997 2.9.21)

1.3.22
Erweichungszeit von lipophilen
Suppositorien (Ph. Eur. NT 1999 2.9.22)

Diese Prüfung bestimmt die Zeit, die verstreicht, bis ein Suppositorium unter definierten Bedingungen erweicht und einem eingesetzten, definierten Gewicht nicht standhält.

Beschreibung des Apparates: siehe Kap. 13.10 und Ph. Eur. NT 1999.

1.3.23
Bestimmung der Dichte von Feststoffen
mit Hilfe von Pyknometern
(Ph. Eur. NT 1999 2.9.23)

1.3.24
Bruchfestigkeit von Suppositorien und
Vaginalzäpfchen (Ph. Eur. NT 1999 2.9.24)

1.4
Methoden der pharmazeutischen
Technologie (DAB 1999 2.9.N)

1.4.1
Ölfaktor von Vaselin (DAB 1999 2.9.N1)

1.5
Methoden der Physik und pysikalischen
Chemie (Ph. Eur. 1997 2.2)

1.5.1
Relative Dichte (Ph. Eur. 1997 2.2.5)

1.5.2
Brechungsindex (Ph. Eur. NT 1999 2.2.6)

1.5.3
Optische Drehung (Ph. Eur. NT 1999 2.2.7)

1.5.4
Viskosität (Ph. Eur. 1997 2.2.8)

1.5.5
Kapillarviskosimeter (Ph. Eur. 1997 2.2.9)

1.5.6
Rotationsviskosimeter
(Ph. Eur. 1997 2.2.10)

1.5.7
Schmelztemperatur Kapillarmethode
(Ph. Eur. 1997 2.2.14)

1.5.8
Offene Kapillarmethode (Steigschmelzpunkt) (Ph. Eur. 1997 2.2.15)

1.5.9
Tropfpunkt (Ph. Eur. 1997 2.2.17)

1.5.10
Erstarrungstemperatur
(Ph. Eur. 1997 2.2.18)

1.5.11
Trocknungsverlust (Ph. Eur. 1997 2.2.32)

1.5.12
Karl-Fischer-Methode
(Ph. Eur. 1997 2.5.12)

1.6
Methoden der Physik und pysikalischen Chemie (DAB 1999)

1.6.1
Bestimmung der Erstarrungstemperatur am rotierenden Thermometer
(DAB 1999 2.2.N3)

1.6.2
Bestimmung des Trockenrückstandes
(DAB 1999 2.2.N4)

1.7
Methoden der Biologie (Ph. Eur. 1997 2.6)

1.7.1
Prüfung auf Sterilität
(Ph. Eur. NT 1999 2.6.1)

Produkte, die als steril bezeichnet werden, müssen der „Prüfung der Sterilität" (Ph. Eur. NT 1999 2.6.1) entsprechen. Sie werden möglichst im Endbehältnis sterilisiert, andernfalls müssen sie so hergestellt werden, daß jede mikrobielle Verunreinigung vermieden wird. Die Methoden zur Herstellung steriler Zubereitungen finden sich in der Ph. Eur. 1997 unter Allgemeine Texte (5.1.1).

Für alle Sterilitätsmethoden gilt:
- Die Arbeitsbedingungen müssen in geeigneter Weise kontrolliert werden, um ein Einschleppen und Vermehren von Mikroorganismen zu verhindern,
- die mikrobielle Verunreinigung von Ausgangsstoffen, der Ausrüstung und aller verwendeten Materialien muß vor der Sterilisation so niedrig wie möglich sein,
- eine Prüfung auf mikrobielle Verunreinigung sollte bei den wegen ihrer Natur oder ihrer Herstellungsart zu erhöhter Verunreinigung neigenden Ausgangsstoffen durchgeführt werden.
- Jedes Sterilisationsverfahren muß validiert werden.

Vor der Durchführung der Prüfung auf Sterilität wird das Nährmedium ausgewählt und dessen Eignung sichergestellt. Die Prüfung auf Sterilität muß außerdem unter Bedingungen stattfinden, die eine Kontamination während der Prüfung ausschließen.

Durchführung der Prüfung auf Sterilität

- Membranfiltermethode
- Direktbeschickungsmethode

Wenn das zu prüfende Produkt es erlaubt, sollte der Membranfiltermethode der Vorrang eingeräumt werden.

Auswertung. Während und nach Abschluß der Bebrütungszeit werden die Kulturen auf makroskopisch sichtbares Wachstum von Mikroorganismen geprüft. Wird dabei kein Wachstum festgestellt, so entspricht das Produkt der Prüfung. Ist Wachstum nachweisbar, so genügt das Produkt nicht der Prüfung und Wiederholungsprüfungen werden durchgeführt. Sie sind notwendig um zu überprüfen, ob das Wachstum durch eine Kontamination während der Durchführung der Prüfung verursacht wurde.

1.7.2
Prüfung auf Pyrogene (Ph. Eur. 1997 2.6.8)

1.7.3
Mikrobiologische Prüfung nicht steriler Produkte: Zählung der gesamten, vermehrungsfähigen Keime (Keimzahl)
(Ph. Eur. NT 1999 2.6.12)

1.7.4
Mikrobiologische Prüfung nicht steriler Produkte: Nachweis spezifizierter Mikroorganismen (Ph. Eur. NT 1999 2.6.13)

1.7.5
Prüfung auf Bakterien-Endotoxine
(Ph. Eur. NT 1999 2.6.14)

1.8
Behältnisse und Material für Behältnisse (Ph. Eur. 1997 3)

1.8.1
Material zur Herstellung von Behältnissen (Ph. Eur. 1997 3.1, NT 1999)

1.8.2
Behältnisse (Ph. Eur. 1997, NT 1999 3.2)

Glasbehältnisse zur pharmazeutischen Verwendung (Ph. Eur. 1997 3.2.1)

Glasbehältnisse zur pharmazeutischen Verwendung sind dazu bestimmt, Arzneimittel aufzunehmen und kommen dabei in direkten Kontakt mit Zubereitungen. Der Verschluß ist ein Teil des Behältnisses. Behältnisse müssen so beschaffen sein, daß der Inhalt in geeigneter Weise entnommen werden kann, der Inhalt vor Verlust oder Veränderung geschützt wird und sie keinen Einfluß auf den Inhalt ausüben. Es gibt Einzeldosis- und Mehrdosenbehältnisse. Behältnisse können „Gut verschlossen", „Dicht verschlossen", „Zugeschmolzen" sein oder einen Sicherheitsverschluß besitzen. Verschiedene Arten von Behältnissen kommen zur Anwendung: Ampullen; Flaschen, Spritzen und Spritzampullen; Behältnisse zur Aufnahme von Blut und Blutprodukten.

Qualität des Glases. Man unterscheidet: farbloses Glas, Neutralglas, Natronkalk-Silicatglas. Die Glasqualität wird durch die hydrolytische Resistenz (Bestimmung von löslichen, mineralischen Substanzen, die an Wasser abgegeben werden) bestimmt.

Glasart I: Neutralglas mit einer hohen hydrolytischen Resistenz, bedingt durch die chemische Zusammensetzung

Glasart II: Glas mit einer hohen hydrolytischen Resistenz, bedingt durch eine geeignete Oberflächenbehandlung

Glasart III: Glas mit mittlerer hydrolytischer Resistenz

Glasart IV: Glas mit geringer hydrolytischer Resistenz

Behältnisse der Glasarten I sind für alle Zubereitungen geeignet, einschließlich Parenteralia, Blut und Blutprodukte. Glasart II kann für saure und neutrale wäßrige Zubereitungen zur parenteralen Anwendung verwendet werden, Glasart III dagegen nur für flüssige nichtwäßrige Präparate, Zubereitungen zur parenteralen Anwendung und andere nichtparenterale Zubereitungen. Glasart IV ist für feste und einige flüssige oder halbfeste Zubereitungen zur nichtparenteralen Anwendung geeignet. Eine Unterscheidung der Glasarten kann durch die Prüfung auf hydrolytische Resistenz der Behältnisinnenfläche, Prüfung auf hydrolytische Resistenz von pulverisiertem Glas (Grießmethode) oder durch Prüfung auf hydrolytische Resistenz der Behältnisinnenfläche nach Flußsäurebehandlung (Oberflächenmethode) erfolgen.

Zur Prüfung: Bei der Glaspulvermethode wird das Glas in seiner Gesamtmasse (Prüfung der Glasmasse), bei der Oberflächenmethode wird die Oberfläche des Glases (Prüfung der Glasoberfläche) bewertet.

1.9
Allgemeine Texte und Statistik (Ph. Eur. 1997 5)

1.9.1
Methoden zur Herstellung steriler Zubereitungen (Ph. Eur. 1997 5.1.1)

Sterilität ist die Abwesenheit von lebensfähigen Mikroorganismen, sie muß durch die Anwendung eines geeigneten und validierten Herstellungsverfahrens gewährleistet werden. Von besonderer Wichtigkeit ist, daß das gewählte Sterilisationsverfahren für die Zubereitung entwickelt wird, um die Wirksamkeit des Verfahrens und die Stabilität der Zubereitung zu gewährleisten.

1. Sterilisationsmethoden und Sterilisationsbedingungen

Die Sterilisation kann nach einer der nachfolgenden Methoden durchgeführt werden, wobei die Qualität des Produktes nicht negativ beeinträchtigt werden darf. Für alle Sterilisationsmethoden müssen die kritischen Bedingungen des Ablaufs kontrolliert werden, damit sicher ist, daß alle Einheiten der Charge mindestens den Minimalbedingungen der Sterilisation unterworfen werden. Die Dauer der Behandlung wird von dem Zeitpunkt an gemessen, an dem die vorgeschriebenen Bedingungen im gesamten Sterilisationsgut eingetreten sind (Überprüfung des Verfahrens).

Sterilisation im Endbehältnis.
- Dampfsterilisation: Die Sterilisation mit gesättigtem gespannten Dampf ist, besonders bei wäßrigen Zubereitungen, zu bevorzugen. Standardbedingung: 15 Minuten lang Erhitzen bei mindestens 121 °C. Andere Kombinationen von Temperatur und Zeit sind zulässig, wenn ein vergleichbarer Wirkungsgrad erreicht wird. Eine mikrobiologische Überwachung der Sterilisation kann mit Bioindikatoren durchgeführt werden (Ph. Eur. 1997 5.1.2). Überprüfung des Verfahrens: Im Autoklaven müssen die Temperatur ± 2 °C und der Druck ± 10 kPa genau gemessen und möglichst aufgezeichnet werden können. Die Wirksamkeit des Verfahrens kann mit geeigneten Bioindikatoren überprüft werden. Falls Wachstum der Testkeime nach der Sterilisation auftritt, ist das Verfahren ungeeignet. Als Testkeime werden Sporen von *Bacillus stearothermophilus* empfohlen.
- Sterilisation durch trockene Hitze: Standardbedingung: bei 180 °C mindestens 30 min lang, bei 170 °C mindestens 1 h lang, bei 160 °C mindestens 2 h lang. Auch hier können andere Temperatur- und Zeitkombinationen zulässig sein. Überprüfung des Verfahrens: Der Sterilisator muß eine verstärkte Ventilation haben und so beladen sein, daß eine gleichmäßige Verteilung der Temperatur im gesamten Sterilisationsgut erzielt wird. Die Wirksamkeit des Verfahrens kann mit geeigneten Bioindikatoren überprüft werden: Als Testkeime werden Sporen von *Bacillus subtilis* empfohlen.
- Strahlensterilisation: Behandlung mit Gamma- oder Elektronenstrahlen. Während des Sterilisationsverfahrens sollte die Strahlendosis regelmäßig überwacht werden. Überprüfung des Verfahrens: Die Wirksamkeit des Verfahrens kann mit geeigneten Bioindikatoren überprüft werden. Als Testkeime werden Sporen von *Bacillus pumilus* empfohlen. Andere sporenbildende Stämme mit höherer Resistenz können zur Überprüfung höherer Strahlungsdosen verwendet werden (z. B. Mutanten von *Bacillus cereus*).
- Gassterilisation: Diese Methode darf nur eingesetzt werden, wenn keine geeignete Alternative zur Verfügung steht. Die Bedingungen der Gassterilisation müssen das Durchdringen des zu sterilisierenden Gutes mit Gas und Wasserdampf gewährleisten. Von gleicher Bedeutung ist, daß diesem Vorgang eine Desorption des Gases folgt und die Konzentration des Gases im sterilisierten Produkt keine toxischen Reaktionen auslöst. Überprüfung des Verfahrens: Zeit, Temperatur, relative Luftfeuchtigkeit, Druck, Gaskonzentration müssen als die wesentlichen physikalischen und chemischen Parameter gemessen und so oft wie möglich aufgezeichnet werden. Die Wirksamkeit des Verfahrens soll bei jeder Charge mit geeigneten Bioindikatoren überprüft werden. Als Testkeime werden Sporen von *Bacillus subtilis* oder Sporen von *Bacillus stearothermophilus* empfohlen. Wesentlich ist, daß der Bioindikator im Sterilisator und im Produkt eine ungenügende Befeuchtung anzeigt, um sicherzugehen, daß auch Dauerformen inaktiviert werden.

Filtration durch bakterienzuruckhaltende Filter. Die Lösungen können durch Membranfilter von höchstens 0,22 µm nomineller Porengröße oder einen anderen Filter mit gleichen Rückhalteeigenschaften für Bakterien filtriert werden. Bei der Filtration von Flüssigkeiten, die ein mikrobielles Wachstum ermöglichen, dürfen dieselben Filter höchstens einen Arbeitstag lang verwendet werden. Die Integrität des zusammengesetzten Filters wird vor und nach dem Einsatz geprüft, wobei geeignete Prüfungen durchgeführt werden, zum Beispiel Bubble-Point-Test, Druckhaltetest oder Diffusionsgeschwindigkeitstest. Diese Methode wird angewendet bei Produkten, die nicht in ihrem Endbehältnis sterilisiert werden können

2. Herstellung unter aseptischen Bedingungen

Ziel der Herstellung unter aseptischen Bedingungen ist, die Sterilität einer aus sterilisierten Bestandteilen zusammengesetzten Zubereitung zu bewahren. Jeder Bestandteil wird dabei durch eine vorher genannte Methode sterilisiert. Bedingungen und Anlagen verhindern eine bakterielle Kontamination. Produkte, die nicht in ihrem Endbehältnis sterilisiert werden können, erfordern besondere Vorsichtsmaßnahmen hinsichtlich der Produktionsräume und des Belüftungssystems; die Ausrüstung, die Behältnisse und Verschlüsse und die Ausgangsstoffe sollen möglichst einem geeigneten Sterilisationsverfahren unterworfen werden.

Überprüfung des Verfahrens: Ein zuvor sterilisiertes Nährmedium, unter gleichen Bedingungen wie das zu sterilisierende Produkt behandelt, kann zur Kontrolle durch anschließendes Bebrüten herangezogen werden. Bevor eine Charge freigegeben wird, muß eine Stichprobe der Charge auf Sterilität (Ph. Eur. NT 1999 2.6.1) geprüft werden.

1.9.2
Bioindikatoren zur Überprüfung der Sterilisationsmethoden (Ph. Eur. 1997 5.1.2)

Für jede Sterilisationsmethode sieht die Ph. Eur. einen Indikatororganismus vor. Diese werden in diesem Anhang unter Methoden zur Herstellung steriler Zubereitungen genannt.

1.9.3
Prüfung auf ausreichende Konservierung (Ph. Eur. NT 1999 5.1.3)

Während der Entwicklung einer Zubereitung muß nachgewiesen werden, daß der Zusatz an Konservierungsmittel ausreicht, um einen ausreichenden Schutz vor mikrobieller Kontamination oder Vermehrung zu gewährleisten. Dies gilt für den Zeitraum der Lagerung und des Gebrauchs. Diese Prüfung ist nicht für die Routinekontrolle gedacht.

1.9.4
Mikrobielle Qualität pharmazeutischer Zubereitungen (Ph. Eur. NT 1999 5.1.4)

Mikrobiologische Reinheitsanforderungen an pharmazeutische Zubereitungen sind im Kapitel 26.5.3 in Tabelle 26.12 aufgelistet.

Anhang

Teil II
Grund-, Hilfsstoffe und Lösungsmittel

2.1
Grund- und Hilfsstoffe

Die Informationen sind, soweit keine Quellenangabe vorhanden, der Ph. Eur. 1997 entnommen. Andere Quellen werden aufgeführt.

Tab. A.6

Bezeichnung	Kennzahlen Zusammensetzung	Lagerung Bemerkungen
Agar	Polysaccharide aus Rotalgenarten; Quellvermögen: nicht weniger als 10 für die gepulverte Droge (355) (Ph. Eur. 1997 2.8.4)	Gut verschlossen
Alginsäure Acidum alginicum Ph. Eur. NT 1999	Gemisch von Polyuronsäuren aus wechselnden Anteilen D-Mannuronsäure und L-Guluronsäure; 19,0–25,0% Carboxylgruppen berechnet auf die getrocknete Substanz gewonnen aus Braunalgen (Phaeophyceae); Keimzahllimitierung	Gut verschlossen
Bentonit Bentonitum	natürliche Tonerde mit einem großen Anteil an Montmorillonit; kann Calcium, Magnesium und Eisen enthalten	Gut verschlossen
Butylhydroxytoluol Butylhydroxytoluenum	2,6-Di-tert-butyl-p-cresol; Erstarrungstemperatur: 69–70°C	
Calciumbehenat Calcii behenas (DAB 1999)	Gemisch aus Calciumsalzen höherer Fettsäuren, vorzugsweise der Behensäure (Docosansäure), daneben Arachinsäure, Lignocerinsäure, Palmitinsäure, Stearinsäure und kleinere Anteile von Ölsäure SZ: 176–192 (Säurezahl der Fettsäuren)	
Calciumcarbonat Calcii carbonas		wird Calciumcarbonat in Pulvermischungen verordnet, so muß das Füllvolumen von 50,0 g frisch gesiebter Substanz (710) 100–220 ml betragen
Carbomere Carbomera Ph. Eur. NT 1999	Polymere von Acrylsäure, quervernetzt mit Polyalkenethern von Zuckern oder Polyalkoholen	Dicht verschlossen

Tab. A.6 *(Fortsetzung)*

Bezeichnung	Kennzahlen Zusammensetzung	Lagerung Bemerkungen
Carmellose-Natrium Carmellosum natricum	Carboxymethylcellulose-Natrium (DAB 1996) Natriumsalz einer partiell carboxymethylierten Cellulose	Dicht verschlossen
Carnaubawachs Cera carnaubae	aus der Wachspalme *Copernicia cerifera* MART. gewonnen rel. Dichte: ca. 0,97 Schmelztemperatur: 80–88 °C SZ: 2–7 VZ: 78–95	Vor Licht geschützt
Celluloseacetat Cellulosi acetas	partiell O-acetylierte Cellulose mit mind. 29 und höchstens 42% Acetylgruppen	auf dem Behältnis ist der %-Gehalt an Acetylgruppen anzugeben
mikrokristalline Cellulose Cellulosum microcristallinum	teilweise depolymerisierte Cellulose; hergestellt aus Alpha-Cellulose; Keimzahllimitierung	
Celluloseacetatphthalat Cellulosi acetas phthalas Ph. Eur. NT 1999	partiell O-acetylierte und O-carboxybenzoylierte Cellulose mit 30,0–36,0% 2-Carboxybenzoylgruppen, 21,5–26,0% Acetylgruppen	Dicht verschlossen
Cellulosepulver Cellulosum pulvis Ph. Eur. NT 1999	gereinigte und mechanisch zerkleinerte Cellulose hergestellt aus Alpha-Cellulose Keimzahllimitierung	
Cetrimid Cetrimidum	besteht vorwiegend aus Trimethyltetradecylammonium-bromid; enthält mindestens 96% Alkyltrimethylammonium-bromide	Vor Licht geschützt
Cetylalkohol Alcohol cetylicus	Mischung von festen Alkoholen, die hauptsächlich aus 1-Hexadecanol bestehen; Schmelztemperatur: 46–52 °C OHZ: 218–238 SZ: höchstens 1 IZ: höchstens 2 VZ: höchstens 2	Gut verschlossen
Cetylpalmitat Cetylii palmitas (DAB 1999)	Gemisch von Estern aus gesättigten Fettsäuren und gesättigten Alkoholen. Besteht vornehmlich aus Hexadecylhexadecanoat Brechungsindex: 1,431–1,437 (bei 75 °C); Tropfpunkt 43–49 °C SZ: höchstens 1,5 VZ: 114–129 POZ: nicht größer als 5	Vor Licht geschützt

Tab. A.6 *(Fortsetzung)*

Bezeichnung	Kennzahlen Zusammensetzung	Lagerung Bemerkungen
Cetylstearylalkohol Alcohol cetylicus et stearylicus	Gemisch aus 1-Hexadecanol und 1-Octadecanol Schmelztemperatur: 49–56 °C (offene Kapillare) SZ: höchstens 1 OHZ: 208–228 (Methode A) IZ: höchstens 2 VZ: höchstens 2	Gut verschlossen
emulgierender Cetylstearyl-alkohol (Typ A) Alcohol cetylicus et stearylicus emulsificans A Ph. Eur. NT 1999	Gehalt: mind. 90,0% Cetylstearyl-alkohol, mind. 7,0% Natrium-cetylstearylsulfat SZ: höchstens 2 IZ: höchstens 3 VZ: höchstens 2	Gut verschlossen
emulgierender Cetylstearyl-alkohol (Typ B) Alcohol cetylicus et stearylicus emulsificans B Ph. Eur. NT 1999	Gehalt: mind. 80,0% Cetylstearyl-alkohol und mind. 7,0% Natrium-dodecylsulfat SZ: höchstens 2 IZ: höchstens 3 VZ: höchstens 2	Gut verschlossen
Copovidon Copovidonum Ph. Eur. NT 1999	$(C_6H_9NO)_n \cdot (C_4H_6O_2)_m$ $n \approx 1,2\,m$ $M_r\ (111,1)_n + (86,1)_m$ Copolymerisat aus 1-Vinyl-pyrrolidin-2-on und Vinylacetat im Verhältnis 3 : 2 (m/m)	Vor Feuchtigkeit geschützt; Beschriftung gibt insbesondere die Konstante K an
Dextrin Dextrinum (DAB 1999)	Gemisch aus Polysacchariden, das durch Teilhydrolyse aus Stärke gewonnen wird	
Erdnußöl Arachidis oleum	SZ: höchstens 0,6 POZ: nicht größer als 5 UA: höchstens 1,0% für parenterale Zwecke besondere Anforderungen: Wasser höchstens 0,3% (Karl Fischer) SZ: höchstens 0,5	siehe Öle; durch Raffination aus den Samen von *Arachis hypogea* L. gewonnen
Ethyl-4-hydroxybenzoat Ethylis parahydroxybenzoas Ph. Eur. NT 1999	Schmelztemperatur: 115–118 °C	
Gelatine Gelatina	durch partielle saure Hydrolyse (Typ A) oder alkalische Hydrolyse (Typ B) von kollagenhaltigem tierischen Material gewonnen Typ A Isoelektrischer Punkt pH 6,3–9,2 Typ B Isoelektrischer Punkt pH 4,7–5,2 Zur Herstellung von Globuli, Suppositorien oder Zinkleim ist die Prüfung des Gelbildungsvermögens (150–250 g) erforderlich und auf dem Behältnis anzugeben	Dicht verschlossen; sie muß nicht notwendigerweise für parenterale Anwendung oder für andere spezielle Anwendungs-gebiete geeignet sein

Tab. A.6 *(Fortsetzung)*

Bezeichnung	Kennzahlen Zusammensetzung	Lagerung Bemerkungen
Glycerol Glycerolum Ph. Eur. NT 1999	1,2,3-Propantriol, kann eine geringe Menge Wasser enthalten Brechungsindex: 1,470–1,475	Dicht verschlossen
Glycerol 85% Glycerolum (85 per centum) Ph. Eur. NT 1999	enthält mindestens 83,5 und höchstens 88,5% (m/m) $C_3H_8O_3$ Eigenschaften, Prüfung auf Identität wie bei Glycerol, Ausnahme: Brechungsindex: 1,449–1,455	Dicht verschlossen
Glycerolmonostearat 40–50% Glyceroli monostearas 40–50	Gemisch von Monoglyceriden der Stearin- und Palmitinsäure mit wechselnden Mengen Di- und Triglyceriden; enthält mindestens 40 und höchstens 50% Monoacylglycerol berechnet als 2,3-Dihydroxypropyl-octadecanoat ($C_{21}H_{42}O_4$); nicht mehr als 6% freies Glycerol; Steigschmelzpunkt: 54–64°C SZ: höchstens 3 IZ: höchstens 3 VZ: 158–177 Wasser: höchstens 2% (Karl-Fischer)	Dicht verschlossen; Vor Licht geschützt
Gummi, Arabisches Acaciae gummi		Dicht verschlossen
sprühgetrocknetes Gummi, Arabisches Acaciae gummi dispersione desiccatum		Dicht verschlossen
Hartfett Adeps solidus	Schmelztemperatur: 30–45°C SZ: höchstens 0,5 OHZ: höchstens 50 (Methode A) IZ: höchstens 3 POZ: höchstens 6 VZ: 210–260 UA: höchstens 0,5%	Gut verschlossen; Vor Licht und Wärme geschützt
Hartparaffin Paraffinum solidum	Gemisch fester, gereinigter, gesättigter Kohlenwasserstoffe	Vor Licht geschützt
Honig Mel (DAB 1999)	entspricht der Definition für Honig im Sinne der gültigen deutschen Honigverordnung	Nicht über 25°C; Gut verschlossen
Hydroxyethylcellulose Hydroxyethylcellulosum Ph. Eur. NT 1999	partiell O-2-hydroxyethylierte Cellulose	Gut verschlossen; Auf dem Behältnis ist die Viskosität (mPa · s) einer 2%igen (m/m) Lösung anzugeben
Hydroxypropylcellulose Hydroxypropyl cellulosum	partiell 2-hydroxypropylierte Cellulose	Gut verschlossen; Beschriftung wie Hydroxyethylcellulose

Tab. A.6 *(Fortsetzung)*

Bezeichnung	Kennzahlen Zusammensetzung	Lagerung Bemerkungen
Hypromellosephthalat Hypromellosi phthalas Ph. Eur. NT 1999	Methylhydroxypropylcellulosephthalat Methylhydroxy propylcellulosi phthalas partiell methylierte, hydroxypropylierte und O-carboxybenzoylierte Cellulose mindestens 21,0 % und höchstens 35 % Carboxybenzoylgruppen	Beschriftung wie Hydroxyethylcellulose
Isopropylmyristat Isopropylis myristas	enthält mind. 90% Isopropyltetra- decanoat neben anderen Fettsäure- isopropylestern rel. Dichte: 0,850–0,855 Viskosität 5–6 mPa · s SZ: höchstens 1 IZ: höchstens 1 VZ: 202–212	Gut verschlossen; Vor Licht geschützt
Isopropylpalmitat Isopropylis palmitas	enthält mind. 90% Isopropylhexa- decanoat neben anderen Fettsäure- isopropylestern rel. Dichte: 0,850–0,855 Viskosität: 5–10 mPa · s SZ: höchstens 1 IZ: höchstens 1 VZ: 183–193	Gut verschlossen; Vor Licht geschützt
Kakaobutter Cacao oleum (DAB 1999)	Brechungsindex: 1,456–1,459 (bei 40°C bestimmt) Schmelzpunkt: 31–35 °C SZ: höchstens 3 IZ: 33–42 VZ: 192–198 POZ: nicht größer als 3 UA: höchstens 0,4%	Vor Licht geschützt; durch Abpressen gewonnenes Fett aus Kakaokernen oder -masse von Samen von *Theobroma cacao* L.; geprüft wird auf Verdorbenheit – die Substanz darf nicht ranzig riechen und schmecken
Kaliumsorbat Kalii sorbas	(E/E)-Hexa-2,4 diensäure, Kaliumsalz	Gut verschlossen; Vor Licht geschützt
Kartoffelstärke Solani amylum Ph. Eur. NT 1999		Eigenschaften: wie bei Stärken
Lactose-Monohydrat Lactosum monohydricum	β-D-Galactopyranosyl-(1→4)-D- fructofuranose spezifische Drehung: +54,5 bis +55,9 Wasser: 4,5–5,5% (Karl-Fischer); Keimzahllimitierung	Dicht verschlossen
Likörwein Vinum liquorosum DAB 1999	Muß der EG-Weinmarktordnung, dem Weingesetz und den auf Grund des Weingesetzes ergangenen Verordnungen entsprechen	Gut verschlossen; in möglichst vollständig gefülltem Behältnis, auf dem der Ethanolgehalt in Volumenprozenten anzugeben ist
Macrogol 300 Macrogolum 300	früher: Polyethylenglycol 300, Gemisch von Polymeren der Formel $H-(OCH_2-CH_2)_n-OH$ mit M_r 300 Viskosität: 80–105 mPa · s OHZ: 340–394	Dicht verschlossen

Tab. A.6 *(Fortsetzung)*

Bezeichnung	Kennzahlen Zusammensetzung	Lagerung Bemerkungen
Macrogol 400 Macrogolum 400	siehe Macrogol 300 mit M_r 400 Viskosität: 105–130 mPa · s OHZ: 264–300	Dicht verschlossen
Macrogol 1000 Macrogolum 1000	siehe Macrogol 300 mit M_r 1000 Viskosität: 22–30 mPa · s (50 proz. Lösung) Erstarrungstemperatur: 35–40 °C OHZ: 107–118	Dicht verschlossen
Macrogolglycerol-hydroxystearat Macrogolglyceroli hydroxystearas	ethoxyliertes Glyceroltrihydroxystearat mit kleinen Mengen Macrogolhydroxy-stearat und freien Glykolen SZ: 2 OHZ: 55–80 (Methode A) IZ: höchstens 2 VZ: 45–65 Wasser: höchstens 3% (Karl-Fischer-Titration)	Gut verschlossen; Umsetzungsprodukt von 1 mol hydriertem Rizinusöl mit 40–45 mol Ethylenoxid
Macrogolstearat Macrogoli stearas Ph. Eur. NT 1999	Mischungen von Mono- und Diestern von hauptsächlich Stearinsäure und Macrogol, die mittlere Polymerlänge beträgt 6 bis 100 Ethylenoxid-Einheiten je Molekül	Vor Licht geschützt
Magnesiumstearat Magnesii stearas	eine Mischung wechselnder Anteile von Magnesiumstearat, Magnesium-palmitat und Magnesiumoleat Mg: 3,8–5,0% bezogen auf Trocken-substanz	
Maisstärke Maydis amylum		Eigenschaften: wie bei Stärken
Mandelöl Amygdalae oleum	rel. Dichte: 0,911–0,920 SZ: 2 POZ: 10 UA: 0,7%	siehe Öle; kaltgepreßtes, fettes Öl aus den Samen von *Prunus dulcis* var. *dulcis* und/oder *amara*
raffiniertes Mandelöl Amygdalae oleum raffinatum	SZ: 0,5 POZ: 5 für parenterale Zwecke besondere Anforderungen: Wasser höchstens 0,3% (Karl Fischer)	siehe Öle; durch Raffination und Geruchlos-machen aus den Samen von *Prunus dulcis* var. *dulcis* und/oder *amara* gewonnen
Mannitol Mannitolum	mindestens 98,0 und höchstens 101,5% D-Mannitol Limitierung des Bakterienendotoxin-Gehaltes für Mannitol zur Herstellung von Parenteralia	Gut verschlossen; Angabe der Höchstkonzentration für Endotoxine
Methyl-4-hydroxybenzoat Methylis parahydroxybenzoas Ph. Eur. NT 1999	Gehalt 99,0–100,5% $C_8H_8O_3$	Gut verschlossen
Methylcellulose Methylcellulosum	partiell O-methylierte Cellulose	Gut verschlossen; Beschriftung wie Hydroxyethylcellulose

Tab. A.6 *(Fortsetzung)*

Bezeichnung	Kennzahlen Zusammensetzung	Lagerung Bemerkungen
Methylhydroxyethylcellulose Methylhydroxyethylcellulosum	partiell O-methylierte und O-2-hydroxylierte Cellulose	Gut verschlossen; Beschriftung wie Hydroxyethylcellulose
Methylhydroxypropylcellulose Methylhydroxypropylcellulosum	partiell methylierte, (-2-hydroxypropylierte) Cellulose	Beschriftung wie Hydroxyethylcellulose
Montanglycolwachs Cera montanglycoli (DAB 1999)	Gemisch aus teilveresterten Montansäuren, natürlichen Montanwachsen, freien Montansäuren und unverzweigten Paraffinen. Gelbliches, sich wachsartig anfassendes Pulver rel. Dichte: 1,01–1,03 Tropfpunkt: 79–85 °C SZ: 15–20 POZ: höchstens 5 (Bei der Bestimmung muß direkte Lichteinwirkung ausgeschlossen sein.) VZ: 130–160	Gut verschlossen; Vor Licht geschützt
Natriumalginat Natrii alginas Ph. Eur. NT 1999	Natriumsalz der Alginsäure Keimzahllimitierung	Gut verschlossen
Natriumcetylstearylsulfat Natrii cetylo- et stearylosulfas Ph. Eur. NT 1999	Gemisch aus Hexadecylhydrogensulfat, Natriumsalz und Octadecylhydrogensulfat, Natriumsalz; Mind. 90% Natriumcetylstearylsulfat sowie mind. 40% Natriumcetylsulfat	Gut verschlossen
Octyldodecanol Octyldodecanolum	Kondensationsprodukt aus gesättigten flüssigen Fettalkoholen, hauptsächlich (*RS*)2-Octyl-1-dodecanol rel. Dichte: 0,830–0,850 OHZ: 175–190 (Methode A) VZ: höchstens 5 IZ: höchstens 8 POZ: höchstens 5	Vor Licht geschützt
Öle Olea		Vor Licht geschützt, in dicht verschlossenen, dem Verbrauch angemessenen, möglichst vollständig gefüllten Behältnissen. Öle aus verschiedenen Lieferungen dürfen nicht miteinander gemischt werden. Der Zusatz von Antioxidanzien muß angegeben werden.
Oleyloleat Oleyli oleas (DAB 1999)	Ester der Ölsäure mit einem Gemisch einfach ungesättigter Fettalkohole natürlicher Herkunft vorwiegend (*Z*)-Octadec-9-en-1-ol SZ: höchstens 2 OHZ: höchstens 15 (Methode A) IZ: 85–105 VZ: 100–115	Der Zusatz von Stabilisatoren ist zulässig. Vor Licht geschützt, in dicht verschlossenen, dem Verbrauch angemessenen Gefäßen.

Tab. A.6 *(Fortsetzung)*

Bezeichnung	Kennzahlen Zusammensetzung	Lagerung Bemerkungen
Olivenöl Olivae oleum Ph. Eur. NT 1999	rel. Dichte: 0,910–0,916 SZ: höchstens 2 POZ: nicht größer als 15 UA: höchstens 1,5% zur parenteralen Anwendung besondere Anforderungen: SZ: höchstens 0,5 POZ: höchstens 5,0	siehe Olea; durch Kaltpressung oder andere geeignete mechanische Verfahren gewonnen aus den Steinfrüchten von *Olea europaea* L.
Palmitoylascorbinsäure Ascorbylis palmitas	enthält 98,0–100,5 ((S)-2-[(2R)-2,5-Dihydro-3,4-dihydroxy-5-oxo-2-furyl]-2-hydroxyethyl)-hexadecanoat	Dicht verschlossen; Vor Licht geschützt; Zwischen 8–15 °C
dickflüssiges Paraffin Paraffinum liquidum	Mischung gereinigter, flüssiger Kohlenwasserstoffe; bei Tageslicht darf keine Fluoreszenz erkennbar sein; rel. Dichte: 0,827–0,890 Viskosität: 110–230 mPa · s	Vor Licht geschützt
dünnflüssiges Paraffin Paraffinum perliquidum	Stimmt mit Paraffinum liquidum überein, außer: rel. Dichte: 0,810–0,875 Viskosität: 25–80 mPa · s	Vor Licht geschützt
höherkettige Partialglyceride Partialglycerida longicatenalia (DAB 1999)	Gemisch von Mono-, Di- und Triglyceriden gesättigter Fettsäuren, hauptsächlich Hexadecan- und Octadecansäure; Tropfpunkt: 50–58 °C SZ: höchstens 6 OHZ: 60–115 (Methode A) IZ: höchstens 3 POZ: höchstens 3 VZ: 175–195 UA: höchstens 1%	Dicht verschlossen; Vor Licht geschützt
mittelkettige Partialglyceride Partialglycerida mediocatenalia (DAB 1999)	bestehen aus Monoglyceriden vorwiegend der Octansäure und der Decansäure mit wechselnden Mengen an Di- und Triglyceriden; gelbliche Masse mit charakteristischem Geruch nach Kokos und bitterem Geschmack; Schmelztemperatur: 22–27 °C SZ: höchstens 2 OHZ: 310–340 (Methode A) IZ: höchstens 1 POZ: höchstens 1 VZ: 250–280 UA: 0,5%	Dicht verschlossen; Vor Licht geschützt
Phenylmercuriborat Phenylhydrargyri boras	Gemisch äquimoraler Mengen von Phenylquecksilber(II)-dihydrogenborat mit Phenylquecksilber(II)-hydroxid oder in der dehydratisierten Form (Metaborat) oder einer Mischung beider Komponenten Gehalt: 64,5–66% Hg 10,3% H_3BO_3	Gut verschlossen; Vor Licht geschützt; Vorsichtig

Tab. A.6 *(Fortsetzung)*

Bezeichnung	Kennzahlen Zusammensetzung	Lagerung Bemerkungen
Phenylmercurinitrat Phenylhydrargyri nitras	Gemisch von Phenylquecksilber(II)-nitrat und -hydroxid Gehalt: 62,5–64,0% Hg	Gut verschlossen; Vor Licht geschützt; Vorsichtig
Polysorbate	Gemische aus Fettsäurepartialestern des Sorbitol und seiner Anhydride copolymerisiert mit ca. 20 Mol Ethylenoxid für jedes Mol Sorbitol oder Sorbitolanhydrid	Dicht verschlossen; Vor Licht geschützt
Polysorbat 20 Polysorbatum 20 Ph. Eur. NT 1999	...Laurinsäurepartialester SZ: höchstens 2 OHZ: 96–108 (Methode A) IZ: höchstens 5 VZ: 40–50	siehe Polysorbate
Polysorbat 60 Polysorbatum 60 Ph. Eur. NT 1999	...Stearinsäurepartialester SZ: höchstens 2 IZ: höchstens 5 OHZ: 81–96 (Methode A) VZ: 45–55	siehe Polysorbate
Polysorbat 80 Polysorbatum 80 Ph. Eur. NT 1999	...Ölsäurepartialester SZ: höchstens 2 OHZ: 65–80 (Methode A) IZ: 18–24 VZ: 45–55	siehe Polysorbate
Povidon Povidonum	besteht aus linearen Polymeren des 1-Vinyl-2-pyrrolidon; verschiedene Typen des Polyvidon sind durch die Viskosität ihrer Lösungen, ausgedrückt durch die Konstante K, charakterisiert	Vor Feuchtigkeit geschützt
Propyl-4-hydroxybenzoat Propylis parahydroxybenzoas Ph. Eur. NT 1999	Schmelzpunkt: 96–99 °C	
Propylenglycoloctanoat-decanoat Propylenglycoli octanoas et decanoas (DAB 1999)	besteht aus Propan-1,2-diol-Diestern gesättigter Fettsäuren pflanzlichen Ursprungs, hauptsächlich der Octan-säure und der Decansäure Brechungsindex: 1,440–1,442 rel. Dichte: 0,91–0,93 Viskosität 9–12 mPa · s SZ: höchstens 0,2 IZ: höchstens 0,5 POZ: höchstens 1,0 VZ: 320–340 UV: höchstens 0,3%	Vor Licht geschützt
Propylenglykol Propylenglycolum	Siedepunkt: 184–189 °C	Dicht verschlossen
Reisstärke Oryzae amylum		Eigenschaften: wie bei Stärken

Tab. A.6 *(Fortsetzung)*

Bezeichnung	Kennzahlen Zusammensetzung	Lagerung Bemerkungen
Rizinusöl Ricini oleum	Brechungsindex: 1,477–1,481 SZ: höchstens 2 OHZ: mindestens 150 (Methode A) VZ: 176–187 IZ: 82–90 POZ: höchstens 5,0 UA: höchstens 0,8% Zur parenteralen Anwendung besondere Anforderungen: Wasser höchstens 0,3% (Karl Fischer)	siehe Olea; Rizinusöl ist das aus den Samen von *Ricinus communis* L. durch Pressen ohne Wärmezufuhr erhaltene Öl; Rizinusöl zur parenteralen Anwendung muß entsprechend gekennzeichnet werden
hydriertes Rizinusöl Ricini oleum hydrogenatum (DAB 1999)	durch Hydrierung gewonnenes Fettgemisch, enthält hauptsächlich das Triglycerid der 12-Hydroxystearinsäure; SZ: höchstens 4 OHZ: 150–162 IZ: höchstens 5 VZ: 175–185	siehe Olea; Vor Licht geschützt
raffiniertes Rizinusöl Ricini oleum raffinatum (DAB 1999)	Brechungsindex: 1,477–1,481 Viskosität: 950–1100 mPa · s SZ: höchstens 1,0 OHZ: mindestens 160 (Methode A) IZ: 82–90 POZ: höchstens 5,0 VZ: 176–187 UA: höchstens 1,0% für parenterale Zwecke besondere Anforderungen: Wasser höchstens 0,3% (Karl Fischer)	siehe Olea; Vor Licht geschützt; Rizinusöl ist das aus den Samen von *Ricinus communis* L. bei der ersten Pressung, nicht durch Extraktion gewonnene, raffinierte Öl; Rizinusöl zur parenteralen Anwendung darf kein Antioxidans enthalten
Saccharin-Natrium Saccharinum natricum	1,2-Benzisothiazol-3(2H)-on-1,1-dioxid, Natriumsalz	
Saccharose Saccharum Ph. Eur. NT 1999		Dicht verschlossen
Schellack Lacca Ph. Eur. NT 1999	Sekret der weiblichen Lackschildlaus *Kerria lacca* SZ: 65–95	Gut verschlossen; Vor Licht geschützt; unterhalb 15 °C; Beschriftung gibt Art des Schellacks an
Schweineschmalz Adeps suillus (DAB 1999)	Brechungsindex: 1,458–1,461 bei 40 °C bestimmt Schmelztemperatur: 36–43 °C SZ: höchstens 1,3 IZ: 46–60 UA: höchstens 1,0% Wassergehalt: höchstens 0,3% POZ: nicht größer als 4	Vor Licht geschützt, in dem Verbrauch angemessenen, möglichst vollständig gefüllten Gefäßen oder Inertgas

Tab. A.6 *(Fortsetzung)*

Bezeichnung	Kennzahlen Zusammensetzung	Lagerung Bemerkungen
Sesamöl Sesami oleum Ph. Eur. NT 1999	Relative Dichte: 0,919 Brechungsindex: 1,470–1,476 SZ: höchstens 0,6 POZ: höchstens 10 UA: höchstens 2% für parenterale Zwecke besondere Anforderungen: SZ: höchstens 0,3 Wasser höchstens 0,05% (Karl Fischer)	siehe Olea; aus den Samen von *Sesamum indicum* L. durch Pressung oder Extraktion und anschließende Raffination erhaltenes Öl
gefälltes Siliciumdioxid Silicii dioxidum praecipitatum	weißes bis fast weißes, feines, amorphes, geruchloses Pulver	
hochdisperses Siliciumdioxid Silica colloidalis anhydrica	weißes, feines, leichtes, amorphes Pulver mit einer Teilchengröße von etwa 15 nm	
Sorbinsäure Acidum sorbicum	(E/E)-2,4-Hexadiensäure Schmelzpunkt: 132–136 °C	Gut verschlossen; Vor Licht geschützt
Sorbit Sorbitolum		
Stärken Amyla	Eigenschaften: sehr feines, weißes, geruch- und geschmackloses Pulver, das beim Reiben zwischen den Fingern knirscht; Die Stärken sind praktisch unlöslich in kaltem Wasser und Ethanol	
Stearylalkohol Alcohol stearylicus	Mischung von festen Alkoholen, die mind. 95% 1-Octadecanol enthält SZ: höchstens 1 OHZ: höchstens 197–217 VZ: höchstens 2 IZ: höchstens 2	Gut verschlossen
Talkum Talcum Ph. Eur. NT 1999	Talkum ist ein gepulvertes, ausgewähltes, natürliches, wasserhaltiges Magnesiumsilikat mit einem kleinen Anteil Aluminiumsilikat $Mg_6(Si_2O_5)_4(OH)_4$	Talkum muß frei von Asbestfasern sein
Titandioxid Titanii dioxidum		
alpha-Tocopherol alpha-Tocopherolum Ph. Eur. NT 1999	enthält 96–102% $(2RS)$-2,5,7,8-tetramethyl-2-[$(4RS,8RS)$-4,8,12-trimethyltridecyl]chroman-6-ol	Vor Licht geschützt; Dicht verschlossen
alpha-Tocopherolacetat alpha-Tocopheroli acetas Ph. Eur. NT 1999	enthält 96–102% $(2RS)$-2,5,7,8-tetramethyl-2-[$(4RS,8RS)$-4,8,12-trimethyltridecyl]chroman-6-yl-acetat	Vor Licht geschützt; Dicht verschlossen
RRR-alpha-Tocopherol RRR-alpha-Tocopherolum Ph. Eur. NT 1999	enthält 96–102% $(2R)$-2,5,7,8-tetramethyl-2-[$(4R,8R)$-4,8,12-trimethyltridecyl]chroman-6-ol	Vor Licht geschützt; Dicht verschlossen

Tab. A.6 *(Fortsetzung)*

Bezeichnung	Kennzahlen Zusammensetzung	Lagerung Bemerkungen
RRR-alpha-Tocopherolacetat RRR-alpha-Tocopheroli acetas Ph. Eur. NT 1999	enthält 96–102% (2R)-2,5,7,8-tetramethyl-2-[(4R,8R)-4,8,12-trimethyltridecyl]chroman-6-yl acetate	Vor Licht geschützt; Dicht verschlossen
weißer Ton Kaolinum ponderosum	gereinigtes, natürliches, wasserhaltiges Aluminiumsilikat wechselnder Zusammensetzung	Angabe, falls zutreffend, daß die Substanz für die innerliche Anwendung bestimmt ist
Tragant Tragacantha	gummiartige Ausscheidungen von *Astragalus gummifera* L. und anderen Astragalusarten	Vor Licht geschützt
mittelkettige Triglyceride Triglycerida saturata media	Triglyceride kurz- oder mittelkettiger Fettsäuren pflanzlichen Ursprungs, 95% gesättigte Fettsäuren mit 8 oder 10 C-Atomen Brechungsindex: 1,440–1,452 SZ: höchstens 0,2 OHZ: höchstens 10 (Methode A) POZ: höchstens 1 VZ: 310–360 UA: höchstens 1,8%	Gut verschlossen; Vor Licht geschützt; in möglichst vollständig gefüllten Behältern; Angabe, ob für parenterale Ernährung bestimmt; für parenterale Zwecke: max. 0,1 ppm Pb, 0,05 ppm Cr, 0,1 ppm Ni, 0,1 ppm Sn
Weißes Vaselin Vaselinum album DAB 1999	Gemisch gereinigter, gebleichter, vorwiegend gesättigter Kohlenwasserstoffe; Erstarrungstemperatur am rotierenden Thermometer: 38–56 °C, für spezielle Anwendungszwecke auch bis 60 °C	Wird Vaselin ohne nähere Bezeichnung verordnet, ist Weißes Vaselin zu verwenden; Vor Licht geschützt
gebleichtes Wachs Cera alba Ph. Eur. NT 1999	rel. Dichte: 0,96 Tropfpunkt: 61–65 °C SZ: 17–24 EZ: 70–80 Verhältniszahl: 3,3–4,3 VZ: 87–104	Vor Licht geschützt
Gelbes Wachs Cera flava Ph. Eur. NT 1999	Tropfpunkt: 61–65 °C SZ: 17–22 EZ: 70–80 VZ: 87–102	Vor Licht geschützt
Weizenstärke Tritici amylum Ph. Eur. NT 1999		Eigenschaften: wie bei Stärken
Wollwachs Adeps lanae	gereinigte Substanz, aus der Wolle der Schafe gewonnen Tropfpunkt: 38–44 °C SZ: höchstens 1 POZ: höchstens 20 VZ: 90–105 Reinheit: Butylhydroxytoluol max. 200 ppm	Gut verschlossen, < 25 °C

Tab. A.6 *(Fortsetzung)*

Bezeichnung	Kennzahlen Zusammensetzung	Lagerung Bemerkungen
Wollwachsalkohole Alcoholes adipis lanae	Mischung von Sterolen und höheren aliphatischen Alkoholen mit mindestens 30,0% Cholesterol; Darf nicht mehr als 200 ppm Butylhydroxytoluol (BHT) enthalten; Schmelztemperatur (Ph. Eur. 1997 2.2.15) nicht unter 58 °C SZ: höchstens 2 OHZ: 120–180 °C (Methode A) POZ: höchstens 15 VZ: höchstens 12 Wasseraufnahmevermögen: 0,6 g Substanz und 9,4 g Weißes Vaselin auf dem Wasserbad schmelzen; Nach dem Abkühlen werden 20 ml Wasser portionsweise eingearbeitet; innerhalb 24 h darf kein Wasser austreten	Vor Licht geschützt, in gut gefüllten Behältnissen; Beschriftung: Konzentration der zugesetzten Menge BHT; Bei Gebrauch ist die äußere, peroxidhaltige Schicht der Stücke zu entfernen
Wollwachs, hydriertes Adeps lanae hydrogenatus	Mischung von Sterolen und höheren aliphatischen Alkoholen, wird durch katalytische Hydrierung von Wollwachs erhalten Tropfpunkt: 45–55 °C SZ: höchstens 1 OHZ: 140–180 VZ: höchstens 8 Reinheit: Butylhydroxytoluol max. 200 ppm	Vor Licht geschützt; in dem Verbrauch angemessenen, möglichst vollständig mit dem geschmolzenen Wollwachs gefüllten Gefäßen

2.2 Lösungsmittel

2.2.1 Gereinigtes Wasser, Aqua purificata (Monographie Ph. Eur. 1997)

Gereinigtes Wasser ist für die Herstellung von Zubereitungen bestimmt, die weder steril noch pyrogenfrei sein müssen. Es wird aus Trinkwasser durch Destillation, unter Verwendung von Ionenaustauschern oder nach anderen geeigneten Methoden hergestellt.

Die Prüfung auf Reinheit erfolgt auf: pH-Wert, oxidierbare Substanzen, Chlorid, Nitrat, Sulfat, Ammonium, Calcium, Magnesium, Schwermetalle, Verdampfungsrückstand, mikrobielle Verunreinigung, Bakterienendotoxine.

Ist gereiniges Wasser für die Herstellung von Dialyselösungen vorgesehen, muß dies angegeben sein. Derartiges Wasser muß zusätzlich der Prüfung auf Aluminium entsprechen.

Hinweis: Für die rezeptur- und defekturmäßige Herstellung von Arzneimitteln erforderliches gereinigtes Wasser soll, wenn nicht die einwandfreie mikrobiologische Qualität gewährleistet ist, durch geeignete Maßnahmen der Keimzahlverminderung entkeimt werden, z. B. durch Aufkochen unter mindestens 5 min langem Sieden und anschließendem Abkühlen oder durch Filtration durch bakterienzurückhaltende Filter. Dieses Wasser darf in keimfreien, geschlossenen Vorratsbehältnissen, die vorzugsweise aus Glas bestehen sollten, höchstens 24 h gelagert werden.

2.2.2
Wasser für Injektionszwecke, Aqua ad iniectabilia (Monographie Ph. Eur. 1997)

Wasser für Injektionszwecke ist Wasser, das zur Herstellung von Arzneimitteln zur parenteralen Anwendung bestimmt ist, deren Lösungsmittel Wasser ist (Wasser für Injektionszwecke in Großgebinden) oder das zum Verdünnen oder Lösen von Arzneimitteln zur parenteralen Anwendung unmittelbar vor Gebrauch dient (sterilisiertes Wasser für Injektionszwecke).

Wasser für Injektionszwecke in Großgebinden. Es wird aus Trinkwasser oder gereinigtem Wasser durch Destillation gewonnen. Die verwendete Apparatur muß in den Teilen, die mit Wasser in Berührung kommen, aus Neutralglas, Quarz oder einem geeigneten Metall bestehen. Ferner muß das Überspritzen von Tropfen ausgeschlossen sein. Die Apparatur muß die Gewinnung von pyrogenfreiem Wasser gewährleisten. Das Destillat wird aufgefangen und unter Bedingungen aufbewahrt, die ein mikrobielles Wachstum und jegliche andere Kontamination verhindern. Wasser für Injektionszwecke in Großgebinden ist eine klare, farblose, geruchlose Flüssigkeit, die frei von Pyrogenen ist.

Sterilisiertes Wasser für Injektionszwecke. Sterilisiertes Wasser für Injektionszwecke ist Wasser für Injektionszwecke, das in geeignete Behältnisse abgefüllt wird, verschlossen und durch Hitze sterilisiert wird, wobei sichergestellt sein muß, daß das Wasser pyrogenfrei bleibt. Unter geeigneten visuellen Bedingungen geprüft, muß das Wasser klar, farblos und praktisch schwebstofffrei sein. Die Behältnisse müssen eine ausreichende Menge Wasser enthalten, damit das Nennvolumen entnommen werden kann. Die Substanz muß der „Prüfung auf Sterilität" (Ph. Eur. NT 1999 2.6.1) entsprechen, die Endotoxinkonzentration darf höchstens 0,25 I. E. je Milliliter betragen.

2.2.3
Ethanol 96%, Ethanolum 96 per centum (Monographie Ph. Eur. NT 1999)

Enthält mindestens 96,0 und höchstens 97,2% (V/V) Ethylalkohol, entsprechend mindestens 93,8 und höchstens 95,6% (m/m).

Eigenschaften: klare, farblose, flüchtige, leicht entzündbare Flüssigkeit, die mit schwach bläulicher, nicht rußender Flamme brennt; mischbar mit Wasser, Dichlormethan und Ether; relative Dichte: 0,804–0,809

Ethanoltabelle (Ph. Eur. NT 1999 5.5, DAB 1999 4)
Monographie Ethanol-Wasser-Gemische (Monographie DAB 1999)

Ethanol 90% (V/V) = 85,7% (m/m),	91,30 g Ethanol 96% (V/V)	werden zu 100,0 g verdünnt.
Ethanol 80% (V/V) = 73,5% (m/m),	78,30 g Ethanol 96% (V/V)	werden zu 100,0 g verdünnt.
Ethanol 70% (V/V) = 62,4% (m/m),	66,50 g Ethanol 96% (V/V)	werden zu 100,0 g verdünnt.
Ethanol 60% (V/V) = 52,1% (m/m),	55,50 g Ethanol 96% (V/V)	werden zu 100,0 g verdünnt.
Ethanol 50% (V/V) = 42,7% (m/m),	45,20 g Ethanol 96% (V/V)	werden zu 100,0 g verdünnt.
Ethanol 45% (V/V) = 37,8% (m/m),	40,20 g Ethanol 96% (V/V)	werden zu 100,0 g verdünnt.

Anhang

Teil III
Monographien über Darreichungsformen
(in der Ph. Eur. Zubereitungen genannt)

3.1
Pulver, Pulveres (Ph. Eur. 1997)

Definition. Pulver sind Zubereitungen, die aus festen, losen, trockenen, feinen Teilchen bestehen. Die Pulver enthalten einen oder mehrere Wirkstoffe mit oder ohne Hilfsstoffe und gegebenenfalls Farb- und Aromastoffe. Es werden unterschieden:
- Pulver zur Einnahme (Ph. Eur. 1997)
- Pulver zur Herstellung von Injektionszubereitungen und zur Herstellung von Infusionszubereitungen (Parenteralia, Ph. Eur. 1997)
- Pulver zur kutanen Anwendung (Ph. Eur. 1997)

Prüfung.
- Teilchengröße: falls vorgeschrieben mit Hilfe der Siebanalyse (Ph. Eur. 1997 2.9.12) oder einem anderen geeigneten Verfahren
- Gleichförmigkeit des Gehaltes (Ph. Eur. 1997 2.9.6)
- Gleichförmigkeit der Masse (Ph. Eur. 1997 2.9.5)

Lagerung. Gut verschlossen. Behältnisse für flüchtige Stoffe enthaltende Pulver müssen dicht verschlossen sein.

3.1.1
Pulver zur Einnahme

Sie liegen entweder als Pulver im Einzeldosisbehältnis oder als Pulver im Mehrdosisbehältnis vor; bei letzteren ist eine Dosiervorrichtung erforderlich. Pulver zur Einnahme werden in der Regel in oder mit Wasser oder einer anderen geeigneten Flüssigkeit eingenommen. In bestimmten Fällen können sie als solche geschluckt werden.

3.1.2
Brausepulver

Brausepulver sind Pulver in Einzeldosis- oder Mehrdosenbehältnissen, die saure Substanzen und Carbonate oder Hydrogencarbonate enthalten, welche in Wasser rasch Kohlendioxid freisetzen. Sie werden vor der Einnahme in Wasser gelöst oder dispergiert.

Lagerung. Dicht verschlossen.

3.1.3
Pulver zur kutanen Anwendung

Sie liegen als Pulver im Einzeldosisbehältnis oder als Pulver im Mehrdosenbehältnis vor und sind frei von tastbaren Teilchen. Für die ausschließliche Verwendung auf großen offenen Wunden oder auf schwer erkrankter Haut müssen sie der „Prüfung auf Sterilität" entsprechen. Zur Abfüllung werden Streu- oder Spraydosen bevorzugt.

Prüfung. Prüfung auf Sterilität (Ph. Eur. NT 1999 2.6.1) soweit auf der Beschriftung „steril" angegeben ist.

3.2
Tabletten, Compressi (Ph. Eur. NT 1999)

Definition. Tabletten sind feste Arzneizubereitungen mit einer Einzeldosis aus einem oder mehreren Arzneistoffen, die durch Pressen gleichgroßer Pulvervolumina erhalten werden. Sie sind im allgemeinen zur oralen Anwendung bestimmt, werden entweder zerkaut, unzerkaut geschluckt, vor der Einnahme in Wasser gelöst oder zerfallen lassen, andere werden im Mund behalten, und der Wirkstoff wird dort freigesetzt. Wird die pharmazeutische Form

„Tablette" nicht in dieser Weise angewendet, zum Beispiel als Tabletten zur Implantation, als Tabletten für Inhalationslösungen, als Vaginaltabletten, müssen diese nicht unbedingt den Beschreibungen und Prüfungen dieser Monographie entsprechen. Diese Zubereitungen können – entsprechend ihrer besonderen Verwendung – spezielle Formulierungen, besondere Herstellungsverfahren oder besondere Darreichungsformen notwendig machen.

Angaben. Tablettenbestandteile: Als Tablettenbestandteile werden angegeben ein oder mehrere Wirkstoffe und als Hilfsstoffe, soweit notwendig, Füll-, Binde-, Spreng-, Gleit- und Schmiermittel; Stoffe, die das Verhalten der Wirkstoffe im Verdauungstrakt beeinflussen können, Farbstoffe und gegebenenfalls Geschmackskorrigenzien. Wenn die Pulverteilchen auf Grund ihrer physikalischen Eigenschaften, z.B. Fließverhalten und Agglomeration unter Druck, keine Tablettierung erlauben, werden sie einer geeigneten Vorbehandlung, z.B. einer Granulation, unterzogen. Beschreibung: Tabletten sind normalerweise fest und von zylindrischer Gestalt. Die Oberflächen sind flach oder konvex, können Kerben, Bruchrillen, Prägungen oder andere Markierungen aufweisen und können überzogen sein. Sie sind ausreichend fest, um einer Handhabung ohne zu bröckeln oder zu brechen zu widerstehen. Dies kann mit den Prüfungen „Friabilität von nicht überzogenen Tabletten" und „Bruchfestigkeit von Tabletten" gezeigt werden. Zusätzlich zu den oben aufgeführten Eigenschaften können Oraltabletten, je nach Zusammensetzung, Herstellung und Verwendungszweck weitere Eigenschaften aufweisen. Entsprechend behandelt die Monographie verschiedene Kategorien von Tabletten zur oralen Anwendung:
- nichtüberzogene Tabletten
- überzogene Tabletten
- Brausetabletten
- Tabletten zur Herstellung einer Lösung
- Tabletten zur Herstellung einer Suspension
- magensaftresistente Tabletten
- Tabletten mit modifizierter Wirkstofffreisetzung
- Tabletten zur Anwendung in der Mundhöhle

Lagerung. Gut verschlossen. Vor dem Zerbrechen und erheblichen, mechanischen Einwirkungen geschützt.

Prüfungen.
- Gleichförmigkeit des Gehaltes (Ph. Eur. 1997 2.9.6)
- Gleichförmigkeit der Masse (Ph. Eur. 1997 2.9.5) (s. Tabelle A.5)
- Wirkstofffreisetzung (Ph. Eur. 1997 2.9.3) (s. Tabelle A.4)
- Die Prüfung Zerfallszeit kann entfallen, wenn die Prüfung Wirkstofffreisetzung vorgeschrieben ist.
- Die Bestimmung von Friabilität und Bruchfestigkeit dient der Kennzeichnung der mechanischen Festigkeit von Komprimaten
- Friabilität von nicht überzogenen Tabletten (Ph. Eur. 1997 2.9.7, DAB 1999)
- Bruchfestigkeit von Tabletten (Ph. Eur. 1997 2.9.8)

3.2.1 Nichtüberzogene Tabletten

Zu den nichtüberzogenen Tabletten zählen Einschichttabletten, die man durch einmaliges Pressen von Partikeln erhält, und Mehrschichttabletten, die aus konzentrischen oder parallelen Schichten bestehen und durch aufeinanderfolgendes Pressen verschiedener Teilchenarten erhalten werden.

Die verwendeten Substanzen dienen nicht speziell dazu, die Wirkstofffreigabe aus der Tablette in die Verdauungssäfte zu beeinflussen. Die Tabletten werden nach der Kompression nicht weiter behandelt. Nichtüberzogene Tabletten entsprechen der allgemeinen Beschreibung von Tabletten. Unter der Lupe betrachtet, zeigt ein abgebrochenes Stück entweder eine ziemlich gleichmäßige Beschaffenheit (Einschichttablette) oder eine geschichtete Struktur, jedoch keine Anzeichen einer Umhüllung.

Prüfung. Zerfallszeit (Ph. Eur. 1997 2.9.1): Nichtüberzogene Tabletten müssen der Prüfung „Zerfallszeit von Tabletten und Kapseln" entsprechen, Kautabletten müssen dieser Anforderungen nicht entsprechen.

3.2.2
Überzogene Tabletten

Überzogene Tabletten sind Tabletten, die mit einer oder mehreren Schichten aus einer Mischung verschiedener Substanzen, wie natürlichen oder synthetischen Harzen, Gummen, Gelatine, inaktiven und unlöslichen Füllmitteln, Zuckern, Weichmachern, Polyolen, Wachsen, zugelassenen Farbstoffen, manchmal auch Geschmackskorrigenzien und Wirkstoffen, überzogen werden. Die zur Herstellung eines Überzugs verwendeten Substanzen werden üblicherweise als Lösung oder Suspension in einer leicht flüchtigen Flüssigkeit angewendet, bzw. unter Bedingungen verwendet, bei denen Lösungs- oder Dispersionsmittel verdunstet. Bei einem dünnen Überzug spricht man von Filmtabletten. Überzogene Tabletten haben eine glatte, meist polierte und oft gefärbte Oberfläche; ein abgebrochenes Stück zeigt unter der Lupe betrachtet einen Kern, der von einer zusammenhängenden Schicht unterschiedlicher Beschaffenheit umgeben ist.

Prüfung. Zerfallszeit (Ph. Eur. 1997 2.9.1): Überzogene Tabletten mit Ausnahme der Filmtabletten müssen der Prüfung, die 60 min dauert, entsprechen. Filmtabletten müssen der Prüfung auf Zerfallszeit nichtüberzogener Tabletten bei einer Testdauer von 30 min entsprechen. Überzogene Kautabletten müssen diesen Anforderungen nicht entsprechen.

3.2.3
Brausetabletten

Brausetabletten stellen nichtüberzogene Tabletten dar, die üblicherweise Säuren und Carbonate oder Hydrogencarbonate enthalten. In Gegenwart von Wasser entwickeln sie sofort Kohlendioxid. Vor dem Einnehmen müssen sie in Wasser gelöst oder dispergiert werden.

Prüfung. Zerfallszeit: Man bringt eine Tablette in ein Becherglas mit 200 ml Wasser von 15–25°C, hierbei bilden sich zahlreiche Gasblasen. Wenn die Gasentwicklung um die Tablette oder um Bruchstücke derselben aufhört, sollte die Tablette zerfallen oder im Wasser gelöst sein, so daß keine Agglomerate von Teilchen zurückbleiben. Dieser Vorgang ist mit fünf weiteren Tabletten zu wiederholen. Die Tabletten entsprechen der Vorschrift, wenn jede der fünf im Test benutzten Tabletten in der oben beschriebenen Weise innerhalb von 5 min zerfallen ist.

3.2.4
Tabletten zur Herstellung einer Lösung

Tabletten zur Herstellung einer Lösung sind nichtüberzogene Tabletten oder Filmtabletten, die vor der Anwendung in Wasser aufgelöst werden. Die entstehende Lösung kann schwach getrübt sein.

Prüfung. Zerfallszeit (Ph. Eur. 1997 2.9.1): Die Tabletten müssen innerhalb von 3 min zerfallen sein, Prüfmedium ist Wasser R.

3.2.5
Tabletten zur Herstellung einer Suspension

Es sind nichtüberzogene Tabletten oder Filmtabletten, die vor der Anwendung in Wasser dispergiert werden, wobei sich eine homogene Suspension bilden muß.

Prüfung. Zerfallszeit (Ph. Eur. 1997 2.9.1): Die Tabletten müssen innerhalb von 3 min zerfallen sein, Prüfmedium ist Wasser R.
Feinheit der suspendierten Teilchen.

3.2.6
Magensaftresistente Tabletten

Magensaftresistente Tabletten sind im Magensaft beständig und setzen den oder die Wirkstoffe im Darm frei. Sie werden mit magensaftresistenten Schichten überzogen oder aus bereits magensaftresistenten Granulaten oder Teilchen hergestellt. Magensaftresistente Tabletten entsprechen in ihren Eigenschaften überzogenen Tabletten.

Prüfung. Zerfallszeit (Ph. Eur. 1997 2.9.1); (s. Tabelle A.4): Die zu prüfenden Tabletten werden nach Vorschrift mit 0,1M Salzsäure 2 h lang geprüft. Die Zeit, innerhalb welcher der Überzug dem sauren Milieu widersteht, variiert je nach Zusammensetzung der zu prüfenden Tabletten. Die Zeit beträgt normalerweise 3 h, aber auch bei zulässigen Abweichungen sollte diese nicht weniger als 1 h betragen. Keine Tablette darf Anzeichen von Zerfall, abgesehen von Bruchstücken der Umhüllung, oder Risse, die den Austritt des Inhaltes erlauben, aufweisen. Anschließend wird mit Phosphat-Puffer-Lösung pH 6,8 während 60 min geprüft. Die Tabletten haben die Anforderungen erfüllt, wenn alle nach dieser Zeit zerfallen sind.

3.2.7 Tabletten mit modifizierter Wirkstofffreisetzung

Tabletten mit modifizierter Wirkstofffreigabe sind überzogene oder nichtüberzogene Tabletten, die mit besonderen Zusätzen oder mit Hilfe spezieller Verfahren hergestellt werden, mit dem Zweck, die Freisetzungsgeschwindigkeit oder den Ort der Freisetzung des oder der Wirkstoffe im Magen-Darm-Trakt zu ändern. Die angemessene Freisetzung der Wirkstoffe ist zu prüfen.

3.2.8 Tabletten zur Anwendung in der Mundhöhle

Tabletten zur Anwendung im Mund sind im allgemeinen nichtüberzogene Tabletten. Sie werden so hergestellt, daß eine langsame Freigabe und eine lokale Wirkung des Wirkstoffes oder der Wirkstoffe (z. B. gepreßte Lutschtabletten) oder Freisetzung und Absorption des oder der Wirkstoffe in einem bestimmten Teil der Mundhöhle stattfinden.

3.3 Granulate, Granulata (Ph. Eur. 1997)

Definition. Granulate sind Zubereitungen, die aus festen und trockenen Körnern bestehen, wobei jedes Korn ein Agglomerat aus Pulverpartikeln darstellt.

Angaben. Granulate sind zur peroralen Anwendung bestimmt. Sie werden geschluckt, gekaut oder vor der Einnahme gelöst oder zerfallen lassen. Sie enthalten einen oder mehrere Wirkstoffe mit oder ohne Hilfsstoffe, gegebenenfalls Farb- und Aromastoffe. Granulate können in Einzeldosis- oder Mehrdosenbehältnissen vorliegen, in letzterem Fall ist eine Dosiereinrichtung erforderlich. Es werden unterschieden:

- Brausegranulate
- überzogene Granulate
- magensaftresistente Granulate
- Granulate mit modifizierter Wirkstofffreisetzung
- Granulate zur Herstellung von flüssigen Zubereitungen zur peroralen Anwendung (flüssige Zubereitungen zur Einnahme)

Prüfung.
- Gleichförmigkeit des Gehaltes (Ph. Eur. 1997 2.9.6)
- Gleichförmigkeit der Masse (Ph. Eur. 1997 2.9.5) (s. Tabelle A.5)

Lagerung. Dicht verschlossen.

3.3.1 Brausegranulate

Nichtüberzogene Granulate, die saure Substanzen und Carbonate oder Hydrogencarbonate enthalten, die in Wasser rasch Kohlendioxid freisetzen.

Prüfung. Zerfallszeit (Ph. Eur. 1997 2.9.1): Sie wird bestimmt in 200 ml Wasser von 15–20 °C. Die Zubereitung entspricht den Anforderungen, wenn unter den näher beschriebenen Bedingungen 6 Dosen innerhalb von 5 min zerfallen sind.

Lagerung. Dicht verschlossen.

3.3.2 Überzogene Granulate

Die Granulate sind im allgemeinen Zubereitungen in Mehrdosenbehältnissen. Die für den Überzug notwendigen Substanzen werden in der Regel in Form einer Lösung oder Suspension aufgetragen.

Prüfung. Wirkstofffreisetzung (Ph. Eur. 1997 2.9.3).

3.3.3 Magensaftresistente Granulate

Die aufgebrachten Schichten sind im Magensaft beständig und zerfallen erst im Darm.

Eine geeignete Prüfung wird durchgeführt, um die angemessene Freisetzung des oder der Wirkstoffe nachzuweisen.

3.3.4 Granulate mit modifizierter Wirkstofffreisetzung

Solche Granulate können überzogen oder nichtüberzogen sein. Die Steuerung der Freisetzung, hinsichtlich Ort und Geschwindigkeit, erfordert spezielle Hilfsstoffe und/oder besondere Verfahren. Die angemessene Freisetzung des oder der Wirkstoffe wird mit einer geeigneten Methode geprüft.

3.4 Kapseln, Capsulae (Ph. Eur. 1997)

Definition. Kapseln sind feste Arzneizubereitungen mit harten oder weichen Hüllen verschiedener Form und verschiedenen Fassungsvermögens, die Arzneimittel in Einzeldosen enthalten. Sie sind normalerweise zur Einnahme durch den Mund bestimmt. Die Arzneiform Kapsel wird auch auf andere Weise, z. B. vaginal oder rektal angewendet. Diese Kapseln können eine besondere Zusammensetzung, Herstellungsart oder Darreichungsform notwendig machen. Sie müssen daher nicht unbedingt den Anforderungen dieser Monographie entsprechen. Stärkekapseln (Cachets) werden in dieser Monographie nicht beschrieben. Es werden verschiedene Kapselarten unterschieden:
- Hartkapseln
- Weichkapseln
- magensaftresistente Kapseln
- Kapseln mit modifizierter Wirkstofffreisetzung

Angaben. Die Kapselhüllen werden aus Gelatine oder anderem Material hergestellt, wobei die Konsistenz durch Zugabe von Substanzen wie Glycerol oder Sorbitol verändert werden kann. Als weitere Bestandteile können oberflächenaktive Stoffe, Opakisierungsmittel, Konservierungsmittel, Süßungsmittel, Farbstoffe und gegebenenfalls Aromatisierungsstoffe zugegeben werden. Die Kapseln können mit einem Aufdruck versehen sein. Der Kapselinhalt (Füllgut) kann fest, flüssig oder pastös sein. Er besteht aus einem oder mehreren Arzneistoffen mit oder ohne weiteren Hilfsstoffen wie Lösungsmittel, Verdünnungsmittel, Fließverbesserer und zerfallsbeschleunigenden Stoffen. Diese Stoffe dürfen die Kapselhülle nicht nachteilig beeinflussen. Die Hülle soll aber in Berührung mit den Verdauungsflüssigkeiten den Inhalt freigeben.

Lagerung. Gut verschlossen, unterhalb von 30 °C.

Hinweise für die rezepturmäßige Herstellung von Kapseln. Als Füllmittel für Hartgelatinesteckkapseln wird vorzugsweise eine Mischung von 99,9 Teilen Mannitol und 0,5 Teilen hochdispersem Siliciumdioxid verwendet. Falls nichts anderes vorgeschrieben ist, sind weißopake Kapseln zu verwenden.

Prüfungen.
- Gleichförmigkeit des Gehaltes (Ph. Eur. 1997 2.9.6): Die Prüfung ist für Zubereitungen mit mehreren Vitaminen oder Spurenelementen nicht erforderlich
- Gleichförmigkeit der Masse (Ph. Eur. 1997 2.9.5) (s. Tabelle A.5)
- Wirkstofffreisetzung (Ph. Eur. 1997 2.9.3) (s. Tabelle A.4)
- Die Prüfung der Zerfallszeit kann entfallen, wenn die Prüfung der Wirkstofffreisetzung vorgeschrieben ist

3.4.1 Hartkapseln

Die Hartgelatine-Leerkapseln bestehen aus zwei vorgefertigten zylindrischen Teilen, deren eines Ende halbkugelig gerundet und geschlossen ist und das andere offen ist. Das oder die Medikamente werden meist in fester Form, als Pulver oder als Granulat, in das Kapselunterteil gefüllt und durch Aufsetzen des Kapseloberteils verschlossen.

Prüfung. Zerfallszeit (Ph. Eur. 1997 2.9.1): Als Prüfflüssigkeit ist Wasser oder in begründeten und zugelassenen Fällen 0,1 M Salzsäure zu verwenden.

3.4.2
Weichkapseln

Die Kapselhüllen sind dicker als bei Hartgelatinekapseln. Die Hüllen bestehen aus einem Teil und sind von verschiedener Form. Weichgelatinekapseln werden in einem Arbeitsgang geformt, gefüllt und verschlossen; es ist aber auch eine rezepturmäßige Herstellung mit vorgefertigten Kapselhüllen möglich. Das Kapselmaterial kann einen Arzneistoff enthalten. Flüssigkeiten können direkt verkapselt werden; Feststoffe werden im allgemeinen in einer geeigneten Trägersubstanz gelöst oder dispergiert und ergeben so eine Lösung oder Suspension von pastöser Konsistenz. Bedingt durch die Natur des verwendeten Materials und infolge des Kontaktes mit der Oberfläche kann eine teilweise Migration von Bestandteilen des Kapselinhaltes zur Kapselhülle und umgekehrt erfolgen.

Prüfung. Zerfallszeit (Ph. Eur. 1997 2.9.1): Als Prüfflüssigkeit ist Wasser oder in begründeten und zugelassenen Fällen 0,1 M Salzsäure zu verwenden.

3.4.3
Magensaftresistente Kapseln

Magensaftresistente Kapseln sind im Magensaft beständig und setzen den oder die Wirkstoffe im Darm frei. Die Hart- oder Weichkapseln haben eine magensaftresistente Hülle oder sind mit magensaftresistenten Granulaten oder Teilchen gefüllt. Eine geeignete Prüfung auf Zerfallszeit bzw. angemessene Freisetzung ist durchzuführen.

3.4.4
Kapseln mit modifizierter Wirkstofffreisetzung

Die Kapseln sind Hart- oder Weichkapseln, bei denen Umfang, Geschwindigkeit oder Ort der Wirkstofffreisetzung verändert sind. Dies wird dadurch erreicht, daß dem Kapselinhalt oder der Kapselhülle oder beiden gemeinsam Stoffe zugesetzt werden, die die Arzneistofffreisetzung modifizieren. Darüber hinaus kann auch die Kapsel selbst nach einem speziellen Verfahren hergestellt werden. Die angemessene Freisetzung des oder der Wirkstoffe ist mit einer geeigneten Methode zu prüfen.

3.5
Zubereitungen zur rektalen Anwendung, Rectalia (Ph. Eur. NT 1999)

Definition. Zubereitungen zur rektalen Anwendung sind feste, einzeldosierte Arzneizubereitungen mit einem oder mehreren Arzneistoffen. Die Arzneistoffe üben eine lokale Wirkung aus, oder sie werden absorbiert und zeigen eine systemische Wirkung, oder sie dienen zu diagnostischen Zwecken. Es werden unterschieden:
- Suppositorien
- Rektalkapseln
- Rektallösungen und Rektalsuspension
- Pulver und Tabletten zur Herstellung von Rektallösungen und Rektalsuspension
- halbfeste Zubereitungen zur rektalen Anwendung
- rektal anzuwendende Schäume
- Rektaltampons

Prüfungen.
- Gleichförmigkeit des Gehaltes (Ph. Eur. 1997 2.9.6)
- Gleichförmigkeit der Masse (Ph. Eur. 1997 2.9.5)
- Wirkstofffreisetzung aus Suppositorien und Vaginalzäpfchen (Ph. Eur. 1997 2.9.3)
- Wenn keine modifizierte Wirkstofffreigabe oder keine länger anhaltende lokale Wirkung beabsichtigt ist, müssen Rectalia der „Prüfung der Zerfallszeit von Suppositorien und Vaginalzäpfchen" entsprechen

- Erweichungszeit von lipophilen Suppositorien (Ph. Eur. NT 1999 2.9.22): Diese Prüfung bestimmt die Zeit, die verstreicht, bis ein Suppositorium unter definierten Bedingungen erweicht und einem eingesetzten, definierten Gewicht nicht standhält
- Bruchfestigkeit von Suppositorien und Vaginalzäpfchen (Ph. Eur. NT 1999 2.9.24): Diese Prüfung dient dazu, unter definierten Bedingungen die Bruchfestigkeit von lipophilen Suppositorien und Vaginalzäpfchen zu bestimmen. Es wird die Kraft gemessen, die notwendig ist, um sie durch Druck zu zerbrechen.

Die Durchführung der beiden letzten Prüfungen wird nicht in der Monographie Rectalia vorgeschrieben.

Beschriftung. Angabe des zugesetzten Konservierungsmittels.

3.5.1 Suppositorien

Suppositorien sind einzeldosierte Arzneizubereitungen von fester Konsistenz. Form, Volumen und Konsistenz sind für eine Anwendung im Rektum angepaßt. Suppositorien wiegen normalerweise 1–3 g. Die Arzneistoffe werden, falls notwendig, vorher zerkleinert und gesiebt, in der Suppositorienmasse gleichmäßig verteilt oder gelöst. Die Grundmasse der Zäpfchen kann in Wasser löslich oder dispergierbar sein oder bei Körpertemperatur schmelzen. Hilfsstoffe wie Verdünnungsmittel, Adsorptionsmittel, oberflächenaktive Substanzen, Schmiermittel, Konservierungsmittel und Farbstoffe dürfen erforderlichenfalls zugesetzt werden. Zäpfchen werden durch Ausgießen der durch Erwärmen geschmolzenen Grundmasse mit den eingearbeiteten Wirkstoffen in geeignete Formen hergestellt; durch Abkühlen werden die Suppositorien fest. In einigen Fällen kann das Preßverfahren angewendet werden. Zur Herstellung von Zäpfchen sind Hartfett, Macrogole (Polyehtylenglykole), Kakaobutter und verschiedene Gelatinemassen, wie z. B. eine Mischung aus Gelatine, Glycerol und Wasser geeignet. Suppositorien sind glatt, verschieden geformt und von unterschiedlicher Größe. Unter dem Mikroskop betrachtet zeigen Oberfläche und Längsschnitte normalerweise eine gleichmäßige Beschaffenheit; können aber auch eine unterschiedliche Beschaffenheit aufweisen, wenn die Zäpfchen aus verschiedenen Schichten bestehen.

Prüfung. Zerfallszeit (Ph. Eur. NT 1999 2.9.2) (Tabelle A.4).

3.5.2 Rektalkapseln

Rektalkapseln entsprechen im allgemeinen Weichgelatinekapseln, außer darin, daß sie gleitende Überzüge haben können. Rektalkapseln haben eine längliche Form, sind glatt und zeigen eine gleichmäßige äußere Beschaffenheit.

Prüfung. Zerfallszeit (Ph. Eur. NT 1999 2.9.2), (s. Tabelle A.4): Rektalkapseln müssen der Prüfung auf Zerfallszeit von Suppositorien und Vaginalzäpfchen entsprechen.

3.6 Zubereitungen zur vaginalen Anwendung, Vaginalia (Ph. Eur. 1997)

Definition. Zubereitungen zur vaginalen Anwendung sind flüssige, halbfeste oder feste Arzneizubereitungen, die in der Regel eine lokale Wirkung ausüben. Sie enthalten im allgemeinen einen oder mehrere Arzneistoffe in geeigneter Grundlage. Man unterscheidet:
- gegossene Vaginalzäpfchen
- Vaginaltabletten
- Vaginalkapseln
- Vaginalschäume
- Vaginaltampons

Prüfung.
- Gleichförmigkeit des Gehaltes (Ph. Eur. 1997 2.9.6): Prüfung A Vaginaltabletten, Prüfung B Vaginaltabletten, gegossene Vaginalzäpfchen, Vaginalkapseln
- Gleichförmigkeit der Masse (Ph. Eur. 1997 2.9.5) (s. Tabelle A.5)

- Wirkstofffreisetzung aus festen Arzneiformen (Ph. Eur. 1997 2.9.3)
- Ist eine Prüfung auf Wirkstofffreisetzung vorgeschrieben, kann die Zerfallszeitprüfung entfallen
- Zerfallszeit von Suppositorien und Vaginalzäpfchen (Ph. Eur. NT 1999 2.9.2, DAB 1999): Wenn keine modifizierte Wirkstofffreigabe oder keine länger anhaltende lokale Wirkung beabsichtigt ist, müssen Vaginalia der „Prüfung der Zerfallszeit von Suppositorien und Vaginalzäpfchen" entsprechen
- Bruchfestigkeit von Suppositorien und Vaginalzäpfchen (Ph. Eur. NT 1999 2.9.24)

3.6.1 Gegossene Vaginalzäpfchen

Durch Gießen herzustellende Vaginalkugeln werden nach den Methoden und mit den Grundlagen und Hilfsstoffen wie bei Suppositorien (durch Gießen hergestellte Suppositorien) angefertigt. Sie haben ein Volumen und eine Konsistenz, die für die vaginale Anwendung geeignet ist. Der oder die Arzneistoffe werden in der Grundmasse gleichmäßig verteilt oder gelöst. Die Grundmasse kann in Wasser löslich, unlöslich oder in Wasser dispergierbar sein. Je nach Typ des Vaginalpräparats entsprechen die Grundmassen den in der Monographie Rectalia gemachten Angaben.

Hinweise zur Herstellung. Als Grundmasse wird, falls nicht anders verordnet, ein Gel aus 1 Teil Gelatine, 2 Teilen Wasser und 5 Teilen Glycerol 85% verwendet.

Prüfungen. Zerfallszeit (Ph. Eur. NT 1999 2.9.2); (s. Tabelle A.4).

Lagerung. Gut verschlossen.

3.6.2 Vaginaltabletten

Vaginaltabletten haben die allgemeinen Eigenschaften von nichtüberzogenen Tabletten, bis auf ihre große Form und Masse.

Prüfungen. Zerfallszeit (Ph. Eur. 1997 2.9.2); (s. Tabelle A.4).

3.6.3 Vaginalkapseln

Vaginalkapseln ähneln, bis auf ihre Form und Größe, Weichgelatinekapseln. Vaginalkapseln haben verschiedene Formen, im allgemeinen sind sie eiförmig. Sie sind glatt und von gleichmäßiger äußerer Beschaffenheit.

Prüfungen. Zerfallszeit (Ph. Eur. NT 1999 2.9.2); (s. Tabelle A.4).

3.7 Halbfeste Zubereitungen zur kutanen Anwendung, Unguenta (Ph. Eur. 1997)

Definition. Halbfeste Zubereitungen zur kutanen Anwendung sind zur Anwendung auf der Haut oder einigen Schleimhäuten bestimmt. Sie sollen eine lokale Wirkung ausüben, Wirkstoffe perkutan zur Resorption bringen oder eine erweichende oder schützende Wirkung auf die Haut ausüben. Zusätzliche Anforderungen für halbfeste Arzneiformen, die auf bestimmten Körperoberflächen oder Schleimhäuten angewendet werden, sind in anderen Monographien aufgeführt: Zubereitungen zur Anwendung am Auge, Ohr, Zubereitungen zur nasalen, rektalen und vaginalen Anwendung. Folgende Arten von Salben werden unterschieden.

- Salben: hydrophobe, wasseraufnehmende, hydrophile Salben
- Cremes: hydrophobe oder hydrophile Cremes
- Gele: hydrophobe oder hydrophile Gele
- Pasten

Angaben. Die Grundlagen bestehen aus natürlichen oder synthetischen Stoffen und können einphasige oder mehrphasige Systeme sein. Die Wirkstoffe können gelöst oder dispergiert vorliegen. Die Wirkung und die Wirkstofffreisetzung werden durch die Zusammensetzung der Grundlagen beeinflußt. Je nach Zusammensetzung ergeben sich hydrophile oder hydrophobe Eigenschaften. Die Zubereitungen dürfen geeignete Zusätze wie Konservierungsmittel, Antioxidanzien, Stabilisatoren, Emulgatoren und Verdickungsmittel enthalten. Zubereitungen, die zur Anwendung auf großen offenen Wunden oder schwer verletzter Haut bestimmt sind, müssen steril sein.

Hinweise für die rezepturmäßige Herstellung von Salben. Falls nicht anders angegeben, ist als Salbengrundlage Wollwachsalkoholsalbe zu verwenden. Bei wasserhaltigen Salben auch andere Salbengrundlagen des Arzneibuchs, wenn sich Schwierigkeiten bei der Herstellung ergeben. Das Verdünnen von Fertigarzneimittelsalben muß mit einer geeigneten Salbengrundlage vom gleichen Typ erfolgen. Salben, die sich von den im Arzneibuch aufgeführten nur durch die Arzneistoffkonzentration unterscheiden, sind in gleicher Weise wie die im Arzneibuch angegebenen Salben herzustellen. Zur Herstellung von Suspensionssalben sind die Substanzen, falls nichts anderes vorgeschrieben ist, möglichst fein gepulvert (180) mit wenig Salbengrundlage oder einem flüssigen Bestandteil möglichst ohne Erwärmen anzureiben. Für die Herstellung von Salben erforderliches Wasser soll, wenn nicht die einwandfreie mikrobiologische Qualität gewährleistet ist, vor Gebrauch frisch aufgekocht, mindestens 5 min im Sieden gehalten und auf eine geeignete Temperatur abgekühlt verwendet werden.

Sterilität. Wenn die Zubereitungen auf dem Etikett als „steril" bezeichnet werden, müssen sie die „Prüfung auf Sterilität" erfüllen.

Lagerung. In dicht verschlossenen Behältnissen, wenn die Zubereitung Wasser oder flüchtige Bestandteile enthält. Besonders geeignet sind Metalltuben. Zur nasalen, auralen, vaginalen oder rektalen Anwendung sollten die Behältnisse mit einer Vorrichtung versehen sein, die eine problemlose Anwendung erlaubt. Ein Sicherheitsverschluß ist notwendig, wenn die Zubereitung steril ist.

Beschriftung. Auf dem Behältnis müssen der Name und die Konzentration der zugesetzten Konservierungsmittel angegeben werden und, wenn nötig, die Angabe, daß die Zubereitung steril ist.

3.7.1
Salben

Salben bestehen aus einer einheitlichen Grundlage, in welcher feste oder flüssige Substanzen gelöst oder suspendiert sein können.

Hydrophobe Salben. Hydrophobe Salben haben nur eine geringe Wasseraufnahmefähigkeit. Zu ihrer Herstellung werden insbesondere flüssiges Paraffin, Hartparaffin, Vaselin, pflanzliche Öle, tierische Fette, synthetische Glyceride, Wachse und Polyalkylsiloxane verwendet.

Wasseraufnehmende Salben. Wasseraufnehmende Salben sind hydrophobe Salben mit einem zugefügten Emulgator vom Typ Wasser-in-Öl. Als Emulgatoren werden Wollwachs, Wollwachsalkohole, Sorbitanester, Monoglyceride und Fettalkohole verwendet.

Hydrophile Salben. Hydrophile Salben bestehen aus Grundlagen, die mit Wasser mischbar sind. Gewöhnlich bestehen sie aus einer Mischung von flüssigen und festen Macrogolen. Sie können geeignete Mengen Wasser enthalten.

3.7.2
Cremes

Cremes sind mehrphasige Zubereitungen; sie bestehen aus einer lipophilen und einer wäßrigen Phase.

Hydrophobe Cremes. Bei hydrophoben Cremes ist die zusammenhängende Phase lipophil. Sie enthalten Wasser-in-Öl-Emulgatoren wie Wollwachs, Sorbitanester und Monoglyceride.

Hydrophile Cremes. Bei hydrophilen Cremes ist die zusammenhängende Phase wäßrig. Sie enthalten Öl-in-Wasser-Emulgatoren wie Natrium- und Triethanolaminseifen, Fettalkoholsulfate und Polysorbate, falls erforderlich auch in Mischung mit Wasser-in-Öl-Emulgatoren.

3.7.3
Gele

Gele (Gallerten) bestehen aus Flüssigkeiten, die durch Zusatz von geeigneten Gelbildnern Gelkonsistenz erhalten.

Hydrophobe Gele. Hydrophobe Gele (Oleogele) sind im allgemeinen zusammengesetzt aus flüssigem Paraffin mit Polyethylenen oder fetten Ölen, die mit kolloider Kieselsäure oder Aluminium- oder Zinkseifen verdickt (geliert) werden.

Hydrophile Gele. Hydrophile Gele (Hydrogele) bestehen im allgemeinen aus Wasser, Glycerol oder Propylenglykol; diese werden mit Quellstoffen wie Tragant, Stärke, Cellulosederivaten, Carboxyvinyl-Polymeren und Magnesium-Aluminium-Silikaten zu Gelen verarbeitet.

3.7.4
Pasten

Pasten enthalten große Feststoffmengen, die in der Grundlage fein verteilt vorliegen.

3.7.5
Augensalben

Augensalben werden in einer gesonderten Monographie beschrieben: Zubereitungen zur Anwendung am Auge, Ocularia.

Definition. Augensalben sind halbfeste, sterile Zubereitungen, die zur Anwendung an der Augenbindehaut bestimmt sind. Sie enthalten einen oder mehrere Arzneistoffe in einer geeigneten Grundlage gelöst oder verteilt. Augensalben müssen von gleichmäßiger Beschaffenheit sein.

3.7.6
Monographien des DAB 1999

Tabelle A.7 enthält Rezepturen halbfester Zubereitungen zur kutanen Anwendung, die im DAB 1999 monographiert sind.

3.8
Lösungen, Solutiones

Definition. Eine gesonderte Monographie „Lösungen" erscheint im Arzneibuch nicht. Injektionslösungen und Infusionslösungen siehe Parenteralia; radioaktive Lösungen und Injektionslösungen siehe Radioaktive Arzneimittel.

Angaben. In den Allgemeinen Vorschriften heißt es im Kapitel „Löslichkeit und Lösungsmittel": Wird der Name des Lösungsmittels nicht angegeben, bedeutet der Ausdruck „Lösung" eine wäßrige Lösung.

3.8.1
Monographien des DAB 1999

Tabelle A.8 enthält Rezepturen von Lösungen, die im DAB 1999 monographiert sind.

3.8.2
Monographien der Ph. Eur. 1997

Tabelle A.9 enthält Rezepturen von Lösungen, die in der Ph. Eur. 1997 monographiert sind.

3.9
Sirupe, Sirupi DAB 1999

Sirupe haben keine Monographie in dem Kapitel Darreichungsformen. Das DAB 1999 enthält die Monographie Zuckersirup und die Ph. Eur. NT 1999 die Monographie Glucose-Lösung.

Definition. Sirupe sind flüssige Zubereitungen, die aus konzentrierten Lösungen süßschmeckender Mono- und Disaccharide bestehen und Arzneizusätze oder Pflanzenauszüge enthalten können. Polysaccharide und polysaccharidhaltige Zubereitungen dürfen als Süßungsmittel zur Herstellung von Sirupen nicht verwendet werden. Sirupe können, falls nicht anders angegeben ist, Aromatisierungs-, Farb- und Süßstoffe sowie Konservierungsmittel enthalten, die physiologisch unbedenklich sein müssen.

Tabelle A.10 enthält Rezepturen von Sirupen, die im DAB 1999 oder in der Ph. Eur. monographiert sind.

Tab. A.7

Bezeichnung	Zusammensetzung		Lagerung / Bemerkungen
2-Propanol-haltiges Carbomergel Carbomeri mucilago cum 2-propanolo	Carbomer zur äußerlichen Anwendung Natriumhydroxid-Lösung 5% 2-Propanol Gereinigtes Wasser	0,5 Teile 1 Teil 25 Teile 73,5 Teile	Vor Wärme geschützt; sofern erforderlich, kann bei der Herstellung 2-Propanol durch die gleiche Menge Ethanol ausgetauscht werden.
Carmellose-Natrium-Gel Carmellosi natrici mucilago	Carmellose Natrium 600 Glycerol 85% Gereinigtes Wasser	5 Teile 10 Teile 85 Teile	Konservierung erfolgt mit 0,1% Sorbinsäure und 0,1% Kaliumsorbat; unkonservierte Zubereitung bei Bedarf frisch herstellen, alsbald verbrauchen
nichtionische hydrophile Creme Unguentum emulsificans nonionicum aquosum	Polysorbat 60 Cetylstearylalkohol Glycerol 85% Weißes Vaselin Gereinigtes Wasser	5 Teile 10 Teile 10 Teile 25 Teile 50 Teile	Vor Licht geschützt; kann mit 0,1% Sorbinsäure oder mit 0,1% Methyl-4-hydroxybenzoat und 0,04% Propyl-4-hydroxybenzoat konserviert werden; unkonservierte Creme ist bei Bedarf frisch herzustellen und alsbald zu verbrauchen
Hydroxyethylcellulosegel Hydroxyethylcellulosi mucilago	Hydroxyethylcellulose 10000 Glycerol 85% Gereinigtes Wasser	2,5 Teile 10 Teile 87 Teile	Konservierungsmittel Sorbinsäure 0,1% und Kaliumsorbat 0,1% oder 0,1% Methyl-4-hydroxybenzoat zusammen mit 0,04% Propyl-4-hydroxybenzoat; unkonservierte Zubereitung bei Bedarf frisch herstellen, alsbald verbrauchen; Hydroxyethylcellulose mit einer Viskosität von 7500 bis 14000 mPa · s ist geeignet
Kühlsalbe Unguentum leniens	Gelbes Wachs Cetylpalmitat Erdnußöl Gereinigtes Wasser	7 Teile 8 Teile 60 Teile 25 Teile	Vor Licht, Wärme und Wasserverlust geschützt; nach Möglichkeit frisch herzustellen; ohne Antioxidanszusatz höchstens 3 Monate lagerfähig; Bezeichnung des zugesetzten Antioxidans ist anzugeben
Lanolin Lanolinum	Dickflüssiges Paraffin Wasser Wollwachs	15 Teile 20 Teile 65 Teile	Vor Licht geschützt
hydrophile Salbe Unguentum emulsificans	Emulgierender Cetylstearylalkohol (Typ A) dickflüssiges Paraffin Weißes Vaselin	30 Teile 35 Teile 35 Teile	Vor Licht geschützt

Tab. A.7 *(Fortsetzung)*

Bezeichnung	Zusammensetzung		Lagerung Bemerkungen
wasserhaltige hydrophile Salbe Unguentum emulsificans aquosum	hydrophile Salbe Gereinigtes Wasser	30 Teile 70 Teile	Vor Licht geschützt. Der Zusatz von 0,1% Sorbinsäure oder 0,06% Methyl-4-hydroxybenzoat zusammen mit 0,04% Propyl-4-hydroxy-benzoat als Konservierungsmittel ist gestattet; unkonservierte Zubereitung bei Bedarf frisch herstellen, alsbald verbrauchen
Wollwachsalkoholsalbe Lanae alcoholum unguentum	Cetylstearylalkohol Wollwachsalkohole Weißes Vaselin	0,5 Teile 6,0 Teile 93,5 Teile	Vor Licht geschützt
wasserhaltige Wollwachsalkoholsalbe Lanae alcoholum unguentum aquosum	Wollwachsalkoholsalbe Gereinigtes Wasser	1 Teil 1 Teil	Vor Licht geschützt
Zinkleim Zinci gelatina	Zinkoxid Glycerol 85% Gelatine Gereinigtes Wasser	10 Teile 40 Teile 15 Teile 35 Teile	Dicht verschlossen
Zinkpaste Zinci pasta	Zinkoxid Weizenstärke Weißes Vaselin	25 Teile 25 Teile 50 Teile	Vor Licht geschützt
weiche Zinkpaste Zinci Pasta mollis	Zinkoxid dickflüssiges Paraffin Weißes Vaselin gebleichtes Wachs	30 Teile 40 Teile 20 Teile 10 Teile	Vor Licht geschützt
Zinksalbe Zinci unguentum	Zinkoxid Wollwachsalkoholsalbe	10 Teile 90 Teile	Vor Licht geschützt

Tab. A.8

Bezeichnung	Gehalt	Lagerung Bemerkungen
Aluminiumacetat-tartrat-Lösung Aluminii acetatis tartratis solutio	1,3–1,45% (m/m) Al 5,3–6,3% $C_2H_4O_2$	Anstelle von Aluminiumacetat-Lösung oder essigsaurer Tonerde ist Aluminiumacetat-tartrat-Lösung abzugeben
Campherspiritus Spiritus camphoratus	9,5–10,5% (m/m) Campher oder racemischen Campher	Dicht verschlossen
ethanolhaltige Iod-Lösung Iodi solutio ethanolica	2,4–2,7% I 2,4–2,7% KI	Dicht verschlossen; Vor Licht geschützt

Tab. A.9

Bezeichnung	Gehalt	Lagerung Bemerkungen
Benzalkoniumchlorid-Lösung Benzalkonii chloridi solutio Ph. Eur. NT 1999	47,5–52,5% berechnet als $C_{22}H_{40}ClN$	Angabe des eventuellen Ethanolgehaltes
Formaldehyd-Lösung 35% Formaldehydi solutio (35 per centum)	34,5–38,0% CH_2O	Gut verschlossen; Vor Licht geschützt
Natriumlactat-Lösung Natrii lactatis solutio	mind. 500 g · l^{-1} $C_3H_5NaO_3$	Gut verschlossen
Sorbitol-Lösung 70% (kristallisierend) Ph. Eur. 1997 Sorbitolum 70 per centum cristallisabile	68,0–72,0% Hexitole angegeben als D-Glucitol	Gut verschlossen
Sorbitol-Lösung 70% (nicht kristallisierend) Ph. Eur. NT 1999 Sorbitolum 70 per centum non cristallisabile	68,0–72,0% Festsubstanz, mindestens 62,0% (m/m) Polyole angegeben als D-Glucitol	Gut verschlossen
ölige Lösungen von Vitamin A Vitaminum A densatum oleosum	mindestens 500000 I.E. je g	in dicht verschlossenen, möglichst vollständig gefüllten Behältnissen, vor Licht geschützt, zwischen 8 und 15 °C
Wasserstoffperoxid-Lösung 3% Hydrogenii peroxidum 3 per centum	2,5–3,5% (m/m) H_2O_2	Vor Licht geschützt; ohne Stabilisator unterhalb 15 °C
Wasserstoffperoxid-Lösung 30% Hydrogenii peroxidum 30 per centum	29,0–31,0% (m/m) H_2O_2	Vor Licht geschützt; ohne Stabilisator unterhalb 15 °C

Tab. A.10

Bezeichnung	Gehalt	Lagerung Bemerkungen
Glucose-Lösung Glucosum liquidum Ph. Eur. NT 1999	aus Stärke durch Teilhydrolyse gewonnen; besteht im wesentlichen aus Glucose, Di-, Polysacchariden und Wasser	Die Beschriftung gibt das Glucoseäquivalent (GÄ) an
Zuckersirup Sirupus simplex DAB 1999	Saccharose 64 Teile Gereinigtes Wasser 36 Teile	in dem Verbrauch angemessenen, möglichst vollständig gefüllten Behältnissen

3.10 Hämodialyse- und -filtrationslösungen

3.10.1 Hämodialyselösungen, Solutiones ad haemodialysim Ph. Eur. 1997

Diese Lösungen haben keine Monographie in dem Kapitel Darreichungsformen. Die Ph. Eur. 1997 enthält die Monographien Hämodialyselösungen, konzentrierte Hämodialyselösungen und die Ph. Eur. NT 1999 die korrigierte Monographie Hämofiltrationslösungen.

Definition. Hämodialyselösungen sind Elektrolytlösungen mit einer Konzentration, die annähernd der Elektrolytkonzentration des Plasmas entspricht. Glucose kann in der Lösung enthalten sein.

Angaben. Wegen der erforderlichen großen Volumina werden Hämodialyselösungen normalerweise durch Verdünnen einer konzentrierten Lösung, z. B. mittels eines automatischen Dosiergerätes, mit Wasser geeigneter Qualität hergestellt.

Monographie konzentrierte Hämodialyselösungen, Wasser zum Verdünnen (Ph. Eur. NT 1999)

Wasser zum Verdünnen wird aus Trinkwasser durch Destillation, Umkehrosmose, unter Verwendung von Ionenaustauschern oder nach einer anderen geeigneten Methode hergestellt. Während der Herstellung, des Transports und der Lagerung sind entsprechende Bedingungen zu gewährleisten, so daß das Risiko einer chemischen und mikrobiellen Kontaminierung gering gehalten wird. Ist Wasser nach einem der beschriebenen Verfahren nicht verfügbar, kann für die Heimdialyse Trinkwasser verwendet werden.

Prüfungen des Wassers zum Verdünnen.
- Mikrobielle Verunreinigung (Ph. Eur. NT 1999 2.6.12)
- Bakterienendotoxine (Ph. Eur. NT 1999 2.6.14): höchstens 0,25 I. E. Bakterienendotoxin je Milliliter nachweisbar
- Grenzprüfungen auf Chlor, Chlorid, Zink, Schwermetalle, oxidierbare Substanzen u. a. gefordert

Hämodialysekonzentrate (Hämodialyselösung Ph. Eur. 1997)

Die zur Herstellung der Konzentrate benutzten Stoffe und Verfahren müssen eine möglichst geringe mikrobielle Verunreinigung gewährleisten. Auch sind bei der Verdünnung und Verwendung Maßnahmen zu treffen, die eine mikrobielle Verunreinigung vermeiden. Verdünnte Lösungen sind unmittelbar nach ihrer Herstellung zu verwenden. Unter Umständen müssen sterile Lösungen angewendet werden. Hämodialysekonzentrate werden in Glasbehältnissen oder festen, halbfesten oder flexiblen Plastikbehältnissen in den Verkehr gebracht. Zwei Arten von Konzentraten werden eingesetzt:

1. Acetat- oder Lactatkonzentrate: Die Konzentrationen der Bestandteile liegen nach dem Verdünnen normalerweise in den in Tabelle A.11 angegebenen Bereichen. Die Konzentrate sind unmittelbar vor der Anwendung zu verdünnen.
2. Saure Konzentrate: Die Konzentrationen der Bestandteile liegen nach dem Verdünnen normalerweise in den in Tabelle A.12 angegebenen Bereichen. Gelöstes oder festes Natriumhydrogencarbonat kann unmittelbar vor der Anwendung bis zu einer Endkonzentration von höchstens 45 mmol je Liter zugesetzt werden.

Prüfungen.
- Entnehmbares Volumen (Ph. Eur. 1997 2.9.17): Das Volumen darf nicht kleiner sein

Tab. A.11

	mmol/l	mÄq/l
Natrium	130–145	130–145
Kalium	0–3,0	0–3, 0
Calcium	0–2,0	0–4,0
Magnesium	0–1,2	0–2,4
Acetat/Lactat	32–45	32–45
Chlorid	90–120	90–120
Glucose	0–12,0	

Tab. A.12

	mmol/l	mÄq/l
Natrium	80–110	80–110
Kalium	0–3,0	0–3,0
Calcium	0–2,0	0–4,0
Magnesium	0–1,2	0–2,4
Essigsäure	2,5–10	2,5–10
Chlorid	90–120	90–120
Glucose	0–12	

als das in der Beschriftung angegebene Nennvolumen
- Sterilität (Ph. Eur. NT 1999 2.6.1)
- Bakterienendotoxine (Ph. Eur. NT 1999 2.6.14): Die Zubereitung darf nach dem Verdünnen auf die Anwendungskonzentration höchsten 0,5 I. E. Endotoxine je Milliliter enthalten
- Pyrogene (Ph. Eur. 1997 2.6.8): Konzentrate, bei denen keine validierte Prüfung auf Endotoxine durchgeführt werden kann, müssen der Prüfung entsprechen

Lagerung. Nicht unterhalb 4 °C, bei einer Temperatur, bei der Ausfällungen vermieden werden.

Beschriftung. Sie gibt an:
- die Zusammensetzung in Gramm und Millimol je Liter, getrennt nach Ionen,
- das Nennvolumen der Lösung im Behältnis,
- falls zutreffend, daß das Konzentrat steril, frei von Bakterienendotoxinen oder Pyrogenen ist,
- die Lagerbedingungen,
- daß das Konzentrat unmittelbar vor Verwendung zu verdünnen ist,
- das Verdünnungsverhältnis,
- daß das verwendete Volumen genau zu bemessen ist,
- die Zusammensetzung der anwendungsfertigen, verdünnten Lösung in Millimol je Liter,
- daß jeder nicht verwendete Anteil zu verwerfen ist, falls zutreffend, daß Natriumhydrogencarbonat vor der Verwendung zuzusetzen ist.

3.10.2
Hämofiltrationslösungen, Solutiones ad haemocolaturam Ph. Eur. NT 1999

Definition. Hämofiltrationslösungen sind Zubereitungen zur parenteralen Anwendung, die Elektrolyte in einer Konzentration und Zusammensetzung enthalten, die annähernd denen des Plasmas entspricht. Sie können zusätzlich Glucose enthalten. Auch Hämodiafiltrationslösungen müssen dieser Monographie entsprechen.

Angaben. Die Zubereitungen werden in festen oder halbfesten Plastikbehältnissen, flexiblen Plastikbehältnissen in versiegelten Schutzhüllen oder in Glasbehältnissen in den Verkehr gebracht. Behältnisse und Verschlüsse müssen den Anforderungen an Behältnisse für Zubereitungen zur parenteralen Anwendung (Ph. Eur. NT 1999 3.2 Behältnisse) entsprechen. Es werden verschieden zusammengesetzte Lösungen verwendet, wobei die Konzentration der Bestandteile normalerweise in den in Tabelle A.13 angegebenen Bereichen liegt. Antioxidanzien dürfen nicht zugesetzt werden.

Prüfungen.
- Entnehmbares Volumen (Ph. Eur. 1997 2.9.17): Die Lösung entspricht der Prüfung „Infusionslösungen"
- Sterilität (Ph. Eur. NT 1999 2.6.1)
- Bakterienendotoxine (Ph. Eur. NT 1999 2.6.14): Es dürfen höchstens 0,25 I. E. Endotoxine je Milliliter nachweisbar sein
- Pyrogene (Ph. Eur. 1997 2.6.8)

Tab. A.13

	mmol/l	mÄq/l
Natrium	125–150	125–150
Kalium	0–4,5	0–4,5
Calcium	1,0–2,5	2,0–5,0
Magnesium	0,25–1,5	0,50–3,0
Acetat/Lactat	30–60	30–60
Chlorid	90–120	90–120
Glucose	0–25	

Lagerung. Nicht unterhalb 4 °C, bei einer Temperatur, bei der Ausfällungen vermieden werden.

Beschriftung. Sie gibt insbesondere an:
- die Zusammensetzung in Gramm und Millimol je Liter, getrennt nach Ionen,
- die berechnete Osmolarität der Lösung, ausgedrückt in Milliosmol pro Liter,
- das Nennvolumen der Lösung im Behältnis,
- daß die Lösung steril, frei von Bakterienendotoxinen oder, falls zutreffend, pyrogenfrei ist,
- die Lagerbedingungen.

3.11
Radioaktive Arzneimittel, Radiopharmaceutica Ph. Eur. 1997

Radioaktive Arzneimittel haben keine Monographie in dem Kapitel Darreichungsformen, die Ph. Eur. 1997 enthält die Monographie Radioaktive Arzneimittel und Präparate-Monographien.

Definition. Radioaktive Arzneimittel sind Zubereitungen, die ein oder mehrere Radionuklide enthalten. Das Radionuklid wird, wie in der jeweiligen Monographie vorgeschrieben, durch seine Halbwertszeit, die Art und Energie seiner Strahlung oder durch beides identifiziert.

Prüfungen. Wegen des radioaktiven Charakters der Zubereitung ist es nicht immer möglich, die Resultate der Prüfung vor der Freigabe der Charge abzuwarten.
- Sterilität (Ph. Eur. NT 1999 2.6.1): Radioaktive Arzneimittel zur parenteralen Anwendung müssen unter solchen Sicherheitsvorkehrungen hergestellt werden, die eine bakterielle Verunreinigung ausschließen und die Sterilität sicherstellen. Ungeachtet der Anforderungen über den Gebrauch antimikrobieller Substanzen in der allgemeinen Monographie „Parenteralia" ist die Zugabe solcher Stoffe zu radioaktiven Arzneimitteln in Mehrdosenbehältnissen nicht zwingend vorgeschrieben, außer wenn ein Zusatz in der Monographie vorgeschrieben ist.
- Pyrogene (Ph. Eur. 1997 2.6.8): Abgesehen von weiteren Einzelheiten wird die Prüfung entsprechend der allgemeinen Methode unter den erforderlichen Bedingungen des Strahlenschutzes durchgeführt. Gegebenenfalls kann die Prüfung mit Limulus-Amoebocyten-Lysat erfolgen.

Lagerung. Aufzubewahren in einem gut verschlossenen Behältnis an einem ausreichend geschützten Platz, um eine Strahlenexposition des Personals zu verhüten. Im übrigen gelten die gesetzlichen Bestimmungen für die Lagerung von radioaktiven Substanzen. Infolge der ausgesendeten Strahlung können die Behältnisse und die Lösungen dunkler werden. Diese Veränderung muß aber nicht bedeuten, daß die Zubereitung an Wirksamkeit verliert.

3.11.1
Monographien der Ph. Eur. 1997

Natrium[^{131}I]iodid-Kapseln für diagnostische Zwecke, Natrii iodidi [^{131}I] capsulae ad usum diagnosticum. Das Präparat ist zur oralen Anwendung bestimmt; es kann Natriumthiosulfat oder ein anderes geeignetes Reduktionsmittel enthalten.

Natrii pertechnetatis [^{99m}Tc] sine fissione formati solutio iniectabilis. Natrium[^{99m}Tc]pertechnetat-Injektionslösung (nicht aus Kernspaltprodukten) ist eine sterile, Technetium-99m als Pertechnetation enthaltende Lösung, die mit Natriumchlorid isotonisch gemacht ist.

Natrii pertechnetatis [^{99m}Tc] fissione formati solutio iniectabilis. Natrium[^{99m}Tc]pertechnetat-Injektionslösung aus Kernspaltprodukten ist eine sterile, Technetium-99m als Pertechnetation enthaltende Lösung, die mit Natriumchlorid isotonisch gemacht ist.

3.12
Tinkturen, Tincturae Ph. Eur. 1997

Definition. Tinkturen sind flüssige Zubereitungen, die üblicherweise aus getrocknetem pflanzlichen oder tierischen Material hergestellt werden. Bei manchen Zubereitungen muß das zu extrahierende Material einer Vorbehandlung unterzogen werden, z. B. Inaktivierung von Enzymen, Zerkleinern oder Entfetten.

Angaben. Tinkturen werden durch Mazeration, Perkolation oder durch andere geeignete Methoden unter Verwendung von Ethanol geeigneter Konzentration hergestellt. Sie können auch durch Lösen oder Verdünnen von Extrakten mit Ethanol geeigneter Konzentration bereitet werden. Üblicherweise erfolgt die Herstellung aus 1 Teil Droge und 10 Teilen Extraktionsflüssigkeit oder aus 1 Teil Droge und 5 Teilen Extraktionsflüssigkeit. Tinkturen sind überlicherweise klar. Während der Lagerung darf sich ein geringfügiger Niederschlag bilden.

Herstellung durch Perkolation. Die zerkleinerte Droge wird mit einem Anteil der vorgeschriebenen Extraktionsflüssigkeit gemischt, eine angemessene Zeit stehengelassen und anschließend in einen Perkolator gefüllt. Das Perkolat läßt man so langsam abtropfen, daß die Extraktionsflüssigkeit stets die Droge bedeckt. Der Drogenrückstand kann ausgepreßt und die Preßflüssigkeit mit dem Perkolat vereinigt werden.

Herstellung durch Mazeration. Die zerkleinerte Droge wird gründlich mit der vorgeschriebenen Menge Extraktionsflüssigkeit gemischt und in einem verschlossenen Gefäß eine angemessene Zeit stehengelassen. Der Drogenrückstand wird von der Extraktionsflüssigkeit getrennt und erforderlichenfalls ausgepreßt, und die beiden Flüssigkeiten werden vereinigt.

Herstellung aus Extrakten. Die Bereitung der Tinktur erfolgt durch Lösen oder Verdünnen eines Extraktes unter Verwendung von Ethanol geeigneter Konzentration. Die Einstellung des Gehaltes an Bestandteilen kann entweder durch Zusatz von Extraktionsflüssigkeit in geeigneter Konzentration oder durch Zusatz einer anderen Tinktur der für die Herstellung verwendeten Droge erfolgen.

Prüfung. Zur Prüfung auf Reinheit dient vor allem die Bestimmung des Ethanolgehalts und des Trockenrückstandes.
- Ethanolgehalt (Ph. Eur. 1997 2.9.10): Die Bestimmung erfolgt durch Destillation mit einer in der Ph. Eur. vorgeschriebenen Apparatur. Zur Ermittlung des Ethanolgehalts wird die relative Dichte des erhaltenen Destillates nach vorgeschriebener Verdünnung mittels Pyknometer oder mit Hilfe eines Aräometers bestimmt und der Gehalt in Prozent (m/m) aus der Ethanolgehaltstabelle (Ph. Eur. 1997 2.9.10) entnommen.
- Trockenrückstand (DAB 1999 2.2.N4): Zur Bestimmung werden 2,00 g oder 2,0 ml Tinktur in einem Wägegläschen auf dem Wasserbad zum Trocknen eingedampft. Nach 3 h langem Trocknen im Trockenschrank bei 100 bis 105 °C wird im Exsikkator über Phosphor(V)-oxid erkalten lassen und gewogen. Die Angabe erfolgt in Prozent (m/m).

Lagerung. Dicht verschlossen, vor Licht geschützt.

Beschriftung. Sie gibt insbesondere an:
- das verwendete pflanzliche oder tierische Material,
- die Konzentration des zur Herstellung verwendeten Ethanols,
- den Ethanolgehalt der Tinktur,
- das Verhältnis von Ausgangsmaterial zu Extraktionsflüssigkeit und, falls möglich, den Gehalt an wirksamkeitsbestimmenden Bestandteilen.

Tabelle A.14 enthält Rezepturen von Tinkturen, die im DAB 1999 monographiert sind.

3.13 Extrakte, Extracta

Definition. Extrakte sind konzentrierte Zubereitungen von flüssiger, trockener oder zähflüssiger Beschaffenheit, die üblicherweise aus getrocknetem pflanzlichen oder tierischen Material hergestellt werden.

Tab. A.14

Bezeichnung	Herstellungsverfahren***	Gehalts-, Wertbestimmung**	Ethanolgehalt* (% V/V)	Lagerung
Arnikatinktur Arnicae tinctura	Perkolation mit Ethanol 70% (V/V), 1 Teil Arnikablüten + 10 Teile Ethanol 70% (V/V)		63–69	Dicht verschlossen; Vor Licht geschützt
Baldriantinktur Valerianae tinctura	Perkolation mit Ethanol 70% (V/V), 1 Teil Baldrianwurzel + 5 Teile Ethanol 70% (V/V)		63–69	Dicht verschlossen; Vor Licht geschützt
eingestellte Belladonnatinktur Belladonnae tinctura normata	Perkolation mit Ethanol 70% (V/V), 1 Teil Belladonnablätter + 8–10 Teile Ethanol 70% (V/V)	0,02–0,03% Alkaloide berechnet als Hyoscyamin	65–69	Dicht verschlossen; Vor Licht geschützt
zusammengesetzte Chinatinktur, Cinchonae tinctura composita	Perkolation mit Ethanol 70% (V/V), 10 Teile Chinarinde, 4 Teile Pomeranzenschale, 2 Teile Zimtrinde + 100 Teile Ethanol 70% (V/V)	Bitterwert mindestens 300	63–68	Dicht verschlossen; Vor Licht geschützt
Enziantinktur Gentianae tinctura	Perkolation mit Ethanol 70% (V/V), 1 Teil Enzianwurzel + 5 Teile Ethanol 70% (V/V)	Bitterwert mindestens 1000	62–67	Dicht verschlossen; Vor Licht geschützt
eingestellte Ipecacuanhatinktur Ipecacuanhae tinctura normata	Perkolation mit Ethanol 70% (V/V), 1 Teil Ipecacuanhawurzel + 8–12 Teile Ethanol 70% (V/V)	0,19–0,21% Alkaloide berechnet als Emetin	63–69	Dicht verschlossen; Vor Licht geschützt
Myrrhentinktur Myrrhae tinctura	Mazeration mit Ethanol 90% (V/V), 1 Teil Myrrhe + 5 Teile Ethanol 90% (V/V)		82–88	Dicht verschlossen; Vor Licht geschützt
eingestellte Opiumtinktur Opii tinctura normata	Mazeration mit Ethanol 70% (V/V), 1 Teil Opium + Mischung von gleichen Volumenteilen Ethanol 70% (V/V) und gereinigtem Wasser	0,95–1,05% Morphin, mindestens 0,2% Codein	31–34	Dicht verschlossen; Vor Licht geschützt
Pomeranzentinktur Aurantii tinctura	Perkolation mit Ethanol 70% (V/V), 1 Teil Pomeranzenschale + 5 Teile Ethanol 70% (V/V)	Bitterwert mindestens 200	63–67	Dicht verschlossen; Vor Licht geschützt
Ratanhiatinktur Ratanhiae tinctura	Perkolation mit Ethanol 70% (V/V), 1 Teil Ratanhiawurzel + 4–5 Teile Ethanol 70% (V/V)	mindestens 1,2% Gerbstoffe	63–67	Dicht verschlossen; Vor Licht geschützt

* Ethanolgehalt: (Ph. Eur. 1997 2.9.10)
** Bitterwert: (DAB 1999 2.8.N8)
*** bevorzugtes Verfahren

Angaben. Extrakte werden durch Mazeration, Perkolation oder, in begründeten Fällen, durch andere geeignete Methoden unter Verwendung von Ethanol oder eines anderen Lösungsmittels hergestellt.

Herstellung durch Perkolation. Die nach Vorschrift zerkleinerte Droge wird mit einem Anteil der vorgeschriebenen Extraktionsflüssigkeit gemischt, eine angemessene Zeit stehengelassen und anschließend in einen Perkolator gefüllt. Das Perkolat läßt man so langsam abtropfen, daß die verbleibende Extraktionsflüssigkeit die Droge stets bedeckt. Der Drogenrückstand kann ausgepreßt und die Preßflüssigkeit mit dem Perkolat vereinigt werden.

Herstellung durch Mazeration. Die nach Vorschrift zerkleinerte Droge wird mit der vorgeschriebenen Extraktionsflüssigkeit gemischt und in einem verschlossenenen Gefäß eine angemessene Zeit stehengelassen. Der von der Extraktflüssigkeit getrennte Drogenrückstand wird ausgepreßt, und die beiden Flüssigkeiten werden vereinigt. Das Konzentrieren zur vorgesehenen Konsistenz erfolgt im allgemeinen unter reduziertem Druck und bei einer Temperatur, bei der die Wertminderung der Bestandteile minimal ist. Zur Einstellung der Extrakte auf einen definierten Gehalt dienen geeignete inerte Materialien oder andere Extrakte der für die Herstellung verwendeten Droge.

3.13.1
Fluidextrakte, Extracta fluida

Diese Extrakte sind flüssige Zubereitungen, von denen im allgemeinen ein Teil einem Teil der getrockneten Ausgangsdroge entspricht. Fluidextrakte können durch die oben beschriebenen Methoden unter Verwendung von Ethanol geeigneter Konzentration oder von Wasser oder durch Lösen eines Dick- oder Trockenextraktes hergestellt werden. Sie können geeignete Konservierungsmittel enthalten.

Lagerung. Gut verschlossen, vor Licht geschützt.

Beschriftung. Sie gibt insbesondere an:
- das verwendete pflanzliche oder tierische Material,
- die Bezeichnung und Konzentration des zur Herstellung verwendeten Extraktionsmittels,
- falls zutreffend, den Ethanolgehalt im Extrakt,
- das Verhältnis Ausgangsmaterial zu Fluidextrakt und, falls möglich, den Gehalt an wirksamkeitsbestimmenden Bestandteilen,
- die Bezeichnung und Konzentration aller zugesetzten Konservierungsmittel.

3.13.2
Zähflüssige Extrakte, Dickextrakte, Extracta spissa

Diese Extrakte sind Zubereitungen, deren Konsistenz zwischen der von Fluid- und Trockenextrakten liegt und zu deren Herstellung ausschließlich Ethanol geeigneter Konzentration oder Wasser verwendet wird. Zähflüssige Extrakte haben im allgemeinen einen Trockenrückstand von mindestens 70% (m/m). Sie können geeignete Konservierungsmittel enthalten.

Lagerung. Gut verschlossen, vor Licht geschützt.

Beschriftung. Sie gibt insbesondere an:
- das verwendete pflanzliche oder tierische Material,
- die Bezeichnung und Konzentration des zur Herstellung verwendeten Lösungsmittels,
- das Verhältnis von Ausgangsmaterial zu zähflüssigem Extrakt und, falls möglich, den Gehalt an wirksamkeitsbestimmenden Bestandteilen,
- die Bezeichnung und Konzentration der zugesetzten Konservierungsmittel.

3.13.3
Trockenextrakte, Extracta sicca

Diese Extrakte sind feste Zubereitungen, die durch teilweises Verdampfen des zu ihrer Herstellung verwendeten Extraktionsmittels hergestellt werden. Trockenextrakte haben im allgemeinen einen Trockenrückstand von mindestens 95% (m/m). Zur Einstellung dienen geeignete inerte Hilfsstoffe oder ein Trockenextrakt der für die Herstellung verwendeten Droge.

Lagerung. Dicht verschlossen, vor Licht geschützt.

Beschriftung. Sie gibt insbesondere an:
- das verwendete pflanzliche oder tierische Material,
- die Bezeichnung und Konzentration des zur Herstellung verwendeten Extraktionsmittels,

Tab. A.15

Monographie	Herstellung	Gehalt	Lagerung
Baldrianwurzeltrockenextrakt Valerianae extractum siccum	Herstellung nach in der Monographie „Extrakte" beschriebenen Verfahren mit Baldrianwurzel und Ethanol 70% (V/V)	Verhältnis von Droge zu Extrakt beträgt 3 bis 6 zu 1	Gut verschlossen; Vor Feuchtigkeit und Licht geschützt
eingestellter Ipecacuanhatrockenextrakt Ipecacuanhae extractum siccum normatum	Perkolation von Ipecacuanhawurzel (710) mit Ethanol 70% (V/V). Nach beendeter Perkolation werden Preßflüssigkeit und Perkolat vereinigt und nach 24 h langem Stehenlassen durch Watte filtriert und unter vermindertem Druck zur Trockne eingedampft	1,90–2,10% Alkaloide, berechnet als Emetin. Nach dem Nachtrocknen wird der Gehalt bestimmt und der Extrakt gegebenenfalls mit Lactose oder Dextrin eingestellt	Dicht verschlossen; Vor Licht geschützt
Rhabarbertrockenextrakt Rhei extractum siccum normatum	Perkolation von Rhabarber (2000) mit Ethanol 70% (V/V) derart, daß 3 Teile Perkolat erhalten werden; nach dem Abpressen wird die Preßflüssigkeit mit dem Perkolat vereinigt und nach 24 h Stehen durch Watte filtriert	4,0–6,0% Hydroxyanthracenderivate, berechnet als Rhein; das Filtrat wird zur Trockne eingedampft, gegebenenfalls mit Lactose oder Dextrin auf den geforderten Gehalt eingestellt	Vor Feuchtigkeit und Licht geschützt

- das Verhältnis von Ausgangsmaterial zu Trockenextrakt und, falls möglich, den Gehalt der wirksamkeitsbestimmenden Bestandteile,
- die Bezeichnung und Konzentration der zugesetzten Konservierungsmittel.

3.13.4
Präparate des DAB 1999

Tabelle A.15 enthält Rezepturen von Trockenextrakten, Extracta sicca, die im DAB 1999 monographiert sind.

Tabelle A.16 enthält Rezepturen von Fluidextrakten, Extracta fluida, die im DAB 1999 monographiert sind.

3.14
Zubereitungen zur Anwendung am Ohr, Auricularia (Ph. Eur. 1997)

Definition. Zubereitungen für das Ohr sind flüssige, halbfeste Zubereitungen oder Pulver, die einen oder mehrere Wirkstoffe in einem geeigneten Vehikel enthalten. Sie sind zum Einträufeln, Zerstäuben, Einblasen, zur Anwendung im Gehörgang oder zu Ohrenspülungen bestimmt. Folgende Arten von Zubereitungen werden unterschieden:
- Ohrentropfen, Ohrensprays
- halbfeste Zubereitung zur Anwendung am Ohr
- Ohrenpuder
- Ohrenspülungen
- medizinisch angewandte Ohrentampons

Angaben. Die Zubereitungen können Hilfsstoffe zur Einstellung der Tonizität, des pH-Wertes oder der Viskosität, zur Stabilisierung, Löslichkeitsverbesserung oder Konservierung enthalten. Zubereitungen zur Anwendung am verletzten Ohr, besonders bei Trommelfellperforationen, oder vor einem chirurgischen Eingriff, müssen steril, unkonserviert und in Einzeldosisbehältnissen abgefüllt sein. Zubereitungen in Mehrdosenbehältnissen sind zu

Tab. A.16

Monographie	Herstellung	Gehalt	Lagerung
eingestellter Süßholz-fluidextrakt Liquiritiae extractum fluidum normatum	Perkolation von Süßholzwurzel (710) mit Ethanol 70% (V/V); nach beendeter Extraktion werden Preßflüssigkeit und Perkolat vereinigt und nach 5 h langem Stehenlassen unterhalb 15 °C filtriert	2,0–4,0% Glycyrrhizinsäure; Ethanol: 52–65% (V/V). Gegebenenfalls wird mit Ethanol 70% (V/V) auf den geforderten Gehalt verdünnt	Dicht verschlossen; Vor Licht geschützt
Thymianfluidextrakt Thymi extractum fluidum	frisch gepulverter Thymian (710) wird mit 2–3 Teilen einer Mischung von 1 Teil Ammoniak-Lösung 10% (m/m) NH$_3$, 20 Teilen Glycerol 85%, 70 Teilen Ethanol 90% (V/V) und 109 Teilen Wasser durch Mazeration extrahiert	mindestens 0,03% Phenole, berechnet als Thymol; Ethanol: 30–37% (V/V)	Dicht verschlossen; Vor Licht geschützt

konservieren, sofern sie selbst nicht genügende antimikrobielle Eigenschalten besitzen.

Prüfung. Sterilität (Ph. Eur. NT 1999 2.6.1).

Lagerung. Gut verschlossen, sterile Zubereitungen im Behältnis mit Sicherheitsverschluß.

Beschriftung. Auf dem Behältnis und der Verpackung müssen Art und Menge des Konservierungsmittels oder gegebenenfalls die Bezeichnung „steril", bei Suspensionen zusätzlich die Aufschrift „Vor Gebrauch schütteln" vermerkt sein.

3.14.1
Ohrentropfen, Ohrensprays

Definition. Die Zubereitungen sind Suspensionen, Emulsionen oder Lösungen mit einem oder mehreren Wirkstoffen in geeigneten Flüssigkeiten (z. B. Wasser, Glykole, fette Öle), die zur Anwendung im Gehörgang geeignet sind und keinen schädlichen Druck auf das Trommelfell ausüben. Die Zubereitungen werden üblicherweise in Mehrdosenbehältnissen in den Verkehr gebracht, die mit einem geeigneten Applikator versehen sind. Sie können auch in Form eines mit der Flüssigkeit getränkten Bausches im Gehörgang angewandt werden. Suspensionen mit Sediment müssen leicht dispergierbar sein. Die Größe der dispergierten Partikel muß geprüft werden. Ohrensprays in Druckbehältnissen müssen den Anforderungen der Monographie „Zubereitungen in Druckbehältnissen" entsprechen.

3.14.2
Halbfeste Zubereitung zur Anwendung am Ohr

Halbfeste Zubereitung zur Anwendung am Ohr sind zur Anwendung im äußeren Gehörgang bestimmt. Sie werden in Behältnissen mit einem geeigneten Applikator in den Verkehr gebracht und müssen den Anforderungen der Monographie „halbfeste Zubereitung zur kutanen Anwendung (Unguenta)" entsprechen.

3.14.3
Ohrenpuder

Ohrenpuder müssen den Anforderungen der Monographie „Pulver zur kutanen Anwendung" entsprechen. Sie werden in Behältnissen mit einem geeigneten Applikator in den Verkehr gebracht.

3.14.4
Ohrenspülungen

Ohrenspülungen sind im allgemeinen wäßrige Lösungen mit einem im physiologischen Bereich liegenden pH-Wert. Sie werden zur Reinigung des äußeren Gehörganges angewandt.

3.14.5
Medizinisch angewendete Ohrentampons

Medizinisch angewendete Ohrentampons sind zur Anwendung im äußeren Gehörgang bestimmt. Sie müssen den Anforderungen der Monographie „Wirkstoffhaltige Tampons" entsprechen.

3.15
Zubereitungen zur nasalen Anwendung, Nasalia (Ph. Eur. NT 1999)

Definition. Zubereitungen für die Nase sind flüssige, halbfeste oder feste Zubereitungen, die einen oder mehrere Wirkstoffe enthalten und für eine Anwendung in den Nasenhöhlen zur lokalen oder systemischen Wirkung bestimmt sind. Folgende Zubereitungen werden unterschieden:
- Nasentropfen, flüssige Nasensprays
- Nasenpulver
- halbfeste Zubereitungen zur nasalen Anwendung
- Nasenspülungen
- Nasenstifte

Angaben. Die Zubereitungen sollten nicht reizen und keine unerwünschten Wirkungen auf die Funktionen der Nasenschleimhaut und ihrer Zilien haben. Wäßrige Zubereitungen sind in der Regel isotonisch und konserviert. Zubereitungen für die Nase werden in Mehrdosen- oder Einzeldosisbehältnissen in den Verkehr gebracht, die erforderlichenfalls mit einer geeigneten Anwendungsvorrichtung versehen sind.

Prüfung. Sterilität (Ph. Eur. NT 1999 2.6.1).

Lagerung. Gut verschlossen. Falls die Zubereitung steril ist, sollte sie mit einem Sicherheitsverschluß versehen werden.

Beschriftung. Es sind insbesondere Art und Menge des Konservierungsmittels anzugeben, falls zutreffend, daß die Zubereitung steril ist.

3.15.1
Nasentropfen, flüssige Nasensprays

Die Zubereitungen sind Lösungen, Emulsionen oder Suspensionen, die zum Tropfen oder Sprühen in die Nasenhöhlen bestimmt sind. Emulsionen sollten keine Anzeichen einer Phasentrennung aufweisen und müssen nach dem Umschütteln homogen aussehen. Suspensionen können ein Sediment zeigen, das schnell dispergierbar sein muß. Nasentropfen werden in der Regel in Glas- oder Kunststoffbehältnissen in den Verkehr gebracht, die mit einer geeigneten Anwendungsvorrichtung versehen sind. Nasensprays werden entweder in Behältnissen mit Sprühvorrichtung oder in Druckbehältnissen in den Verkehr gebracht, die mit geeigneten Applikatoren, ohne/oder mit Dosierventil, versehen sind, die den Anforderungen der Monographie „Zubereitungen in Druckbehältnissen" entsprechen. Die Teilchengröße der versprühten Zubereitungen muß so beschaffen sein, daß ihre Ablagerung lokal in den Nasenhöhlen erfolgt. Einzeldosen der Nasentropfen oder Nasensprays, die für eine systemische Wirkung vorgesehen sind, müssen den Prüfungen auf Gleichförmigkeit der Masse, des Gehaltes und der abgegebenen Dosis entsprechen.

3.15.2
Nasenpulver

Nasenpulver sind Pulver, die zum Einblasen mit Hilfe einer geeigneten Vorrichtung in die Nasenhöhlen bestimmt sind. Die Zubereitungen müssen der Monographie „Pulver zur kutanen Anwendung" entsprechen. Die Teilchengröße sollte so beschaffen sein, daß die Ablagerung der Teilchen lokal in die Nasenhöhle erfolgt.

3.15.3
Halbfeste Zubereitungen zur nasalen Anwendung

Halbfeste Zubereitungen zur nasalen Anwendung müssen den Anforderungen der Monographie „Halbfeste Zubereitungen zur kutanen Anwendung" entsprechen. Die Behältnisse sollten eine Vorrichtung haben, um die Salbe an den Anwendungsort zu bringen.

3.15.4
Nasenspülungen

Nasenspülungen sind im allgemeinen wäßrige, isotonische Lösungen zum Reinigen der Nasenhöhlen. Derartige Lösungen, die bei Verletzungen oder vor chirurgischen Eingriffen angewendet werden, müssen steril sein.

3.16
Flüssige Zubereitungen zur Einnahme, Liquida peroralia (Ph. Eur. 1997)

Definition. Flüssige Zubereitungen zur peroralen Anwendung sind in der Regel Lösungen, Emulsionen oder Suspensionen mit einem oder mehreren Wirkstoffen in einem geeigneten Vehikel, die verdünnt oder unverdünnt eingenommen oder vor ihrer Anwendung aus konzentrierten flüssigen Zubereitungen, aus Pulvern, Granulaten oder Tabletten hergestellt werden. Einige bestehen nur aus einem flüssigen Wirkstoff. Sie werden in Mehrdosen- oder Eindosisbehältnissen in den Verkehr gebracht.

Angaben. Die Zubereitungen können geeignete Konservierungsmittel, Antioxidanzien und andere Hilfsstoffe enthalten. Suspensionen können ein Sediment aufweisen, das aber durch Umschütteln rasch dispergierbar sein muß. Emulsionen können Anzeichen von Phasentrennung aufweisen, die aber durch Umschütteln leicht zu beheben sein muß. Jede Dosis einer Mehrdosenzubereitung muß mit Hilfe einer geeigneten Dosiervorrichtung entnehmbar sein. Die Behältnisse für flüssige Zubereitungen zur peroralen Anwendung müssen den Forderungen des Kapitels „Behältnisse" (Ph. Eur. 1997 u. NT 1999) entsprechen.

Beschriftung. Die Beschriftung der Behältnisse für perorale Tropfenflüssigkeiten gibt insbesondere die Anzahl der Tropfen je ml oder g Zubereitung an und die Bezeichnung des zugesetzten Konservierungsmittels.

Prüfungen.
- Gleichförmigkeit des Gehaltes (Ph. Eur. 1997 2.9.6): Wenn nichts anderes vorgeschrieben ist, müssen Suspensionen in Einzeldosisbehältnissen der Prüfung auf Gleichförmigkeit des Gehaltes bei Kapseln entsprechen
- Gleichförmigkeit der Masse: (Ph. Eur. 1997 2.5.9): Lösungen oder Emulsionen in Einzeldosisbehältnissen sind unter Einbeziehung von 20 Zubereitungen auf Gleichförmigkeit der Masse zu überprüfen. Bei höchstens 2 Einzelmassen darf die Masse um mehr als 10% und bei keiner um mehr als 20% von der Durchschnittsmasse abweichen.
- Dosierung und Gleichförmigkeit der Dosierung von Tropfen zur Einnahme: Die Masse keiner Dosis darf um mehr als 10% vom Mittelwert von 10 Dosen abweichen. Die errechnete Masse aus 10 Dosen darf höchstens um 15% von der nominellen Masse von 10 Dosen abweichen.

3.16.1
Pulver und Granulate zur Herstellung von Lösungen und Suspensionen zur Einnahme

Die Zubereitungen sind zur Herstellung von Lösungen oder Suspensionen bestimmt und dürfen Hilfsstoffe enthalten, um vor allem das Dispergieren oder Auflösen zu erleichtern. Sie entsprechen den Definitionen in der Monographie „Pulver" bzw. „Granulate zur Einnahme".

Prüfungen von Einzeldosiszubereitungen.
- Prüfung auf Gleichförmigkeit der Masse (Ph. Eur. 1997 2.9.5)
- Gleichförmigkeit des Gehaltes (Ph. Eur. 1997 2.9.6, DAB 1999)

Letztere Prüfung ist für Zubereitungen mit mehreren Vitaminen oder Spurenelementen nicht erforderlich.

Beschriftung. Sie gibt insbesondere an, wie die Zubereitung herzustellen ist und die Bedingungen sowie die Dauer der Aufbewahrung nach Herstellung der Zubereitung.

Lagerung. Gut verschlossen.

3.17
Flüssige Zubereitungen zur kutanen Anwendung, Liquida ad usum dermicum (Ph. Eur. 1997)

Definition. Flüssige Zubereitungen zur kutanen Anwendung sind flüssig oder dickflüssig und sind zur lokalen Applikation auf der Haut (einschließlich Kopfhaut) und den Nägeln bestimmt. Folgende Zubereitungen werden unterschieden:
- Shampoos
- kutan anzuwendende Schäume

Die Zubereitungen sind Lösungen, Emulsionen oder Suspensionen, die einen oder mehrere Wirkstoffe enthalten. Sie können Konservierungsmittel, Antioxidanzien und weitere Hilfsstoffe wie Stabilisatoren, Emulgatoren und Viskositätserhöher enthalten. Bestimmte Zubereitungen werden als Lotionen oder Linimente bezeichnet. Suspensionen können ein Sediment aufweisen, das aber durch Umschütteln leicht dispergierbar sein muß. Emulsionen können Anzeichen von Phasentrennung aufweisen, die aber durch Umschütteln leicht zu beheben sein müssen. Behältnisse für flüssige Zubereitungen müssen den Anforderungen unter „Behältnisse" (Ph. Eur. 1997 u. NT 1999 3.1/3.2) entsprechen. Bei flüssigen Zubereitungen in Druckbehältnissen müssen die Behältnisse den Anforderungen für „Zubereitungen in Druckbehältnissen" entsprechen. Zubereitungen, die auf schwer geschädigter Haut angewendet werden, müssen steril sein.

Prüfungen. Wenn die Zubereitung als steril bezeichnet wird, muß sie der Prüfung auf Sterilität (Ph. Eur. NT 1999 2.6.1) entsprechen.

Beschriftung. Sie gibt insbesondere die Namen und Konzentration der Konservierungsmittel an, und die Angabe, falls zutreffend, daß die Zubereitung steril ist.

3.17.1
Shampoos

Shampoos sind flüssige oder dickflüssige Zubereitungen zur Anwendung auf der Kopfhaut und zum anschließenden Auswaschen mit Wasser.

Angaben. Shampoos sind Emulsionen, Suspensionen oder Lösungen, die einen oder mehrere Wirkstoffe aufweisen. Sie enthalten üblicherweise oberflächenaktive Stoffe. Geeignete Konservierungsmittel, Antioxidanzien und andere Hilfsstoffe wie Verdickungsmittel, Puffersubstanzen, Stabilisatoren und Farbstoffe können zugesetzt werden.

3.17.2
Kutan anzuwendende Schäume

Sie entsprechen den Anforderungen der Monographie „Wirkstoffhaltige Schäume".

3.18
Parenteralia (Ph. Eur. 1997)

Definition. Parenteralia sind sterile Zubereitungen, die zur Injektion, Infusion oder Implantation in den menschlichen oder tierischen Körper bestimmt sind. Man unterscheidet folgende Zubereitungen:
- Injektionszubereitungen, Iniectabilia
- Infusionszubereitungen, Infundibilia
- Konzentrate zur Herstellung von Injektionszubereitungen und Infusionszubereitungen, Parenteralia diluenda
- Pulver zur Herstellung von Injektionszubereitungen und Infusionszubereitungen, Pulveres parenterales
- Implantate, Implantanda

Angaben. Die in dieser Monographie gestellten Anforderungen gelten nicht notwendigerweise für Blutkonserven und Blutprodukte, immunologische und radioaktive Präparate oder bestimmte tiermedizinische Präparate. Arzneizubereitungen zur parenteralen Anwendung müssen so hergestellt werden, daß deren Sterilität sichergestellt ist und daß Kontaminationen, das Auftreten von Pyrogenen und mikrobielles Wachstum vermieden wird. Das verwendete Wasser muß die an Wasser für Injektionszwecke in Großgebinden in der Monographie „Wasser für Injektionszwecke" gestellten Anforderungen erfüllen. Zur Herstellung vieler Präparate zur parenteralen Anwendung sind Hilfsstoffe notwendig: zur Erzielung der Blutisotonie, zur Einstellung der Wasserstoffionenkonzentration, zur Verbesserung der Löslichkeit, um die Zersetzung von Wirkstoffen zu verhindern oder um die entsprechenden antimikrobiellen Eigenschaften sicherzustellen. Diese Substanzen dürfen weder der beabsichtigten medizinischen Wirkung entgegenwirken, noch dürfen sie in der verwendeten Konzentration eine toxische Wirkung oder eine unerwünschte lokale Reizung verursachen. Angaben zu Behältnissen: Behältnisse für Präparate zum parenteralen Gebrauch sind aus solchem Material herzustellen, das genügend durchsichtig ist, um eine visuelle Kontrolle des Inhaltes zu gestatten und das keine Zersetzung der Zubereitung infolge Diffusion in oder durch das Material des Behältnisses oder durch Abgabe von Fremdsubstanzen an die Arzneizubereitung verursacht. Die Behältnisse können Glasampullen oder -flaschen sein oder können aus einem anderen geeigneten Material hergestellt sein (Ph. Eur. 1997, Ph. Eur. NT 1999 3.1; 3.2). Glasampullen werden durch Zuschmelzen verschlossen, und ihr Inhalt ist zum einmaligen Gebrauch bestimmt. Flaschen werden mit geeigneten Verschlüssen versehen, die einen guten Verschluß garantieren, das Eindringen von Verunreinigungen verhüten und das Aufziehen eines Teiles oder des gesamten Inhaltes ermöglichen, ohne daß der Verschluß zu entfernen ist. Das Plastikmaterial oder das Elastomer, aus dem der Verschluß besteht, muß mit den Zubereitungen verträglich und so elastisch sein, daß ein Durchstechen mit einer Nadel ohne Abbröckeln von Teilchen möglich ist. Die Durchstechöffnung muß sich nach dem Herausziehen der Nadel wieder schließen.

Prüfungen.
- Bakterienendotoxine (Ph. Eur. NT 1999 2.6.14): Die Prüfung auf Bakterienendotoxine kann die Prüfung auf Pyrogene ersetzen, wenn dies in einer Monographie des Arzneibuches vorgeschrieben oder von der zuständigen Behörde zugelassen ist
- Sterilität (Ph. Eur. NT 1999 2.6.1): Arzneizubereitungen zur parenteralen Anwendung müssen die Prüfung auf Sterilität erfüllen

3.18.1
Injektionszubereitungen

Injektionszubereitungen sind sterile Lösungen, Emulsionen oder Suspensionen. Sie werden durch Lösen, Emulgieren oder Suspendieren der Wirkstoffe und eventueller Hilfsstoffe im „Wasser für Injektionszwecke" oder einer geeigneten nichtwäßrigen Flüssigkeit oder einer Mischung beider, sofern sie mischbar sind, hergestellt. Injektionslösungen sind unter geeigneten visuellen Bedingungen geprüft, klar und frei von Schwebstoffen.

Zur Injektion bestimmte Suspensionen dürfen ein Sediment aufweisen, das leicht aufschüttelbar ist. Die Suspension muß ausreichend lange stabil sein, um ein Aufziehen der genauen Dosis aus dem Behältnis zu ermöglichen. Emulsionen zur Injektion dürfen keine Phasentrennung zeigen. Bei einer intravenösen Anwendung muß der Durchmesser der dispergierten Teilchen geprüft werden.

Zubereitungen in Einzeldosisbehältnissen. Das Volumen im Einzeldosisbehältnis muß genügend groß sein, um die Entnahme und Verabreichung der angegebenen Dosis unter Verwendung der üblichen Technik zu gewährleisten.

Zubereitung in Mehrdosenbehältnissen. Wäßrige Zubereitungen müssen, falls die Zubereitung selbst keine entsprechenden antimikrobiellen Eigenschaften hat, ein geeignetes Konservierungsmittel in entsprechender Konzentration enthalten. Die für die bei der Anwendung und ganz besonders für die Lagerung zwischen den einzelnen Entnahmen zu treffenden

Vorsichtsmaßnahmen müssen angegeben werden.

Konservierungsmittel. Aseptisch hergestellte wäßrige Zubereitungen, die nicht im Endbehältnis sterilisiert werden können, können ein geeignetes Konservierungsmittel in entsprechender Konzentration enthalten.

Konservierungsmittel dürfen nicht zugesetzt werden, wenn das Volumen der Einzeldosis 15 ml überschreitet, die Zubereitung für eine Anwendung bestimmt ist, bei der aus medizinischen Gründen eine Konservierung unzulässig ist, wie die intrazisternale Verabreichung oder jeder andere Weg in die Zerebrospinalflüssigkeit, sowie die intra- oder retrookuläre Verabreichung. Solche Zubereitungen müssen in Einzeldosisbehältnisse abgefüllt werden.

Prüfungen.
- Gleichförmigkeit des Gehaltes (Ph. Eur. 1997 2.9.6): Suspensionen in Einzeldosisbehältnissen mit einem Wirkstoffgehalt von weniger als 2 mg oder weniger als 2 % der Gesamtmasse müssen der Prüfung A entsprechen. Die Prüfung ist für Zubereitungen mit mehreren Vitaminen oder Spurenelementen nicht erforderlich.
- Pyrogene (Ph. Eur. 1997 2.9.8): Injektionslösungen, deren Einzeldosis 15 ml oder mehr beträgt, müssen der Prüfung entsprechen.

3.18.2
Infusionszubereitungen, Infundibilia

Infusionszubereitungen sind sterile, wäßrige Lösungen oder Öl-in-Wasser-Emulsionen. Sie sind pyrogenfrei, normalerweise blutisotonisch und grundsätzlich dazu bestimmt, in großen Mengen verabreicht zu werden. Sie dürfen keine Konservierungsmittel enthalten. Lösungen zur Infusion müssen klar und praktisch frei von Teilchen sein; Öl-in-Wasser-Emulsionen sollen keine Anzeichen von Phasentrennung zeigen, und der Durchmesser der dispergierten Teilchen muß geprüft werden. Infusionszubereitungen müssen der Prüfung auf Pyrogene (Ph. Eur. 1997 2.6.8) genügen.

3.18.3
Konzentrate zur Herstellung von Injektionszubereitungen und Infusionszubereitungen

Die Zubereitungen sind konzentrierte, sterile Lösungen, die nach Verdünnen zur Injektion oder Infusion bestimmt sind. Sie müssen den Anforderungen an „Injektionszubereitungen" oder „Infusionszubereitungen" entsprechen.

Prüfung. Pyrogene (Ph. Eur. 1997 2.9.8).

3.18.4
Pulver zur Herstellung von Injektionszubereitungen und Infusionszubereitungen

Pulver zur Herstellung von Injektionszubereitungen und Infusionszubereitungen sind feste, sterile Substanzen, die im Endbehältnis abgefüllt sind und die beim Schütteln mit der vorgeschriebenen Menge einer geeigneten Flüssigkeit innerhalb kurzer Zeit praktisch klare und schwebstofffreie Lösungen oder gleichmäßige Suspensionen ergeben.

Prüfungen.
- Gleichförmigkeit des Gehaltes (Ph. Eur. 1997 2.9.6): Zubereitungen mit einem Wirkstoffgehalt von weniger als 2 mg oder weniger als 2 % der Gesamtmasse, oder wenn die Masse der Zubereitung gleich oder kleiner 40 mg ist, müssen der Prüfung auf Gleichförmigkeit des Gehaltes einzeldosierter Arzneiformen entsprechen. Für Zubereitungen mit mehreren Vitaminen oder Spurenelementen ist diese Prüfung nicht erforderlich.
- Pyrogene (Ph. Eur. 1997 2.6.8): Die Zubereitungen müssen nach dem Lösen oder Suspendieren in einem geeigneten Volumen Flüssigkeit der Prüfung genügen.

3.18.5
Implantate

Implantate sind feste, sterile Zubereitungen geeigneter Größe und Form zur parenteralen Implantation, die eine Freigabe der Wirkstoffe über einen längeren Zeitraum gewährleisten. Sie werden einzeln in sterile Behältnisse abgefüllt.

3.19
Zubereitungen zur Anwendung am Auge, Ocularia (Ph. Eur. 1997)

Definition. Zubereitungen zur Anwendung am Auge sind sterile, flüssige, halbfeste oder feste Zubereitungen eines oder mehrerer Arzneistoffe, die zur Anwendung am Auge bestimmt sind. Man unterscheidet folgende Zubereitungen:
- Augentropfen
- Augenbäder
- halbfeste Zubereitungen zur Anwendung am Auge
- Augeninserte

Geeignete Methoden zur Prüfung und Kriterien zur Beurteilung der Konservierung werden unter „Prüfung auf ausreichende Konservierung" (Ph. Eur. 1997 5.1.3) aufgeführt. Empfehlungen zur Herstellung finden sich unter „Methoden zur Herstellung steriler Zubereitungen" (Ph. Eur. 1997 5.1.1).

Prüfungen. Sterilität (Ph. Eur. NT 1999 2.6.1): Augentropfen entsprechen der Prüfung auf Sterilität, ebenso getrennt beigegebene Applikatoren.

Lagerung. Falls nichts anderes angeben ist, im sterilen, luftdichten Behältnis mit Sicherheitverschluß.

Beschriftung. Auf den Behältnissen müssen zugesetzte Konservierungsmittel nach Art und Menge angegeben werden.

3.19.1
Augentropfen, Guttae ophthalmicae

Definition. Augentropfen sind sterile wäßrige oder ölige Lösungen oder Dispersionen eines oder mehrerer Arzneistoffe, die zur Anwendung am Auge durch Einträufeln bestimmt sind. Aus Stabilitätsgründen darf der Arzneistoff in fester, steriler Form abgepackt werden, um kurz vor Gebrauch in einer geeigneten sterilen Flüssigkeit gelöst oder suspendiert zu werden.

Angaben. Augentropfen müssen so hergestellt werden, daß Sterilität gewährleistet ist und eine Kontamination und das Wachstum von Mikroorganismen ausgeschlossen wird. Wäßrige Lösungen in Mehrdosenbehältnissen müssen mit geeigneten Konservierungsmitteln in der notwendigen Konzentration versetzt sein, es sei denn, die Zubereitung weist selbst antimikrobielle Eigenschaften auf. Werden Augentropfen ohne Konservierungsmittel verordnet, sollten sie möglichst in Einzeldosisbehältnissen abgegeben werden. Augentropfen zur Verwendung bei chirurgischen Eingriffen dürfen keine Konservierungsmittel enthalten und werden in Einzeldosisbehältnissen abgegeben. Augentropfen können Hilfsstoffe zur Erzielung der Isotonie, zur Steuerung der Viskosität, zum Einstellen oder zur Erhaltung eines bestimmten pH-Wertes, zur Verbesserung der Löslichkeit des Wirkstoffs oder zur Stabilisierung enthalten. Die zugesetzten Hilfsstoffe dürfen die Wirkung nicht beeinträchtigen und nicht zu lokalen Reizungen führen. Soweit es sich um Lösungen handelt, müssen Augentropfen unter geeigneten Bedingungen geprüft, praktisch klar und praktisch frei von Partikeln sein. Augentropfen in Form von Suspensionen dürfen ein Sediment aufweisen, das leicht aufschüttelbar ist. Die so erhaltene Suspension muß ausreichend lange stabil sein, um eine genaue Dosierung zu gewährleisten. Mehrfachdosierte Augentropfen werden in Behältnissen abgegeben, die eine genaue Dosierung der Tropfen erlauben. Behältnisse für Augentropfen dürfen nicht mehr als 10 ml enthalten. Behältnisse für Augentropfen, die als Einzeldosis verabfolgt werden, müssen Sterilität bis zum Zeitpunkt der Anwendung gewährleisten. Die Behältnisse dürfen keine Wertminderung durch Abgabe fremder Substanzen in die Zubereitung oder durch Diffusion von Inhaltsstoffen an die Wand des Behältnisses ermöglichen.

Prüfungen. Teilchengröße bei Suspensionen: Eine Menge der Suspension, die etwa 10 µg

Wirkstoff enthält, wird in eine Zählkammer oder mit einer Mikropipette auf einen Objektträger gebracht und unter dem Mikroskop bei 50facher Vergrößerung, gegebenenfalls auch bei 200- bis 500facher Vergrößerung betrachtet. Hierbei dürfen höchstens 20 Teilchen eine Ausdehnung von mehr als 25 µm haben, wobei höchstens 2 Teilchen größer als 50 µm sein dürfen; kein Teilchen darf eine größere Abmessung als 90 µm haben.

Beschriftung. Auf den Behältnissen müssen zugesetzte Konservierungsmittel nach Art und Menge angegeben werden. Auf Mehrdosenbehältnissen muß ein Hinweis angebracht sein, daß die Zubereitung, abgesehen von begründeten Ausnahmefällen, nach Anbruch höchstens innerhalb 4 Wochen verwendet werden darf.

3.19.2
Augenbäder

Definition. Augenbäder sind sterile, wäßrige Lösungen, die zum Baden oder Spülen der Augen oder zum Tränken von Augenverbänden bestimmt sind.

Angaben. Augenbäder können Hilfsstoffe enthalten, z. B. zur Einstellung der Tonizität, der Viskosität und des pH-Wertes. Augenbäder in Mehrdosenbehältnissen müssen mit geeigneten Konservierungsmitteln versetzt sein, falls die Zubereitung nicht selbst schon antimikrobielle Eigenschaften hat. Augenbäder zur Anwendung bei chirurgischen Eingriffen oder nach Unfällen dürfen nicht konserviert werden und müssen nach Anbruch verworfen werden. Augenwässer müssen unter geeigneten Prüfbedingungen praktisch frei von Partikeln sein. Von begründeten Ausnahmefällen abgesehen, dürfen die Mehrdosenbehältnisse höchstens 200 ml enthalten.

Beschriftung. Bei Einzeldosisbehältnissen der Hinweis, daß der Inhalt nur zur einmaligen Anwendung bestimmt ist, bei Mehrdosenbehältnissen, daß die Zubereitung nach Anbruch höchstens einen Monat lang verwendet werden darf.

3.19.3
Halbfeste Zubereitungen zur Anwendung am Auge

Definition. Halbfeste Zubereitungen zur Anwendung am Auge sind sterile Salben, Cremes oder Gele, die zur Anwendung auf der Augenbindehaut bestimmt sind. Sie enthalten einen oder mehrere Arzneistoffe in einer geeigneten Grundlage gelöst oder dispergiert. Augensalben müssen von gleichmäßiger Beschaffenheit sein. Sie entsprechen der Monographie „Halbfeste Zubereitungen zur kutanen Anwendung".

Angaben. Die Grundlage darf nicht reizend auf die Augenbindehaut wirken. Die Grundlagen sind im allgemeinen wasserfrei, wie z. B. Vaselin, flüssiges Paraffin und Wollwachs. Stabilisatoren und Konservierungsmittel sind erlaubt. Augensalben werden in kleine, sterilisierte, zusammendrückbare, höchstens 5 g fassende Tuben mit einer Applikationsspitze abgefüllt. Die Tuben müssen gut verschlossen sein, um eine mikrobielle Verunreinigung zu vermeiden. Augensalben können auch in Einzeldosisbehälter abgepackt werden.

Prüfungen. Teilchengröße: Augensalben, in denen Feststoffteilchen dispergiert sind, müssen folgende Anforderungen erfüllen: Eine Salbenmenge, die etwa 10 µg Wirkstoff enthält, wird vorsichtig in dünner Schicht ausgestrichen. Unter dem Mikroskop bei 50facher Vergrößerung betrachtet, dürfen für je 10 µg Wirkstoff in fester Form nicht mehr als 20 Teilchen maximal eine Ausdehnung von 25 µm, und nicht mehr als 2 Teilchen maximal eine Ausdehnung von 50 µm haben; keines der Teilchen darf eine größere Ausdehnung als 90 µm haben.

3.19.4
Augeninserte

Definition. Augeninserte sind sterile, feste oder halbfeste Zubereitungen von geeigneter Größe und Form, die in den Bindehautsack eingebracht werden und eine Wirkung am Auge hervorrufen.

Angaben. Der Wirkstoff befindet sich in einem Reservoir, das in eine Matrix eingebettet ist oder durch eine die Freigabegeschwindigkeit bestimmende Membran begrenzt wird. Er wird über eine vorbestimmte Zeit freigesetzt. Augeninserte werden einzeln in sterilen Behältnissen in den Verkehr gebracht.

Prüfungen. Gleichförmigkeit des Gehaltes (Ph. Eur. 1997 2.9.6): Falls anwendbar, müssen Augeninserte den für Tabletten geltenden Anforderungen der Prüfung entsprechen (Prüfung A).

Beschriftung. Auf der Verpackung sind die gesamte Menge des Wirkstoffs je Insert und die Dosis, die je Zeiteinheit freigesetzt wird, anzugeben.

3.20
Zubereitungen in Druckbehältnissen, Praeparationes pharmaceuticae in vasis cum pressu (Ph. Eur. 1997)

Zusätzliche Anforderungen können in anderen Monographien über Darreichungsformen aufgeführt sein, zum Beispiel „Zubereitungen zur Inhalation", „Flüssige Zubereitungen zur kutanen Anwendung", „Pulver zur kutanen Anwendung", „Zubereitungen zur nasalen Anwendung" und „Zubereitungen zur Anwendung am Ohr".

Definition. Zubereitungen in Druckbehältnissen sind Zubereitungen, die in speziellen Behältnissen unter dem Druck eines Gases stehen.

Angaben. Der oder die Wirkstoffe werden mit Hilfe eines geeigneten Sprühventils in Form eines Aerosols oder in flüssiger oder halbfester Form freigesetzt; hierzu sind Treibgase erforderlich. Die Zubereitung besteht aus einer Lösung, Emulsion oder Suspension, die zur lokalen Anwendung auf der Haut, auf Schleimhäuten oder zur Inhalation bestimmt ist. Als Treibgase werden Gase, die unter Druck verflüssigt sind, komprimierte Gase oder Flüssigkeiten mit niedrigem Siedepunkt oder Mischungen von Treibgasen verwendet. An Behältnisse und Sprühvorrichtungen werden besondere Anforderungen gestellt. Die Eigenschaften der Zerstäubung hängen von der Spräheinrichtung ab: neben Ventilen, die eine fortlaufende Freisetzung ermöglichen, gibt es Dosierventile.

Beschriftung. Art der Anwendung, Sicherheitsvorkehrungen, bei Behältnissen mit Dosierventil die Menge Wirkstoff je Sprühstoß.

3.21
Zubereitungen zur Inhalation, Inhalanda (Ph. Eur. NT 1999)

Definition. Zubereitungen zur Inhalation sind flüssige oder feste Darreichungsformen, die als Dampf, Aerosol oder Pulver in der Lunge angewendet werden, um eine lokale oder systemische Wirkung zu erzielen. Sie enthalten einen oder mehrere Wirkstoffe, die in einem geeigneten Vehikel gelöst oder dispergiert sind. Die Zubereitungen werden in Mehrdosen- oder Einzeldosisbehältnissen in den Verkehr gebracht. Zubereitungen in Druckbehältnissen müssen den Anforderungen der Monographie „Zubereitungen in Druckbehältnissen" entsprechen. Verschiedene Arten von Zubereitungen werden unterschieden:

- flüssige Zubereitungen zur Inhalation
  - Zubereitungen, die in Dampf überführt werden
  - Flüssigkeiten zur Zerstäubung
  - Zubereitungen in Druckgas-Dosierinhalatoren
- Pulver zur Inhalation

Angaben. Zubereitungen zur Inhalation dürfen Treibmittel, Kosolventien, Konservierungsmittel, Lösungsvermittler u.a. enthalten. Die Hilfsstoffe dürfen keine unerwünschten Wirkungen auf die Funktion der Schleimhaut des Respirationstraktes und ihrer Zilien haben. Die Größe der Teilchen, die mit Hilfe geeigneter Methoden zu bestimmen ist (Ph. Eur. NT 1999 2.9.18), sollte so sein, daß die Ablagerung auf den unteren Teil des Respirationstraktes beschränkt wird. Die Zubereitungen werden in Mehrdosen- oder Einzeldosisbehältnissen in den Verkehr gebracht, die, falls erforderlich, mit einer Dosiervorrichtung versehen sind. Zu-

bereitungen zur Inhalation, die als Aerosole angewendet werden sollen, werden mit Hilfe folgender Vorrichtungen verabreicht:
- Inhalatoren mit Zerstäuber
- Druckgas-Dosierinhalator
- Pulver-Inhalator

Prüfung. Gleichförmigkeit der Dosis: Bestimmung der vom Inhalator abgegebenen Dosis.

Beschriftung. Auf dem Behältnis und auf der Verpackung sind insbesondere Art und Menge des Konservierungsmittels anzugeben. Freigesetzte Dosis, Angabe der Anzahl der Sprühstöße, die die empfohlene Dosis ergeben, und Anzahl der Sprühstöße pro Inhalator.

3.21.1
Flüssige Zubereitungen zur Inhalation

Man unterscheidet drei Arten von Zubereitungen:
- Zubereitungen, die in Dampf überführt werden
- Flüssigkeiten zur Zerstäubung
- Zubereitungen für Druckgas-Dosierinhalatoren

Flüssige Zubereitungen zur Inhalation sind Lösungen oder Dispersionen, die als Dampf oder Aerosol inhaliert werden. Bei Dispersionen muß die disperse Phase durch Umschütteln schnell dispergierbar sein und es so lange bleiben, daß die Entnahme einer genauen Dosis gewährleistet ist. Zur Löslichkeitserhöhung können andere Lösungsmittel oder Lösungsvermittler verwendet werden.

3.21.1.1
Zubereitungen, die in Dampf überführt werden

Zubereitungen, die dazu bestimmt sind, in Dampf überführt zu werden, sind Lösungen, Dispersionen oder feste Zubereitungen. Solche Zubereitungen werden heißem Wasser zugesetzt und der heiße Dampf inhaliert.

3.21.1.2
Flüssigkeiten zur Zerstäubung

Flüssige Zubereitungen zur Inhalation, die dazu bestimmt sind, durch regulierbare Zerstäuber in Aerosole verwandelt zu werden, sind wäßrige Lösungen, Suspensionen oder Emulsionen. Zerstäuber überführen die Flüssigkeit durch unter Druck stehende Gase, Ultraschallvibrationen oder andere Methoden in Aerosole. Die aerodynamische Beurteilung der entstehenden Teilchen kann mit Hilfe der Ph. Eur. NT 1999 Methode 2.9.18 mittels des beschriebenen Gerätes erfolgen.

Konzentrate werden vor der Anwendung zum vorgeschriebenen Volumen verdünnt. Sie müssen einen pH-Wert zwischen 3 und 8,5 aufweisen und können zur Löslichkeitserhöhung andere Lösungsmittel oder Lösungsvermittler enthalten. Suspensionen und Emulsionen, die geeignete Stabilisatoren enthalten können, müssen rasch dispergierbar sein und die genaue Entnahme einer Einzeldosis gewährleisten. Wäßrige Zubereitungen in Mehrdosenbehältnissen sollten konserviert sein, sofern sie nicht an sich genügende antimikrobielle Eigenschaften besitzen.

3.21.1.3
Zubereitungen in Druckgas-Dosierinhalatoren

Zubereitungen in Druckgas-Dosierinhalatoren sind Lösungen, Suspensionen oder Emulsionen. Die Behältnisse sind mit einem Dosierventil versehen und werden mit einem geeigneten Treibgas oder Mischungen von verflüssigten Treibgasen, die auch als Lösungsmittel dienen können, unter Druck gehalten. Zur Löslichkeitserhöhung können andere Lösungsmittel oder Lösungsvermittler verwendet werden.

Prüfung.
- Gleichförmigkeit der Dosis
  - Gleichförmigkeit der abgegeben Dosis: Die Apparatur wird in der Monographie Ph. Eur. NT 1999 beschrieben, bestehend aus einem Mundstück, Filtern, einer Auffangröhre und einer Vakuumpumpe.

Sie fängt die abgegebene Dosis quantitativ auf. Die Luft wird mit einer gleichmäßigen Durchflußrate von 28,3 ± 1,5 l je Minute durch die Apparatur gesaugt. Der Inhalator wird nach Anweisung vorbereitet und danach die Anzahl Sprühstöße aufgefangen, die einer zur Anwendung empfohlenen Dosis entspricht. Bei der Prüfung werden verschiedene Füllungszustände des Inhalators überprüft. So wird zunächst der volle Inhalator mit 3 Proben, der teilweise entleerte Inhalator mit 4 Proben und der dann vollständig entleerte Inhalator mit 3 Proben untersucht. Dieses Verfahren wird insgesamt mit 10 Proben durchgeführt. Bei mehreren Wirkstoffen erfolgt die Prüfung für jeden Wirkstoff. Die Zubereitung entspricht der Prüfung, wenn 9 der 10 Werte zwischen 75 und 125% bezogen auf den Durchschnittswert und alle Werte zwischen 65 und 135% liegen. Wenn 2 oder 3 Werte außerhalb der 75- und 125%-Grenzen liegen, wird die Prüfung mit 2 weiteren Inhalatoren wiederholt. Höchstens 3 der 30 Werte dürfen außerhalb der 75- und 125%-Grenzen und kein Wert darf außerhalb der Grenzen von 65 und 135% liegen.
- Aerodynamische Beurteilung (Ph. Eur. 1997 2.9.18)
- Anzahl von Sprühstößen je Inhalator: Die Anzahl der tatsächlich abgegebenen Sprühstöße muß der angegebenen Anzahl entsprechen.

3.21.2
Pulver zur Inhalation

Pulver zur Inhalation sind einzel- oder mehrfachdosierte Pulver. Sie können mit einem geeigneten Trägerstoff kombiniert werden. Im allgemeinen werden Pulver als Pulveraerosol mit Hilfe eines Pulverinhalators verabreicht. Man unterscheidet einzeldosierte Pulver, die in Kapseln oder anderen geeigneten Darreichungsformen vorliegen, und Mehrdoseninhalatoren mit Dosiermechanismus.

Prüfungen.
- Gleichförmigkeit der abgegebenen Dosis: Eine in der Monographie (NT 1999) beschriebene Apparatur wird verwendet, die die abgegebene Dosis quantitativ auffängt.
  ○ Mehrfach dosierende Systeme mit Vorratsbehälter:
  Der Inhalator wird nach Anweisung vorbereitet und danach die Anzahl Sprühstöße aufgefangen, die einer zur Anwendung empfohlenen Dosis entspricht. Bei der Prüfung werden verschiedene Füllungszustände des Inhalators überprüft. So wird zunächst der volle Inhalator mit 3 Proben, der teilweise entleerte Inhalator mit 4 Proben und der dann vollständig entleerte Inhalator mit 3 Proben untersucht. Dieses Verfahren wird insgesamt mit 10 Proben durchgeführt. Die Zubereitung entspricht der Prüfung, wenn 9 der 10 Werte zwischen 75 und 125% bezogen auf den Durchschnittswert und alle Werte zwischen 65 und 135% liegen. Wenn 2 oder 3 Werte außerhalb der 75- und 125%-Grenzen liegen, wird die Prüfung mit 2 weiteren Inhalatoren wiederholt. Höchstens 3 der 30 Werte dürfen außerhalb der 75- und 125%-Grenzen und kein Wert darf außerhalb der Grenzen von 65 und 135% liegen;
  ○ Einzeldosierte Systeme:
  Der Inhalator wird nach Anweisung vorbereitet und danach die Anzahl Sprühstöße aufgefangen, die einer zur Anwendung empfohlenen Dosis entspricht. Dieses Verfahren wird mit 9 weiteren Dosen wiederholt.
- Feinanteil der Dosis: Aerodynamische Beurteilung, Prüfung erfolgt mit geeigneter Apparatur (Ph. Eur. 1997 2.9.18)
- Anzahl der Pulverabgabe je mehrfach dosiertem System: Die Anzahl der entnehmbaren Dosen muß mindestens der angegebenen Anzahl entsprechen.

Anhang

Homöopathisches Arzneibuch 1. Ausgabe

1.1 Arzneigrundstoffe

Die zur Herstellung homöopathischer Arzneimittel verwendeten *Arzneigrundstoffe* sind *Stoffe im Sinne des Arzneimittelgesetzes.*

Besondere Angaben werden über „*Frische Pflanzen*", vor allem zur Ernte gemacht: diese soll bei trockenem Wetter erfolgen; falls eine Reinigung der Pflanzen erforderlich ist, soll diese mit möglichst wenig Wasser erfolgen.

Wenn die Pflanzen nicht sofort verarbeitet werden können, müssen sie kühl oder tiefgefroren gelagert werden. Tiefgefrorenes Material muß in noch gefrorenem Zustand in Alkohol der vorgeschriebenen Konzentration gebracht werden. Wenn nichts anderes angegeben ist, gelten für Pflanzen und Pflanzenteile die folgenden Sammel- oder Erntezeiten.

- Ganze Pflanzen mit unterirdischen Teilen: zur Blütezeit
- Kräuter ohne unterirdische Teile; Blätter und Triebe: nach voller Entwicklung vor bzw. zu Beginn der Blütezeit
- Blüten: kurz nach der Öffnung
- Rinden: Herbst bis Frühjahr
- Wurzeln und Wurzelstöcke
  - bei einjährigen Pflanzen: zur Samenreife
  - bei zwei- bis mehrjährigen Pflanzen: im Frühjahr
- Früchte und Samen: zur Zeit der Reife
- Unreife Früchte: vor der Reife
- Pilze: nach voller Entwicklung der Fruchtkörper

Die Verwendung von *Tieren* setzt einen gesunden und hygienisch einwandfreien Zustand sowie die Beachtung der Vorschriften des Tierschutzgesetzes voraus.

Nosoden sind Zubereitungen aus Krankheitsprodukten von Mensch oder Tier, aus Krankheitserregern oder deren Stoffwechselprodukten oder aus Zersetzungsprodukten tierischer Organe. Ausgangsmaterial für Nosoden wird zunächst sterilisiert und muß vor dem Verarbeiten der „Prüfung auf Sterilität" des Arzneibuchs entsprechen.

1.2 Arzneiträger und Hilfsstoffe

Für Arzneiträger und Hilfsstoffe gilt, daß sie Stoffe und Zubereitungen im Sinne des Arzneimittelgesetzes sind; soweit sie im Arzneibuch aufgeführt sind, müssen sie den dort gestellten Anforderungen genügen.

Alle Konzentrationsangaben für Ethanol und Ethanol-Wasser-Gemische als Arzneiträger beziehen sich auf Gewichtsprozente (s. Tab. A.17).

Tab. A.17: Konzentrationsangaben für Ethanol und Ethanol-Wasser-Gemische

Ethanol, absolutus	mind. 99,7% (G/G)	mind. 99,8% (V/V)
Ethanol	mind. 93,9% (G/G)	mind. 96,0% (V/V)
Ethanol 86%	85,0–86,5% (G/G)	89,5–90,7% (V/V)
Ethanol 73%	73,2–74,0% (G/G)	79,7–80,5% (V/V)
Ethanol 62%	61,8–62,7% (G/G)	69,5–70,2% (V/V)
Ethanol 43%	41,6–43,5% (G/G)	49,1–51,5% (V/V)
Ethanol 30%	29,4–30,6% (G/G)	35,5–36,9% (V/V)
Ethanol 15%	14,5–15,3% (G/G)	17,9–18,0% (V/V)

Weitere Hilfsstoffe und Arzneiträger: Ether, Ascorbat-Phosphat-Pufferlösung, Calciumbehenat, Cellulose, Glycerol, Glycerol 85%, Hämatit, Hartfett, Hefe, Honig, Lactose, Likörwein, Magnesiumstearat, Molke, Natriumchlorid, Natriumchloridlösung, isotonische, Natriumhydrogencarbonat, Pflanzenöle, Saccharose, Siliciumdioxid, hochdisperses, Stärke, Gereinigtes Wasser, Wasser für Injektionszwecke, Wollwachsalkoholsalbe, Zink, Zuckersirup.

1.3 Zubereitungen und Darreichungsformen

Flüssige Zubereitungen sind Urtinkturen und Lösungen und die daraus hergestellten flüssigen Verdünnungen, Dilutionen.

Feste Zubereitungen sind Verreibungen und die daraus hergestellten festen Verdünnungen, Triturationen. Wird eine Verreibung zur Einzeldosierung in Kapseln abgefüllt, so sind dafür ungefärbte Hartgelatine-Kapseln zu verwenden.

Aus flüssigen und festen Zubereitungen können folgende Darreichungsformen hergestellt werden:
- Tabletten
- Salben
- LM-Potenzen
- Streukügelchen
- Suppositorien
- Globuli velati
- Parenteralia
- Augentropfen
- gemeinsam potenzierte Mischungen
- flüssige Einreibungen (Externa)
- Mischungen
- Nasentropfen
- flüssige weinige Verdünnungen

Die verschiedenen Konzentrationen (Verdünnungsgrade) dieser Zubereitungen werden durch Potenzierung erhalten.

Die Verdünnung fester oder flüssiger Zubereitungen nach der jeweiligen Vorschrift erfolgt stufenweise und wird als *Potenzierung* bezeichnet.

Der Verdünnungsgrad wird durch die Zahl der Verdünnungsmittel und das Verdünnungsverhältnis bestimmt.

Durch das Zeichen D werden Verdünnungen im Verhältnis 1:10 (Dezimalpotenzen) und durch das Zeichen C Verdünnungen im Verhältnis 1:100 (Centesimalpotenzen) gekennzeichnet.

Die Potenzierung wird nach folgenden Vorschriften durchgeführt:
- Flüssige Verdünnungen werden in Gefäßen hergestellt, deren Rauminhalt um mindestens ein Drittel größer ist als die aufzunehmende Flüssigkeitsmenge; es wird nach der jeweiligen Vorschrift verdünnt und jedesmal mindestens 10mal kräftig geschüttelt, vorgeschrieben ist die Mehrglasmethode, d.h., für jede Verdünnung muß ein eigenes Gefäß benutzt werden.
- Feste Verdünnungen (Triturationen) werden nach Vorschrift 6 oder 7 der Herstellungsvorschriften (s. Tabelle A.18) angefertigt.
- Bei flüssigen oder festen Verdünnungen darf bei der Herstellung keine Stufe übersprungen werden.

Allgemeine Angaben

Unter *Teilen* sind in den Herstellungsvorschriften Masseteile zu verstehen, falls in der Monographie nichts anderes angegeben ist.

Der *Zerkleinerungsgrad* wird durch die Siebnummer in Klammern hinter der Substanz- oder Zerkleinerungsbezeichnung angegeben; die Siebnummer bezeichnet die lichte Maschenweite des Siebes in µm. Sofern in der Monographie nichts anderes vorgeschrieben ist, wird die Droge je nach Art des verwendeten Pflanzenteiles in folgendem Zerkleinerungsgrad extrahiert:
- Blätter, Blüten, Kräuter: zerschnitten (4000)
- Hölzer, Rinden, Wurzeln: zerschnitten (2800)
- Früchte, Samen: zerschnitten (2000)
- Alkaloiddrogen: pulverisiert (710)

Unter „Wasser" ist bei den Herstellungsverfahren „Gereinigtes Wasser" (DAB) zu verstehen.

Sämtliche Herstellungsvorgänge sind in Apparaturen aus indifferentem Material durchzuführen. Verdunstungsverluste, Wärmeentwicklung und direktes Sonnenlicht sind möglichst zu vermeiden, sofern nichts anderes angegeben ist.

Der Zusatz von Färbe- und Konservierungsmitteln ist grundsätzlich nicht gestattet, es sei denn, daß im Einzelfall etwas anderes vorgeschrieben ist.

1.4 Herstellung

Das Homöopathische Arzneibuch führt zur Herstellung der Zubereitungen 50 Vorschriften auf. Einige dieser Vorschriften sind nochmals untergliedert (z. B. Vorschrift 12a, b, c, d–i). Da der Abdruck aller Vorschriften nicht dem Anliegen dieses Anhangs entspricht und zudem dessen Volumen sprengen würde, muß auf das Arzneibuch selbst verwiesen werden. Die folgende Tabelle A.18 gibt einen Überblick über die Vorschriften, die homöopathischen Zubereitungen und Darreichungsformen, Ausgangsprodukte, Herstellungsverfahren, Arzneiträger sowie Hinweise.

Tab. A.18: Zubereitungen und Darreichungsformen

	Beschreibung der Arzneiform	Ausgangsprodukt	Herstellungsverfahren	Arzneiträger	Hinweise Aufbewahrung
Tinkturen					
Vorschrift 1	Urtinkturen	Pflanzen	Preßsaftgewinnung	Ethanol	Einstellung auf einen gegebenenfalls geforderten Wert
Vorschrift 2a	Urtinkturen	Pflanzen	Mazeration	Ethanol	Einstellung auf einen gegebenenfalls geforderten Wert
Vorschrift 2b	Urtinkturen	Pflanzen	Mazeration	Ethanol	Einstellung auf einen gegebenenfalls geforderten Wert mit Ethanol 30%
Vorschrift 3a	Urtinkturen	Pflanzen	Mazeration	Ethanol	Einstellung auf einen gegebenenfalls geforderten Wert mit Ethanol 62%
Vorschrift 3b	Urtinkturen	Pflanzen	Mazeration	Ethanol	Einstellung auf einen gegebenenfalls geforderten Wert mit Ethanol 43%
Vorschrift 3c	Urtinkturen	Pflanzen	Mazeration	Ethanol	Einstellung auf einen gegebenenfalls geforderten Wert mit Ethanol 30%
Vorschrift 4a	Urtinkturen	Pflanzen	Mazeration oder Perkolation	Ethanol	Einstellung auf einen gegebenenfalls geforderten Wert
Vorschrift 4b	Urtinkturen	Tiere, Teile von Tieren, deren Absonderungen	Homogenisieren	Ethanol	zur Verarbeitung von Tieren s. „Arzneigrundstoffe"
Lösungen					
Vorschrift 5	flüssige Zubereitungen aus Arzneigrundstoff und flüssigem Arzneiträger	Arzneigrundstoffe	Lösen	flüssiger Arzneiträger	bei Ethanol 15% als flüssiger Arzneiträger ist der Arzneigrundstoff zunächst in Wasser zu lösen und dann durch Zugabe von Ethanol auf 14,5 bis 15,3% Ethanol zu bringen

Tab. A.18 *(Fortsetzung)*

	Beschreibung der Arzneiform	Ausgangsprodukt	Herstellungsverfahren	Arzneiträger	Hinweise Aufbewahrung
Verreibungen					
Vorschrift 6	Verreibungen fester Arzneigrundstoffe mit Lactose als Arzneiträger	Arzneigrundstoffe	Hand- oder Maschinenverreibung	Lactose	bei einer Handverreibung ist mindestens 1 Stunde Arbeitszeit erforderlich
Vorschrift 7	feste Zubereitungen aus Urtinkturen und Lösungen sowie deren Verdünnungen mit Lactose als Arzneiträger	Urtinkturen, Lösungen sowie deren Verdünnungen	Übertragen einer Urtinktur, Lösung oder Dilution auf Lactose; Verreibung	Lactose	schonende Trocknung
Flüssige Zubereitungen aus Verreibungen					
Vorschrift 8a	Flüssige Zubereitungen aus Verreibungen	Verreibungen nach Vorschrift 6	Mischen und Verschütteln	Ethanol 30%	–
Vorschrift 8b	Flüssige Zubereitungen aus Verreibungen	Verreibungen nach Vorschrift 6	Mischen und Verschütteln	Wasser für Injektionszwecke	Potenzangabe mit Zusatz „aquos"
Tabletten					
Vorschrift 9	Tabletten	Zubereitungen nach Vorschrift 6 und 7	gegebenenfalls Granulieren; Komprimieren	Lactose; Stärke bis zu 10%	Granulierflüssigkeit: gesättigte Lactoselösung; Bezeichnung des Verdünnungsgrades entsprechend der verwendeten Zubereitung Vorschrift 6 oder 7
Streukügelchen					
Vorschrift 10	Streukügelchen	Dilutionen	Übertragen einer Dilution auf Saccharosekügelchen	Saccharose	Ethanolgehalt der verwendeten Dilution mindestens 60%; Bezeichnung entsprechend dem Verdünnungsgrad der verwendeten Dilution
Parenteralia					
Vorschrift 11	Flüssige Verdünnungen zur Injektion	Arzneigrundstoffe	Lösungen, Isotonisieren	Wasser für Injektionszwecke	Isotonisierungsmittel in der Regel Kochsalz, erforderlichenfalls können Injektionslösungen gepuffert werden, müssen der Ph. Eur.-Monographie „Parenteralia" entsprechen
Flüssige Einreibungen (Externa)					
Vorschrift 12a	Tinkturen zum äußerlichen Gebrauch	Urtinkturen getrocknete Pflanzen oder Pflanzenteile	Mischen Mazeration (4a) Mazeration mit Wärmebehandlung (19f)	Ethanol verschiedener Konzentration Glycerol bis zu 10%	–

Tab. A.18 *(Fortsetzung)*

	Beschreibung der Arzneiform	Ausgangsprodukt	Herstellungsverfahren	Arzneiträger	Hinweise Aufbewahrung
Flüssige Einreibungen (Externa) *(Fortsetzung)*					
Vorschrift 12b	Tinkturen zum äußerlichen Gebrauch	Pflanzen	Mazeration	Ethanol 73%	Beschriftung mit Zusatz „ad usum externum"
Vorschrift 12c	Tinkturen zum äußerlichen Gebrauch	Pflanzen	Mazeration	Ethanol/Wasser	„LA 20%" Vor Licht geschützt
Vorschrift 12d	Öle zum äußerlichen Gebrauch	getrocknete Pflanzen oder Pflanzenteile	Extraktion mit Wärmebehandlung 60–70°C	Pflanzenöl (in der Regel Erdnuß- oder Oliven- oder Sesamöl) andere Öle sind zu deklarieren	„H 10%" Vor Licht geschützt, dich verschlossen, in möglichst vollständig gefüllten Behältnissen
Vorschrift 12e	Öle zum äußerlichen Gebrauch	getrocknete Pflanzen oder Pflanzenteile	Extraktion mit Wärmebehandlung 60–70°C	Pflanzenöl (s. Vorschrift 12d)	„H 5%" Aufbewahrung s. Vorschrift 12d
Vorschrift 12f	Öle zum äußerlichen Gebrauch	getrocknete Pflanzen oder Pflanzenteile	Extraktion mit Wärmebehandlung 37°C	Pflanzenöl (s. Vorschrift 12d)	Schutzbegasung mit Kohlendioxid, Bezeichnung mit Zusatz „W 10%", Aufbewahrung s. Vorschrift 12d
Vorschrift 12g	Öle zum äußerlichen Gebrauch	getrocknete Pflanzen oder Pflanzenteile	Extraktion mit Wärmebehandlung 37°C	Pflanzenöl (s. Vorschrift 12d)	Schutzbegasung mit Kohlendioxid, Bezeichnung mit Zusatz „W 5%", Aufbewahrung s. Vorschrift 12d
Vorschrift 12h	Öle zum äußerlichen Gebrauch	ätherisches Öl	Mischen	Pflanzenöl (s. Vorschrift 12d)	Bezeichnung mit Zusatz „10%", Aufbewahrung s. Vorschrift 12d
Vorschrift 12i	Öle zum äußerlichen Gebrauch	ätherisches Öl	Mischen	Pflanzenöl (s. Vorschrift 12d)	Bezeichnung mit Zusatz „5%", Aufbewahrung s. Vorschrift 12d
Vorschrift 12j	Öle zum äußerlichen Gebrauch	flüssige Verdünnungen	Pflanzenöl (in der Regel Olivenöl)	Mischen	Beschriftung mit Zusatz „oleos"
Vorschrift 12k	Tinkturen zum äußerlichen Gebrauch	frische Pflanzen oder deren Teile	Extraktion mit Wärmebehandlung	Wasser	„Decoctum LA 10%". Vor Licht geschützt.
Salben					
Vorschrift 13	streichbare Zubereitungen	Urtinkturen, Dilutionen, Lösungen, Triturationen	thermische Belastung ist gering zu halten	Wollwachsalkoholsalbe (eine andere Salbengrundlage ist zu deklarieren)	Antioxidanzien oder Stabilisatoren sind nur in Ausnahmefällen zugelassen. Müssen der Ph. Eur.-Monographie „Salben" entsprechen

Tab. A.18 *(Fortsetzung)*

	Beschreibung der Arzneiform	Ausgangs-produkt	Herstellungs-verfahren	Arzneiträger	Hinweise Aufbewahrung
Suppositorien					
Vorschrift 14	geformte, einzel-dosierte Zuberei-tungen	Urtinkturen, Dilutionen, Lösungen, Triturationen	Zäpfchenher-stellung	Hartfett (andere Grundlagen sind zu deklarieren)	zugelassene Zusätze: Cellulose, Honig, hochdisperse Kiesel-säure. Müssen der Ph. Eur.-Monographie „Suppositorien" entsprechen
Augentropfen					
Vorschrift 15	sterile, wäßrige Lösungen	Arzneigrundstoffe	Potenzieren von Urtinkturen, Lösungen oder flüssigen Verdünnungen	Wasser für Injektionszwecke	Isotonisierungsmittel Kochsalz, Rest-alkoholgehalt kleiner als 1%. Müssen der Ph. Eur.-Monographie „Augentropfen" entsprechen.
Mischungen					
Vorschrift 16	feste oder flüssige Mischungen	flüssige oder feste Zubereitungen, Arzneigrundstoffe	Mischen, für flüssige Externa; nach Vorschrift 12a–i bereitete Zubereitungen mischen	Flüssigkeiten oder Feststoffe	aus diesen Mischun-gen können alle Darreichungsformen hergestellt werden (Ausnahmen: Mischungen mit Likörwein und/oder Zubereitungen nach Vorschrift 46)
LM-Potenzen					
Vorschrift 17	Streukügelchen	C3-Verreibung der zu potenzierenden Substanz	Übertragen einer Dilution auf Saccharosekügel-chen der Größe 1	Saccharose	–
Urtinkturen mit Wärmebehandlung					
Vorschrift 18a	Urtinkturen	Pflanzen	Mazeration mit zusätzlicher Wärmebehand-lung	Ethanol	„Ethanol. Digestio"
Vorschrift 18b	Urtinkturen	Pflanzen	Mazeration mit zusätzlicher Wärmebehand-lung	Ethanol	„Ethanol. Digestio" *1.
Vorschrift 18c	Urtinkturen	Pflanzen	Mazeration mit zusätzlicher Wärmebehand-lung	Ethanol	„Ethanol. Digestio" *2.
Vorschrift 18d	Urtinkturen	Pflanzen	Mazeration mit zusätzlicher Wärmebehand-lung	Ethanol	„Ethanol. Digestio" *3.
Vorschrift 18e	Urtinkturen	Pflanzen	Mazeration mit zusätzlicher Wärmebehand-lung	Ethanol	„Ethanol. Digestio" *4.

Tab. A.18 *(Fortsetzung)*

	Beschreibung der Arzneiform	Ausgangs-produkt	Herstellungs-verfahren	Arzneiträger	Hinweise Aufbewahrung
Urtinkturen mit Wärmebehandlung *(Fortsetzung)*					
Vorschrift 18f	Urtinkturen	Pflanzen	Mazeration mit zusätzlicher Wärmebehandlung	Ethanol	„Ethanol. Digestio"
Vorschrift 19a	Urtinkturen	Pflanzen	Erhitzen unter Rückfluß, Mazeration	Ethanol	„Ethanol. Decoctum" *5.
Vorschrift 19b	Urtinkturen	Pflanzen	Erhitzen unter Rückfluß, Mazeration	Ethanol	„Ethanol. Decoctum" *6.
Vorschrift 19c	Urtinkturen	Pflanzen	Erhitzen unter Rückfluß, Mazeration	Ethanol	„Ethanol. Decoctum" *7.
Vorschrift 19d	Urtinkturen	Pflanzen	Erhitzen unter Rückfluß, Mazeration	Ethanol	„Ethanol. Decoctum" *8.
Vorschrift 19e	Urtinkturen	Pflanzen	Erhitzen unter Rückfluß, Mazeration	Ethanol	„Ethanol. Decoctum" *9.
Vorschrift 19f	Urtinkturen	Pflanzen	Erhitzen unter Rückfluß, Mazeration	Ethanol	„Ethanol. Decoctum" *10.
Vorschrift 20	Urtinkturen	Pflanzen	Infus	Ethanol	„Ethanol. Infusum"
Rh-Urtinkturen					
Vorschrift 21	Urtinkturen	Pflanzen	Preßsaft ohne Zusatz eines Arzneiträgers. Der Preßsaft wird bis zur vollständigen Vergärung einem tageszeitlichen Rhythmus ausgesetzt		für sämtliche Verdünnungen wird Wasser für Injektionszwecke verwendet
Vorschrift 22	Urtinkturen	Pflanzen	Preßsaft ohne Zusatz eines Arzneiträger. Der Preßsaft wird bis zur vollständigen Vergärung einem tageszeitlichen Rhythmus ausgesetzt		für sämtliche Verdünnungen wird Wasser für Injektionszwecke verwendet
Wäßrige Urtinkturen mit Wärmbehandlung und deren flüssige Verdünnungen					
Vorschrift 23	Urtinkturen	Pflanzen	entsprechend der Monographie „Abkochungen" (Decocta) der Ph. Eur.	Wasser	„Decoctum"
Vorschrift 24	Urtinkturen	Pflanzen	entsprechend der Monographie „Aufgüsse (Infusa)" der Ph. Eur.	Wasser	„Infusum"

Tab. A.18 *(Fortsetzung)*

	Beschreibung der Arzneiform	Ausgangsprodukt	Herstellungsverfahren	Arzneiträger	Hinweise Aufbewahrung
Spagyrische Urtinkturen nach Zimpel					
Vorschrift 25	Urtinkturen	Pflanzen	aus Frischpflanzen mittels Gärung unter Zusatz von 0,005 Teilen Hefe; Ansatz wird nach beendeter Gärung der Wasserdampfdestillation unterworfen. Der Destillationsrückstand wird bei 400°C verascht. Destillat und Veraschungsrückstand werden vereinigt	Wasser-Alkohol-Mischung	„spag. Zimpel"
Vorschrift 26	Urtinkturen	Pflanzen	aus getrockneten Pflanzen mittels Gärung unter Zusatz von 0,01 Teilen Hefe; nach beendeter Gärung wird der Ansatz der Wasserdampfdestillation unterworfen. Der Destillationsrückstand wird bei 400°C verascht. Destillat und Veraschungsrückstand werden vereinigt	Wasser-Alkohol-Mischung	„spag. Zimpel"
Spagirische Urtinkturen nach Krauß und deren flüssige Verdünnungen					
Vorschrift 27	Urtinkturen	frische Pflanzen oder Pflanzenteile mit mehr als 70% Trocknungsverlust	Vergärung unter Zusatz von Saccharose und Hefe	Ethanol	„spag. Krauß"
Vorschrift 28	Urtinkturen	frische Pflanzen oder Pflanzenteile mit mehr als 40–70% Trocknungsverlust	Vergärung unter Zusatz von Saccharose und Hefe	Ethanol	„spag. Krauß"
Vorschrift 29	Urtinkturen	frische Pflanzen oder Pflanzenteile mit höchstens 40% Trocknungsverlust	Vergärung unter Zusatz von Saccharose und Hefe	Ethanol	„spag. Krauß"
Vorschrift 30	Urtinkturen	gepulverte Droge	Vergärung unter Zusatz von Saccharose und Hefe	Ethanol	„spag. Krauß"
Spagyrische Urtinkturen					
Vorschrift 31	Urtinkturen	frische Pflanzen	Gärung, Druckdestillation bei 3,3 bar, Veraschen des Destillationsrückstandes bei 700°C		„spag. bidest."

Tab. A.18 *(Fortsetzung)*

	Beschreibung der Arzneiform	Ausgangs-produkt	Herstellungs-verfahren	Arzneiträger	Hinweise Aufbewahrung
Gepufferte wäßrige Urtinkturen					
Vorschrift 32	Gepufferte wäßrige Urtinkturen	frische Pflanzen oder Pflanzenteile	Mazeration	Ascorbat-Phospat-Pufferlösung	ausschließlich zur Herstellung von „Flüssige Verdünnungen zur Injektion" (Vorschrift 11) „col"
Wäßrige Urtinkturen mit Wärmebehandlung und Fermentation					
Vorschrift 33a bis 33e	Wäßrige Urtinkturen	frische Pflanzen oder Pflanzenteile	Mazeration und Vergärung unter Zusatz von Lactose und Honig, Veraschen des luftgetrockneten Abpreßrückstandes bei Rotglut	Wasser	ausschließlich zur Herstellung von „Flüssige Verdünnungen zur Injektion" (Vorschrift 11) „ferm 33a" bzw. „ferm 33b" usw. Vor Licht geschützt, dicht verschlossen, Urtinktur unterhalb 15°C
Vorschrift 34a bis 34e	Wäßrige Urtinkturen	frische Pflanzen oder Pflanzenteile	Mazeration und Vergärung unter Zusatz von Molke	Wasser	ausschließlich zur Herstellung von „Flüssige Verdünnungen zur Injektion" (Vorschrift 11) „ferm 34a" bzw. „ferm 34b" usw. Vor Licht geschützt, dicht verschlossen, Urtinktur unterhalb 15°C
Vorschrift 35a	Wäßrige Urtinkturen	frische Pflanzen oder Pflanzenteile	Mazeration und Vergärung unter Zusatz von Honig, Veraschen des luftgetrockneten Abpreßrückstandes bei Rotglut, Asche und Filtrat werden vereinigt	Wasser	Pflanzenmaterial wird in sieben Ansätzen verarbeitet. „ferm 35a". Vor Licht geschützt, dicht verschlossen, Urtinktur unterhalb 15°C
Vorschrift 35b	Wäßrige Urtinkturen	getrocknete Pflanzen und Pflanzenteile	s. Vorschrift 35a	Wasser	„ferm 35b" Vor Licht geschützt, dicht verschlossen, Urtinktur unterhalb 15°C
Vorschrift 36	Wäßrige Urtinkturen	frische Pflanzen oder Pflanzenteile	Mazeration und Vergärung unter Zusatz von Molke	Wasser	„ferm 36" Vor Licht geschützt, dicht verschlossen, Urtinktur unterhalb 15°C
Vorschrift 37a	Wäßrige Urtinkturen	getrocknete Pflanzen oder Pflanzenteile	Mazeration und Vergärung unter Zusatz von fein gepulvertem Hämatit, Veraschen des luftgetrockneten Abpreßrückstandes bei Rotglut; Filtrat und Asche werden vereinigt	Wasser	Das Pflanzenmaterial wird in sieben Ansätzen verarbeitet. „ferm cum Ferro". Vor Licht geschützt, Urtinktur unterhalb 15°C

Tab. A.18 *(Fortsetzung)*

	Beschreibung der Arzneiform	Ausgangsprodukt	Herstellungsverfahren	Arzneiträger	Hinweise Aufbewahrung
Wäßrige Urtinkturen mit Wärmebehandlung und Fermentation *(Fortsetzung)*					
Vorschrift 37b	Wäßrige Urtinkturen	frische Pflanzen und Pflanzenteile	Mazeration und Vergärung unter Zusatz von fein gepulvertem Zink, Veraschen des luftgetrockneten Abpreßrückstandes bei Rotglut; Filtrat und Asche werden vereinigt	Wasser	Das Pflanzenmaterial wird in sieben Ansätzen verarbeitet. „ferm cum Zinco". Vor Licht geschützt, Urtinktur unterhalb 15 °C
Wäßrige Urtinkturen mit Kältebehandlung					
Vorschrift 38	Wäßrige Urtinkturen	getrocknete Pflanzen oder Pflanzenteile	Mazeration in der Kälte „K" mit einer Lösung bestehend aus: 8,8 Teilen Natriumchlorid, 0,2 Teilen Natriumhydrogencarbonat, 991 Teilen Wasser	Wasser für Injektionszwecke	nach der Herstellung sofort weiterverarbeiten; ausschließlich zur Herstellung von „Flüssige Verdünnungen zur Injektion" nach Vorschrift 11 „K"
Globuli velati (überzogene Globuli)					
Vorschrift 39a	Globuli velati	1 Teil einer flüssigen Zubereitung (nach 33–37) mit 9 Teilen Zuckersirup	Mischen, Verschütteln, Aufbringen auf Saccharose-Kügelchen	Saccharose-Kügelchen Größe 5	Verdünnungsgrad der aufgebrachten Zubereitung muß ersichtlich sein
Vorschrift 39b	Globuli velati	10 Teile einer Verreibung (nach 6) mit 9 Teilen Zuckersirup	Mischen, Verschütteln, Aufbringen auf Saccharose-Kügelchen	Saccharose-Kügelchen Größe 5	Verdünnungsgrad der aufgebrachten Verreibung muß ersichtlich sein
Vorschrift 39c	Globuli velati	Vorschrift 16 Nummer 3 (Mischungen flüssiger und/oder fester Zubereitungen, denen Arzneiträger und/oder Hilfsstoffe zugesetzt sind)	Aufbringen einer Mischung nach Vorschrift 16 Nummer 3 mit Zuckersirup auf Saccharose-Kügelchen	Saccharose-Kügelchen Größe 5	Art und Menge der eingearbeiteten flüssigen und/oder festen Zubereitung müssen ersichtlich sein
Gemeinsam potenzierte Mischungen					
Vorschrift 40a	Mischungen	Arzneigrundstoffe, Lösungen, Verreibungen zusammen mit flüssigen Zubereitungen, flüssige Verdünnungen und Urtinkturen, die im Verhältnis 1:10 weiterzuverarbeiten sind. Es dürfen nur solche	Mischen, Verschütteln	Ethanol	Aus gemeinsam potenzierten Mischungen können alle Darreichungsformen hergestellt werden, bei Vorschrift 11 und 15 ist für die letzte Potenzierung der dort vorgeschriebene Arzneiträger zu verwenden. Angaben, über wie viele Potenzstufen die Mischung

Tab. A.18 *(Fortsetzung)*

	Beschreibung der Arzneiform	Ausgangsprodukt	Herstellungsverfahren	Arzneiträger	Hinweise Aufbewahrung
Gemeinsam potenzierte Mischungen *(Fortsetzung)*					
			flüssigen Zubereitungen gemeinsam potenziert werden, bei denen ein Potenzieren mit Ethanol-Wasser-Gemisch vorgeschrieben ist		gemeinsam potenziert wurde, sind erforderlich, ebenso für die daraus hergestellten Darreichungsformen
Vorschrift 40b	Mischungen	flüssige Zubereitungen nach 5b, 8b, 23, 24, 33a–e, 35a–b, 36, 37a–b, 41a–c und Verreibungen nach 6	Mischen, Verschütteln		s. Vorschrift 40a
Vorschrift 40c	Mischungen	Verreibungen nach Vorschrift 6 und/oder 7	Hand- oder Maschinenverreibung nach Vorschrift 6	Lactose	s. Vorschrift 40a
Glycerolhaltige Urtinkturen					
Vorschriften 41a bis 41c	Gl-Urtinkturen	Tiere, Teile von Tieren oder deren Absonderungen	Mazeration mit natriumchloridhaltiger Glycerollösung (Gl) unterschiedlicher Zusammensetzung	Lösung: 0,2 Teile Natriumhydrogencarbonat, 8,8 Teile Natriumchlorid, 91 Teile Wasser für Injektionszwecke	Gl-Urtinktur dienen ausschließlich zur Herstellung von Zubereitungen nach Vorschrift 7, 11, 13, 15, 16, 39a–c, 40b. Zur Weiterverarbeitung aufbewahrte flüssige Verdünnungen müssen der „Prüfung auf Sterilität" des Arzneibuches entsprechen „Gl"
Vorschrift 42	Urtinkturen	frisch geschlachtete Tiere oder deren Teile	Verteilen und Verschütteln	Glycerol 85%	–
Vorschrift 43	Urtinkturen	pathologisch veränderte Organe oder Organteile von Mensch und Tier	Verteilen	Glycerol 85%	Ausgangsmaterial muß „Prüfung auf Sterilität" des Arzneibuches entsprechen Nosoden
Vorschrift 44	Urtinkturen	abgetötete Mikroorganismen oder Zersetzungsprodukte tierischer Organe oder Körperflüssigkeiten, die Krankheitserreger bzw. -produkte enthalten	Mischen und Verschütteln	Glycerol 85%	Ausgangsmaterial muß „Prüfung auf Sterilität" des Arzneibuches entsprechen Nosoden
Nasentropfen					
Vorschrift 45	Nasentropfen	Urtinkturen oder Lösungen oder flüssige Verdünnungen	Potenzieren von Urtinkturen oder Lösungen oder flüssigen Verdünnungen	Wasser und Isotonisierungsmittel, in der Regel Kochsalz	Restethanolgehalt höchstens 1%, gegebenenfalls gepuffert. Vor Licht geschützt. Müssen der Ph. Eur.-Monographie „Nasalia" entsprechen

Tab. A.18 *(Fortsetzung)*

	Beschreibung der Arzneiform	Ausgangs-produkt	Herstellungs-verfahren	Arzneiträger	Hinweise Aufbewahrung
Weinige Verdünnungen					
Vorschrift 46	Flüssige weinige Verdünnungen	flüssige Dezimal-verdünnungen	Potenzieren mit Likörwein	Likörwein	sofort weiterzuverar-beiten, ausschließlich zur Herstellung von Mischungen nach Vorschrift 16 „vinos"
Spagyrische Urtinkturen nach Pekana und ihre flüssigen Verdünnungen					
Vorschrift 47a	Urtinkturen	frische Pflanzen oder deren Teile	Vergärung unter Zusatz von Sac-charose und Hefe, Veraschung des Rückstandes	Ethanol	„spag. Peka"
Vorschrift 47b	Urtinkturen	getrocknete Pflanzen oder deren Teile	s. Vorschrift 47a	Ethanol	„spag. Peka"
Metallpulverhaltige Salben					
Vorschrift 48	Konzentratsalben	Metallpulver	zur Herstellung von Salben nach Vorschrift 13	Salbengrundlage	„M" Darreichungsformen müssen der Ph. Eur.-Monographie „Ungu-enta" entsprechen
Wäßrige Urtinkturen und deren flüssige Verdünnungen					
Vorschrift 49	Urtinkturen	frische Pflanzen oder deren Teile	Mazeration	Wasser	„aquos"
Spagyrische Urtinkturen nach Strathmeyer und ihre flüssigen Verdünnungen					
Vorschrift 50a	Urtinkturen	getrocknete Pflanzen oder deren Teile	Vergärung unter Zusatz von Sac-charose und Strath-Hefe (Candida utilis), Zusatz von Ascorbinsäure		„spag. Strathmeyer"
Vorschrift 50b	Urtinkturen	getrocknete Pflanzen oder deren Teile	Vergärung unter Zusatz von Sac-charose und Hefe zur Herstellung von Salben		„spag. Strathmeyer"
Salben nach Strathmeyer					
Vorschrift 50c	Salben	Zubereitungen nach Vorschrift 50b	Salbenbereitung mit Wollwachsal-koholsalbe und Lanolin		Zubereitungen müssen der Ph. Eur.-Monographie „Ungu-enta" entsprechen

*1. Einstellung auf einen gegebenenfalls geforderten Wert mit Ethanol 30%
*2. Einstellung auf einen gegebenenfalls geforderten Wert mit Ethanol 62%
*3. Einstellung auf einen gegebenenfalls geforderten Wert mit Ethanol 43%
*4. Einstellung auf einen gegebenenfalls geforderten Wert mit Ethanol 30%
*5. Einstellung auf einen gegebenenfalls geforderten Wert nach Vorschrift 1.
*6. Einstellung auf einen gegebenenfalls geforderten Wert mit Ethanol 30%
*8. Einstellung auf einen gegebenenfalls geforderten Wert mit Ethanol 43%
*9. Einstellung auf einen gegebenenfalls geforderten Wert mit Ethanol 30%
*10. Einstellung auf einen gegebenenfalls geforderten Wert wie in Vorschrift 4a beschrieben

Weiterführende Literatur

Asche, H., D. Essig und C. Schmidt (Hrsg.), Technologie von Salben, Suspensionen und Emulsionen (Seminar der APV), Deutscher Apotheker Verlag, Stuttgart 1984

Attwood, D. und A.T. Florence, Surfactant Systems (Their Chemistry, Pharmacy and Biology), Chapman and Hall, London-New York 1983

Bauer, K.H., K. Lehmann, H.P. Osterwald und G. Rothgang, Überzogene Arzneiformen (Grundlagen, Herstellungstechnologien, biopharmazeutische Aspekte, Prüfungsmethoden und Hilfsstoffe), Wiss. Verlagsgesellschaft mbH, Stuttgart 1988

Blume, H. und M. Sievert, Qualitätsbeurteilung von wirkstoffgleichen Fertigarzneimitteln (Generika), Wiss. Verlagsgesellschaft mbH, Stuttgart 1988

Brandau, R. und B. Lippold (Hrsg.), Dermal and Transdermal Adsorption, Wiss. Verlagsgesellschaft mbH, Stuttgart 1982

Derendorf, H. und E.R. Garrett, Pharmakokinetik, Wiss. Verlagsgesellschaft mbH, Stuttgart 1987

Dolder, R. und F.S. Skinner, Ophthalmika (Pharmakologie, Biopharmazie und Galenik der Augenarzneimittel), 4. Aufl., Wiss. Verlagsgesellschaft mbH, Stuttgart 1990

Ehrhardt, L. und E. Schindler, Pharmazeutische Granulate (Optimierung und Verarbeitungseigenschaften), ECV Editio Cantor, Aulendorf 1980

Elste, U. (Hrsg.), Haltbarkeit von Grundstoffen und Zubereitungen in der Apotheke (APV-Kurs), Wiss. Verlagsgesellschaft mbH, Stuttgart 1990

Essig, D. und H. Stumpf (Hrsg.), Flüssige Arzneiformen schwerlöslicher Arzneistoffe (APV-Seminar), Wiss. Verlagsgesellschaft mbH, Stuttgart 1989

Fahrig, W. und U. Hofer (Hrsg.), Die Kapsel (Grundlagen, Technologien und Biopharmazie einer modernen Arzneiform), Wiss. Verlagsgesellschaft mbH, Stuttgart 1983

Fiedler, H.P., Lexikon der Hilfsstoffe für Pharmazie, Kosmetik und angrenzende Gebiete, 4. Aufl., Band 1 und 2, ECV Editio Cantor, Aulendorf 1996

Florence, A.T. und D. Attwood, Physicochemical Principles of Pharmacy, 3. Aufl., Macmillan Press Ltd., London 1998

Forth, W., D. Henschler, W. Rummel und K. Starke, Allgemeine und spezielle Pharmakologie und Toxikologie, 7. Auflage 1996

Grimm, W. und G. Schepky, Stabilitätsprüfung in der Pharmazie, ECV Editio Cantor, Aulendorf 1980

Gundert-Remy, U. und H. Möller, Oral Controlled Release Products (Therapeutic and Biopharmaceutic Assessment), Wiss. Verlagsgesellschaft mbH, Stuttgart 1989

Hagers Handbuch der pharmazeutischen Praxis, 4. Aufl., Springer Verlag GmbH & Co. KG., Berlin, Heidelberg, New York, London, Paris, Tokyo, Hong Kong 1973

HAGERS Handbuch der pharmazeutischen Praxis, 5. Aufl., Springer Verlag GmbH & Co. KG., Berlin, Heidelberg, New York, London, Paris, Tokyo, Hong Kong 1990

HANKE, G., Qualität pflanzlicher Arzneimittel, Wiss. Verlagsgesellschaft mbH, Stuttgart 1984

HARTKE, K., H. HARTKE, E. MUTSCHLER, G. RÜCKER, M. WICHTL u.a., Kommentar zum Europäischen Arzneibuch, Teil I: Allg. Teil, Teil II: Monographien, Wiss. Verlagsgesellschaft mbH, Stuttgart 1999

HARTUNG, J., B. ELPELT und K. H. KLÖSENER, Statistik (Lehr- und Handbuch der angewandten Statistik), 11. Auflage, Oldenbourg Verlag, München 1997

HASLER, CH., (Hrsg.), Dosiergenauigkeit einzeldosierter fester Arzneiformen, Wiss. Verlagsgesellschaft mbH, Stuttgart 1981

HEILMANN, K., Therapeutische Systeme (Konzept und Realisation programmierter Arzneimittelverabreichung), 3. Aufl., Ferdinand Enke Verlag, Stuttgart 1983

HELBIG, J. und E. SPRINGER, Kunststoffe für die pharmazeutische Verpackung, Wiss. Verlagsgesellschaft mbH, Stuttgart 1985

JUNGINGER, H. E. und R. GURNY, Bioadhesion-Possibilities and Future Trends, Wiss. Verlagsgesellschaft mbH, Stuttgart 1990

KAMMERL, E. und P. VERHEYEN (Hrsg.), Just-In-Time (APV-Symposium), Wiss. Verlagsgesellschaft mbH, Stuttgart 1990

KNY, L., TH. BEYRICH, B. GÖBER, und H. BLUME, Arzneimittelkontrolle – Arzneimittelsicherheit, Wiley-VCH, Weinheim 1998

KOCH, H. P. und W. A. RITSCHEL, Synopsis der Biopharmazie und Pharmakokinetik, ecomed Verlagsgesellschaft Landsberg, München 1986

LACHMANN, L., H. A. LIEBERMANN und J. L. KANIG, The Theory and Practice of Industrial Pharmacy, 2. Aufl., Lea and Febinger, Philadelphia 1986

LIEBERMANN, H. A. und L. LACHMANN, Pharmaceutical Dosage Forms: Tablets, Volume 1, Marcel Dekker Inc., New York und Basel 1980

LIPPOLD, B. C., Biopharmazie. Eine Einführung zu den wichtigsten Arzneiformen, 2. Aufl., Wiss. Verlagsgesellschaft mbH, Stuttgart 1984

LIST, P. H. und P. C. SCHMIDT, Technologie pflanzlicher Arzneizubereitungen, Wiss. Verlagsgesellschaft mbH, Stuttgart 1984

MARTIN, A. N., J. SWARBRICK und A. CAMMARATA, Physical Pharmacy, Titel der deutschen Übersetzung: Physikalische Pharmazie (Pharmazeutisch angewandte physikalisch-chemische Grundlagen), Hrsg. H. Stricker, 3. Aufl., Wiss. Verlagsgesellschaft mbH, Stuttgart 1987

MOEST, TH. und J. WERANI (Hrsg.), In-Prozeß-Kontrolle fester Arzneiformen, Wiss. Verlagsgesellschaft mbH, Stuttgart 1990

MOLL, F. und H. BENDER, Biopharmazeutische Untersuchungsverfahren, Wiss. Verlagsgesellschaft mbH, Stuttgart 1994

MÜLLER, B. W. (Hrsg.), Suppositorien, Pharmakologie, Biopharmazie und Galenik rektal und vaginal anzuwendender Arzneiformen, Wiss. Verlagsgesellschaft mbH, Stuttgart 1985

MÜLLER, R. H. und G. E. HILDEBRAND, Pharmazeutische Technologie: Moderne Arzneiformen (Lehrbuch für Studierende der Pharmazie –

Nachschlagewerk für Apotheker in Offizin, Krankenhaus und Forschung), Wiss. Verlagsgesellschaft mbH, Stuttgart 1998

MUTSCHLER, E., Arzneimittelwirkungen (Lehrbuch der Pharmakologie und Toxikologie), 7. Aufl., Wiss. Verlagsgesellschaft mbH, Stuttgart 1996

NIEDNER, R. und J. ZIEGENMEYER, Dermatika, Wiss. Verlagsgesellschaft mbH, Stuttgart 1992

PFEIFER, S., P. PFLEGEL, H.-H. BORCHERT, Biopharmazie (Pharmakokinetik, Bioverfügbarkeit, Biotransformation), 3. Aufl., Ullstein Mosby GmbH u. Co. KG, Wiesbaden 1995

RICHTER, H. J. und M. BÖHM, Pharmazeutisch Medizinisches Lexikon, 2 Bände, Gustav Fischer Verlag, Stuttgart 1989

ROBINSON, J. R., Sustained and controlled release drug delivery Systems, Marcel Dekker Inc., New York 1978

SCHEER, R., Der Limulustest, Wiss. Verlagsgesellschaft mbH, Stuttgart 1989

SCHEFFER, EBERHARD: Statistische Versuchsplanung und -auswertung (Eine Einführung für Praktiker), 3. Aufl., Deutscher Verlag Grundstoffindustrie, 1997

SCHRANK, J., F. S. SKINNER (Hrsg.), Arzneimittelhygiene von der Herstellung bis zur Verabreichung, Wiss. Verlagsgesellschaft mbH, Stuttgart 1982

STAHL, P. H., Feuchtigkeit und Trocknen in der pharmazeutischen Technologie, Dr. Dietrich Steinkopff-Verlag GmbH und Co. KG, Darmstadt 1980

SUCKER, H., P. FUCHS und P. SPEISER, Pharmazeutische Technologie, 2. Aufl., Georg Thieme Verlag Stuttgart 1991

SUCKER, H. (Hrsg.), Praxis der Validierung unter besonderer Berücksichtigung der F. I. P.-Richtlinien für gute Validierungspraxis, Wiss. Verlagsgesellschaft mbH, Stuttgart 1983

THOMA, K., Augenarzneimittel, Werbe- und Vertriebsgesellschaft Deutscher Apotheker mbH, München, Frankfurt (Main) 1980

THOMA, K., Arzneiformen zur rektalen und vaginalen Applikation, Werbe- und Vertriebsgesellschaft mbH, Frankfurt (Main) 1980

THOMA, K. (unter Mitarbeit von G. H. PAETZOLD, H. TRONNIER, H. HILMER, B. MERK, R. OSCHMANN, E. SIEMER), Dermatika, 2. Aufl., Werbe- und Vertriebsgesellschaft Deutscher Apotheker mbH, Frankfurt (Main) 1983

THOMA, K., Apothekenrezeptur und -defektur, Deutscher Apotheker Verlag, Stuttgart 1989

WALLHÄUSER, K. H., Praxis der Sterilisation, Desinfektion, Konservierung, 5. Aufl., Georg Thieme Verlag, Stuttgart 1995

Nachweis der Abbildungen und Tabellen

Den Verlagen wird für die Genehmigung zur Übernahme von Abbildungen, den Firmen für die Überlassung reproduktionsfähiger Fotos freundlich gedankt.

Abbildungen

Abb. 1.18 Sartorius AG, Göttingen; Abb. 1.20 Corning Costar, Bodenheim; Abb. 1.21 nach Millipore GmbH, Neu Isenburg; Abb. 1.23 Werkbild, Seitz-Werke GmbH, Bad Kreuznach; Abb. 1.25 Sartorius AG, Göttingen; Abb. 1.29 Werkangaben, Willmes Anlagenbau GmbH, Lampertheim; Abb. 1.36–1.38 P. Stricker, Pharmaz. Ind. **32**, 291 (1970); Abb. 5.1 Werkprospekt, Jenaer Glaswerk, Schott u. Gen., Jena; Abb. 5.3 Barnstead/Thermolyne, Hildesheim; Abb. 7.6–7.8 nach W. A. Ritschel, Österr. Apotheker-Ztg. **27**, 65 (1973) nach Angewandte Biopharmazie, Wiss. Verlagsgesellschaft mbH, Stuttgart 1973; Abb. 7.15 R. M. Athinson, C. Bedford, K. J. Child und E. G. Tomich, Nature [London] **193**, 588 (1962); Abb. 7.16 Brockhaus ABC Chemie, VEB F. A. Brockhaus, Leipzig 1965; Abb. 7.17 K. Münzel, Formgebung und Wirkung von Arzneimitteln in E. Jucker, und Abb. 7.19 Fortschritte der Arzneimittelforschung, Vol. 10, Birkhäuser-Verlag, Basel/Schweiz, 1970; Abb. 7.18 nach A. H. Beckett in 23. Kongreß der pharmazeutischen Wissenschaften, Münster (Westf.) 1963, Govi-Verlag GmbH, Frankfurt (Main) 1964; Abb. 9.15 Wilhelm Fette GmbH, Schwarzenbeck, Abb. 9.18 W. Parmentier, Privatmitteilung, C. Führer, Dtsch. Apotheker-Ztg. **102**, 827 (1962); Abb. 9.25 Sartorius-Membranfilter GmbH, Göttingen; Abb. 9.27 H. Koch, Österr. Apotheker-Ztg. **31**, 353, 942 (1977), **32**, 177 (1978), **33**, 681 (1979); Abb. 9.32–9.34 Erweka GmbH, Heusenstamm, Abb. 10.1 H. Schneider und P. Speiser, Pharm. Acta Helvetiae **43**, 400 (1968); Abb. 10.2 und 10.4 W. Rothe und G. Groppenbächer, Pharmaz. Ind. **35**, 723 (1973); Abb. 10.3 G. Steinberg Processing GmbH Kressbronn/Bodensee; Abb. 10.5 nach U. E. Matter, H. Hüttlin, D. Lenkeit, J. F. Pickard und S. Contini, Pharmaz. Ind. **35**, 815 (1973); Abb. 10.6 Manesty Machines LTD, Speke, Liverpool; Abb. 10.7 und 10.8 Werkangaben, Fa. Glatt GmbH, Binzen; Abb. 11.3 Werkangaben, Globex International Limited, St. Helier, Jersey (Kanalinseln); Abb. 11.4 nach K. H. Bauer in W. Fahrig und U. Hofer, Die Kapsel, Wiss. Verlagsgesellschaft mbH, Stuttgart 1983; Abb. 11.7 P. Speiser, Schweizer Apotheker-Ztg. **111**, 629 (1973), Acta pharmac. suec. **10**, 381 (1973); Abb. 12.2 nach E. Lang, Schweiz. Apotheker-Ztg. **96**, 773 (1958); Abb. 12.6 nach M. Dittgen, H. Kala und H. Moldenhauer, Pharmazie **25**, 349 (1970); Abb. 12.13 W. A. Ritschel, Österr. Apotheker-Ztg. **22**, 813 (1958); Abb. 13.2 Wepa Apothekenbedarf, Höhr-Grenzhausen, Abb. 15.2 und 15.3 H. Junginger, Pharmazie **39**, 610 (1984), H. Junginger und W. Heering, Acta pharmac. technol. **29**, 85 (1983), H. Junginger, A. A. M. D. Akkermanns und W. Heering, J. Soc. Cosmet. Chem. **35**, 45 (1984); Abb. 15.10 Wepa Apotheken-Bedarf,

Höhr-Grenzhausen; Abb. 15.14 E. Brode, Arzneimittelforschung **18**, 580 (1968); Abb. 19.4 und Abb. 19.5 F. Briner und K. Steiger-Trippi, Pharmac. Acta Helvetia **36**, 549 (1961); 20.3 Robert Bosch GmbH, Crailsheim; Abb. 22.4 Glaxo Wellcome GmbH & Co, Hamburg, Abb. 22.5 pharmastern GmbH, Wedel; Abb. 23.2 Janke & Kunkel GmbH & Co KG IKA Labortechnik, Staufen i. Brsg.; Abb. 23.4 und 23.5 Jenaer Glaswerk Schott und Gen., Jena; Abb. 24.2, 24.3, 24.7–24.9 nach K. Heilmann, Therapeutische Systeme, Ferdinand Enke Verlag, Stuttgart, 1983; Abb. 25.2–25.6 nach P. Speiser, Österr. Apotheker-Ztg. **35**, 805 (1981); Abb. 26.4 nach P. Speiser, Pharmac. Acta Helvetiae **43**, 693 (1968); Abb. 26.5 nach Münzel, Büchi, Schulz, Galenisches Praktikum, Wiss. Verlagsgesellschaft mbH, Stuttgart 1959; Abb. 26.6 J. Büchi und Th. Hörler, Pharmac. Acta Helvetiae **20**, 274 (1945); Abb. 27.2 nach E. Ullmann, Mitt. Dtsch. Pharmaz. Ges. **37**, 89 (1967); Abb. 28.1 Verpackungsrundschau Heft 12/1966; Abb. 28.2 G. Dertinger und R. Eckert, Pharmaz. Ind. **38**, 1050 (1976) Abb. 29.7 Firma Merz und Dade AG, Bern/Schweiz; Abb. 29.8 nach K. Ruig, Pharma International 1/1968; Abb. 29.9 Rota Verpackungstechnik GmbH & Co KG, Wehr

Tabellen

Tab. 3.1 nach M. C. R. Johnson, Pharmac. Acta Helvetiae **47**, 546 (1972); Tab. 5.3 nach G. Eide-Jürgensen und P. Speiser, Pharmac. Acta Helvetiae **42**, 392 (1967); Tab. 7.5 C. A. M. Hogben, D. J. Tocco, B. B. Brodie und L. S. Schanker, J. Pharm. Exp. Therap. **125**, 275 (1959); Tab. 9.3 H. Rumpf, Chem. Ing. Techn. **30**, 144 (1958); Tab. 10.1 Werkangaben, Röhm und Hass GmbH, Darmstadt; Tab. 10.2 und 10.3 aus Ph. Eur.; Tab. 10.4 Prospektmaterial Röhm GmbH Chemische Fabrik, Darmstadt; Tab. 10.6 Anhang zur „Arzneimittelfarbstoffverordnung"; Tab. 12.1 E. Lang, Schweiz. Apotheker-Ztg. **96**, 773 (1958); Tab. 12.3 K. Münzel, Arch. pharmaz. **293**, 766 (1960); Tab. 15.5 J. Tiedt und Mitarbeiter, J. Applied. Chem. **2**, 633 (1952); Tab. 15.13 W. A. Ritschel, Dtsch. Apotheker-Ztg. **108**, 1029 (1968); Tab. 26.1 X. Perlia, Pharmac. Acta Helvetiae **42**, 265 (1967); Tab. 26.5 J. Büchi, Pharmac. Acta Helvetiae **42**, 673 (1967); Tab. 27.2–27.4 nach G. Schill Farm. Rev. **55**, 504 (1956); Tab. 27.6 nach K. Thoma und Mitarb., Arch. pharmaz. **303**, 289 (1970); Tab. 28.2 H. Dominghaus, Informationsdienst APV **15**, 23 (1969); Tab. 28.3 H. Raßbach, Pharm. Ind. **25**, 644 (1963), S. Sacharow, Pharm. Ind. **28**, 819 (1966); Tab. 29.5 F. H. Christensen, Farm. Tid. **62**, 309, 363, 390 (1952), ref. Schweiz. Apotheker-Ztg. **92**, 33 (1954); Tab. 29.1, 29.3, 29.4 und 29.7 aus Ph. Eur.

Sachregister

Seitenzahlen in Kursivdruck beziehen sich auf den Anhang. Die **fetten** Seitenzahlen verweisen auf Hauptfundstellen.

A

Abbaugranulate 167
Abbaugranulierung 168
Abbauprodukt, Modellbildung 116
Abbauprozesse 444
Abflammen 551
Abführzäpfchen 267
Abfüllautomat 384
Abgabekontrollelement 459
Abgabeöffnung 459
Abgaberate 459
Abkochungen 446, **450**
Abkühlzeit 559
Ablaufbahn 178
Abpressen 17
Abrieb 178, **205**
Abriebfestigkeit 190, **205**, 233
Abriebtrommel der Firma Erweka 205
Abrißmethode 330
Absorption siehe Resorption
Absorptionsbasen **299**, 320, 331
–, hydrophile 300
–, lipophile 300
Absorptionsbeschleuniger 327
Absterbeordnung 550
Abstoßung, elektrostatische 84, 305, 364
Abstoßungsenergie 372
Abwaschprobe 368
Abziehverfahren 384
Acaciae gummi *594*
Acaciae gummi dispersione desiccatum *594*
Accela-cota-Verfahren 231
Accofil-Verfahren 238
Accogel-Verfahren 240
Acetanilid 515
Acetatseide 14
Acetylcholin 52, 485
Acetylsalicylsäure 45f., 52, 146, 165, 271, 485, 500, 515
Acetyltriethylcitrat 225
Acetyltri-n-butylcitrat 225
Aciclovir 319
Acidum alginicum *591*
Acidum sorbicum *601*
Acridinderivate 303, 521
Acriflavin 518
Acrylamide 470
Acrylate 255, 470
Acrylharzbasis 217
Acrylsäure 335, 376
–, Copolymere 261
Acrylsäureester 335
Acutrim®-Tablette 460
Additionsverbindungen 248
Adenin 402, 488
Adeps lanae 300, *602*
– neutralis 269
– solidus 269, *594*
– suillus 297, *600*
Adhäsion 153
Adhäsionsarbeit 62
Adhäsionsarzneiformen 263
Adhäsionsformen 472
Adhäsionskraft 167, 177
Adhäsivpaste 472
Adrenochrom 492
Adsorbenzien 149, 398
Adsorption 57, 81, **132**f., 520, 536, 566
Adsorptionseffekt 16
Adsorptionsfähigkeit 156
Adsorptionsfilm 346
Adsorptionsisothermen **40**, 155
Adsorptionskomplexe 520
Adsorptionskraft 161
Adsorptionsmittel 88
Adsorptionsschicht, monomolekulare
–, – bei Emulsionen 346
Adsorptionsschichten
– bei Bindemitteln 177
Adsorptionsvermögen 29
Adsorptionsvorgänge 56
Aerosil® **157**, **166**, 186, 189, 215, 237, 275, **304**f., 377
–, hydrophobisiertes 157
Aerosil®-Schleime 377
Aerosil 200® 304
Aerosil R 972® **157**, 306
Aerosole 81, **423**
Aerosole
–, antiasthmatische 426
–, Behältnisse 426
–, dermatologische 426
–, Verfahren zur Erzeugung 424f.
Aerosolapplikationssystem 424
Aerosolpackungen 425
Aerosol-Schaumcremes 322
Agar 84, *554*, *591*
Agar-Agar 364
Agardiffusionstest **328**, 521
Agargel 328
AGFA-Rotationsviskosimeter 69
Agglomeratbildung 34, 36, 315
Agglomerate **153**, 176, 374
Agglomeration 61, 155, 242, 372, 376
Agglomerierbarkeit 26
Aggregate **153**, 305, 311, 371, 374
Aggregationsvorgänge 375
Aggregatzustand 81, 483, **514**
Aggregieren 167
airborne particles 410
Aktivierungsenergie 481
Aktivierungssteuerung bei Therapeutischen Systemen 460
Aktivität, osmotische 299
Aktivkohle 387
Akzeptorflüssigkeit im Resorptionsmodell **200**, 281
Alaunstifte 288
Albamit® 533
Albumin 402, 469
Alcohol cetylicus *593*
Alcohol cetylicus et stearylicus *593*
Alcohol cetylicus et stearylicus emulsificans A *593*
Alcohol cetylicus et stearylicus emulsificans B *593*
Alcohol stearylicus *601*
Alcoholes adipis lanae *603*
Aleuritinsäure 224
Alginate 311f.
Alginsäure 188, *591*
Alkaloidsalze 518
Alkoholaturen, stabilisierte 441

Sachregister

Alkohole, mehrwertige 354
Alterung, beschleunigte 367
Aluminii acetatis tartratis solutio 616
Aluminium 227, 427
Aluminiumacetat-tartrat-Lösung 616
Aluminiumblisterstreifen 543
Aluminiumhydroxid 228, 361
Aluminiumpulver 228
Amaranth 226
Amberlite® 99
Ambisome® 469
Ameisensäure 507
Amide 485
Amine 489
Aminobenzoesäure 47, 322, 486, 500
4-Aminobenzoesäure 47
p-Aminobenzoesäure 47, 486, 500
p-Aminobenzoesäurederivate 322
p-Aminobenzoesäureester 485
Aminofusin® 406
p-Aminohippursäure 248
Aminophenazon 138, 271, 299
Aminophenol 500
Aminophyllin 130, 274
Aminoplaste 526
Aminosäuren 405, 564
Aminosäureninfusionslösungen 406
Aminseifen 352
Ammoniumalginat 312
Ammoniumbasen, quartäre 513
Ammoniumbituminsulfonat 174, 271, 370, 503
Ammoniumchlorid 517
Ammoniumsalze 272
Ammoniumsulfobituminat 274, 370, 513
Ammoniumverbindungen, quartäre 503, 505, 512, 518
Amphetamin 519
D-Amphetamin 247
Amphiphil 345
Amphotenside 360
Amphotericin B 469
Ampicillin 130, 145
Ampullen 381f., 410, 539
–, Verschließverfahren 384
Ampullenfüllmaschine 384
Ampullenglas 523
Ampullenreinigungsmaschine 383
Ampullierung 382
Amygdalae oleum 596

Amygdalae oleum raffinatum 596
Amyli hydrolysati sirupus 617
Amylopectin 311
Amylose 310
Amylum non mucilaginosum 158
Analgetika 471
Anästhetika 52, 398
Andecken 211
Andeckpuder 211f.
Andecksirup 211f.
Andreasen-Pipette **36**, 378
Andreaskreuz 340
Anemometer 572
Anethol 51
Anionenaustauscher 98, 100
Anisotrop 347
Ankerrührer 9
ANM-Puder 158
Antazida 191, 369
Anthelminthika 223
Anthocyane 227f.
Anthranol 299
Antibiotika 23, 47, 52, 91, 158, 222, 319, 322, 369, 387, 398, 413f., 426, 431, 471, 482, 510, 524
Antibiotikapuder 158
Antibiotikazubereitungen 568
Antidiabetika 130
Antigen 409
Antihistaminika 303, 398
Antiinfektiva 413
Antikoagulanzien 130
Antikörper **409**, 467
–, heterologe 409
–, homologe 409
Antimalariamittel 471
Antimykotika 431
Antioxidanzien 87, 146, 297, 389, 395, **494**f., 498, 518, 522, 530, 545
–, natürliche 497
–, partialsynthetische 498
Antiphlogistika 281
Antischaummittel 454
Antiseptik 550
Antiseptika 192, 223, 426
Antistatikum 306
Anziehungskräfte 177
Apomorphin 489
Apothekenbetriebsordnung 76, 318
Apparategläser 524
apparent dissolution rate 197
Applikation 140
Applikationsart 140, 248

Applikationsform 140
Applikationsort 140, 248
Applikationssysteme 459
Aqua ad iniectabilia 603
– purificata 603f.
Aquacoat® 218
Aquacoat®ECT 221
Aquae aromaticae 339
Aquateric® 218, 223
äquivalent, chemisch 131
Äquivalentdurchmesser 30
Äquivalenz,
–, pharmazeutische 125
–, therapeutische 131
Äquivalenzverfahren 553
Arabinsäure 353
Arabisches Gummi 87, 89, 189, 288, 346, **353**, 387, 512, 554, 594
Arabisch-Gummi-Schleim 81
Arachidis oleum 593
Aräometer 37
Arbeitsplatzkonzentration, maximale 428
area under curve 128
Arlacel® 355
Arlacel 161® 275
Arnicae tinctura 622
Arnikatinktur 622
Aromastoffe 191
Arrhenius-Beziehung 481
Arzneibuch
–, Deutsches 578
–, Europäisches 578
–, Homöopathisches 578
Arzneiform, homöopathische 153
Arzneiformen 73, 249, 351, 450
–, magensaftresistente 91, 130, 223, 250
– mit kontrollierter Freisetzung 130, 250
– mit modifizierter Freisetzung 250
–, moderne 467
–, parenterale 379f., 504
–, perkutane 140
–, perorale 140, 197, 264, 501, 504
–, potentielle 467
–, rektale 140, 267
–, topische 73, 291
–, vaginale 287
– zur lokalen Applikation 628
Arzneigrundstoffe 637
Arzneimittel 154
–, dickflüssige 544
–, instabile 382
–, pulverförmige 544

–, radioaktive 406, *619f.*
–, thermolabile 6
Arzneimittelfarbstoffverordnung 225
Arzneimittelsicherheit 75
Arzneiöle 339
Arzneispirituse 339
Arzneistäbchen 288
Arzneistoff s. auch Wirkstoff
Arzneistoff-Arzneistoff-Wechselwirkungen 130
Arzneistoff-Hilfsstoff-Komplex 47, 90, 130, **511**
Arzneistoff-Hilfsstoff-Wechselbeziehungen 90, **130**, 511
Arzneistoffabgabeeinheit 459
Arzneistoffauflösung **141**, 258
Arzneistoffe, aggregierende 274
–, antiseptische 287
–, Aufbewahrung 509f.
–, Aufziehen auf feste Träger 45
–, entzündungshemmende 287
–, hydrolysegefährdete 395
–, hydrophile 170, 468
–, hydrophobe 468
–, oxidationsempfindliche 318, 394
–, phenolische 303, 318
–, polymorphe 25
–, pulverförmige **154**, 382
–, schwerlösliche 141
–, thermolabile 171
Arzneistofffreigabe 124f., 249f.
Arzneistofffreisetzung 124f., 250, 268, 280
Arzneistoffliberation 124f., 254, 265, 323
Arzneistoffliberationsverhalten 314
Arzneistoffmodifikationen 248
Arzneistoffreservoir 459
Arzneistoffsysteme, lipophile 497
Arzneistoffverfügbarkeit 419
Arzneistoffzersetzungen 484
Arzneiträger 637
Asbest-Cellulose-Filter 387
Ascorbinsäure 7, 52, 170, 193, 395, **495**, 517
Ascorbinsäureester 498
Ascorbinsäuremyristat 498
Ascorbinsäurepalmitat 498
Ascorbinsäurestearat 498
Ascorbylis palmitas *598*
Aseptik 550
Assoziatbildungen 47, 89, 92f., 519

Assoziate 376, 519
Assoziationen, makromolekulare 84
Assoziationskolloide 81, 84f.
Assoziattypen 90
Asthmatherapie 237, 423
Atherman-Lampen 411
Atropin 413, 485, 489, 516, 565
Atropinzersetzung 500
AUC 128, 130
AUC-Werte 128, 132
Aufbaugranulate 167
Aufbaugranulierung 172
Aufbewahrungsbedingungen 318, 454, 509
Aufbewahrungszeit 318, 509
Aufbrennampulle 383
Aufgüsse 446, **450**
Aufladung, elektrische 158
Auflösung, pH-abhängige 260
Auflösungsgeschwindigkeit 185, 191, 198
Auflösungskonstante 126f.
Auflösungskurven 127
Auflösungsprofil 126
Auflösungstest 43, 197
Auflösungsverhalten 197
Auflösungszeit 283, 287
–, mittlere 126
Aufnahme, endozytotische 470
Aufrahmung 317, **362**, 366, 430, 482
Aufrahmgeschwindigkeit 367
Aufrahmprozesse 364
Aufrahmung, beschleunigte 367
Aufsaugvermögen 156, 161
Aufschüttelbarkeit des Sediments 377f., 417
Auftragen 211f.
Auftragpuder 212
Auftragsirup 212, 215
Augenarzneimittel 369, **413**, 419, 478, 503f., 568
Augenbäder 413, **417**f., *632*
Augeninserte *632*
Augensalben 316, 322, 413, *614*
–, Aufbewahrung 323
–, Forderungen an 322
Augensprays 413
Augentropfen 11, **413**, 493, 507, 541, 549, *631, 638, 642*
–, kontaminierte 413
–, wäßrige 52, **413**
Augenwässer **417**, *632*
Aurantii tinctura *622*
Auricularia *624*
Ausgießen, zweifaches nach Münzel 278

Ausglühen 551
Aussalzeffekt 42, 514, 517
Ausscheidung 136, 248
Ausscheidungsblocker 248
Auswaschphase 444
Auszugssalben 439, 443
Auszüge
–, ethanolische 451f.
–, ölige 339
–, wäßrige 450
Autoklav 557
Autoxidation 364, 488f.
Avicel® **166**, 188
Azidititätskonstante 145
Azofarbstoffe 225
Azone® 327
Azorubin 226

B

Bacilli medicati 288
Bacitracin 299, 520
baffles 210
Bahco-Spiralwindsichter 38
Bakterien, kautschukzerstörende 336
Bakterienrückhaltetest 568
Baldriantinktur *622*
Baldrianwurzeltrockenextrakt *624*
Balkenrührer 9
Ballaststoffe 441
Balsam 275, 312
Bancroft-Regel 347
Barbital 47, 146, 485, 516
Barbital-Natrium 517
Barbiturate 144f.
Barbitursäurederivate 51, 144, 484f., 500
Bariumionen 518
Bariumsulfat 255
Barnstead-Thermodrive-System 96
barrier creams 320
Basiscreme 321
Basiscreme DAC 303
Basisgel, hydrophobes DAC 296
Bassorin 312
Baumwollsamenöl 388, 406
beaker method 198
Bechermethode 198
Beckmann-Apparatur 53, 391
Beckmann-Thermometer 53
Beetenrot 227
Behältnisse *580*
Belladonnae tinctura normata *622*
Belladonnatinktur, eingestellte *622*

Belladonnin 500
Belüftung 569
Benetzbarkeit 56, 61, 187f., 190, 281, 362, 370f., 419, 524
Benetzer 88
Benetzung 48, 149, 287, 326
Benetzungswinkel 59, 61
Benetzungswärme 62
Bentonit 84, 87, 189, 274f., 306, 361, 377, 520, *591*
Bentonitgel 66, 81, 293, 304, 307
Bentonitsalben 307
Bentonitum *591*
Benzaldehyd 50
Benzalkoniumchlorid 93, 322, **353**, **507**, 518, 522
Benzalkoniumchlorid-Lösung *617*
Benzalkoniumsalze 415, 518
Benzathin-Penicillin 369
Benzimidazol 322
Benzocain 45, 51f., 299, 317, 485
Benzocainsalbe 513
Benzodiazepine 47
Benzoesäure 47, 146, 154, 506, 508, 516
Benzophenon-Derivate 322
Benzylalkohol 47, 407, 415, 505, 522
Benzylbenzoat 389
Benzylpenicillin 565
Benzylpenicillin-G-Natrium 397
Benzylpenicillinsalze 518
Berkefeld-Aktivkerzen 16
Berkefeld-Kerzenfilter 16
Bernsteinsäure 45
Beständigkeitskonstante 367
BET-Gleichung 39
Betablocker 128, 413
Betamethasonester 319
Betriebszeit 559
Bewegungsformen 214
BHA 498
BHT 498
Biegefestigkeit 190, 203
Bienenwachs 314, 336, 346, 354
–, Hauptbestandteile 354
Bildanalysen, vollautomatische 34
Bilsenkraut 267
Bindekräfte 167, 187
Bindemittel 88, 174, 186f., 191
–, erhärtende 176
–, hochviskose 177
Bindemittelwirkung 190
Bindevermögen 378

Bindungen, formschlüssige 177
–, hydrophobe 91
Bindungskapazität 154
Bindungskräfte 165
–, zwischenmolekulare 91
Bindungsmechanismen 176
Bindungsprinzipien 168
Bindungswärme 20
Bingham-Körper 65
Bioabbaubarkeit 470
Bioadhäsivschicht 472
Bioäquivalenz 131
Bioäquivalenz-Entscheidung 132
Bioäquivalenz-Prüfung 108, 266
bioavailability 127
bioburden 553
Biogalenik 123
Biograviplan® 465
Bioindikatoren **555**f., 559f., 562, 565, *589f.*
biopharmaceutics 123
Biopharmazie 123
Biophase 131, 136
Biorhythmus 248
Biotransformation 133
Bioverfügbarkeit **127**, 131, 148, 150, 197, 239, 280f.
–, absolute 128
Bioverfügbarkeitsprüfung 266
Bioverfügbarkeitsuntersuchungen 125
Bisabolol 322
Bismutgallat 276
–, basisches 276
Bismutnitrat, basisches 315
Bismutsalze 312
Bismutverbindungen 158, 223
Bitterstoffe 444
Blaine-Gerät 38
Blasendruckmethode 61
Blasendrucktest 567
Blasendruckwerte 568
Blashaftwert 160
Blattgold 209, 228
Blattrührerapparatur 199, *584*
Blattsilber 209, 228
Blaugel 22
Bleicherde 295
Bleipflaster 335
Blisterstreifen 543
Blockcopolymere 525
Blockpolymere 358
Blutersatz 402
Blutkonserven 539
Blutplasma 23
Blut(Plasma)konzentrations-Zeit-Kurven 128

Blutplasmaspiegelbestimmungen 330
Blutspiegel 128
–, therapeutische 133
Blutspiegelkurven 128f.
Blutspiegelmaximum 128f.
Blutspiegelwerte 136, 245, 247, 262
Blutvolumenauffüllung 403
Blutzubereitungen 401ff.
–, Aufbewahrung 402
Boli 163
Bolus alba 149, 158
Borax 313
Borsäure 313, 315, 524
Borsäuresalben 291
Böschungswinkel **159**, 177
Bottle-pack-Verfahren 540
Bottom-spray-Verfahren 232
Brausegranulate *608*
Brausepulver *605*
Brausetabletten 164, 188, **193**, 202, *582*, *607*
Brechen von Emulsionen 317, 360, **363**, 483
Brechring-Ampulle 381
Brechungsindex 42, 49
Breitschlitzdüsen 528
Brij® 52
–, Substanzen 357f.
Brikettierung 168
Brilliantsäuregrün BS 226
Brilliantschwarz BN 226
Bronchialraum 423
Brönstedt-Theorie 486
Broockfield-Synchroelektric-Viskosimeter 69
Brown-Molekularbewegung 363, 366, 372, 375
BSE 271
bubble point 567
bubble point test 567
Büchner-Trichter 11
Bukkaltabletten 164, 191, **192**
Bulk-Substanzen 153
Bulk-Wasserphase 293
Butadien-Acrylnitril-Polymerisate 546
Butadien-Styrol-Polymerisate 546
Butadienmischpolymerisate 546
n-Butan 429
Butolsäure 224
Butylenglycol 47
Butylhydroxyanisol 495, 498
Butylhydroxytoluenum *591*
Butylhydroxytoluol 495, 498, *591*
Butylkautschuk 547

C

Cab-O-Sil® 157
Cacao oleum 595
Caking 377
Calcii behenas *591*
Calcii carbonas *591*
Calciumalginat 312
Calciumalginat-Matrix 261
Calciumbehenat *591*
Calciumcarbonat 196, 227, *591*
Calciumchlorid 22
Calciumcitrat 402
Calciumoxid 22
Calciumpalmitat 352
Calciumsalze 312
Calciumseifen 365
Calciumstearat 196
Calciumsulfat 255
Campher 51, 275, 299, 314, 317, 343, 423, 514
Campherspiritus *616*
CAP 223
Caprinsäure 298
Caprylsäure 298
Capsoft® 471
Capsulae 235, *582f., 609*
– amylaceae 235
– gelatinosae 235
– operculatae 235
Carbachol 396
Carbamate 396
Carbamid 186
Carbomer *591*
Carbomeri mucilago cum 2-propanolo *615*
Carbomerum *591*
Carbonat, biogenes 399
Carbonsäuren 503, **507**
Carbopol® 312, 376
Carbopol 934® 188, 323
Carbopol 974 P® 313
Carbopol 980® 312
Carbowachs® 298
Carbowaxe Polywachse® 270
Carboxymethylcellulose 223
Carboxymethylcellulose-Natrium **309**, *592*
Carboxymethylethylcellulose 218, 223
Carman-Kozeny-Gleichung 38
Carmellose-Natrium **309**, 376, *592*
Carmellose-Natrium-Gel *615*
Carmellosi natrici mucilago *615*
Carmellosum natricum *592*
Carmin 226, 228
Carnaubawachs 336, *592*
Carotine 489, 498

Carotinoide 227f.
Carpule® 381
Carrier 407, 468
Carrier-Hypothese 135
case-II-Transport 261
Casein 360, 364
Casson-Körper 65
Cellophan® 124, 542
Cellulose 165, 307, 309, 470, *592*
–, mikrofeine 166
–, mikrokristalline 166, 185, 307, *592*
–, regenerierte 13, 124
Cellulose-Asbest-Filter 567
Cellulose-Kieselgur-Filter 12, 567
Celluloseacetat 13, 82, 102, 124, 460, 471, 568, *592*
Celluloseacetatfilter 567
Celluloseacetatphthalat 218, 223, 242, *592*
Celluloseacetylbutyrat 124
Cellulosederivate 20, 46, 64, 84, 216, 218, 254, 261, 293, 426, 507, 512, 521, *592*
–, semisynthetische 519
Celluloseester 222
Celluloseether 84, 168, 222, 307, 364, 416
–, partialsynthetische 307
Cellulosegerüstsubstanzen 445
Cellulosenitrat 13, 82, 124, 568
Cellulosenitratfilter 567
Cellulosepulver *592*
Cellulosetriacetat 124
Cellulosetriacetatmembran 460
Cellulosi acetas *592*
Cellulosi acetas phthalas *592*
Cellulosum microcristallinum *592*
Cellulosum pulvis *592*
Centesimalpotenzen *638*
Centipoise 63
Centistokes 63
central composite design 75
Cera alba *602*
– carnauba *592*
– flava *602*
– montanglycoli *597*
Ceresin 295
Cerotinsäure 354
Cetiole® 314
Cetomacrogol® 50f.
Cetrimid 353, *592*
Cetrimidum *592*
Cetrimoniumbromid 507
Cetylalkohol 269, 299, 303, 314, 350, 352, 354, *592*

Cetylii palmitas *592*f.
Cetylpalmitat *592*
Cetylpyridiniumchlorid 353, 507
Cetylstearylalkohol 293, 299, 302, 361, *593*
–, emulgierender 302
–, emulgierender (Typ A) *593*
–, emulgierender (Typ B) *593*
Chargenhomogenität 125
Chargenkonformität 125
Chargenmischer 168, 175
Chelaplex III ® 494
Chelate 518
Chemisorption 154, 305
Chinatinktur, zusammengesetzte *622*
Chinidin 130
Chinin 145, 271
Chininhydrochlorid 517
Chininhydrochlorid-Dihydrat 276
Chininsalze 165
Chinolingelb 226
Chloralhydrat 272, 275
Chloramphenicol 47, 51, 130, 144, 235, 299, 313, 315, 413, 482, 485, 487
Chloramphenicolpalmitat 369
Chloramphenicolpalmitat-Suspensionen 144
Chlorhexidin 415, 508
Chlorhexidindiacetat 522
Chlorkautschuk 546
Chlorkohlenwasserstoffe 429
–, fluorierte 429
Chlorocresol 502, 504, 522
Chlorobutanol 93, 415, 504f.
Chlorophyll 226, 228, 442
Chloroprenkautschuk 547
Chlortetracyclin 130, 505
Cholestanderivate 300
Cholestanol 300
Cholesterin 354, 468
Cholesterol 300, 302, 322, 348, **354**, 361, 444
Cholesterolester 346
Cholin 360
Cholinesterasehemmer 248
Chronopharmakologie 247
Cinchocain 485
Cinchonae tinctura composita *622*
Citralonsäure 499
Citroflex® 225
Citronensäure 47, 193, 494, 498f., 506, 517
Citronensäureester 223
clean banches 572

Clobetasol 319
Clonidin 461
CMC 48f., 84
CMEC 223
Clustermodell 41
CO_2-Druckbehandlung 440
Coateric® 221
Cobalt 60 387, 564
Cocain 413, 485, 499
Cocainhydrochlorid 517
Cochenillerot A 228
Codein 258, 516
Codein-Monohydrat 276
Codeinphosphat 170, 513, 517 f.
Coevaporate 45
Coffein 47, 145
Coffein-Benzocain-Komplexe 46
Coffein-Natriumbenzoat 46
Coffein-Natriumsalicylat 517
Colamin 360
cold cream 319
Collemplastra 335
Collodium 209
Collyria 417
Colophonium 336
Colton-Verfahren 240
Comonomere 525
Compliance 245
Compressi **163**, 582, 605
– obducti 209
Conidentrin 498
Coniferin 498
Coniferylbenzoat 495
content availability 124
content uniformity 9, 74
Copolymerisate, alternierende 525
–, statistische 525
Copovidon 221 f., 593
Copovidonum 593
Corticoide 128
Corticosteroide 303, 325, 328, 331, 413, 417
Cortison 482
Cosolubilisatoren 51 f.
Cosolubilisierung 51
Cotensid 471
Couette-Prinzip 69
Coulomb-Abstoßungskraft 371
Coulomb-Kräfte **91**, 520
Coulter-counter **37**, 378, 411
Cremes 65, 291, 293, 300, **303**, 326, 352, *613*
–, ambiphile 303, 321
–, hydrophile 303, 321, *612 f.*
–, hydrophobe 300, 303, 320, *612 f.*
–, lipophile 326

–, nichtionische hydrophile 303, 615
Cremeschmelzverfahren 269, 272, 276
Cremophor® 48
Cremophor A6® 357 f.
Cremophor EL® 357
Cremophor S9® 357, 361
Cresol 504, 520
Crill® 355
Crospovidone® 188
cross contamination 76
cross flow 572
cross-over-Technik 131
Crotonöl 331
Curcumin 226
2-Cyanacrylsäure 426
Cyclodextrine 46, 91
Cyclokautschuk 546
Cycloserin 485
Cyproteronacetat 154
Cysteamin 495
Cystein 395, 495, **497**

D
D-Wert 552, 564
Dacron® 531
Dampf, gespannter 556
–, gesättigter 556
–, strömender 556
–, überhitzter 556
–, ungesättigter 556
Dampfdrucksterilisation 440
Dampfdrucksterilisatoren 557
Dampfsterilisation 384, 399, 537, 551, 553, 555 f., 589
Dapten® 529
Darreichungsformen 73, 638
Dauerinfusion, intravenöse 140
Dauertropfinfusion 406
DaunoXome® 469
Decarboxylierungen 500
Deckeln 180, 190
Deckkraft 157, 215
Decksalbe 291, 296
Decocta 450
Decylmethylsulfoxid 327
Deformationsgeschwindigkeit 63
Dehnbarkeit 336, 544
–, reversible 544
Dehnung 544
Dehnungsmeßstreifen 182
Dekantieren 17
Dekantierprozesse 442
Dekokte 439
Dekoktorien 450
Delayed-release-Typ 250

Demineralisierung 95
Dentalkegel 164
Depolymerisation 312, 544
Depolymerisationsreaktionen 336
Deponit® 463
Depot-Penicillin-Präparate 397
Depotarzneiformen 142, 194, **245**, 247, 249, 255
–, parenterale 396
–, perorale 202, **245**
–, Spritzgußverfahren 254 f.
Depotdosis 249, **251**, 258, 260, 395
Depoteffekte 416
Depotformen 255
Depotformlinge 172
Depotparenteralia 398
Depotpräparate 255, 265, 459
Depottablette 164, 246
Depotwirkung 388
Dermatika 292
Desagglomerierung 38
Desaggregierung 169, 206
Design of Experiments 103, **116**
Desinfektion 418
Desinfektionsmittel 325, 353, **418**, 503, 519, 550
Desinfizientia 192
Desinfizieren 550
Desintegrator 4
Desodorierung 270
Desorptionszeiten 565
Desoxycholsäure 91
Destillation 95
–, klassische 98
Destillationsanlagen 95 f.
Destillationsapparate 95
Destillationsverfahren 331
Destillationsvorgang 454
Destruktoren 441
Deutscher Arzneimittel-Codex 578
Dexamethason 319
Dexpanthenol 313
Dextran 89, 254, 376, 387, 398, 404, 407, 470
Dextran 40 404
Dextran 70 404
Dextrin 189, 454 f., *593*
Dextrinschleime 512
Dextrinum *593*
Dextrose 399
Dezimalpotenzen *638*
Diacetylaminoazotoluen 317
Dialyse 82 f.
Diazepam 276, 460

Dibutylphtalat 221, 225
Dibutylsebacat 221, 225
Dicalciumphosphat 166
Dichte 42, 53, 158, 375, 395, 452, 530
–, absolute 340
–, Bestimmung mit Aräometern 37
–, relative 53
–, scheinbare 54, 185, 277
–, wahre 54, 185, 277
Dichteberechnung 340
Dichteverteilungskurve **31**, 33
Dichtheit 384
Dichtigkeit 410
Dichtigkeitskontrolle 435
Dickextrakt 452, *623*
Diclofenac 281
Diclofenac-Natrium 276, 281
Dielektrizitätskonstante 488
Diethylaminoethanol 486
Diethylenglycolmonoethylether 47
Diethylether 489
Diethylglycolether 47
Diethylphthalat 225
Differential Scanning Calorimetrie 54
Differentialpresse 17
Differentialthermoanalyse 54
Differenzmethode 330
Diffusion 57, 133 f., 263 f., 326, 328, 424, 450, 536
–, Aerosolpartikel 424
–, passive 134
Diffusionsbarriere 258 f., 262
Diffusionsbewegung 8
Diffusionsgeschwindigkeit 139, 249, 264
Diffusionsgesetz nach Fick 139
Diffusionskoeffizient 35, 139, 263, 329 f., 398
Diffusionskonstante 83
Diffusionssteuerung bei Therapeutischen Systemen 459
Diffusionsverhalten 325
Diffusionszelle 200
Digestion 446
Digitalisglykoside 47, 485
Digitoin 354
Digitoxin 45
Diglyceride 269, 298, 355
Digoxin 130
Dihydroagnosterol 300
Dihydrocodein 516
Dihydrolanosterol 300
Dilatanz 65

Dimazeration 445
Dimensionseigenschaften 154
Dimethocain 485
Dimethyl-ß-cyclodextrin 47
N,N-Dimethylacetamid 327
Dimethylether 429 f.
N,N-Dimethylformamid 327
Dimethylphthalat 225
Dimethylsiloxane 321
Dimethylsulfoxid 327
Dimeticon 350 321
Dinatriumhydrogenphosphat 517
Diofan®-Papier 542
1,2-Diole 300
Diolen® 531
Diosna-Pharmamischer 175
Diphenhydramin 485
Dipolmoment 41
Direktkomprimierung 163, 180
Direkttablettierung 25, 163, 185
Diskhaler® 434
Diskriminator 34, 38
–, Prinzip 34
Diskus® 433 f.
Dispensierschere 155
Dispergens 79
Dispergierbarkeit 377
Dispergiermittel 36, 526
Dispergierung 61, 344, 370
–, Vorgang 80
Dispersionen, feste 45
Dispersions-Kondensations-Methoden 83
Dispersionskolloide 83
Dispersionskräfte 91 f.
Dispersionsmethoden 83
Dispersionsmittel **79**, 81, 324, 344, 369 f.
Dispersität 150, 277, 350
Dispersitätsgrad **79**, 318, 324, 342, 346, 363 ff., **367**, 378, 406
Dispersum 79
dissolution test 43, **196** f.
Dissolutionstester Type DT der Firma Erweka 199
Dissoziationsgrad 390
Dissoziationskonstante 515
Dissoziierbarkeit 326
Distickstoffoxid 429
Distribution 133
Distributionsmethoden 92
DLVO-Theorie 373
DMS 182
DMSO 327
Dochtwirkung 188
Docken 237
n-Docosanol 302
Donatorflüssigkeit 200

Donnan, Pipette nach 60
Doppelkammer-Sterilisatoren 562
Doppelkegel-Mischer 175
Doppelkonusmischer 8, 10
Doppelrundläuferpressen 179
Doppelschicht 374
–, elektrische 363
–, – nach Stern 372
Doppelschichtfilter 567
Doroplast® 533
dose dumping 462
Dosenhygrometer 177
Dosieraerosole 424 f.
–, treibgashaltige 425
Dosierbarkeit 377
Dosierkammer 428
Dosiermethoden 276
Dosierung 203, 428, *627*
Dosierungsschwankungen 190
Dosimeter 556
Dosis, einfache 251
–, minimale kurative 133
Dowex® 99
down-flow 572
downcurve 66
Doxil® 469
Doxorubicin® 469
Drageekerne 210, 254
Dragees 21, **209**, 543
Dragieremulsion 215
Dragieren 167, 209
Dragierfehler 215
Dragierflüssigkeit 84
Dragierkessel **173**, 210, 230, 255
Dragiersuspension 229
Dragiervorgang 210, 213 f.
–, Automation 27
Dragierzeit 215, 230
Drehfilter 15
Drehgeschwindigkeit 66
Drehkolben nach Koch 201
Drehkörbchen-Apparat *584*
Drehkörbchenmethode 126, **198**
Drehmoment 68
Drehtellerprobenteiler 33
Dreieck-Phasendiagramm 243
Dreiphasenaerosol 430
Dreischichttabletten 257
Dreiwalzenmühle 316
Dreiwalzenstuhl 316, 324
Drogen 439, 542
–, Aufbewahrung 542
–, Inhaltsstoffe 443
–, Stabilisierung 440
–, Vorbehandlung 439
Drogenauszüge 17, 444 f.
–, wäßrige 450

Drogenpulver, eingestellte 439
Druck, kritischer 449
–, onkotischer, kolloidchemischer 403
–, osmotischer 49, 52, 341, 389, 403, 415
–, progressiver 181
Druckausgleichseinrichtungen 558
Druckfestigkeit 190, 203, 284
Druckfiltration 11, 566
Druckfüllung 431
Druckgaspackungen 336, **431**
Druckhaltetest 568
Druckhaltevermögen 435
Druckkapillarviskosimeter nach Hess 67
Druckkräfte 3
Druckkühlungsverfahren 537
Drucksinterung 255
drug targeting 467
dry coated tablets 255
DSC 54
DTA 54
Dual-Release® 465
Duktilität 295
Dünnextrakt 452
Dünnschichtdragee 215
Dünnschichtverdampfer 453
Duodcell® 223
Duplextabletten 258
Durchdrückpackungen 523
Durchflußfiltrationsvorrichtungen 566
Durchflußmethode 199
Durchflußzelle 198
Durchflußzellen-Apparatur 584
Durchgabesterilisatoren 558
Durchschmelzzeit 283f.
Durchstechflasche 382, 544f.
Duroharze 533
Duroplaste **525**, 534
Düsenapparaturen 370
Düsenhomogenisator 318, 366
Dynamometer 336

E
E-Nummer 225
E-Wert 393
Easyhaler® 434
Econazol 319
EDTA 494
EDTA-Dinatriumsalz 395
Effekt, oligodynamischer 16
–, pharmakologischer 131
–, therapeutischer 131
Egalisierung 315
Eibischwurzel 450

Eichfaktor 276
Eigelb 360, 364
Eilecithin 468
Einbettung 248, 254f.
Einbettungen in Matrices 260
Einbettungsverfahren 254f.
Eindosisbehältnis 381
Eindosisarzneiform 282
Einheiten, Internationale 40
Einhüllungsmittel 84
Einkammersystem 460
Einkapselung 255
Einkompartimentodell 138
Einmalspritze 381
Einreibungen, flüssige 638, 640
Einsalzeffekt **42**, 517
Einschichttabletten 606
Einschlußkomplexe 46
Einschlußverbindung **90**, 519
Einstoffdüsen 229
Einstoffsysteme 79
Eintauchpunkt 183
Einweg-Filtrationseinheiten 414
Einzelarzneiform 250
Einzeldosisarzneiform 254
Einzeldosisbehältnisse 417, 629, 631
Einzelguß 272
Einzelkraftüberwachungssysteme 181
Eiseffekt 295
Eisenhydroxid 227f.
Eisenoxid **227**f., 370
Eisenverbindungen 223
Eiweiße **90**, 394
Eiweißlösungen 79
Eiweißstoffe 82, 442, 454
Ekadur® 531
Elastizität 272, 346
Elastizitätsmodul 530
Elastomere 504, 544
Elastomertypen 546
Elcema® 166
Elektrolyte 400, 506
Elektrolytinfusionstherapie 400
Elektronenbrücken 91
Elektronenmikroskop 29, **34**
Elektronenstrahlen 551
Elektrophorese **82**, 92
Elimination 252
Eliminationsgeschwindigkeitskonstante 128
Eliminationshalbwertszeit 137
Eliminationskonstante 136
Emcompress® 166
Emdex® 165
Emetin 622
Emplastra 335

Emulgatoren 57, 88, 274, 293, 317, **344**f., 350, 365, 430, 513
–, amphotere 351, **360**
–, anionenaktive (anionische) 351
–, ionogene 351
–, kationenaktive (kationische) 351, 353
–, Keiltheorie 348
–, nichtionogene (nichtionische) 351, 354
–, unlösliche 361
–, O/W 300, 352, 355ff., 360, 363
–, W/O 344, 347f. 352, 355, 357, 360, 363
Emulgatorfilm 346, 348, 513
Emulgatormischungen 350
Emulgatorwirkung 354, 360
Emulgatorzusätze 217, 271
Emulgierarbeit 365
Emulgierfähigkeit 270
Emulgiergeräte 365
Emulgierwirkung 353
Emulsionen 29, 50, 56, 66, 81, 84, 150, 312, 342, 347, 350, 365, 367, 372, 374, 478, 501, 506, 510, 513
–, feste (erstarrte) 81
–, flüssige 343
–, Herstellung 365f.
–, hochkonzentrierte 363
–, O/W 274, 288, 343f., 348, 350, 365, 367f., 406, 431
–, O/W/O 344
–, W/O 237, 239, 241, 274, 344, 347, 350, 356, 397,
–, W/O/W 344
–, zur äußeren Anwendung 343
–, zur Injektion 629
Emulsiones 343
Emulsionskügelchen 362
Emulsionsphasen 343
Emulsionsphasenverteilung 347
Emulsionspolymerisation 217, 526
Emulsionsqualität 366
Emulsionssalben 85, 291, 314, 317, 323, 330, 347, 365, 513
– vom Typ O/W 303, 317f.
– vom Typ W/O 317f.
Emulsionsstabilität 347, 362f.
Emulsionssysteme, einfache 344
Emulsionstyp 343, 347, 367
–, Ermittlung 367f.
Emulsionsumkehr 360
Emulsionszäpfchen 81, **274**

Enantiotropie 143
Endiole 489
Endotoxine 388
Energieverhältnisse 214
Enhancer 327, 461
Enslin-Apparatur 161
Enslin-Wert 324
Enslin-Zahl 161
Enteric® 221
enteric coated tablets 222
Entionisierung 95, 99
–, im Mischbett 100
–, konventionelle 99
–, umgekehrt geschaltete 99
Entkeimung mit mikrobiziden Flüssigkeiten 552
Entkeimungsfilter 567
Entkeimungsfiltration 16, 395, 551, **566**
Entmineralisierung 98, 101
Entmischung 8, 57, 482
Entmischungskonstante 8
Entpyrogenisierung 384, 387
Entquellung 312, 512
Entsalzung 95
Entsalzungsgrad 102
Entschäumer 88, 344, **454**
Entwesung 440, 550
Enziantinktur *622*
Enzyme 23, 222, **440**f.
Enzymgifte 441
Enzymhemmer 248
Enzyminhibitoren 441
Ephedrin 506, 516
Ephedrinhydrochlorid 513, 518
DL-Ephedrinhydrochlorid 517
Epidermis 472
Epinephrin 248, 396, 413, 488, **492**, 494, 518
Epinephrinlösung 478
Epinephrinzersetzung 493
Epithel 287, 472
Epithelzellen 195
Epolix® 533
Epoxidharze 526, 533
EPR-Messungen 93
Erdnußöl 296, 388, 397, 417, 593
–, gehärtetes 317
–, hydriertes 513
Ergometrin 499
Ergotamin 499
Ergotamintartrat 426
Ergotoxingruppe 499
Erhaltungsdosis 134, 252f., 258
Erkältungssalben 325
Erosion 262
Erosionstabletten 250

Erstarrungspunkt 268, 270, 272, 274f.
Erstarrungstemperatur **55**, 295
Erstarrungsverhalten 54
Erythroltetranitrat 192
Erythromycin 319
Erythrosin 226, **228**
Essigsäure 56
Estarinum®-Massen 270
Esteralkaloide 485
Esterbildung 248
Esterhydrolyse, basekatalysierte 485
–, säurekatalysierte 485
Esterhydrolysegeschwindigkeit 262
Estraderm® 462
Estradiol 192, 461f., 464
Estrogen 465
Ethanol 47, 340, **512**, 550, *637*
Ethanol 96% *604*
Ethanol-Wasser-Gemische 340, *604, 637*
Ethanolgehalt *621*
Ethanolhaltige Iod-Lösung *616*
Ethanoltabelle 340, *604*
Ethanolum 96 per centum *604*
Ether 485, 489
Etherbildung 248
Ethionamid 485
Ethocel® 218
Ethoxose® 218, *309*
Ethyl-4-hydroxybenzoat *593*
Ethylcellulose 89, 218, **221**, 224, 308
Ethylen 526
–, Copolymere 539
Ethylendiamintetraessigsäure 494
Ethylenglykol 304ff.
Ethylenmonostearat 355
Ethylenoxid 440, 565
Ethylenoxid-Kohlendioxid-Gemische 565
Ethylenoxidrückstände 565
Ethylen-Vinyl-Acetat 469, 539
Ethylhydroxyethylcellulose 308
Ethylis parahydroxybenzoas *593*
Ethylmercurithiosalicylat-Natrium 521
Ethylmorphinhydrochlorid 517
Ethyloleat 389
Etynodioldiacetat 465
Eudragit®-Typen **220**, 254
Eudragit® E 222
Eudragit® E-Typen 217
Eudragit® L 217, 222, 224
Eudragit® L 100 222

Eudragit® L 100–55 222, 224
Eudragit® N 30 D 222
Eudragit® RL 217, 224
Eudragit ®RS 217, 222, 224
Eudragit ®S 217, 222, 224
Eudragit ®S 100 222
Euhydrie 416
Eutektikum 514
EVA 469, 539
Exkretion 133
Expektorantia 192
Exsikkatoren 22
Extensometer 333
Externa 148, *313*
Extracta *621*
– fluida 452, 455, *623*
– sicca 452, *623*
– spissa 452, *623*
– tenua 452
Extrakte 17, 189, **452**, 455, *621*
–, dickflüssige 452, 510
–, Einstellung 454
–, zähflüssige 452, *623*
Extraktflüssigkeit 442, 452
Extraktion mit überkritischen Gasen 449
Extraktionsflüssigkeit 442
Extraktionskraft 451
Extraktionsleistung 442, 446
Extraktionsphasen 444
Extraktionsverfahren 442, 445
Extraktionszeit 446
Extraktivstoffe 442, 445
Extruder 541
Extrudieren 527
Extrusion 254
Extrusionsblasen 528
Exzelsiormühle 4
Exzenterpressen 178

F
F-Verteilung 105
F-Wert 553
factorial design 75
Fadendichte 336
Fakir-Suppomat® 278
Fallkontrolle 435
Fallkörperviskosimeter 68
Fallprobe 205
Fallstrom 72
Fällung 515ff.
Fällungs-pH-Wert 515
Fällungspolymerisation 526
Färbemethode 368
Färbemittel 88
Färben 211f.
Farblacke 212, 228
Farblexika 75

Farbmeßgeräte 75
Farbpigmente 212, 215, **225**ff.
Farbpulver 212
Farbsirup 215
Farbstoffe 74, 212, **225**, 272, 527, 545
–, wasserlösliche 74, 215
–, wasserunlösliche 74
Fassungsvermögen der Gießform 276f.
FCKW siehe Fluor-Kohlenwasserstoffe
Feingranulator 171
Feinmahlung 154
Feinstmahlung 154
Fekrumeter 54
Ferranti-Helmes-Rotationsviskosimeter 69
Fertigspritzen 536
Fesselsuppositorien 280
Festigkeit 178, 185, 190, 203
–, mechanische 167, **203**, 233
Festkörperbrücken 176
Feststoffe, mikronisierte 375
–, Oberflächeneigenschaften 154
Fett 406
Fettabbau 490
Fettalkohole, geradkettige 354
–, höhere 354
–, verzweigtkettige 354
Fettdispergierung 255
Fette 54, 64, 189, 254, 260, **296**, 493, 498, 542
–, biochemische Hydrolyse 490
–, flüssige 296
–, hydrierte 296
–, mikrobielle Hydrolyse 490
–, natürliche 296
–, Schmelzverhalten 54
–, synthetische 296
–, Verderb 296ff., 489
Fettemulsioninfusion 406
Fettpuder 158
Fettsäureester der Saccharose 358
– des Polyoxyethylens 357
– des Polyoxyglycerols 359
–, synthetische 389
Fettsäureglyceride, acetylierte 225
Fettsäuren, gesättigte 296
–, ungesättigte 296
Fettstoffe 442
Fettsubstanzen 253
Feuchte, Bestimmung 26
–, relative 26
Feuchtgranulate 167f.

Feuchtgranulierer der Firma Erweka 169
Feuchtgranulierung 168, 171
Feuchthaltemittel 88, 171, 189
Feuchthalter 304, 312
Feuchtigkeitsgehalt 177
Feuchtigkeitsmessung 230
Feuchtigkeitswaage 177
Feuchtwerden 514
Filmbildner 88, 218, **221**f., 253
–, magensaftresistente und dünndarmlösliche 222
–, schnellösliche 221
–, unlösliche 224
filmcoated tablets 215
Filmcoaten 209
Filmdiffusion 264
Filmdragees 215
Filmdragierung 209, 215
Filmlösungen 229
–, organische 217
Filmsuspension 229
Filmtabletten 164, **215**, 222, 585
filmtabs 215
Filmüberzüge 197, 215
–, magensaftresistente 215
Filter, auf Cellulosebasis 12
–, asymmetrische 567
–, Durchflußleistung 11
–, Prüfung 567
Filtereinbauten 16
Filtereinsätze 11
Filterelemente 14, 16
Filterfläche, effektive 14
Filtergewebe 14
Filterglocken 12
Filtergrößen 11
Filterkammern 15
Filterkerzen 17, 567
Filterkessel 16
Filterkuchen 15
Filtermaterialien 567f.
Filterpapiere 11
Filterpatronen 17
Filterpressen 14f., 566
Filterrückstand 10
Filterschichten 14
Filtertuch 15
Filterzentrifuge 19
Filtration 12, 589
–, bakterienfreie 566
Filtrationsgeräte 566
Filtrationsgeschwindigkeit 566
Filtrationsprozesse, bakterienfreie 566
Filtrationsvorsätze 414
Filtrieren 10
Finn-Aqua-Anlagen 97

First-pass-Metabolismus 30, 281
Fläche unter der Blutspiegelkurve 129
Flambieren 551
Flexiole® 417
Fliehkraftmühle 4
Fliehkraftsichter 38
Fliehkraftsichtung 29
Fließbarkeit 376
Fließbett 168
Fließbettgranulierung 174
Fließeigenschaften 62, 157, 160, 165
Fließen, plastisches 190
Fließfähigkeit 26, 142, 155f., 159, 166f., 237
Fließfaktor 160
Fließgeschwindigkeit 160
Fließgrenze **65**, 322, 324, 333, 377
–, praktische 65
–, statische 65
Fließkurve 63, 333
Fließmittelzusätze 156
Fließneigungswinkel 159
Fließpunkt 55, 65
–, dynamischer 65
–, theoretischer 65
Fließregulierungsmittel 88, 160, 165f., **186**
Fließschmelzpunkt **54**, 268
Fließverbesserer 306
Fließverhalten **65**, 155, 159
–, dilatantes 324
–, pseudoplastisches 64, 324
Flockenbildung 372
Flockung **372**, 374, 376, 513
–, kontrollierte 377
Flotation 370ff., 376
Flügelradanemometer 572
Fluidextrakte 274, 448f., 452, 455, *623*
Fluidoplaste 534
Fluocinolonacetonid, Penetration 328
Fluorkohlenwasserstoffe 430
Fluß, inspiratorischer 433
Flüssigkeiten, Klärung durch Separatoren 19
–, lipophile 274
– zur Zerstäubung *634*
Flüssigkeitsbrücken 176f.
Flüssigkeitskonfektionierung 540
Flüssigkeitsmischer 9
Flüssigkeitsoberflächen 177
Flüssigkeitspyknometer 54
flying-spot-Prinzip 34

Folien 528
Formaldehyd 243, 441, 550, **565**
Formaldehyd-Lösung 35% *617*
Formaldehydi solutio (35 per centum) *617*
Formbeständigkeit 268, 287
Formentrennmittel 186f.
Forward-flow-Test 568
freeze-drying 23
Freigabecharakteristik 125
Freiheitsgrad 105, 107
Freisetzung 459
–, chemisch-kontrollierte 250
–, diffusionskontrollierte 250
–, matrixkontrollierte 250
–, membrankontrollierte 250
–, quellungskontrollierte 250
Freisetzungscharakteristik 124
Freisetzungskinetik 265
Freisetzungsrate 462
Freisetzungssteuerung 258
Freisetzungsverhalten 202
Fremdbegasung 493
Friabilator 206
Friabilator-Trommel 206
Friabilität 205
Friabilitäts- und Abriebtester der Firma Erweka 205
Frischpflanzen 439
Fritten 11
Fructose 387, 400, 405
Füllautomaten 279, 384
Füllgut 237, 523
Füllmittel 87f., 155, 166, 174, **185**, 311
Füllraum 178
Füllschuh 178
Füllstoffe 185, 336, 527, 545
Fülltrichter 178
Fußspray 431

G

Gallensäuren 352
Gallerte 304, *614*
Gallussäureester 495, 498
Gas-flow-Rate 568
Gasadsorption 56
Gasadsorptionsbestimmung 39
Gasadsorptionsmethode 29
Gasdurchlässigkeit 530, 532
Gase, komprimierte 429, 431
–, verflüssigte 429, 431
Gaspermeabilität 535
Gasphasenpolymerisation 526
Gassterilisation 565, *589*
Gatschvaselin 295
Gatterrührer 9
Gauß-Normal-Verteilung 103

GCP 76
Gefäßkonstriktoren 248
Gefrierpunktserniedrigung 42, 49, **52**, 389, **391**, 415, 420
Gefriertrocknung 23f., 44, 154, 272, 453, 468, 470
Gefriertrocknungsanlagen 24
Gegenionen 83, 372
Gegenosmose 102
Gegensprengmittel 189
Gegenstromextraktion 449
Gel-Sol-Gel-Umwandlung 66, 307
Gel-Sol-Umwandlung 375
Gelafundin 403
Gelafusal® 403
Gelatina *593*
Gelatine 20, 82, 84, 89, 124, 168, 209, 235, 240f., 254, **271**, 360, 364, 398, 403, 407, 469, 554, *593*
–, modifizierte flüssige 403
Gelatinegele 328
Gelatinekapseln 235, 241, 260, 342
Gelatinelösungen 235
Gelbildner 88, 262
Gelbildung 261, 306, 311, 313
Gelborange S 226
Geldiffusionsmethode 328
Gele 80, 83, 271, 303, *614*
–, hydrophile 292, 303, *612*, *614*
–, hydrophobe 304, *612*, *614*
– mit Laminarkolloidgerüst 293
– mit Linearkolloidgerüst 292
– mit Sphärokolloidgerüst 293
–, thixotrope 237, 377, 396
Gelfiltration 92
Gelgerüst 305
Gelifundol® 403
Gelstabilität 292
Gelstruktur 292
Geltextur 293
Gemische, eutektische 514f.
Generika 131
Gentamicin 319
Gentherapie 467, 469
Gentianae tinctura *622*
Gerätegläser 524
Gerbsäure 299, 309
Gerbstoffe 158, 237, 271, 309f., 444
Gerüst-(Matrix-)Tabletten 164, 250, 255
Gerüstabbau 66
Gerüstbildung 248
Gerüststoffe 442
Gerüststruktur 80

Gerüstsubstanzen 335
Gerüstverfahren 255
Geschmackskorrigenzien 88, 167
Gesetz, hydraulisches 17
– nach Fick 135
Getrenntbettverfahren 100
Gieß-(Schmelz-)Verfahren 272
Gießautomaten 278
Gießbecher nach König 277
Gießform 276, 279
Gießverfahren **272**, 275
Gittereinschlußverbindungen 90
Glas 427, **523**
Glasampulle 379
Glasbehältnisse zur pharmazeutischen Verwendung 588
Glasbruch 560
Gläser, gefärbte 524
Glasfilterkerzen 12
Glasfritten 414
Glaspulvermethode 524
Glasqualitäten 524
Glassinterfilter 11, 567
Glassintertiegel 11
Glasübergangstemperatur 225
Glatt-Trockner WST 25
Glätten 211 f.
Glättsirup 212
Gleichförmigkeit des Arzneistoffgehaltes 282
– der Dosis *634*
– des Gehaltes 74, 241, 282, *584*, *627*
– der Masse 241, 282, 287, *584*, *627*
Gleichgewicht, hydrophiles-lipophiles 348
Gleichgewichtsdialyse 92
Gleitfaktor 160
Gleitfähigkeit 156, 167, 169, 186, 186f., 193, 311, 520, 530
Gleitmittel 88, 155, 160, 174, 186f., 193, 311, 520, 530
Gleitmittelzusatz 190, 192
Gleitreibung 165
Gleitwinkel 159
Gleitwirkung 156
Globex-Verfahren 239
Globuli *593*
–, überzogene *646*
– velati *638*, *646*
Globuliformen 273
GLP 76
Glucitol 355
Glucocorticoide 319
Glucosamin 148
Glucose 87, 186, 191f., 387, **399**, 402, 406, 455

Glucoselösungen 405
Glucosesensoren 466
Glucosesirup 617
Glutathion 495 f.
Glutethimid 138, 485
Glycerol 47, 51, 64, 225, 235,
  269 f., 304, 306, 311 f., 320,
  354, 359, 370, 375, 594
Glycerol 85% 594
Glycerol-1,3-dipalmitat-2-oleat
  268
Glycerol-1,3-distearat-2-oleat
  268
Glycerol-1-palmitat-2,3-dioleat
  297
Glycerol-1-palmitat-2-oleat-3-
  stearat 268, 297
Glycerol-Gelatine 81, **271**
Glycerol-Gelatine-Gele 271
Glycerol-Gelatine-Grundlage
  287 f.
Glyceroli monostearas 594
Glycerolmonooleat 355
Glycerolmonostearat 275, 303,
  355, 594
Glycerolphosphatide 360
Glycerolsuppositorien 267
Glyceroltriacetat 223, 225
Glyceroltrinitrat 462 f.
Glycerolum 594 f.
Glycerolum (85 per centum) 594
Glykole 306, 354
Glykolether 47
Glykolmonoacetat 47
Glykolmonodiacetat 47
Glykolmonodipropionat 47
Glykolmonopropionat 47
Glykoside 25, 444, 450, 485, 524
Glyoxal 243
GMP 75, 314 f.
Gold 227
Granulata 608
Granulate 21, 27, 29, 74, 153,
  160, **167**, 176, 254, 259, 608
–, magensaftresistente 608 f.
– mit modifizierter Wirkstoff-
  freisetzung 609
–, nichtüberzogene 585
–, überzogene 608
Granulatfestigkeit 177
Granulatfeuchtigkeit 189 f.
Granulatgröße 150
Granulatkörner 166 f., 210
Granulatprüfung 177
Granulatum simplex 185
Granulierflüssigkeit 168, 311 f.
Granuliermaschinen 169
Granuliertrommel 168, 172

Granulierung 26, 155 f., 166 ff.,
  172, 237, 606
Granulometer 37, 378
Grenzfläche 56, 80, 346, 350,
  362, 513
–, spezifische 58
grenzflächenaktiv 344, 354
Grenzflächenaktivität 146, 352 f.,
  354
Grenzflächenbelegung 372
Grenzflächenenergie 58
Grenzflächenfilm 363
Grenzflächenkräfte 176 f., 365
Grenzflächenphänomene 56, 81
Grenzflächenpolymerisation
  243, 469
Grenzflächenspannung **56**, 60 f.,
  81, 344, 346, 365, 371, 471
Grenzkorn 7
Grenzpartikelgröße 74
Grenzwertsatz, zentraler 104
Grießmethode 524
Griffin 348
Grindometer 334, 378
Griseofulvin, mikronisiertes
  141, 196
–, Sprüheinbettung 45
Grobgut 33, 38
Grobkorn 7
Grobkornzerkleinerung 3
Grobmahlung 154
Grobzerteilung 3
Größe, kolligative 390
Großraumautoklav 558
Grundlast, mikrobiologische
  553, 564
Grundstoffe 87, 591
Guajakharz 498
Gummi arabicum 353
Gummi, Arabisches 312, 346,
  364 f., 455
–, sprühgetrocknetes 594 f.
Gummistopfen 382, 539, 545
Guttae ophthalmicae 631

H
Haarhygrometer 26
Haemaceel® 404
Hämolyse 390
Haftbereiche 293
Haftfähigkeit 322
Haftfestigkeit 156 f., 160, 167,
  378
Haftkraft 29
Haftspannung 62
Haftvermögen 157
Haftwasser 20
Hagen-Poiseuille-Gesetz 67, 135

Halazone® 192
Halbsetzzeit 378
Halbwertsdauer 266
Halbwertszeit **136**, 143, 246, 479
–, biologische **136** f., 249, 406
–, effektive 407
–, physikalische 406
–, scheinbare biologische 137
–, wahre biologische 137
Half-change-Methode 265
half value duration 266
Haltbarkeit s. a. Stabilität 235,
  318, **323**, 450, 524
Haltbarkeitsproblem 125
Haltbarkeitstests, beschleunigte
  478
–, Langzeit 478
Haltbarkeitsverbesserung 416
Haltbarkeitszeitraum 477
Hammermühlen 154
Hämodialysekonzentrate 618
Hämodialyselösungen **408**, 618
–, konzentrierte 618
Hämofiltrationslösungen 619
Hämoglobin 84
Hämolyse 390
Hämorrhoidalzäpfchen 267
Handgießverfahren 278
Handsiebung 7
Handzerstäuber 432
Harnspiegelbestimmungen 330
Harnspiegelwerte 131
Harnstoff 45, 327, 510, 515
Harnstoffeinschluß 90
Hart-PVC 531, 536 f.
Härte 3, 26
– des Wassers 94
–, permanente 94
–, temporäre 94
Härtegrad, deutscher 94, 100
Härteliter 100
Hartfett 87, **269**, 276 f., 287 f., 594
Hartgelatinekapseln 235, 434
Hartkapseln 582, 609
Hartparaffin 594
Hartpolyethylen 539
Härtung 272
Härtungsmittel 243, 288, 545
Harz, tierisches 223
Harze 442
–, lösliche 82
Haufwerke 153
Hauptvalenzkräfte 84
Hauptwirkstoff 441
Haut 472
–, tierische 82
Hautmilch 343
Hautschutzsalben 304, 320 f.

Heberlein-Bruchfestigkeitstester 204
Heftpflaster 335
Heißaufgüsse 450
Heißdampf 556
Heißluftsterilisation 538, **562**
Heißluftsterilisatoren 562
– mit Laminarstromtechnik 564
Heißluftsteriltunnel 563
Heißluftvulkanisation 544
Heißwasserberieselungs-Verfahren 559
Heißwassertrichter 11
Helmholtz-Schicht 372 f.
Hemmhof 328
Henry-Gesetz 534
HEPA-Filter 563, 566
Heparin 387
Herstellung 639
–, aseptische 24, 551, 568, *590*
Herstellungsabteilungen, aseptische 569
Herzglykoside 47, 144
Heterodispersität 374
Heteropolymere 525
Hexachlorophen 503, 519 f.
3,4-Hexadion 243
Hexagonal-II-Phase 347
Hexagonalphase, umgekehrte inverse 347
Hexagonalstruktur 347
Hexamethonium 138
Hexanglycol 47
Hexobarbital 516
Hibitane® 508
High Efficiency Particulate Air Filter 563, 566
Hilfsstoffe 87 f., 148, 165, 535, 637
–, amphotere 89
–, geforderte Eigenschaften 87 f.
–, hydrophile 170
–, ionische 89
–, konsistenzerhöhende 269
–, konsistenzerniedrigende 296
–, makromolekulare 84, 89
–, nichtionische 89
– zur Tablettierung 185
Histogramm 31
Hitzdrahtanemometer 572
Hitzesterilisation 52, 394, 410, 545, **556**
–, Anheizzeit 559
–, Ausgleichzeit 559, 565
Hixson und Crowell-Beziehung 43
HLB-System 348
HLB-Wert 347 f.

–, „erforderlicher" 350
–, scheinbarer 349 f.
Hochdruckpolyethylen 431, 528 f., 536, 541
Hochfrequenztrocknung 25
Hochleistungs-Befilmungsanlagen 231
Hochleistungsschwebstoffilter 566, 571
Hochspannungsfeld, elektrisches 410
Hofmeister-Ionenreihe **82**, 514
Hofmeister, lyotrope Ionenreihe nach 514
Höllensteinstifte 288
Holocellulose 188
Homatropin 52
Homogenisiereinrichtungen 10, 278, 370
Homogenisieren 324
Homogenisiermaschinen 366
Homogenisierung 315, 318, 370
Homogenität 3, 334, 376, 412
–, stochastische 8
Homopolymere 525
Honig *594*
Hormon-Implantationstablette 248
Hosch-Filter 566, 571
Hostalen® 528
Hostalen PP® 529
Hostalit® *531*
HP 50® 218, 223
HP 55® 218, 223
Human-Frischplasma 402
Hyaluronidase 148, 328, 398
Hybrid-Systeme 463
Hydratation **82**, 309, 328, 348, 351, 364
Hydratationsfilme 361
Hydratationsverhältnisse 483
Hydratwasser 20
Hydrierung, selektive 269
Hydrochinon 488, 494
Hydrocortison 319
Hydrocortisonaceatat 513
Hydrocortisonester 145
Hydrofluoralkane 430
Hydrogel 66, 81, **303**, 313, 320, 325, 326
Hydrogel-Matrix 260
Hydrogelbildner 314, 513, 521
–, anorganische 304
–, makromolekulare 84, 89
–, organische 307
Hydrogelbildung 313
Hydrogelkugeln 81
Hydrogelsalben 81, 84, 307, 520

Hydrogelzäpfchen 81
Hydrogenii peroxidum 3 per centum *617*
Hydrogenii peroxidum 30 per centum *617*
Hydrokolloide 512, 519 f.
Hydrokolloide, anorganische 520
Hydrokolloidmatrix-Tabletten 261
Hydrolasen 490
Hydrolyse 155, 490
Hydromatic 561
Hydrophile-Lipophile-Balance 348
Hydrophilie 351, 535
Hydrophilisierungsmittel 148, 187 f.
Hydrophobie 320
Hydrotropie 47
Hydroxybenzoat 93
Hydroxybenzoesäure 47
p-Hydroxybenzoesäure 146
p-Hydroxybenzoesäurederivate 519
p-Hydroxybenzoesäureester 503, 506
p-Hydroxybenzoesäuremethylester 303
p-Hydroxybenzoesäurepropylester 303
Hydroxycarbonsäuren 352
8-Hydroxychinolin 494
Hydroxyethylcellulose 218, 308 f., 376, 512 f., *594*
Hydroxyethylcellulosegel 81, *615*
Hydroxyethylcellulosi mucilago *615*
Hydroxyethylcellulosum *594*
Hydroxyethylmethacrylat 418
Hydroxyethylmethylcellulose 218
Hydroxymethylcellulose 261
Hydroxymethylfurfural 399
Hydroxymethylketone 489
Hydroxymethylstärke 405
p-Hydroxypropiophenon 146
Hydroxypropylcellulose 218, 261, **309**, *594*
Hydroxypropylcellulosum *594*
Hydroxypropylmethylcellulose 218
Hydroxypropylmethylcellulosephthalat 218, **223**
Hydroxysäuren 300
Hygieneregime 570
Hygrometrie 26
Hygroskopizität 170, 235, 483

Hyoscyamin 485, 499
Hypak® 382
Hysteresisverfahren 66

I

Ichthyol® 299, 303, 309, 513
Identitätsprüfung 451
Illinois-Institut-of-Technology-
  Methode 244
Immunglobuline 402
Immunisierung 409
–, aktive 409
–, passive 409
Immunsera 402, 409
Immunsuppresiva 130
Impaktion 424
Impaktoren 570
Impeller 433
Impfstoffe 23, **409**, 504
–, bakterielle 409
Implantanda 628
Implantat-Systeme 465, 473
Implantate 248, 262, **398**, *630*
Implantationstabletten 164
Imprägnieren 211
Impulsverfahren 29, 37
In-Prozeß-Kontrolle **77**, 556, 568
Indigocarmin 226
Indometacin 130, 281, 466
–, Verdrängungsfaktor 276
Induktionskräfte 91, 92
Inertgasatmosphäre 493
Infrarot-Prozentwaage 27
Infrarot-Quarzglasstrahler 563
Infrarotstrahlen 19, 22
Infrarotstrahler 168
Infrarottrocknung 21
Infundibilia *630*
Infusa 450
Infusion 379
Infusionsflaschen 544
Infusionslösungen 52, 102, 379, 389, 410, 478, 493, 539, 549, 568
–, Behältnisse 382, 539
–, pyrogenfreie 15
–, Sichtprüfung 410
–, spezielle 399
Infusionspumpen 398
Infusionszubereitungen 379, *630*
–, Pulver zur Herstellung von *630*
Inhalanda 423, *633*
Inhalation 81
Inhalationsaerosole 426
Inhalationsarzneiformen 140

Inhalationstechnik 424
Inhalatoren 423
Inhaltsmenge 411
Injektabilia 379
Injektion, intramuskuläre 140
–, intravenöse 140
–, subkutane 140
Injektionen 262, 379
Injektionsarzneien 369, 379
Injektionsfläschchen 382
Injektionslösungen 52, 102, **379**, 388f., 394, 407, 410, 478, 493, 539, 549, 568
–, Aufbewahrung 539
–, Sichtprüfung 410
Injektionspräparate 469
Injektionsröhrchen 381
Injektionsspritze 379
Injektionstabletten 164
Injektionszubereitungen **379**, 629
–, Pulver zur Herstellung von *630*
Injole® 381
Inklusionsverbindungen 91
Inkompatibilitäten 44, 75, 89, 186, 268, 287, 292, 299, 303, 310, 314, 318, 353, 373, 432, 506, 508, **511**, 517f., 522
–, Beheben von 522
–, chemische 515
–, larvierte (unsichtbare) 511
–, manifeste 511
–, physikalisch-chemische 519
–, physikalische 512
–, Vermeiden von 522
Innendruckbelastbarkeit 435
Innendruckkontrolle 435
Innenlackierung 435
Inserte 413, 419
Instabilität 296, 452, 482f., 511, 522
Instanteigenschaften 167
Instantisierung 453
instrinsic dissolution rate 197
Insulin 387, 398, 426, 466, 472 f.
Interfacial-Tensiometer nach
  Lecomte du Noüy 58
Intralipid® 406
Invertose 400
Invertseifen 353, 505, 518, 521
Iodi solutio ethanolica *616*
Iodzahl 270
Ionenaustausch 99, 523
Ionenaustauschadsorption 520
Ionenaustauscher **98**, 248, 387
–, Aktivitätsprüfung 100
–, Salzdurchbruch 100

Ionenaustauscheranlagen 100 f.
Ionenaustauscherharze 258
Ionenaustauschertabletten 164
Ionenaustauschkapazität 100
Ionenaustauschmaterialien 98
Ionenstärke 488
Ionisationsgrad **145**, 193, 281, 341, 398
Ionisationskammer 407
Iontophorese 472
Ipecacuanhae extractum siccum
  normatum *624*
Ipecacuanhae tinctura normata
  622
Ipecacuanhatinktur, eingestellte
  622
Ipecacuanhatrockenextrakt,
  eingestellter *624*
Isoalkohole 300
Isohydrie 380, **394**
Isolierschicht 522
D-Isolysergsäurederivate 499
Isoniazid 517, 519
Isoparaffine 294
Isoprenkautschuk 547
Isopropylfettsäuren 300
Isopropylis myristas 595
Isopropylis palmitas 595
Isopropylmyristat 389, 431, 595
Isopropylpalmitat 389, 431, 595
Isotonie **380**, 390, 415 f.
Isotonieeinstellung 186
Isotoniefaktor 393
Isotonisierung 24, **390**
Isotonisierungsmittel 87, 391 f., 396

J

Jet-Mühle 5

K

Käfigverbindungen 90
Kakaobutter **267** f., 450, 595
Kakaofett 343
Kakaopulver 191
Kalandrieren 528
Kalii sorbas 595
Kaliumalginat 312
Kaliumhydrogensulfit 496
Kaliumpyrosulfit 496
Kaliumsorbat 304, 595
Kaliumsulfit 496
Kalkliniment 81
Kaltdragieren 210
Kälte-Präzipitationsverfahren
  nach Cohn 402
Kältepunkt 555
Kaltfüllung 431

Sachregister

Kaltquellung 311
Kaltvulkanisation 544
Kammer, sterile 569
Kammerfilterpressen 15
Kanaltrocknung 22
Kaninchen-Test 388
Kaolin 87, 149, 196, 336, 431
–, kolloidales 197
Kaolinum ponderosum *602*
Kapillaraktivität 188
Kapillardruck 176 f.
Kapillare 260
Kapillargänge 185
Kapillarität 57, 187
Kapillarkräfte 176 f., 217
(Kapillär-)sirup 215
Kapillarsteigmethode 59
Kapillarviskosimeter 64, 67
Kapillarwasser 20
Kapselfüllmaschinen 238
Kapseln 47, 74, 197, 235, 253 f., 281, 543, *585*, *609*
–, magensaftresistente *583*, *610*
– mit modifizierter Wirkstofffreisetzung *610*
–, nahtlose 239
–, Zerfallzeit von *581*
Kapselschließmaschinen 238
Kapseltypen 236
Karamel 226, 228
Karl-Fischer-Titration 177
Kartoffelstärke 157, 185, *595*
Kaskadenimpaktor 435
Katalysatoren 545
Katheterschleime 84
Kationenaustauscher 98 f., 306
Kationseifen 353
Kaudragees 209
Kautabletten 164, 191
Kautschuk 544
Kautschukelastizität 544
Kautschukgifte 336
Kautschukpflaster 335
Kegelpenetration 333
Keimabgabe 571
Keimarmut 75
Keimfreiheit 75, 380
Keimreduzierung 440, 442
– durch chemothermische Behandlung 552
Keimzahl 101, 552, 569, 574
Keimzahlbestimmung 574, 576
Keimzahlverminderung 549
Kelgin® 311
Kephaline 360
Keramikfilter 567
Keratin 209
Kerrolsäure 224

Kerzenfilter 16
Kessel 209
Kesseldragierung 229
Kesseldruckfilter 16
Kesselgranulierung 168, 172
Kieselerde 157
Kieselgel 22
Kieselgur-Cellulose-Filter 387
Kieselsäure, hochdisperse 304
–, kolloidale 45, 304
Kits 407
Klärfiltration 11
Klarschmelze 272
Klarschmelzpunkt 268
Klarschmelzverfahren 272
Klassen, hydrolytische 524
Klassierung 31, 172
Klassierverfahren 7
Klathratbildung 510
Klathrate 90
Klatschtest 295
Klebemittel 255
Klebkraft 168, 336
Klebstoffgranulat 168, 176
Klopfhaltewert 160
Klucel® 218
Knetwerke 324
Koagulation 82, 217, 313
–, thermoreversible 309
Koaleszenz 82, 362, 365 f., 373
Koaleszenzprozesse 364
Koazervat 243
Koazervation 241, 253, 469
–, einfache 242
–, komplexe 242
Koazervierung 255
Kohäsion 190, 213
Kohäsionsarbeit 62
Kohäsionskräfte 155, 177
Kohlendioxid 395, 429
Kohlendioxidbegasung 394
Kohlenhydrate 405
Kohlenschwarz 226
Kohlenwasserstoff-Grundlagen 294
Kohlenwasserstoffe 300
–, chlorierte 429
–, feste 294
–, fluorierte 429 f.
–, flüssige 239, 293 f.
–, niederkettige 429
Kohlenwasserstoffgele 322
Kohlepulver 361
Kokosöl, fraktioniertes 221
Kolbenabfüllvorrichtung 383
Kolieren 11
Kollidon® 168, 221, 313
Kollidon®CL 188

Kollidon® 25 45, 212, 215
Kollidon VA64® 45, 221 f.
Kolloide 81, 84, 403, 445
–, lyophile 82
–, lyophobe 82
Kolloidmühle 4, 7, 279, 370, 406
Kombinationsfilter 11
Kompaktierung 171
Kompartimentmodelle 138
Komplex 90
Komplexbildner 398, 494
Komplexbildung 46, 196, 342, 518
Komplexverbindungen 248
Kompressionskräfte 185
Kompressionsmaximum 184
Komprimate 182
Komprimiereinrichtungen 165
Komprimierung 26, **178**
Komprimiervorgang 179
Kondensation 84, 556
Kondensationsmethoden 83
cis-Konfiguration 297
Konservanzien 502
Konservierung 299, 353, 377, **407**, **415**, 501, 508
Konservierungsbelastungstest 508
Konservierungsmittel 52, 88, 93, 146, 296, 304, 353, 365, 396, 407, 415, 420, **501**, 512, 518 f., 522, 536, 546, *630 f.*
–, Aktivitätsbeeinflussung 502
Konservierungsmittelkonzentration 501
Konservierungsmittelverluste 522
Konservierungsmittelzusätze 395
Konsistenz 270, 310, 314, 317, 332, 334, 412, 483
Konsistenzbeeinflusser 88, 314
Konsistenzerhöher 274, **314**, 317
Konsistenzerniedrigung 296, 314
Konsistenzveränderungen 512
Kontaktlinsenpflegemittel 413, **418**
Kontakttrocknung 19, 23
Kontaktwinkel 59, 61
Kontaminierung 360
Kontinu-Sterilisator 562
Kontraktibilität 268 ff.
Kontrazeptiva, intrauterine 465
Konvektion 134
Konvektionsbewegung 8
Konvektionstrocknung 19, 23

Konzentrate zur Herstellung von Injektionszubereitungen und Infusionslösungen 630
Konzentrate zur Herstellung von Parenteralia 628
Konzentratverreibung 316
Korneigenschaften 165
Körnerkollektive 7, 32
Körnerlack 224
Kornform 8
Korngröße 3, 8, 30, 158, 165, 190, 237, 326, 370
Korngrößencharakteristik 30
Korngrößenklassen 378
Korngrößenparameter 32
Korngrößenspektrum 29
Korngrößenverteilung 8, 31f., 141, 158
Körnungsnetz nach Rosin, Rammler, Sperling und Bennet 31
Kornverteilung 326
Koronartherapeutika 130
Körper, dilatante 65
–, idealplastischer 65
–, idealviskose 63 f.
–, nicht idealplastische 65
–, plastische 65
–, pseudoplastische 64
–, rheopexe 66
–, strukturviskose 63
–, thixotrope 66
Körperpflegemittel 291
Körperspray 431
Korrelation 103
–, in-vitro/in-vivo 125
Kortikoide 158
Kraft-Weg-Diagramm 182, 184
Kraftaufnehmer, piezoelektrische 182
Kräfte, elektrostatische 153, 176f.
–, magnetische 176 f.
Kreide 336
Kreosot 299
Kristallaggregate 253
Kristallaufbau 181
Kristalle, flüssige 346
Kristallformen 142, 165, 190, 258
Kristallgröße 142
Kristallinität 142, 535
Kristallinitätsgrad 528, 532, 529
Kristallisate 293
Kristallisation 55, 176
Kristallisationswärme 55
Kristallmodifikationen 144
Kristallstruktur 177, 482

Kristallsuspensionen, wäßrige 397
Kristalltypen 143
Kristallwachstum 153, 177, 316, 324, 334, 369, 377, 417, 482
Krustengranulat 168, 177
Kryoskopiekonstante 53, 391
Kubikwurzelgesetz 43
Kuchenbildung 372, 377
Kügelchendurchmesser 367
Kügelchengröße 367
Kugelfallviskosimeter 64
– nach Höppler 64, **68**
Kugelmühle 4, 6, 8, 154, 315, 323
Kühlausgleichseinrichtungen 558
Kühlpuder **158**, 311
Kühlsalbe 304, **319**, 615
Kühlwirkung 157 f.
Kunststoffe 299, 336, 427, 519, 521, **525**
–, Herstellungsverfahren 527 f.
–, molekularer Aufbau 535
–, Permeabilität 534 ff.
Kunststofftypen 528 ff.
Kunstvaselin 295
Kurzzeitstreuung 119

L

Lacca 600
Lacke 228, 299
Lactose 158, 166, 168, 185, 189, 193, 271, 433, 441, 454, 463, 468, 519, 554
–, sprühgetrocknete 25, **185**
Lactosemonohydrat **166**, 595
Lactoseverreibung 153, 155
Lactosum monohydricum 595
LADME 133
LAL-Test 388
Lambert-Beer Gesetz 37
Lamellen 413
Lamellenstruktur 347
Laminar air flow 571
Laminar-flow-box 323, 384, 572
Laminar-flow-Heißluft-Tunnel 564
Laminar-flow-System 571
Laminaria 288
Laminarkolloide 84
Laminarstromboxen 414
Laminarstromeinrichtungen 563, 566
Laminarstromprinzip 571
Laminarstromtechnik 562
Lanae alcoholes 302
Lanae alcoholum unguentum 616

Lanae alcoholum unguentum aquosum 616
Lanameter 34
Lanette E® 302, 352
Lanette N® 302, 352
Lanette O® 302
Langmuir-Adsorptionsisotherme 520
Langzeit-Haltbarkeitstest 478
Langzeitarzneiformen 249
Langzeitsulfonamide 248
Langzeitwirkung 246
Lanolin 303, 615
Lanolinum 615
Laserpartikelzähler 570
Latex 546
Latexdispersionen, wäßrige 217
Lecithin 360, 406, 498
Lecithin-Collodium 124
Leerkapseln 236
Leinsamen 450
Leitfähigkeit 24, 42, 100, 293, 367
Leitfähigkeitsmessungen 100, 368
Leitfähigkeitsmeßverfahren 27
Lewatit® 99
Liberation 61, **132**f., 281, 305
–, Einflußverfahren 140
Liberationsgeschwindigkeit 134, 260
Liberationskonstante 252
Liberationskurven 127
Liberationsprofil 126
Liberationsuntersuchungen 125
Liberationsverhalten 88, **197**, 482
Liberationszelle 328
Lichteinfluß 395
Lichtempfindlichkeit 235
Lichtmikroskop 29, 34
Lichtreflexionsbestimmung 39
Lichtschutz 318, 323, 395, **492**, 510
Lichtschutzfaktor 322
Lichtschutzmittel 321
Lichtschutzpräparate 50, 321 f.
Lichtschutzsalben 331
Lichtschutzwirkung 322
Lichtstreumessungen 35
Lichtstreuung 93
–, dynamische **35**, 51
Lidocain 485
light scattering 35
Likörwein 595
Limulus-Amöbozyten-Lysat-Test 388
Limulus polyphemus 388

Limulus-Test 408, 412
Linearkolloide 84, 304
Linimente 343, 352
Lipid-Wasser-Verteilungskoeffizient 419
Lipofundin MCT® 406
Lipogele 320
Lipoid-Wasser-Verteilungskoeffizient 146, 398
Lipoidgrundlagen 325
Lipoidlöslichkeit 146, 195
Lipoidmembran 135, 147, 195, 200
Lipophilie 535
Lipophilie-Hydrophilie-Verhältnis 502
Lipopolysaccharid-Protein-Lipoid-Komplex 386
Liposomen 468
–, multilamellare 468
–, unilamellare 468
Lipovenös® 406
Liquida ad usum dermicum 628
– peroralia 627
Liquiritiae extractum fluidum normatum 625
Lithiumchlorid-Hygrometer 26, 230
LM-Potenzen 638, 642
Lochscheibe 170
Lochscheibengranulate 168 f.
Lochscheibenwalzen 170
Lokalanästhetika 192, 314
London-Kräfte 92
Lösemodell der Sartorius AG 200
Löslichkeit 40, 42, 47, 93, 130, 133, 140 f., 144, 154, 193, 254, 275, 292, 314, 317, 326, 339, 388, 416, 429, 443, 513, 515 f., 579
Löslichkeitsbestimmungen 92
Löslichkeitsverbesserung 40, 42 f., 339, 419
Lösungen 40, 80, 140, 339, 342, 382, 389, 426, 430, 538, 541, 614, 639 f.
–, antiseptische 192
–, echte 79, 339
–, hypertonische 390, 415
–, hypotone 390
– in Kunststoffflaschen 558
–, isotonische 389
–, kolloide 83, 339, 471
–, nichtwäßrige 388
–, ölige 298, 388, 395, 397, 416
–, parenterale 11
–, Pulver und Granulate zur Herstellung von 627

–, pyrogenfreie wäßrige 385
–, reale 41
– von Vitamin A, D, E, F 239
–, wäßrige 385, 417
– zur Hämodialyse 408
– zur parenteralen Ernährung 405
Lösungsanomalien 42
Lösungsbeeinflusser 88
Lösungsgeschwindigkeit 29, 40, 42, 46, 130, 133, 141 f., 144, 196 f., 249, 271, 326, 339
–, scheinbare 197
–, wahre 197
Lösungsgesetz von Noyes und Whitney 263
Lösungsmethode 45, 365
Lösungsmittel 80, 88, 296
Lösungsmittelampulle 382
Lösungsmittelpolymerisation 526
Lösungsmodelle 124
Lösungsprozesse 56
Lösungssalben 291, 299, 317, 329
Lösungssuppositorien 281
Lösungstabletten 164, 192
Lösungsverhalten, ideales 41
Lösungsvermittler 44, 88, 344
Lösungsverzögerer 189
Lösungsverzögerung 191
Lösungsvorgang 41 ff., 89, 463
Lösungswärme 42
Lösungszäpfchen 274 f.
Lotionen 81, 322, 369, 378
Lotiones 369
Luft, Keimgehalt 570
Luftabscheider 557
Luftdrucksprühpistolen 229
Luftdurchlässigkeit 336
Luftfeuchte 229
Luftfeuchtigkeit 238
–, relative 19, 241
Luftstrahlmühle 4 f., 154, 315, 323
Luftstrahlsieb 33
Luftsuspensionsverfahren 232
Lufttrocknung 21
Luftumwälzer 22
Luftumwälzung 562
Luftzirkulation 22
Lupolen H® 528
Lupolen N® 528
Lutrol® 358
Lutschdragees 209
Lutschkapseln 239
Lutschtabletten 164, 186, 189, 192 f., 262

Luviskol VA 211
L/W-Emulsion 344
Lyophilisat 24
Lyophilisation 23, 272
Lyosole 339
Lyosorption 370
Lyosphäre 370, 377

M
Macerata 450
Macrogol 89, 270, 298, 595
–, Unverträglichkeiten 271
Macrogol 300 595
Macrogol 400 595
Macrogol 1000 596
Macrogolglycerinfettsäureester 357
Macrogolglycerolcaprylcaprat 357
Macrogolglycerolhydroxystearat 596
Macrogolglyceroli hydroxystearas 596
Macrogolglycerollaurat 357
Macrogolglycerollinoleat 357
Macrogolglycerololeat 357
Macrogolgrundlagen 298
Macrogoli stearas 596
Macrogollaurylether 358
Macrogolstearat 596
Macrogolstearat 400 303
Macrogolum 300 595
Macrogolum 400 595
Macrogolum 1000 596
Macrogolzubereitungen 320
Magensaftresistenz 167, 256
Magermilchpulver 360
Magnesii stearas 596
Magnesiumcarbonat 157
Magnesiumhydroxid 196, 361
Magnesiumhydroxidpolysilicat 156
Magnesiumoxid 157, 196
Magnesiumperoxid 188
Magnesiumstearat 157, 186, 191, 196, 519, 596
Magnesiumtrisilicat 196
Maisstärke 157, 311, 596
Majoransalbe 443
MAK 428
MAK-Wert 428
Makrofol® 532
Makrokristalle 258
Makrolon® 532
Malzextrakt 360
Mandelöl 388, 596
–, raffiniertes 596
Mannit 24

Mannitol 186, **400**, 407, 596
Mannitolum 596
Manteltabletten 164, 253, **255**, 522
Manucol® 311
Maschenweite 7, 33, 169
Masseabweichung 74, 156, 282
–, unzulässige 156
Massekonstanz 74
Massenguß 272
Mastix 336
Matrix, porenfreie 260
–, porenhaltige 260
Matrixsysteme 462
Matrixtablette 260, 263
Matrize 167, 178
Matrizenwandreibung 184
Mattcremes 303
Maydis amylum 596
Mazerate 450
Mazeration 445, 447, *621*, 623
Mazerationsverfahren 451
Mazerationszeit 445
MDD-Prinzip 463
mean residence time 266
Meglumin 313
Mehrdosenbehältnisse 395, 407, 417, *620*, *629*, *631f.*, *635*
Mehrschichttabletten 164, 257, 606
Mehrstoffsysteme 79
Mehrstufen-Druckkolonnen 97
Mehrstufen-Druckkolonnen-Verfahren 97
Mehrvolumen 412
Mel 594
Meladur® 533
Melaminharze 532
Melardor® 533
Membranen 124, 134
–, lipoidbeschichtete 124
–, natürliche 124
–, semipermeable 82, 408
Membranfilter 13f., 414, 567f.
–, Porenanteil 13
Membranfiltergeräte 572
Membranfiltermethode 573, 575
Membranfiltration 574
Membranmaterialien 124
Membranmethode **328**, 574
Membranmodelle **200**, 282
Membranpotentiale 146
Membransysteme 461
Membrantypen 135
Menstruum 442
Menthol 51, 56, 317, 423
Mentholzusatz 158

Meprobamat 130, 396
Merlon® 532
Mesomorphie, lyotrope 346
–, thermotrope 346
Mesophasen 346
–, flüssigkristalline 293
Messerkreuze, rotierende 370
Messerkreuzrührer 366
Metabolisierung 133
Metallfolien 272
Metallgießformen 278
Metallhydroxidlösungen 79
Metallseife 237, **352**
Metallsiebe 7
Metallsole 83
Methacrylate 222, 255, 418
Methacrylsäure 217
Methacrylsäureester 217, 224
Methocel® 309
Methocel® E und K 309
Methocel® MC 218
Methoden, statistische 103
–, Stichprobenpläne 33
–, Stichprobenumfang 104f.
–, Stichprobenwerte 104
–, zur Herstellung steriler Zubereitungen 587f.
Methyl-4-hydroxybenzoat 504, 596
p-Methylbenzaldehyd 50
Methylcellulose 45, 89, 218, 261, 308f., 323, 376f., 512, 514, 521, 596
Methylcellulosegele 309
Methylcellulosezubereitung 512
Methylcellulosum 596
Methylglyoxal 243
Methylhydroxybenzoat 304, 519
Methylhydroxyethylcellulose 596
Methylhydroxyethylcellulosum 596
Methylhydroxypropylcellulose 597
Methylhydroxypropylcellulosephthalat 597
Methylhydroxypropylcellulosiphthalas 597
Methylhydroxypropylcellolosum 597
Methylis parahydroxybenzoas 596
Methylkautschuk 547
Methylmethacrylat 418
Methylparaben 519
N-Methylpyrrolidon 327
Methylsiliconöle 321
microsealed drug delivery systems 463

middle phase 347
Miglyol® 812 239, **298**, 389
Migrationsgeschwindigkeit 372
Mikroassoziate 471
Mikroemulsionen 343, **471**
Mikrofotografie 34
Mikrokapseln 241
Mikroklistier, wäßriges 140
Mikroklysma 280
Mikrokörnungen 37
Mikronisierung **43f.**, 141
Mikronizer 154
Mikropartikel 250, 470
Mikropenetrometer 333
Mikroporen 459
Mikropulver 154, 323
Mikroreservoirsysteme 463
Mikroverkapselung 25, 242, 510, 522
Mikrowellen 168
Mikrowellen-Trocknung 22
Mikrowellen-Vakuum-Trockner 22
Millipore®-Filter 13
Millitube® 17
Mineralöle 305
Miotika 413
Mischbettentionisierung 100
Mischeinrichtungen 10
Mischemulgatoren 300, 351f., **360**
Mischemulgatorsalben 318
Mischemulsionssalben 303
Mischen 8
Mischgeräte 446
Mischgranulattabletten 258
Mischgranulierung 175
Mischgüte 74
Mischinfusionslösung 522
Mischkristallisate, lamellare 293
Mischmizellen 50
Mischpolymerisat 335, 547
Mischung, randomisierte 8
Mischungskonstante 8
Mischungsverhältnis, kritisches 51
Mischvorgänge 8
Mischzeit 8
Mittelkornzerkleinerung 3
Mixbecher 10, 366
Mixturen 369, 478, 501
Mizellassoziat 91, 519
Mizellbildner 44, 84
Mizellbildung 49
Mizellbildungskonzentration 512
–, kritische 48, 512f.
Mizelleinschluß 510, 519

Sachregister

Mizellen **48**, 84, 93, 148, 347
–, umgekehrte inverse 51, 347
Mizellform 51
Mizellgewicht 51
Mizellgröße 51
Mizellhypothese 49
Mizellkolloide **84**, 444
Mizellpolymerisation 469
MMA 418
Modelle, biokinetische 250
–, in-vitro 124
Modifikatoren 545
Module 102
Mohr-Westphal-Waage 54
Molalität 40
Molarität 40
Molekulardiffusion 176
Molekularkräfte 176
Moleküleinschlußverbindungen 91
Molekülgröße 326
Molekülkolloide 81, 83 f.
Molekülkomplexe 91, 519
Molekülverbindungen 248
Molekülvergrößerung 248
Moltopren® 533
Mondbildung 215
Monoblock 427
Monoglyceride 269, 298, 355
–, ungesättigte 347
Monomere 525
Monoolein 211
Monophosphate 499
Monotropie 143
Montanglycolwachs 597
Montmorillonite 306
Mörser 3
Mörsermühlen 153
Mucilagines 339
Mühlen 4
Muldentrockner 22
multilayer tablets 257
multiple units 250
Mutterkornalkaloide 499
Mutternuklid 407
Mydriatika 413
Myrrhae tinctura 622
Myrrhentinktur 622

N

Nachbrecher 5
Nachhärteeffekte 317
Nachhärtung 270, 298, 319, 483
Nachläufe 448, 455
Nachquellung 447
Nadelgängigkeit 396
Nahkräfte 177
Nährklysmen 405

Nährsonden 405
Nanokapseln 244, 469
Nanopartikeln 469
Nanopellets 470
Nanosysteme 469
Nanoverkapselung 469
Nasalia 626
Nasenarzneien 478
Nasenpulver 626
Nasensprays, flüssige 626
Nasenspülungen 627
Nasentropfen 339, 507, 626, 638, 647
Naßdampf 556
Naßgranulierung 168
Naßmahlung 3, 154
Naßsiebung 34
National-Cash-Register-Company 242
Natrii alginas 597
Natrii cetylo- et stearylosulfas 597
Natrii iodidi [^{131}I] 620
Natrii lactatis solutio 617
Natrii pertechnetatis [^{99m}Tc] fissione formati solutio iniectabilis 620
Natrii pertechnetatis [^{99m}Tc] sine fissione formati solutio iniectabilis 620
Natriumacetat 47
Natriumalginat 188, 312, 376, 597
Natriumalkylsulfat 513
Natriumbenzoat 47, 515
Natriumcarboxymethylamylopectin 89, 514
Natriumcarboxymethylcellulose 45, 89, 188, 215, 218, 261, 308 f., 398, 512, 514, 521
Natriumcarboxymethylcelluloseschleime 512
Natriumcellulose 308
Natriumcelluloseglycolat 310
Natriumcetylstearylsulfat 302 f., 352, 597
Natriumcetylsulfat 188, 352, 361
Natriumchloridäquivalent 392
Natriumchloridlösung, physiologische 400, 403
Natriumcitrat 387, 402
Natriumdodecylsulfat 352
Natriumedetat 399, 415, 494, 506
Natriumformaldehydsulfoxylat 518
Natriumglycocholat 353

Natriumhydrogencarbonat 188, 193, 560
Natriumhydrogencarbonatlösung 399
Natriumhydrogensulfit 495 f.
Natrium[^{131}I]iodid-Kapsel 620
Natriumlactat 387
Natriumlactat-Lösung 617
Natriumlaurylsulfat 49, 188, 327, 349, 518
Natriummetabisulfit 395
Natriumoleat 351
Natriumpalmitat 351
Natriumpyrosulfit 495 f.
Natriumrizinolat 351
Natriumrizinolatschwefelsäureester 351
Natriumseifen 303
Natriumstearat 272, 351, 519
Natriumstearylsulfat 352
Natriumsulfat 22
Natriumsulfit 495 f.
Natronkalkglas 523
Naturgummi 545
Naturkautschuk 335, **546**
NCR-Methode 242
neat phase 347
Nebelaerosole 81, **423**
Nebenvalenzkräfte 84
Nebulisator 432
Nernst, Brunner und Boguski-Gleichung 43
Nernst-Gleichung 491
Nernst-Potential 372
Nernst-Redoxpotential 489
Nernst-Verteilungssatz 147
Netzmittel 13, 344
Netzpapier 32
Neutralisationskoagulation 83
Neutralöl **298**, 314, 389
Neutralwollwachs 301
Neutralzone 372
Newton Körper 63
Nicht-Newton-Flüssigkeiten 155
Nicht-Newton Körper 63 f.
Niederdruckpolyethylen 427, 528 f., 536 f.
Nifedipin 460
Niotenside 351
Nitradisk® 463
Nitro-Dur I® 9 463
Nitro-Dur II® 463
Nitroderm® 462
Nitrodisc® 463
Nitrofural 521
Nitroglycerin-Herzsalbe 239
Nitroglycerol 461
NMR-Messung 93

Nominalinhalt 412
non-sink-Bedingungen 197
Nordihydroguajaretsäure 495, 498
Normalverteilung 109
Nosoden 637
Notari-Volumeter 54
Novata®-Massen 270
Novobiocin 143
Noyes und Whitney-Gesetz 42
Nuclepore®-Filter 14, 17, 468
Nuklearpharmaka 406
Nutenscheibenmühle 4
Nutschen 11
Nylon® 427, **532**, 536

O

Oberfläche nach BET 40, 304
Oberfläche, spezifische **30**, 58, 185
–, volumenbezogene 79
Oberflächenaktivität 56, 188, 309, **344**, 355
Oberflächenarbeit 57
Oberflächenbestimmung 29
Oberflächenenergie, freie 57
Oberflächenfilter 14
Oberflächenfiltration 11
Oberflächenmethode 524
Oberflächenmeßmethoden 29, **38**, 40
Oberflächenspannung 49, 56 ff., 321, 345, 361
Oberflächenvergrößerung 3, 43 f., 48, 57, 154
Oberstempel 178
Octylalkohol 454
Octyldodecanol 597
Octyldodecanolum 597 f.
Ocularia 631
Ocusert® 419, 464
Ohrenpuder 625
Ohrensprays 625
Ohrenspülungen 626
Ohrentampons, medizinisch angewendete 626
Ohrentropfen 339, 625
Okklusion 325
Okularmikrometer 34
Öl 324, **542**, 597
Öle, ätherische 25, 47, 81, 153, 155, 189, 239, 244, 274, 331, 423, 439, 443 f., 450, 489, 493, 542
–, fette 64, 158, 239, 274, 288, 296, 304, 314, 339, 343, **388**
–, gehärtete 254
–, pflanzliche 305, 336

–, tierische 305
–, vegetabilische 343
–, Vitamin-A-haltige 239
Olea 597
Olefine 489
Oleogele 304 f.
Oleylalkohol 361
Oleyli oleas 597
Oleyloleat 389, 597
Olivae oleum 598
Olivenöl 296, 388, 598
Ölzucker 153
Opadry® 221, 223
OPC-Ampulle 381
Ophthalmika 88, **413**, 419
Ophthiole® 417
Ophthiolen 541
Opii tinctura normata 622
Opiumtinktur, eingestellte 622
Oraltabletten 164, **191**
Oryzae amylum 599
Ösipus 301
Osmolalität 391
Osmolarität 391
Osmometer 390 f.
Ostwald-Beziehung 42
Ostwald-Fenske-Viskosimeter 67
Ostwald-Viskosimeter 67
Otoguttae 339
Overkill-Verfahren 553
Oxidasen 353
Oxidationsmittel 506
7-Oxocholesterol 300
Oxoniumstrukturen 89
Oxypolygelatine 403
Ozonabbau 425
Ozonschicht 429

P

PA 532
Packmittel 521, 523
–, pharmazeutische 538
Packungen, kindergesicherte 523
Paddle-Methode **199**, 265
Pall®-Adsorp-Filterkerzen 17
Palmitoylascorbinsäure 598
Pankreaspulver 554
Panthesin® 488
Papaverin Löslichkeit 45 f., 516
Papaverinhydrochlorid 274, 276, 517
Paracetamol 276, 515
Paraffin 189, 343
–, dickflüssiges 64, 350, 598
–, dünnflüssiges 64, 598
–, flüssiges 85, 87, 191, 239, 273, 295, 302, 314, 322, 336, 431

–, hartes 314
Paraffinemulsion 343
Paraffinum liquidum 598
Paraffinum perliquidum 296, 598
Paraffinum solidum 296, 594
Paraffinum subliquidum 296
Paraformaldehyd 272, 500
Parallel-line-assey 114
Parameter, empirische, modellunabhängige 126
Parameter, funktionsgebundene, modellabhängige 127
Parenteralia 88, 379 ff., 501, 585, 628 ff.
–, Behältnisse 381 f., 387
– diluenda 628
Parenteraltabletten 164, 192
Parlodel LA® 470
Partialglycerida longicatenalia 598
– mediocatenalia 598
Partialglyceride, höherkettige 598
–, mittelkettige 598
Partikelaufbau 167, 172
Partikeldiffusion 264
Partikelform 155
Partikelkontamination 411
Partikeln, mikronisierte 397
Partikelreibung 65, 155
Partoscop 564
Pastae 323
Pasten 241, 291, 306, **323**, 328, 377, 612, 614
Pasten-Druckgaspackungen 429
Pasteurisieren 402, **552**
Pastillen 163
Patentblau V 226
Patronenapparate 101
Pellegrini-Trommeln 231
Pelletiereinrichtungen 173
Pellets **173**, 210, 259, 433
Penetration 133, 291
Penetrationsbeschleuniger 327
Penetrationsenhancer 472
Penetrationsvermittler 327
Penetrometer 333
Penetrometrie 333
Penicillin 299, 416, 485
–, Abbaureaktionen 485
–, Halbwertszeit 138
Penicillin-G 142
Penicillin-G-Natrium 397
Penicillin-G-Procain 397
2,3-Pentadion 243
Pentaerythritmonostearat 355, 361

Pentobarbital 47
Pepsin 223
Peptide 472
Peptisation **84**, 372
Peptisatoren 88, **371**, 373, 396
Peptone 223
Peressigsäurezubereitungen 550
Periston® 313
Peritonealdialyse 409
Perkolation **447**, 455, *621f.*
Perkolationsverfahren 451
Perkolatoren 447, 452
Perlon® 532
Perlon®-Beutel 439
Perlpolymerisation 254, 526
Permeabilitätsbestimmung 38
Permeabilitätsmethode 29
Permeation **133**, 328
Permeationsrate 461, 464, 472
Permutite 98f.
Peroralsuspensionen 376f.
Peroralsystem Oros® 460
Peroraltabletten 191
Peroxidasen 353
Peroxidzahl 388, 490
Persorption 136
Perubalsam 271, 310
Pethidin 516
PEX-Verfahren 440
Pfizer-Tablet-Hardness-Tester 204
Pflanzenextraktion 444
Pflanzenöle 406, 417
Pflanzenpulver 165
Pflanzenschleime 64
Pflaster 335, *584*
–, Klebmasse 335
–, Reißfestigkeit 336
Pflastersprays 336
Pfortader 280
Pfropfcopolymere 526
ph-Wert 415, 485, 491, 502, 512, 515, 517
–, kritischer 515
ph-Zersetzungsdiagramm 486
Phagozytose 136
Pharmaceutical Inspection Convention 75
Pharmacoat® 218
Pharmakokinetik 123
pharmazeutische Technologie, Methoden *581*
Phase, äußere 344
–, dispergierte 81
–, disperse 79, 344, 369
–, disperse, innere 293, 344
–, flüssig-kristalline 343, 346

–, geschlossene 344
–, heterogene 526
–, homologe 526
–, hydrophile 293, 343
–, hydrophobe 343
–, kubische 347
–, lipophile 293
–, offene 344
Phasenaerosole 430
Phaseninversion 350
Phaseninversionstemperatur 350
Phasenkolloide 83
Phasenkontrastmikroskopie 410
Phasentrennung 242, 370, 513
Phasenumkehr 348, 350
Phasenumkehrtemperatur 350
Phasenvolumen 347
Phasenvolumenverhältnis 342, 375
Phenazon 138, 165
Phenobarbital 46, 485, 516
Phenobarbitalampullen 510
Phenole 56, 93, 309f., 488, 503ff., 506, 515, 520
Phenolderivate 503
Phenolharze 525, **532**
Phenoplaste 526
Phenothiazinderivate 91
Phenothiazine 322
Phenoxymethyl-Penicillin 46
Phenylbutazon 145, 274
Phenylephrin 413
Phenylethylalkohol 408
Phenylhydrargyri boras 598
Phenylhydrargyri nitras 599
Phenylmercuriacetat 506
Phenylmercuriborat 506, 598
Phenylmercurinitrat 506, 599
Phenylpropanolaminhydrochlorid 460
Phenylquecksilberacetat 518
Phenylquecksilber(II)-acetat 93
Phenylquecksilberborat 518
Phenylquecksilber(II)-nitrat 599
Phenylquecksilbernitrat 518
Phenylquecksilbersalze 415
Phenylsalicylat 165
Phosphatpufferlösungen 394
Phospholipide 468
Phosphor(V)-oxid 22
Phosphorsäurederivate 499
Photoprotektoren 322
Photosedimentometer 29, 35, 37
Phthalsäure 47
Phthalsäureester 223
Physisorption 39
Physostigmin 413, 489
PIC-Richtlinie 569

Piezokristall 432
Pigmente 213, 370, 545
–, opake 236
Pigmentsuspensionen 215
Pillen 163
Pilocarpin 413, 464, 506
Pilocarpinhydrochlorid 46, 517
Pinhole-Detektoren 410
Pinozytose 136
Pipette
– nach Andreasen 36
– nach Donnan 61
Pipettenanalyse 29, 35
– nach Andreasen 37
Piroxicam 281
–, rektale Resorption 281
Pistill 3
pKs-Wert 145
Plasdone XL® 45
Plasma 402
Plasmaersatzmittel 403
Plasmapherese 402
Plasmaspiegelwert 266
Plasmolyse 390
Plastadur® 533
Plastibase® 296
Plastizität 294, 317
Plateauzeit 266
Platte-Kegel-Meßeinrichtung 69
Platte-Meßeinrichtung zum Tensiometer 59
Plexiglas 532
Pluronic® 225
Pluronic P® 358
Poise 63
Polarität 488
Polarographie 92
Polieremulsion 213
Polieren 211, 213
Polierfettmischung 211
Polierlösung 213
Poliertalk 211
Poliertrommeln 213
Polierwachs 213
Poloxamere 358
Polyacrylate 533
Polyacrylatzubereitungen 304
Polyacrylester 295
Polyacrylsäure 14, 89, 188, **312**f., 364, 416, 512f., 521
Polyaddition 526
Polyamide 14, 102, 124, 262, 336, 525f., **532**, 537
Polyaminsäure 262
Polyanhydride 262
Polyarabinsäure 353
Polybutadien 546
Polycarbonat **532**, 535, 537, 568

Polycarbonatfolien 14
Polychlorbutadien 547
Polyene 489
Polyester 14, 336, 526, 531, 537
Polyesterharze 525
Polyethylen 14, 84, 296, 522, 528 f., 530, 536, 539
Polyethylen-Folien 542
Polyethylen-Polyamid 536
Polyethylen-Polyvinylchlorid 536
Polyethylenglykol 1000 270
Polyethylenglykol-1000-cetylether 51
Polyethylenglykol 4000 270
Polyethylenglykol 400–6000 166
Polyethylenglykol 5000 (fest) 270
Polyethylenglykol 600 (flüssig) 270
Polyethylenglykol 6000 45
Polyethylenglykole 45 f., 67, 89, 166, 186, 189, 192 f., 225, 235, 239, 259, 298, 318, 361, 376, 469, 489, 504, 519
–, flüssige 305
Polyethylenglykolester 89
Polyethylenglykolether 47, 89
Polyethylenglykolgrundlage 322
Polyethylenglykolsalbe 513
Polyethylenglykolsorbitanoleat 64
Polyethylenglykolstearate 519 f.
Polyethylenoxid 298
Polyethylenterephthalat 124, 532
Polyglutaminsäure 262
Polyglycerole 359
Polyglycerolester 359
Polyglycerololeat 360
Polyhydroxycarbonsäuren 222, 224
Polyisobutylen 295, **547**
Polyisopren 546 f.
Polykondensatharze 98
Polykondensation 526
Polylactide 470
Polylactid-Coglycolid 470
Polymazeration 446
Polymermikropartikel 470
Polymere 241, 260, 262, 469, 472
Polymerisation 359, **500**, 526
Polymerisationsgrad **308**, 313, 529
Polymethacrylate 222, 532
Polymethacrylsäure 471
Polymethylmethacrylat 418
Polymilchsäure 262, 398
Polymorphie **143**, 269
Polymorphismus 269

Polymyxin 565
Polyole 51, 311 f.
Polyolefine 528 f., 535
–, Zugfestigkeit 530
Polyoxyethylen 356 ff.
–, Fettalkoholether 357
Polyoxyethylen (400)-monostearat 357
Polyoxyethylen-Polyoxypropylen-Copolymer 225
Polyoxyethylen (4)-sorbitanmonolaurat 356
Polyoxyethylen (5)-sorbitanmonooleat 356
Polyoxyethylen (20)-sorbitanmonolaurat 356
Polyoxyethylen (20)-sorbitanmonooleat 356
Polyoxyethylen (20)-sorbitanmonopalmitat 356
Polyoxyethylen (4)-sorbitanmonostearat 356
Polyoxyethylen (20)-sorbitanmonostearat 356
Polyoxyethylen (20)-sorbitantrioleat 356
Polyoxyethylen (20)-sorbitantristearat 356
Polyoxyethylenstearat 357
Polyoxyethylencetylether 358
Polyoxyethylenderivate 349
Polyoxyethylenglycerolmonostearat 302 f.
Polyoxyethylenglyceroltriricinoleat 357
Polyoxyethylenlaurylether 358
Polyoxyethylenoleylether 358
Polyoxyethylenregion 50
Polyoxyethylensorbitan, Partialfettsäureester 356
Polyoxyethylensorbitanfettsäureester 356
Polyoxyethylensorbitanmonostearat 348
Polyoxyethylenstearat 357
Polyoxyethylenstearylether 358
Polyoxypropylen 358
Polyphosphate 494, 499
Polyplasdone® 221, 313
Polyplasdone®XL 188
Polypropylen 13 f., 124, 526, **529** f., 536 f., 539, 564
–, isotaktisches 529
Polysiloxane 320
Polysorbat 20 599
Polysorbat 60 599
Polysorbat 80 599
Polysorbate 599

Polysorbatum 20 599
Polysorbatum 60 599
Polysorbatum 80 599
Polysorbitane 89
Polystyren 278
Polysterol P60® 532
Polysterol P70® 532
Polystyrol 84, 532, 537, 539, 543
Polystyrol BW 532
Polystyrolharze 98
Polysulfidkautschuk 547
Polyterephthalsäureester 537
Polytetrafluorethylen 14, **529**, 567
Polyurethane 526, **533** f., 547
Polyvidon 212 f.
Polyvidonacetat 221 f.
Polyvinylacetat 255, 471
Polyvinylacetatphthalat 221, 223
Polyvinylalkohol 89, 313, 416
Polyvinylchlorid (PVC) 13 f., 124, 255, 278, 299, 336, 522, 525 f., **531**, 536 f.
–, Folien 542
Polyvinylderivate 220 ff.
Polyvinylidenchlorid (PVDC) 531, 536, 564
Polyvinylpyrrolidon (PVP) 45 f., 89, 166, 168, 188, 215, 221 f., 254, **313**, 364, 398, 407, 416, 426, 521
Polyvinylpyrrolidon K 30 45
Polyviol® 313
Polywachse® 270, 298
Pomeranztinktur 622
Ponceau 4 R 226
Poren 154, 185
Porenabdichter 545
Porosität **158**, 170, 185, 187, 190, 233, 259, 278
Porphyrisator 323
Porzellanreibschale 153
Potential, elektronisches 372
Potentialdifferenz 372
Potenzierung 638
Povidon 221 f., 599
Povidonum 599
Praeparationes pharmaceuticae in vasis cum pressu 633
Prallapparaturen 370
Pralleffekte 446
Prednisolon 130, 145, 482, 489, 518
Prednisolon-21-phosphat 397
Prednisolonacetat 518
press coated tablets 255
Preßbalg 18
Preßdruck 148, 178, 186

Preßeinrichtungen 17
Pressen 167
–, hydraulische 17, 442, 445
–, instrumentierte 182
Presser, nach Willmes 18
pressure expansion 440
Preßgeschwindigkeit 190
Preßglanz 178
Preßgranulate 168 f.
Preßkraft 183, 190
Preßrückstand 18
Preßsäfte 442
Preßstationen 179
Preßverfahren **272** f., 287, 442
Preßverhalten 142
Preßzäpfchen 273
Primäremulsion 365
Primärpackmittel 279, 523
Primärtrocknung 24
Problemarzneistoffe 130, 134, 419
Procain 46, 275, 516
Procain-Penicillin 248, 396
Procainglycosid 518
Procainhydrochlorid 276, 513, 517 f.
Procainzersetzung 486
Pro-drug-Systeme 464
Produktionshygiene 76, 501
Produktionskontrolle 125
Produktionsüberwachung 184
Progestasert® 465
Projektionsmikroskop 34, 378
prolonged action 249
prolonged-release-Typ 249
2-Propanol-haltiges Carbomergel 615
Propellerrührer 9
Propionsäure 507
Propyl-4-hydroxybenzoat 504, 599
Propyl-p-hydroxybenzoat 304
Propylenglycoli octanoas et decanoas 599
Propylenglycolum 599
1,2-Propylenglykol 47, 148, 327
Propylenglykol 225, 304, 599
Propylenglykoloctanoatdecanoat 599
Propylenglykolpropionat 47
Propylhydroxybenzoat 519
Propylisparahydroxybenzoas 599
Propylparaben 519
Propyphenazon 48, 276, 514 f.
Prostaglandine 47, 398
Protamin-Insulin 248, 396
Protamin-Zink-Insulin 396
Proteinemulgatoren 346

Prüfanordnung nach Setnikar und Fantelli 284
Prüfapparatur nach Kröwczynski 284
Prüfflüssigkeiten 124
Prüfsiebe 33
Prüfung auf Abwesenheit spezieller Keime 576
– auf ausreichende Konservierung 590
– auf mikrobielle Verunreinigung 572, 574
– von Behältnissen 547
Pseudoemulgatoren 364
Pseudoemulsion 269
Pseudomorphin 500
Pseudopolymorphie 144
PSS®-Filterkerzen 17
Psychrometer 26
Puder 29, 156, 306, 328, 426, 478, 549, 568
–, adstringierende 158
–, desinfizierende 158
–, flüssige 369
–, juckreizstillende 158
–, Oberflächengröße 158
–, resorbierbare 158
–, schmerzstillende 158
–, spezielle 158
–, Streueigenschaften 157
–, Streufähigkeit 156, 160
–, überfettete 158
Puderaerosole 431
Pudergrundlagen 156 f.
Puderzucker 215
Pufferkapazität 394, 415
Pufferlösungen 394, 416
Puffersubstanzen 148, 396
Puffersysteme 394
Pulver 27, 29, 74, 141 f., **153**, 160, 478, 585, 605
–, abgeteilte 155
–, einfache 155
–, einzeldosierte 155
–, hydrophile 370
–, mikronisierte 323
–, nicht abgeteilte 155
–, rheologische Eigenschaften 154 f.
–, Rieselfähigkeit 142, 159
–, ungemischte 155
– zur Einnahme 605, 630
– zur Herstellung von Infusionszubereitungen (Parenteralia) 605, 630
– zur Inhalation 635
– zur kutanen Anwendung 605
–, zusammengesetzte 155

Pulveragglomeration 3
Pulverbett 153, 158
Pulverdispensiergeräte 156
Pulvereigenschaften 156
Pulveres 605
– parenterales 628
– simplices 155
– titrati 439
Pulverinhalatoren 432, 434
Pulvermischdose nach Wolfsiffer 8, 155
Pulverreibschale 155
Pulverschere 155
Pulvertee 454
Pulververpackungsmaschinen 156
Pumpen, implantierbare 465
Pumpzerstäuber 432
Punkt, isoelektrischer 83
Push-pull-System 460
Pyknometer 54
Pyrex-Gläser 524
Pyridiniumverbindungen, quartäre 512
Pyrogallol 303, 310, 319, 331
Pyrogel® 388
Pyrogenbefreiung 387
Pyrogene 385, 501, 566
pyrogenfrei 619
Pyrogenfreiheit 380, 386
Pyrogentest 408
2-Pyrrolidon 327

Q

Quadratwurzelgesetz nach Higuchi 329
Qualität
–, mikrobielle pharmazeutischer Zubereitungen 590
Qualitätsgläser 524
Qualitätskontrollsystem 77
Qualitätssicherung 75, 77
Qualitätssicherungssystem 76
Quasiemulgatoren 364
Quasiviskosität 512
Quats 353, 505
Quecksilber 64, 505
Quecksilber(II)-chlorid 517
Quecksilbersalben 291
Quecksilbersalze 299
Quellstoffe 260, 304, 339
–, makromolekulare 292
Quelltone 306
Quellung 20, 89, 91, 188, 292, 304, 306, 309, 312, 366, 443 f., 447, 450, 530, 535, 546
Quellungsdruck 187 f.
Quellungsvorgang 310, 328

Quellungswasser 20
Quellvermögen 166
Querstrom 572

R
Radikalfänger 494
Radiolyse 407
Radionuklid ^{60}Co 564
Radionuklid ^{99m}Tc 407
Radionuklide **406**
Radiopharmaceutica *620*
Radiopharmaka **406**, 470
Radiotracer 406
Raffination 270, 295
Rahmenfilterpressen 15
Randwinkel **61**, 362, 371
–, Messungen 62
Ranzidität 268, 319, 324, **489**f.
Ranzigwerden 270
Raoult-Beziehung 390
Ratanhiae tinctura *622*
Ratanhiatinktur *622*
Reaktionen 1. Ordnung 480
Reaktionen pseudoerster Ordnung 480
Reaktionsgeschwindigkeit 488
Reaktionsgeschwindigkeitskonstante 479, 481
Reaktionshemmer 248
Reaktivität, chemische 537
Rectalia **267**, *583*, *610*
Redispergierung 374
Redoxpotential 491, 494, 496
Referenzverfahren 553
Regelkarten 117, 120 f.
Regression, lineare 111
Regressionsverfahren 103, 110
Rehocel® 166
Reibfestigkeit 203
Reibschale 3
Reibung 153
–, innere 62
–, interpartikuläre 160, 316
Reibungselektrizität 363
Reibungskräfte 3
reine Räume, Klassifizierung 569
Reinheit, mikrobielle **76**, 323, 434
Reinheitsanforderungen, mikrobielle 554
–, mikrobiologische 509
Reinräume, Klassifizierung 569
Reisstärke 311, 599
Rekristallisation 317, 323, 483
Rekristallisationserscheinungen 299
Rektalkapseln 282, *583*, *610f.*

Rektallösungen, Pulver und Tabletten zur Herstellung von *583*
Rektalsuspensionen, Pulver und Tabletten zur Herstellung von *583*
Rektaltampons 279
repeat action 250
Repeat-release-Typ 250
Reperkolation 448
Reserpin 489
–, Zersetzung 130
Resinate 258, 335
Resistenz, hydrolytische 524
Resistenzgruppen 524
Resistenzstufen 550
Resorcin 299
Resorcinol, Zersetzung 488
Resorption 29, 61, 93, **132**, 141, 147, 149, 185, 192 f., **195** f., **200**, 252, 268, 271, 281, 287, 330, 341, 397
Resorptionsbeeinflussungen 84, 140
Resorptionsbeschleuniger 88, 148
Resorptionsfenster 262
Resorptionsgeschwindigkeit 133, 145
Resorptionsmechanismen 132
Resorptionsmodell nach Stricker 200
Resorptionsmodelle 124
Resorptionsrate 146
Resorptionssalben 291
Resorptionssysteme 461
Resorptionsverhalten 88, 147, 482
Resorptionsverzögerer 148
Resorptionszäpfchen 267
Respirationstrakt 424
Retardarzneiformen 249, 258, 262, 266
Retardpräparate 247
Retentionseigenschaften 14
Retrogradation 311
Reuter-Centrifugal-Sampler 570
Revalidierung 554
Reversosmose 102
Reynold-Zahl 67
Rezeptur-Formularium, Neues 578
Rh-Urtinkturen *643*
Rhabarbertrockenextrakt *624*
Rhei extractum siccum normatum *624*
Rheodestruktion 66
Rheogramm 63 f.

Rheologie 62, 93
Rheomat 69
Rheopexie 66
Rheotest 69
Rheoviskosimeter nach Höppler 333
Rheumasalben 291, 325
Rhinoguttae 339
Ribbonmischer 8, 10
Riboflavin 226
Ricini oleum *600*
Ricini oleum hydrogenantum *600*
Ricini oleum raffinatum *600*
Rieselfähigkeit 142, 159
Rifamycin 482
Rigimesh®-Filter 17
Ring-Meßeinrichtung zum Tensiometer 59
Ringer-Lösung 399 f.
Ringmühle 4
Ringprobe 368
Rizinusöl 87, 225, 244, 274, 296, *600*
–, hydriertes 296, *600*
–, polyoxyethyliertes 51
–, raffiniertes *600*
Rohgummi 545
Rohwolle 301
Rohwollwachs 301
Rongalit® 395
Rose-Gleichung 8
Rotating-basket-Methode 198, 265
Rotationsmaschine 178 f.
Rotationsviskosimeter 65, **68**, 333
Rotor-Einsatz 232
Rotovisko 69
RRSB-Verteilung 31
Rückdehnungsenergie 184
Rückstand 31
Rührblattmethode 126
Rühren 8
Rührflügel 180
Rührstäbe 9, 370
Rührwerke 279, 366
Rundläuferpresse 179, 256
Rutin 485
Rüttelsiebung 7
Rüttelvolumen 159

S
Saccharin-Natrium *600*
Saccharinum natricum *600*
Saccharose 51, 189, 191 f., 215, 288, 339, 400, 441, 454 f., *600*
Saccharosedioleat 359

Sachregister

Saccharosedipalmitat 359
Saccharosedistearat 359
Saccharoseester 358
Saccharosemonolaurat 359
Saccharosemonomyristat 359
Saccharosemonooleat 359
Saccharosemonopalmitat 359
Saccharosemonostearat 359
Saccharosesirup 211
Sacchrum *600*
Saccharum amylaceum 399
Sal 153
Salbe, weiche 303
Salben 29, 66, **291**, 298, 300, 306, 328, 343, 352, 368f., 426, 493, 501, 507, 549, *613*, *638*, *641*
–, antiphlogistische 319
–, Aufbewahrung 318
–, emulgatorhaltige 293
–, Haltbarkeit 318
–, hydrophile *612f.*, 615
–, hydrophobe 294, *612f.*
–, kolloidchemischer Aufbau 292
–, lipophile 326
–, metallpulverhaltige *648*
–, nach Strathmeyer *648*
–, O/W-Typ 293, 325
–, spezielle 319
–, Verpackung 318
–, wasseraufnehmende *612f.*
–, wasserfreie 315
–, wasserhaltige hydrophile 303, *616*
Salben-Druckgaspackungen 429
Salbenbereitung 150
Salbengele 65
Salbengrundlagen 81, 87, 292
–, hydrophile 326
–, hydrophile wasseraufnehmende 302
–, lipophile wasseraufnehmende 300
Salbenkapseln 239
Salbenmühle 316
Salbenspreitung 321, 333
Salia 153
Salicylsäure 7, 51, 146, 154, 158, 272, 299, 303, 312, 315, 317, 328, 343, 370, 507, 515f.
Salicylsäurederivate 223, 506
Salicylsäurephenylester 50, 52
Salicylsäuresalben 291
Salol 515
Sandimmun® Optoral 471
Sandwich-Tabletten 257
Sartobran® II 567

Sartobran®-Filter 17
Sartochek® 568
Sartorius®-Filter 13
Sattdampf 556
Sättigungskonzentration 42, 44, 198
Sättigungstemperatur 26
Saugfähigkeit, osmotische 299
Säure-Base-Katalyse 486
Säure- und Alkalibeständigkeit 14
scanning-slit 34
Schachtelpulver 155
Schattentrocknung 21
Schaufelmischer 10
Schaufeltrockner 22
Schaukeltest 334
Schaumaerosole 431
–, Spreitbarkeit 431
Schaumbäder 81
Schaumbildung 94, 288, 454
Schäume 81, 426
Schaumzerstörer 454
Scheibenmühle 4
Schellack **220**, 222f., *600*
Schellolsäure 224
Scherer-Verfahren **240**, 280
Schergefälle 63f., 68
Schichtenfilter 11
Schichtsuppositorien 522
Schichttabletten 522
Schlagbecher 5
Schlagfestigkeit 203
Schlagkreuz(messer)mühle 5
Schlagkreuzmühle 4f., 315, 323
Schlagmühlen 154
Schlagnasenmühle 4f.
Schlagprallmühle 4f., 315
Schlagstiftmühle 4f.
Schlauchblasverfahren 528
Schleime 79, 81, 339, 442
Schleimhaut-Adhäsivformen 472
Schleimsalben 311
Schleimstoff 143, 312, 339, 375f., 396
Schmelzbereich 55, 268, 274, 297
Schmelzcharakteristika 54
Schmelzeinbettung 45
Schmelzpunkt 268, 270, 275
Schmelzverfahren 45
Schmelzverhalten 281
Schmiermittel 184, 186f.
Schmiermittelwirkung 189
Schneckendosierung 238
Schneckenextruder 172
Schneckenpresse 527

Schneckentrockner 22
Schnellläufer 179
Schnelldragierung 215
Schnellrührer 9
Schrank-Trocknung 22
Schroter 5
Schrumpffolien 543
Schrumpfkapseln 531
Schrumpfpackungen 543
Schubspannung 63, 68, 333
Schüttdichte 158
Schüttelfestigkeit 203
Schüttelgranulate 169
Schüttelmaschinen 366
Schüttelmazeration 446
Schüttelmixtur 79, 81, 326
Schüttelpinselungen 369
Schüttelprobe 205
Schüttelsiebung 7
Schüttelverschleiß 205
Schüttgewicht 304
Schüttgut 153
Schüttvolumen **158**, 177, 190
Schüttwinkel 159
Schulman-Zelle 201
Schutzgasatmosphäre 395
Schutzgase 493
Schutzkolloide 82, 526
Schutzsalben 291
Schwarmsedimentation 275
Schwebstoffe 11, **410**, 413f.
Schwebstofffreiheit 380, 413f., 420
Schwefel 7
Schwefelsäureester 352
Schweinefett 297
Schweineschmalz **296**f., *600*
Schwerkraftfiltration 11
Schwerkraftsichter 38
– nach Gonell 38
Schwerkraftsichtung 29
Schwermetallionen, Inaktivierung 499
Schwermetallionenfänger 395, 494
Schwerspat 336
Schwimmarzneiformen 262
Schwimmkapseln 262
Scopolamin 413, 461, 485
Searl-Prinzip 69
Seborrhoiker 304, 326
Sebostatiker 326
Sediment 362, 369
Sedimentation 269, 272, 274, 278, **362**, 372, 375, 377, **424**, 430
–, absetzende, behinderte 375
–, Analyse **35**, 154, **378**

–, aufstockende, unbehinderte 375
– im Fliehkraftfeld 29, 37
–, Messung 372
Sedimentationsgeschwindigkeit 275, 375
Sedimentationsmethoden 29, 35
Sedimentationsprozesse 364
Sedimentationswaage 29, 35 f.
Sedimentationszeit 37
Sedimentvolumen 375, **378**
Seifen 351, 506
Seifencresol 81
Seifenemulgator 345
Seifenspiritus, Rezeptur 273
Seifenzäpfchen 267
Seihen 11
Seitz® EK-1 567
Sekundärpackmittel 523
Sekundärpackungen 544
Sekundärtrocknung 24
Seren 23, 503
Serumbestandteile 402
Serumkonserve 402
Servac® 543
Sesami oleum 601
Sesamöl 388, 601
Sexualhormone 389
Shampoos 628
Shore-Härtetester 204
Sichtindikator 556
Sichtung 29, **38**
Siebanalyse 29, 31, **33**, 154, 178
Siebböden 25, 33
Siebdurchgang 7
Siebe 7, 580
Siebeffekt 7, 566
Siebfilter 14
Siebgut 7
Siebrückstand 7
Siebtrommel 18
Siebwirkung 11
Siebzeit 33
Siebzentrifuge 19
Siedepunktserhöhung 42, 52, 390
Siegeln 279
Sigma-minus-plot 127
Silber 227
Silica colloidalis anhydrica 601
Silicagel 454
Silicii dioxidum praecipitatum 601
Siliciumdioxid 155
– gefälltes 601
–, hochdisperses 87, 156 ff., **166**, 189, 215, 274, 293, **304**, 377, 483, 520

–, kolloidales 221
Silicone 534
Siliconemulsion 454
Silicongummi 539
Siliconharze 320, 534
Siliconisieren 241, 524
Siliconkautschuk 320, 388, 534, 547
Siliconöl 305, 320, 534
Siliconsalben 320
Siliconüberzüge 524
Silipur® 304
single units 250
single-units-Arzneiformen 263
Sink-Bedingungen 3, **197**, 462
Sinnesprüfung 451
Sinterbrücken 176
Sintergranulate 168
Sintern 24, 153
Sirup, einfacher 339
Sirupe 11, **339**, 614
– mit Drogenauszügen 339
– mit Fruchtsäften 339
Sirupi 339, 614
Sirupus simplex 339, 617
Skin-blanching-Test 331
Snap-Fit®-Kapseln 238
Softisan 378® 298
Sojabohnenöl 388
Sojalecithin 468
Sol-Gel-Umwandlung 271
Solani amylum 595
Sole 83 f.
solid lipid nanoparticles 470
Solubilisat, wäßriges 342
Solubilisatoren 44, **48**, 84, 88
Solubilisierung 44, **48**, 56, 149, 350
Solubilisierungskapazität 350
Solutiones 339, 614
– ad haemocolaturam 619
– ad haemodialysim 618
Solvatation 41, 82, 535
Solvathülle 371 f., 375, 377
Sonnenblumenöl 296, 388
Sonnenschutzmittel 321
Sorbid 355
Sorbinsäure 304, 507, 601
Sorbit 24, 355, 601
Sorbitan, Partialfettsäureester 355
Sorbitane 355
Sorbitanmonolaurat 356
Sorbitanmonooleat 356
Sorbitanmonopalmitat 356
Sorbitanmonostearat 348, 356
Sorbitantrioleat 356
Sorbitantristearat 356

Sorbitol 51, 148, 192 f., 235, 304, 355, 375, 400, 405 f.
Sorbitol-Lösung 70% (kristallisierend) 617
– 70% (nicht kristallisierend) 617
Sorbitolum 601
Sorbitolum 70 per centum cristallisabile 617
Sorbitolum 70 per centum non cristallisabile 617
Sorption 154, 521, 536
– von Konservanzien 502
Southwest-Research-Institut-Verfahren 244
Soxhletverfahren 448
Spacer 428
Spagyrische Urtinkturen
– nach Krauß 644
– nach Pekana 648
– nach Strathmeyer 648
– nach Zimpel 644
Spalthomogenisator 318
Span® 355 f., 506
Span®-Typen 454
Span 20® 356
Span 40® 356
Span 60® 348, 356
Span 65® 356
Span 80® 350, 356
Span 83® 356
Span 85® 356
Spansules 247
Spezialprescoter 256
Sphärokolloide 84
Sphäronisation 173 f.
Spheronizer 174
Spindeldosierung 238
Spindelpresse 17, 442, 445
Spinhaler® 434
Spiralmodule 102
Spiralwindsichter nach Bahco 38
Spiritus
– camphoratus 616
– medicata 339
Spontanumhüllungen 244
spray bandages 426
Sprays 424, 426, 472
Spritzampulle 381
Sprühaggregate, vollautomatische 229
Sprüherstarrung 165, 168, 172
Sprüherstarrungsgranulierung 174
Sprühkopf 427
Sprühpuderflaschen 544
Sprühscheiben, rotierende 25

Sprühtests 435
Sprühtrocknung 25, 44, 144, 166, 168, 172, 174, 255, 453
Sprühtrocknungsgranulierung 174
Sprühturm 25
Sprühverbände 336, 426
Sprühverperlung 174
Spüllösungen 409
squeeze bottles 544
Stabilisatoren 296, 354, **364**, 366, **376**f., 407, 483, 526f., 535, 545
–, antioxidative 395
– für Fette 497
Stabilisatorzusätze 217
Stabilisieren 394, 509
Stabilisierung, mikrobielle 501
Stabilisierungsmaßnahmen 483, 485, 491, 499, 509
Stabilisierungsmittel 402, 430
Stabilität 52, 56, 88, 93, 125, 146, 155, 268, 292, 297, 319f., 346, 350f., **362**, 367, 382, 405, 407, 416, 439, 443, 471, **477**
–, chemische 364
–, mikrobielle 364
Stabrührer 366
Stalagmometer nach Traube 59
Stalagmometermethode 59
Stampfdichte 158f.
Stampfmörser 3
Stampfvolumen **158**f., 177, 190, 304
Stampfvolumeter 159
Stampfvorrichtungen 181
Standardpräparat 128
Standardverfahren 553
Stanzverfahren 239
Stärke 89, **157**, **165**, 170, 185, 288, 455, *601*
Stärkeabkömmlinge, hydroxylkylierte 376
Stärkehydrolysate 165
Stärkekapseln 235
Stärkekleister 168
Stärken 554
–, modifizierte 157, 431
Stärkequellung 311
Staubaerosole 423
Staudinger, Schema von 80
Stearatcremes 303, 318
Stearate 157
Stearin 189
Stearinsäure 196, 298, 350f.
Stearylalkohol 352, 354
Steckkapseln 235
Steinkohlenteerlösung 303

Stempelwerkzeuge 190
Sterilfiltration 414, 566
Sterilisation 387f., 395, 496, 549ff., 559, 561, 588
–, Bewertung der Wirksamkeit 552f.
– durch ionisierende Strahlen 555
– durch trockene Hitze 555, **562**, *589*
–, fraktionierte 552
–, kontinuierliche 560
– mit mikrobiziden Gasen 551, 565
– mit trockener Hitze 551
– mit Wasserdampf 382, 555ff., 589
– von Arzneiformen 549
Sterilisationsmethoden 555, 588
Sterilisationsverfahren 551f., 554
–, Wirksamkeit 552
Sterilisationszeit 553
Sterilisatoren 557ff.
Sterilisierautoklaven 556
Sterilisierbarkeit 537
Sterilisieren 549
Sterilisiertunnel 563
Sterilisierzeit 559
Sterilität 412, 414, 420, 434, 549, *619f., 631*
–, Prüfung 408, 412, 549, 572f.
Sterilitätsprüfung 573
Sterilitätstest 408, 574
Sterilkapseln 569
Sterilkästen 414, 569
Sterilprodukte 572
Sterilraum 24
Sterilzentren 558
Stiftmühlen 154
Stirocell® 532
Stiromer® 532
Stocklack 224
Stoffe, amorphe 143
–, lipoidlösliche 398
–, oberflächenaktive 346, 454
–, oxidationsempfindliche 189, 492
–, schwerlösliche 44
–, temperaturempfindliche 22
–, wasseraufsaugende 441
Stokes 63
Stokes-Einstein 35
Stokes-Gesetz 35, **275**, 362, 364, 375, 395
Stokes-Kugelfallgesetz 68
Stokes-Monsanto-Hardness-Tester 203

Stopfenmaterialien 387
α-Strahlen 14, 564
β-Strahlen 406, 564
γ-Strahlen 387, 406, 434, 551, 564
Strahlen, ionisierende 535
Strahlensterilisation 551, 564, 589
Strahlung, radioaktive 407
Strahlungstrocknung 19
Strangpresse 172
Stratum corneum 324
Streckmittel 88, 185
Streßtest 478
– unter isothermen Bedingungen 478
– unter nichtisothermen Bedingungen 479
Streukügelchen *638*, *640*
Streulichtverfahren 29, 35
Streuungsquotient 105
stripping test 330
Strömungsbrecher 10
Strong-Cobb-Tablet-Hardness-Tester 204
Stützmaterialien 13
Stützsiebplatte 13
Styli 288
Styrofan® 532
Styroflex® 532
Styrol 470
Styropor® 532
Sublimation 154
Sublingualtabletten 186, **192**f.
Substanzpolymerisation 526
Substitutionsreaktionen 518
Succinylsulfathiazol 145
Sulfamerazin 138
Sulfanilamid 47, 146, 276, 516
Sulfapyridin 516
Sulfathiazol 45, 165, 313, 505
Sulfisomidin-Natrium 521
Sulfite 564
Sulfonamide 47, 51, 144, 170, 223, 246, 271, 299, 322
Sulfonate 513
Summenverteilungskurve 31, 34, 38
Suppo-Steril® 278
Suppogen O® 270
Suppogen ON® 270
Suppositorien 29, 74, 140f., **267**, 281ff., 298, 343, 369, 542, *581*, *583*, *585*, *610f.*, *642*
–, Bruchfestigkeit von 284, *611*
–, Erweichungszeit lipophiler *611*
– für Kinder 267

Suppositorien-Penetrationstester Typ PM 3 der Firma Erweka 284
Suppositorien-Zerfallszeittester der Firma Erweka Typ ST 30 283
Suppositorienbruchfestigkeitstester Typ SBT der Firma Erweka 285
Suppositoriengießtöpfe 278
Suppositorienmassen 268, 306
–, Bereitung 150
–, fette und fettartige 268
–, spezielle 274
–, Spreitung 281
–, wasserlösliche elastische 271
–, wasserlösliche hochschmelzende 270
Suppositorienpresse 273
Suppositorienschmelzprüfer Typ SSP der Firma Erweka 283
Surelease® 221
Suspensionen 34, 36, 47, 50, 64, 66, 81, 83f., 140f., 143, 150, 153, 217, 240, 253, 306, 312, 323, 339, **369**, 376, 382, **395**, **417**, 426, 430, 478, 501, 506, 510
–, erstarrte 274
–, feste 81
–, ölige 339, 377, **388**, 396f.
– zum äußeren Gebrauch 369
– zur Injektion 395, *629*
Suspensiones 369
Suspensions-Emulsions-Salben 317
Suspensionsaugentropfen 419
Suspensionsdichte 37
Suspensionsmethode 365
Suspensionsmittel 296, 395
Suspensionspolymerisation 526
Suspensionsquotient 378
Suspensionssalben **291**, 329, 334, 369, 377
Suspensionsstabilisatoren 377
Suspensionssuppositorien 81, **274**, 369
Suspensionsvermittler 372
Süßholzextrakt, dickflüssiger 452
Süßholzfluidextrakt, eingestellter *625*
Süßstoffe *614*
sustained action 249
sustained release dosage form 252
sustained-release-Typ 249
Symperonic® 358

Synärese 271, 295, 304
Synpor®-Filter 13
Synthesekautschuk 336, 546
System, bikohärentes 292
–, disperses 79f., 274
–, einfachdisperses 85
–, geschlossenes 197f., 281
–, grobdisperses 79, 85
–, heterodisperses 79
–, implantierbares, therapeutisches 465
–, inkohärentes 80, 323
–, iontophoretisches 472
–, isodisperses 79
–, kohärentes 80
–, kolloiddisperses 79f.
–, magnetisches 472
–, mehrfachdisperses 85
–, molekulardisperses 79f.
–, monodisperses 79
–, oculares therapeutisches 464
–, polydisperses 79
–, schallkontrolliertes 472
–, therapeutisches 130, 459
–, therapeutisches intrauterines 465
–, therapeutisches intravaginales 465
–, therapeutisches perorales 460
–, therapeutisches zur Infusionstherapie 466
–, transdermales therapeutisches 325, 330, 461
–, zweifachdisperses 85

T
T-Gas 565
Tabletta 163
Tabletten 27, 29, 47, 74, 140f., 153, **163**, 206, 210, 253f., 259, 281, 478, 543, *585, 605, 638, 640*
–, Arten 163f.
–, Bestandteile *606*
–, Bindemittel 186
–, deckelnde 168, 170, 190
–, extern anzuwendende 164
–, Fallverschleiß 206
–, Fehler 189ff.
–, Festigkeit 181
–, Feuchthaltemittel 189
–, Form 150
–, Füllmittel 186
–, Gewicht 163
–, Gleitmittel 186
–, homöopathische 185
–, Komprimiervorgang 178
–, lösliche 186

–, magensaftresistent überzogene 209
–, magensaftresistente 164, 202, 250, *582, 607*
– mit modifizierter Wirkstofffreisetzung *582, 608*
–, Nachhärten 483
–, nichtüberzogene *582, 606*
–, –, Rollfestigkeit 203
–, –, Sprengmittel 187f.
–, Prüfungen 202
–, Steghöhe 164
–, Typen 191
–, überzogene 209ff., 233, *582, 607*
–, –, Bruchfestigkeit 233
–, –, porenfreie Membranen 259
–, –, porenhaltige Membranen 259
–, –, Rollenbeanspruchung 210
–, –, Techniken 229ff.
–, Überzugsmaterial **216**, 259
–, Überzugsschicht 197, 215, 242
–, Überzugsverfahren 254f.
–, Zerfall 61
–, Zerfallszeit *581*
– zur Anwendung in der Mundhöhle *582, 608*
– zur Herstellung einer Lösung *582, 607*
– zur Herstellung einer Suspension *607*
–, zylindrische 216
Tabletten-Bruchfestigkeitstester TBH der Firma Erweka 204
Tablettendurchmesser 150, 163
Tablettenkerne 233
–, drageegewölbte 216
Tablettenmaschine 150, 165, 178, 190
Tablettenpresse 163, **178**, 255
Tablettiereinrichtungen, spezielle 179
Tablettierfehler 191
Tablettierhilfsstoffe 196
Tablettierwerkzeuge 190
Tabuletta 163
Tabulettae obductae 209
Talcum *601*
Talkum **156**, 158, 160, 170, 186, 191, 196, 215, 336, 376, 431, *601*
–, Schichtgitterstruktur 156
–, Schmierwirkung 156
Talkumgranulome 156, 193
Tangential-spray-Verfahren 232
Tannin 158, 223, 272, 313

Targesin® 414
Tartrazin 226, 228
Tauchrohrverfahren 230
Tauchschwertverfahren 230 f.
Tauchverfahren 236
Taupunkt 26
Taupunkt-Meßgerät 26
Taupunkttemperatur 26
Teer 312, 513
Teflon® 529
Teilchenenddurchmesser nach
 Feret 30
– nach Martin 30
–, statistischer 30
Teilchengröße 3, **29** f., 35, 42,
 79, 83, 141, 156, 248, 275, 315,
 323, **334**, 378, 397, 417, 420,
 423, *631*
Teilchengrößenanalyse 29 f.,
 33 f.
Teilchengrößenmessung mit
 Lichtstrahlen 29
Teilchengrößenverteilung 37
Teilchenmasse 30
Teilchenoberfläche 44
Teilchenvergrößerung 430
Teilchenvolumen 30
Teilchenzählung, elektronische
 37, 154
Teilchenzerkleinerung 47, 315
Tellermischer 10
Temperatur, eutektische 23 f., 514
–, kritische 449
Temperatur-Zeit-Diagramm 559
Temperaturangaben *579*
Temperaturbeständigkeit 14, 320
Temperatureinfluß 535
Temperaturkoeffizient 502, 553
Temperaturmeßfühler 559 f., 562
Temperaturmessung 230
Temperaturregler, automatischer
 22
Tenakel 11
Tenside 48, 52, 56, 84, 88, 91,
 149, 197, 273, 281, **344**, 346 ff.,
 349, 372, 377, 396, 419, 471,
 506, 512, 518 f.
–, ampholytische 360
–, anionogene 351, 518
–, kationaktive 353, 505
–, kationische 520
–, kationogene 305
–, nichtionogene 51, 188, 348,
 354, 512, 519
–, unlösliche 361
Tensiometer der Firma Lauda
 58
Tensiometermethode 58

Terpene 489
Terpinhydrat 51
Tetracain 413, 485, 518
Tetracainhydrochlorid 513, 518
Tetracyclin 130, 142, 197, 505,
 518
Tetrahydrofurfurylalkohol 47
Texapon Z® 352
Thalidomid 485
Theobromin 146, 516
Theobromin-Natriumsalicylat
 517
Theophyllin 47, 51, 130, 145 f.,
 263, 276, 505, 516
Theophyllin-Natriumacetat 517
Theophyllin-Natriumsalicylat 46
Therapeutische Systeme 459
Thermocap-Verfahren 237
Thermoelementmessung 26
Thermofühler 555
Thermoindikatoren 560
Thermokompressionsanlagen
 96
Thermokompressionsverfahren
 98
Thermometer, rotierende 56
Thermoplaste 172, 254, 525,
 527, 533
Thermoplastgranulierung 172
Thermosinterung 255
Thiamin 485, 519
Thiaminhydrochlorid 517
Thioamide 485
Thioelaste 547
Thioharnstoff 564
Thiomerosal 506
Thiomersal 93, 415, 505 f., 521
Thiomilchsäure 495 f.
Thiopental 138, 146
Thiosemicarbazon 248
Thixotrop-Verfahren 237
Thixotropie 294
–, rheologische 66
Thixotropieermittlung,
 Aufwärtskurve 66
Thixotropiemessung, Abwärtskurve 66
Thixotropierungsmittel 306, 520
Thymi extractum fluidum *625*
Thymianfluidextrakt *625*
Thymol 158, 299, 514 f., 520
Tiefenfiltration 11
Tinkturen 11, 17, 450, 452, *620*,
 639
Tinkturenpresse 17, 445
Titan(IV)-oxid 227
Titandioxid **157**, 228, 255, 322,
 336, *601*

Titanii dioxidum *601*
Titrationsverfahren nach Karl
 Fischer 332
Titriplex® 395, 494
Tocopherol 87, 468, 495, 497
alpha-Tocopherol *601*
alpha-Tocopherolacetat *601*
alpha-Tocopheroli acetas *601*
alpha-Tocopherolum *601*
Tolazolinhydrochlorid 315
Tolbutamid 130
Tollkirsche 267
Tollkirschenextrakt 274
p-Toluidin, Resorption 146
Toluolmethode 177
Ton, weißer 157, 520, 554, *602*
Tonizität 391, 415, 420
Tonizitätskurven 393
Top-spray-Einsatz 232
Topogranulator 176
Torsionsfeder 68
Totaldosis 253
Totalextraktion 447
Totpunkt 183
Toxizität 52, 142
Toxoid-Impfstoffe 409
Tragacantha 312, *602*
Tragacanthin 312
Tragant 87, 89, 93, 189, 288,
 312, 364, 365, 376, 512, 554,
 602
Tragantschleime 512
Trägerelement 459
Trägermaterialien, polymere
 398
Trägerstoffe 336
Transdermale therapeutische
 Systeme 461
Travenol® 466
Trecirol® 186
Treibmittel 425, **428**, 430
Trennfiltration 11
Trevira® 531
Triacetin 225
Triacontaglycorol 359
Triamcinolonacetonid 319
Triarylmethanfarbstoffe 228
Tributylcitrat 225
Trichloressigsäure 441
Triethanolamin 313
Triethylcitrat 224 f.
Triethylenglykol 550
Triglycerida saturata media *602*
Triglyceride 269, 297 f., 489
–, mittelkettige *602*
–, synthetische 262
Triglyceridgrundlagen 296
Trimethadon 485

Trimethylammoniumethylmo-
  nacrylatchlorid 224
Trinkampulle 381
Tripelpunkt 23
Tris 313
Triterpensaponine 353
Tritici amylum 602
Triturationen 153, 638
Trockenampulle 21, 381, 396,
  510
Trockenbindemittel 165 f.
Trockendragierung 255
Trockenextrakte 21, 155, 165,
  448, 452, 455, 483
–, Behältnisse 455
–, Herstellung 23, **452**
Trockengranulierung 171
Trockenmittel 19, 22
Trockenplasma 402
Trockenrückstand *621*
Trockensäfte 167
Trockenschränke 168, 170
Trockensuspensionen 369
Trockenzerstäubung 424 f.
Trockenzerteilung 3
Trocknen 19
Trocknungsgeschwindigkeit 21,
  170
Trocknungsgrad 20
Trocknungsmittel 22
Trocknungsprozeß 19, 453
Trocknungstunnel 563
Trocknungsverlust 331, 455
Trocknungswägeverfahren 27
Trocknungszeit 231
Trolitan® 533
Trometamol 313
Trometamolseifen 303
Trommelfilter 15
Trommeln, rotierende 10
Trommeltrocknung 22
Tropfen zur Einnahme *627*
Tropfenmethode 62
Tropflösungen 341, 523
Tropfpunkt 55
Tropfpunktapparat nach
  Ubbelohde 55
Tropfverfahren 239
Trübe 11
Trübungen 451
Trübungspunkt, Bestimmung
  51
Tubette® 381
Tubex-Verfahren 314
Tubocurarin 138
Tumenol® **303**, 513
Tüpfelung 214
Turboextraktion 446

Turboextraktionsverfahren 451
Turbohaler® 434
Turbulenz 67, 446
Tween® 48, 52, 89, 371, 506,
  512, 519
Tween 20® 51, 349, **356**
Tween 21® 356
Tween 40® 356
Tween 60® 348, **356**, 361
Tween 61® 356
Tween 65® 356
Tween 80® 51, 64, **356**, 519
Tween 81® 356
Tween 85® 356
Twin-Impinger 435
Tylopur® C 218
Tylose® C 310
Tylose® CB 310
Tylose MH und MB® 218, **309**
Tyndall-Effekt 82
Tyndallisation 552
Tyrothricin 413, 520

U

Ubbelohde-Viskosimeter 67
Überziehen 26, 209
–, Automatisierung 229
– von Kapseln 241
– von Komprimaten 26, 209
Ultra-Turrax-Extraktion 446
Ultra-Turrax-Geräte 366, 370
Ultrafiltration 83, 92, 387, 469
Ultrakurzzeiterhitzung 442
Ultraquellcellulose® 309
Ultrarot-Trocknung 21
Ultraschall 366, 370, 383, 406,
  419, 473
Ultraschallextraktion 446
Ultrazentrifugation 92
Ultrazentrifuge 19, 35
– nach Sharples 37
Umhüllen 522
Umhüllungsverfahren 253, 255
Umkehrosmose 102
Umkristallisieren 48
Umwandlungstemperatur 27,
  143
Under-the-cup-Füllung 431
Unguator® 314 f.
Unguenta 291, *612*
Unguenta ophthalmica 413
Unguentum emulsificans 615
Unguentum emulsificans
  aquosum *616*
Unguentum emulsificans
  nonionicum aquosum 615
Unguentum leniens 319, *615*
unit operations 3

Universal-Suppositorienpresse
  273
Universalmühle 5
Unterdruckfiltration 11
Unverträglichkeiten 7, 84, 270,
  272, 364, 394, 506, 537
Uperisation 442
Upjohn-Verfahren 240
Urethraltabletten 164
Urtinkturen, gepufferte wäßrige
  645
–, glycerolhaltige *647*
–, mit Wärmebehandlung *642 f.*
–, spagyrische *644*
–, wäßrige *648*
–, – mit Kältebehandlung *646*
–, – mit Wärmebehandlung und
  Fermentation *645 f.*
UV-Absorber 527
UV-B-Filter 322
UV-Stabilisatoren 530
UV-Strahlung 321

V

V-Mischer 10, 175
Vaginal contraceptive ring 465
Vaginal-Schaumpräparate 288
Vaginalia 583, *611*
Vaginalkapseln 239, 287 f., *583*,
  612
Vaginalkugeln 74, *585*
–, gegossene *611*
Vaginalschäume 287
Vaginaltabletten 164, 186, **193**,
  287 f., *581*, *583*, *612*
Vaginaltampons 287 f.
Vaginalzäpfchen 287, *581*, *612*
–, Bruchfestigkeit *612*
–, gegossene *583*, *612*
Vakuum-Rotationsverdampfer
  453
Vakuum-Trocknung 22
Vakuumtrockenschränke 22,
  170
Vakuumtrocknung 454
Vakuumwalzentrockner 453
Valerianae extractum siccum
  624
Valerianae tinctura *622*
Valium CR®-Schwimmkapseln
  262
Valrelease® 460
Van-de-Graaff-Beschleuniger
  564
Van-der-Waals-Adsorption 39,
  154
Van-der-Waals-Anziehungskräfte
  82, 373

Van-der-Waals-Kräfte 84, 155f., 176f., 535
Van't-Hoff-Beziehung 481
Van't-Hoff-Faktor 390
Varianzanalyse 110, 113
–, einfache 111
Variationskoeffizient 104
Variject® 382
Vaselin 64, 81, 85, 87, 191, 291, **293f.**, 295, 300, 314, 317, 320, 323f., 343, 364
–, gelbes 294
–, weißes 294, *602*
–, Zügigkeit 295
Vaselinum album 295, *602*
Vaselinum flavum 295
Vasokonstriktionsmethode 331
Vasokonstriktoren 396
Veegum® 307, 377
Vehikeleigenschaften 326
Ventilsystem 427
Verbandmittel 426
Verbundfilter 567
Verbundfolien 536, 542
Verdampfen 453f.
Verdampfungsgeschwindigkeit 20
Verdampfungsrückstand 451
Verdampfungstrocknung 19
Verdauungssäfte, künstliche 206
Verdickungsmittel 311
Verdrängungsfaktoren 276
Verdrängungsströmung, turbulenzarme 571
Verdrillungswinkel 68
Verdünnungen *638*
–, flüssige *643*
–, weinige *648*
Verdünnungsgrade *638*
Verdünnungskoeffizient 502
Verdunstungstrocknung 19
Verfahren nach Starke 277
Verformbarkeit, plastische 324
–, reversible 65
Verformung, elastische 181, 183
–, irreversible 181
–, plastische 181, 185
Verformungsanteil, elastischer 183
Verformungsenergie 184
Verformungsstadien 181
Verfügbarkeit, in-vitro- 124
–, pharmazeutische 124
–, relative 128
Verfügbarkeitsbeeinflussung 281
Verhalten, polymorphes 482
Verkapselung 237

Verkleisterung 311
Verkleisterungstemperatur 311
Verlustausgleich 277
Vermengen 8
Vernebelung 424f.
Vernebler 432, 473
Verpackung 318, 323, 523
Verpackungsmaterialien 523ff.
Verpackungstechnologie 523ff.
Verreibungen 153, *638*, *640*
Verreibungsmaschinen 153
Verschiebepumpe Alzet® 465
Verschleißfestigkeit 203
Verschließautomaten 279
Verschlußmaterial 417, 545
Versuchsplanung 75, 115
–, faktorielle 477
–, statistische 115
Verteilungskoeffizient **146**, 281, 328, 330, 397, 502
–, scheinbarer 148
–, wahrer 147
Verteilungskurve 38
Verteilungsmodelle 201
Verteilungsquotient 134
Verteilungsverhalten **197**, 292, 325, 502
Verteilungsvorgang 80
Verteilungszustand 482
Verträglichkeit 88
Vertrauensbereich 103
Vertrauensintervall 105, 108, 121
Vestyron® 532
Vials 382
Vibrationssieb 33
Vibrationssiebung 7
Vibratormühle 4, 7
Vielstoffsystem 441
Vier-Phasen-Systeme 293
Vinum liquorosum *595*
Vinylacetat 539
–, Copolymere 462, 539
Vinylacetat-Vinylpyrrolidon-Copolymer 222
Vinylchlorid 429
Vinylpyrrolidon 313
N-Vinylpyrrolidon 418
Virusimpfstoffe 409
Viskosimeter 68
Viskosität 49, 62, 67, 254, 268, 272, 274f., 305, 318, 320, 326, 363ff., 370, 375, 389, 397, 416, 512
–, absolute 63
–, dynamische 63, 68
–, kinematische 63, 67
–, scheinbare 63

Viskositätsabfall 66
Viskositätsbeeinflusser 88
Viskositätserhöhung 275, 341, 396, 417, 419
Viskositätserniedrigung 312, 512, 521
Viskositätskoeffizient 64
Viskositätsveränderungen 512
Viskowaagen 333
Vitamin A 51, 489, 498, 510
Vitamin A, ölige Lösungen *617*
Vitamin B12 398
Vitamin-B12-Zinktannatkomplex 396
Vitamin-C-Brausetabletten 188
Vitamin E 51, 322
Vitamine 23, 25, 47, 87, 185, 189, 267, 510
Vitaminum A densatum oleosum *617*
Vollblutkonserven 402
Vollentsalzung 101
Vollmantelzentrifugen 19
Volumen, entnehmbares *618*
Volumendosiermethoden 277
Volumenprozente 40
Vorkompression 183
Vorkompressionsphase 184
Vorvakuumautoklav 558
Vulkanisationsbeschleuniger 545
Vulkanisieren 544
Vulkanisierung 544

W

Waagen, hydrostatische 54
Wachs 254, 262, 269, 274, 288, 294, 300, 336
–, dickflüssiges 64
–, dünnflüssiges 64
–, flüssiges 314
–, gebleichtes *602*
–, gelbes *602*
–, weißes 350
Wachspapierkapseln 155
Wahrscheinlichkeitsdichte 103
Wahrscheinlichkeitsnetz, logarithmisches 31
Walrat 274, 314
Walzengranulator 174
Walzenmühle 4, 316
Walzentrocknung 22, 453f.
Warburg-Apparatur 52
Warmdragieren 210
Wärmestrahlung 19
Wärmetrocknung 21
Wärmeübertragung 94
Warmlufttrocknung 229

Waschmittel 344
Wasser 387
–, adsorbiertes 20
–, destilliertes 93
–, entionisiertes 98
– für Injektionszwecke 192, 603
– für Injektionszwecke in Großgebinden 603
–, gereinigtes 603
–, sterilisiertes für Injektionszwecke 604
–, Struktur 41, 48
– zum Verdünnen 618
– zum Verdünnen konzentrierter Hämodialyselösungen 101
–, Zustandsdiagramm 23 f.
Wasser-Solubilisierungskapazität 350
Wässer, aromatische 51, 339
Wasseraufnahme 350
Wasseraufnahmefähigkeit 331
Wasseraufnahmevermögen 20, 157, 292, 299, 301 f. 318
Wasserbindung 20
Wasserdampfdurchlässigkeit 336, 532, 536, 543 f.
Wasserenthärtungsmittel 95
Wasserfestigkeit 336
Wassergehalt in Feststoffen 27
Wassergehalts-Absolutbestimmer 27
Wasserlöslichkeit 298, 309, 323
Wasserstoffperoxid 318
Wasserstoffperoxid-Lösung 3% 617
Wasserstoffperoxid-Lösung 30% 617
Wassertitration 51
Wasserverlust 171, 615
Wasserzahl 318, **331**
Wechselwirkungen 75, **88**, 113, 248, 328, 376, 380, 390, 472, 520, 525, 542
–, hydrophobe 46, 48, 92
–, unerwünschte 88
Wegwerfbeutel 539
Wegwerfspritzen 381
Weich-PVC 531
Weichgelatinekapseln 235, 238 f., 369
–, Herstellung 239
Weichgelatinerektalkapseln 280, 288
Weichkapseln 610
Weichmacher 13, 221, 223 f., 235, 273, 288, **304**, 312, 320, **527**, 535, 545

Weichpolyethylen 539
Weinsäure 47, 494, 499, 506
Weißblech 426 f.
Weizenmehl 235
Weizenstärke 157, 165, 215, 235, 311, 602
Werkbänke, reine 572
Wert, euhydrischer 416
Widox® 533
Willmes-Presser 18
Windsichten 7
Wirbelbett 45, 210, 243
Wirbelbettverfahren **174**, 209, 255
Wirbelextraktion 446
Wirbelschicht 25, 173
Wirbelschichter 168, 173, 232
Wirbelschichtgranulierung 174
Wirbelschichttrocknung 25
Wirbelschichtverfahren 232
Wirkstoffe
–, thermolabile 23
Wirkstofffreisetzung 124, 132, 195, 202, 263
– aus festen Arzneiformen 584
– aus transdermalen Pflastern 584
–, gepulste 248
–, gestaffelte 250
–, gleichmäßig hinhaltende 249
–, protrahierte 216, 245, 264
–, verlängerte protrahierte 249
–, verzögerte 243, 250
Wirkstoffreservoir 472
Wirkungsbeeinflussung 52
Wirkungsdauer 129, 245, 396, 459
Wirkungseintritt 129
Wirkungsintensität 129
Wirkungskonformität 125
Witepsol®-Massen 270
Witepsol H® 270
Witepsol H 15® 275
Witopsol S 55® 287
Witepsol S 58® 287
Witepsol W® 270
Wolkenbildung 214
Wollfett 300
Wollschweiß 300
Wollwachs 158, 271, 273, 291, **300** f., 322, 343, 354, 602
–, Fraktionen 300
–, gereinigtes 301
–, Gewinnung 300 f.
–, wasserhaltiges 303
Wollwachsalkohole 300, **302**, 346, 603

Wollwachsalkoholsalbe 616
–, wasserhaltige 303, 616
Wundsalben 291
Wundschnellverbände 335
Würfelmischer 10
Wurster-Verfahren **232**, 243, 253

X

Xantophylle 227
Xeroemulsionen 343
Xerogelzäpfchen 81

Y

Young-Gleichung 61

Z

z-Wert 553
Zählkammer 367
Zahnwalzenstuhl 4
Zellenfilter 15
Zellglas 124, 535, 542 f.
Zellglas-Polyethylen 536
Zellglas-PVDC 536
Zellin® 309
Zelluloid 299
Zementation 377
Zentrifugen 19
Zentrifugieren 18
Zentrifugierprozesse 442
Zentrifugierverfahren 300
Zeolithe 98
Zerbeißkapseln 239
Zerfall 26, 142, 148, 177, 185 f., 190 ff., **195**, **206**, 210
–, Beeinflussung 88
Zerfallsmittel 148, 174, **187**, 311 f., 520
Zerfallsprüfungen 208
Zerfallstester ZT-Serie der Firma Erweka 207
Zerfallstester ZT 60 der Firma Erweka Serie 208
Zerfallstester ZT 70 der Firma Erweka Serie 208
Zerfallszeit 208, 241, 256, **283**
Zerkleinerung 3, 44, 142, 154, 370
Zerkleinerungsgeräte 3
Zerkleinerungsgrad 7, 442, 638
Zersetzung, autoxidative 299, 301 f.
–, Geschwindigkeit 487
–, hydrolytische 489
–, oxidative 490
–, radiolytische 564
Zerstäubung 154

Zerstäubungstrocknung 25, 143, 174, 343, 453
Zerteilung 3, 370
Zerteilungsvorgang 80
Zeta-Plus-Filter 386, **567**
Zetapotential **372**, 374, 396
Zimtsäure 322
Zinci gelatina 616
Zinci pasta 616
Zinci pasta mollis 616
Zinci unguentum 616
Zink 398
Zink-Insulin 143, 248
Zinkleim 616
Zinkoxid 81, **157**, 276, 315, 322, 336, 369, 376, 524
Zinkoxidgelatine 271
Zinkoxidlotion 369
Zinkoxidpaste 81
Zinkpaste 616
Zinkpaste DAB 324
Zinkpaste, weiche 616
Zinksalbe 616
Zinkstearat 157, 196
Zinksulfat 165, 517
Zinktannatkomplex 398
Zirkulardichroismus 93
Zubereitungen, flüssige aus Verreibungen 640
–, flüssige zur Einnahme 627
–, flüssige zur Inhalation 634
–, flüssige zur kutanen Anwendung 628
–, flüssige zur peroralen Anwendung 608
– für die Nase 626
–, gerbstoffhaltige 272
–, halbfeste zur Anwendung am Auge 322, *632*
–, halbfeste zur Anwendung am Ohr 625
–, halbfeste zur kutanen Anwendung 291, *612*
–, halbfeste zur nasalen Anwendung 627
–, Herstellung steriler *587f.*
–, homöopathische 639
– in Druckbehältnissen 633
– in Druckgas-Dosierinhalatoren 634
– mit Kühleffekt 319
– zur Anwendung am Auge 631
– zur Anwendung am Ohr 624
– zur Inhalation 633
– zur nasalen Anwendung 626
– zur rektalen Anwendung 610
– zur vaginalen Anwendung 611
Zucker 191, 209

Zuckeralkohole 24
Zuckeraustauschstoffe 191
Zuckercouleur 226, 228
Zuckerdragierung 209f.
Zuckerester 359
Zuckerlösungen 399
Zuckersirup 617
Zuckertenside 358
Zuckerüberzüge 197
Zufallsmischung, gleichmäßige 8
Zuführung, parenterale 379
Zügigkeit 295
Zuschmelzverfahren 384
Zweikammer-Druckgaspackungen 431
Zweikammersystem 200, 460
Zweikammersysteme mit Membran 139
Zweikompartimentmodell 138
Zweiphasenaerosol 430
Zweiphasensystem 242
Zweischichttabletten 257
Zweistoffdüsen 229
Zwillinge 212
Zwillingsbildung 213
Zwillingsstempel 179
Zyclodest®-Verfahren 97f.
Zylinderampulle 381
Zytostatika 130, 466

Tab. 1: SI-Basiseinheiten

Größe		Einheit	
Name	Symbol	Name	Symbol
Länge	l	Meter	m
Masse	m	Kilogramm	kg
Zeit	t	Sekunde	s
elektrische Stromstärke	I	Ampere	A
thermodynamische Temperatur	T	Kelvin	K
Stoffmenge	n	Mol	mol
Lichtstärke	I_ν	Candela	cd

Tab. 3: Einheiten, die mit dem Internationalen Einheitensystem zusammen benutzt werden

Größe	Einheit		Größe in SI-Einheiten
	Name	Symbol	
Zeit	Minute	min	1 min = 60 s
	Stunde	h	1 h = 60 min = 3600 s
	Tag	d	1 d = 24 h = 86 400 s
ebener Winkel	Grad	°	$1° = (\pi/180)$ rad
Volumen	Liter	l	1 l = dm^3 = 10^{-3} m^3
Masse	Tonne	t	1 t = 10^3 kg
Drehfrequenz	Umdrehung je Minute	U/min	1 U/min = $(1/60)$ s^{-1}

Tab. 4: Dezimale Vielfache und Teile von SI-Einheiten

Faktor	Präfix	Präfixzeichen	Faktor	Präfix	Präfixzeichen
10^{18}	Exa	E	10^{-1}	Dezi	d
10^{15}	Peta	P	10^{-2}	Zenti	c
10^{12}	Tera	T	10^{-3}	Milli	m
10^{9}	Giga	G	10^{-6}	Mikro	µ
10^{6}	Mega	M	10^{-9}	Nano	n
10^{3}	Kilo	k	10^{-12}	Piko	p
10^{2}	Hekto	h	10^{-15}	Femto	f
10^{1}	Deka	da	10^{-18}	Atto	a